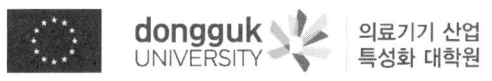

유럽 의료기기 규정

MDR의 이해

MDR 적합성평가 실무 해설

유럽 의료기기 MDR 인증 획득
경험 기반 사례

동국대학교 의료기기산업학과 저

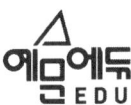

저자 약력

- **김성민**
  - Department of Biomedical Engineering, University of Iowa, 공학박사
  - 現 동국대학교 의료기기산업학과 주임교수
  - 現 동국대학교 의생명공학과 교수

- **권지연**
  - Department of Mechanical Science and Bioengineering, University of Osaka, 공학박사
  - Department of Mechanical Science and Bioengineering, University of Osaka, 조교수
  - 現 동국대학교 의료기기산업학과 조교수

- **우재현**
  - Department of Medical Device Industry, University of Dongguk, 공학박사
  - 의료융합기술실용화연구원 선임연구원
  - 現 동국대학교 의료기기산업학과 연구교수

- **박치대**
  - 동국대학교 의료기기산업학과 공학석사
  - 동국대학교 의료기기산업학과 박사과정 수료
  - ㈜루트로닉 상무이사

- **김지현**
  - 동국대학교 의료기기산업학과 공학석사
  - 동국대학교 의료기기산업학과 박사과정 수료
  - ㈜동방헬스다인 상무이사

- **김대중**
  - 동국대학교 의료기기산업학과 공학석사
  - 동국대학교 의료기기산업학과 박사과정 수료
  - ㈜비엠에이 인증팀 차장

- **이혜정**
  - 동국대학교 의료기기산업학과 공학석사
  - 제이엔피메디 이사

- **강신우**
  - 동국대학교 의료기기산업학과 공학석사
  - ㈜루트로닉 QC팀 프로

- **김가영**
  - 인제대학교 의용공학과 학사
  - ㈜루트로닉 RA팀 프로

동국대학교 의료기기산업학과
일반대학원 의료기기산업학과

| 의료기기산업학과 소개

의료기기산업 혁신을 선도하고 비즈니스 리더 양성을 위해 보건복지부로부터 지정된 국내 1호 의료기기산업특성화 대학원입니다.

차세대 의료기기산업 비즈니스 리더가 갖추어야 하는 의료기기 품질관리 및 인허가 전문가 과정과 의료기기기술혁신 경영 및 사업화 전문가 과정을 체계적으로 학습하고 의료기기산업 비즈니스 리더로서의 인적 네트워크 구축의 장을 지원하는 전문 교육 프로그램입니다.

차세대 의료기기산업 비즈니스 리더의 분명한 비전과 열정을 가지고 필요한 지식과 스킬을 지속적으로 습득하여 폭넓은 네트워크를 활용하여 향후 한국 의료기기산업을 책임질 차세대 글로벌 리더 및 경영자가 되기 위해 지속적으로 준비해 나아가는 핵심 인재를 양성합니다.

| 동국대학교 의료기기산업학과 과정 소개

■ 과정 개요

비전	의료, 헬스케어 4.0 선도 글로벌 비즈니스 리더 양성의 요람
교육 목표	• 의료기기 개발 "전주기" 관리 전문가 양성 • 산업체 수요 맞춤형 융합 전문인력 양성 • 문제해결 중심 교육체계 구축
교육 대상	• 4년제 대학 졸업생 또는 졸업 준비생(전공 무관) • 의료기기업체 종사자, 제약업체 종사자 • 임상의/컨설팅업체 종사자 • 기타 의료기기 분야에 관심이 있는 자
교육 운영	산업체 재직자 교육을 위한 야간/주간 강의 운영 • 목/금요일 오후 19:00~ • 토요일 오전 10:00~, 오후 14:00~
졸업 요건	• 기준학점 이수(2년/4년) • 전공종합시험/외국어시험 합격 • 논문/프로젝트 수행

■ 학위 운영

과정	수업 연한	학기 운영	수업 형태	이수학점	수여 학위	졸업 요건
석사 과정	2년	4학기제	이론/현장실습 (주중, 주말)	27학점	학술 학위 (공학 석사)	논문/프로젝트
박사 과정	2년	4학기 이상		36학점	학술 학위 (공학 석사)	논문
석·박사 통합과정	4년	8학기 이상		60학점	학술 학위 (공학 석사)	논문

동국대학교 바이오헬스의료기기규제학과
일반대학원 바이오헬스의료기기규제과학과

▍바이오헬스의료기기규제과학과 소개

동국대학교 바이오헬스의료기기규제과학과는 첨단·융복합 의료기기의 평가기술 개발 및 제품화 역량을 갖춘 전문 인재를 양성하여, 안전성과 유효성이 확보된 의료기기 연구 개발과 글로벌 보건 산업의 경쟁력 제고를 목표로 합니다. 우리 학과는 공과대학, 의과대학, 약학대학, 경영대학 등의 전임교원과 의료기기 제조업체, 컨설팅 기관, 법률 자문 기관 등에 종사하는 다수의 외부 전문가들이 겸임교원으로 참여하여 다학제적/융합적 교육체계를 기반으로 운영하고 있습니다. 전공 트랙은 크게 '첨단 융복합과학기술', '임상 데이터사이언스'로 총 2개의 트랙으로 구성되며 첨단·융복합 의료기기의 안전성 및 유효성 평가에 특화된 교육과정과 실습 및 프로젝트 중심의 심화 교과목 등을 제공하고 있습니다. 또한, 시장 다각화에 맞춘 글로벌 인재 양성을 목적으로 해외 유수 온라인 교육 콘텐츠와 연계할 수 있는 글로벌 학점 취득 프로그램과 글로벌 규제 커뮤니케이션 능력 향상을 위한 국제 규제 전문 인력 양성 프로그램을 운영하고 있습니다.

▍바이오헬스의료기기규제과학과 과정 소개

■ 과정 개요

비전	미래 의료기기 규제과학을 선도하는 전문 인재 양성의 요람
교육 목표	• 의료기기 산업 변화를 선도하는 혁신형 실무 인재 양성 • 세계 수준의 의료기기 산업 경쟁력 확보를 위한 인재 배출 • 인재 및 기술 연계를 통한 산업계 성장 모델 구축
교육 대상	• 4년제 대학 졸업생 또는 졸업 준비생(전공 무관)　• 의료기기업체 송사자, 제약업체 송사사 • 임상의/컨설팅업체 종사자　• 의료기기 관련 유관 기관 재직자 • 기타 의료기기 분야에 관심이 있는 자
교육 운영	산업체 재직자 교육을 위한 야간/주간 강의 운영 • 목/금요일 오후 19:00~　• 토요일 오전 10:00~ / 오후 14:00~
졸업 요건	• 기준학점 이수(2년/4년)　• 전공종합시험/외국어시험 합격 • 논문/프로젝트 수행

■ 학위 운영

과정	수업 연한	학기 운영	수업 형태	이수학점	수여 학위	졸업 요건
석사 과정	2년	4학기제	이론/현장실습 (주중, 주말)	27학점	학술 학위 (공학 석사)	논문/프로젝트
박사 과정	2년	4학기 이상		36학점	학술 학위 (공학 석사)	논문
석·박사 통합과정	4년	8학기 이상		60학점	학술 학위 (공학 석사)	논문

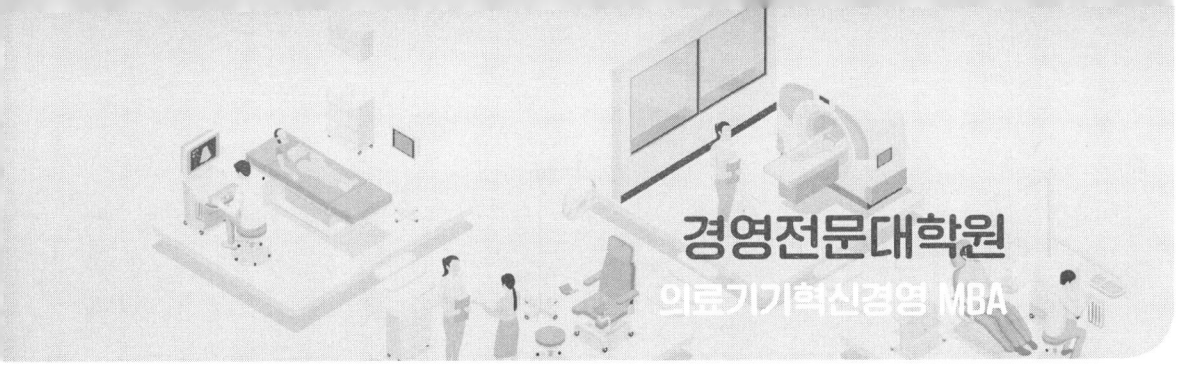

경영전문대학원
의료기기혁신경영 MBA

| 의료기기혁신경영 MBA 소개

의료기기혁신경영 MBA는 의료기기 사업화 분야 특성화 MBA 과정입니다. 본 과정은 마케팅, 인적자원관리, 재무관리, 운영관리, 회계원리, 비즈니스 데이터 애널리스틱 등 경영 분야 필수 교육을 운영함과 동시에, 의료기기 사업화 분야 집중 커리큘럼을 제공합니다. 모든 강의는 직장 생활과 학업을 병행하는 재직자 교육을 위해 주중 야간(오후 7시, 온라인) 및 주말(토요일, 오프라인)에 개설됩니다. 현업과 학업을 병행하며 학습한 최신 이론과 통합적 지식을 실무에 적용할 수 있으며, 다양하고 돈독한 동문 네트워크를 형성할 수 있습니다.

| 의료기기혁신경영 MBA 과정 개요

- **과정 운영**

비전	의료, 헬스케어 4.0 선도 글로벌 비즈니스 리더 양성의 요람
교육 대상	• 학사학위 이상 소지자(학부 전공 무관)　• 기업체 재직자 및 공공기관 경력자 우대
교육 운영	• 산업체 재직자 교육을 위한 야간 및 주말 강의 • BA 필수 교과목 및 전공 기초/심화 교과목 　- 비즈니스 기초　　　　　　　　- 의료기기혁신경영 기초 　- 현장 실습　　　　　　　　　- 의료기기혁신경영 심화

- **동국대학교 의료기기혁신경영 MBA의 강점**
  1. 동국대학교 MBA, 국제경영교육인증(AACSB) 획득
  2. 국내 최초 의료기기산업 특화 MBA
  3. 의료기기산업 특화 교수진, 우수한 강의 품질
  4. 계절학기 수강을 통한 3학기 이내 조기졸업 가능
  5. 기준학점 이수만으로 졸업 가능(학위논문 없음)
  6. 대면 · 비대면 교육 혼합 운영
  7. 국내외 산 · 학 · 연 · 병 협력 네트워크 보유
  8. 산학협력장학, 성적우수장학 등 다채로운 장학 혜택
  9. 의료기기산업학과 교차수강을 통한 제품 개발부터 사업화 전주기 학습 가능
  10. 서울의 중심 남산을 품은 동국대학교, 편리한 접근성과 강의 시간

- **문의 및 상담**
  - Tel : 02-2260-8882
  - E-Mail : medmba@dongguk.edu

머리말

이 책은 유럽연합(EU)의 의료기기 규정인 Medical Device Regulation (MDR) 2017/745의 도입과 본격적인 시행으로 인해 커다란 변화를 맞이한 의료기기 산업계에 실질적인 도움을 드리고자 집필하였습니다. EU 시장에 진출하고자 하는 의료기기 제조업체는 물론, 유통, 품질 관리, 임상 시험, 사후 모니터링 등 여러 단계에서 MDR의 새로운 요건을 준수해야 하기에, 그 어느 때보다도 관련 규정을 깊이 이해하고 실무적으로 대응할 필요성이 커졌습니다. 이에 따라, 이 책은 규제의 전반적인 내용을 다루는 동시에 현장의 경험을 기반으로 실무적인 통찰과 구체적인 적용 방법을 함께 제공하고자 합니다.

MDR 규정은 기존의 지침(MDD, AIMD)을 대체하는 법규로, 의료기기의 안전성, 성능, 품질에 대한 요구 수준을 크게 높였습니다. 이에 따라, 많은 제조업체들이 초기 설계부터 임상 검증, 그리고 시장 출시 후 모니터링에 이르기까지 모든 과정에서 엄격한 요건을 충족해야만 합니다. 이 책에서는 MDR의 구체적인 규정 사항을 설명할 뿐만 아니라, 규정을 실무적으로 적용할 때 발생할 수 있는 다양한 문제 상황을 실제 사례를 통해 다루고 있습니다. 규제 준수를 위해 직접 체득한 경험들을 바탕으로, 여러분이 현장에서 직면할 수 있는 어려움을 해소할 수 있도록 실질적인 해결책과 지침을 담았습니다.

각 장에서는 MDR의 핵심 요구사항을 이해하기 쉽게 설명하며, 실제 사례를 통해 국내 산업계에서 어려움을 호소하는 문서와 이에 대한 작성 방향을 풀어냈습니다. 또한, 규제 준수 과정에서 자주 간과되는 요소들을 짚어줌으로써 규성 순수에 소요되는 비용과 시간을 줄이고, 의료기기의 품질과 안전성을 유지하는 데 기여할 수 있도록 하였습니다.

이 책이 EU MDR 규정을 이해하고 이를 현장에서 실천하는 데 유용한 지침이 되기를 바라며, 나아가 규제 준수의 부담을 줄이고 국제 시장에서 경쟁력을 강화하는 데 작은 보탬이 될 수 있기를 소망합니다. 여러분의 기업 활동에 실질적인 가치를 더해 주기를 기대하며, 산업계의 성장과 발전에 기여할 수 있기를 바랍니다.

목 차

PART 01 ┃ 유럽 MDR 배경 및 개념 / 9
  CHAPTER 1 유럽 MDR 배경 및 개념 ·· 10

PART 02 ┃ 의료기기 MDR Audit 신청 / 11
  CHAPTER 1 MDR Audit 및 신청 프로세스 개요 ·· 13
  CHAPTER 2 MDR Audit 신청 사전 준비사항 ·· 20

PART 03 ┃ MDR 기반 시판전인허가 / 41
  CHAPTER 1 MDR 개요 ·· 43
  CHAPTER 2 MDR 인허가 ·· 56

PART 04 ┃ MDR 기반(EN) 품질관리 / 63
  CHAPTER 1 품질경영 시스템 ··· 65
  CHAPTER 2 경영 책임 ·· 70
  CHAPTER 3 자원 관리 및 제품 실현 ·· 72
  CHAPTER 4 측정, 분석, 개선 ·· 79

PART 05 ┃ MDR 기반 사후관리 / 89
  CHAPTER 1 사후관리 개요 ··· 91
  CHAPTER 2 PMS ··· 95
  CHAPTER 3 데이터 수집 ··· 100
  CHAPTER 4 데이터 분석 ··· 103
  CHAPTER 5 PSUR ··· 109
  CHAPTER 6 PMS 계획 검토 ·· 114
  CHAPTER 7 PMS의 품질 시스템 수립방안 ·· 116

PART 06 ┃ MDR 기반 임상평가 / 119

- CHAPTER 1 MDR 기반의 임상평가의 이해 ··· 121
- CHAPTER 2 MDR 기반의 임상평가 프로세스 적용 ·· 137
- CHAPTER 3 MDR 기반의 임상시험 ·· 160

PART 07 ┃ MDR(EU) 2017/745 / 167

PART 08 ┃ 부록 / 363

- CHAPTER 1 MDCG_2021-24 ·· 364
- CHAPTER 2 MDCG_2022-5 ·· 402

참고문헌 / 425

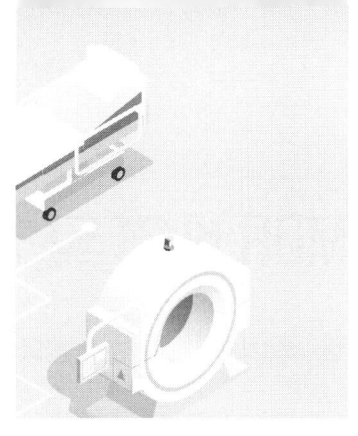
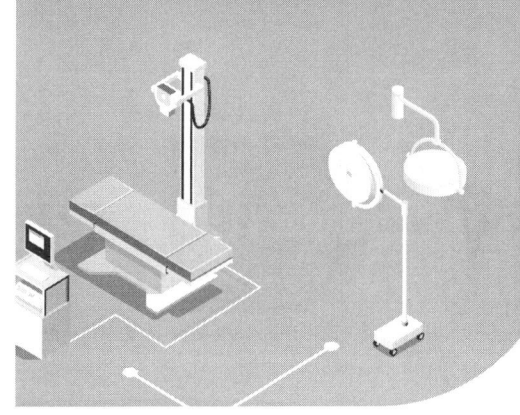
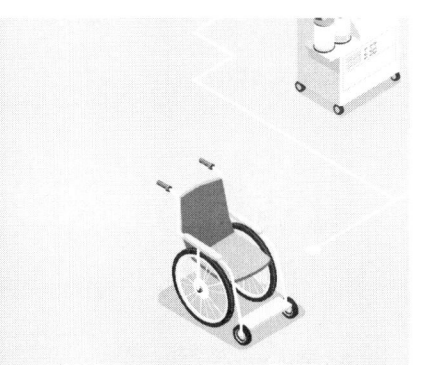

PART 01

유럽 MDR 배경 및 개념

CHAP. 1 유립 MDR 배경 및 개념

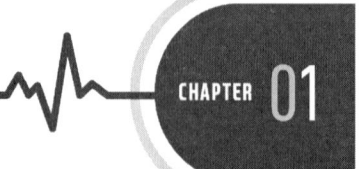

유럽 MDR 배경 및 개념

유럽연합(EU)의 현재 의료기기 지침(93/42/EEC)과 능동 이식형 의료기기(90/385/EEC)에 대한 지침을 대체하는 규정으로 새로운 규정인 MDR[Medical Devices Regulation(MDR 2017/745)]을 채택하였다.

유럽연합은 2017년 의료기기 '규정(regulation)'을 제정하여 의료기기에 관한 법제를 전면 개정하였다. '지침(directive)'이라는 법규범의 형식과 달리 '규정(regulation)'이라는 법규범 형식은 직접 회원국에 적용되는 법적 효력을 가지며 회원국의 이행입법을 매개하지 않고 직접 적용된다.

EU 의료기기법 개정은 EU 시장에서 의료기기와 관련된 여러 가지 널리 알려진 문제(예 PIP 유방 임플란트, 고관절 임플란트, 리드리스 심장 박동 조절기, 골반저 메시 등)와 관련된 추가 영향 평가 필요성에 대한 논의가 이어졌으며 이는 고위험 의료기기에 대한 보다 중앙 집중적이고 출시 전후 통제에 대한 체계적인 규정 마련과 규제 접근으로 이어지게 되었다.

EU MDR은 현재 의료기기로 규제되지 않는 기기에만 적용 범위를 확대하는 것이 아닙니다. 제조업체가 의도한 의료적 용도는 없지만 교정되지 않는 콘택트렌즈, 미용 임플란트, 미용 목적으로 사용되는 침습적 레이저 장비와 같이 의료기기와 유사한 위험 프로필을 가진 기기도 포함된다.

의료기기 규정의 주제는 환자가 고품질의 안전하고 효과적인 의료기기에 접근할 수 있도록 하는 것과 관련된 규칙 및 규정을 다룬다는 점을 분명히 했다. 이 규정의 중요한 사실 중 하나는 이 규정이 환자와 의료 종사자 모두에게 이익이 된다는 것이다. 또한 임상 데이터 평가 메커니즘을 개선하는 데 도움이 될 것이다. 규정을 적절히 시행함으로써 정부와 환자는 물론 모든 의료 종사자를 포함한 일반 대중에게 더 나은 의료와 안전을 보장할 수 있다.

유럽연합 의료기기 규정이 완전히 적용됨에 따라 제조업체는 Legacy Devices를 MDR로 전환하고 신제품을 출시해야 하는 과제에 직면해 있다.

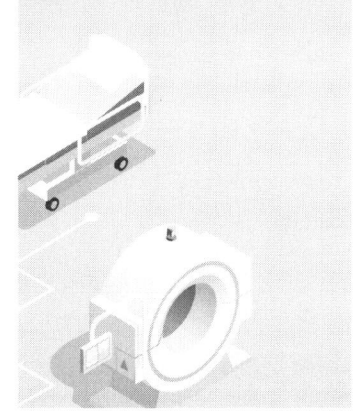
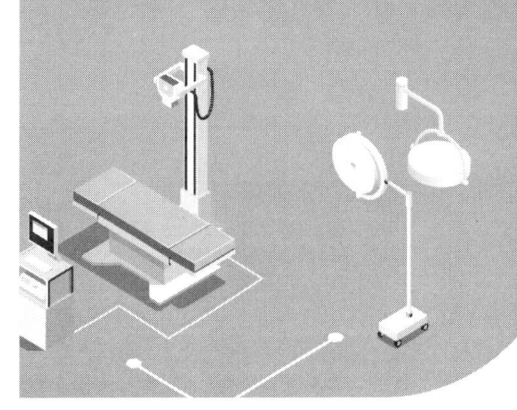
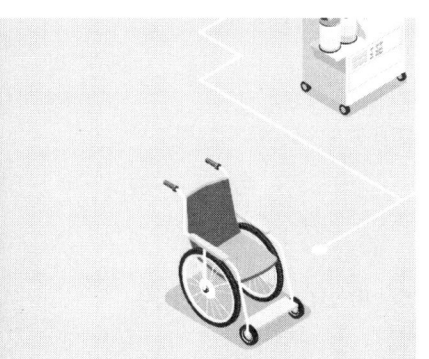

PART 02

의료기기 MDR Audit 신청

CHAP. 1 MDR Audit 및 신청 프로세스 개요
CHAP. 2 MDR Audit 신청 사전 준비사항

학습모듈명	의료기기 MDR Audit 신청
학습모듈의 목표	의료기기 MDR Audit 신청을 위해 필요한 기본 지식 및 준비 자료를 확인할 수 있다.

학습명	학습내용명	학습목표
1. MDR Audit 및 신청 프로세스 개요	MDR Audit 프로세스	1.1 의료기기 MDR Audit 프로세스를 이해할 수 있다.
	MDR Audit 신청 프로세스	1.2 의료기기 MDR Audit 신청 프로세스를 이해할 수 있다. 1.3 NB 선정 방법을 이해하고 주의사항을 알 수 있다.
2. MDR Audit 신청 사전 준비사항	신청서 작성 내용	2.1 신청서 작성에 필요한 정보를 전반적으로 이해할 수 있다.
	사용목적 선정	2.2 신청 제품의 사용목적 선정에 따라 의료기기 여부 확인 및 임상심사 진행 시 주의사항을 알 수 있다.
	제품등급 선정	2.3 MDR Classification Rule에 따라 신청 제품의 등급 선정 방법을 이해할 수 있다.
	MDR Code 선정	2.4 MDR Code의 구성을 이해할 수 있다. 2.5 신청 제품의 MDR Code를 선정할 수 있다.
	EMDN Code 선정	2.6 EMDN Code의 체계를 이해할 수 있다. 2.7 신청 제품의 EMDN Code를 선정할 수 있다.
	EUDAMED 등록	2.8 EUDAMED의 구성을 이해할 수 있다. 2.9 Actor 모듈을 통해 Actor ID와 SRN을 발급할 수 있다.
	Basic UDI-DI 선정	2.10 신청 제품의 Basic UDI-DI 선정 및 주의사항을 이해할 수 있다.
	Critical Supplier 선정	2.11 신청 제품의 Critical Supplier를 선정하고 주의사항을 이해할 수 있다.
	심사 신청서 작성 실무	2.12 의료기기 MDR Audit 신청서 작성사례를 통해 실무를 이해할 수 있다.

MDR Audit 및 신청 프로세스 개요

1. MDR Audit 프로세스

(1) 의료기기 MDR Audit 프로세스의 이해

의료기기의 CE 인증을 받기 위해서는 MDR을 준수해야 하며, 이를 위해서 제조업체는 MDR Audit을 거쳐야 한다. 이번 학습 챕터에서는 MDR Audit이 어떤 프로세스로 이루어져 있는지 알아보도록 할 것이다.

우선 신청하고자 하는 제품의 특성, 등급, 심사를 진행하는 인증기관(Notified Body, NB) 등에 따라 Audit 프로세스가 달라진다. 신청 제품의 등급을 분류하는 방법은 다음 학습 챕터에서 자세히 다룰 예정이며, 이번 챕터에서는 등급별로 어떠한 프로세스로 진행되는지 알아보고자 한다.

(가) Class Ⅰ 제품의 MDR Audit 프로세스

MDR에서 Class Ⅰ은 MDD 등급체계와 동일하게, 가장 Risk가 낮은 등급에 해당한다. 단, MDR에서 Class Ⅰ의 경우, Article 52(7)(a)~(c)에 따라 Class Is(sterile condition), Im(measuring function), Ir(reusable surgical)로 세분화될 수 있다.

여기서, Class Ⅰ(Class Is, Im, Ir에 해당되지 않는 경우)는 MDR 적합성 평가 시 별도의 NB 개입이 불필요하다. 제조업체는 Annex Ⅰ(general safety and performance requirements), Annex Ⅱ(technical documentation), Annex Ⅲ(technical documentation on post-market surveilance)의 요구사항을 준수하고, Annex Ⅳ에 따른 Declaration of Conformity를 통하여 CE 인증을 받을 수 있다. 단, Class Is, Im, Ir의 경우, Class Ⅰ과 달리 NB의 개입이 필요하다. 자세한 내용은 아래 챕터에서 알아보도록 한다.

(나) Class Ⅰ 이외 제품의 MDR Audit 프로세스

Class Ⅰ을 제외한 등급의 제품은 NB로부터 MDR 적합성 평가가 반드시 필요하다. 다만, 신청 제품의 등급과 특성에 따라서 적용되는 MDR 적합성 평가 프로세스는 다를 수 있지만(예를 들어, 이식형, Custom made 등), 일반적인 MDR Audit 프로세스에 대해 알아보도록 한다.

1) NB별 MDR Audit 진행 프로세스

우선, MDR Audit은 크게 2가지로 나눠 볼 수 있는데, Technical documentation과 Quality Management System(QMS)이다. Technical documentation에서는 기술문서와 임상평가문서 검토를 진행하며, QMS에서는 품질시스템에 대한 서류심사와 현장심사를 진행한다.

심사 내용은 크게 달라지지 않지만, 심사를 진행하는 프로세스는 NB별로 조금씩 상이하다. 이에 대한 예시를 함께 살펴보고자 한다.

① Case 1

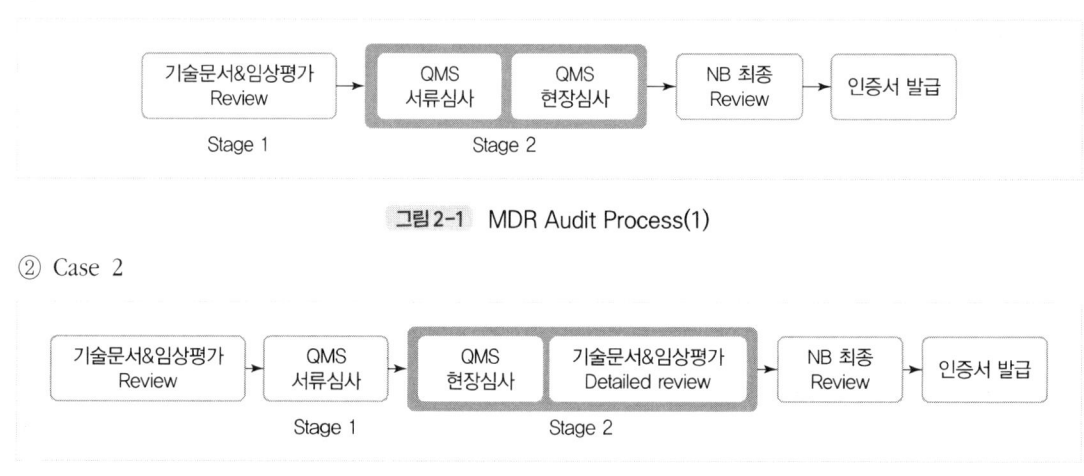

그림 2-1 MDR Audit Process(1)

② Case 2

그림 2-2 MDR Audit Process(2)

2) 심사 Sampling

제조사는 하나의 제품을 신청하여 심사를 진행할 수도 있지만, 2개 이상의 제품을 동시에 신청하여 심사를 진행할 수 있다. 이때, 신청 제품들의 특성이 유사하여 동일 품목군에 속하거나 Basic UDI-DI가 동일한 경우 등, 최초심사 시 Sampling이 되어 일부 대표 제품들에 대해서만 기술문서 심사를 받을 수도 있다. 이 경우 나머지 제품들은 사후심사 단계에서 기술문서 심사를 진행하게 된다.

Sampling의 장점으로는 최초심사 시, 모든 제품에 대한 심사를 진행하는 것이 아니기 때문에 제조사는 심사 대응 시 부담을 덜 수 있고, 비용이나 시간적인 측면에서 단축할 수 있는 장점이 있다. 따라서 심사 신청 시 Sampling이 될 가능성이 있는 여러 제품의 심사 준비가 함께 잘 되어 있다면, 하나씩 신청하여 인증을 받는 것보다 여러 제품을 함께 심사를 신청하는 것이 더 좋을 수 있다.

다만, 이러한 Sampling 기준은 NB별로 상이할 수 있다. 여러 제품의 MDR 인증을 고려하고 있다면, 심사를 받고자 하는 NB에 반드시 사전상담을 받아야 한다. 각 NB별 규정이 다르기 때문에 Sampling이 도움이 될지, 아니면 따로 신청하는 것이 도움이 될지 제조사의 결정이 필요하다.

2. MDR Audit 신청 프로세스

(1) MDR Audit 신청 프로세스의 이해

MDR Audit을 진행하기 위한 첫 번째 단계는 심사 신청이라고 볼 수 있다. 심사를 받기 위한 기술문서 등의 자료 준비도 중요하지만, 심사 신청을 어떻게 할 수 있는지 제조사는 미리 파악해야 한다.

기본적으로 제조사는 신청 제품의 의료기기 해당 여부, 제품 등급을 확인하고 신청 제품의 심사 가능한 NB가 어디인지, 심사 가능한 일정 등을 확인해야 한다. 심사 신청을 위해 필요한 사전 준비사항은 다음 챕터에서 자세히 다룰 예정이다. 이번 챕터에서는 신청 프로세스를 이해하고, NB 선정 방법에 대해 알아보도록 하자.

(가) NB별 MDR Audit 신청 프로세스

신청 프로세스는 NB별로 조금씩 상이하며, 이에 대한 예시를 함께 살펴보도록 하자.

1) Case 1

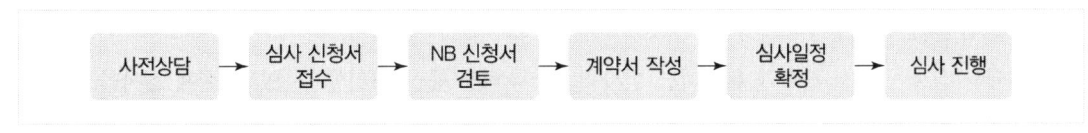

그림 2-3 MDR Audit 신청 Process(1)

2) Case 2

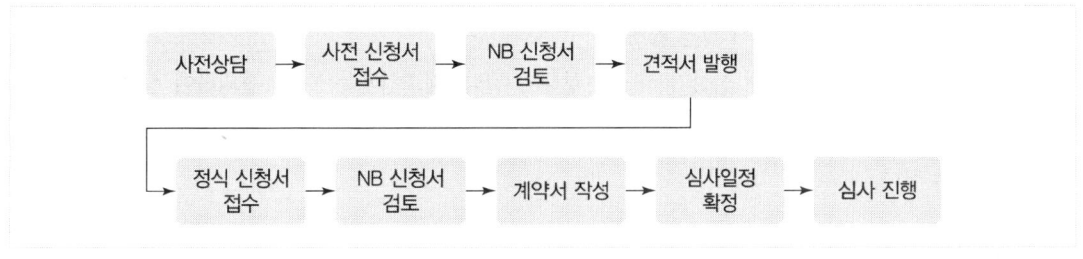

그림 2-4 MDR Audit 신청 Process(2)

3) 신청 프로세스 STEP 1 - '사전상담'

위 신청 프로세스의 첫 번째 단계는 '사전상담'이다. 이것은 말 그대로 심사를 받고자 하는 NB와의 심사 전 사전상담을 하는 것이다.

처음 심사를 진행하는 제조업체의 경우, 사전상담 시 어떤 질문 사항들을 하는 것이 좋을지, 어떤 자료들을 구비해야 하는 것이 좋은지 확인해 보도록 하자.

먼저 제품에 대한 정보로서, 심사 신청 제품의 사양과 동작 원리를 이해할 수 있는 자료(브로셔, 매뉴얼 등), 적용되는 특수 공정(멸균 등), 임상 자료(동등기기 여부, 임상시험 여부 등)를 미리 제조업체에서 준비하는 것이 좋다. 이를 바탕으로, 사전상담을 통해 NB에서 심사를 받을 수 있는 제품인지, 심사 프로세스는 어떻게 진행되는지, 예상 심사 일정과 비용은 어느 정도인지 등을 제조업체는 미리 파악해야 한다.

특히, 제조업체는 신청하고자 하는 NB에 심사 가능한 일정을 미리 확인해야 한다. 만약, 해당 NB에서 신청 제품의 심사원의 수가 너무 부족하거나 다른 업체들의 신청이 너무 많이 몰려 있을 경우, 원하는 일정에 대비하여 많이 지연될 우려가 있다. 이에 따라, 심사 준비 단계에서부터 대략적으로 언제 심사가 가능한지 미리 NB와 협의하여 예상 인증 일정을 결정하는 것이 중요하다.

그리고 심사 신청단계에서 NB별로 요구하는 서류가 다르다. 심사 신청서 외 일부 NB의 경우, 심사 신청단계에서 전체 Technical document를 요구하고 있기 때문에 사전상담 단계에서 미리 NB에 확인해야 한다.

4) 신청 프로세스 STEP 2 - '심사 신청서 접수'

사전상담 단계에서 확인된 대로, 제조업체는 NB의 요구사항에 따라 심사 신청서를 준비해야 한다. 심사 신청서 내용을 기반으로 하여 NB의 심사 일정과 비용이 산정되기 때문에 정확하게 적는 것이 중요하다.

심사 신청서는 NB마다 양식이 다르지만, 작성해야 하는 내용은 유사하기 때문에 신청서를 작성 방법에 대해서는 다음 챕터에서 자세히 다루도록 하자.

5) 신청 프로세스 STEP 3 - '계약서'

NB에서 심사 신청서 검토가 완료되면 심사 일수 및 비용 등을 확인할 수 있고, 실제 심사를 진행하기 위한 계약서가 발행된다.

제조업체는 계약서를 꼼꼼히 검토한 후 서명을 진행해야 하며, 심사 비용이 적지 않은 금액이기 때문에 납부 방법에 대해서도 미리 NB와 협의해야 한다.

6) 신청 프로세스 STEP 4 - '심사 일정 확정'

최종적으로 계약이 완료되면, 심사가 가능한 상태가 된다. 제조업체는 NB와 협의하에 심사 일정을 조율한다. 심사 일정이 확정되면, 제조업체는 해당 날짜에 맞추어 Technical document, QMS document를 모두 제출해야 한다.

(나) NB 선정 방법

1) NB List

심사를 받고자 하는 인증기관(Notified Body, NB)을 선정해야 한다. 유럽위원회는 NANDO information system을 통해 NB 리스트를 공개하고 있다.

다음 EU 공식 웹사이트를 통해서 현재 MDR 심사가 가능한 NB List를 확인할 수 있다.

웹사이트 주소 : https://webgate.ec.europa.eu/single-market-compliance-space/notified-bodies/notified-body-list?filter=legislationId:34,notificationStatusId:1

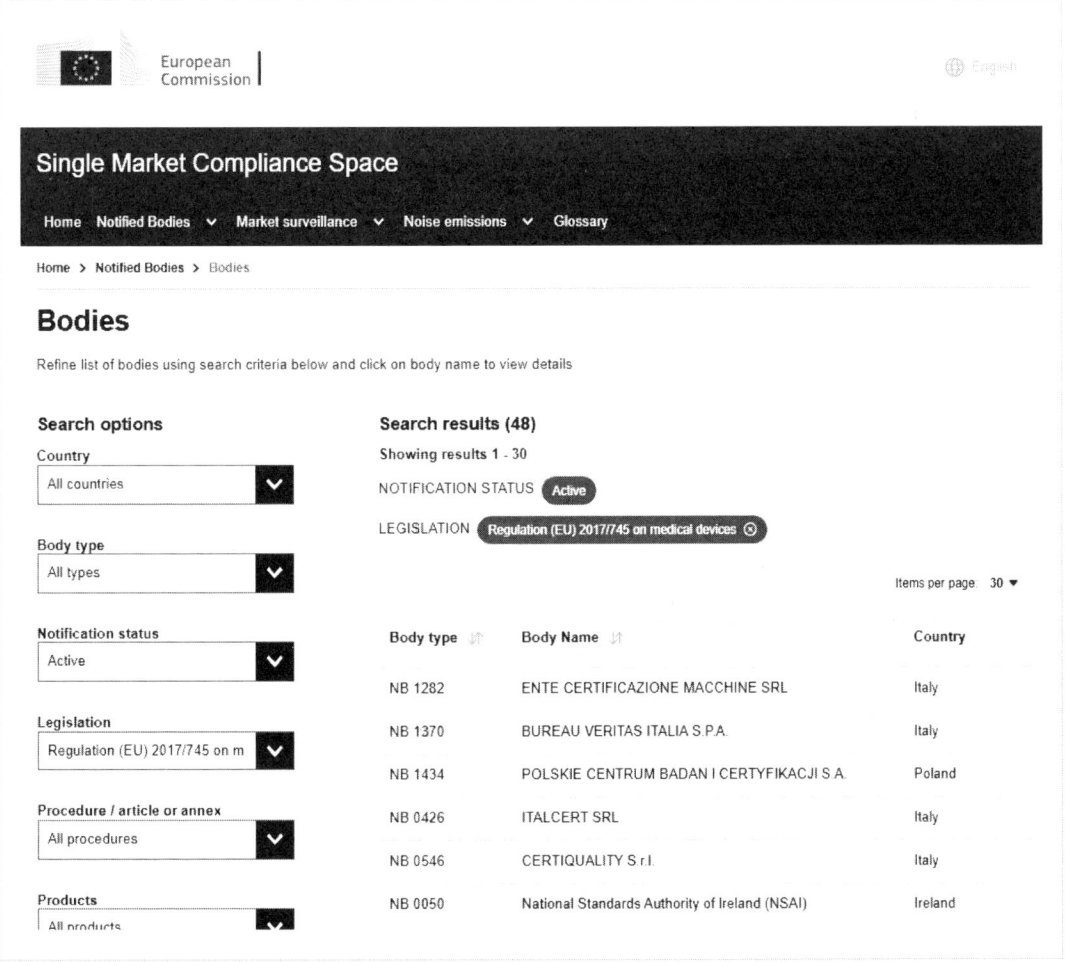

* 출처 : https://webgate.ec.europa.eu/single-market-compliance-space/notified-bodies/notified-body-list?filter=legislationId:34,notification StatusId:1(2024. 08. 기준)

그림 2-5   EU 공식 웹사이트 NB List

2) NB 선정 방법

위 리스트에 있는 모든 NB가 신청 제품의 MDR 심사를 할 수 있는 것은 아니다. 위 사이트에서 각 NB를 선택하여, 다음과 같이 NB의 세부정보를 확인해 보도록 하자.

Notification details

NOTIFICATION VERSION 10

LEGISLATION Regulation (EU) 2017/745 on medical devices

BODY TYPE NB

Some information on the notification details is available in the pdf ⬇

Last approval date   10/01/2024

The due update to this notification under Regulation (EU) 2017/745 on medical devices is still pending.

Product	Procedures	Articles/Annexes	Conditions
− I. CODES REFLECTING THE DESIGN AND INTENDED PURPOSE OF THE DEVICE			
− A. Active devices			
− 1. Active implantable devices			
MDA 0101 Active implantable devices for stimulation/inhibition/monitoring	Conformity assessment based on a quality management system Conformity assessment based on assessment of technical documentation Conformity assessment based on product quality assurance	Annex IX(I) Annex IX(II) Annex XI(A)	
MDA 0102 Active implantable devices delivering drugs or other substances	Conformity assessment based on a quality management system Conformity assessment based on assessment of technical documentation Conformity	Annex IX(I) Annex IX(II) Annex XI(A)	

* 출처 : https://webgate.ec.europa.eu/single-market-compliance-space/notified-bodies/notifications/1005763?organizationVersion=16(2024. 08. 기준)

그림 2-6   EU 공식 웹사이트 NB Information

여기서 제조사는 NB의 MDR Code를 확인해야 한다.

우선, MDR Code란 제품의 특성이나 제조공정 등에 따라 분류되는 Code이며, 제조사는 신청 제품의 MDR Code를 선정해야 한다. 그리고 NB는 각 MDR Code별로 심사 자격을 가지고 있다.

결론적으로, 신청 제품의 MDR Code에 따라서 심사 가능한 NB를 결정할 수 있다. 만약 심사를 받고자 하는 NB에서 신청 제품의 MDR Code에 대한 심사 자격을 가지고 있는 심사원이 없다면, 해당 NB에서는 심사가 불가능하다. 따라서 심사 신청 전, 반드시 신청 제품의 MDR Code를 잘 선정해야 한다. MDR Code 선정 방법은 다음 챕터에서 자세히 다루도록 하자.

CHAPTER 02 MDR Audit 신청 사전 준비사항

1. 신청서 작성 내용

심사 신청서 단계에서 기본적으로 어떤 정보를 작성해야 하는지 알아보도록 하자. 본 챕터에서는 전기를 사용하는 일반적인 Class Ⅱ 의료기기를 대상으로 정리하였으며, Class Ⅲ, Implantable, Custom made 등의 특수 요구사항은 제외된 점 미리 알린다.

기본적으로 다음과 같이 신청 제품의 정보와 제조업체의 정보를 작성해야 하며, 이 중 주요 사항에 대해서는 본 챕터의 다음 섹션 하나씩 살펴보도록 하자.

(1) 제품 정보

① 제품명, 모델명, 브랜드명 등
② 사용목적
③ 제품등급 및 분류 기준
④ 제품구성 및 기본설명
⑤ BASIC UDI-DI
⑥ EMDN Code
⑦ MDR Code
⑧ 인체접촉 여부 및 재질, 접촉 시간 등
⑨ 멸균 여부 및 멸균정보
⑩ Clinical data 정보
⑪ 기타 특성 : 의약품 또는 약물 조합, Custom made, 측정기능, 인체 또는 동물에서 유래 조직이나 세포 또는 그것의 파생물질 포함, 나노물질 포함, 이식형, 비의료목적기기 여부 등
⑫ 제품 이해를 돕기 위한 자료로 사용자매뉴얼 또는 브로서, Classification에 대한 자료 등 NB 요구에 따라 제출이 필요

(2) 제조업체 정보

① 회사명, 주소
② SRN(Single Registration Number)

③ 소재지별 적용되는 공정
④ 소재지별 인원 정보
⑤ 유럽대리인 정보
⑥ 주요 외주업체 정보(생산, 설계, 멸균, 포장 등의 외주 공정에 대한 정보 포함)
⑦ MDR Code
⑧ 기타 Certification 정보 : 신청 제품에 대하여 MDD, ISO 13485, MDSAP 등 해당 시 인증서 제공 필요

2. 사용목적 선정

신청 제품의 사용목적을 정확하게 결정하는 것이 중요하다. 특히, 기존 MDD와 달라진 점 중에서 MDR에서는 의료목적을 가지지 않은 제품에 대하여 Annex XVI에서 명시하고 있다. 따라서 신청 제품의 사용목적이 Annex XVI에 해당되지 않고, 의료목적에 해당되는지 반드시 확인할 필요가 있다. 만약, 의료목적을 가지지 않은 제품이라면 별도의 요구사항을 함께 충족해야 하며, 신청 제품의 임상시험자료가 요구될 수도 있기 때문이다.

***ANNEX XVI** LIST OF GROUPS OF PRODUCTS WITHOUT AN INTENDED MEDICAL PURPOSE REFERRED TO IN ARTICLE 1(2)*
1. *Contact lenses or other items intended to be introduced into or onto the eye;*
2. *Products intended to be totally or partially introduced into the human body through surgically invasive means for the purpose of modifying the anatomy or fixation of body parts with the exception of tattooing products and piercings;*
3. *Substances, combinations of substances, or items intended to be used for facial or other dermal or mucous membrane filling by subcutaneous, submucous or intradermal injection or other introduction, excluding those for tattooing;*
4. *Equipment intended to be used to reduce, remove or destroy adipose tissue, such as equipment for liposuction, lipolysis or lipoplasty;*
5. *High intensity electromagnetic radiation(e.g. infra-red, visible light and ultra-violet) emitting equipment intended for use on the human body, including coherent and non-coherent sources, monochromatic and broad spectrum, such as lasers and intense pulsed light equipment, for skin resurfacing, tattoo or hair removal or other skin treatment;*
6. *Equipment intended for brain stimulation that apply electrical currents or magnetic or electromagnetic fields that penetrate the cranium to modify neuronal activity in the brain.*

또한, 제조업체는 사용목적 결정 시 신청제품의 비교 가능한 동등기기 자료, 임상 데이터, 마케팅 전략 등을 모두 고려하여 임상평가심사 시 요구되는 데이터들이 준비 가능한지 확인한 뒤, 결정 후 심사 신청을 해야 한다.

3. 제품 등급 선정

제조업체는 신청 제품의 사용 목적과 내재된 위험을 고려하여 등급을 결정해야 한다. MDR에서는 다음과 같이 Class Ⅰ, Ⅱa, Ⅱb, Ⅲ로 분류된다.

① Class Ⅰ (Low Risk/단, MDR Article 52(7)의 (a)-(c)에 따라, Class Is, Im, Ir로 세분화될 수 있다.)
② Class Ⅱa
③ Class Ⅱb
④ Class Ⅲ (High Risk)

의료기기 등급 분류 규칙은 MDR Annex Ⅷ의 Chapter Ⅲ에 따라 Rule 1-22로 이루어지며, 인체 접촉 여부 및 시간, 침습 여부, 적용되는 신체 부위, 제품의 에너지원 등으로 분류된다.

신청 제품의 등급 분류 시 MDCG 2021-24 가이던스를 참고하는 것이 도움이 될 수 있으며, 예시와 함께 등급 분류 방법에 대해 알아보도록 하자.

(1) 등급 분류 예시

신청 제품의 예시로, 품목명은 Phototherapy unit으로 외부전원을 통해 전기를 공급받아서 빛에너지를 생성하는 원리를 가지고 있으며, 환자 피부에 닿지 않게 빛을 조사하여 피부 상처 치료라는 일반적인 의료 목적을 가진 장비로 설정하자.

MDCG 2021-24 가이던스에 따라 제품의 등급을 확인해 보도록 하자. 신청 제품에 적합한 등급을 결정하기 위해서는 모든 규칙을 고려해야 하며, 이 중 가장 높은 등급이 제품의 등급으로 결정된다.

먼저 Rule 1~4의 'Non-Invasive devices'(비침습 기기)에 대한 식별해보자. 우선 본 가이던스의 Section 3.1.4에 따라 Invasive device의 정의는 다음과 같다.

Invasive device : *Any device which, in whole or in part, penetrates inside the body, either through a body orifice or through the surface of the body. A device that administers energy to the body should not be considered as invasive if only energy it emits penetrates the body and not the device itself.*

신청 제품은 인체에 접촉해서 사용하는 장비가 아니며, 에너지만 인체에 전달하는 장비라고 할 때 신청 제품은 Non-invasive devices에 해당된다.

다음과 같이 Rule 1~4를 검토한 결과, Rule 2~4에 해당되지 않기 때문에 우선 신청 제품은 Rule 1에 따라 우선 Class Ⅰ로 분류된다.

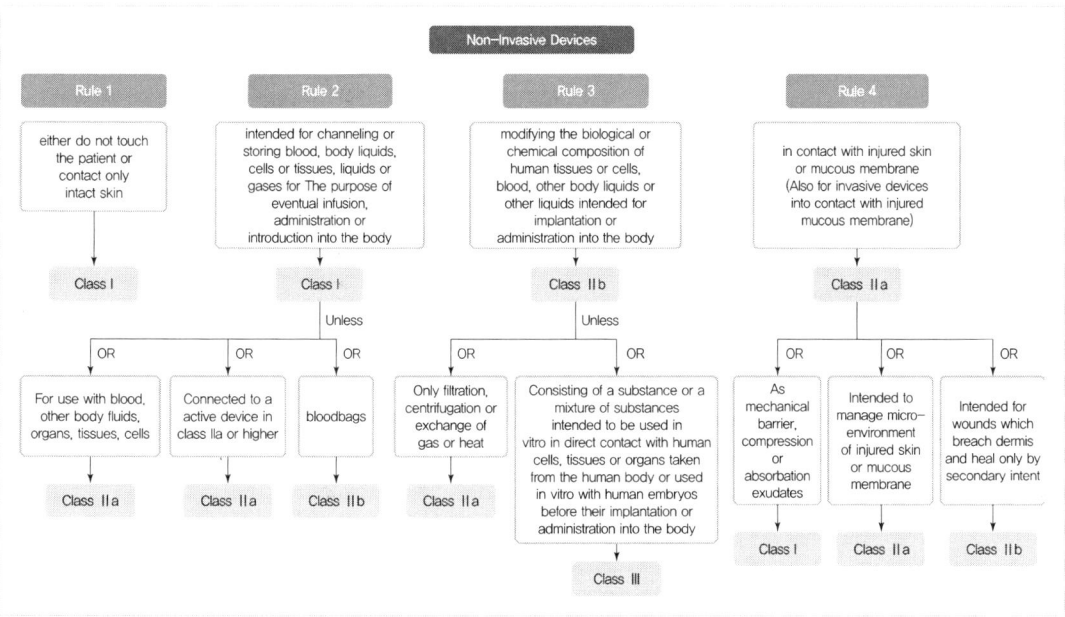

그림 2-7 Classification Rule 1~4

다음 Rule 5~8은 'Invasive devices'(침습기기)에 대한 내용이며, 신청 제품은 Non-invasive device이므로 해당 Rule은 모두 해당되지 않는다.

다음 Rule 9~13은 'Active devices'(능동 기기)에 대해 식별해 보자. 우선 본 가이던스의 Section 3.1.5에 따라 active device의 정의는 다음과 같다.

Active device *means any device, the operation of which depends on a source of energy other than that generated by the human body for that purpose, or by gravity, and which acts by changing the density of or converting that energy. Devices intended to transmit energy, substances or other elements between an active device and the patient, without any significant change, shall not be deemed to be active devices.*

신청 제품은 외부로부터 전기에너지를 공급받아 빛에너지를 인체에 공급하는 장비로서 Active devices에 해당된다.

다음과 같이 신청 제품은 Rule 9~13 중 Rule 10(진단 및 모니터링 기기), Rule 11(소프트웨어), Rule 12(의약품, 체액 또는 기타물질을 인체에 투여 및/또는 제거기기)에는 해당되지 않으며, Rule 9를 확인해 보도록 하자.

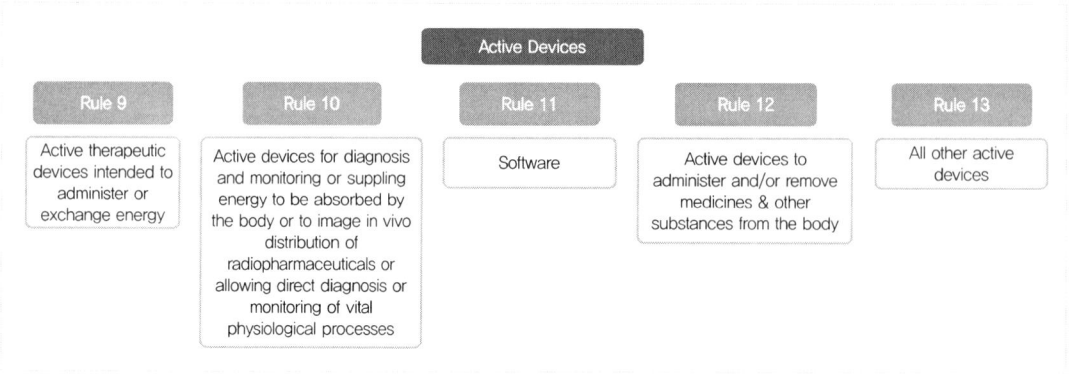

그림 2-8 Classification Rule 9~13

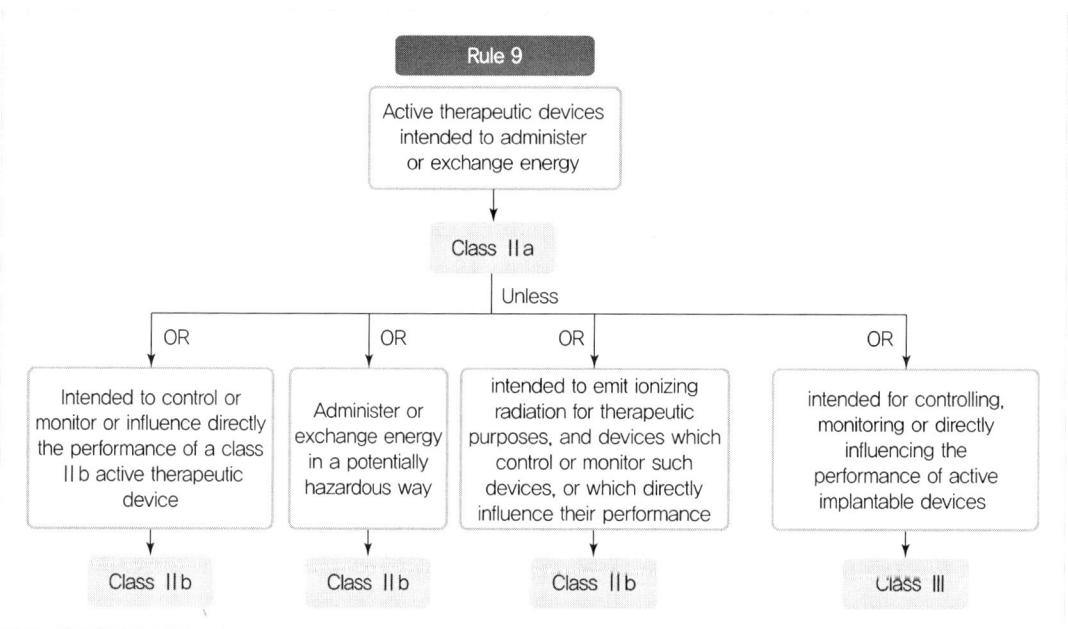

그림 2-9 Classification Rule 9

Rule 9는 에너지를 투입 또는 교환하도록 의도된 모든 능동 치료기기로서, 아래 세부 요구사항들에는 해당되지 않는 것으로 보았을 때 신청 제품의 등급은 IIa로 결정할 수 있다.

① 에너지의 성질, 밀도 및 적용 부위를 고려하여 잠재적으로 위험한 방식으로 인체로 에너지를 투입하거나 인체와 에너지를 교환할 수 있는 특성을 가진 기기는 Class IIb

② Class IIb 능동 치료기기의 성능을 제어하거나 모니터링하도록 의도되었거나 그러한 기기의 성능에 직접적으로 영향을 미치도록 의도된 모든 능동 기기는 Class IIb

③ 치료 목적의 이온화 방사를 하는 기기를 제어하거나 감시하거나 그 기기의 성능에 직접적으로 영향을 미치는 기기를 포함하여 치료 목적의 이온화 방사를 하는 모든 능동 기기는 Class IIb

④ 능동 이식 기기의 성능을 제어하거나 모니터링하거나 직접적인 영향을 미치도록 의도된 모든 능동 기기는 Class Ⅲ

나머지 Rule 14~22는 Special rules로서 의약품 전달, 나노물질이 포함, 피임 기기 등 여러 특수 목적에 따라 분류되어 있으며, 신청 제품은 Rule 14~22에 해당되지 않는다. 자세한 내용은 다음과 같다.

① Rule 14 : All devices incorporating, as an integral part, a substance which, if used separately, can be considered to be a medicinal product, as defined in point 2 of Article 1 of Directive 2001/83/EC, including a medicinal product derived from human blood or human plasma, as defined in point 10 of Article 1 of that Directive, and that has an action ancillary to that of the devices, are classified as class Ⅲ.

② Rule 15 : All devices used for contraception or prevention of the transmission of sexually transmitted diseases are classified as class IIb, unless they are implantable or long term invasive devices, in which case they are classified as class Ⅲ.

③ Rule 16 : All devices intended specifically to be used for disinfecting, cleaning, rinsing or, where appropriate, hydrating contact lenses are classified as class IIb. All devices intended specifically to be used for disinfecting or sterilising medical devices are classified as class IIa, unless they are disinfecting solutions or washer-disinfectors intended specifically to be used for disinfecting invasive devices, as the end point of processing, in which case they are classified as class IIb. This rule does not apply to devices that are intended to clean devices other than contact lenses by means of physical action only.

④ Rule 17 : Devices specifically intended for recording of diagnostic images generated by X-ray radiation are classified as class IIa.

⑤ Rule 18 : All devices manufactured utilising tissues or cells of human or animal origin, or their derivatives, which are non viable or rendered non-viable, are classified as class Ⅲ, unless such devices are manufactured utilising tissues or cells of animal origin, or their derivatives, which are non-viable or rendered non-viable and are devices intended to come into contact with intact skin only.

⑥ Rule 19 : All devices incorporating or consisting of nanomaterial are classified as : class Ⅲ if they present a high or medium potential for internal exposure; class IIb if they present a low potential for internal exposure; and class IIa if they present a negligible potential for internal exposure.

⑦ Rule 20 : All invasive devices with respect to body orifices, other than surgically invasive devices, which are intended to administer medicinal products by inhalation are classified as class IIa, unless their mode of action has an essential impact on the efficacy and safety of the administered medicinal product or they are intended to treat life threatening conditions, in which case they are classified as class IIb.

⑧ Rule 21 : Devices that are composed of substances or of combinations of substances that are intended to be introduced into the human body via a body orifice or applied to the skin and that are absorbed by or locally dispersed in the human body are classified as : class III if they, or their products of metabolism, are systemically absorbed by the human body in order to achieve the intended purpose; class III if they achieve their intended purpose in the stomach or lower gastrointestinal tract and they, or their products of metabolism, are systemically absorbed by the human body; class IIa if they are applied to the skin or if they are applied in the nasal or oral cavity as far as the pharynx, and achieve their intended purpose on those cavities; and class IIb in all other cases.

⑨ Rule 22 : Active therapeutic devices with an integrated or incorporated diagnostic function which significantly determines the patient management by the device, such as closed loop systems or automated external defibrillators, are classified as class III.

따라서 본 신청 제품의 등급 분류 시, 가장 높은 등급으로 확인된 Class IIa로 선정할 수 있다.

추가적으로, 본 가이던스의 Section 4.2에 각 Rule에 따른 제품별 예시를 참고하는 것도 도움이 될 수 있다. 위에서 선정한 신청 제품 Phototherapy unit의 등급이 제대로 선정되었는지 확인하기 위해서 Rule 9의 예시를 한번 보도록 하자.

〈표 2-1〉 Classification Rule 9 예시

Class	Rule 9	Examples
IIa	All active therapeutic devices intended to administer or exchange energy are classified as class IIa	• Electrical and/or magnetic and electromagnetic energy : 　-muscle stimulators 　-external bone growth stimulators 　-TENS devices 　-eye electromagnets 　-electrical acupuncture • Thermal energy : 　-heat exchangers, except the types described below • Mechanical energy : 　-powered dermatomes 　-powered drills 　-dental hand pieces • Light : 　-phototherapy for skin treatment and for neonatal care • Sound : 　-external hearing aids • Ultrasound : equipment for physiotherapy • Sleep apnoea ventilators without monitoring function

위에서 선정한 것과 동일하게 예시에서도 일반적인 피부 치료에 사용되는 Phototherapy unit이 Class IIa로 분류되어 있는 것을 확인할 수 있다.

결론적으로, 이와 같은 방법을 통해 각 신청 제품의 특성에 따라서 Rule 1~22를 분석하여 제조업체는 해당 제품의 등급을 선정할 수 있다.

4. MDR Code 선정

(1) MDR Code

MDR Code는 MDR에서 새롭게 도입된 것이며, 제품의 설계, 사용목적, 제조공정, 사용된 기술 등에 따라 분류될 수 있으며 MDA, MDN, MDS, MDT 총 4가지로 구분된다.

MDR Code의 구조는 다음과 같으며, 기본적인 내용을 이해하기 위해서는 MDCG 2019-14 Guidance를 참고하는 것이 도움이 된다.

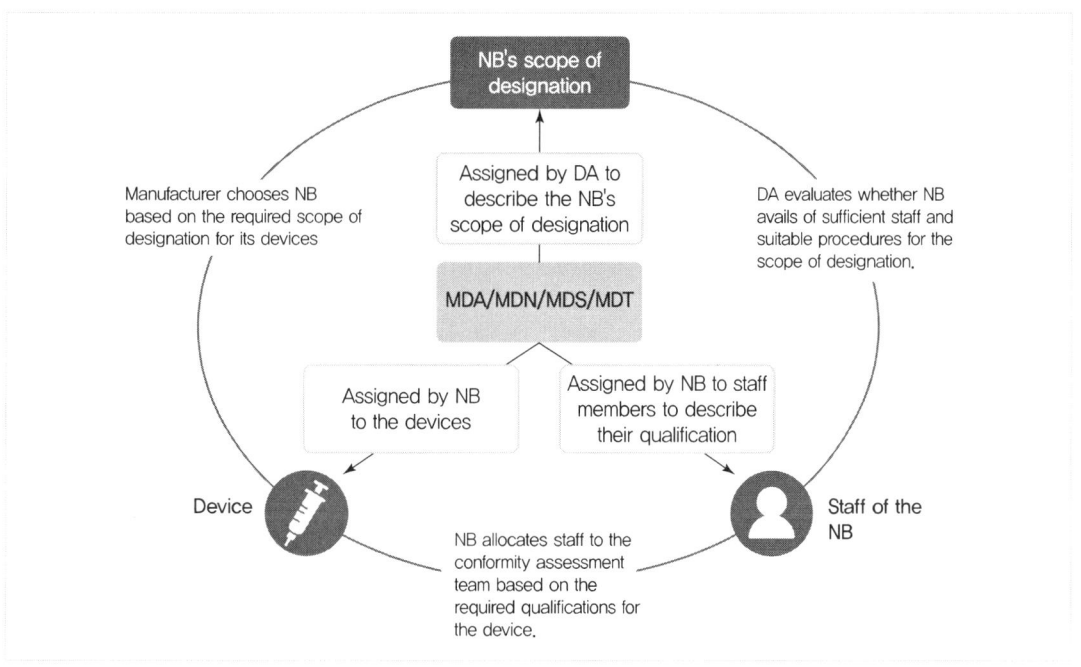

* 출처 : MDCG 2019-14

그림 2-10　MDR Code 구조

(가) MDA Code & MDN Code

제품의 설계 및 사용목적을 반영하는 코드로, MDA는 'Active device', MDN은 'Non-active device'로 분류된다. 신청 제품별로 단 1개의 MDA 또는 MDN Code를 선정해야 한다. 만약 1개 이상의 코드가 해당되는 경우에는 상위 목록의 1개 코드를 선택해야 한다.

예를 들어, 잇몸 염증 치료에 사용되는 CO_2 레이저 장비를 신청하고자 할 때 다음의 2가지 코드가 적용될 수 있다.

① MDA 0302 : Active non-implantable devices utilising non-ionizing radiation
② MDA 0311 : Active non-implantable dental devices

이 경우, MDA 0311보다 MDA 0302가 더 상위 목록에 해당되기 때문에 신청 시 MDA 0302로 선정하여 제출할 수도 있다. 하지만 위와 같이 2개 이상의 코드가 적용되는 경우에는 예외적으로 상위 목록의 코드를 선택하는 것이 아니라, NB 심사원의 적절한 자격에 따라서 선택될 수도 있다. 여러 사항을 고려하여 최종 코드는 NB에 의해 결정되게 된다.

(나) MDS Code

제품의 특성을 반영하는 코드로, 해당되는 코드는 모두 선정 가능하다. 만약, 해당되는 코드가 전혀 없다면 반영하지 않아도 된다.

(다) MDT Code

제품의 주요 생산기술 또는 공정과 관련된 코드로, 해당되는 코드 1개 이상 선정하면 된다.

(2) MDR Code 선정 예시

제조업체는 신청서 작성 단계에서 신청 제품에 대한 MDR Code를 선정해야 하며, 신청서 검토 후 최종적으로 NB에서 MDR Code가 결정된다.

MDA CODE	Active implantable devices	Devices covered and Specific Considerations[1]	Examples of conditions
MDA 0101	Active implantable devices for stimulation / inhibition/monitoring	Implanted defibrillator Spinal cord stimulator Implantable cardiac pacemakers Implantable bladder stimulators	Excluding brain stimulation
MDA 0102	Active implantable devices delivering drugs or other substances	Implanted drug delivery pump	
MDA 0103	Active implantable devices supporting or replacing organ functions	Artificial heart Cochlear implants	
MDA 0104	Active implantable devices utilising radiation and other active implantable devices	Prostate radioactive seed implant	

* 출처 : MDCG 2019-14

그림 2-11   MDR Code 분류 예시

신청 제품의 MDR Code 선정 방법을 보다 쉽게 이해하기 위하여 다음과 같이 예시를 통해 알아보도록 하자.

신청 제품은 Infusion pump로 전기에너지를 받아 작동할 수 있는 장비이며, 소프트웨어가 내장되어 있다. 또한, EO Gas 멸균이 적용된 액세서리가 함께 제공된다. 해당 제품에 대하여 MDCG 2019-14 Guidance에 따라 MDR Code를 선정해 보자.

먼저, MDA/MDN Code를 확인해 보자. 신청 제품은 Active device이기 때문에 MDN Code는 해당되지 않는다. 따라서 MDA Code 중에 1개가 선택되어야 한다. 제품의 사용목적을 고려하여 신청 제품은 MDA 0306 Code로 선정할 수 있다.

MDA 0306 : Active non-implantable devices for extra-corporal circulation, administration or removal of substances and haemapheresis

다음으로 MDS Code이다. 이는 제품의 특성과 관련된 것으로, 해당되는 코드는 모두 적용해야 한다. 우선 신청 제품은 멸균이 적용되는 장비이기 때문에, 멸균에 대한 MDS Code가 선정되어야 한다.

MDS 1005 : Devices in sterile condition

다만, MDS 1005 Code의 경우 멸균 종류에 따라 하위 코드가 나눠져 있다. 신청 제품은 EO Gas 멸균이 적용되기 때문에, MDS 1005.1 Code가 최종적으로 선정될 수 있다. 그리고 제품 안에 Software가 내장되어 있어 MDS 1009도 적용될 수 있다.

MDS 1009 : Devices incorporating software / utilising software / controlled by software, including devices intended for controlling, monitoring or directly influencing the performance of active or active implantable devices

마지막으로, MDT Code이다. 제품의 주요 공정에 적용되는 코드를 적용해야 하며, 최소 1개 이상 선택해야 한다.

본 제품은 멸균 공정이 필요한 제품으로써, 제조시설에는 클린룸 환경을 갖춰야 한다. 이에 따라, MDT 2008이 적용될 수 있다.

MDT 2008 : Devices manufactured in clean rooms and associated controlled environments

그리고 전기를 이용한 제품으로써, Active device는 MDT 2010이 적용될 수 있다.

MDT 2010 : Devices manufactured using electronic components including communication devices

이 외 신청 제품과 관련된 주요 공정에 대하여 해당되는 MDT Code가 있다면, 모두 식별해야 한다.

위와 같이 제품의 특성과 주요 공정별로 적용되는 MDA/MDN/MDS/MDT Code를 제조업체가 선정하여, 심사 신청서에 작성하여 제출되어야 한다.

5. EMDN Code 선정

(1) EMDN Code

EMDN Code란 European Medical Device Naomeclature로 유럽 의료기기 데이터베이스(EUDAMED)에 의료기기를 등록할 때, 제조업체가 활용할 수 있는 의료기기 명명법이다. 해당 명명법은 이미 이탈리아, 포르투갈, 그리스에서 활용되고 있는 이탈리아 보건부의 Classificazione Nazionale Dispositivi medici(CND)를 기반으로 하여 정의되었다.

제조업체, 환자, 연구 기관, 의사, 병원, 약국 등 다양한 이해관계자는 EMDN에 무료로 액세스할 수 있으며, EMDN은 아래 웹사이트에 공개되어 있다.

EMDN Code 확인 가능한 웹사이트 주소 : https://webgate.ec.europa.eu/dyna2/emdn/

(2) EMDN Code의 구성

총 7개의 계층 단계의 구조로, 다음과 같이 3가지 주요 단계로 구성된 EMDN Code는 영/숫자로 이루어져 있으며, 최대 13자리까지 분류될 수 있다.

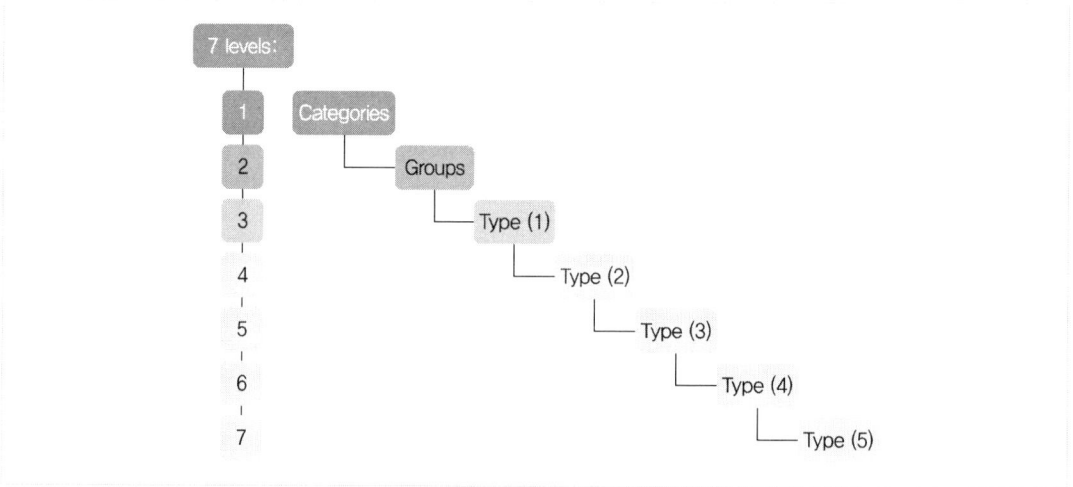

* 출처 : MDCG 2021-12

그림 2-12 EMDN Code 구성(1)

① 카테고리(Categories) : 제1계층 단계로, A~Z의 영문자로 구성된다.
② 그룹(Groups) : 제2계층 단계로, 01~99의 두 자리 숫자로 구성된다.
③ 타입(Types) : 제3계층 단계로, 일련의 숫자로 구성되며 필요에 따라 여러 하위 단계(Level 4~7)로 확장될 수 있다.

앞서 언급한 것과 같이, EMDN Code는 CND Code를 기반으로 만들어졌기 때문에 CND Code를 통해서 기본 구조에 대해 자세히 알아보도록 하자.

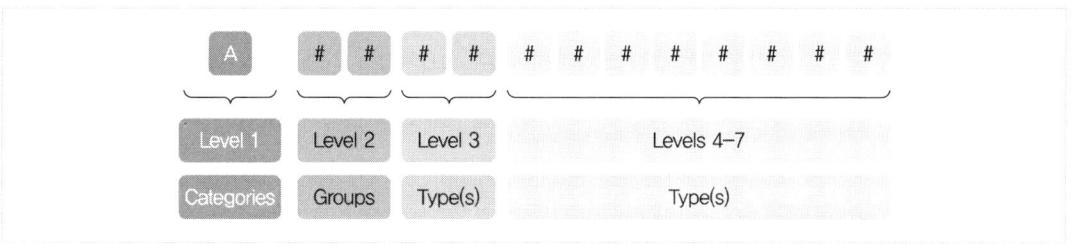

* 출처 : MDCG 2021-12

그림 2-13 EMDN Code 구성(2)

(가) Category

카테고리는 알파벳 문자 A~Z로 총 22개로 이루어져 있으며, 해부학적 범주(적용되는 신체 범위), 기능적 범주(사용 목적, 임상적 방법 등), 특수 범주(기타)로 나뉘며 자세한 내용은 다음과 같다.

〈표 2-2〉 EMDN Category

Category	Description
A	DEVICES FOR ADMINISTRATION, WITHDRAWAL AND COLLECTION
B	HAEMATOLOGY AND HAEMOTRANSFUSION DEVICES
C	CARDIOCIRCULATORY SYSTEM DEVICES
D	DISINFECTANTS, ANTISEPTICS, STERILISING AGENTS AND DETERGENTS FOR MEDICAL DEVICES
F	DIALYSIS DEVICES
G	GASTROINTESTINAL DEVICES
H	SUTURE DEVICES
J	ACTIVE-IMPLANTABLE DEVICES
K	ENDOTHERAPY AND ELECTROSURGICAL DEVICES
L	REUSABLE SURGICAL INSTRUMENTS
M	DEVICES FOR GENERAL AND SPECIALIST DRESSINGS
N	DISPOSITIVI PER SISTEMA NERVOSO E MIDOLLARE
P	IMPLANTABLE PROSTHETIC AND OSTEOSYNTHESIS DEVICES
Q	DENTAL, OPHTHALMOLOGIC AND ENT DEVICES
R	RESPIRATORY AND ANAESTHESIA DEVICES
S	STERILISATION DEVICES(EXCLUDING CAT. D-Z)
T	PATIENT PROTECTIVE EQUIPMENT AND INCONTINENCE AIDS(EXCLUDING PERSONAL PROTECTIVE EQUIPMENT-PPE)
U	DEVICES FOR UROGENITAL SYSTEM
V	DISPOSITIVI VARI
W	IN VITRO DIAGNOSTIC MEDICAL DEVICES
Y	DEVICES FOR PERSONS WITH DISABILITIES NOT INCLUDED IN OTHER CATEGORIES
Z	MEDICAL EQUIPMENT AND RELATED ACCESSORIES, SOFTWARE AND CONSUMABLES

* 출처 : https://webgate.ec.europa.eu/dyna2/emdn/

(나) Group

해당 카테고리에 포함된 기기를 구별하기 위한 방법으로, 그룹은 01~99까지의 두 자리 숫자로 이루어져 있다. 특히, 그룹의 일부 숫자에는 다음과 같이 공통적으로 적용되는 의미가 있으며, 코드 선정 시 참고하길 바란다.

① "90" : 기존 그룹과 관련이 없는 다양한 특성을 가진 기기 그룹을 식별한다.
② "99" : Others로 분류되며 기존 그룹에 포함되지 않은 의료기기를 식별하며, 이후 업데이트 시 분류될 수 있다.

(다) Type

타입은 일련의 숫자로 이루어져 있으며, 필요시 여러 세부 단계(1°, 2°, 3°, 4° 및 5°)로 확장될 수 있다. 각 타입별로 신청 제품의 특성, 사용 목적 등을 고려하여 선정해야 한다.

위 그룹에서와 마찬가지로, 타입의 마지막 숫자가 "99"인 경우에도 "Others"로 분류된다. 이것은 기존 타입에 포함되지 않은 기기의 경우 선택될 수 있으며, 추후 업데이트 시에 반영될 수 있다.

(3) EMDN Code 선정 예시

EMDN Code는 기술문서, NB의 기술문서 심사 샘플링, PMS 등에서도 핵심 역할을 수행하며, 제조업체는 신청 제품의 EMDN Code를 선정해야 한다.

EMDN Code를 선정할 때에는 계층 구조에서 가장 세분화되어 가장 낮은 Level을 선정해야 한다. 신청 제품의 EMDN Code 선정방법을 보다 쉽게 이해하기 위하여, 다음과 같이 예시를 통해 알아보도록 하자. 신청 제품은 피부 상처 치료에 사용되는 Erbium Laser로 선정하였다.

먼저 'CATEGORY'이다. 의료목적으로 피부과 치료에 사용되는 Erbium Laser는 'Z'로 분류될 수 있다.

① W-In Vitro Diagnostic Medical Devices
② Y-Devices for Persons with disabilities not included in other categories
③ <u>Z-Medical Equipment and Related Accessories, Software and Consumables</u>

다음으로 'GROUP'이다. 'Z' 카테고리에서는 다음과 같이 총 3가지가 있다. 여기서 레이저 장비는 'Z12'로 분류될 수 있다.

① Z11-Biomaging and Radiotherapy Instruments
② <u>Z12-Instruments for Functional Explorations and Therapeutic Interventions</u>
③ Z13-Non-specific consumables for Diagnostic Instruments

마지막으로 'TYPE'이다. 타입은 제품 특성별로 나뉘며, 레이저 장비의 경우 'Z120110'에 분류되는 것을 확인할 수 있다.

① Z120109-Electrosurgical Instruments
② <u>Z120110-Laser Surgery Instruments</u>
③ Z120111-Instruments for Operative microscopy

그리고 'Z120110'은 제품의 특성에 따라 좀 더 하위 Level로 구성되어 있다. 각 Level별로 설명된 Code별 특성을 확인한 결과, Erbium 레이저는 'Z12011014'에 해당되는 것을 확인할 수 있다.

① Z12011012-Eye/Alexandrite Surgical Laser
② Z12011013-Argon Surgical Laser
③ Z12011014-Erbium Surgical Laser
④ Z12011015-Rubidium Surgical Laser
⑤ Z12011016-Diode Surgical Laser

이에 따라 신청 제품의 가장 세분화된 Level인 'Z12011014'로 선정할 수 있다. 만약, 신청 제품이 레이저 장비이지만 'Z120110'의 하위 Level 코드 중 일치하는 코드가 없다면, 앞서 언급했다시피 "Others"에 해당되는 "99"번인 "Z12011099"로 분류할 수 있다.

① Z12011099-Laser Surgery Instruments-Other

6. EUDAMED 등록

(1) EUDAMED

EU 시장에서의 의료기기 관련 정보의 투명성과 조정을 개선하고, 대중들에게도 공개되는 웹사이트를 통해 등록, 협업, 알림, 보급 등의 시스템으로 상호 운용을 가능하도록 하기 위해 만들어진 유럽 의료기기 데이터베이스이다.

EUDAMED는 다음과 같이 총 6개의 모듈로 이루어져 있다.

① Actor Registration(ACT)
② UDI/Device Registration(UDID)
③ Certificate Registration(CRF)
④ Clinical Investigation(CIPS)
⑤ Vigilance(VGL)
⑥ Market Surveilance(MSU)

위 EUDAMED의 모듈을 사용하는 방법은 어렵지 않다. 제조업체는 EUDAMED 웹사이트에 접속하여 사용할 수 있다. 최초 사용 시에는 계정이 필요하기 때문에 회원가입을 한 후 사용하면 된다. 처음 EUDAMED를 접할 때에는 사용가이드로 다음 문서를 참조하는 것이 도움이 될 수 있다.

① EUDAMED 웹사이트 : https://webgate.ec.europa.eu/eudamed
② EUDAMED 사용가이드 : User Guide for Economic Operators

그리고 6개의 모듈 중 MDR 심사 신청단계 시 필요한 Actor Registration에 대하여 자세히 알아보도록 하자.

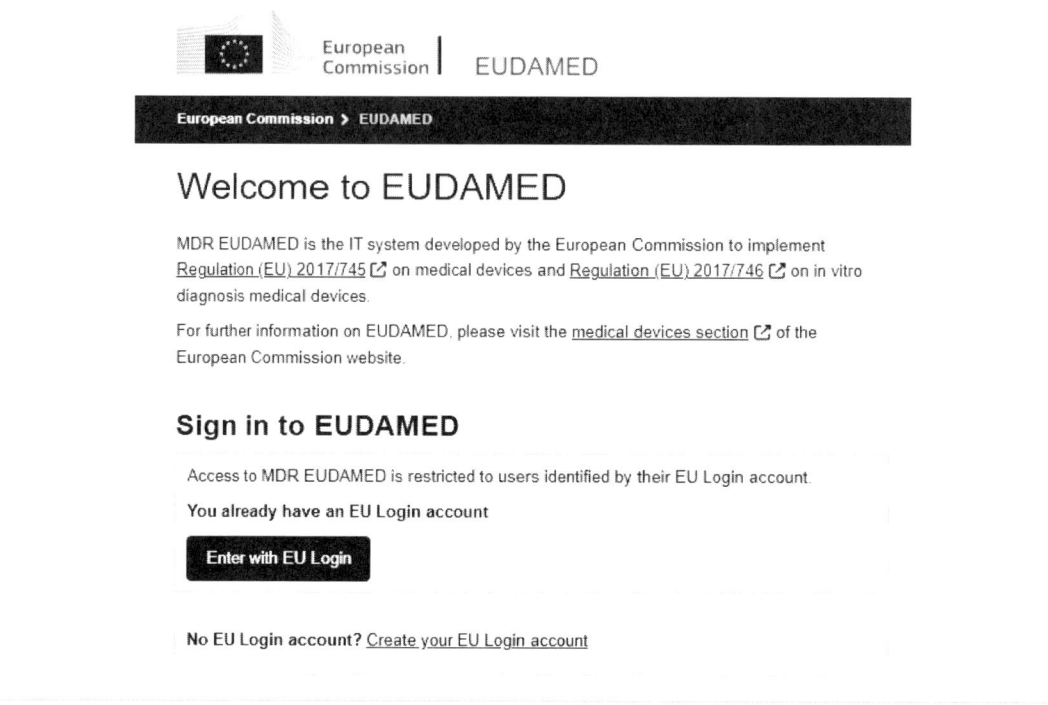

* 출처 : https://webgate.ec.europa.eu/eudamed

그림 2-14 EUDAMED 공식 사이트

(2) Actor Registration Module

(가) Actor

EUDAMED에서 등록하는 Actor는 다음과 같다. 해당되는 역할에 대하여 Actor registration이 필요하다.

① Supervising bodies : European Commission, Competent authorities(CAs), including designating authorities, Notified bodies(NBs)

② Economic operators : Manufacturers, System and procedure pack producers, Authorised representatives, Importers

③ Sponsors

제조업체는 Actor 등록이 반드시 필요하다. 만약 하나의 제조업체가 다른 Actor의 역할도 하고 있다면, 각 Actor에 대하여 EUADMED에 별도로 등록이 필요하다.

(나) Actor ID&SRN

Actor registration module을 통해, 제조업체는 Actor ID와 SRN을 발급받아야 한다.

① Actor ID : 시스템상에서 식별하기 위해 EUDAMED에 등록된 모든 Actor에게 발급되는 식별자이다.

② SRN : MDR Article 31에 따라 관할 당국이 EUDAMED를 통해 제조업체, 승인된 유럽대리인, 수입업체에게 발급하는 Single registration number이다.

Actor ID와 SRN은 Actor registration을 완료했을 때, EUDAMED에 의해 자동으로 생성되고 관련 관할당국의 등록 요청이 승인되면 발급된다. 또한, 비EU 제조업체의 경우에는 반드시 EU, 아일랜드, 리히텐슈타인, 노르웨이, 터키 또는 북아일랜드 내에 설립된 유럽대리인이 반드시 식별되어야 Actor registration이 가능하다.

(다) Actor ID&SRN 발급 방법

국내 제조업체를 기준으로 EUDAMED를 통해 Actor registration을 진행하는 방법에 대해 알아보도록 하자.

① EUDAMED 웹사이트에 접속 후 계정 만들기
② Actor Registration 정보 입력하기

　Actor Registraton 모듈에 접속하여, 제조업체는 필요한 정보를 입력 후 제출한다.
　㉠ 제조업체 기본 정보 : 업체명, 주소, 역할(manufatcturer), Actor 명칭, 연락정보
　㉡ 유럽대리인 정보
　㉢ 규제 담당자(PRRC) 정보
　㉣ 첨부파일 : 서명된 'Declaration on information security responsibilities', '유럽대리인의 summary Mandate document' 등 요청자료를 pdf 파일 형식으로 업로드

③ 검토 및 승인 : 최종적으로 제출이 완료되면, Competent Authority(CA)에서 정보의 유효성을 검토 후 승인하게 된다. 이후 Actor ID와 SRN이 발급되고, 해당 정보는 EUDMAED의 웹사이트에서 공개적으로 사용할 수 있게 된다.

7. BASIC UDI-DI 선정

(1) BASIC UDI-DI

MDR에서 특히 UDI 시스템이 강조되었으며, BASIC UDI-DI라는 개념이 도입되었다. MDR Annex Ⅵ의 Part C에 따라 BASIC UDI-DI의 정의는 다음과 같다.

The Basic UDI-DI is the primary identifier of a device model. It is the DI assigned at the level of the device unit of use. It is the main key for records in the UDI database and is referenced in relevant certificates and EU declarations of conformity.

BASIC UDI-DI는 EUDAMED(데이터베이스) 및 문서(예 Certificate, Declaration of Conformity, Technical documentation 등)의 주요 Key로서 동일한 의도된 목적, 위험 등급, 필수 설계 및 제조 특성을 가진 기기를 연결할 수 있다.

MDR Article 29에 따라 Custom made device 또는 System 또는 Procedure pack 이외의 기기를 출시하기 전에 제조업체는 BASIC UDI-DI를 부여해야 한다. 그리고 제조업체는 MDR 심사 신청 시, 신청 제품의 BASIC UDI-DI 정보를 제공해야 한다.

제조업체는 MDR의 요구사항에 따라 UDI를 부여하고, 변경하는 등의 시스템이 기기를 식별하는 데 적합하다는 것을 인증해야 한다. 이를 위해, 품질시스템 하에 UDI를 부여하는 데 사용한 절차를 적절히 문서화하고, 기술문서의 일부로써 UDI List를 최신상태로 유지되도록 관리해야 한다.

(2) BASIC UDI-DI 선정 방법

제조업체는 신청 제품별로 반드시 BASIC UDI-DI가 식별되어야 한다. 제조업체는 EU에서 승인한 발급기관인 ICCBBA, GS1, HIBC 등을 통해서 BASIC UDI-DI 코드를 생성할 수 있다. 또한, BASIC UDI-DI는 다음과 같은 요구사항을 만족해야 한다.

① 발급 기관이 정의한 UDI-DI의 최대 길이와 큰 차이가 나지 않도록 최대 25자 이내이어야 함
② Check digit/character는 발행 기관에 의해 정의된 알고리즘을 바탕으로 하는 BASIC UDI-DI 일부여야 하며, 이 알고리즘은 발행 기관에 의해 위원회와 제조업체에게 제공되어야 함

제조업체는 발급기관을 선정하고, 발급 프로세스에 대해서 문서화한 뒤 신청 제품의 UDI List를 NB에 제공해야 한다.

8. Critical supplier 선정

MDR 심사 신청 시, 제조업체가 갖춰야 하는 것 외에 신청 제품의 주요 부품, 공정 등을 제공하는 Critical supplier의 정보를 확인해야 한다.

먼저, 신청 제품의 안전과 성능에 영향을 미칠 수 있는 재료, 부품, 공정 등을 맡고 있는 외주 업체를 식별해야 한다. 그리고 내부 품질시스템하에, 해당 Critical supplier들을 관리하고 평가하는 것을 적절히 문서화해야 한다.

MDR 심사 신청 단계에서 Crtical supplier 정보를 제출하는 것이 중요한 이유 중 하나는 NB에서 제조업체의 품질심사뿐만 아니라, 필요시 Critical supplier의 품질심사도 진행될 수 있기 때문이다. 그렇기 때문에 제조업체는 반드시 심사 신청 시 Critical supplier를 미리 식별하고, NB에게 해당 정보를 제공해야 한다.

9. 심사 신청서 작성 실무

앞서 설명한 내용을 기반으로, MDR Audit 신청서를 작성해 보도록 하자. 본 내용에서는 실제 NB 신청서 양식이 아닌 예시이며, 신청서 양식은 각 NB마다 조금씩 다르기 때문에 공통적으로 요구하고 있는 부분을 기반으로 만들어졌다.

본 신청서는 국내에 있는 제조업체가 신규 의료기기를 신청한다는 가정하에 작성해 보자.

(1) Company information

신청자의 기본적인 정보를 작성해야 한다. 업체명, 대표주소, 대표자, 신청 담당자 정보 및 EUDAMED를 통해 발급받은 SRN 정보도 기재한다.

	Company information
Name	KK MEDICAL Corporation * 업체명 기재
Address	######, Gangnam-gu, Seoul, Korea * 대표 소재지 기재
SRN(Single registration number)	KR-MF-012121213 * 제조업체가 EUDAMED를 통해 발급받은 SRN 정보 기재
Representative name	Dongguk Kim * 회사 대표자명 기재
Tel.	+82-2-123-1212 * 회사 전화번호 기재
E-mail	korea@kkmedical.com * 회사 이메일 기재
Web address	www.kkmedial.com * 회사 웹사이트 주소 기재
Contact information	Ako Kim / RA specialist, ra@kkmedical.com * 신청 담당자 정보 기재

(2) EU Authorized representative

국내 제조업체의 경우, 반드시 유럽대리인과의 계약이 필수로 요구된다. 계약된 유럽대리인의 정보를 기재한다.

	EU Authorized representative
Name	AAA * 유럽대리인명 기재
Address	######, The Netherlands * 유럽대리인 소재지 기재
SRN(Single registration number)	NL-AR-034343435 * 유럽대리인이 EUDAMED를 통해 발급받은 SRN 정보 기재

(3) Site information

제조업체는 대표주소지 외에 추가로 보유하고 있는 제조 관련 Site들의 정보를 모두 기재해야 한다. 그리고 각 Site별로 어떤 Process를 진행하고 있는지, 그리고 각 Site에서 다루는 제품과 공정에 따라 알맞은 MDR Code를 기재한다.

Site information				
Site	Process	Related Products	MDR Code	Number of employees/production lines/shifts
#1(Legal site) : KK MEDICAL Corporation * 대표 소재지 기재	Manufacturing/Design and development/Clean room/Sales/Servicing/Management/Storage * 해당 소재지와 관련된 공정 정보를 기재	MOAA##, MOBB## * 해당 소재지와 관련된 신청제품 모델명을 기재	MDA 0302, MDT 2008, MDT 2010, MDT 2011, MDS 1009, MDS 1005.1 * 해당 소재지와 관련된 MDR Code를 기재	Total Employees : 200 Effective Employees : 40 Lines : 10 Shifts : None * 해당 소재지의 직원수/생산라인 정보를 기재
#2 : KK MEDICAL Corporation * 대표 소재지 외 추가 공장, 창고 등이 있을 경우 기재	Logistics/Storage/RA/QA/Purchasing	MOAA##, MOBB##	MDA 0302, MDT 2010, MDT 2011, MDS 1009	Employees : 20 Employees : 5 Lines : N/A Shifts : N/A

(4) Critical subcontractors/suppliers information

제조업체는 신청 제품과 관련된 주요 부품, 생산, 멸균, 설계 등에 대한 주요 외주업체 정보를 기재해야 한다.

Critical subcontractors/suppliers information			
Name	Process	Test method	Certification
A###### * 주요 외주업체 명을 기재	EO gas sterilization * 주요 외주업체에서 진행하는 공정명을 기재	Incoming control, Supplier audits * 주요 외주업체를 관리하는 방법을 기재	ISO 13485:2016(Certificate no. ######) * 주요 외주업체의 인증정보를 기재
B######	Supplier of SMPS	Incoming control	ISO 13485:2016(Certificate no. ######)
C######	Supplier of LED module	COA/COC inspections	ISO 9001:2015(Certificate no. ######)

(5) Quality Management system certification status

현재 제조업체가 보유하고 있는 Certification 정보를 기재하고, 관련 인증서를 제출해야 한다.

	Quality Management system certification status	
	(EU)2017/745(MDR)	
	93/42/EEC(MDD)	
✓	ISO 13485	Notified body : ####### * 항목에 따라 신청제품이 보유하고 있는 인증정보를 기재
	MDSAP	
	Others	

(6) Requested Conformity assessment routes for MDR

신청제품의 등급을 분류하고, 진행하고자 하는 MDR 적합성 평가 방법을 선택한다.

Requested Conformity assessment routes for MDR			
(1) Class * 신청 제품에 해당되는 등급을 모두 표시			
	Class Ir	✓ Class IIa	Class III non-implantable
	Class Is	✓ Class IIb	Class III implantable
	Class Im	Class IIb implantable	Class III custom-made implantable
(2) Routes * 신청제품의 MDR 적합성 평가 방법을 선택할 것			
✓	Annex IX QMS chapter I, III		
✓	Annex IX chapter II		
	Annex XI part A		
	Annex IX chapter I		
	Annex IX part A		

(7) Declaration

제조업체는 신청하는 MDR Audit에 대하여 각 NB에서 요구하고 있는 질문에 대답하고 선언해야 한다. 답변에 따라 NB는 추가 자료를 요구할 수 있다.

Declaration	
Did you apply to another Notified Body for the same conformity assessment, that was refused by that Notified Body?	No
Is there ongoing application review by another Notified Body?	No
Did you sign a contract with another Notified body for this device?	No
⋯⋯ NB의 요구사항에 따라 질문은 달라질 수 있음	

(8) Device Information

제조업체는 신청제품의 정보를 작성해야 한다. 아래 표는 신청제품별로 각각 작성해야 하며, 제품 이해를 돕기 위해 사용자 매뉴얼이 함께 제출되어야 한다.

Device Information	
#1 * 신청제품별로 나눠서 작성	
Device Name	Phototherapy Unit * 제품명 기재
Models	Device model name : MOAA## * 모델명 기재

Intended Use	It is indicated for the pain relief. * 제품의 사용목적 기재
Device Type	Medical Device * 제품의 유형으로 Medical Device, Annex XVI device, Accessory 등으로 구분될 수 있음
Basic UDI-DI	############ * 제조업체가 발급한 신청제품의 Basic UDI-DI 기재
EMDN Code	Z12040299 * 신청제품의 EMDN Code 기재
Class	IIa * 신청제품의 등급 기재
Classification Rules	Rule 9(Annex VIII) * 신청제품의 등급 선정 기준 기재
MDA/MDN Code	MDA 0302 * 신청제품의 MDA or MDN Code 기재
MDS/MDT Code	MDS 1009, MDT 2010, MDT 2011 * 신청제품의 MDS and MDT Code 기재
Sterile	N/A * 신청제품의 멸균 정보 기재. 만약, 멸균이 적용된다면 멸균을 종류도 함께 기재할 것
Device description	1. Photo 　　* 제품사진 삽입 2. Principle mode of action 　　* 제품 일반적인 설명 및 동작 원리 기재 3. Specification 　　* 제품 스펙 기재 4. List of accessories 　　* 제품과 함께 사용되는 액세서리 리스트 및 설명 기재 5. 첨부자료 　　* 사용자매뉴얼 첨부
Materials	N/A-This device has no body contact parts. * 인체 접촉부가 있는 경우 해당 Materials 정보, 접촉 부위 및 접촉 시간 등을 기재
New technology/novel feature	N/A * 신청제품에 해당되는 New technology, novel feature를 기새
Clinical information	1. Clinical investigation : N/A 2. PMCF study : N/A 3. Equivalent device information : …… NB의 요구사항에 따라 질문은 달라질 수 있음 * 신청제품의 특성에 따라 A or N/A로 체크 후, 해당될 경우 관련 정보를 기재할 것
Device characteristics	1. Measuring device : N/A 2. Invasive/Implantable device : N/A 3. Duration of use for invasive/implantable device : N/A 4. Incorporate Software : A 5. Incorporate Medicinal product : N/A 6. Incorporate tissues or cells of animal origin or their derivatives : N/A 7. Incorporate tissues or cells of animal origin or their derivatives : N/A 8. Consist of human blood, plasma, ad its derivatives : N/A 9. Class IIb active devices intended to administer and/or remove a medicinal product according to Article 54 : N/A …… NB의 요구사항에 따라 질문은 달라질 수 있음 * 신청제품의 특성에 따라 A or N/A로 체크 후, 해당되는 경우 관련 정보를 기재할 것

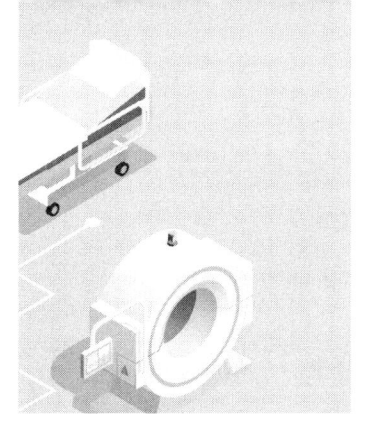
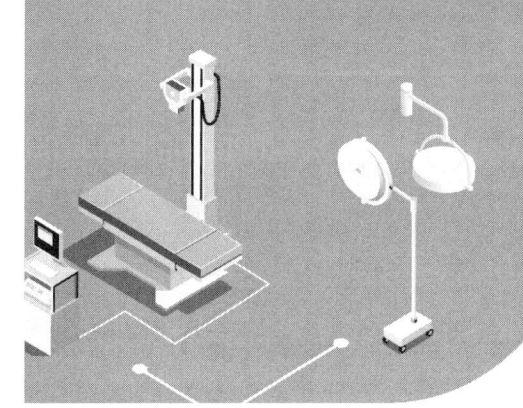
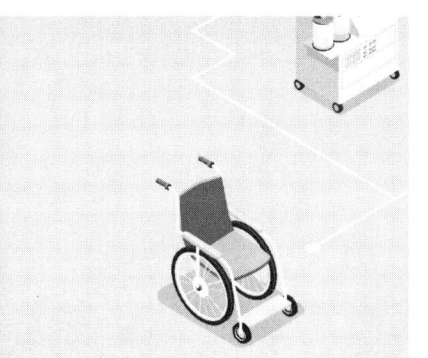
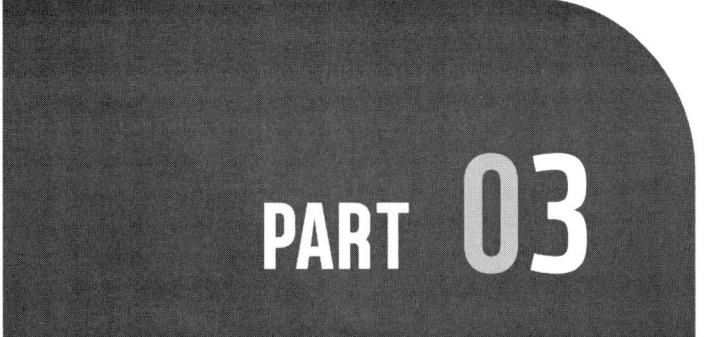

PART 03

MDR 기반 시판전인허가

CHAP. 1 MDR 개요
CHAP. 2 MDR 인허가

학습모듈명	MDR 기반 시판전인허가
학습모듈의 목표	시판전인허가 요건을 확인할 수 있다.

학습명	학습내용명	학습목표
1. MDR 개요	MDR 제도의 이해	• MDD와 비교, MDR을 새로운 제도로 인식전환 • MDR 용어정의 및 적용범위
	MDR의 구조	• 각 챕터별 요구사항의 이해 • 타 규정과의 연관성
2. MDR 인허가 사전준비	시판 전 준비	각 이해관계자의 역할의 이해
	인증기관	인증기관과 관련된 요구사항
	등급분류	• 기기의 등급분류 • MDD와 등급분류 비교
3. MDR 시판전인허가	적합성 평가	적합성 평가절차
	부속서	적합성 평가절차 관련 부속서 : ANNEX 1 안전 및 성능에 관한 일반 요구사항
		적합성 평가절차 관련 부속서 : ANNEX 2 기술문서
		적합성 평가절차 관련 부속서 : ANNEX 3 시장 출시 이후의 감시에 대한 기술문서
		적합성 평가절차 관련 부속서 : ANNEX 4, 5 적합성 선언 및 CE마크
		적합성 평가절차 관련 부속서 : ANNEX 7 인증기관이 충족시켜야 하는 요구사항
		적합성 평가절차 관련 부속서 : ANNEX 8 등급분류 규칙
		적합성 평가절차 관련 부속서 : ANNEX 10 형식검사에 근거한 적합성 평가
		적합성 평가절차 관련 부속서 : ANNEX 11 제품 적합성 검증에 근거한 적합성 평가
		적합성 평가절차 관련 부속서 : ANNEX 12 인증기관이 발급한 인증서

MDR 개요

1. 유럽 법의 구조 이해

현재 유럽연합(EU ; European Union)은 1997년에 조인되어 1999년에 발효된 암스테르담 조약을 근거법으로 하고 있으며, 경제 분야에 관련한 공동체사항, 공통외교·안전보장정책, 사법·내무협력을 중심으로 소비자보호, 공중위생, 남녀의 권리균등화 등에 관하여 역내에서 공통의 정책을 입안·실시하고 있다. EU법은 통상의 국가의 법률과 달리, 유럽 위원회(European Commission)나 유럽각료이사회(Council of the European Union)가 원안을 작성하고, 유럽각료이사회 및 유럽의회(European Parliament)가 제정한다. EU법원(Court of Justice of the European Communities)에서 적용할 수 있는 EU법으로서 법적 효력을 가지는 것은 공동체설립조약(로마조약, 마스트리히조약, 암스테르담조약 등), 공동체입법, EU법원의 판례, 가맹국에 공통하는 법의 일반원칙 등이다. 상기의 공동체입법은 다음의 형식이 있으며, 각각 그 효과가 다르다. 유럽연합(EU ; European Union)에 가입된 유럽 국가는 EU법과 자국의 법률을 모두 준수해야 한다. EU의 법 규범은 아래 [그림 3-1] 법(regulations), 지침(directives), 결정(decisions), 권고(recommendations), 의견(opinions) 이렇게 다섯 단계로 구별된다.

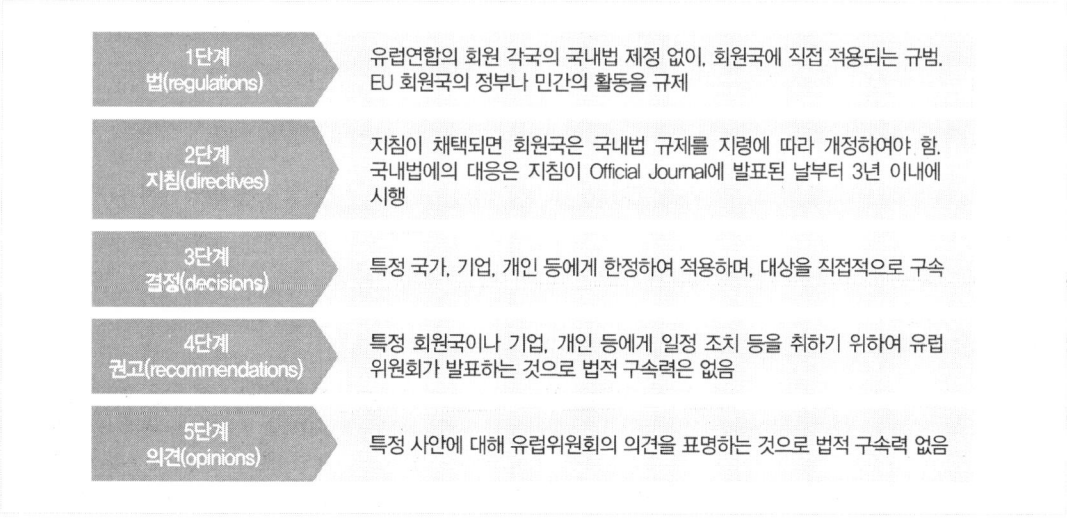

그림 3-1 EU의 법 규범의 다섯 단계

2. 유럽(EU) 의료기기 규정 MDR(The European Union Medical Device Regulation), Regulation(EU) 2017/745(EU MDR)

(1) 정의

2017년 4월 유럽연합 공식 저널에 게재된 EU MDR(Regulation(EU) 2017/745)(이하 'MDR')은 1990년대 유럽연합의 초기 체계가 시작한 이래로 발생한 의료기기 기술의 상당한 발전을 반영하고 모든 EU 회원국의 규제 및 승인 프로세스를 표준화하기 위해 개발된 규정이다. MDR의 요구 사항은 2021년 5월 26일부터 EU에서 판매되는 모든 의료기기에 적용된다. 현재, 이전 의료기기 지침(Medical Devices Directive 93/42/EEC(이하 'MDD') 및 Active Implantable Medical Devices Directive 90/385/EEC(AIMDD))에 따라 승인된 의료기기의 경우, 특정 MDR 조항의 시행이 경우에 따라 최대 2028년 12월까지 연장된다.

(2) 도입 배경

(가) 기존 지침의 한계

이전의 의료기기 지침(Directive 93/42/EEC)과 능동 이식형 의료기기 지침(Directive 90/385/EEC)은 시간이 지나면서 기술 발전과 시장 변화에 대응하기 어려운 한계를 드러냈다. 이를 해결하기 위해 더 강력하고 투명하며 예측 가능한 규제 프레임워크가 필요했다.

(나) 환자 안전과 혁신 지원

새로운 규정은 환자와 사용자의 건강 보호 수준을 높이면서도 혁신을 지원하는 것을 목표로 한다. 이를 통해 의료기기의 품질과 안전 기준을 높이고, 임상 조사 데이터를 신뢰할 수 있도록 보장한다.

(다) 내부 시장의 원활한 기능

EU 내에서 의료기기와 그 부속품의 시장 진입과 서비스 제공을 조화롭게 하기 위해 규정을 통일했다. 이를 통해 제품의 자유로운 이동을 촉진하고, 중소기업의 활동을 지원한다.

(라) 지속적 기술 발전

의료기기 기술이 빠르게 발전함에 따라, 새로운 규정은 최신 기술과 시장 요구를 반영하여 규제의 유연성을 높였다.

프랑스 PIP 스캔들

지난 2010년 3월 프랑스 실리콘 보형물 생산기업 PIP(Poly Implant Prothese)가 비용절약을 위해 인공 보형물에 의학용이 아닌 공업용 실리콘을 사용해왔다는 사실이 드러났다. 당시 PIP는 20여 년간 한국을 비롯한 전 세계 65개국에 이 보형물을 수출했고 이를 통해 유방 성형수술을 받은 여성 수십 여 명이 암이 걸리는 등 부작용이 속출했다. 이후 PIP는 파산했지만 피해를 당한 여성들은 이와 별도로 국제인증기관 TUV라인란트(TUV Rheinland)를 상대로 손해배상 청구소송을 제기하기도 했다. 이를 '프랑스 PIP 스캔들'이라고 불린다.

이 사건의 배경에는 PIP 회사의 인공유방 보형물을 CE 적합인증해 주었던 인증기관에도 궁극적인 책임이 있음을 자각하게 된 유럽 의회는 의료기기 적합인증 시스템 제도의 대대적인 개정을 추진하였으며 결국 2017년 새로운 의료기기 규제

제도인 MDR을 입법화하고 2021년부터 유럽 국가들이 강제 적용을 의무화하였다.

* 출처 : C. Glinski & P. Rott, P. "Regulating certification bodies in the field of medical devices: The PIP breast implants litigation and beyond," European Review of Private Law, Vol. 27, No. 2, pp. 403-428, 2019.
* 출처 : https://www.yna.co.kr/view/AKR20181130066400009

(3) 도입 시기

EU MDR은 2017년 4월 유럽연합 공식 저널에 게재된 것을 시작으로 2017년 5월 26일 MDR과 IVDR(In Vitro Diagnostic Medical Devices Regulation)이 함께 정식 발효되어 사실 MDD는 2021년 5월 25일자로 만료된다. 다만, 기존의 MDD에 따라 승인을 받은 의료기기의 전환 및 의료기기 제조업체의 규정 준수를 위한 준비를 위하여 일정기간을 유예를 두었다. 따라서 점진적인 제도의 정착과 산업의 혼선을 방지하기 위하여 3년의 '전환기간(Transition Period)'를 두었다. 2020년 5월 25일부터 2024년 5월 25일 MDR이 완전히 적용되기 전에 MDD에 따라 발급된 인증서는 최대 4년 더 유효함을 인정하고, 2024년 5월 26일부터 2025년 5월 27일 이전에 시장에 출시된 MDD 기기도 계속 출시될 수 있도록 하였다. 2024년 5월 26일부터 시장에 출시되는 모든 장치는 MDR을 준수하도록 하였다.

(4) MDR 전환시기의 연장

2023년 3월 7일, 유럽연합의 이사회에서 MDR의 조건부 연장안을 발표하였다. 기존의 MDD보다 확연히 추가된 조항과 까다로운 요구사항 등에 대한 제조업체의 준비가 지연되고 이는 의료기기 공급 부족이라는 결과를 초래하여 환자에게 직접적으로 중대한 위험에 노출될 우려가 대두되고, EU 내에서 사용되고 있는 약 50만 개 의료기기 관련해 21,376개 인증서가 향후 새로운 규제에 따라 갱신되어야 하나 법 시행이 2년 반이 지난 2022년 10월 기준으로 기존 인증서 약 1/10 정도만이 갱신됐으며, MDR이나 IVDR에 따라 지정된 인증기관도 많이 부족한 상황이었다. [4] 따라서 2023년 3월 15일, 전환기간에 대한 새로운 규정(Regulation(EU) 2023/607)에 따른 아래 주요 항목 등이 변경되었다.

① Class Ⅲ 맞춤제작 이식형 기기의 경우 : 2026년 5월 26일까지
② 일부 고위험 의료기기(Class IIb 및 Ⅲ의 경우) : 2027년 12월 31일까지
③ 중위험·저위험 의료기기(Class I 및 IIa의 경우) : 2028년 12월 31일까지
④ 2021년 5월 26일까지 발급된 인증서의 유효 기간 연장
⑤ "판매기한"(sell-off) 날짜 삭제 : 기 출시된 제품이 합법적인 경우에 한하여 지속판매 가능

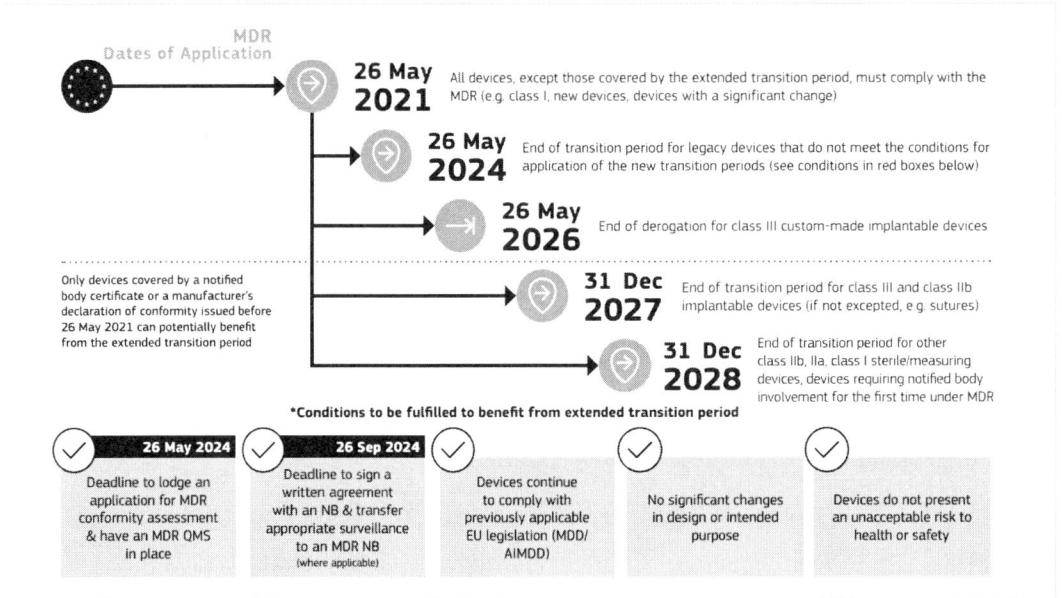

*출처: European Commission

그림 3-2 Regulation(EU) 2023/607에 따른 MDR 전환 계획

(5) MDR과 MDD 비교

MDD는 1993년 제정되어 MDR 도입으로 인한 폐지 2021년 5월 26일 공식적인 폐지까지 유럽의 의료기기 규제를 위한 제도로 활용되어 왔으나 의료기기 기술발전 및 다양화에 따른 현재의 의료기기 산업에 적용하기엔 단순한 품목분류, 임상적 평가에 대한 요구조건이 비교적 단순한 점 등의 문제 등을 안고 있었다. 또한, 기존 규정에 대한 해석 차이로 인한 문제는 현재 MDD 제도의 약점을 드러냈다. 따라서 시장의 현황을 반영한 적용범위, 기기분류, 임상평가, 적합성 평가, 추적관리 방법의 강화, 시판 후 감시의 강화 등의 개선을 도모하여 안전성 및 유효성의 보장을 꾀하기 위한 MDR의 시행에 따라 다음의 〈표 3-1〉과 같은 주요한 변경들이 있다.

〈표 3-1〉 MDD vs MDR 비교

구분	Medical Devices Directive 93/42/EEC	Medical Devices Regulation EU 2017/745
조항	• 60 pages • 23 articles • 12 annexes • 14 definitions	• 175 pages(MDD와 AIMD 통합) • 10 chapters(123 articles) • 17 annexes • 101 definitions
적용범위	• 비의료목적 제품 불포함 • 주문형 의료기기, 대부분의 SaMD 불포함 • AIMD 별도	• 이미용기기(에스테틱, 뷰티제품) 포함 • 주문형의료기기, 소프트웨어 관련 분류 추가 • AIMD 포함, EC 1394/2009 적용 화장품 제외
등급분류	• 4가지 위험등급(Class I, IIa, IIb, III), 부속서 IX • Rule 1~4 : 비침습 기기 • Rule 5~8 : 침습 기기	• 엄격한 기준 적용, 포괄적 분류 시스템 도입 • Class Ir, Class IIb implantable 추가 • Rule 1~4 : 비침습 기기

구분	Medical Devices Directive 93/42/EEC	Medical Devices Regulation EU 2017/745
	• Rule 9~12 : 능동형 기기 • Rule 13~18 : 특별규칙(멸균, 약물투입 등)	• Rule 5~8 : 침습 기기 • Rule 9~13 : 능동형 기기 • Rule 14~22 : 특별규칙
법적효력	Directive(지침), EC 배포 후, 자국법률로 채택	Regulation(규정), EC 법률 선포와 동시에 즉시 적용
임상평가	• 각 국가별 임상평가 • 일반적 요구사항	• 단일 조정 평가로 임상 재평가 • 임상 데이터 사용 의무화 • 임상조사 및 시판 후 후속조치 필요성 강조
정보등록	• 제한적 유럽 내 데이터베이스, 비공개 • 수출 대상국 기기 별도 등록	• 공개 데이터베이스 시스템 활용(EUDAMED) • EUDAMED에 수출기기 포함하여 전체 등록, 관리통합
정보공개	AIMD기기에 대한 소극적 정보공개	임플란트 카드를 활용, 환자에게 많은 정보 제공
환자보상	제조자 폐업의 경우, 의료사고 환자보상 불가	제조자와 유럽대리인 공동책임, 생산물배상책임보험 공동가입
시판 후 감시	시판 후 감시 구현 및 부작용 보고	시판 후 감시 및 경계활동 강화 : 사전 모니터링, 정기 안전업데이트 보고(PSUR), 장치에 대한 정보 보고 및 공유를 위한 유럽 데이터베이스(EUDAMED) 구축
인증 및 평가	MDD에 따라 인증기관이 수행	• 강화된 감사 및 모니터링 프로세스 적용 • 인증기관의 강화된 요구사항 적용 • 신규 적합성 평가 경로 및 절차 도입

3. MDR의 이해

(1) 적용범위

MDR은 이전의 MDD 및 AIMDD를 대체하여 기존에 적용되지 않았던 제품을 포함, 의료기기의 부속품, MDR Annex XVI에 명시된 컬러 콘택트렌즈, 미용 목적의 이식형 기기 및 재료와 같이 의료목적으로 의도되지 않은 제품 및 약물 투입용 의료기기도 MDR 인증범위에 포함된다. 또한 의료기기 및 의료기기 부속품의 임상조사에도 적용되는 등 기존보다 광범위한 분야에 적용이 확대되었다는 특징을 보인다.

(가) 적용대상

일반 의료기기

(나) 적용제외

① Regulation(EU) 2017/746에 따라 다루어지는 체외 진단 의료기기
② Directive 2001/83/EC 제1조 제2항에 정의된 의약품. 제품이 Directive 2001/83/EC 또는 이 규정에 해당하는지 여부를 결정할 때는 제품의 주요 작용 방식을 특별히 고려
③ Regulation(EC) 1394/2007에 따라 다루어지는 첨단 치료 의약품
④ 인간의 혈액, 혈액 제품, 혈장 또는 인간 유래의 혈액 세포 또는 이러한 혈액 제품, 혈장 또는 세포를 시장에 출시하거나 서비스에 도입하는 장치(본 조 제8항에 언급된 장치는 제외)
⑤ Regulation(EC) 1223/2009에 따라 다루어지는 화장품

⑥ 동물성 이식, 조직 또는 세포, 또는 그 파생물 또는 이를 포함하거나 이로 구성된 제품. 그러나 이 규정은 생존 불가능하거나 생존 불가능하게 된 동물성 조직 또는 세포, 또는 그 파생물을 활용하여 제조된 장치에는 적용

⑦ Directive 2004/23/EC에 따라 다루어지는 인간 유래의 이식, 조직 또는 세포, 또는 그 파생물 또는 이를 포함하거나 이로 구성된 제품. 단, 이 규정은 생존할 수 없거나 생존할 수 없게 된 인간 유래의 조직 또는 세포의 파생물을 활용하여 제조된 장치에 적용

⑧ ④, ⑥ 및 ⑦ 항목에 언급된 제품 외에 제품의 의도된 목적을 달성하거나 지원하기 위하여 살아있는 미생물, 박테리아, 균류 또는 바이러스를 포함한 생존 가능한 생물학적 물질 또는 생존 가능한 유기체를 포함하거나 이로 구성된 제품

⑨ Regulation(EC) 178/2002에 따른 식품

(2) MDR의 구조

MDR은 다음의 〈표 1-2〉과 같이 기본조항인 10개의 챕터와 123개의 조항과 17개의 부속서로 구성되어 있다.

(가) 기본조항

〈표 3-2(1)〉 MDR의 기본조항

챕터	조항	내용
Chapter I	Art. 1~3	규정의 적용 범위와 주요 용어 정의(Article 2)
Chapter II	Art. 5~24	의료기기의 시장 출시 및 사용, 경제 운영자의 의무, 재처리, CE 마킹, 자유로운 이동에 관한 규정 포함
Chapter III	Art. 25~34	의료기기의 식별 및 추적성, 기기 및 경제 운영자의 등록, 안전 및 임상 성능 요약, 유럽 의료기기 데이터베이스에 관한 내용
Chapter IV	Art. 35~50	인증기관의 지정, 모니터링, 책임 및 의무에 관한 규정
Chapter V	Art. 51~60	의료기기의 분류 및 적합성 평가 절차
Chapter VI	Art. 61~82	임상 평가 및 임상 조사에 관한 요구사항을 규정
Chapter VII	Art. 83~100	시장 출시 후 감시, 경계(vigilance) 및 시장 감시에 관한 규정
Chapter VIII	Art. 101~108	회원국 간 협력, 의료기기 조정 그룹(MDCG)의 임무, 유럽연합표준 연구소에 관한 내용
Chapter IX	Art. 109~113	기밀 유지, 데이터 보호, 자금 조달, 처벌에 관한 규정
Chapter X	Art. 114~123	최종 규정으로 규정의 시행 및 전환 조치에 관한 내용

(나) 부속서

〈표 3-2(2)〉 MDR의 부속서

부속서	내용
Annex I	일반 안전 및 성능 요구 사항(GSPR)
Annex II	기술 문서
Annex III	시판 후 감시에 관한 기술 문서
Annex IV	EU 적합성 선언

부속서	내용
Annex V	CE 마크 적합성 선언
Annex VI	장치 및 경제운영자 등록 시 제출해야 할 정보, UDI 시스템
Annex VII	인증기관이 충족해야 할 요구 사항
Annex VIII	의료기기 분류 규칙(정의, 품목분류, 등급분류 등)
Annex IX	품질 관리 시스템 및 기술 문서 평가에 기반한 적합성 평가
Annex X	EC 형식 시험에 따른 적합성 평가
Annex XI	제품 적합성 검증을 기반으로 한 적합성 평가
Annex XII	인증기관이 발급한 인증서
Annex XIII	맞춤제작 기기에 대한 절차
Annex XIV	임상 평가 및 시판 후 임상 후속 조치
Annex XV	임상 조사
Annex XVI	제1조(2)에 언급된 의도된 의료 목적이 없는 제품 그룹 목록
Annex XVII	상관관계 표 (지침 90/385/EEC [1])와 지침 93/42/EEC와의 연결성)

* 능동형 이식 의료기기 지침(Active Implantable Medical Devices, 90/385/EEC)와 의료기기지침(Medical Devices, 93/42/EE[2])와의 연결성

(3) 주요 용어

MDR과 관련된 용어는 Chapter 1의 Article 2에서 확인할 수 있으며, MDR 분야에서 자주 활용되는 관련 용어 및 주요 용어는 다음과 같다.

① 의료기기(Medical Device) : 질병의 진단, 예방, 모니터링, 치료 또는 완화를 위해 사용되는 기기
② 경제 운영자(Economic Operator) : 제조업체, 수입업체, 유통업체 등 의료기기의 시장 유통에 관여하는 모든 주체
③ 임상 평가(Clinical Evaluation) : 의료기기의 안전성과 성능을 평가하기 위해 임상 데이터를 수집하고 분석하는 과정
④ 적합성 평가(Conformity Assessment) : 의료기기가 규제 요구사항을 충족하는지 확인하는 절차
⑤ UDI(Unique Device Identification) : 의료기기의 고유 식별을 위해 부여되는 코드 시스템
⑥ EUDAMED(European Database on Medical Devices) : 유럽연합 내 의료기기 관련 정보를 중앙에서 관리하는 데이터베이스로 UDI, 기기등록, 인증기관 및 인증서, 임상시험, 경제운영자, 경계(Vigilance), 시판 후 감시(PMS), Market Surveillance 등의 정보를 통합관리
⑦ Legacy Device : MDR 시행 전에 CE 마크를 받은 기존 의료기기. 이러한 기기는 MDR 요구사항을 충족하기 위해 재평가 필요
⑧ NB(Notified Body) : 인증기관, 적합성평가를 실시하는 기관으로서 EU 가맹국의 정부로부터 승인을 득하고, 각 지침마다 유럽위원회에 등록된 제3자 기관으로서 EU 형식 증명서를 발행. 이들 기관은 유럽 위원회로부터 공표되어짐

---

1) 능동형 이식 의료기기 지침(Active Implantable Medical Devices, 90/385/EEC)
2) 의료기기지침(Medical Devices, 93/42/EE)

⑨ NANDO(New Approach Notified and Designated Organizations) : EU 내에서 의료기기 인증을 담당하는 공인기관 목록을 제공하는 데이터베이스

⑩ CS(Common Specifications) : 특정 의료기기 또는 기기 그룹에 대해 적용되는 기술 및 임상 요구사항을 정의한 문서

⑪ GSPR(General Safety and Performance Requirements) : 의료기기가 안전하고 효과적으로 작동하기 위해 충족해야 하는 일반적인 안전 및 성능 요구사항, 기존 MDD Annex I의 Essential Requirement Checklist가 새롭게 업데이트됨

⑫ PMS(Post-Market Surveillance) : 시판 후 감시, 의료기기가 시장에 출시된 후에도 지속적으로 안전성과 성능을 모니터링하는 활동

⑬ PMSR(Post-Market Surveillance Report) : 시판 후 감시 보고서, Class I 기기의 제조업체는 시판 후 감시 계획의 결과로 수집된 시판 후 감시 데이터의 분석 결과 및 결론을 요약한 시판 후 감시 보고서를 준비하여 예방 및 시정에 대한 이론적 근거 및 설명을 작성해야 하며, 필요한 경우 보고서를 업데이트하고 요청 시 보건당국에 제공

⑭ PMCF(Post-Market Clinical Follow up) : 시판 후 임상추적, PMS의 한 종류로 임상 평가에 대한 자료를 수집하고 업데이트하는 프로세스로 MDR의 필수 요구사항

⑮ Market Surveillance : 시장감시, 의료기기들이 EU 회원국 조화 법에 명시된 요구사항을 확인하고 준수하고 건강, 안전 또는 공익 보호의 측면을 저해하지 않도록 관할 당국(보건당국, CA)이 수행하는 활동 및 조치를 의미

⑯ PSUR(Periodic Safety Update Report) : 주기적으로 작성되는 보고서로, 의료기기의 안전성과 성능에 대한 최신 정보를 제공

⑰ PSR(Periodic Safety Report) : PSUR과 유사하게 주기적으로 작성되는 안전성 보고서

⑱ PRRC(Person Responsible for Regulatory Compliance) : 규제적합성 책임자/규제준수 책임자, 각 제조자는 의료기기 분야에서 필요한 전문 지식을 보유한 규정 준수에 책임 있는 사람으로, PRRC는 의료기기에 필요한 것과 동일한 자격과 교육 및/또는 경험을 보유한 자를 최소한 한 명 이상 조직 내에 확보해야 함. 즉 제조자와 유럽대리인 공통으로 품질, RA 경력 또는 관련 자격을 소지해야 함

⑲ FSA(Field Safety Action) : 의료기기의 안전성 문제를 해결하기 위해 제조업체가 취하는 조치

⑳ FSCA(Field Safety Corrective Action) : 의료기기의 안전성 문제를 해결하기 위해 제조업체가 취하는 시정 조치로, 회수, 수정, 교체 등이 포함

㉑ Vigilance : 의료기기의 안전성 문제를 모니터링하고 보고하는 시스템으로, 부작용 및 기타 안전성 문제를 식별하고 평가

㉒ TD(Technical documents) : 기술문서, 제조업자 또는 대리인이 적합성 선언을 실행할 때 작성하며, 관계당국에 의한 검사에 준비하여 소지하여야만 하는 문서이다. 설계·제조방법이나 필수 요구사항에의 적합을 위해 활용한 방법 등을 기술

㉓ SSCP(Summary of safety and clinical performance) : 안전 및 임상성능 요약서, 의도된 사용자에게, 관련 환자에게 명확한 방법으로 작성하도록 요구되며 EUDAMED를 통해 대중에게 공개되어야 함
㉔ SRN(single registration number) : EUDAMED의 모든 경제 운영자를 고유하게 식별하기 위해 만든 번호
㉕ Implant Card : 환자에게 제공되는 카드로, 이식형 의료기기에 대한 정보를 포함

> MDR Article 18(a)에 따라 이식형 의료기기 제조업체는 Implant Card의 뒷면에 기기 이름, 일련 번호, 로트 번호, UDI, 기기 모델, 제조업체 이름, 주소 및 웹사이트를 포함하여 기기를 식별할 수 있는 정보를 기기와 함께 제공해야 한다. MDCG 2019-8에 명시된 지침에 따라 이식 카드에는 해당 이식형 의료기기에 대한 '기기 유형' 등의 정보도 표시해야 한다.

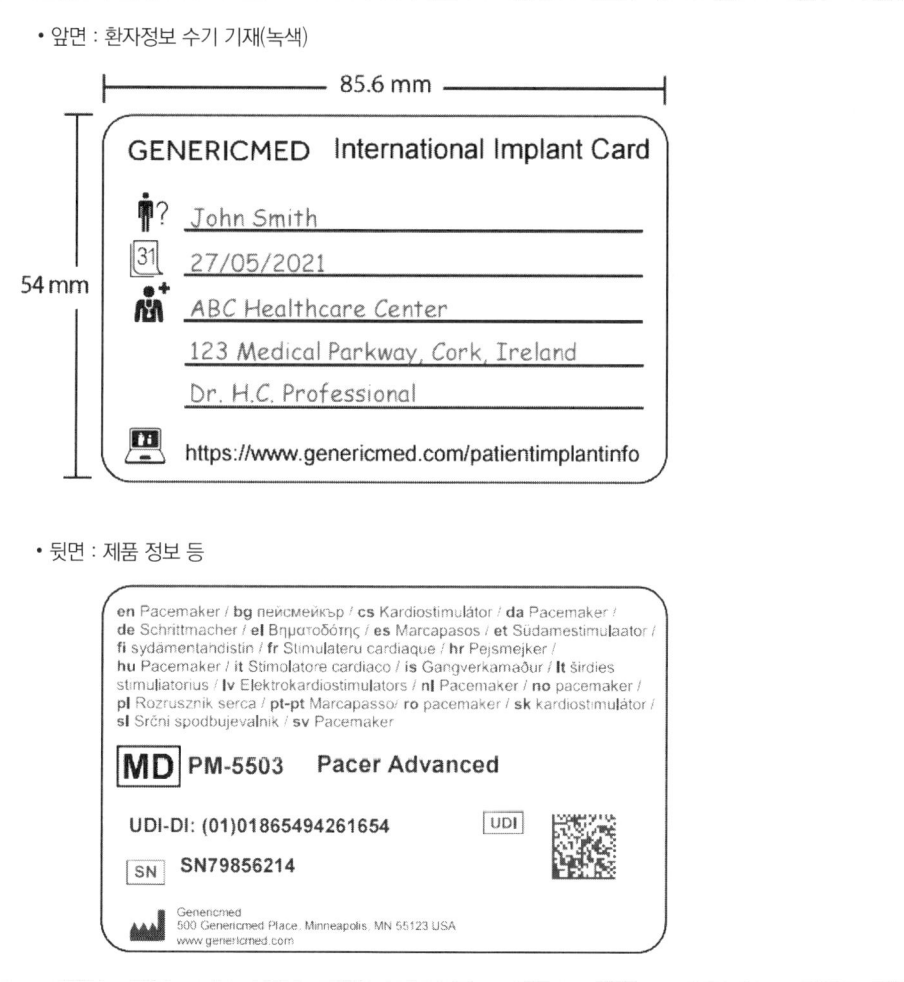

그림 3-3 Implant Card 예시(MDCG 2019-8)

(4) 등급 및 품목의 분류

기기는 기기의 의도된 목적과 내재적 위험을 고려하여 클래스 I, IIa, IIb 및 III로 구분되어야 한다. 분류는 Annex VIII에 따라 수행되어야 한다.

EU MDR(유럽 의료기기 규정)과 MDD(의료기기 지침) 간의 등급분류에서 주요 변경 사항은 다음과 같다.

(가) 재분류 기준 강화

MDR은 기기의 위험도와 사용 목적에 따라 더 엄격한 재분류 기준을 적용한다. 예를 들어, 일부 기기는 MDD 하에서는 Class I로 분류되었지만, MDR 하에서는 Class IIa 또는 IIb로 재분류될 수 있다.

(나) 신규 기기 유형 포함

MDR은 MDD에 포함되지 않았던 일부 기기 유형을 포함한다. 예를 들어, 진단이나 치료와 같은 의료목적이 아닌 질병 및 기타 건강 상태의 예측, 예후를 목적으로 사용되는 의료기기 등이 포함된다. 또한, 재사용 가능한 수술 기구와 같은 기기가 이제 MDR의 적용을 받는다.

(다) 임상 평가 요구사항 강화

MDR은 임상 평가와 관련된 요구사항을 강화하여 모든 등급의 기기에 대해 더 엄격한 임상 데이터 요구사항을 적용한다. 이는 특히 고위험 기기(Class III)에 대해 더욱 엄격하게 적용된다.

(라) 규제 준수 책임자(PRRC) 의무고용

MDR Art.15에 언급된 규제 준수 책임자를 최소 한 명 이상 고용하고 PRRC에 대한 특정 자격을 문서화해야 한다.

MDR의 등급분류는 잠재적 위험도를 기준으로 다음의 〈표 1-3〉과 같이 크게 4개의 등급으로 분류된다. 우리나라의 등급분류와 동일하게 잠재적 위험도가 가장 낮은 대상을 Class I로 분류하고 잠재적 위험도가 높은 수준에 따라 가장 위험도가 높은 등급을 Class III으로 분류한다. 그 중 Class I 에는 대상의 특성에 따라 Class Im(Measurement), Is(Sterile), Ir(Reuse)이 포함된다. 또한 해당 의료기기는 Annex VIII에 따라 22개의 Rule에 근거하여 분류한다. 각 등급에 대한 설명은 가이던스, Medical Device Coordination Group Document, MDCG 2021-24(PART 08 CHAPTER 01)에서도 확인할 수 있다.

① Non-Invasive device(비침습 의료기기) : Rule 1~4
② Invasive Device(침습 의료기기) : Rule 5~8
③ Active Device(능동 의료기기) : Rule 9~13, Rule 11(Software)
④ Special Rule(특별 규칙) : Rule 14~22
⑤ Rule 19(나노물질), Rule 22(closed loop system)

〈표 3-3〉 MDR 등급분류 체계

등급	설명	예시
Class I	저/중위험 기기, 일반적인 위험을 가진 기기	붕대, 휠체어, 비침습성 기기
Class I *	저/중위험 기기! * Class Is, Im, Ir	멸균, 측정기능 기기, 재사용 가능 수술기구
Class IIa	중간 위험 기기, 일시적 사용을 위한 기기	초음파 기기, 치과용 충전재
Class IIb	중/고위험 기기, 장기적 사용을 위한 기기	인공호흡기, 혈액투석기
Class III	고위험 기기, 생명 유지 또는 생명 연장에 중요한 기기	심장 박동기, 인공 심장 판막

EMDN Code : GMDN Code, EUDAMED 등록을 위해서 필요한 MDR에 따른 의료기기 등록 분류 번호, 다음의 사이트에서 조회할 수 있다.
https://webgate.ec.europa.eu/dyna2/emdn/W#title

(5) ANNEX XVI 품목

Annex Ⅷ의 기준에 따르면 의료기기의 잠재적 위험을 분류하기 위해 대상 의료기기의 사용기간(접촉시간), 침습의 정도, 재사용 여부, 적용부위, 능동형기기(Active Medical Devices or Active Therapeutical Devices)의 여부 등을 고려하여 판단한다.

그 밖에도 2023년 6월 22일자로 시행된 CS(common specification)에 따라 MDR에서는 비의료 목적('의학적 치료, 진단 목적 등에 사용되지 않는')의 제품도 규제대상으로 분류하며, 해당하는 대상기기는 ANNEX XVI에 근거하며 명시된 의료목적이 없으나 MDR의 규제대상이 되는 6가지 품목군은 다음과 같다.

① 눈에 삽입하도록 의도된 콘택트렌즈 또는 기타 품목

　㉠ 화장품, 도수 없는 콘택트렌즈, 컬러 콘택트렌즈

② 문신 제품 및 피어싱을 제외하고 해부학적 구조를 수정하거나 신체 부위를 고정하는 목적으로 외과적 침습적 수단을 통해 인체에 전부 또는 부분적으로 삽입/침습하도록 의도된 제품

　㉠ 인공유방 임플란트

③ 문신을 위한 제품을 제외하고 피하, 점막 하 또는 피내 주사 또는 기타 삽입을 통해 얼굴 또는 기타 피부 또는 점막을 채우도록 의도된 물질, 물질의 조합 또는 품목

　㉠ 주름제거 필러

④ 지방 흡입술, 지방 분해 또는 지방 성형술을 위한 장비와 같이 지방 조직을 줄이거나 제거하거나 파괴하도록 의도된 장비

　㉠ 지방흡입, 분해, 성형을 위한 RF, 바디쉐이핑 장비

⑤ 인체에 사용하기 위한 고강도 전자기파(㉠ 적외선, 가시광선 및 자외선) 방출 장비, 코히어런트 및 비코히어런트 소스, 단색 및 광범위 스펙트럼, 레이저 및 강렬한 펄스 광 장비와 같은 피부 재생, 문신 또는 제모 또는 기타 피부 치료를 위한 장비

　㉠ 피부재생, 문신, 제모용 레이저 및 IPL

ⓖ 뇌의 신경 활동을 수정하기 위해 두개골을 관통하는 전류 또는 자기장 또는 전자기장을 적용하는 뇌 자극을 위한 장비

  예) IQ향상 두뇌자극 장비(외과적 비침습적)

Regulation(EU) 2022/2347 따른 예외 품목 재분류된 능동형 장치(active devices)
- 피부 치료를 위해 인체에 사용하도록 의도된 고강도 전자파 방출 장비는 class IIb
- 제모 전용으로 의도된 경우에는 class IIa
- 지방 조직을 줄이거나 제거하거나 파괴하는 데 사용하도록 의도된 장비는 class IIb
- 뇌의 신경 활동을 변화시키기 위해 두개골을 관통하는 전류나 자기장 또는 전자기장을 적용하여 뇌 자극을 위한 장비는 class III

비 의료 목적의 제품도 임상자료에 근거하여 GSPR을 만족하여야 하며, 비 의료 목적의 제품이 의료기기와 동등성 입증이 불가한 경우 Regulation(EU) No. 2022/2346 시행(2023년 6월 23일) 이전에 MDD 93/42/EEC에 따라 판매되고 있던 제품 중 중대한 변경사항(significant change[3])이 없고, 제도 시행 이전에 적용되는 법규를 준수한 제품에 한하여 임상조사를 위한 전환기간의 연장이 적용되는 MDR 유예제도 적용 대상 기기는 MDR Annex VII 4.3절(신청서 검토 계약 관련 규정)에 따라 2024. 5. 26.까지 인증기관과 제조자 간의 공식적인 MDR 심사 신청 후 2024.9.26.까지 서면 계약 체결 필요하다.

(가) 제조업체가 임상 시험을 수행하거나 수행하려는 경우

마감기한 : (기) 2028년 6월 22일 ▶ (변) 2029년 12월 31일

그러나 이 마감일의 혜택을 받으려면 2028년 1월 1일부터 제조업체는 EU MDR에 따라 적합성 평가를 위해 공인 기관과 서면 계약을 체결해야 한다.

(나) 제조업체가 임상 시험을 계획하지 않는 경우

마감기한 : (기) 2025년 6월 22일 ▶ (변) 2028년 12월 31일

이전 마감일과 마찬가지로 2027년 1월 1일부터 제조업체는 EU MDR에 따른 적합성 평가를 위해 공인 기관과 서면 계약을 체결해야 한다. 임상시험을 실시할 계획은 아니지만, NB와 인증계약이 된 제품은 2025. 06. 22.까지 판매가 가능하다.

MDR 유예기간 연장 가능 조건 및 요구사항
- MDR 유예를 받고자 하는 기기는 지침 90/385/EEC 혹은 93/42/EEC에 준하여야 함
- 설계 및 의도된 목적에 중대한 변경 사항(significant change)이 없어야 함
- 기기가 환자, 사용자 또는 다른 사람의 건강이나 안전 또는 공중 보건 보호의 다른 측면에 있어서 허용할 수 없는 위험이 없어야 함
- 2024년 5월 26일 이전에 MDR Article 10(9) 조항에 따라 품질관리시스템(QMS)이 마련되어 있어야 함
- 2024년 5월 26일까지 공식적으로 MDR 심사 신청서가 제출되고 2024년 9월 26일까지 MDR 심사 계약이 체결된 제품에만 적용

---

[3] MDR Article. 120(3C), point(b)

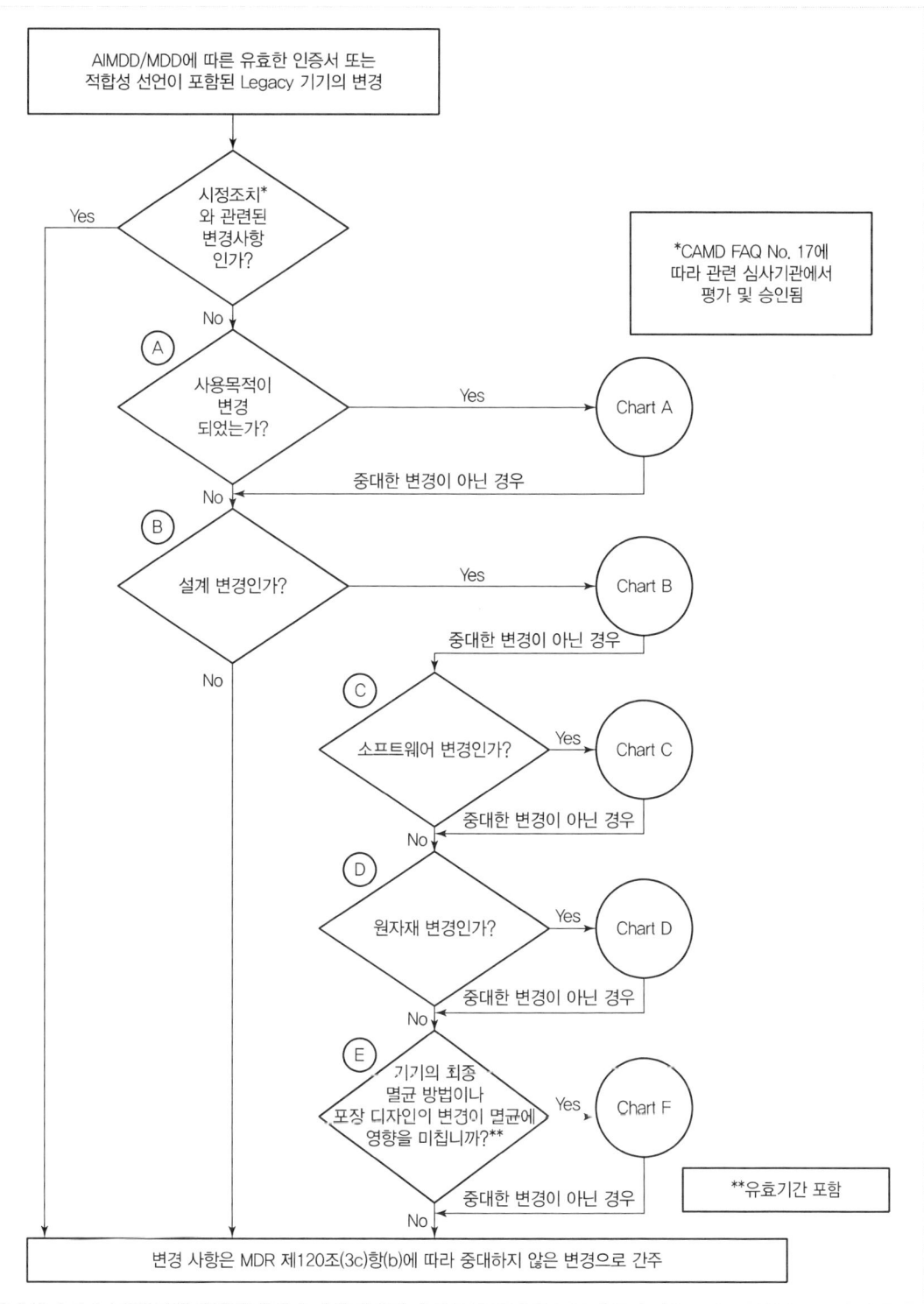

그림 3-4 MDCG 2020-3 Rev.1 중대한 변경 판단 흐름도(main chart)[4]

---

4) 각 세부변경에 대한 세부 흐름도 판단은 MDCG 2020-3 Rev.1의 부록(Annex Chart A~E)에서 확인할 수 있다.

CHAPTER 02 MDR 인허가

1. 인증기관

(1) 인증기관과 관련된 요구사항

MDR Annex Ⅶ 인증기관이 준수해야 할 요구사항에 관한 내용을 다루고 있다. 이 부분은 인증기관이 자격을 유지하고 꾸준히 MDR 요구사항을 충족시킬 수 있도록 하는데 중점을 두고 있으며 주요 내용은 다음과 같다.

(가) 조직 및 일반적 요구사항

① 각 인증기관은 회원국의 국내법 또는 유니온이 해당 국가와 체결한 협정에 따라 설립되어야 한다.
② 인증기관의 법적 지위와 구조는 문서로 철저히 기록되어야 한다.
③ 인증기관이 속한 조직의 활동과 구조, 관리 방식, 인증기관과의 관계도 명확히 문서화되어야 한다.
④ 인증기관이 다른 법적 단체를 소유하거나 소유되었을 경우 그들의 활동과 책임, 법적 및 운영적 관계도 명확히 정의되고 문서화되어야 한다.
⑤ 인증기관의 조직 구조, 책임 할당, 보고 라인, 운영 방식은 인증기관의 성능과 준수 평가 활동의 신뢰를 보장하도록 구성되어야 한다.
⑥ 최고 경영진과 다른 직원들의 기능, 책임 및 권한도 문서화되어야 한다.

(나) 품질 관리 시스템

① 인증기관은 자신의 준수 평가 활동의 성격, 범위 및 규모에 적합한 품질 관리 시스템을 수립, 문서화, 실행, 유지 및 운영해야 한다.
② 이 시스템은 MDR 요구사항을 일관되게 충족시키고 증명할 수 있어야 한다.

(다) 임상 평가

인증기관은 임상 평가가 MDR의 관련 안전 및 성능 요구사항을 적절히 다루고 위험 관리 요구사항과 일치하며, MDR의 요구사항에 따라 수행되고 정보 제공에 적절히 반영되도록 보장해야 한다.

(2) 인증기관 확인방법

(가) Notified bodies

'Notification'은 회원국이 관련 요건을 충족하는 기관이 지침에 따라 적합성 평가를 수행하도록 지정되었음을 위원회 및 다른 회원국에 알리는 행위이다. 이를 수행하기 위해 각 국가에서 지정한 기관을 인증기관, NB라고 약칭으로 부른다. 회원국, EFTA 국가(EEA 회원국) 및 EU가 상호 인정 협정(MRA) 및 산업 제품 적합성 평가 및 수용에 관한 유럽 협정(PECA)에 대한 의정서를 체결한 다른 국가는 지침에 따라 지정된 인증기관을 지정했다. NB기관의 등록현황은 NANDO(New Approach Notified and Designated Organizations) Information System, 즉 새로운 접근 방식 통지 및 지정 기관 정보 시스템에서 확인할 수 있다. 인증기관에 대한 인증 및 철회는 인증권한을 부여하는 회원국의 책임이다. 목록에는 각 인증기관의 식별 번호와 통지된 업무가 포함되며 정기적으로 업데이트된다.

(나) NANDO, NB기관 등록현황 조회 사이트

EUROPA-European Commission-Growth-Regulatory policy-SMCS

NANDO 인증기관 검색 가능 정보
- 국가별 검색
- 법률별 검색
- 무료 검색
- 상호 인정 협정
- 아일랜드/북아일랜드 의정서
- 적합성 평가에 대한 CETA 의정서
- 인증기관 및 인증 절차
- 인증기관(Accreditation bodies)

공지된 기관 목록은 정보 제공만을 목적으로 하며 표시된 날짜에 유효하다. 정보는 회원국의 지정 기관에서 제공하는 대로 제공된다. 목록에 포함된 정보에 대한 의견은 공지된 기관이 직접 기관 지정을 담당하는 회원국의 관련 유관 기관에 전달해야 한다.

(다) TEAM-NB

The European Association Medical devices of Notified Bodies는 MDR 심사가 가능한 NB기관으로 구성되어 있으며, 2001년에 결성되었다. 현재 이 협회에는 20개국을 대표하는 43개의 기관이 회원으로 가입되어 있으며, 40개의 정식기관과 시정 예정인 3개의 기관이 있다.

(라) 등록 인증기관 검색 사이트

Home-Welcome to Team NB | Team NB(team-nb.org)

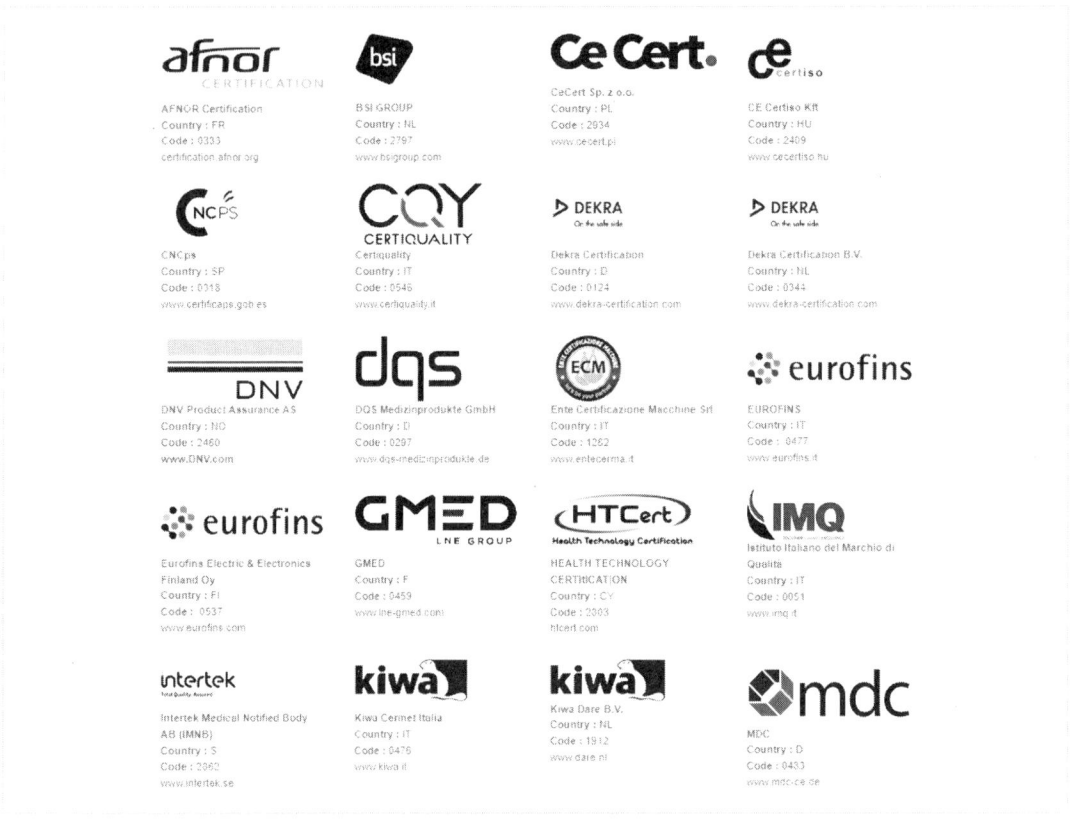

그림 3-5　TEAM-NB에 가입된 회원 NB기관(이하 생략)

(마) NBOG(Notified Body Operations Group)

2000년 7월, 회원국과 유럽 위원회는 인증기관 운영 그룹(NBOG)을 설립하기로 합의. 이는 의료기기 부문에서 통지 기관의 성과와 이를 담당하는 지정 기관의 성과가 가변적이고 일관되지 않다는 광범위한 우려에 대한 대응이다. 주로 인증기관과 지정 및 관리를 담당하는 조직에서 채택할 모범 사례의 사례를 식별하고 공표를 위해 지정된 기관의 핸드북 등을 발행, 의료기기 부문에서 인증기관의 전반적인 성과를 개선. NBOG 회원은 유럽 위원회와 지정/유관 기관 회원국의 후보자로 구성. 또한 이 그룹의 회원 자격은 EFTA/EEA 유관기관과 후보 및 가입 국가에 개방된다.

* NBOG 사이트 : https://www.nbog.eu/

2. 적합성 평가

(1) 적합성 평가 절차

심사 대상인 제품의 등급분류 후, MDR 규정에 따라 적합성 평가를 진행해야 한다. 등급 및 품목분류에 따라 평가항목 및 진행방법이 달라지므로 제품 개발 초기 및 설계 시에도 이를 고려하여야 한다([그림 3-6] 참조). 지정된 인증기관의 선정이 완료되면 적합성 평가 절차단계이다. MDR Annex IX에 따른 적합성 평가 절차는 크게 기술문서 심사와 품질적합성 평가(QMS) 두 단계로 나뉘며 심사과정은 제품의 특성과 분류된 등급에 따라 달라진다. 해당 절차는 다음의 [그림 3-6]과 같다.

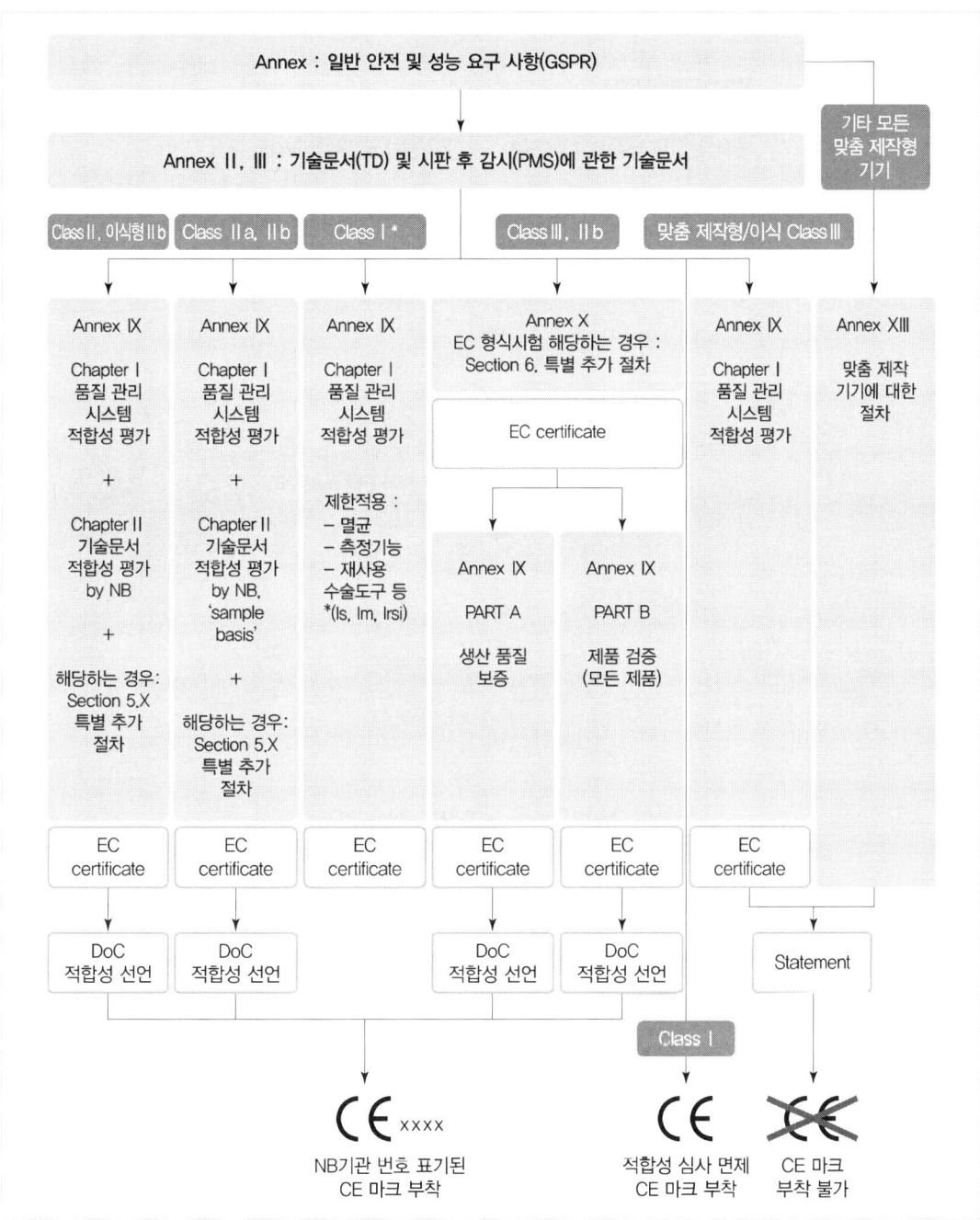

* 출처 : https://www.tuvsud.com/en/industries/healthcare-and-medical-devices/medical-devices-and-ivd/medical-device-market-approval-and-certification/medical-device-regulation/mdr-conformity-assessment-procedures

그림 3-6 CE인증 및 적합성 평가관련 규정 구조도

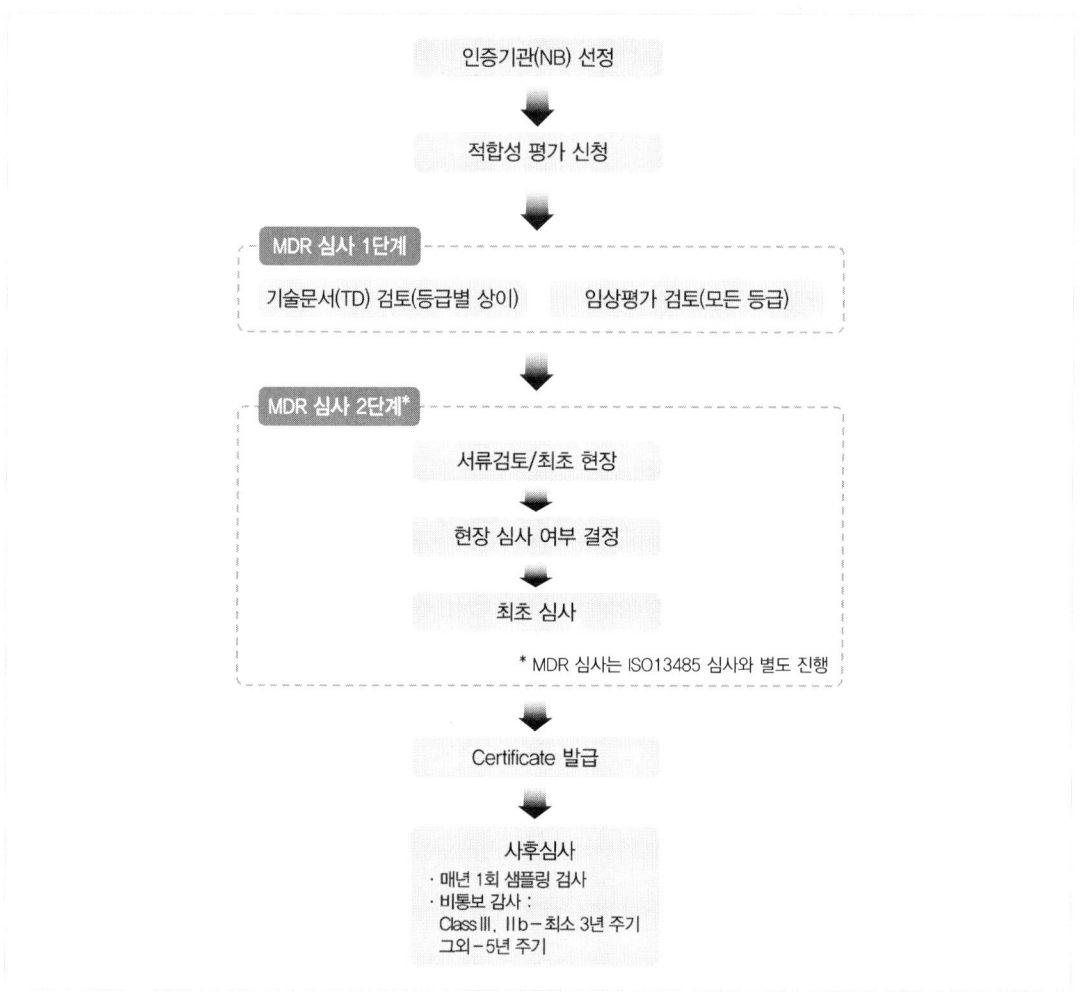

그림 3-7 MDR Annex IX에 따른 적합성 평가 절차

3. 기술문서(TD)

MDR ANNEXES II Technical documentation에서는 CE 마킹을 위한 필수 요소로 기술문서(TD)를 작성하도록 한다. 기술문서(TD)는 의료기기의 설계, 개발, 성능 및 안전성을 문서화한다. 이를 통해 제품의 안전성을 증명하고 규정 준수를 입증할 수 있다. 이는 규정 당국이나 인증기관은 기술문서(TD)를 검토하여 제품이 규정을 준수하는지 확인하기 위해 활용되며, 제품의 시판 후 감시를 지원한다. 또한 기술문서를 통해 제품의 안전성과 성능을 지속적으로 모니터링할 수 있다. 기술문서는 구성요소는 품목에 따라 상이하며, 다음과 같이 구성할 수 있다.

《표 3-4》 기술문서 구성요소

No.	항목	상세 내용
1	General Information (Revision History)	해당 내용이 회사의 기술적 기밀사항임을 명시하고 문서관리상태, 작성/승인 및 일자, 개정사항, 목자, 회사에 대한 소개 및 관련규격
2	Product Description	제품의 개요/명칭/모델명/분류/등급, 효능/특성, 제품설명, 사진/설계도/회로도, 사용자 설명서/카탈로그 등
3	Related Harmonized standards	관련 조화 표준
4	GSPR (General Safety and Performance Report)	관련문서, 보고서, 시험성적서, 라벨, 사용설명서, 해당 규격으로 위험성분석, 라벨 및 표기사항, 전기공통, 멸균공통, 생체적합성 평가 등
5	Manufacturing&QC Process (flow chart)	흐름도로 작성하여 관련문서 번호를 부여하고 보관 위치를 정함
6	Design&Development Process	기기에 적용된 설계 단계를 이해할 수 있는 정보
7	Supplier Management Process	협력업체 공정 수행 시 업체명, 주소 등 정보
8	Risk Management	"Risk Management Plan 및 Report ISO14971:2019에 따른 위험관리 분석 보고서"
9	Process Validation including, Cleaning, Packaging	세척, 포장을 포함한 공정 밸리데이션 포장은 ISO 11607에 따라 Bioburden 시험과 sterility 시험 포함
10	Clean Room / Sterilization Validation	클린룸 및 멸균 밸리데이션 보고서
11	Software Validation	Software Validation Plan 및 Report IEC62304에 따른 소프트웨어 밸리데이션 보고서
12	Usability Validation	멸균, 소프트웨어의 유효성 확인 IEC62366-1:2015Engineering Report
13	Biological Safety Assessment	ISO10993-1에 따른 시험평가 방법 및 시험결과 보고서, ISO10993-18에 따른 원재료 성분 분석 보고서, GLP 기관 인증서 필요
14	Clinical Evaluation	안전성, 유효성에 대한 문서(논문이나 학회지 등), 유사제품과의 비교, 판매 및 고객 불만 기록 등 임상계획 및 임상평가 보고서
15	Product Labeling / Intended for Use	라벨 : 사용자 매뉴얼, 제품 라벨 등 ISO 15223-1:2021, EN ISO 20417:2021
16	PMS(Post-market surveillance) Plan(&PMCF)	계획에 지속적인 위험 이익 분석을 위한 적절한 지표 및 임계 값, 추세 보고 등 포함. ISO/TR20416:2020
16	PMS Report	1등급 기기에 대한 시판 후 감시 보고서 감시 데이터 분석 요약 및 결론
16	PSUR (Periodic Safety Update Report)	"Class Ⅱa, Ⅱb 및 Ⅲ에 대한 정기 안전 업데이트 보고서 기기 판매량 및 기기를 사용하는 인구의 크기, 기타 독성 평가, 위험-편익비 설돈 포함"
17	SSCP (Summary of safety and clinical performance)	Class Ⅲ 및 이식형 기기의 경우 제조자는 SSCP 작성, 매년 업데이트 및 EUDAMED에 등록
18	Test Report : Safety, EMC, Performance	안전, 전자파, 성능, 생물학적 안전성 등 해당 규격을 충족시킨다는 시험성적서 등
19	DoC 적합성선언(Declaration of conformity)	

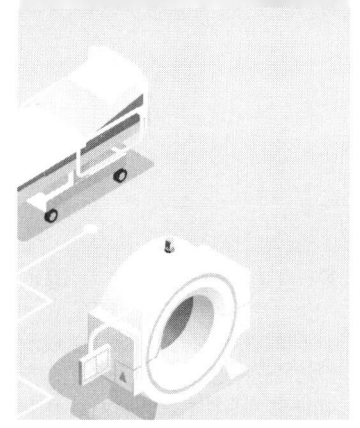
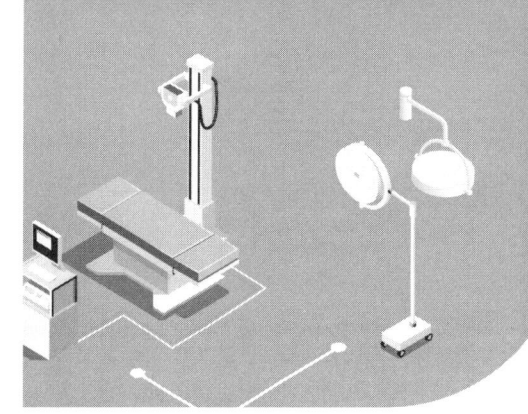
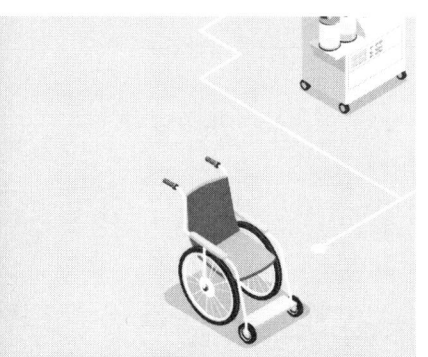

PART 04

MDR 기반(EN) 품질관리

CHAP. 1　품질경영 시스템
CHAP. 2　경영 책임
CHAP. 3　자원 관리 및 제품 실현
CHAP. 4　측정, 분석, 개선

학습모듈명	MDR 기반 (EN)품질관리
학습모듈의 목표	MDR에서 요구하는 사항을 만족할 수 있는 품질관리 시스템을 갖출 수 있어야 한다.

학습명	학습내용명	학습목표
4. 품질경영 시스템	4.1 일반 요구사항	품질경영시스템을 문서화하고 그 효과성을 유지하여야 한다.
	4.2 문서화 요구사항	MDR에서 요구하는 문서 보존기한을 만족할 수 있어야 한다.
5. 경영 책임	5.1 경영 의지	최고경영자는 품질경영시스템의 개발 및 실행 그리고 그 효과성의 유지에 대한 의지의 증거를 제시하여야 한다.
	5.2 고객 중심	최고경영자는 고객 요구사항과 규제적 요구사항이 충족됨을 보장하여야 한다.
	5.3 품질 방침	최고경영자는 품질방침이 같음을 보장하여야 한다.
	5.4 기획	MDR 적합성 유지에 대한 계획이 수립되어야 한다.
	5.5 책임, 권한, 의사소통	PRRC는 불이익으로부터 보호되어야 한다.
	5.6 경영검토	조직은 경영검토를 위한 절차를 문서화해야 한다.
6. 자원 관리	6.1 자원 확보	조직은 다음 사항을 위하여 필요한 자원을 결정하고 제공해야 한다.
	6.2 인적 자원	• PRRC가 MDR에서 요구하는 요건을 만족해야 한다. • MDR 관련 업무를 하는 인원에 대한 자격평가가 이루어져야 한다.
	6.3 기반 시설	조직은 제품 요구사항에 부합하고 제품 혼동을 예방해야 한다.
	6.4 작업 환경	조직은 제품 요구사항에 적합한 환경을 구축해야 한다.
7. 제품 실현	7.1 제품 실현 기획	조직은 제품 실현을 위해 필요한 프로세스를 계획 및 개발하여야 한다.
	7.2 고객 관련 프로세스	• MDR GSPR을 확인하여 설계에 반영해야 한다. • 언어에 대한 요구사항을 확인할 수 있어야 한다.
	7.3 설계 및 개발	• MDR GSPR에 대한 검증이 이루어져야 한다. • MDR 인증제품에 대한 변경은 NB의 사전 승인하에 적용되어야 한다. • MDR에서 언어 요구사항이 적용되는 문서에 대한 번역을 보장해야 한다. • ISO 14971:2019에 해당하는 위험관리 프로세스가 수립되어야 한다.
	7.4 구매	주요 협력업체(Critical Supplier)에 대한 관리 프로세스가 수립되어야 한다.
	7.5 생산 및 서비스 제공	UDI를 통한 추적성을 확보해야 한다.
	7.6 모니터링 및 측정 장비 관리	조직은 수행되어야 할 모니터링과 측정을 결정해야 한다.
8. 측정, 분석, 개선	8.1 일반사항	• Post Market Surveillance에 대한 절차가 수립되어야 한다. • Post Market Clinical Follow-up에 대한 절차가 수립되어야 한다.
	8.2 모니터링 및 측정	• 사고 및 부작용 보고 절차에 MDR에서 요구하는 사항이 반영되어 있어야 한다. • 회수, 권고문 보고 절차에 MDR에서 요구하는 사항이 반영되어 있어야 한다. • EUDAMED에 입력된 정보가 적절한지 주기적으로 검증되어야 한다.
	8.3 부적합 제품 관리	의도하지 않은 사용 또는 의도가 방지되도록 조직은 제품 요구사항에 적합하지 않은 제품이 식별되고 관리됨을 보장하여야 한다.
	8.4 데이터 분석	조직은 품질경영시스템의 적합성, 타당성 및 효과성을 실증하기 위한 절차를 수립해야 한다.
	8.5 개선	품질경영시스템의 적합성, 적절성 및 효과성을 지속적으로 보장 및 유지하기 위한 절차를 수행해야 한다.

품질경영 시스템

1. 품질경영 시스템

의료기기 제조자라면 생산하는 제품의 품질에 대한 보증을 위하여 품질경영 시스템(QMS, Quality Management System)을 갖추어야 한다. CE인증을 위해선 이 QMS가 ISO 13485의 요구사항에 부합해야 했으며, 현재는 MDR(Medical Device Regulation, MDR 2017/745)의 요구사항을 만족해야 한다.

MDR에서의 QMS 요구사항은 우선 ISO 13485를 기본으로 한다. 그에 더해 MDR에서 요구하고 있는 사항을 추가적으로 만족시킬 수 있어야 한다.

본문에서는 이 MDR의 QMS 요구사항을 ISO 13485를 바탕으로 서술해보고자 한다. ISO 13485와 매우 유사하여 일반적인 요구사항이라고 판단되는 사항은 생략하였다.

(1) 일반 요구사항

(가) 제조자는 국제규격의 요구사항 및 적용 가능한 규제 요구사항에 따라 품질경영시스템을 문서화하고 효과성을 유지해야 한다. 따라서 현재 품질경영시스템에 적용하고 있는 규제 목록에 MDR이 포함되어 있어야 한다.

(나) 제품을 판매하기 전, 제조자는 유럽 전산시스템(EUDAMED)에 그 정보를 등록해야 한다.
　① EUDAMED ID는 다음의 웹사이트를 통해 생성할 수 있다.
　　https://webgate.ec.europa.eu/eudamed/landing-page#/
　② 상세한 ID를 생성하는 방법은 [그림 4-1~3]과 같은 방법으로 확인할 수 있다.

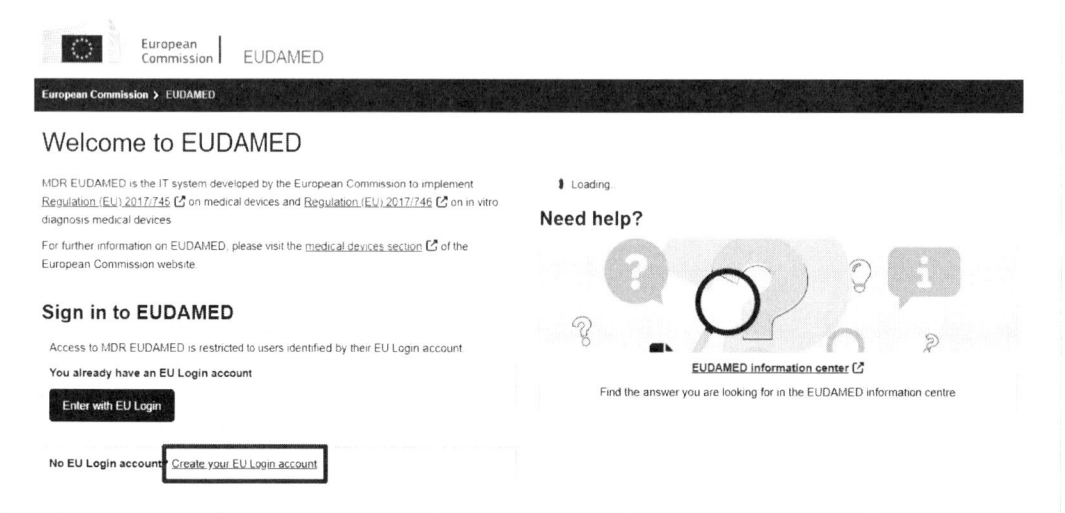

* 출처 : https://webgate.ec.europa.eu/eudamed/landing-page#

그림 4-1 EUDAMED 로그인 화면

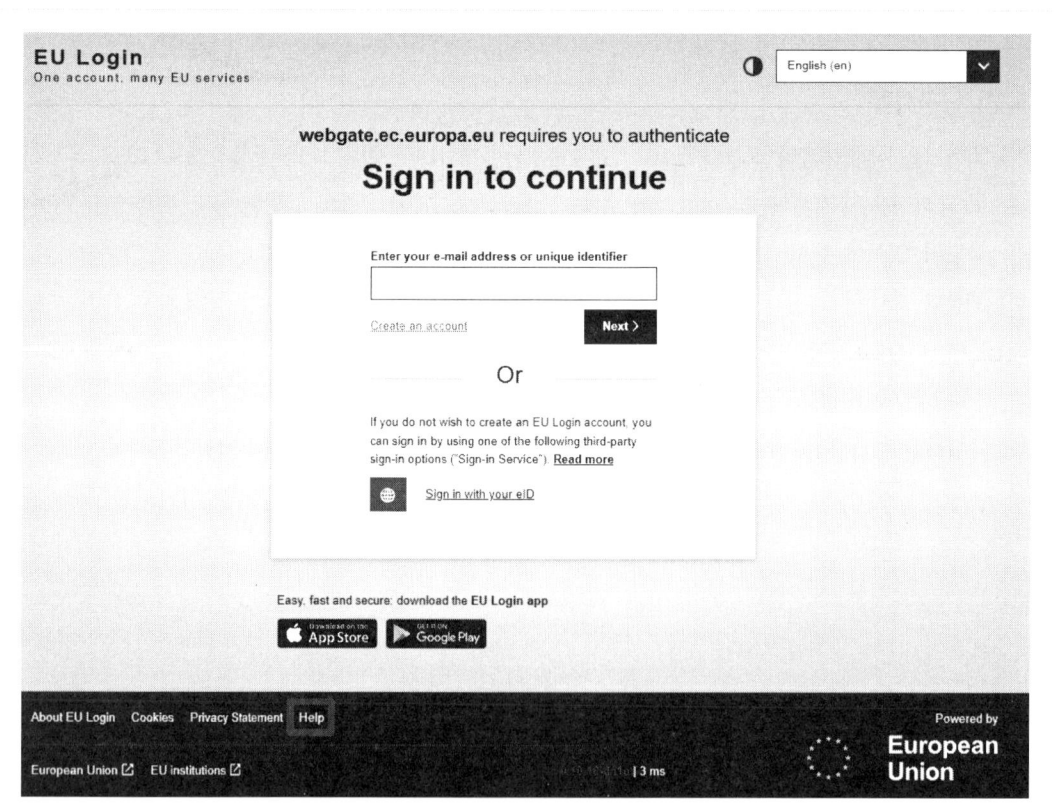

* 출처 : https://webgate.ec.europa.eu/eudamed/landing-page#

그림 4-2 EUDAMED 계정 상세 화면

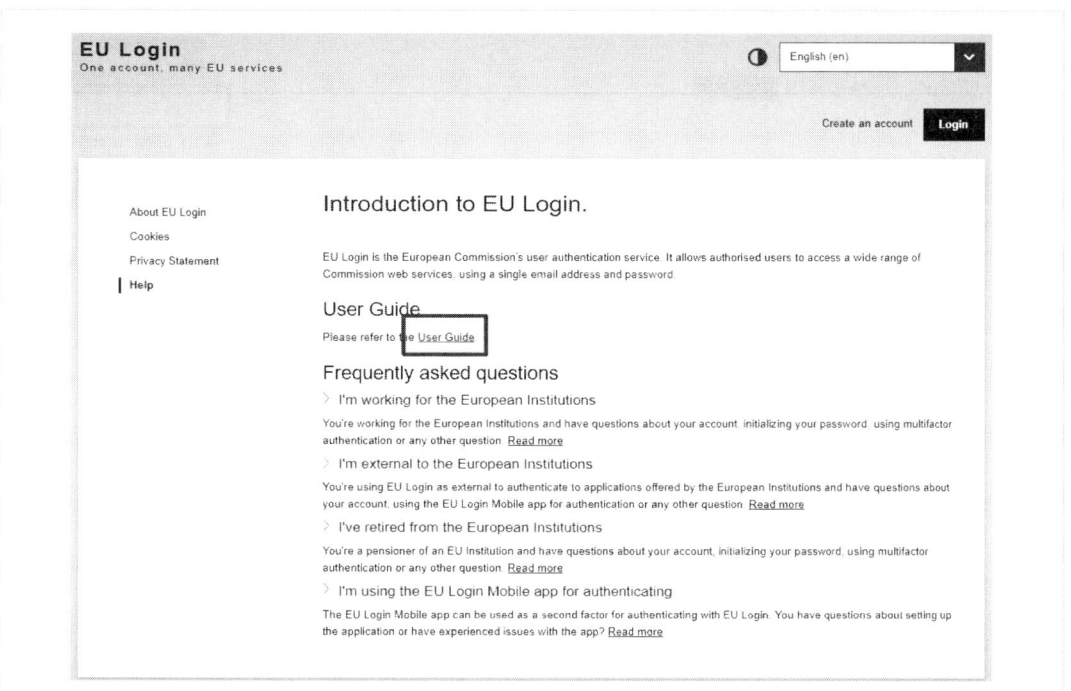

* 출처 : https://webgate.ec.europa.eu/eudamed/landing-page#

그림 4-3   EUDAMED의 help 화면

③ 등록된 정보가 변경되는 경우, 변경 후 1주일 안에 [그림 4-4~5]의 방법으로 EUDAMED에 해당 정보를 업데이트해야 한다.

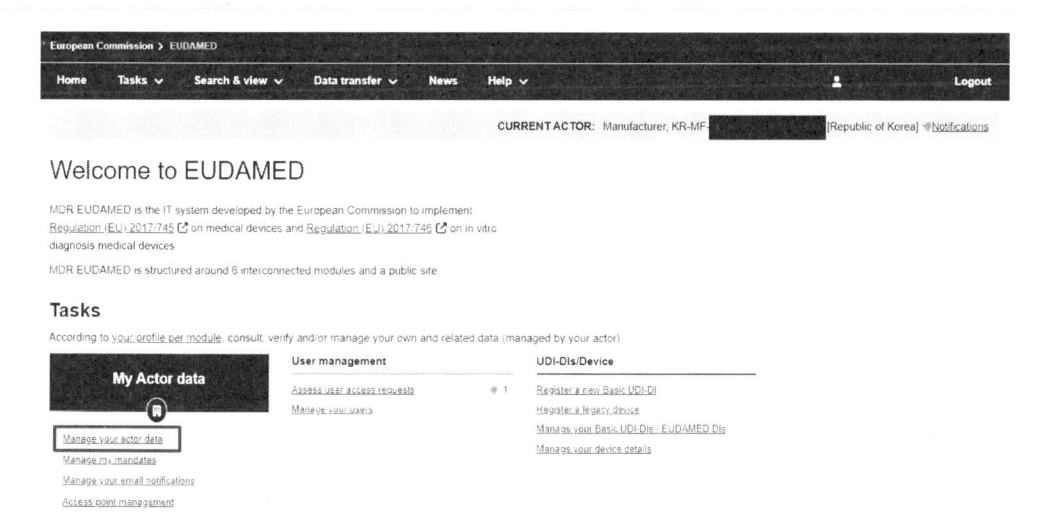

* 출처 : https://webgate.ec.europa.eu/eudamed/landing-page#

그림 4-4   EUDMAED의 로그인 후 화면

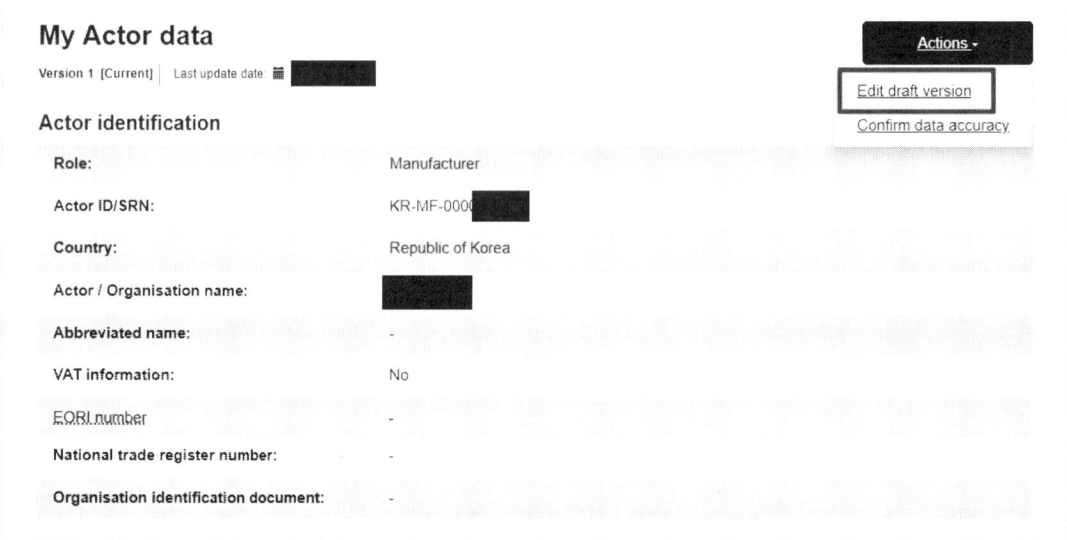

* 출처 : https://webgate.ec.europa.eu/eudamed/landing-page#

그림 4-5 EUDMAED의 Actor data 관리 화면 중 내용 수정

④ 정보를 등록한 이후 1년 이내, 그 이후 2년마다 [그림 4-6]과 같이 등록된 정보의 정확성을 확인해야 한다.

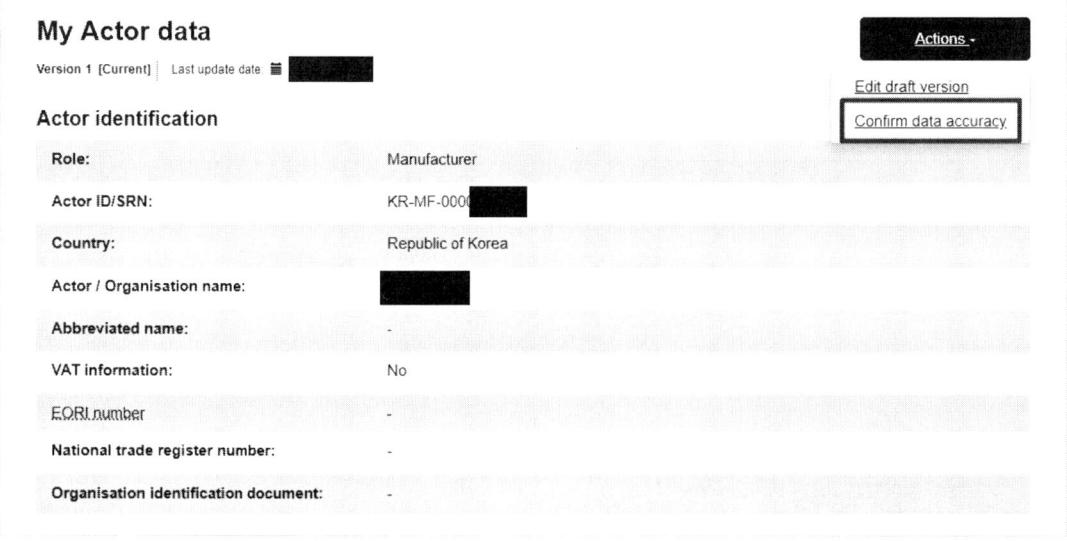

* 출처 : https://webgate.ec.europa.eu/eudamed/landing-page#

그림 4-6 EUDMAED의 Actor data 관리 화면 중 정확성 확인

(2) 문서화 요구사항

MDR에서는 다음과 같이 특정 문서에 대한 보관기한을 설정하고 있다.

기술문서(Technical Documentation), EU 자가적합 선언서(Declaration of Conformity), 그리고 해당하는 경우 관련된 인증서 등은 MDR 제10조에 따라 제품이 시장에 판매된 이후 10년(이식형 장비는 15년) 동안 유지되어야 한다.

CHAPTER 02 경영 책임

1. 경영 의지

최고 경영자는 규제 요구사항을 준수하는 것에 대한 중요성을 조직과 의사소통해야 한다. MDR 규제 요구사항을 준수하기 위해서는 많은 부서에서 기존의 업무에 추가적인 업무를 수행해야 한다. 따라서 최고경영자는 이에 대한 필요성을 조직과 의사소통할 필요가 있다.

2. 고객 중심

제조자는 고객의 국가에서 CE MARKING을 요구하는 경우, MDR을 준수하여 CE MARKING을 획득할 수 있도록 노력하여야 한다.

3. 기획

제조자는 MDR을 준비함에 있어, MDR에 따른 규제요구사항을 충족하는 것을 품질목표로 수립하여 이를 달성할 수 있도록 노력하여야 한다.

4. 책임, 권한, 의사소통

제조자는 기존의 ISO 13485에서 요구하는 품질경영 대리인 외에도, MDR 요구사항에 따른 PRRC(The person responsible for regulatory compliance)를 임명해야 한다.

해당 PRRC는 다음에 대한 책임을 가져야 한다.

① 기기가 출시되기 전에 기기가 제조되는 품질 관리 시스템에 따라 기기의 적합성이 적절하게 확인되어야 한다.
② 기술 문서와 EU 적합성 선언서가 작성되어야 하고, 최신 상태로 유지되어야 한다.
③ 시판 후 감시 의무(Post market surveillance)가 준수되어야 한다.
④ MDR 제87조에서 제91조에 언급된 보고 의무가 이행해야 한다.
　㉠ 중대한 이상사례 발생 및 그에 대한 분석결과(Serious Injury)

ⓛ 현장 시정조치(Field Safety Corrective Action)
　　　ⓒ 경향 분석(Trend Reporting)
⑤ 임상조사 기기의 경우, 해당 조사 기기의 제조를 담당하는 제조사가 서명한 다음의 성명서가 발행되어야 한다. 해당 기기가 임상 조사에서 다루는 측면을 제외한 일반적인 안전 및 성능 요구사항을 준수하며, 해당 측면과 관련하여 피험자의 건강과 안전을 보호하기 위한 모든 예방 조치가 취해졌다.

PRRC는 위의 책임을 다함에 있어서 어떠한 불이익도 받아서도 안 된다.

5. 경영검토

제조자는 경영검토 입력사항으로써 '신규 또는 개정된 법적 요구사항'에 MDR을 추가하여야 하며, 이에 따른 출력사항으로써 '신규 또는 개정된 규제 요구사항 대응에 필요한 변경사항'을 결정하여야 한다.

CHAPTER 03 자원 관리 및 제품 실현

1. 인적 자원

임명된 PRRC는 다음의 요구사항 중 하나를 만족해야 한다.
① 법학, 의학, 약학, 공학 또는 기타 관련 과학 분야에서 대학 학위 또는 해당 회원국에서 동등하다고 인정하는 학업 과정을 수료한 경우 수여하는 학위, 자격증 또는 기타 공식 자격 증빙서, 그리고 의료기기와 관련된 규제 업무 또는 품질 관리 시스템에서 최소 1년 이상의 전문 경력
② 의료기기와 관련된 규제 업무 또는 품질 관리 시스템에서 4년 이상의 전문 경력

MDR 관련 업무를 하는 인원에 대한 자격평가가 이루어져야 한다. 여기에는 QA, RA, 임상조사, 임상평가, 내부심사, PMS, UDI(Unique Device Identification), 위험관리 등이 포함될 수 있다. 이들에 대한 자격 요건에는 모두 MDR 요구사항에 대한 교육 등이 포함될 수 있어야 한다.

2. 제품 실현 기획

현재 MDR의 위험관리 관련 조화 규격은 2022년 5월 17일부터 EN ISO 14971:2019이다. 따라서 MDR을 준비함에 있어 조직은 EN ISO 14971:2019를 만족할 수 있는 위험관리 프로세스를 수립해야 한다.

3. 고객 관련 프로세스

제조자는 MDR 요구사항에 따라 다음의 문서는 해당하는 기기가 사용자 또는 환자에게 제공되는 회원국이 결정한 공식 연합 언어로 제공될 수 있어야 한다. 따라서 이를 보장할 수 있는 절차를 갖추어야 한다.
① 라벨(Label) 및 사용자 설명서(Instruction of Use)(GSPR 23항에 해당)
② EU 자가적합 선언서(Declaration of Conformity)
③ 해당하는 경우, 임플란트 카드
④ 해당하는 경우, 권고문(Field Safety Notice)
⑤ 규제 당국에게 요청받는 경우 제품의 적합성을 설명하는데 필요한 문서

4. 설계 및 개발

설계 기획단계에서는 개발될 제품에 대한 BASIC UDI-DI에 대한 식별이 이루어져야 한다. BASIC UDI-DI는 MDCG 2022-7에 따라 동일한 용도, 위험 등급, 필수적인 설계 및 제조 특성을 가진 기기들을 연결하는 코드이다. 따라서 개발될 제품과 동일한 용도, 위험등급, 필수적인 설계 및 제조 특성을 가진 제품이 이미 있다면 해당 제품의 BASIC UDI-DI를 사용하도록 한다. BASIC UDI-DI에 대한 관리 주체는 제조자에게 있다. 제조자는 BASIC UDI-DI를 부여하는 기준을 수립하고, 설계 개발 단계에서 부여할 수 있는 절차가 마련되어 있어야 한다.

설계 입력사항에는 MDR ANNEX I의 GSPR(General Safety and Performance Requirement)이 포함되어야 하며, 이에 대한 검증 계획이 수립되어야 한다. 해당 GSPR은 주 항목은 23개, 세부 항목은 100개가 넘을 정도로 많은 항목에 대한 검증이 필요시 되고 있다. 따라서 설계 계획 단계에서부터 해당 요구사항을 식별하고, 검증하는 계획이 수립되어 있지 않으면 이후에는 검증에 대한 부담이 기하급수적으로 증가하게 된다.

이를 위해서는 설계 계획 시 GSPR에 대한 분석이 필요하며, 각 항목별로 검증하기 위해 필요한 근거문서들이 결정될 것이다. 이후 설계 검증단계는 계획에서 필요하다고 판단된 근거문서들이 산출되어야 한다.

Class IIb 이식형 장비 및 Class III 장비의 경우, 설계 출력 사항에 안전성 및 임상 성능 평가 요약(SSCP, Summary of Safety and clinical performance)이 포함되어야 한다.

설계검증 단계에서는 설계계획에서 수립된 검증 계획에 따라 MDR ANNEX I의 GSPR에 대한 검증이 완료되어야 한다.

MDR 인증제품에 대한 변경은 Notified Body의 사전 승인하에 적용되어야 한다. 이에 따라서 변경에 대한 관리 절차에서는 반드시 변경사항이 Notified Body에게 통보되어야 하고, 필요시 이에 대한 심사가 이루어져야 한다. 이러한 확인이 모두 완료된 이후에 변경사항이 제품에 적용될 수 있는 절차가 마련되어 있어야 한다.

5. 구매

① MDR에서는 Critical Supplier에 대한 관리가 강화되었다. NBOG BPG 2010-1에서 Critical Supplier를 "A supplier delivering materials, components, or serices that may influence the safety and performance of the device"로 정의하고 있다. 해당 정의에서는 Critical Supplier 선정에 대한 명확한 기준을 나타내고 있지는 않다. 따라서 해당 Critical Supplier에 대한 결정은 1차적으로 제조자에게 달려 있으며, 회사 내부에서 명확한 근거와 문서를 가지고 Critical Supplier를 선정해야 한다.

② 심사 신청 시 제출된 Critical Supplier는 관리 프로세스가 명확히 수립되어 있어야 한다. Critical Supplier의 근거가 되는 부품의 선정에서부터 입고검사, 추적성 등이 모두 일관성을 가지고 관리될 수 있어야 한다.

③ 심사 신청 시 제출된 Critical Supplier와의 계약에는 MDR ANNEX Ⅶ 4.10항에 따라 다음의 내용이 포함되어 있어야 한다.
  ㉠ Notified Body에 의해 비통보 심사가 행해질 수 있음
④ 제조자가 제품을 판매할 유럽 내에 있는 업체에 대한 평가 프로세스도 수립되어야 한다. 유럽연합 내에 있는 수입업자는 MDR 제13조에 따른 수입업자 의무사항이 있다. 제조업자에게 직접적인 의무사항이 있는 것은 아니지만, 해당 의무를 준수하지 않는 업체에게 제품을 판매하는 것은, 협력업체 평가프로세스가 적절하지 않은 것으로 간주될 수 있다. 따라서 제품을 판매할 수입업자가 MDR 13조에 따른 의무사항을 준수할 수 있는지에 대한 평가가 이루어져야 한다. 수입업자의 의무를 정리하면 다음과 같다.
  ㉠ 판매할 제품의 CE 적합성 확인
  ㉡ 수입업자 정보 명시(제조자 정보를 가려서는 안 됨)
  ㉢ EUDAMED에 경제운영자 등록
  ㉣ 설정한 운송, 보관 조건을 만족 여부
  ㉤ 불만, 부적합, 회수 등에 대한 관리 절차 보유 여부
  ㉥ 문제 발생 시 제조자에게 통보 절차 보유 여부
  ㉦ 제조자 자가적합선언서 사본 보유 여부
  ㉧ 위험성 제거에 적극적 대응 가능 여부

6. 생산 및 서비스 제공

① MDR 인증을 신청하기 전에는 부여된 UDI에 대한 정보가 제공되어야 한다. UDI 부여 시 고려해야 할 사항은 다음과 같다.
  ㉠ UDI는 기기 자체 또는 포장에 지정되어야 한다. 더 높은 수준의 포장에는 자체 UDI가 있어야 한다.
  ㉡ 운송 컨테이너는 섹션 3.1의 요구 사항에서 면제된다. 예를 들면, 물류 단위에는 UDI가 필요하지 않다. 의료 서비스 제공자가 개별 기기의 UDI 또는 모델 번호를 사용하여 여러 기기를 주문하고 제조업체가 운송을 위해 또는 개별적으로 포장된 기기를 보호하기 위해 해당 기기를 컨테이너에 넣는 경우 컨테이너(물류 단위)는 UDI 요구 사항의 적용을 받지 않는다.
  ㉢ UDI에는 UDI-DI와 UDI-PI의 두 부분이 포함되어야 한다.
  ㉣ UDI-DI는 기기 포장의 각 수준에서 고유해야 한다.
  ㉤ LOT 번호, Serial 번호, 소프트웨어 식별 또는 만료 날짜가 라벨에 표시되어 있는 경우 해당 정보는 UDI-PI의 일부가 되어야 한다. 라벨에 제조 날짜도 있는 경우 UDI-PI에 포함할 필요가 없다. 라벨에 제조 날짜만 있는 경우, 이를 UDI-PI로 사용해야 한다.

ⓗ 기기로 간주되고 자체적으로 상업적으로 이용 가능한 각 구성품은 구성 가능한 기기의 일부로 자체 UDI가 표시된 경우가 아니면 별도의 UDI가 지정되어야 한다.
ⓘ MDR 제22조에 언급된 시스템 및 절차 팩은 자체 UDI가 지정되고 표시되어야 한다.
ⓙ 제조업체는 관련 코드 표준에 따라 기기에 UDI를 지정해야 한다.
ⓚ 기기의 잘못된 식별 및/또는 추적 가능성의 모호성으로 이어질 수 있는 변경 사항이 있을 때마다 새로운 UDI-DI가 필요하다. 특히, 다음 UDI 데이터베이스 데이터 요소 중 하나를 변경하는 경우 새로운 UDI-DI가 필요하다.
- 이름 또는 상표명
- 기기 버전 또는 모델
- 단일 사용으로 표시
- 멸균 포장
- 사용 전 멸균 필요
- 패키지에 제공된 기기 수량
- 중요 경고 또는 금기 사항 ㉮ 라텍스 또는 DEHP 포함

ⓛ 기기를 자체 라벨로 재포장 및/또는 재라벨링하는 제조업체는 원래 기기 제조업체의 UDI 기록을 보관해야 한다.

② MDR 인증 이후에는 우선 BASIC UDI-DI 정보를 EUDAMED에 등록하는 절차가 수립되어 있어야 한다. 기기 등록은 [그림 4-7]에서 진행하게 된다.

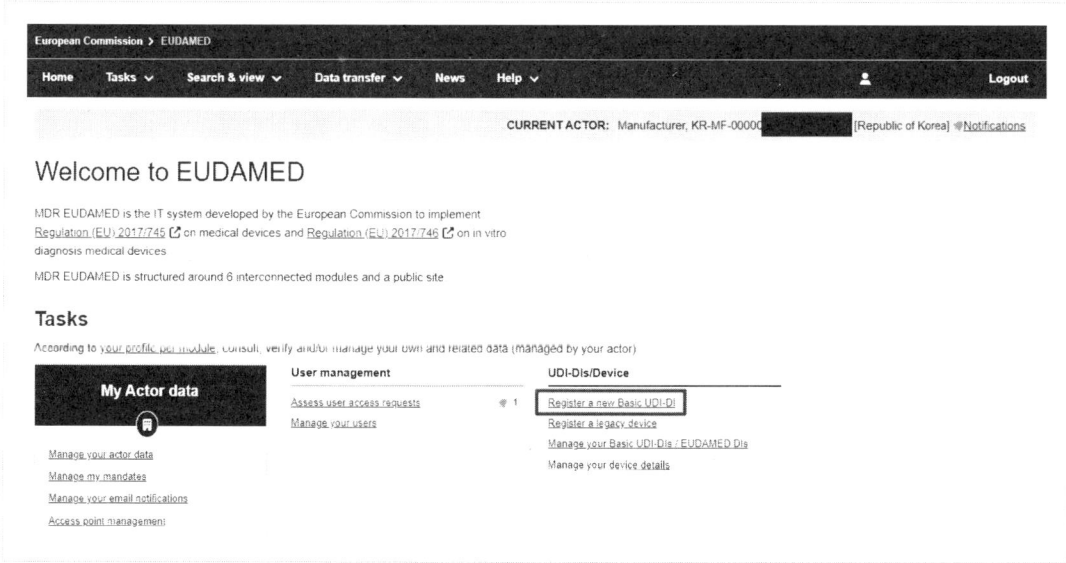

https://webgate.ec.europa.eu/eudamed/secure에서 2024. 08. 20. 스크린샷.

그림 4-7 EUDAMED 로그인 후 화면

③ EUDAMED에 BASIC UDI-DI 등록 시에는 MDR ANNEX VI PART A 2항에 따라 다음의 정보 제공을 요청받는다.

㉠ Basic UDI-DI,

㉡ type, number and expiry date of the certificate issued by the notified body and the name or identification number of that notified body and the link to the information that appears on the certificate and was entered by the notified body in the electronic system on notified bodies and certificates,

㉢ Member State in which the device is to or has been placed on the market in the Union,

㉣ in the case of class IIa, class IIb or class Ⅲ devices : Member States where the device is or is to be made available,

㉤ risk class of the device,

㉥ reprocessed single-use device(y/n),

㉦ presence of a substance which, if used separately, may be considered to be a medicinal product and name of that substance,

㉧ presence of a substance which, if used separately, may be considered to be a medicinal product derived from human blood or human plasma and name of this substance,

㉨ presence of tissues or cells of human origin, or their derivatives(y/n),

㉩ presence of tissues or cells of animal origin, or their derivatives, as referred to in Regulation(EU) No 722/2012(y/n),

㉪ where applicable, the single identification number of the clinical investigation or investigations conducted in relation to the device or a link to the clinical investigation registration in the electronic system on clinical investigations,

㉫ in the case of devices listed in Annex XVI, specification as to whether the intended purpose of the device is other than a medical purpose,

㉬ in the case of devices designed and manufactured by another legal or natural person as referred in Article 10(15), the name, address and contact details of that legal or natural person,

㉭ in the case of class Ⅲ or implantable devices, the summary of safety and clinical performance,

㉮ status of the device(on the market, no longer placed on the market, recalled, field safety corrective action initiated).

④ EUDAMED에 BASIC UDI-DI가 등록된 이후에 각 UDI 정보를 추가로 등록해야 하며, [그림 4-8~9]처럼 등록할 수 있다. [그림 4-8]의 Filter에서 제품 상태를 "등록됨"으로 설정 후 적용하면, 현재 등록된 BASIC UDI-DI 제품을 확인할 수 있으며 […]을 클릭하면 UDI-DI를 추가로 등록할 수 있다.

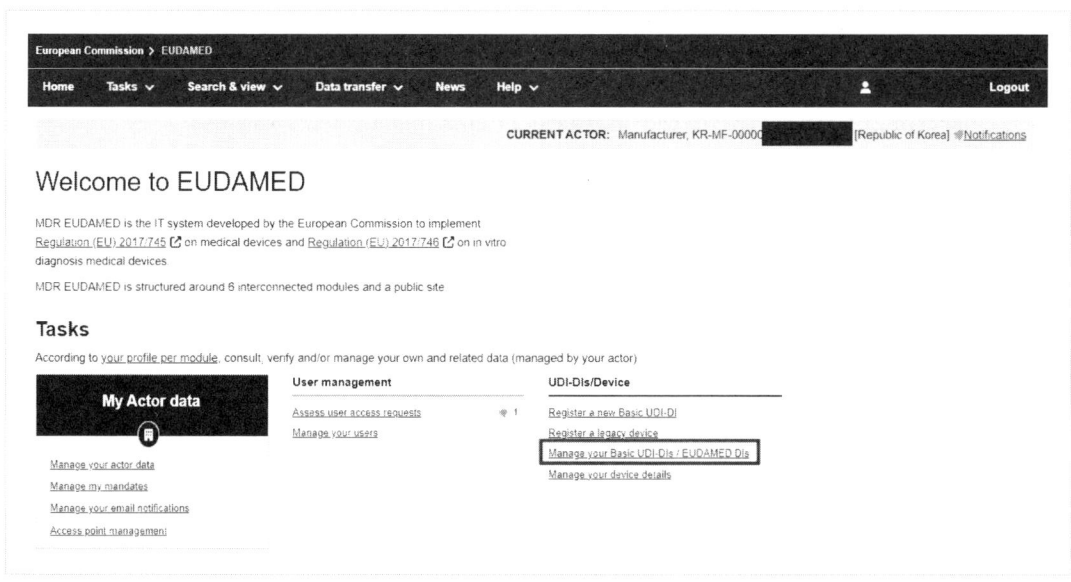

* 출처 : https://webgate.ec.europa.eu/eudamed/secure

그림 4-8 EUDAMED 로그인 후 화면

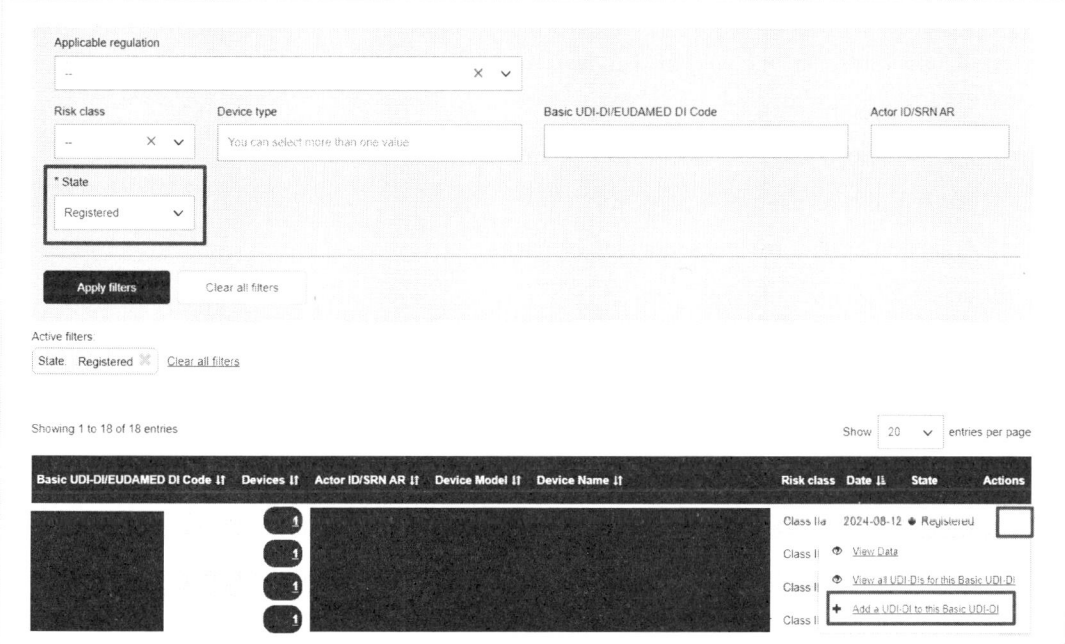

* 출처 : https://webgate.ec.europa.eu/eudamed/secure

그림 4-9 EUDAMED BASIC UDI-DI/UDI-DI 관리 화면

⑤ UDI-DI 정보를 등록 시에는 MDR ANNEX Ⅵ PART B에 따라 다음을 입력해야 한다.
  ㉠ quantity per package configuration,
  ㉡ the Basic UDI-DI as referred to in Article 29 and any additional UDI-DIs,
  ㉢ the manner in which production of the device is controlled(expiry date or manufacturing date, lot number, serial number),
  ㉣ if applicable, the unit of use UDI-DI(where a UDI is not labelled on the device at the level of its unit of use, a 'unit of use' DI shall be assigned so as to associate the use of a device with a patient),
  ㉤ name and address of the manufacturer(as indicated on the label),
  ㉥ the SRN issued in accordance with Article 31(2),
  ㉦ if applicable, name and address of the authorised representative(as indicated on the label),
  ㉧ the medical device nomenclature code as provided for in Article 26,
  ㉨ risk class of the device,
  ㉩ if applicable, name or trade name,
  ㉪ if applicable, device model, reference, or catalogue number,
  ㉫ if applicable, clinical size(including volume, length, gauge, diameter),
  ㉬ additional product description(optional),
  ㉭ if applicable, storage and/or handling conditions(as indicated on the label or in the instructions for use),
  ㉮ if applicable, additional trade names of the device,
  ㉯ labelled as a single-use device(y/n),
  ㉰ if applicable, the maximum number of reuses,
  ㉱ device labelled sterile(y/n),
  ㉲ need for sterilisation before use(y/n),
  ㉳ containing latex(y/n),
  ㉴ where applicable, information labelled in accordance with Section 10.4.5 of Annex I,
  ㉵ URL for additional information, such as electronic instructions for use(optional),
  ㉶ if applicable, critical warnings or contra-indications,
  ㉷ status of the device(on the market, no longer placed on the market, recalled, field safety corrective action initiated).

CHAPTER 04 측정, 분석, 개선

1. 일반사항

(1) Post Market Surveillance System

제조자는 MDR 제10조 9(i)항에 따라서 Post Market Surveillance를 위한 시스템을 수립, 유지해야 한다.

(가) Post Market Surveillance Plan

제조자는 Post Market Serveillance를 위한 Plan을 수립하여야 하며, 이 PMS Plan에는 MDR ANNEX Ⅲ에 따라서 아래 사항을 만족해야 한다.

① 다음의 정보를 획득하고 수집하여야 한다.
  ㉠ 심각한 사고 및 현장 안전 시정 조치에 대한 정보
  ㉡ 심각하지 않은 사고와 바람직하지 않은 부작용에 대한 데이터를 참조하는 기록
  ㉢ 추세 보고의 정보
  ㉣ 관련 전문가 또는 기술 문헌, 데이터베이스 및/또는 등록부
  ㉤ 사용자, 유통업체 및 수입업체가 제공하는 피드백 및 불만을 포함한 정보
  ㉥ 유사한 의료기기에 대한 공개적으로 사용 가능한 정보

② 적어도 다음의 사항을 포함해야 한다.
  ㉠ (가)항에 언급된 모든 정보를 수집하기 위한 사전적이고 체계적인 프로세스. 이 프로세스를 통해 기기의 성능을 정확하게 특성화하고 기기와 시중에 판매되는 유사 제품을 비교할 수 있어야 한다.
  ㉡ 수집된 데이터를 평가하기 위한 효과적이고 적절한 방법 및 프로세스
  ㉢ MDR I ANEXT의 섹션 3에 언급된 대로 이익-위험 분석 및 위험 관리익 지속저인 재평가에 사용할 적절한 지표 및 임계값
  ㉣ 불만 사항을 조사하고 현장에서 수집된 시장 관련 경험을 분석하기 위한 효과적이고 적절한 방법 및 도구
  ㉤ MDR 제88조에 명시된 대로 Trend Reporting의 대상이 되는 이벤트를 관리하기 위한 방법 및 프로토콜, 여기에는 사고 빈도 또는 심각도의 통계적으로 유의미한 증가와 관찰 기간을 확립하는 데 사용할 방법 및 프로토콜이 포함된다.
  ㉥ 규제당국, Notified Body, Economic Operator 및 User와 효과적으로 소통하기 위한 방법 및 프로토콜

ⓢ MDR 제83조, 제84조 및 제86조에 규정된 제조업체 의무를 이행하기 위한 절차
ⓞ 시정 조치를 포함한 적절한 조치를 식별하고 시작하기 위한 체계적인 절차
ⓩ 시정 조치가 필요할 수 있는 장치를 추적하고 식별하기 위한 효과적인 도구
ⓧ 부록 XIV의 B부에 언급된 PMCF 계획 또는 PMCF가 적용되지 않는 이유에 대한 정당성
③ PMS Plan에는 다음과 같은 표를 추가할 수 있다.

〈표 4-1〉 PMS DATA 수집 계획

수집 Data	담당 부서	수집 방법	수집 기한	관련 절차서
판매량				
심각한 사고				
심각하지 않은 사고				
현장 안전 시정 조치				
바람직하지 않은 부작용				
Trend Reporting 정보				
relevant specialist or technical literature, databases and/or registers				
피드백 및 불만				
유사기기에 대한 이용 가능한 공공자료				
그 외				

(2) Post Market Seveillance Report / Periodic Safety Update Report(PSUR)

MDR 제85조, 제86조에 따라 PMS 결과는 다음과 같이 기기 위험등급에 따라서 적어도 정해진 주기에 한 번은 PMS Report 혹은 Periodic Safety Update Report(PSUR)가 업데이트되어야 한다.

① 작성 주기
  ㉠ PMS Report
    • Class Ⅰ : 필요시
  ㉡ PSUR
    • Class Ⅱa : 2년에 한 번
    • Class Ⅱb, Ⅲ : 매년
② MDR 제86조에 따라 PSUR에는 다음의 내용이 포함되어야 한다.
  ㉠ 이익-위험 결정의 결론
  ㉡ PMCF의 주요 결과
  ㉢ 기기 판매량 및 기기를 사용하는 인구의 규모 및 기타 특성에 대한 추정 평가, 그리고 실행 가능한 경우 기기 사용 빈도
③ MDR 제86조에 따라 Class Ⅱb 이식형 장비 및 Class Ⅲ 장비의 경우 EUDAMED를 통해 Notified Body에게 PSUR을 제출해야 한다.

④ PMS 활동을 통해 수집된 DATA는 다음과 같은 목적으로 사용되어야 한다.
  ㉠ ANNEX I의 1장에 언급된 대로 이익-위험 결정을 업데이트하고 위험 관리를 개선하기 위함
  ㉡ 설계 및 제조 정보, 사용 설명서 및 라벨을 업데이트하기 위함
  ㉢ 임상평가를 업데이트하기 위함
  ㉣ MDR 제32조에 언급된 SSCP(안전성 및 임상적 성과 요약)을 업데이트하기 위함
  ㉤ 예방, 시정 또는 현장 안전 시정 조치의 필요성을 파악하기 위함
  ㉥ 기기의 사용성, 성능 및 안전성을 개선하기 위한 옵션을 파악하기 위함
  ㉦ 해당되는 경우 다른 기기의 시판 후 감시에 기여하기 위함
  ㉧ MDR 제88조에 따라 추세를 감지하고 보고하기 위함

(3) Post Market Clinical Follow-up

제조자는 MDR ANNEX XIV PART B에 따라 Post Market Clinical Follow-up에 대한 절차가 수립되어야 한다.

PMCF의 의의는 기기를 출시하기 전에는 확인할 수 없는 장비에 대한 안전성 및 임상적 효과를 기기 출시 이후에 지속적으로 검증, 확인하는데 있다.

PMCF는 MDD에서도 요구하는 사항이며, MDD에서는 MEDDEV 2.12/2 Rev.2에 따라 PMCF를 수행하고 있었을 것이라고 판단된다. 다만 MDR에서 PMCF에서 요구하고 있는 것은 적극적인 PMCF 활동이다. 이에 대한 대표적인 예로는 PMCF를 위한 사용자 Survey가 있다.

(가) PMCF Plan

PMCF Plan에는 MDR ANNEX XIV PART B 6.2항에 따라 다음이 포함되어야 한다.
① 임상 경험 수집, 사용자 피드백, 과학 문헌 및 기타 임상 데이터 출처의 검토와 같은 적용할 PMCF의 일반적인 방법 및 절차
② 적합한 레지스터 또는 PMCF 연구의 평가와 같은 적용할 PMCF의 구체적인 방법 및 절차
③ ① 및 ② 항목에서 언급한 방법 및 절차의 적절성에 대한 근거
④ 임상 평가 보고서의 관련 부분 및 위험 관리에 대한 참조
⑤ PMCF가 해결해야 할 구체적인 목표
⑥ 동등 또는 유사한 기기와 관련된 임상 데이터 평가
⑦ 제조업체에서 사용하는 관련 CS, 조화된 표준 및 PMCF에 대한 관련 지침에 대한 참조
⑧ 제조업체에서 수행할 PMCF 활동(예 PMCF 데이터 분석 및 보고)에 대한 자세하고 적절하게 정당화된 일정

PMCF Plan의 Templete의 경우, MDCG 2020-7에서 규정하고 있다. 해당 GUIDANCE를 바탕으로 PMCF Plan을 작성하면 된다.

⟨표 4-2⟩ PMCF Plan Templete 중 문서 정보

PMCF plan number :
PMCF plan date :
PMCF plan version :
Revision history

Rev	Revision date	Description of change	Revised by

* 출처 : MDCG 2020-7

⟨표 4-3⟩ PMCF Plan Templete 중 Section A. 제조자 정보

Section A. Manufacturer contact details

Legal manufacturer name :
Address :
SRN :
Person responsible for regulatory compliance :
E-mail :
Phone :
Fax :
Authorised representative(if applicable) :
Address :
Contact person :
E-mail :
Phone :
Fax :

* 출처 : MDCG 2020-7

⟨표 4-4⟩ PMCF Plan Templete 중 Section B. 제품 정보

Section B. Medical Device description and specification

Product or trade name :
Model and type :
General description of the device :
Intended purpose :
Intended users :
Basic UDI-DI :
Intended patient population :
Medical condition(s) :
Indications :
Contraindications :
Warnings :

List and description of any variants and/or configurations covered by this plan :

List of any accessories covered by this plan :

Certificate number(if available) :

CND code(s) :

Class :

Classification rule :

Expected lifetime :

Novel product : ☐ yes ☐ no

Novel related clinical procedure : ☐ yes ☐ no

Explanation of any novel features :

* 출처 : MDCG 2020 – 7

〈표 4-5〉 PMCF Plan Templete 중 Section C~G

Section C. Activities related to PMCF : general and specific methods and procedures
Section D. Reference to the relevant parts of the technical documentation
Section E. Evaluation of clinical data relating to equivalent or similar devices
Section F. Reference to any applicable common specification(s), harmonized standard(s) or applicable guidance document(s)
Section G. Estimated date of the PMCF evaluation report

* 출처 : MDCG 2020 – 7

(나) PMCF Evaluation Report

PMCF 활동의 목표는 MDR ANNEX XIV PART B 6.1항 다음과 같다. 따라서 아래에 대해 분석된 내용을 PMCF Evaludation Report에 포함해야 한다.

예상 수명 동안 기기의 안전성과 성능을 확인한다.

이전에 알려지지 않은 부작용을 식별하고 식별된 부작용과 금기 사항을 모니터링한다.

사실적 증거에 따라 새로운 위험을 식별하고 분석한다.

MDR ANNEX I의 Section 1 및 9에 언급된 이익 – 위험 비율의 지속적인 수용성을 보장한다.

의도된 목적이 올바른지 확인하기 위해 기기의 가능한 체계적 오사용 또는 오프라벨 사용을 식별한다.

PMCF Report의 Templete의 경우, MDCG 2020-8에서 규정하고 있다. 해당 Guidance 바탕으로 PMCF Report를 작성하면 된다.

〈표 4-6〉 PMCF evaluation Report Templete 중 문서 정보

Post-market clinical follow-up(PMCF) plan corresponding to the present evaluation report			
PMCF plan number and version :			
Post-market clinical follow-up(PMCF) Evaluation Report			
PMCF report number :			
PMCF report date :			
PMCF report version :			
Revision history			
Rev	Revision date	Description of change	Revised by

* 출처 : MDCG 2020-8

〈표 4-7〉 PMCF evaluation Report Templete 중 Section A. 제조자 정보

Section A. Manufacturer contact details
Legal manufacturer name :
Address :
SRN :
Person responsible for regulatory compliance :
E-mail :
Phone :
Fax :
Authorised representative(if applicable) :
Address :
Contact person :
E-mail :
Phone :
Fax :

* 출처 : MDCG 2020-8

〈표 4-8〉 PMCF evaluation Report Templete 중 Section B. 제품 정보

Section B. Medical Device description and specification
Product or trade name :
Model and type :
General description of the device :
Intended purpose :
Intended users :
Basic UDI-DI :
Intended patient population :
Medical condition(s) :
Indications :
Contraindications :
Warnings :
List and description of any variants and/or configurations covered by this plan :
List of any accessories covered by this plan :
Certificate number(if available) :
CND code(s) :
Class :
Classification rule :
Expected lifetime :
Novel product : ☐ yes ☐ no
Novel related clinical procedure : ☐ yes ☐ no
Explanation of any novel features :

* 출처 : MDCG 2020-8

〈표 4-9〉 PMCF evaluation Report Templete 중 Section C~G

Section C. Activities undertaken related to PMCF : results
Section D. Evaluation of clinical data relating to equivalent or similar devices
Section E. Impact of the results on the technical documentation
Section F. Reference to any common specification(s), harmonized standard(s) or guidance document(s) applied
Section G. Conclusions

* 출처 : MDCG 2020-8

2. 모니터링 및 측정

(1) 사고 및 부작용 보고

제조자는 판매하는 장비와 관련한 사고 및 부작용이 발생하는 경우 관련 제품이 허가된 모든 국가별 요구사항을 확인하고, 각 요구사항을 모두 만족할 수 있도록 알맞은 보고 방식을 절차화해야 한다. 따라서 MDR에서 사고 및 부작용 보고 관련하여 요구하는 사항도 만족할 수 있어야 하며, 상세한 내용은 다음과 같다.

① 같은 용어라 할지라도 국가별로 의미하는 바가 모두 동일한 것은 아니다. 우선 MDR에서 사고 및 부작용 보고와 관련된 용어들은 MDR 제2조에 따라 다음과 같이 정의할 수 있다.

　㉠ incident(사고) : 시중에 판매되는 기기의 특성이나 성능에 대한 오작동이나 저하, 제조업체가 제공한 정보의 부족, 바람직하지 않은 부작용, 인체공학적 특징으로 인한 사용 오류 등

　㉡ serious incident(중대한 사고) : 다음 중 어떤 것으로 직간접적으로 이어졌거나 이어졌을 수 있거나 이어질 수 있는 사건
　　• 환자, 사용자 또는 다른 사람의 사망
　　• 환자, 사용자 또는 다른 사람의 건강 상태가 일시적 또는 영구적으로 심각하게 악화되는 경우
　　• 심각한 공중 보건 위협

　㉢ serious public health threat(심각한 공중 보건 위협) : 사망의 임박한 위험, 개인의 건강 상태의 심각한 악화 또는 심각한 질병을 초래할 수 있는 사고. 즉각적인 시정 조치가 필요할 수 있으며 인간에게 상당한 질병률이나 사망률을 초래할 수 있거나 주어진 장소 및 시간에 비해 비정상적이거나 예상치 못한 사건

② MDR 제87조에 따라 제조자는 아래에 따라 규제 당국에 심각한 사고(Serious incident)를 보고해야 한다.

　㉠ 보고기한
　　• 연합 시장에서 판매되는 기기와 관련된 모든 중대한 사고(serious incident)는 즉시, 적어도 15일 이내에 규제 당국에 보고되어야 한다. 단, 제품 정보에 명확히 기록되고 기술 문서에 정량화되어 있으며 Trend Reporting이 되는 예상 부작용을 제외한다.
　　• 사망 또는 예상치 못한 건강 상태의 심각한 악화가 발생한 경우 제조업체가 즉시, 적어도 10일 이내 보고해야 한다.
　　• 심각한 공중 보건 위협이 발생하는 경우에는 즉시, 적어도 2일 이내에 제공해야 한다.

　㉡ 정해진 시간 안에 보고하기 위해 우선 최초보고부터 진행할 수 있다.

　㉢ 사고 보고가 가능한지 확신하지 못하는 경우에도 우선 보고해야 한다.

　㉣ 다음의 경우에는 개별 사고보고를 진행하는 대신 규제당국과 협의하에 주기적 요약 보고서로 보고할 수 있다.
　　• 동일한 장치 또는 장치 유형에서 발생한 것과 유사한 심각한 사고인 경우

- 근본 원인이 확인된 경우
- 현장 안전 시정 조치가 시행된 경우
- 사고가 흔하고 잘 문서화된 경우

(2) 회수, 권고문 발해, 현장 안전 시정조치

제조자는 고객 불만을 분석하여 위험성에 따라 회수, 현장 안전 시정조치, 권고문 발행을 수행할 수 있도록 관련 업무를 절차화해야 한다.

회수, 권고문 발행 등과 관련된 용어의 정의는 MDR 제2조에 따라 다음과 같다.

① Recall(회수) : 최종 사용자에게 이미 제공된 장치를 반환하는 것을 목표로 하는 모든 조치
② Field Safety Corrective Action(현장 안전 시정 조치) : 이미 시중에 출시되어 있는 기기와 관련하여 심각한 사고를 방지하거나 위험을 줄이기 위해 기술적 또는 의학적 이유로 취하는 시정 조치
③ Field Safety Notice(현장 안전 공지) : 현장 안전 시정 조치와 관련하여 제조업체가 사용자 또는 고객에게 보내는 커뮤니케이션

(3) 제조자는 FSCA(현장 안전 시정조치, Field Safety Corrective Action)에 대해서 다음을 만족하는 절차를 가지고 있어야 한다.

① EU에서 판매되는 기기와 관련된 FSCA를 규제 당국에 보고해야 하며, 이는 EU 국가 외에 수행되는 모든 FSCA가 포함된다(FSCA의 사유가 EU 국가 외에 판매되는 기기에 국한되지 않는 경우).
② 제조업체는 FSCA를 수행하기 전에 부당한 지체 없이 보고해야 한다(FSCA를 즉시 취해야 하는 긴급한 경우를 제외).

(4) 제조자는 FSN(현장 안전 공지, Field Safety Notice)에 대해서 다음을 만족하는 절차를 가지고 있어야 한다.

① FSCA를 수행하기 전 이에 대한 정보를 FSN을 통해 기기 사용자에게 전달되어야 한다.
② FSCA가 수행되는 해당 국가의 공식 언어로 제공되어야 한다.
③ 모든 국가에 대해서 일관성이 있어야 한다.
④ UDI, SRN 등이 식별되어야 한다.
⑤ 위험수준을 과소평가하지 말고 기기 오작동 및 환자, 사용자 또는 기타 사람에 대한 관련 위험을 참조하여 현장 안전 시정 조치의 이유를 명확하게 설명해야 하며, 사용자가 취해야 할 모든 조치를 명확하게 표시해야 한다.
⑥ EUDAMED에 FSN을 입력해야 한다.

(5) 내부심사

제조자는 현재 품질경영시스템이 규제 요구사항을 만족하는지, 그리고 효과적인 이행이 유지되고 있는지를 확인하기 위해 정해진 주기에 따라 내부심사를 진행해야 한다. 이에 따라 내부심사 진행 시, MDR 요구사항에 따른 품질경영시스템의 적합성을 주기적으로 검토하여야 한다.

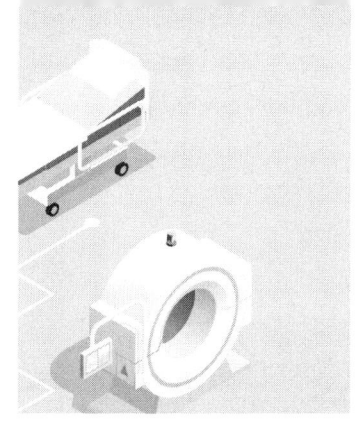
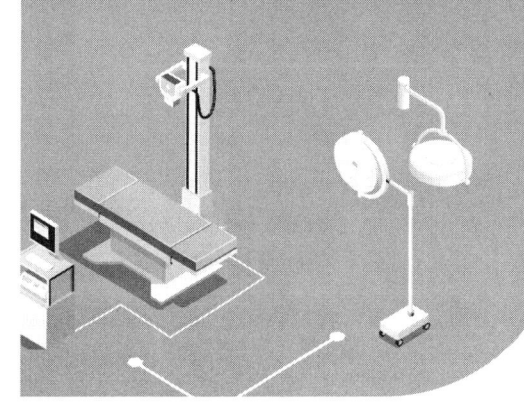
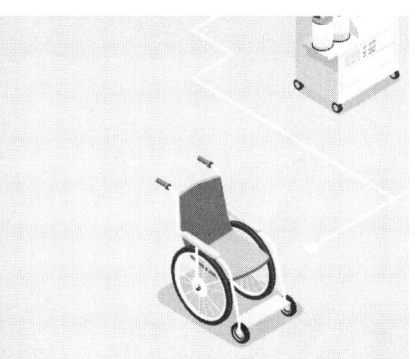

PART 05

MDR 기반 사후관리

CHAP. 1 사후관리 개요
CHAP. 2 PMS
CHAP. 3 데이터 수집
CHAP. 4 데이터 분석
CHAP. 5 PSUR
CHAP. 6 PMS 계획 검토
CHAP. 7 PMS의 품질 시스템 수립방안

학습모듈명	MDR 기반 사후관리
학습모듈의 목표	PMS, PSUR의 이해

학습명	학습내용명	학습목표
1. 사후관리 개요	범위	사후관리에 대한 범위를 마련해야 한다.
	용어 및 정의	사후관리에 대한 용어 및 정의를 숙지한다.
	책임과 권한	사후관리에 대한 책임과 권한을 숙지한다.
2. PMS	PMS의 목적	Postmarketing surveillance의 목적을 숙지한다.
	PMS 계획	Postmarketing surveillance의 계획을 숙지한다.
	PMS 계획의 범위	Postmarketing surveillance의 계획 범위를 숙지한다.
	PMS 계획의 목적	Postmarketing surveillance의 계획 목적을 숙지한다.
3. 데이터 수집	데이터 소스	데이터 소스에 대한 정의를 숙지한다.
	데이터 수집방법 정의	데이터 소스에 대한 수집방법을 숙지한다.
	데이터 수집 프로토콜 개발	데이터 소스에 대한 수집 프로토콜 개발을 숙지한다.
4. 데이터 분석	데이터 분석 계획에 대한 고려사항	데이터 분석 계획 수립에 고려되는 사항을 숙지한다.
	데이터 분석 방법	데이터 분석 방법을 숙지한다.
	데이터 분석 예시	데이터 분석 예시를 숙지한다.
	데이터 분석 보고서	데이터 분석 보고서 작성을 숙지한다.
5. PSUR	PSUR의 정의	Periodic Safety Update Report 정의를 숙지한다.
	PSUR의 목적	Periodic Safety Update Report 목적을 숙지한다.
	PSUR의 구성내용 및 제출	Periodic Safety Update Report 구성내용 및 제출을 숙지한다.
	PSUR의 해당 범위 및 기간	Periodic Safety Update Report 해당 범위 및 기간을 숙지한다.
	PSUR과 PMSR의 차이	Periodic Safety Update Report와 Post-Market Surveillance Report의 차이를 숙지한다.
6. 시판 후 조사계획 검토	검토기준	시판 후 조사계획 검토 기준을 숙지한다.
	검토	시판 후 조사계획 검토 방법을 숙지한다.
7. PMS의 품질시스템 수립방안	PMS의 품질시스템 수립방안	Postmarketing surveillance 품질시스템 수립을 숙지한다.

CHAPTER 01 사후관리 개요

1. 개요

의료기기는 다양한 제품, 의료기기 사용 환경에 영향을 미치는 여러 가지 요소들, 여러 최종 사용자의 상호 작용, 예상치 못한 의료기기의 고장 또는 오용 등의 복합적인 요인들 때문에 설계, 개발, 제조, 그리고 글로벌 시장 유통에 걸쳐 제품 수명주기 전반에 걸쳐 안전성과 성능과 관련된 잔여 위험이 남아 있다.

가장 구조적으로 단순하고 오래된 의료기기인 "의료용 칼"을 예로 든다면, 의료용 칼은 조직의 절개를 목적으로 하지만 의도치 않은 잔여위험인 "출혈"을 동반할 수밖에 없다. 따라서 모든 의료기는 잔여위험이 발생할 수밖에 없다. 그래서 위험 이득분석을 통해 허용가능한 수준의 위험임을 인지하고 이에 대하여 꾸준한 모니터링을 함으로써 여전히 잔여위험이 통제가능영역 내에 있음을 보장해야 한다.

이를 방지하고자 각 규제기관에서는 의료기기의 설계 및 개발 단계에서는 반드시 시판 전에 잔여 위험이 허용 가능한지를 확인하도록 요구하고 있다. 그러나 생산 및 생산 후에도 잔여 위험을 허용 가능한 수준으로 유지하고, 제품에 대한 요구사항이나 프로세스 모니터링에 대한 요구 사항을 충족하기 위해서는 관련 정보를 수집하고 분석하는 것이 무엇보다 중요하다. 왜냐하면 생산 및 생산 후 피드백에 대한 정보를 수집하고 분석하는 적절한 프로세스를 통해 바람직하지 않은 영향을 문제가 일어나기 전에 미리 감지할 수 있기 때문이다.

또한 환경호르몬, 석면, 방사능처럼 시장에 유통될 당시 기술수준으로는 위험성에 대하여 평가를 못하였을지라도, 꾸준한 모니터링을 통해 시간이 지나서라도 진보되어지는 기술로 위험성을 발견할 수 있도록 지속적 활동을 해야만 한다.

이러한 시판 후 감시 프로세스(Post Market Surveillance 이하 PMS)는 ISO 13485(의료기기 품질관리 시스템)에서의 요구하고 있는 "개선"에 대한 사항이니 ISO 14971(위험관리 시스템)에서 요구하고 있는 "안전"에 대한 사항과 관련성이 있으므로, PMS는 ISO 13485 및 ISO 14971과의 연동이 필요하다. PMS는 제조업체가 실제 의료 사용 데이터를 수집하여 모니터링을 수행하는 프로세스이다. 따라서 제조사는 이러한 데이터를 분석한 다음 제품 실현, 위험 관리, 규제 당국과의 커뮤니케이션 또는 제품 개선 등의 적절한 프로세스에서 PMS 정보를 활용해야 한다.

PMS 프로세스의 범위는 해당 의료기기에 대하여 그 용도에 적절하고 비례적으로 설정되어야 한다. 현재 PMS 프로세스에 대한 규격은 나와 있지 않으나 그에 준하는 ISO/TR 20416:2020(Medical devices-Post-market surveillance for manufacturers)에서 시판 후 감시 활동을 계획하고 실행하는 제조업체에게 지침을 제시하고 있다. 또한, 비단 제조업체에만 국한하는 것이 아니라 제품 수명 주기 전반에서 제조업체와 연결되어 있고 시판 후 감시 활동의 범주에 속하는 수입업체, 유통업체, 재처리업체 등 기타 조직도 이 문서의 지침을 활용하여 프로세스를 구축하는 기초로 사용할 수 있다.

ISO/TR 20416:2020은 [그림 5-1]과 같이 앞서 설명한 PMS에 대한 ISO 13485의 요구사항과 ISO 14971의 요구사항을 보완하고 있다.

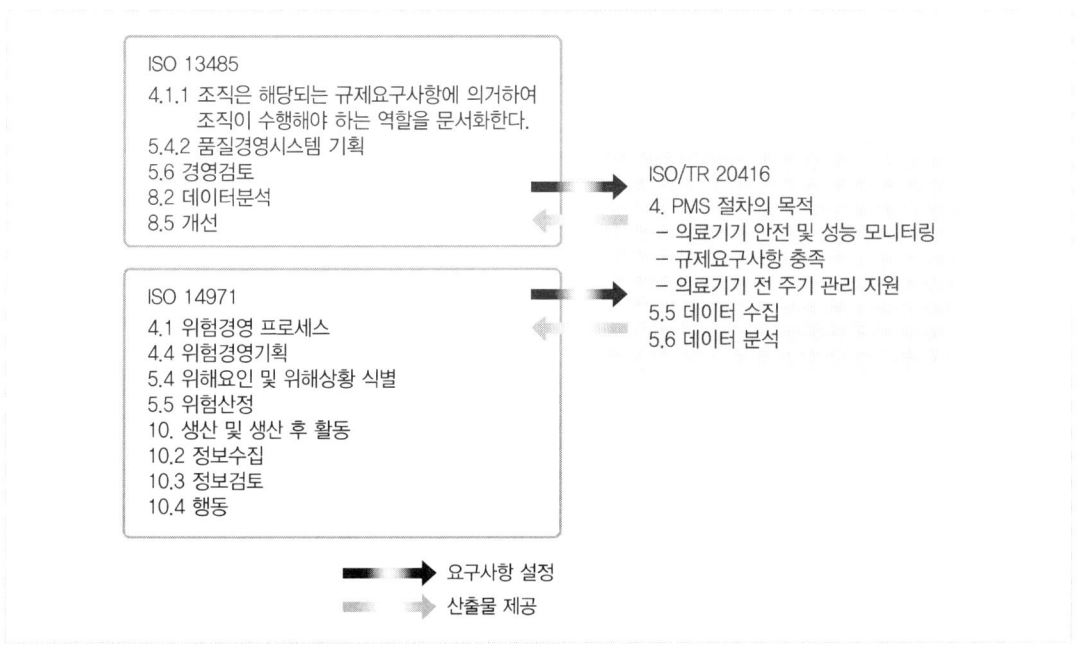

그림 5-1   ISO/TR 20416과 ISO 13485, ISO14971의 관계

[그림 5-1]에서 보다시피 ISO/TR 20416:2020은 PMS에 대한 지침을 제공하고 있지만, 앞서 설명한 바와 같이 규제적 요구사항에 대한 사항이 없으므로 강제성이 없는 한계가 있다.

따라서 이번 장은 ISO/TR 20416:2020을 기준으로 PMS를 설명하되, 규제적 요구사항은 [그림 5-1]과 연관된 ISO 13485와 ISO 14971에서 알아보자.

2. 범위

본 과정은 시판 후 감시과정에 대하여 의료기기 제조업체가 참고할 수 있도록 가이드를 제공하고자 한다. 본 과정에서 다루는 시판 후 감시 프로세스는 ISO 13485와 ISO14971에서 요구하는 사항을 참고하였기에 각 규제사항과 상충되는 부분은 없도록 하였다.

본 과정은 제조업체가 해당 의료기기에 적절한 데이터를 수집 및 분석하여 이를 피드백하는 프로세스에 대한 정보를 제공하며, 이를 사용하여 생산 후 활동을 경험할 수 있는 해당규제 요건을 충족하기 위해 사용할 수 있는 능동적으로 체계적인 프로세스를 설명하고자 한다.

본 과정은 제조업체가 해당 의료기기와 관련된 적절한 데이터를 수집하고 분석하며 피드백을 하는 프로세스를 구축하는 방법을 안내한다. 이를 통해 제조업체는 생산 후 활동을 관리하고, 해당 규제 요건을 충족하기 위해 능동적이고 체계적인 프로세스를 구현하는 방법을 설명한다.

기존 MDD에서 MDR로 변경됨에 따라 PMS에서 이야기하는 프로세스에 대한 요구사항이 많이 강화되었기에 이를 설명하고자 한다.

3. 용어 및 정의

앞서 설명하였듯이 ISO 13485와 ISO14971에서 요구하는 사항을 참고하였기에 기본적 용어의 정의는 ISO 13485와 ISO14971의 용어 정의를 따라가며, 추가적 단어는 다음과 같이 정의하였다.

① PMS : (Post-Market Surveillance) 시판 후 감시 시스템
② PSUR : (Periodic Safety Update Report) 정기 안전성 업데이트 보고서
③ PMCF : (Post-Market Clinical Follow up) 시판 후 임상 추적
④ SSCP : (Summary of Safety and Clinical Performance) 안전 및 임상성과 보고서 요약
　→ 이식형 기기와 CLASS 3에만 해당

① PRRC : (Person Responsible for Regulatory Compliance) 규제준수 책임자
② PMSP : (Post Market Surveillance Plan) 시판 후 임상조사계획
③ PMSR : (Post-Market Surveillance Report) 시판 후 감시 보고서
　→ CLASS 1 제조업체 해당

① GSPR : (General Safety and Performance Requirement) 의료기기에 대한 일반 안전 및 성능 요구사항
② Legacy device : MDR 제120조 제3항에 따라 MDR 적용일 이후 특정 조건이 충족될 경우 제120조 제3항에 규정된 전환 기간이 끝날 때까지 시장에 출시되는 기기
③ Leading device : 동일한 PSUR이 적용되는 기기 그룹의 "Leading device"는 가장 높은 위험 등급의 기기에 해당한다. 위험 분류가 동일한 여러 기기가 있는 경우 제조업체는 Leading device를 지정해야 한다.

4. 책임과 권한

경영자는 PMS 활동에 대한 책임과 권한을 명확히 정의하고 할당해야 하며, PMS 활동의 독립성과 역량을 갖춘 인적 자원을 적절히 배치하여야 한다. 여기서 말하는 역량을 갖춘 인적 자원이라 함은, 해당 직무에 대한 담당자를 단순 임명한다는 것에서 끝나는 것이 아니라 해당 업무를 수행하기에 적절한 근거가 제시가 되고 이를 바탕으로 담당자가 역량이 충분하다는 것을 증명해야 하며, 마지막으로 해당 자격을 유지하기 위한 지속적 행위(외부 교육 등)를 하고 있음을 증명할 수 있어야 함을 말한다.

PMS 활동은 앞서 PMS 계획에서 언급한 것처럼, 여러 팀의 의견을 반영해야 하기에 PMS 활동을 위한 팀을 구성하길 권장한다. PMS팀은 설계 및 개발, 위험 관리, 품질 보증, 불만 처리, 반품된 의료기기 분석, 제품 평가(임상 및 성능), 생산, 마케팅 및 판매, 규제, 서비스 등 다양한 분야의 전문가들로 구성될 수 있다. 팀 멤버의 수는 조직의 규모, 의료기기의 복잡성 및 인식된 위험 수준, 그리고 각 개인의 책임에 따라 다를 수 있다.

책임 할당과 필요한 역량 결정은 자원 할당 매트릭스를 기반으로 수립될 수 있다. 이 매트릭스는 〈표 5-1〉에 나와 있는 대로 개발될 수 있다. 조직은 필요에 따라 외부자원을 활용할 수도 있으며, 이 경우 해당 책임과 역할이 명확히 서면 품질 계약에 기록되어야 한다(ISO 13485:2016, 4.1.5 참조).

〈표 5-1〉 PMS 활동에 대한 책임과 역할

PMS 활동	담당 기능	능력
시판 후 감시 계획 개발 및 실행	조직관리	의료기기 및 그 용도, 의료기기와 관련된 임상/안전 사항 또는 조직의 시판 후 감시 프로세스
시판 후 조치	불만처리	불만처리 및 부작용 보고
데이터분석	통계	수집된 데이터의 분석에 필요한 정량적 통계방법
지속적인 임상 데이터 수집	임상 및 의료 업무	임상 평가 방법론, 정의된 임상 상황 및 병리
문헌 검색	정보 및 의료 서비스	데이터 마이닝 프로세스 및 방법론, 문헌 검색 및 정의된 임상 상황 및 병리
생산 데이터 수집	생산	제조 방법론 및 생산 부적합 프로세스
외부 전문가 의견	외부 의료 전문가 및 최종 사용자	임상 환경에서 의료기기의 사용 및 유용성
사용 중인 의료기기	영업 및 마케팅	임상 환경을 포함한 의료기기의 사용 및 유용성
시판 후 감시 계획 및 보고서 검토 및 승인	활동을 담당하는 정의된 모든 기능	담당하는 기능 영역 및 활동

최근 임상평가 자료를 비롯하여 사용적합성 자료에서도 임상학적 견해가 있는 담당자가 관여하기를 요구하고 있다. 해외, 특히 유럽의 경우 국민 인구수별 의사가 국내보다 많기 때문에 해당 자료에 대한 수급이 상대적으로 쉽다. 특히 MHRA(Medicines and Healthcare products Regulatory Agency)의 경우 2023년 기준 300명 중 100명이 의사다. 그래서 유럽의 경우 가장 쉬운 방법은 의사 이상의 전문가가 자료 작성에 참여해 주는 것이지만 국내 여건상 해당 요구에 대한 제조사들이 넘어야 할 허들이 높은 것은 사실이다.

CHAPTER 02 PMS

1. PMS의 목적

PMS에서 결과물로 출력된 자료는 다음과 같은 목적으로도 사용이 가능하다.
① 제품 실현에 대한 입력사항
② 위험경영에 대한 입력정보
③ 제품 요구사항에 대한 모니터링 및 유지관리를 위한 자료
④ 규제당국과의 의사소통 수단
⑤ 개선 프로세스에 대한 입력사항
　　※ 개선 프로세스에 대한 입력사항은 CAPA입력사항

PMS는 ISO13485 7장의 제품실현에서 제품실현입력에 이전 데이터를 입력하라고 명시되어 있다.

제조사는 ISO 13485의 조항 8 및 ISO 14971의 조항 10에 명시된 요구 사항에 따라 생산 및 생산 후 활동에서 데이터를 수집하고 분석하기 위한 하나 이상의 프로세스를 문서화해야 한다. 이러한 정보는 제품 실현, 위험 관리 프로세스, 품질 목표 달성 결정 또는 개선을 위한 기타 조치에 유용하게 사용될 수 있다.

PMS는 ISO 13485에 따라 의료기기와 관련된 새로운 개선 기회를 식별하고, ISO 14971에 따른 위험 관리 프로세스에 필요한 입력을 제공한다. 또한, 설계 및 개발 변경 프로세스에 대한 입력도 제공한다.

PMS의 주요 목적은 다음과 같다.

① 의료기기 안전성 및 성능 모니터링 : PMS는 피드백, 데이터 분석, 개선, 설계 및 개발 프로세스(위험 관리, 임상 평가 또는 성능 평가 포함)와 같은 품질 관리 시스템의 다양한 프로세스와 연계된다. 이를 통해 의료기기의 의도된 용도에 따른 안전성과 성능을 확인할 수 있다. 여기에서 말한 의료기기의 "의도된 용도에 따른 의료기기 안전과 성능에 대한 자료"는 MDR 부속서 1의 조항 GSPR 자료와 연결된다.

② 규제 요구 사항 충족 : PMS는 규제 요구 사항을 충족하기 위한 제안 및 방법을 제공한다. 여기에는 분석 및 검토를 통해 생산 및 생산 후 활동, 프로세스 및 제품 동향, 개선 활동에 대한 피드백을 통해 특정 경험을 얻기 위한 정보가 포함된다.

③ 수명 주기 관리 기여 : PMS는 최신 기술로의 진화 또는 대체 치료 절차와 같은 정보를 바탕으로 의료기기의 최신 여부를 판단할 수 있다. 이러한 정보는 설계 수정, 용도 변경, 새로운 의료기기 설계

또는 시장에서의 해당 의료기기 제거를 초래할 수 있다. 또한, 새로운 시판 승인 또는 차세대 의료기기에 활용될 수 있는 실제 데이터를 생성할 수 있다.

[그림 5-2]는 품질 관리 시스템에서 설명하고 있는 시판 후 감시의 위치와 다른 프로세스와의 관계를 표현한 것이다. 참고로 [그림 5-2]는 "ISO 13485:2016 의료기기 – 실무 가이드"인 ISO/TC210에서 설명한 그림 4의 단계 Ⅰ 및 Ⅱ를 보다 자세히 표현한 것이다.

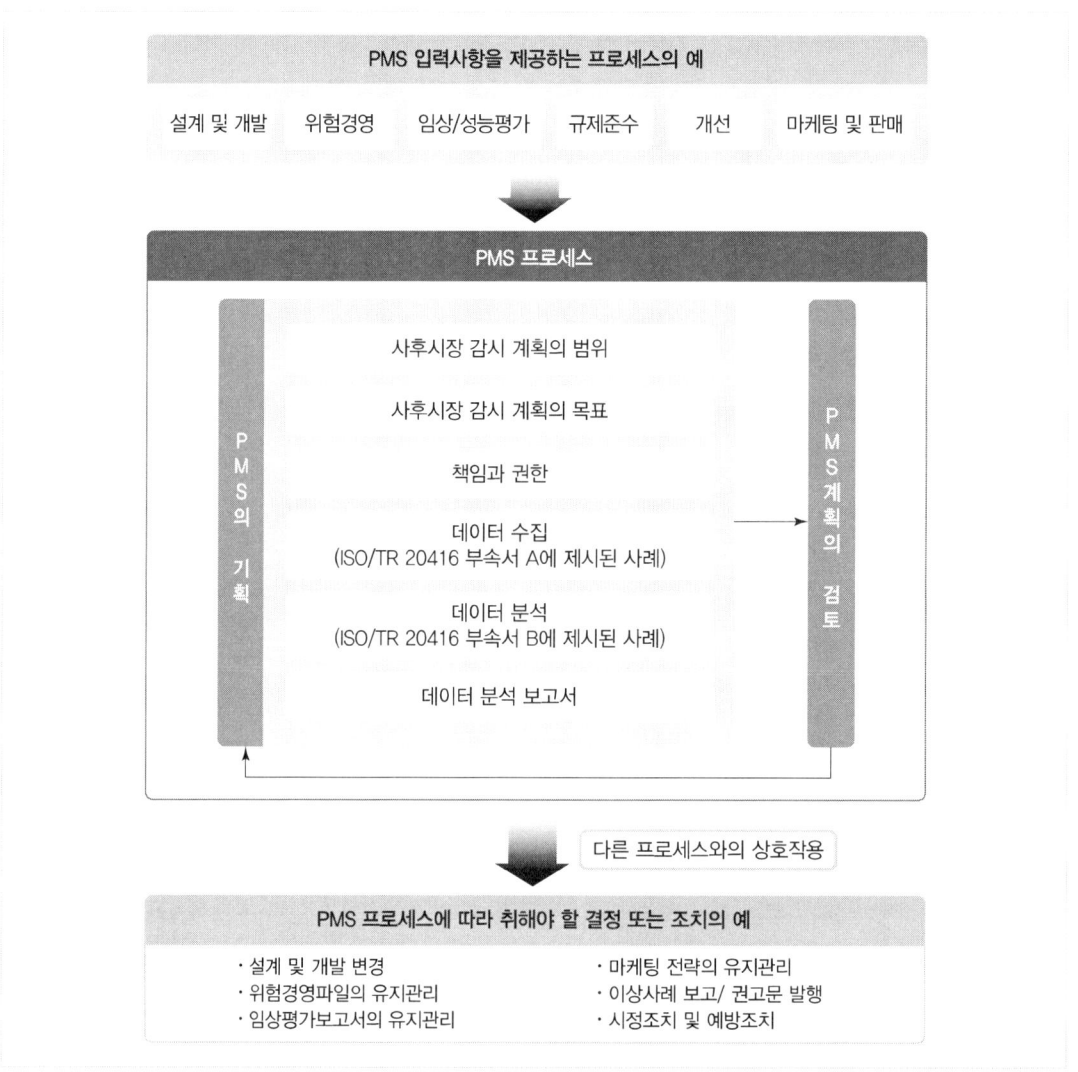

그림 5-2 PMS 프로세스의 흐름

여기서 주의해야 할 사항은 "기획"과 "계획"의 차이이다. 기획(Planning)은 장기적이고 전략적 측면을 다룬다면, 계획(Plan)은 구체적인 단기적 행동계획이나 일정을 의미한다.

2. PMS 계획

PMS 계획(PMS plan 이하 PMSP)은 제조사가 수명주기 전반에 걸쳐 의료기기 사용에서 관련 데이터를 적극적으로 수집하고 분석하려는 방법을 정의한다. 그림 2는 시판 후 감시 프로세스가 품질 관리 시스템의 다른 프로세스와 어떻게 상호 작용하는지 간략하게 설명하고 있다.

제조사는 시판 후 감시 활동이 문서화된 방법에 따라 수행되고 그러한 활동의 결과가 평가되어 최고 경영진에 보고되고 평가되도록 보장해야 한다. 여기에서 말한 "최고경영진에게 보고되고 평가된다"라는 사항은 ISO 13485에서 요구되는 경영검토 입력사항과 연결된다.

PMSP는 의료기기를 최초로 시장에 출시하기 전에 계획되어야 하며 제품 수명주기 동안 필요에 따라 업데이트되어야 한다.

PMSP에 대하여 다음과 같은 사항을 문서화에 포함시켜야 한다.

① PMSP의 범위
② PMSP의 목적
③ 책임과 권한
④ 데이터 분석
⑤ 데이터 수집
⑥ 데이터 분석에 대한 보고
⑦ PMSP 검토

MDR인증을 준비하는데 있어 가장 어렵고 문제점으로 거론되는 부분이 위에 언급한 "책임과 권한"이다. PMS 전반에 문서화MDR에서 새로이 요구되어지는 자격에는 사용적합성 평가자, 리스크평가자, 임상평가자 등이 있다. PMSP를 비롯하여 모든 절차 및 문서화를 하는데 있어 해당 자격을 단순 부여하는데 끝이 아니라 해당 자격을 부여하는데 적격성을 보장해야 한다. 임명한다고 끝나는 것이 아니라 무슨 근거로 요건을 충족하여 해당 자격을 득했으며, 자격을 유지하기 위한 지속적인 행동을 무엇을 하는지 증명해야 한다.

PMSP는 품질 관리 시스템 내의 하나 이상의 문서에 포함되어야 하며, 시판 후 감시 활동을 포함하는 다른 문서 또는 절차에 대한 참조를 포함할 수 있다.

PMSP는 품질팀 혹은 인증팀 단독이 아닌 제조사의 여러 팀 의견을 반영하여 작성해야 한다.

3. PMS 계획의 범위

PMS 계획의 범위는 의료기기 유형에 따라 다르기 때문에 다음과 같은 사항을 고려하여 PMS 계획의 범위를 정의해야 한다.

① 부속품을 포함한 의료기기 유형 또는 의료기기 제품군
② 해당 규제당국의 조건에 따른 등급분류
③ 해당 의료기기가 유통되는 지역

④ 의료기기의 예상 수명, 의료기기의 예상 사용 횟수 또는 사용 빈도수(일회용 대 재사용 가능한 기기)
⑤ 의도된 사용목적 및 용도
⑥ 임상 데이터를 포함하여 해당 의료기기의 안전성 및 성능과 관련된 이용 가능한 데이터
⑦ 최신 기술과 관련된 제품 및 기술 성숙도에 관한 수명주기 단계

이러한 사항들을 고려하고 PMS계획의 범위를 적절하게 지정함으로써 도출된 정보는 생산 후 안전과 성능을 확인하기에 충분해야 한다.

4. PMS 계획의 목적

의료기기의 생애주기 동안 설계, 개발, 검증 및 검증 활동의 범위와 관계없이 항상 안전성과 성능에 대한 불확실성이 존재한다. 시장에 출시된 후 PMS 계획의 주요 목적은 새로운 관련 정보를 수집하고 분석하여 확인된 불확실성을 줄이고자 하는 것이다. 이 계획은 의료기기의 생애주기, 사양, 사용목적 또는 적용의도, 다양한 규제당국의 요구 사항과 관련하여 감시 활동의 목표를 설정한다. 이를 위해 제조사는 수집할 정보의 유형과 적절성을 식별하여야 한다. 이는 의료기기의 안전성과 성능과 관련된 다양한 측면을 다루며, 유용성, 라벨링, 시장 수용도, 사용자 피드백 및 기타 개선 기회를 포함할 수 있다. 제조사는 PMS 계획의 목적을 정의할 때 제조사는 관련 측정 가능 기준, 경고 및 조치 수준을 적절히 설정해야 한다.

다음 〈표 5-2〉는 PMS 목표를 세우는데 도움이 될 만한 질문들의 예시이다.

〈표 5-2〉 PMS 목표설정에 대한 질문들의 예시

의료기기 또는 유사한 의료기기에 대해 새로운 위험 또는 위험 상황이 식별되었거나 위험 허용 범위가 변경되었는가?	가능한 피해 원인을 나타내는 특정 의료기기 오작동에 대해 상당한 증가/감소 추세를 식별할 수 있는가?
의료기기의 오용이 발생했는가?	예상 수명이 정확한가?
의료기기가 중장기 임상 사용 후 사용자의 요구를 충족하는가?	사용자/환자 교육을 통해 오작동 가능성을 줄일 수 있는가?
의료기기 또는 이와 유사한 의료기기에 예상치 못한 부작용이 있는가?	서비스/유지보수 결함으로 인해 오작동이 반복되는가?
의료기기에 개선이 가능한 부분이 있는가?	사용자가 사용성 문제를 경험했는가?
의료기기의 설계 및 개발 이후 최신 기술이 변경되었는가?	유익성-위해성 분석에 영향을 미치는 의료기기 오작동이 있는가?
의료기기 이식 시 환자의 평균 연령이 의료기기 수명에 영향을 미치는가?	치료가 환자의 삶의 질에 어떤 영향을 미치는가?
의료기기의 의도된 사용에 대한 안전성과 유효성을 보장하기 위해 적응증이나 금기증이 적절한가?	

이를 바탕으로 〈표 5-3〉에서는 보다 구체적인 예를 제공한다. 〈표 5-3〉에 제시된 예는 상황에 따라 PMS 계획의 목표가 어떻게 적용될 수 있는지 보여준다.

〈표 5-3〉 상황에 따른 PMS계획의 목표 예

입력과정	상황	PMS 계획에 대한 실현가능목표
설계 및 개발	최근 인증을 받은 의료기기	조직이 정의한 제한된 기간 동안 기존 의료기기보다 더 자주 안전성과 성능을 모니터링하다. 임상 평가, 전임상 연구 및 위험 관리 프로세스 간의 연결이 강력하고 투명하도록 보장하다.
위험관리	획기적인 수술 기법에 따라 외과의사가 의료기기 이식을 수행할 수 있도록 특별히 개발된 수술 도구의 상용 출시. 수술 도구 자체는 시중에 판매되는 다른 수술 도구와 유사한 위험 프로필을 가지고 있다.	의료기기에 대한 외과 의사의 만족도와 수술 도구를 사용하여 수술 기술을 안정적으로 수행할 수 있는 능력을 특성화하기 위해 의료기기의 안전성, 성능 및 유용성을 계속 모니터링하다. 임상 평가와 위험 관리 프로세스 간의 연결이 강력하고 투명하도록 보장하다.
임상평가/성능평가	의료기기의 단기적인 안전성과 성능을 확립하기 위해 임상 조사가 수행된 이식형 의료기기이다. ISO 14155:2019 및 ISO 20916(체외 진단 의료기기용)도 참조하세요.	PMCF 연구의 일부일 수 있는 임상적 이점을 포함하여 의료기기의 장기적인 안전성과 성능에 대한 정보를 얻으십시오. 알려진 또는 의심되는 부작용의 유병률을 확인하다.
규제	사용자 정보에 따르면 기존 의료기기가 사용 지침에 포함되지 않은 적응증에 사용되고 있는 것으로 나타났다.	이 문제를 추가로 조사하려면 회사 피드백 절차를 호출하십시오. 사용 확산에 대한 데이터를 수집하고 현재 임상 데이터가 새로운 사용을 뒷받침하는지 평가하다. 기술 문서 업데이트, 새로운 용도와 관련된 위험 평가 등 기타 조치가 필요한 것으로 간주될 수 있다.
개선	의료기기는 이미 수년 동안 시장에 나와 있으며 수명 주기의 성숙 단계에 있다.	의료기기에 대한 사용자의 지속적인 만족도와 최신 기술의 발전을 모니터링하다. 개선을 위한 피드백을 얻다. 반드시 안전 및 성능 문제와 관련이 있는 것은 아닙니다.
마케팅과 판매	한 조직에서 병원뿐만 아니라 가정환경에서도 사용할 수 있는 기존 의료기기를 판매하려고 하다.	적절한 사용성 데이터가 수집되고 있는지, 의료기기가 의도된 용도를 확장하기 전에 대상 환자 모집단의 가정에서 사용하기에 적합한지 확인하십시오. 지역사회 간호사, 일반의 등 새로운 이해관계자를 데이터 소스로 고려하세요.

추가로, ISO/TR 20416 부속서 C에 따르면 이러한 상황의 목표를 포함한 다양한 유형의 의료기기에 대한 PMS 활동에 대한 예가 설명되어 있다.

CHAPTER 03 데이터 수집

1. 데이터 소스

　PMS 데이터 소스에 대한 선택과 문서화를 하는 것은 조직의 책임이기 때문에 PMS 계획 내의 목표와 밀접하게 관련된 신뢰할 수 있는 데이터 소스를 선정해서 문서화해야 한다. 데이터의 품질과 무결성은 데이터의 신뢰성을 보장하는 중요한 요소이며, 데이터를 분석하기 전에 고려되어야 하기 때문에 다양한 이해관계자들(예 의료기기 유통업체, 의료기기 수입자, 의료 전문가, 환자 등)과 의료기기 사용 상황을 고려해야 한다.

　예를 들어, 검증되지 않은 소셜미디어나 공공미디어와 같은 비과학적 데이터 소스를 기반으로 데이터를 수집하면 과잉 반응을 초래할 수 있다. 따라서 PMS 계획의 일환으로 데이터와 데이터 소스를 평가하는 것이 필요하다.

　데이터 수집은 반응적 활동만이 아니라 적극적 활동 역시 이루어져야 한다. 수집된 데이터는 의료기기의 위험과 경험, 의도된 용도, 관련 기술과 비례해야 하며 이를 통해 안전 및 성능 문제를 조기에 식별할 수 있다.

　하기 〈표 5-4〉와 같이 ISO/TR 20416:2020의 부속서 A에는 고려할 수 있는 데이터 소스의 예시가 정리되어 있지만, 모두 나열되어 있지 않아 부속서 A만으로 데이터소스를 한정 짓기엔 충분치가 않아 명시된 예만으로 국한하지 않는다. 또한 몇몇 부속서 A에서 설명하는 데이터 소스 중 몇몇 소스는 목표를 달성하는 데 필요하지 않을 수 있다. 추가적 참고자료로서 GHTF/SG3/N18의 부록 B에는 특정 데이터 소스에 대한 추가적인 지침이 포함되어 있다.

〈표 5-4〉 ISO/TR 20416:2020 부속서 A 데이터 출처 예시

규제 당국에서 제공하는 부작용 및 권고 공지에 대한 공개적으로 접근 가능한 데이터베이스	유지 관리(예방 유지 관리/교정 유지관리 및 수리/개조 포함)
설치	자사로 반품된 의료기
이식재	의료기기에 대한 기록
시판 후 감시 임상 추적 연구	통제된 조건의 시장출시단계
사용자 교육	권고문
과학적 문헌	규제 당국의 시장 감시 활동과 관련 출판물 및 권장 사항
제조사에 보고된 부작용을 포함한 불만사항	컨퍼런스 및 박람회
규제요구사항, 스탠다드, 가이던스, 모범사례	소셜미디어

대중매체	의료기기 유통 및 추적관리
완제품관련 최종 품질 정보	내부/외부 심사
경쟁사 관련 시장/고객 접수사항	고객 선호도 관련 시장/고객 접수사항
의료계 전문가 의견 관련 시장/고객 접수사항	해당 의료기 사용해 본 환자그룹 의견
제품교육에 대한 피교육자 반응	

2. 데이터 수집방법 정의

PMS 데이터 소스에 대한 선택과 문서화수준을 정하였다면, 해당 소스에서 데이터를 수집하는 방법을 설정해야 한다. 때로는 데이터 소스의 이름 자체가 데이터 수집 방법을 이미 포괄하는 경우도 있기 때문에 수집방법을 굳이 고민하지 않아도 되는 경우가 있다.

일반적으로 데이터 수집 방법은 데이터 수집 주기에 따라 능동적(적극적) 데이터 수집 방법과 수동적(반응적) 방법으로 나눌 수 있다. 적극적(사전적) 방법은 데이터를 수집하는 기간을 주기적으로 설정하지 않고 필요에 따라 그때그때 이벤트성으로 자료를 수집해오는 것을 말한다.

〈표 5-5〉 능동적 데이터 수집방법

능동적 데이터 수집방법
• 서면 또는 전자 설문 조사 또는 설문지 • 사용자 인터뷰 • 문헌 검색 • (이식형의 경우) 의료기기 등록부 사용 • 시판 후 임상적 후속 연구(또는 시판 후 성과 후속 연구, IVD) • 규제 기관에서 공개한 리콜 정보 및 기타 정보

반면에 수동적(반응적) 방법은 정해진 기간 동안 데이터가 이미 저장된 후에 이루어지는 방법이다. 이 방법은 데이터베이스에서 주기적으로 데이터를 추출하거나 데이터베이스에서 일정 기간 동안의 기록을 검색하는 것과 같은 활동을 포함한다.

물론, 이는 일반적인 접근법에 불과하며 실제 데이터 수집 방법은 경우에 따라 달라질 수 있다.

〈표 5-6〉 수동적 데이터 수집방법

수동적 데이터 수집방법
• 불만시항 검토(사고보고서 포함) • 의료 전문가의 자사로부터 요청되지 않은 객관적 관찰 사항 또는 조직의 영업 및 마케팅 팀원의 관찰 사항 검토 • 서비스 보고서 또는 유지 관리 보고서 검토 • 규제당국으로부터의 요구사항 적합성 통보 검토

적절한 데이터 수집 방법을 선택하기 위해 제조사는 다음과 같이 몇 가지 중요한 특성을 고려해야 한다.
① 데이터 분석방법(예 정성적 또는 정량적(통계적), 설명적, 전사, 체계화)
② 의료기기 사용에 따른 표본의 크기
③ 데이터 분석 방법에 대한 목표(예 원인 확립, 아이디어 탐색, 어떤 일이 어디에서 발생하는지 식별)

데이터를 수집하는 기간은 제조사에서 정하며, 이 기간은 PMS 계획의 목적과 일치해야 한다. 이 기간 동안 수집된 정보는 PMS가 이루어지는 의료기기와 그 용도에 적용 가능해야 한다.

예를 들어, 과거 데이터를 고려할 때 조직은 선택한 기간 범위가 최신 기술에 적합한지를 검토해야 한다. 데이터 수집 기간은 각 데이터 소스의 특성에 따라 달라질 수 있으며, 충분한 관련 데이터를 수집할 수 있어야 한다.

3. 데이터 수집 프로토콜 개발

데이터 수집 프로토콜을 개발하는 것은 데이터 수집 방법을 문서화한 후에 이어지는 중요한 단계이다. 의료기기의 특성에 따라 하나의 데이터 수집 방법만을 고수할 것이 아니라 여러 데이터 수집 방법을 조합할 수 있음을 고려해야 한다.

프로토콜은 수집된 데이터의 일관성을 보장하기 위해 필요한 모든 단계를 자세히 설명해야 한다. 선택한 데이터 수집 방법의 장단점을 고려하여 프로토콜을 설계해야 한다. 이 프로토콜은 시판 후 임상 후속 연구 계획 등 다른 문서에 포함될 수 있다.

프로토콜을 개발할 때 고려해야 할 중요한 측면은 다음과 같다.
① 데이터 수집이 완료되고 관리되는 방법
② 데이터가 기록되는 방법과 기록자
③ 데이터가 모니터링되고 업데이트되는 방법
④ 데이터 무결성과 품질을 보장하는 방법
⑤ 데이터 무결성과 품질에 대한 책임자

프로토콜을 개발할 때 고려해야 할 사항 중 매우 중요한 요소는 바로 데이터의 무결성을 유지하는 것이다. 의도했든 의도치 않았든 PMS데이터의 무결성이 훼손되었다는 것이 규제당국으로부터 확인되면 인증 취소까지 갈 수 있는 매우 중요한 사항이다.

CHAPTER 04 데이터 분석

1. 개요

많은 제조사에서 데이터 분석을 데이터 취합의 수준에서 마무리하는 경우가 많이 있다. 데이터 분석이라 함은 단순 데이터를 취합에서 마무리 짓는 것이 아닌, 현상의 원인파악을 하기 위한 데이터로부터의 유의미한 결론에 도달해야 한다. 그렇기 때문에 데이터 분석에서 원인과 결과에 대한 방향을 잘못 잡게 되면 결과가 엉뚱한 방향으로 갈 수 있다. 즉, 상관관계와 인과관계를 혼동하는 실수를 범할 수 있게 된다.

예를 들어 여름 날씨와 아이스크림 판매량에 대한 데이터를 수집하는데 날씨가 더울 때 아이스크림의 판매량이 급증했다는 결과를 도출했다고 하자. 여기서 인과관계와 상관관계를 잘못 해석하면 아이스크림이 많이 판매될수록 날씨가 더워진다는 결과가 나올 수 있게 되는 것이다.

다양한 데이터 분석 방법은 정량적 기술을 포함하여 다양한 장점과 한계를 갖추고 있다. 이러한 방법들은 데이터 분석의 목적과 기본 데이터의 특성에 따라 선택되어야 한다.

분석 방법의 가능성은 정성적 데이터 분석부터 설명적 그래픽 방법(예 히스토그램이나 추세 차트)을 포함한 정량적 평가, 그리고 통계적 프로세스 제어 방법을 사용한 정교한 분석에 이르기까지 다양하다. 분석 방법을 선택할 때는 기술과 관련된 가정들이 데이터의 품질과 관련이 깊기 때문에 중요한 요소이다.

또한, 통계적 방법의 선택은 데이터의 분포 특성에 따라 달라진다. 예를 들어, 데이터가 정규 분포를 따르는지 포아송 분포를 따르는지를 고려해야 한다.

PMS 계획의 일환으로 데이터 분석에 사용될 방법은 데이터 수집을 시작하기 전에 명확히 정의되어야 한다. 이는 분석의 목표를 충족시킬 수 있는지를 확인하기 위한 중요한 단계이다.

2. 데이터 분석 계획에 대한 고려 사항

의료기기의 데이터 분석은 다양한 요소를 고려하여 진행해야 한다. 각 의료기기는 그 사용 목적과 환자 집단에 따라 특성이 다를 수 있으므로 적합한 데이터 분석 방법을 선택하는 것이 중요하다. 예를 들어 특정 의료기기의 경우 사용 시간, 가동 중지 시간, 환자 집단의 특성 등을 분석하여 그 성능과 안전성을 평가할 수 있다. 그렇기 때문에 데이터 분석 방법을 선택할 때는 몇 가지 중요한 근거를 고려해야 한다.

첫째, 사용할 매개변수와 기준 값이 어떻게 정의되었는지 명확히 해야 한다. 예를 들어, 전기 의료기기의 가동 중지 시간을 분석할 때는 가동 중지 이벤트의 정의와 그 기준 값을 설정해야 한다.

둘째, 데이터 분석 기간은 조직의 목표와 의료기기의 특성에 따라 설정되어야 한다. 일부 의료기기는 단기간 사용 후의 위험이 크지 않지만, 다른 기기는 장기간 사용 후의 위험을 분석해야 할 수 있다. 따라서 데이터 분석 기간은 이러한 위험에 비례하게 설정되어야 한다.

셋째, 데이터의 양과 유형은 분석 방법을 결정하는 데 중요한 요소이다. 대규모의 시판 후 감시 데이터가 있는 경우, 복잡한 통계적 분석이 필요할 수 있다. 그러나 데이터가 제한적인 경우에는 좀 더 간단하고 직접적인 방법을 고려할 수 있다.

마지막으로, 선택한 데이터 분석 방법과 결과를 문서화하는 것이 매우 중요하다. 이 문서화 과정은 후속 조치를 계획하고 의사 결정을 지원하는 데 필수적이다.

요약하자면, 의료기기의 다양한 매개변수를 분석하고 그 기준 값을 설정할 때는 명확한 근거를 기반으로 해야 하며, 데이터 분석 기간과 방법은 의료기기의 특성과 위험에 따라 적절히 설정되어야 한다는 것이다.

3. 데이터 분석 방법

선택된 데이터 분석 방법은 수집된 데이터의 종류에 따라 크게 달라진다. 예를 들어, 고객 커뮤니케이션 내에서 발생한 불만사항을 분석할 때는 학술지에서 보고된 내용과는 다른 접근 방식이 필요할 수 있다. 또한, 공청회나 미디어/언론 출판물에서 얻은 데이터는 국제 표준을 준수하여 테스트한 결과와 다르게 분석될 수 있다.

데이터 분석 방법을 선택할 때는 요청된 분석 결과의 형식도 고려해야 한다. 예를 들어, 시판 후 조사에서 요구하는 결과의 표현 방식이나 객관적인 표현을 유지하는 것이 중요하다. 따라서 적절한 데이터 분석 방법을 선택하는 것이 중요하다. 이는 데이터의 출처와 종류, 그리고 분석 결과를 효과적으로 전달하고 의사결정을 지원하는 데 도움이 된다.

데이터 분석 방법의 선택은 크게 해당 데이터가 정량적 데이터인지, 정성적 데이터인지부터 방법에 대한 차이가 결정된다. 즉 측량 가능한 데이터인지 아닌지에 따른 방법의 차이가 결정된다는 것이다.

우선 정량적 방법에는 평균, 중앙값, 최빈값, 백분율, 빈도, 범위 등의 기술 통계가 포함된다. 이 외에도 상관관계, 회귀 분석, 분산 분석 등의 추론 통계도 일반적인 정량적 방법으로 사용된다.

반면에 정성적 방법에는 내용 분석, 내러티브 분석, 담론 분석, 근거이론 등이 포함된다. 이 방법들은 데이터의 내용과 문맥을 이해하고 해석하는 데 중점을 둔다.

이외로 반정량적 방법이라 하는 정량적 방법과 정성적 방법의 특성을 모두 활용하는 방법도 있다. 예를 들어, 불만사항 데이터를 분석할 때는 먼저 정성적 분석을 통해 주요 주제와 패턴을 파악한 후, 이를 바탕으로 정량적 데이터를 추출하거나 정량적 지표를 계산할 수 있다. 또한, 검토를 거친 과학 문헌 데이터는 정량적 방법과 정성적 방법을 결합하여 분석할 수 있다. 예를 들어, 출판된 임상 연구의 메타 분석에서는 다양한 연구 결과를 통합하여 통계적으로 요약하는 정량적 방법과 연구 결과의 내용적 패턴과 품질을 평가하는 정성적 방법을 함께 사용할 수 있다.

마지막으로, 선택한 데이터 분석을 했다고 끝나는 것이 아니라 해당 방법이 데이터의 신뢰성과 시장에서의 대표성에 어떻게 영향을 미치는지에 대한 모든 고려 사항까지 문서화되어야 한다. 이는 분석 결과의 해석과 의사 결정 지원에 중요한 역할을 한다.

4. 데이터 분석 예시

(1) 트렌드 분석

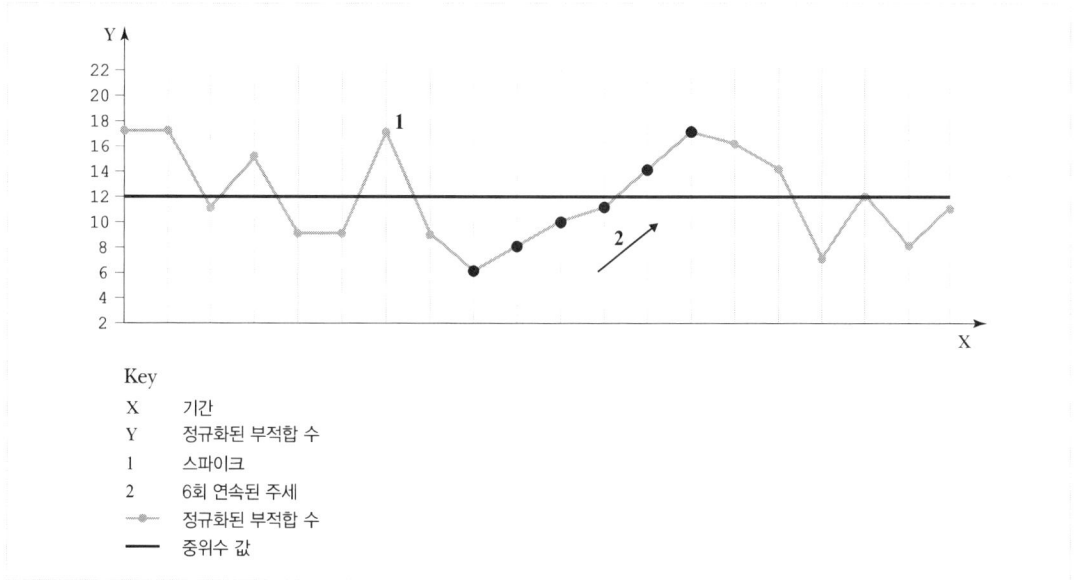

그림 5-3 트렌드 분석 예

과거에는 합격인지 불합격인지, 타 업계에서는 일탈이란 표현을 사용하여 정상 범주에 들어오는지 아닌지를 구분하는데 그쳤다. 트렌드 분석이란 이와 같이 정상 범주를 벗어나지 않았다고 해도 연속되는 추세를 분석하여 정상 범주를 벗어나기 이전에 방지하는 것을 포함하는 정의이다

트렌드 분석은 데이터 패턴을 분석하여 특정 기간 동안의 변화를 식별하고, 이를 통해 추가적인 결정을 내리는 과정이다. 과거 데이터는 일종의 기준선 역할을 하는데, 예를 들어 품질 관리나 위험 관리에서 경고 및 조치의 기준을 설정하는 데 사용될 수 있다.

트렌드 분석은 동일한 특성에 대해 수집된 데이터를 일정 기간 동안 지속적으로 모니터링해야 한다. 이를 통해 세 가지 주요 유형의 변화를 식별할 수 있다.

① 갑작스러운 이상치나 스파이크 : 데이터에서 예상치를 크게 벗어나는 이벤트를 의미한다. 예를 들어 새로운 값이 이전 평균값의 세 배 이상 차이가 나면, 이는 이상치의 가능성이 높다고 판단된다.

② 상당한 추세 : 데이터가 시간이 지남에 따라 일관되게 증가하거나 감소할 때 나타나는 변화이다. 이는 반복적인 편차를 의미하며, 이전 값들의 기록에서 지속적으로 벗어나는 경향이 있다.

③ 주기적인 변화 : 데이터가 특정한 주기나 이벤트의 영향을 받을 때 나타나는 변화이다. 예를 들어, 여름휴가나 예산 기간 종료와 같은 일정 이벤트가 데이터에 순환적인 효과를 줄 수 있다.

추세를 파악하기 위한 기간은 데이터의 순환적 효과를 감지하고 비교할 수 있을 만큼 충분히 길어야 한다. 예를 들어, 올해 1분기와 작년 1분기를 비교하면서 해당 기간 동안의 변화를 평가할 수 있다. 이와 같은 추세 분석은 통계적 공정 관리에서도 유용하게 사용되며, 연속 6회의 일반 규칙과 같은 도구를 활용하여 데이터의 지속적인 변화나 표류를 감지하고 분석하는 데에 도움이 된다.

(2) 막대형 그래프

막대형 그래프는 현상의 빈도 분포를 직관적으로 표현하는데 사용된다.

다음 [그림 5-4]의 막대형 그래프는 3가지 의료기기에 대한 고객불만의 빈도에 차이를 확인하고자 하는 목적을 지닌 그래프를 예시로 들었다.

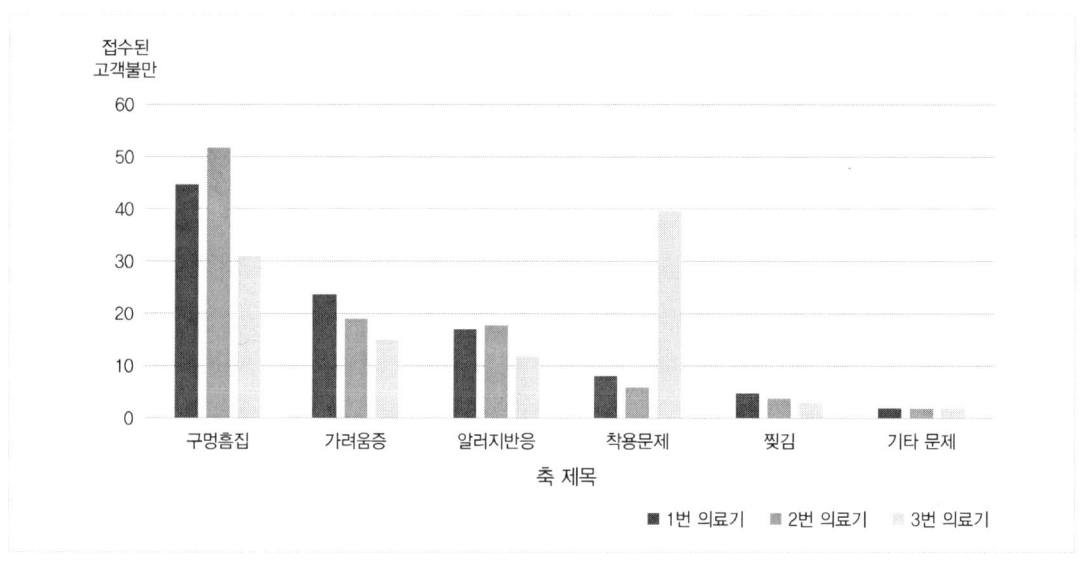

그림 5-4 막대형 차트 분석 예

(3) 파레토그래프

파레토 분석은 관련 데이터를 발생 순서대로 나열한 또 다른 유형의 막대 차트이다. 대부분의 경우 원인의 20%가 전체 문제의 80%를 생성한다는 가정에 근거한다는 이론에서 출발한 그래프이다.

시스템 관리에 투입할 수 있는 재화(인적자원 등)가 한정된 경우 효과가 높은 원인에 한정된 재화를 집중하여 먼저 문제를 해결하기 위한 전체적 분포를 보는 데 도움이 된다.

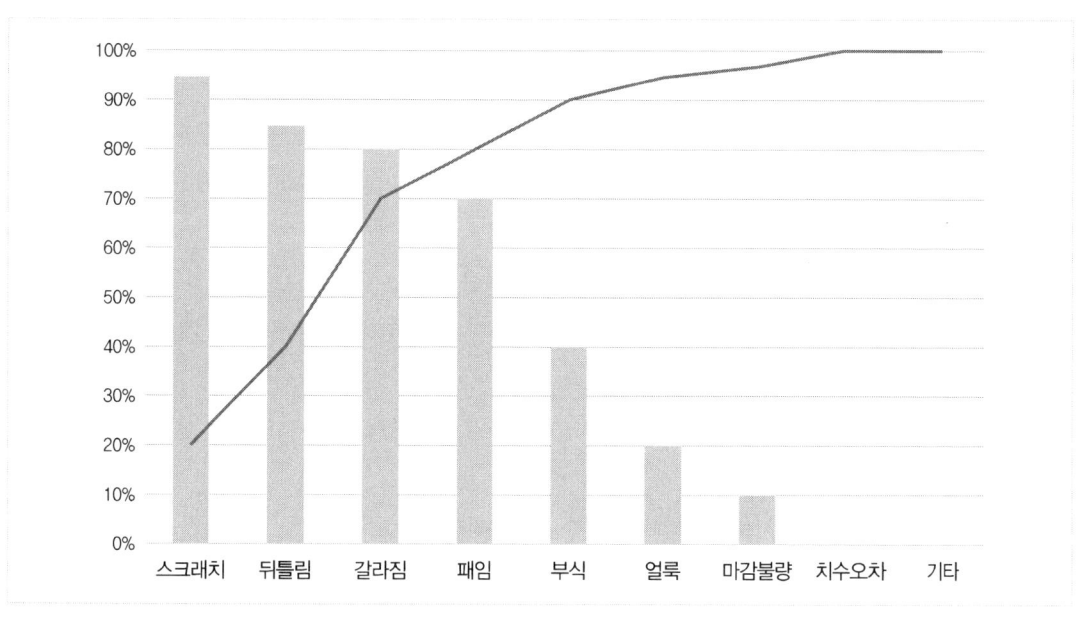

그림 5-5 파레토그래프 분석 예

5. 데이터 분석 보고서

데이터분석에 대한 계획이 수립되었다면 모든 결과와 결론이 도출된 요약된 보고서를 작성해야 한다. 다음은 데이터분석보고서에 첨부되어야 할 내용의 예시이며, 이에 국한하지 않는다.

① 요약 : 보고서 식별 정보 및 조직 정보를 포함한다.
② 의료기기에 대한 배경 정보 : 의료기기 식별 정보, 의료기기에 대한 간략한 설명 및 상업 정보, 의료기기의 예상수명
③ 수집된 PMS 데이터의 개요
④ 보고된 데이터의 분석 및 평가
⑤ 평가된 사항에 대하여 앞으로 권장하는 취해야 할 조치
⑥ 이득/분석 결정에 대한 결론

PMS 보고서는 시판 후 소사 계획에서 설정된 질문에 답변하는 방식으로 작성되어야 한다. 이 보고서는 사용된 데이터 분석 방법을 반영하며, 특히 통계적 정량적 방법을 사용할 경우 유의성과 신뢰구간 같은 의사결정 기준을 명확히 식별해야 한다.

PMS 보고서는 PMS 계획에 문서화된 목표를 충족한다는 증거를 제시해야 한다. 이는 수집된 데이터가 계획된 활동의 범위 내에서 어떻게 사용되었는지를 명확히 보여주어야 한다.

보고서에는 사용된 원본 데이터의 위치와 분석 참조가 포함되어야 하며, 분석에 참여한 개인의 기록도 함께 제공되어야 한다. 이는 보고서의 신뢰성과 투명성을 보장하는 중요한 요소이다.

세부 정보의 수준은 해당 의료기기의 위험 등급과 관련 규제 요구에 따라 조정되어야 한다. 보고서에는 PMS 활동의 상태에 대한 결론과 데이터 분석 결과를 기반으로 한 권장 사항이 포함되어야 한다.

PMS 보고서와 관련된 근거 기록은 제조사의 품질시스템에 의한 '품질 기록'으로 취급되어야 하며, 이에 맞춰 관리되어야 한다. PMS 데이터를 체계적으로 검토하기 위한 기간은 PMS 계획에 명시되어야 하며, PMS 보고 기간에 대한 규제 요건을 준수해야 한다.

PMS 보고서는 임상 연구, 설문 조사, 문헌 검색 등과 같은 사전 시판 후 감시 활동의 일환으로 계획되며, 이는 내부 프로세스나 외부 규제 요구에 의하여 기간이 결정될 수 있다. 이러한 기간은 의료기기의 위험 수준, 의도된 용도, 관련 기술, 그리고 유사한 제품의 시판 후 감시 경험에 따라 결정되어야 한다. 기간을 결정할 때 추가적으로 고려해야 할 요소는 위험과 경험 수준에 맞춘 데이터의 신뢰성과 대표성을 보장하는 것이다.

PMS 보고서는 해당 의료기기의 등급에 따라 PSUR, PMSR로 나뉜다.

기본적으로 PSUR의 요구사항을 설명한 MDCG 2022-21(GUIDANCE ON PERIODIC SAFETY UPDATE REPORT)을 기준으로 PMS보고서를 설명하되, 추가적인 부분에서 PMSR을 별도 설명하도록 하겠다.

CHAPTER 05 PSUR

1. PSUR의 정의

정기 안전 업데이트 보고서(이하 PSUR)는 의료기기 규정(MDR) 2017/745의 86조에 따라 도입되었다. 이 보고서는 클래스 IIa, IIb, Ⅲ 등급의 의료기기 제조업체가 시장에 출시한 기기들의 시판 후 모니터링 데이터를 체계적으로 검토하고 평가하여 요약하는 보고서이다. 보고서는 주로 기기 유형과 출시 시간에 따라 다양한 기기들의 시판 후 경험을 종합하고 분석한 결과와 결론을 포함한다. 이 보고서는 제조업체가 MDR 86조에서 요구하는 법적 의무를 준수할 수 있도록 돕는 주된 목적을 가지고 있으며, PSUR 작성 및 업데이트 시 품질 관리 시스템을 조정할 수 있는 충분한 시간과 유연성을 제공해야 한다. 이미 작성 중이거나 작성된 PSUR이 MDR 86조의 요구사항을 충족한다면, 이 지침이 발표된 시점 이후에도 해당 보고서를 그대로 사용할 수도 있다.

이 보고서는 개인형 맞춤 기기의 경우를 제외하고 PSUR의 내용은 기술문서에 반영되어 있어야 한다.

2. PSUR의 목적

PMS와 PSUR은 밀접하게 연결된 개념이다.

우선 앞서 설명하였지만, PMS는 해당 제조업체의 기기가 시장에 출시된 후에도 여전히 기기의 안전하고 성능이 유효한지 모니터링하고 평가하는 체계적인 절차이다. 이 시스템은 기기가 실제 환경에서 사용될 때 발생할 수 있는 위험을 식별하고, 이를 관리하고 개선하기 위한 중요한 도구이다. 즉 PSUR은 설계당시에 태생적으로 발생할 수밖에 없는 잔여위험에 대하여 여전히 통제 가능한 영역인지에 대해서 주기적으로 데이터를 수집하고 분석하여 기기의 이득과 위험 프로파일을 평가하는 자료이다.

물론 PMS의 결과물이 되는 문서는 PSUR 하나만 있는 것이 아니다. [그림 5-6]과 같이 PMS를 계획함에 있어서 그로 인해 나오는 보고서들은 각 다양한 형태와 목적의 것들이 있으며, PSUR은 그중 하나이다.

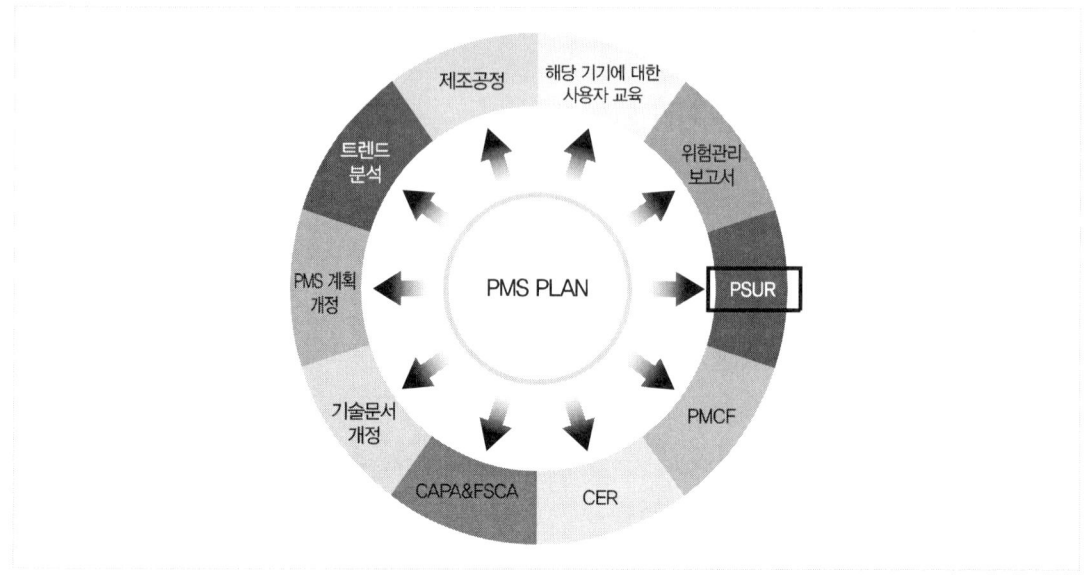

그림 5-6　PMS 계획에 따른 보고서의 예

　PSUR은 정기적으로 작성되며, 기기의 판매 후 모니터링 데이터를 종합하여 기기의 이득과 위험 프로파일을 평가한 결과와 결론을 제공한다. 이 보고서는 기기의 안전성과 성능에 대한 최신 정보를 제조업체, 인증기관, 관할 당국 등에게 투명하게 전달함으로써 기기의 지속적인 안전성 평가를 지원한다. 따라서 PMS는 PSUR 작성의 주요 데이터 소스이며, PSUR은 PMS를 통해 수집된 데이터를 기반으로 작성되어 기기의 시판 후 안전성 및 성능 관리를 보다 체계적이고 효율적으로 지원한다.

　또한 PSUR은 의료기기의 안전성과 성능 관리에 중요한 도구로서 기능한다. MDR 제83조 제4항에서 언급되는 내용에 따르면, PSUR은 기기의 시장 후 모니터링 데이터를 기반으로 작성되어 중대한 사고나 현장 안전에 대한 시정 조치(CAPA)와 관련된 정보를 제공할 수 있다. 이는 기기의 사용 중 발생할 수 있는 문제점을 식별하고, 이를 예방하거나 수정하기 위한 조치들을 포함한다.

　특히, PSUR은 CAPA와 관련된 데이터를 종합하여 제조업체가 향후 개선을 위한 기초 자료로 활용할 수 있다. MDR에 따르면, 중대한 사고나 현장 안전 시정 조치는 EUDAMED(유럽 의료기기 데이터베이스)를 통해 보고되어야 하며, PSUR은 이러한 보고에 필요한 정보를 제공하는데 중요한 역할을 한다. 하지만, 품질시스템 관점에서 이야기하자면 MDR 제83조 제4항에서는 CAPA의 범위가 기기의 안전성, 성능 또는 품질에 직접적인 영향을 미치지 않는 한 품질 관리 시스템에 포함되지 않는다고 명시하고 있다.

3. PSUR 구성내용 및 제출

몇몇 제조사에서 PSUR을 독립된 하나의 보고서로 작성하는 것이 아니라 비슷한 목적을 가지고 있던 MDD 규격하에서 작성된 다른 서류를 PSUR의 기능을 대신한다고 주장하고 있다. 하지만 PSUR은 MDR규격이 도입되며 요구되는 사항이며, 따라서 MDD에서 작성된 그것과는 엄연히 다른 서류이다.

PSUR은 명확하고 체계적이며 쉽게 검색할 수 있고 모호하지 않은 방식으로 제시되어야 하며, PSUR을 도출하기 위한 관련 문서들과 독립적으로 평가할 수 있는 독립된 문서로 생성해야 한다. PSUR은 모든 시판 후 감시 활동과 기기의 PMS 계획에 기초하여 수집 및 분석된 데이터의 일반적인 개요를 제공해야 한다. 따라서 PSUR의 목적은 PMS 계획에 의해 생성된 모든 데이터와 보고서를 복제하는 것이 아니라 PMS 계획에 의해 생성된 모든 데이터들로부터 나온 결과와 결론을 요약하는 것이다.

MDR 86조 제(1)항에 의거하여 PSUR이라 주장하기 위하여 보고서에는 다음을 명시해야 한다.

① 위험이득분석에 대한 결론
② PMCF의 주요 결과
③ 기기의 판매량, 그 기기를 사용하는 집단의 규모, 다른 특성의 산정 평가, 그리고 해당되는 경우 그 기기의 사용주기, 기기의 사용빈도 같은 모수의 범위

다음 〈표 5-7〉은 PSUR을 작성하는데 필요한 구성의 예이며, 이에 국한하지는 않는다.

〈표 5-7〉 PSUR 작성에 필요한 예

구분	구성 내용
1	PSUR Introduction
2	PSUR 작성일
3	해당 의료기기에 대한 품목 군, 등급 등 제품 개요
4	Objective, PMS 활동으로 인해 이루고자 하는 목표에 대한 설명
5	기기의 판매량, 모집단, 사용빈도 등 PMS 데이터 취합을 위한 범위와 수준(모수)
6	PMS데이터의 개요
7	마지막 보고기간동안 안전상의 이유로 취한 CAPA의 후속조치 사항
8	안전과 관련이 없는 CAPA 이행/진행 중/예상된 마지막 보고기간
9	PMS 데이터의 평가
10	이익의 특성화 업그레이드
11	위험의 특성화 업그레이드
12	(해당되는 경우) 위험통제조치의 효과성
13	위험이득 결정에 대한 업데이트
14	PSUR 작성에 대한 제조자의 결론

4. PSUR의 해당 범위 및 기간

MDR 제86조에서는 PSUR를 작성하도록 요구하는 범위를 명시하고 있다. 아래 〈표 5-8〉은 MDR 제86조에 의거하여 요구사항 범위 해당 여부를 구분하였다.

〈표 5-8〉 PSUR 의무 조건

PSUR 해당	PSUR 비해당
• MDR 호환 기기 • Class IIa, Class IIb 및 Class III devices • MDR의 요건을 준수하는 등급 IIa, 등급 IIb 및 등급 III에 해당하는 주문 제작기기 • MDR이 해당 기기에 적용되면 등급 IIa, IIb 및 등급 III 기기에 해당하는 부속서 XVI 기기 • 레거시 기기	• Class I MDR 기기 및 Class I 레거시 기기 • 구형 기기

제품의 등급에 따라 PSUR의 업데이트 주기가 달라진다. IIa 이하 등급 제품은 최소 2년에 한 번씩 PSUR을 업데이트해야 하며, IIb 및 III 등급 제품은 매년 PSUR을 업데이트해야 한다.

여기서 유의해야 하는 점은 등급에 따라 1년 혹은 2년에 한번만 하라는 것이 아닌 2년 혹은 1년에 "최소" 1번 "이상"을 하라는 것이다. 따라서 앞서 설명한 "반응적 데이터 수집"뿐만 아니라 "능동적 데이터 수집" 통해 1회 이상을 하라는 것으로 이해해야 한다.

5. PSUR과 PMSR의 차이

우선 PSUR에 해당하는지 아닌지를 먼저 판단해야 한다. 다음 [그림 5-7]은 PSUR 요구사항의 평가 절차를 흐름으로 표현한 것으로 해당 흐름에 따라 PSUR 적용 여부를 우선 판단할 수 있다.

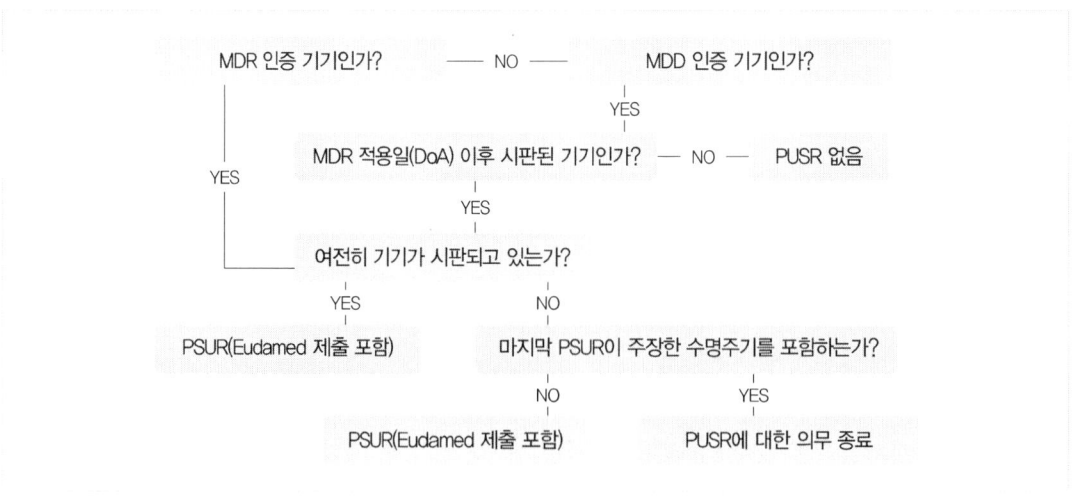

그림 5-7 PSUR 요구사항의 평가 절차

다음 〈표 5-9〉는 어떤 보고서가 필요한지, 언제 필요한지를 요약한 것으로 PSUR 또는 PMSR을 준비해야 하는 요구 사항은 레거시 장치 모델에도 적용된다.

〈표 5-9〉 MDCG 2022-21 섹션 5.4 및 지침

의료기기 분류	PMSR 또는 PSUR?	데이터 수집 시작	제출 방법	업데이트 빈도	얼마나 오랫동안 보고를 수행해야 합니까?	EUDAMED에 업로드* 하시겠습니까?
1등급-측정 불가, 멸균 불가, 재사용 불가	PMSR - 제85조 참조	2021년 5월 26일	요청 시 유관 당국에	필요에 따라	정의되지 않았지만 기술 문서에 정의된 대로 장치의 수명으로 가정됨	아니오
1등급-재사용 가능*	PMSR - 제85조 참조	레거시 MDD 인증 : 2021년 5월 26일 MDR 인증 : 인증 날짜 또는 DOC	공지된 기관의 적합성 평가 중 또는 유능 기관에 요청 시			
1등급-측정, 멸균	PMSR - 제85조 참조	레거시 MDD 인증 : 2021년 5월 26일 MDR 인증 : 인증 날짜 또는 DOC				
2a급 2b급 3급	PSUR - 제86조 참조	레거시 MDD 인증 : 2021년 5월 26일 MDR 인증 : 인증 날짜	공지된 기관의 적합성 평가 중 또는 유능 기관에 요청 시	2a급 : 2년마다 2b 및 3급 : 매년	EU 시장에 출시된 마지막 기기의 수명 -MDCG 2022-21의 섹션 3.2.2 참조	모든 MDR 이식형 및 Class III 장치 : 예* 기타 모든 MDD 또는 MDR 장치 : 아니오*

CHAPTER 06 PMS 계획 검토

1. 검토 기준

PMS 계획이 수립되고 실행되면 조직은 해당 PMS 활동에 대하여 프로세스의 적절성이나 방법에 대하여 추가적임 타당성 검토를 하지 않은 채 PMS 활동에 대한 조건을 유지시키는 실수를 저지르고 있는 경우가 많이 있다.

결과를 검증할 수 없는 모든 절차에는 유효성 검토가 이뤄지듯이, 그리고 유효성 검토가 이뤄졌다고 해도 추가적인 변수가 발생했는지 꾸준히 모니터링을 하여 유효성검토에 대한 적절성을 보완해 나가야 한다. 즉, 과정 초반에 설명했던 [그림 5-2]와 같이 PMS 계획이 수립되고 실행되면 조직은 품질시스템 절차에 해당 PMS 계획 검토기준을 문서화하고 산출물과 목표 간의 적절성에 대한 계획을 정기적으로 검토해야 한다는 것이다.

검토 기준에는 다음이 포함될 수 있으나 이에 한정하지는 않는다.
① 계획된 활동의 일정, 일정 및 완료(예 계획 준수)
② 선택한 데이터 소스가 여전히 적절하고 충분한지 여부
③ 수집된 데이터가 적절한지 여부
④ 생성된 출력이 계획의 목표를 충족하는지 여부
⑤ 계획의 결과가 해당 프로세스에 사용하기에 적절한지 여부
⑥ 위험 관리 프로세스
⑦ 제품 개선
⑧ 규제 당국과의 커뮤니케이션 및 시판 전 승인에 사용
⑨ 향후 설계 및 개발을 위한 설계 및 개발 입력사항

2. 검토

　PMS 계획 검토를 위한 증거는 앞서 설명한 기준을 사용하여 관련 문서화된 절차와 그 결과를 감사하여 수집할 수 있다.

　PMS 계획에 대한 검토는 시판 후 조사 프로세스의 효율성을 결정하기 위한 관리 검토의 입력 자료로 제공되어야 한다.

　PMS 계획은 의료기기의 수명주기 전반에 걸쳐 유지된다.

　PMS 활동의 결과는 향후 데이터 수집 및 검토 기간의 변경이 적절하다는 것을 나타낼 수 있다. 의료기기의 위험 증가를 나타내는 이상반응이나 추세의 증가는 더 빈번한 데이터 수집 및 분석이 고려되어야 함을 나타낼 수 있다. 반대로, 부작용의 감소 추세를 보여주는 성숙한 기술을 사용하면 데이터 수집 및 분석 빈도를 줄일 수 있다.

CHAPTER 07 PMS의 품질 시스템 수립방안

1. PMS의 품질 시스템 수립방안

PMS에서 도출된 정보는 품질 관리 시스템 내에서 여러 프로세스의 중요한 입력사항으로 활용될 수 있다. 아래 〈표 5-10〉은 제조사의 품질시스템에서 활용 가능한 입력사항으로, 이에 국한하지 않는다.

〈표 5-10〉 품질시스템에 활용 가능한 PMS데이터 예

품질시스템 내 활용 가능영역	활용 가능한 데이터
설계 및 개발	PMS로부터 도출된 데이터는 의료기기의 문제점 및 유사 제품의 설계와 개발을 지원하는 중요한 정보를 제공할 수 있다. 사고 발생으로 인해 필요한 설계 변경 사항을 식별하고, 이를 통해 제품의 개선과 안전성 강화가 이루어질 수 있다.
위험 경영	PMS 과정에서 수집된 정보가 중요하게 활용된다. 이 정보는 피해 발생 빈도와 피해의 심각성을 확인하고 새로운 위험을 식별하는 데 도움을 준다. ISO 14971과 같은 규제 요구 사항에 따라 위험 관리 계획을 실행하며, 제품의 안전성을 지속적으로 평가하는 데 중요한 기여를 한다.
임상 평가	PMS 데이터는 의료기기의 유익성과 위해성을 검증하고, GHTF/SG5/N2R8 : 2007에서 언급된 요구사항에 따라 최신 정보를 반영하는 데 사용되기 때문에 필수적으로 업데이트되어야 한다.
규제 요건을 충족하기 위한 활동	PMS 데이터는 부작용이나 추세를 규제당국에 보고하거나 의료기기 파일과 기술 문서를 업데이트하는 데 필요한 정보를 제공한다. 이는 때론 규제 당국의 요구사항에 따라 시판 전 승인을 위해 데이터를 제출한 수도 있다.
개선	PMS 데이터가 의료기기 및 관련 프로세스의 변경 기회를 식별하는 데 중요한 자료의 역할을 하므로, 이 데이터는 제품의 품질 향상과 효율성을 증대시키는 데 유용하게 활용될 수 있다.
마케팅 및 영업	마케팅 및 영업 부서에서는 시판 후 감시 데이터가 시장 피드백을 제공하고, 제품의 마케팅 전략을 개선하는 데 사용될 수 있다. 최종 사용자로부터 받은 피드백은 제품의 시장 성공에 직결될 수 있다.

PMS는 이와 같이 제조사의 프로세스와 밀접한 관련이 있으므로, 데이터의 신뢰성을 위해 일관성 있는 데이터 형식, 데이터 품질 및 데이터 요약 형식을 지정하고 절차에 이를 반영할 수 있어야 한다.

앞서 〈표 6〉에서 설명한 바와 같이 많은 영역에서 PMS데이터가 사용된다.

정리해 보자면, PMS절차에 대하여 품질시스템상에 문서화를 해야 하는 것은 당연하지만 거기에서 끝나는 것이 아니라 PMS에서 도출되어진 결론은 아래 〈표 7-2〉에 명시된 품질시스템 절차에 입력사항으로 적용되어야 한다.

〈표 5-11〉 PMS와 연계되는 품질시스템 조항

section	절차 명	PMS 적용 사항
5.6	경영검토	a) 피드백 b) 불만처리 c) 규제기관에 보고 g) 시정조치 h) 예방조치
7.1	위험경영	※ "위험경영" 의료기기의 수명주기의 모든 단계에 적용되어야 한다.
7.3	설계관리	7.3.2 설계입력 4) 이전의 유사한 설계로부터 얻은 정보 7.3.9 설계변경 - 규제사항의 변경 중요성 파악 - 설계 및 개발변경의 검토는 구성부품 및 가공 중 제품 또는 이미 인도된 제품, 위험경영의 입력 또는 출력 및 제품실현 프로세스에 대한 변경의 영향 평가
8.2.1	피드백	수집된 정보는 제품요구사항뿐 아니라 제품실현 또는 개선프로세스를 모니터하고 유지하기 위해 위험경영에 잠재적 입력으로 사용
8.2.2	불만	d) 해당 규제당국에 대한 정보 보고의 필요성 결정 e) 불만 관련 제품의 처리 f) 시정 또는 시정조치의 착수에 대한 필요성 결정
8.2.3	규제당국보고	※ 해당되는 규제당국에서 불만사항에 대한 통지를 요구한다면 제조사는 해당 규제당국에 통지하는 방법에 대하여 문서화해야 함
8.4	데이터분석	a) 피드백 f) 해당되는 경우 서비스 보고
8.5	시정 조치 및 예방조치	e) 시정조치가 적용되는 규제요구사항 또는 의료기기 안전 및 성능에 부정적 영향을 끼치지 않음을 검증해야 함

많은 회사에서 PMS 절차를 문서화해야 한다는 요구조건은 PMS 절차서만을 만드는 것으로 이해하는 오류를 범할 수 있지만, 위에서 언급한바와 같이 모든 품질시스템의 절차는 서로에게 영향을 끼치는 입력과 출력이 되는 유기적 관계를 구성해야 하기 때문에 각 절차서에서 어떤 부분이 PMS 절차와 연결되었는지 확인해야 한다.

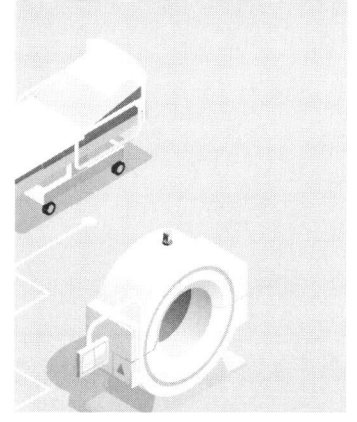
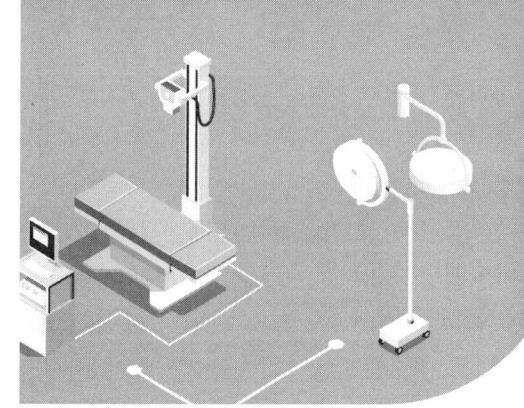
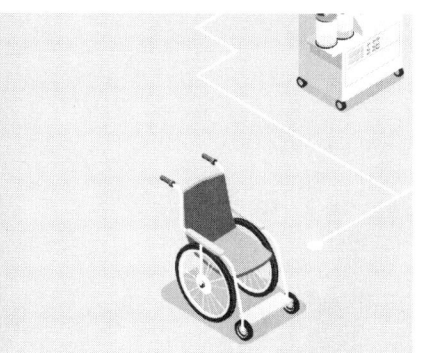
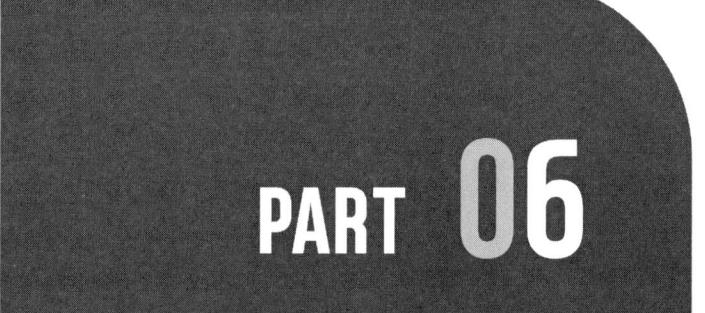

PART 06

MDR 기반 임상평가

CHAP. 1　MDR 기반의 임상평가의 이해
CHAP. 2　MDR 기반의 임상평가 프로세스 적용

학습모듈명	MDR 기반 임상평가
학습모듈의 목표	의료기기 MDR 기반의 임상평가에 대한 기본 지식 및 준비 자료를 확인할 수 있다.

학습명	학습내용명	학습목표
1. MDR 기반의 임상평가의 이해	임상평가의 개요	임상평가의 필요성과 설계개발의 연관성을 이해한다.
	용어 정의 및 약어	임상평가의 용어 정의 및 약어를 이해한다.
	임상평가 수행 자격 및 참여자	임상평가를 수행하는 자는 단독으로 수행할수 없으며 여러 그룹 또는 해당 전문가를 반드시 포함함을 이해한다.
	임상 평가 수행 프로세스 단계	임상 평가 수행 프로세스 단계별로 수행을 하지만 문서와는 동시다발적으로 수행되어야 함을 이해한다.
2. MDR 기반의 임상평가 수행 프로세스 적용	임상 평가 계획서 수립	임상평가 계획서 수립을 이해하고 적용하도록 한다.
	동등성 제품 선정 및 기술 방법	개발하고자 하는 제품의 동등성 제품 선정 및 기술방법을 이해하고 적용하도록 한다.
	임상데이터 -문헌검색 데이터	문헌검색 데이터의 핵심 키워드 선정 방법 중 PICO 방법을 이해하고 해당 방법을 통해 문서 선정 및 평가 하는 방법을 적용하도록 한다.
	임상데이터 -임상시험 데이터	임상시험데이터를 이해하고 적용하도록 한다.
	임상데이터 분석 이득/위험 분석	이득/위험 분석의 방법을 이해하고 적용하도록 한다.
	임상 평가 보고서 수립	임상평가 보고서 수립을 이해하고 적용하도록 한다.
3. MDR 기반의 임상시험	임상시험의 신청	임상시험의 신청을 이해하고 적용하도록 한다.
	임상시험의 수행	임상시험의 수행을 이해하고 적용하도록 한다.
	CE를 획득한 기기의 추가 임상시험	CE를 획득한 기기의 추가임상시험을 이해하고 적용하도록 한다.
	임상시험계획의 중대한 변경	임상시험계획의 중대한변경을 이해하고 적용하도록 한다.
	회원국 간의 정보 교환	회원국 간의 정보 교환을 이해하고 적용하도록 한다.
	임상시험 종료 때나 일시 중단 또는 조기 종료 시, 의뢰자가 제공하는 정보	임상시험 종료 때나 일시 중단 또는 조기종료 시, 의뢰자가 제공하는 정보를 이해하고 적용하도록 한다.
	임상시험에 대한 조정 평가 절차	임상시험에 대한 조정 평가 절차를 이해하고 적용하도록 한다.
	임상시험 수행에 결정을 위한 MDR 규제 방향	임상시험 수행에 결정을 위한 MDR규제방향을 이해하고 적용하도록 한다.

CHAPTER 01 MDR 기반의 임상평가의 이해

1. 임상평가(Clinical Evaluation)의 개요

"임상평가(Clinical Evaluation)"라는 용어는 유럽의 의료기기 제도인 MDD(Medical Device Directive 93/42, 이하 MDD)가 도입되면서 처음 등장했다. 일반적으로 임상평가를 임상 시험(Clinical Investigation)의 결과를 토대로 의료기기의 안전성과 유효성을 검토하는 것으로 오해할 수 있다. 그러나 MDD가 요구하는 임상평가는 제품의 설계 단계에서부터 안전성과 유효성 평가 자료, 시판 후 수집된 부작용 사례, 품질 시스템을 통해 수집된 시정 및 예방 조치(CAPA) 결과, 고객 피드백, 품질 부적합 사례, 연구/개발자들의 실사례 등을 모두 포함한다. 또한 문헌 자료, 유사 제품의 부작용/이상 사례 및 임상시험 결과를 종합하여 평가하는 것이 임상평가의 본질이다.

임상평가의 주요 목적은 기존의 데이터를 바탕으로 제품이 인간을 대상으로 사용될 때 충분한 안전성과 유효성을 고려했는지 확인하고, 잠재적 위험(감염, 고통, 2차 수술, 부작용 등)에 대한 지속적인 평가를 통해 제품의 개선 및 유지관리를 문서화하는 것이다. MDD에서는 Class IIb(30일 이상 이식 기기)와 Class III 기기에 대한 임상평가 보고서 제출이 필수였고, MEDDEV 2.7/1Rev.3 가이드라인을 통해 구체화되었다. 이후 모든 등급의 의료기기에 대해 임상평가 보고서 제출이 의무화되었으며, 현재 MEDDEV 2.7/1Rev.4 가이드라인이 적용되고 있다.

MDR 규제가 발표되면서 MEDDEV 2.7/1Rev.4의 개념과 MDCG 가이드라인이 적용되었고, 임상평가보고서뿐만 아니라 QMS의 표준인 ISO 13485:2016도 적용되어 위험관리(ISO 14971) 기반의 접근이 이루어졌다. 이에 따라 제품의 최초 설계 및 개발 계획 단계에서 임상평가 계획서(Clinical Evaluation Plan, 이하 임상평가계획서)가 추가적으로 필수 제출서류로 의무화되었다.

모든 보고서는 계획서를 기반으로 작성된다. 본 임상평가의 접근은 MDD/MDR로 인해 새롭게 도입된 개념이 이니니, 기존 품질 시스템(QMS/KGMP/ISO 13485)이 적용된 이전부터 연구 및 개발 부서에서 제품 개발을 진행할 단계에서 제품 개발 계획을 수립하고 유사 제품을 조사하며, 이를 바탕으로 더욱 향상된 제품 개발 목표를 세우고 실제 제품 개발 및 검증/유효성 평가하는 일련의 과정을 포함한다. 이러한 모든 과정은 임상적 안전성 및 유효성 평가를 목표로 하며, 필수 요구 문서인 임상평가계획서 및 보고서에 적용된 개념이다. 따라서 이 문서의 목적은 임상평가를 연구/개발 단계에서부터 적용할 수 있는 실무적인 지침을 제공하는 것이다.

임상평가를 위해서는 유럽 의료기기 관련 용어를 명확하게 이해해야 하며, 이는 별도의 임상시험이 아닌 품질 시스템 내 설계 및 개발 절차에 따른 체계적이고 과학적인 접근임을 강조하고자 한다.

2. 용어 정의 및 약어[1]

(1) 용어 정의

임상평가 (clinical evaluation)	제조사가 의도한 대로 사용할 때 기기의 임상적 이익을 포함한 안전성 및 성능을 검증할 목적으로 의료기기에 대한 임상자료를 지속적으로 생성, 수집, 분석 및 평가하기 위한 체계적이고 계획적인 과정을 의미한다.
임상시험 또는 임상조사 (clinical investigation)	하나 이상의 인간 대상을 포함하여 장치의 안전성이나 성능을 평가하기 위해 수행되는 체계적인 조사를 의미한다.
임상용 기기 (Investigational device)	임상시험/임상조사에 평가되는 의료기기를 의미한다.
임상시험 또는 임상조사 계획서 (clinical investigation plan)	임상시험 또는 임상조사의 근거, 목표, 설계, 방법론, 모니터링, 통계적 고려사항, 조직 및 수행 방식을 설명하는 문서를 의미한다.
임상 자료 (clinical data)	의료기기 사용에서 생성된 안전성 또는 성능에 관한 정보를 의미하며, 이는 다음의 출처에서 얻어진 것을 의미한다. • 해당 기기에 대한 임상시험/임상조사 • 해당 기기와 동등성이 입증된 기기에 대한 임상시험/임상조사 또는 임상시험/조사가 보고된 과학적 문헌 • 해당 기기 또는 동등성이 입증된 기기에 대한 다른 임상경험에 대해 동료 심사(peer-review)를 거친 과학적 문헌에 발표된 보고서 • 특히 시판 후(Post-market Surveillance) 임상 추적관찰(clinical follow-up)에서 얻어진 임상적으로 관련 있는 정보를 의미한다.
의뢰자 (sponsor)	임상시험/임상조사의 개시, 관리, 재정 마련의 책임을 맡은 모든 자연인, 회사, 기관 또는 조직을 의미한다.
피험자 (subject)	임상시험/임상조사에 직접적으로 참여하는 자연인을 의미한다.
임상 증거 (clinical evidence)	제조사가 의도한 대로 사용할 경우, 기기가 안전하고 의도하는 임상적 이익을 얻는지에 대하여 정성적 평가를 가능케 하는 기기에 대한 충분한 양과 품질의 임상자료 및 임상평가의 결과를 의미한다.
임상 성능 (clinical performance)	기기의 기술적 또는 기능적 특성, 진단 특성을 포함하여 직접적 또는 간접적인 의학적 효과로 인해 기기가 제조사가 주장하는 의도된 목적을 달성하는 능력을 의미하며, 그로 인해 환자에게 임상적 이점을 제공하는 것을 말한다. 이는 제조사가 의도한 대로 사용될 때 적용됨을 의미한다.
임상 이익 (clinical benefit)	기기가 개인의 건강에 미치는 긍정적인 영향을 의미하며, 이는 의미 있고 측정 가능한 환자 관련 임상 결과를 통해 표현된다. 여기에는 진단이 관련된 결과나 환자 관리 또는 공공건강에 대한 긍정적인 영향이 포함됨을 의미한다.
시험자 또는 연구자 (investigator)	임상 연구 사이트에서 임상시험/임상조사의 수행에 책임이 있는 개인을 의미한다.
피험자동의서 (informed consent)	특정 임상시험/임상조사 연구에 참여할 의사를 자발적으로 표현하는 것으로, 참여자가 참여 결정을 내리기 위해 필요한 모든 임상시험/임상조사의 측면에 대해 충분히 설명을 받은 후 이루어진다. 미성년자나 무능력자의 경우에는 법적으로 지정된 대리인의 승인을 받는 것을 포함한다.
윤리위원회 (ethics committee)	해당 회원국의 법에 따라 회원국 내에 설립된 독립적인 기관으로, 이 규정의 목적에 따라 의견을 제시할 권한을 가지며, 특히 환자나 환자 단체를 포함한 일반인의 의견을 반영하는 기관을 의미한다.

---
[1] 출처 : MDR(EU) 2017/745 Article 2. Definitions(Medical Device Regulation)

이상 반응 (adverse event)	• 임상용 의료기기와 관련성 • 사용자 또는 기타 사람들에게 발생한 모든 원치 않는 의학적 사건, 의도하지 않은 질병이나 부상, 또는 원치 않는 임상 징후(비정상 시험 발견을 포함)를 의미한다.	
중대한 이상 반응 (serious adverse envent)	다음 중 하나로 이어진 모든 이상 반응을 의미한다. • 사망 다음 중 하나의 결과를 가져오는 피험자 건강의 중대한 악화 • 생명을 위협하는 질병 또는 상해 • 신체 구조 또는 신체 기능의 영구적 장애 • 입원 또는 환자 입원의 연장 • 생명을 위협하는 질병이나 상해 또는 신체 구조나 신체 기능의 영구적 장애를 방지하기 위한 의료적 또는 외과적 중재 • 만성질환, 태아 곤란증, 태아사망, 선천적 신체 또는 정신장애, 선천성 결함	
기기 결함 (device deficiency)	오작동, 사용오류, 제조사가 제공한 정보의 부적절성을 포함하여 조사 기기의 식별, 품질, 내구성, 신뢰성, 안전성 또는 성능에 있어 모든 부적절성을 의미한다.	
시판후감시 (post-market surveillance)	제조사가 모든 필요한 시정 또는 예방조치를 즉시 적용할 필요성을 파악하기 위해 시장출시, 시장공급 또는 사용 개시하는 기기로부터 얻은 경험을 사전에 수집 및 검토하기 위해 체계적인 절차를 제정하고 최신 상태로 유지하기 위해 다른 경제 운영자와 협력하여 수행하는 모든 활동을 의미한다.	
시장감시 (market surveillance)	기기 관련 유럽연합의 다른 조화 법령에 명시된 요건을 준수하고 건강, 안전 또는 공익 보호의 모든 다른 측면을 위험에 빠뜨리지 않는지 확인하고 보장하기 위해 관계 당국이 수행하는 활동과 취하는 조치를 의미한다.	

(2) 약어

CEP	Clinical Evaluation Plan
CER	Clinical Evaluation Report
GSPR	General Safety and Performance Requirements
SOTA	State of Art
PMS	Post-market surevillance
PMCF	Post-market Clinical Follow-up
TD	Technical Documentation
ED	Equivalent Device
MDCG	Medical Device Coordination Group
MDR	Medical Device Regulation
MDD	Medical Device Directive
ER	Essential Requirement
PICO	Patient/Population/Problem, Intervention or Index Text, Comparators/Comparison/Control, Outcomes
EMBASE	Excerpta Media published by Elsevier
CENTRAL	The Cochran Central Register of controlled Trials
IRIS	The TGA's medical device Incident Report Investigation Scheme
MAUDE	US FDA's Manufacturer And User Facility Device Experience database
MEDION	Database that indexes literature on diagnostic tests
MEDLINE	Published by US National Library of Medicine

CV	Curriculum vitae
PRISMA	The Preferred Reporting Items for Systematic Reviews and Meta-Analyses Statement
MOOSE	Meta-analysis Of Observational Studies in Epidemiology
EUDAMED	European Union Medical Device Database
GCP	Good Laboratory Practice
SRN	Single Registration Number

3. 임상평가 자격 및 참여자

임상평가 활동은 품질시스템에서 수행되는 전반적인 과정의 이해를 요구하며, 특히 임상적 성능과 안전성 평가에 중점을 둔다. 이를 위해서는 다음[2]과 같은 자격요건을 갖춘 참여자 또는 팀을 구성하여 진행하도록 권장하고 있다.

① 제조업체는 평가 대상 기기의 특성과 임상적 성능 및 위험에 맞는 평가자 요구사항을 정의해야 한다.
② 제조업체는 자격과 문서화된 경험을 참조하여 평가자 선택을 정당화하고, 각 평가자에 대한 이해관계 선언을 제시해야 한다.
③ 평가자는 연구 방법론, 정보 관리, 규제 요구사항, 의학 저술에 대한 지식을 보유해야 한다.
  ㉠ 연구방법론(임상시험/조사 설계 및 생물통계 포함)
  ㉡ 정보관리(예 과학적 배경 또는 사서 자격, Embase 및 Medline과 같은 데이터베이스 경험)
  ㉢ 규제 요구사항
  ㉣ 의학 저술(예 관련 과학 또는 의학 분야의 대학원 졸업자, 의학 저술, 체계적 문헌 검토 및 임상 데이터 평가에 대한 교육 및 경험 보유)
④ 평가자는 기기와 관련된 지식도 보유해야 함
  ㉠ 기기 기술 및 응용프로그램
  ㉡ 기기로 진단 또는 관리하려는 상태의 진단 및 관리, 의료 대안에 대한 지식, 치료 표준 및 기술 (예 관련 의료전문 분야의 전문 임상 전문성)
⑤ 평가자는 관련 분야에서 최소한 다음과 같은 교육과 경험을 보유할 것
  ㉠ 해당 분야의 고등교육 학위와 5년의 문서화된 전문 경험
  ㉡ 학위가 주어진 작업에 대한 전제 조건이 아닌 경우, 10년의 문서화된 전문 경험

임상평가자의 수준에 따라 책임과 권한을 명확히 문서화하고, 평가자의 CV 제출과 교육 훈련 평가 보고서를 갖추어야 한다.

---

[2] MEDDEV2.7/1Rev.4 15page

4. 임상평가 수행 프로세스 단계

임상평가의 본질과 체계적인 문서 표준화는 MDD 시기에 적용된 MEDDEV 2.7/1Rev.3에서 Rev.4로 발전하였으며, 현재는 MDCG 가이드라인을 참조하여 더욱 정교해진 것이 분명하다. 본 문서에서는 임상평가 프로세스 단계별 접근 방식과 현재 적용되는 규제를 비교·분석하여 실무에 도움이 될 수 있도록 제시하고자 한다.

임상평가의 프로세스는 MEDDEV 2.7/1Rev.3에서 다음과 같이 제시되었다. Rev.3에서는 1단계(Stage 1)에서 최소 하나 이상의 임상 데이터를 선택하여 평가를 진행하였다.

이후 MDD가 모든 의료기기 등급에 강화 적용됨에 따라 MEDDEV 2.7/1Rev.4에서는 1단계(Stage 1)에서 식별된 모든 임상 데이터를 수집하고 평가할 수 있도록 요구되었다. 특히 체내 삽입 기기와 Class Ⅲ 기기는 MDR Article 61, 4항에 따라[3] 임상시험 또는 임상조사(Clinical Investigation)가 필수적이며, 이 과정에서 기존에 출시된 기기와의 동등성 입증이 요구된다.

만약 기존 기기의 임상평가가 수정된 기기의 안전성과 성능 요건을 입증하는 데 충분하다면, 인증기관은 PMCF 계획이 적절한지 검토하고 사후 시장 연구가 기기의 안전성과 성능을 입증하는지를 확인해야 한다. 또한, 6항에 명시된 경우에는 임상시험이 면제될 수 있다. 이 과정은 반드시 수행되어야만 기기의 사용 목적과 적응증에 맞게 적용될 수 있다.

---

[3] MDR article 6, 4.In the case of implantable devices and class III devices, clinical investigations shall be performed, except if :-the device has been designed by modifications of a device already marketed by the same manufacturer,-the modified device has been demonstrated by the manufacturer to be equivalent to the marketed device, in accordance with Section 3 of Annex XIV and this demonstration has been endorsed by the notified body, and-the clinical evaluation of the marketed device is sufficient to demonstrate conformity of the modified device with the relevant safety and performance requirements. In this case, the notified body shall check that the PMCF plan is appropriate and includes post market studies to demonstrate the safety and performance of the device. In addition, clinical investigations need not be performed in the cases referred to in paragraph 6.

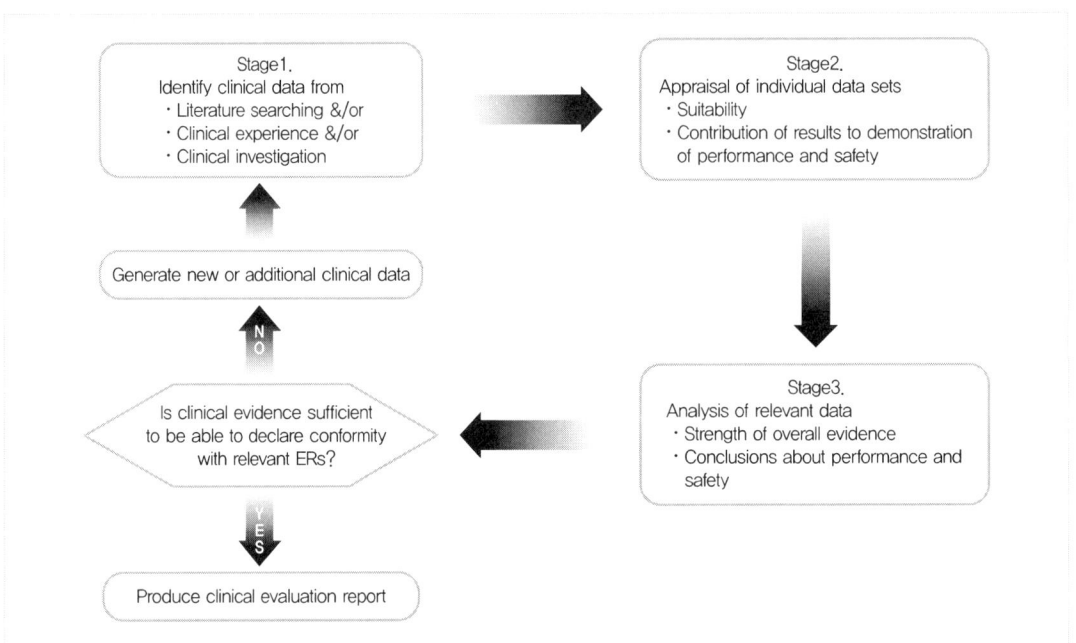

* 출처 : Stage of clinical evaluation(MEDDEV 2.7/1Rev.3 27page(2009. 12.)

그림 6-1   임상평가 수행 단계

결론적으로, MEDDEV 2.7/1Rev.4에 따라 현재 MDR에서 적용되는 임상평가 프로세스가 시행되고 있으며, 다음 그림은 그 단계들을 설명하고 있다.

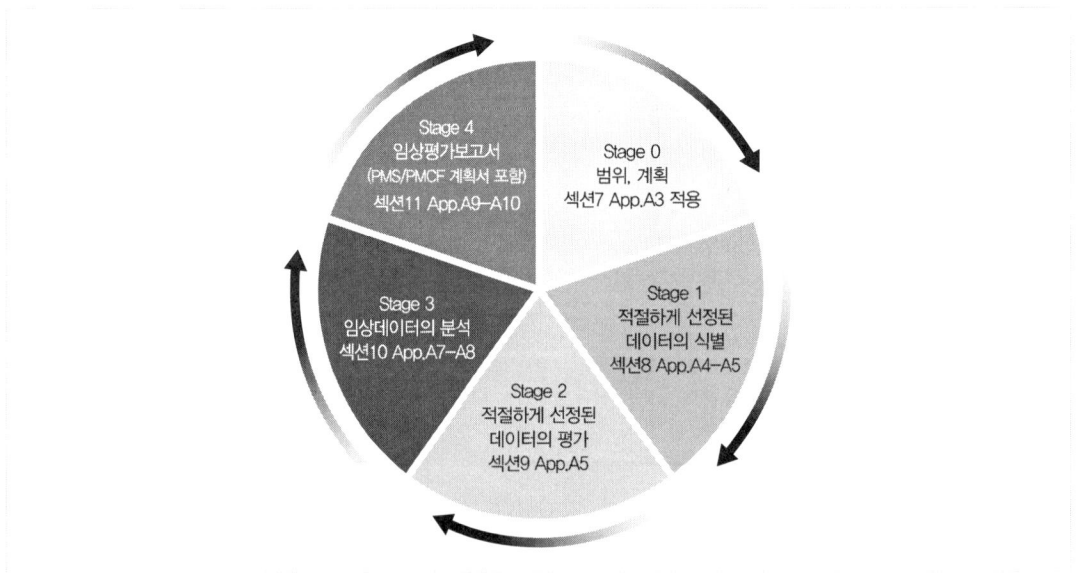

* 출처 : MEDDEV2.7/1Rev.4의 섹션 및 부록에 대한 참조

그림 6-2   임상평가 수행 프로세스 각 단계

임상평가 단계별 제시된 MEDDEV2.7/1Rev.4의 섹션과 부록은 다음과 같다.

〈표 6-1〉 임상평가 수행 프로세스 단계별 MEDDEV2.7/1Rev.4의 섹션별/부록명 항목

임상평가 단계	섹션/부록	명칭
Stage 0	Section 7	임상평가 범위의 정의 (Definition of the scope of the clinical evaluation)
	A1.	동등 제품의 설명 (Demonstration of equivalence)
	A2.	추가적인 임상시험/임상조사는 언제 실시하는가? (When should additional clinical investigations be carried out?)
	A3.	기기 설명(주요 내용) (Device description-typical contents)
Stage 1	Section 8	적절하게 선정된 데이터의 식별 (Identification of pertinent data)
	A4.	문헌 출처(Source of literature)
Stage 2	Section 9	적절하게 선정된 데이터의 평가 (Appraisal of pertinent data)
	A5.	문헌검색 및 문헌 검토 계획서, 핵심 키워드 (Literature search and literature review protocol, key elements)
	A6.	임상데이터 평가-적절한 임상 성능 및/또는 임상 안전성을 입증하기 위한 과학적 타당성이 부족한 연구사례 (Appraisal of clinical data-examples of studies that lack scientific validity for demonstration of adequate clinical performance and/or clinical safety)
Stage 3	Section 10	임상데이터의 분석 (Analysis of the clinical data)
	A7.	임상데이터 분석-특정 필수 요구사항 준수 (Analysis of the clinical data-compliance to specific Essential Requirements)
	A8.	충족되지 않은 의료적 요구에 대한 기기-고려해야 할 측면 (Devices for unmet medical needs-aspects to consider)
Stage 4	Section 11	임상평가보고서 (The clinical evaluation report)
	A9.	충족되지 않은 의료적 요구에 대한 장치-고려해야 할 측면 임상평가보고서-제안된 목차, 목차 예시 (Clinical evaluation report-proposed table of contents, examples of contents)
	A10.	임상평가보고서 발행을 위해 제안된 체크리스트 (Proposed checklist for the release of the clinical evaluation report)

현재 유럽의료기기 MDR 적용을 위해 MDD의 MEDDEV와 MDCG가이드라인을 참고하여 프로세스 단계별 접근에 대해 설명하고자 한다.

(1) 임상평가 수행 프로세스 0단계(Stage 0) - 임상평가의 적용 범위, 계획서 수립단계(Define the scope, plan the clinical evaluation)

이 단계에서는 제조사/개발사가 임상적 관점에서 충족해야 할 일반 안전 및 성능 요구사항(MDR 규정의 Annex I, General Safety and Performance Requirements, 이하 GSPR)을 제품의 특성과 이력에 기반하여 설정한다.

임상평가의 범위는 데이터 식별을 포함하며, 전반적인 계획 수립을 결정하는 중요한 단계이다. 이를 위해 GSPR, 신기술 적용 여부, 유사 제품의 기술 수준, 그리고 해당 제품의 판매 이력 등을 종합적으로 고려하여 범위를 설정한다. 또한, 설계 개발 단계에서 수립된 위험 관리 계획서를 바탕으로 임상평가 계획서를 함께 작성해야 한다.

임상평가의 계획서는 MDR ANNEX XIV[4] 기준에 따라 다음의 항목을 포함하게 되어 있다.

① 관련 임상자료로부터의 지원을 필요로 하는 일반안전 및 성능요구사항(GSPR) 식별
② 기기의 의도된 사용 목적
③ 명확한 적응증과 금기사항을 포함한 명확한 대상 그룹(Target group)의 명시
④ 관련 임상 결과 매개변수와 함께 환자에게 의도된 임상적 이익의 명확한 설명
⑤ 잔류 위험성 및 부작용의 결정에 대한 명확한 참조를 포함하는 임상적 안전성의 질적 양적 측면을 조사하는 데 사용될 방법의 내역
⑥ 의학의 최신 기술에 기초하여 다양한 치료와 기기의 의도된 사용 목적 또는 적응증들을 위한 이익-위험성 비율의 허용 가능성을 결정하기 위해 이용되어야 하는 파라미터의 직설적 목록과 내역
⑦ 약물, 생체 불가능한 동물 또는 인간 조직의 사용 등 특정 구성요소와 관련된 이익-위험성 문제를 다루는 방법의 명시
⑧ 초기 임상 연구, 타당성 및 시험 연구와 같은 예비 연구에서 중추적(pivotal) 임상시험과 같은 확증적 조사까지의 진행을 나타내는 임상 개발 계획서, 그리고 임정표의 표시와 잠재적 허용 가능성 기준의 설명을 포함하는 시판 후 임상적 후속 조치(PMCF)

이러한 요소들은 임상평가의 근거와 계획을 수립하는 데 필수적인 기준을 제공하며, 이를 통해 제품의 안전성과 성능을 입증할 수 있다.

(2) 임상평가 수행 프로세스 1단계(Stage 1) - 적절하게 선정된 데이터의 식별(Identification of pertinent data)

임상평가에 사용되는 데이터는 기기의 전 생애주기에 걸쳐 품질 시스템을 통해 수집되어야 한다. 이를 위해서는 데이터 식별 과정을 이해하는 것이 중요하다.

MDD에서 적용된 MEDDEVE2.7/1Rev.3 Stage 1에서 정의한 데이터는 3가지로 나뉘고 있다.

---

[4] MDR ANNEX XIV Clinical Evaluation and Post-Market

① 문헌검색을 통한 데이터(Literature searching)
② 임상경험을 통한 데이터(Clinical experience)
③ 임상시험/임상조사를 통한 데이터(Clinical investigation)

MEDDEV 2.7/1Rev.4에서는 데이터를 제조사가 수집한 자료와 문헌에서 수집된 자료로 구분하며, 데이터 식별은 설계 개발, 품질 관리, 시판 후 단계에서 수집된 모든 데이터를 기반으로 이루어진다. 또한, ISO 13485:2016 적용 이후 모든 데이터는 위험 관리 활동과 함께 수행되어야 하며, 이러한 데이터는 위험 관리 활동 결과와 일관성 있게 설명되어야 한다.

ISO13485:2016의 7.3.3 설계 및 개발 입력[5]은 하기와 같다.
① 제품의 의도된 사용 목적에 따른 기능, 성능, 유용성 및 안전 요구사항
② 적용되는 규제적 요구사항 및 규격
③ 위험관리에 적용되는 출력물
④ 제품과 프로세스의 설계 및 개발에 필수적인 다른 요구사항들

설계개발 입력 단계를 통해 도출된 임상평가에 사용될 데이터는 예를 들어, 유사 제품 조사 및 관련 본질적 동등 비교를 통한 목표 설계(성능/안전성 등) 설정, 유사 제품을 통해 도출된 여러 선행 연구문, 개발제품의 안전성 및 유효성을 입증할 만한 설계 검증 및 유효성 데이터(위험관리보고서, 원재료의 안전성 자료, 물리·화학적 특성 시험, 전기·기계적 안전에 관한 자료, 전자파 자료, 생물학적 안전성 자료, 저장안정성 자료, 사용 적합성 평가 등) 등이 이에 속할 수 있다. 또한, 품질 관리를 통해 수집된 연간 품질 검사 서류, 생산 및 부적합 사항 분석 보고서(trendy report)와 같은 자료, 시판 후에는 고객 피드백과 만족도 조사를 통해 수집된 안전성 및 유효성 자료도 포함된다. 이러한 전반 사항을 MEDDEV2.7/1Rev.4[6]에서는 다음과 같이 데이터 식별을 구분하였다.

① 제조사에서 생성하고 보관하는 데이터-제조사가 보유하는 데이터
　㉠ 모든 시판 전 임상시험/임상조사
　㉡ 유럽 및 기타 국가에서 제조업체가 수행한 위험관리활동 및 PMS에서 생성된 모든 임상데이터 (다음을 포함할 수 있음)
　　• PMCF 연구(제조사가 수행한, 시판 후 임상조사 및 모든 기기 등록 등)
　　• PMS 보고서(감시보고서 및 경향 보고서(trendy report)를 포함)
　　• 문헌검색 및 PMS 평가보고서
　　• 사고보고서(제조사 자체가 평가한 것 및 보고서 포함)
　　• 고객 불만 보고서(제품의 성능 및 안정성에 관한 자료, 자체가 평가한 것 및 보고서 포함)
　　• 이식된 장치의 분석보고서(가능한 한)

---

[5] ISO13485:2016 7.3.3 Design and development inputs
[6] MEDDEV2.7/1Rev.4

- 현장의 시정 및 예방조치의 자세한 사항
- 주문 제작된 제품의 사용
- 동정적 및 인도적 프로그램 사용
- 다른 사용자 보고서

ⓒ 전 임상시험 관련 자료(예 설계 검증 및 유효성을 포함한 벤치 시험보고서)

② 문헌에서 검색된 데이터 – 제조사가 보유하고 있지 않은 데이터

㉠ 평가 중인 기기와 관련된 임상데이터 : 평가 중인 기기 또는 동등성이 주장되는 경우 해당 동등 기기와 관련된 데이터

㉡ 현재 지식/최신 기술 상태(SOTA, State of Art)
- 적용할 수 있는 표준 및 지침문서, 벤치마크 기기, 기타 기기, 핵심 구성요소, 의료 대안 또는 해당 기기로 관리하려는 특정 의학적 상태 및 환자 집단과 관련된 데이터를 포함함
- 이러한 데이터는 다음을 위해 필요함
    - 임상적 배경을 설명하고 해당 의학 분야에서의 현재 지식/최신 기술(SOTA) 상태를 확인하기 위해
    - 잠재적 임상적 위험 요소를 식별하기 위해(물질과 기술, 제조 절차 및 불순물 프로파일로 인한 위험 포함)
    - 동등성을 입증하기 위해 사용된 기준의 정당성을 입증하기 위해(동등성이 주장되는 경우)
    - 대리 평가 지표의 정당성을 입증하기 위해(대리 평가 지표를 사용하는 경우)

㉢ 문헌 평가는 비판적 평가를 포함해야 함

MEDDEV2.7/1Rev.3과 Rev.4의 데이터 식별은 품질시스템을 통하여 도출할 수 있으며 이에 대한 예시는 다음과 같다. 본 데이터는 제조사/개발사의 품질시스템에 따라 다를 수 있으니 유의한다.

모든 임상평가에 채택된 데이터는 기기의 임상적 안전성과 유효성을 분석해야 하며, 특히 시판 후 자료는 경영 검토에서 연간 또는 수시로 보고되는 중요한 자료이다. 따라서 이러한 자료를 바탕으로 제품 설계에 반영된 데이터를 중점적으로 분석하고 채택하는 것이 권장된다. 데이터 선정은 기기의 전주기에 걸쳐 반영되며 품질 시스템을 통해 위험 관리, 설계 반영, 검증 및 유효성 평가, 시판, 그리고 지속적인 시판 후 정보를 통해 제품의 잔여 위험을 지속적으로 평가하여 기기를 현재 지식/최신 기술(SOTA)에 맞춰 개선하는 방법이 중요하다는 점이 강조된다.

〈표 6-2〉 품질시스템과 임상평가 도출 서류 예시

ISO13486 : 2016	서류 도출(예시)	Meddev2.7/1Rev.3	Meddev2.7/1Rev.4
설계개발계획	위험관리계획서	-	-
설계개발 입력/출력	제품표준서(기술문서)	Technical Construction File(TD)	Technical Construction File(TD)
	본질적 동등표	Equivalent Device(ED)	Equivalent Device(ED)
	유사사례 선행연구논문	Literature searching	제조사 보유 및 동등제품자료/문헌(제조사 비보유자료)
	유사제품 부작용 조사	Literature searching	제조사 보유 및 동등제품자료/문헌(제조사 비보유자료)
	위험관리보고서	-	-
설계 검증	물리화학적시험계획서/보고서	Clinical experience	제조사 보유자료
	성능시험계획서/보고서	Clinical experience	제조사 보유자료
	안전성 시험 계획서/보고서	Clinical experience	제조사 보유자료
	-전기기계적 안전성	Clinical experience	제조사 보유자료
	-전자파 안전성	Clinical experience	제조사 보유자료
	-생물학적 안전성	Clinical experience	제조사 보유자료
	안정성시험계획서/보고서	Clinical experience	제조사 보유자료
설계 유효성	사용적합성평가 계획서/보고서	Clinical experience	제조사 보유자료
	전임상시험계획서/보고서	Clinical experience	제조사 보유자료
	임상시험계획서/보고서	Clinical investigation	제조사 보유자료
	공정 밸리데이션 계획서/보고서	Clinical experience	제조사 보유자료
	⋮	⋮	⋮
경영검토	고객피드백	Clinical experience	제조사 보유자료
	불만처리	Clinical experience	제조사 보유자료
	규제기관 보고	Clinical experience	제조사 보유자료
	심사	Clinical experience	제조사 보유자료
	프로세스의 모니터링 및 측정	Clinical experience	제조사 보유자료
	제품의 모니터링 및 측정	Clinical experience	제조사 보유자료
	시정조치	Clinical experience	제조사 보유자료
	예방조치	Clinical experience	제조사 보유자료
	⋮	⋮	⋮

(3) 임상평가 수행 프로세스 2단계(Stage 2) - 적절하게 선정된 데이터의 평가(Appraisal of pertinent data)

임상평가 수행 프로세스의 1단계(Stage 1)에서 선정된 데이터를 기반으로 데이터 평가를 사전에 수립해야 한다. 이는 임상평가 계획서 작성 시 평가 방법을 명확히 제시해야 함을 의미한다.

(가) 데이터 평가 계획

데이터 평가의 계획[7]은 다음을 포함하도록 하고 있다.

① 데이터 평가 계획에 필수 포함될 사항
  ㉠ 각 데이터 세트별로 과학적 평가와 방법론적 품질 평가를 결정하기 위한 기준
  ㉡ 임상평가와 관련성을 결정하기 위한 기준(기기와 의도된 목적의 다양한 측면과의 관련성)
  ㉢ 전반적인 임상평가에 대한 각 데이터 세트의 기여도를 가중하기 위한 기준
② 평가는 철저하고 객관적으로 할 것(즉 문서의 유리한 내용과 불리한 내용을 모두 적절한 가중치를 부여하고 할당할 것)
③ 평가에 채택된 기준은 기기의 특성, 이력 및 의도된 임상적 용도를 반영해야 함. 이러한 기준은 현재 지식/최신 기술을 기반으로 문서화하고 정당화해야 함. 허용된 과학적 표준을 적용해야 함
④ 평가를 수행하는 데 정성적, 정량적 방법을 채택
⑤ 평가계획은 임상평가보고서에 문서화할 것

데이터 평가방법은 각 데이터의 특성에 따라 달라질 수 있다. 핵심 키워드를 활용한 문헌 검색 결과를 바탕으로 선정 및 제외 기준을 통해 최종 선정된 문헌을 객관적으로 평가하는 것은 어려울 수 있다. MDR에서는 적절한 임상 설계, 데이터 처리 및 통계, 품질 보증(GCP, EN ISO 14155 또는 동등한 규정), 그리고 품질 보고서를 요구하고 있다. 이는 임상적 관점에서 필요한 질적 및 양적 평가를 통해 최대한 객관적인 데이터를 도출하여 개발 제품의 임상평가를 결론짓기 위한 중요한 근거로 활용된다.

(나) 데이터 평가 방법

① 데이터 평가 기준 선정 방법 : 일반적으로 임상 데이터에 대한 문헌 평가 기준은 MEDDEV 2.7/1Rev.3 Appendix C를 참고하여 각 가중치를 선정할 수 있다. 다음 질문을 통해 문헌 평가를 진행할 수 있으며, 최소한 1인 이상의 평가를 권장한다. 여러 평가자의 의견을 취합하여 최종 평가 점수를 도출하고, 각 문헌 평가의 결과는 임상평가 보고서에 문서화하여 제출해야 한다.

Randomised controlled trial

- Were the inclusion and exclusion criteria specified?
- Was the assignment to the treatment groups really random?
- Was the treatment allocation concealed from those responsible for recruiting subjects?
- Was there sufficient description about the distribution of prognostic factors for the treatment groups?

---
[7] Meddev2.7/1Rev.4

- Were the groups comparable at baseline for these factors?
- Were outcome assessors blinded to the treatment allocation?
- Were the care providers blinded?
- Were the subjects blinded?
- Were all randomised participants included in the analysis?
- Was a point estimate and measure of variability reported for the primary outcome?

Cohort study

- Were subjects selected prospectively or retrospectively?
- Was an explicit description of the intervention provided?
- Was there sufficient description about how the subjects were selected for the new intervention and comparison groups?
- Was there sufficient description about the distribution of prognostic factors for the new intervention and comparison groups?
- Were the groups comparable for these factors?
- Did the study adequately control for potential confounding factors in the design or analysis?
- Was the measurement of outcomes unbiased(i.e. blinded to treatment group and comparable across groups)?
- Was follow-up long enough for outcomes to occur?
- What proportion of the cohort was followed up and were there exclusions from the analysis?
- Were drop-out rates and reasons for drop-out similar across intervention and unexposed groups?

Case-control study

- Was there sufficient description about how subjects were defined and selected for the case and control groups?
- Was the disease state of the cases reliably assessed and validated?
- Were the controls randomly selected from the source of population of the cases?
- Was there sufficient description about the distribution of prognostic factors for the case and control groups?
- Were the groups comparable for these factors?
- Did the study adequately control for potential confounding factors in the design or analysis?
- Was the new intervention and other exposures assessed in the same way for cases and controls and kept blinded to case/control status?
- How was the response rate defined?
- Were the non-response rates and reasons for non-response the same in both groups?
- Was an appropriate statistical analysis used?
- If matching was used, is it possible that cases and controls were matched on factors related to the intervention that would compromise the analysis due to over-matching?

Case Series

- Was the series based on a representative sample selected from a relevant population?
- Were the criteria for inclusion and exclusion explicit?
- Did all subjects enter the survey at a similar point in their disease progression?
- Was follow-up long enough for important events to occur?
- Were the techniques used adequately described?
- Were outcomes assessed using objective criteria or was blinding used?
- If comparisons of sub-series were made, was there sufficient description of the series and the distribution of prognostic factors?

② 데이터 평가 가중치 기준 방법 : 임상 데이터를 평가하고 가중치를 부여하는 방법을 제시한다.

〈표 6-3〉 적합성에 대한 평가 기준 예시(MEDDEV2.7/1Rev.3 Table D1)

적절한 기준 (Suitability Criteria)	설명 (Description)	평가 체계 (Grading system)
적절한 기기 (Appropriate device)	해당 기기에서 생성된 데이터입니까? (Were the data generated from the device in questions?)	D1 Actual device D2 Equivalent device D3 Other device
적절한 기기 적용 (Appropriate device application)	기기가 동일한 용도(예 배치 방법, 적용 방식 등)로 사용되었습니까? (Was the device used for the same intended use(e.g., method of deployment, application, etc.)?)	A1 Same use A2 Minor deviation A3 Major deviation
적절한 환자 그룹 (Appropriate patient group)	데이터가 의도된 치료 대상 집단(예 연령, 성별 등)과 임상 상태(즉 질병, 포함된 상태 및 중증도)를 대표하는 환자 그룹에서 생성된 것입니까? (Where the data generated from a patient group that is representative of the intended treatment population (e.g., age, sex etc.) and clinical condition(i.e., disease, including state and severtiy)?)	P1 Applicable P2 Limited P3 Different population
수용 가능한 보고서/데이터수집 (Acceptable report/ data collation)	보고서 또는 데이터 수집에 합리적이고 객관적인 평가를 수행할 수 있을 만큼 충분한 정보가 포함되어 있습니까? (Do the reports or collations of data contain sufficient information to be able to undertake a rational and objective assessment?)	R1 Highly quality R2 Minor deficiencies R3 Insufficient information

〈표 6-4〉 데이터 기여에 대한 평가 기준 예시(MEDDEV2.7/1.Rev.3 Table D2)

데이터기여도 기준 (Data Contribution Criteria)	설명 (Description)	평가 체계 (Grading system)
데이터소스 유형 (Data source type)	연구 설계는 적절하였습니까? (Was the design of the study appropriate?)	T1 Yes T2 No
결과측정 (Outcome measures)	보고된 결과 측정이 기기의 의도된 성능을 반영합니까? (Do the outcome measures reported reflect the intended performance of the device?)	O1 Yes O2 No
추적 (Follow up)	데이터가 의도된 치료 대상 집단(예 연령, 성별 등)과 임상 상태(즉 질병, 포함된 상태 및 중증도)를 대표하는 환자 그룹에서 생성된 것입니까? (Is the duration of follow-up long enough to assess whether duration of treatment effects and identify complications?)	F1 Yes F2 No
통계학적 유의성 (Statistical significance)	데이터에 대한 통계 분석이 제공되었으며, 그것이 적절합니까? (Has a statistical analysis of the data been provided and is it appropriate?)	S1 Yes S2 No
임상적 유의성 (Clinical significance)	치료 효과의 크기가 임상적으로 의미 있었습니까? (Was the magnitude of the treatment effect observed clinically significant?)	C1 Yes C2 No

데이터 선정 시 성능/안전성(Performance/Safety)에 대한 기준을 명확히 해야 하며, 각 문헌에서 성능/안전성에 대한 내용을 분명히 구분하여 제시해야 한다. 잔여 위험(residual risk)을 분류하기 위해 이상사례(Adverse Event) 및 부작용(Side Effect)에 대한 정보를 명확히 요약하면 데이터 분석의 일관성을 유지할 수 있다.

(4) 임상평가 수행 프로세스 3단계(Stage 3) – 임상데이터의 분석(Analysis of the clinical data)

임상평가 수행 프로세스 3단계에서는 데이터 세트가 의료기기의 의도된 사용 목적에 따라 사용될 때 기기의 임상 성능 및 안전성과 관련된 GSPR을 모두 충족하는지 확인하는 것이 목적이다.

GSPR충족이 되는데 확인하기 위해서는 하기의 사항이 확인되어야 한다.

① 신뢰할 수 있는 방법을 선택
② 포괄적인 분석을 수행
③ 추가적인 임상조사나 다른 조치가 필요한지 결정
④ PMCF의 필요성을 결정

임상 데이터의 평가는 체계적이고 방법론적으로 접근해야 하며, 다음 네 가지 관점에서 임상 데이터 분석이 이루어져야 한다.

① 안전(safety)에 대한 요구사항에 대한 적합성 평가
② 수용 가능한 이득/위험(benefit/risk) 요구사항에 대한 적합성 평가
③ 성능(performance)에 대한 요구사항에 대한 적합성 평가
④ 수용 가능한 바람직하지 않은 부작용(undesirable side-effects) 요구사항에 대한 적합성 평가

위 사항을 평가한 후, 최종적으로 잔여 위험에 대한 부분을 확인할 수 있다. 잔여 위험을 지속적으로 평가할 수 있는 방법은 PMCF 계획이다. 이는 MDR 적용 이후 임상평가 보고서를 통해 실제 PMCF 계획서 제출이 요구되며, PMCF 계획은 임상 시험/조사를 통해 얻어진 잔여 위험 및 부작용을 지속적으로 수집, 평가, 분석하는 방법으로 적용된다. 따라서 개발 제품의 결론을 통해 PMCF 계획에 대한 방향을 설정할 수 있다.

PMCF 계획에 최소한 포함되어야 할 부분은 MDR 61조 Annex XIV에 따라 다음과 같은 내용이 포함되도록 하고 있다. PMCF 계획에 최소한 포함되어야 할 내용은 MDR 제61조 Annex XIV[8]에 따라 다음과 같다.

① 얻어진 임상적 경험의 수집 사용자의 피드백, 과학 문헌 및 다른 출처의 임상 자료 조사와 같이 적용되어야 하는 PMCF의 총괄적 방법 및 절차
② 적절한 등록 내용 또는 PMCF 연구의 평가와 같이 적용되어야 하는 PMCF의 특정 방법 및 절차
③ ①, ② 항목에서 언급된 방법 및 절차의 적절성에 대한 이론적 근거

---

[8] MDR ANNEX XIV Part B Post-market clinical follow up

④ 임상평가보고서의 관련 부분 및 위험관리에 대한 참조 정보
⑤ PMCF에 의해 다루어야 하는 특정 목표
⑥ 동등 또는 유사 기기와 관련된 임상자료의 평가
⑦ 제조사가 사용한 관련 공통 사양, 조화 규격 및 PMCF에 대한 관련 지침서
⑧ 제조사가 수행할 PMCF 활동(예 PMCF 자료 분석 및 보고)에 대한 상세하고 적절히 정당화된 일정표

(5) 임상평가 수행 프로세스 4단계(Stage 4) - 임상평가보고서(The clinical evaluation report)

임상평가 보고서는 다음과 같은 내용을 포함하며, 일반적으로 MDD부터 현재까지 MEDDEV 2.7/1Rev.4에 따라 적용되고 있다. 대부분의 국내외 심사기관, 특히 식품의약품안전처는 각 문서를 통합된 문서로 관리하고 심사하지만 유럽 인증의 경우 심사원마다 별도의 심사 코드가 존재한다. 따라서 해당 심사코드 여부에 따라 심사 가능 범위가 정해지므로, 대부분 여러 명의 전문 심사자가 해당 기기의 분야별 심사를 진행하는 경우가 많다.

각 심사 시 문서의 중복 내용을 참조로 표시하면 완전한 심사가 어려울 수 있기 때문이다. 따라서 임상평가 보고서에 참조된 모든 관련 문서(예 기술 문서, IFU, 시험 보고서, 위험 관리 보고서 등)를 첨부 자료로 제출하는 것이 권장된다.

목차
요약(Summary)
임상평가의 범위(Scope of the clinical evaluation)
임상 배경, 현재 지식/최신 기술(Clinical background, current knowledge, state of the art)
의료기기 평가(Device under evaluation) 4.1 평가 방법(Type of evaluation) 4.2 유사 제품 설명(Demonstration of equivalence(only when equivalence is claimed)) 4.3 제조업체가 생성하고 보관하는 임상데이터(Clinical data generated and held by the manufacturer) 4.4 문헌으로부터 얻은 임상데이터(Clinical data from literature) 4.5 임상데이터의 평가 요약(Summary and appraisal of clinical data) 4.6 임상데이터 분석(Analysis of the clinical data) 4.6.1 안전성 요구사항(Requirement on Safety) 4.6.2 수용 가능한 이득/위험 프로파일 요구사항(Requirement on acceptable benefit/risk profile) 4.6.3 성능 요구사항(Requirement on performance) 4.6.4 수용 가능한 부작용 요구사항(Requirement on acceptability of side-effects)
결론(Conclusion)
다음 임상평가 날짜(Data of the next clinical evaluation)
날짜 및 서명(Dates and signatures)
자격 책임 있는 평가자(Qualification of the responsible evaluators)
참고문헌(Reference)

MDR 기반의 임상평가 프로세스 적용

1. 개요

본 장에서는 MEDDEV의 양식을 토대로 MDCG에서 제시한 가이던스를 적용하고자 한다. 앞서 설명한 임상평가 프로세스는 설계 개발 단계에서 반드시 적용되어야 하며, 임상평가 계획서 및 보고서는 설계 개발 기반에 따른 산출물로 정의될 수 있다.

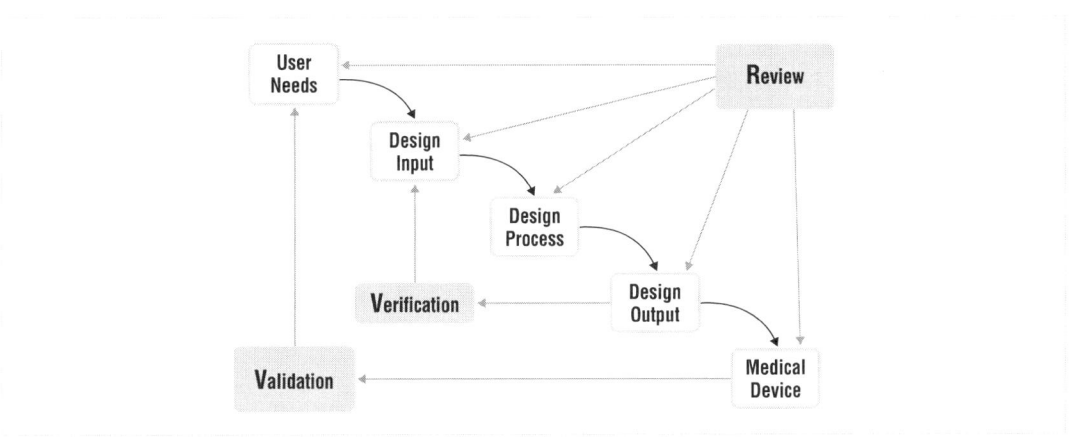

그림 6-3 의료기기 설계개발 프로세스(US FDA March 11, 1997, Design control Guidance)

설계 개발 단계에서 도출된 위험 관리는 의료기기 개발에 있어 GSPR을 선정하는 주요 설계 목표가 된다. 현재 GSPR에서 요구되는 조건에서 MDD에서 MEDDEV2.7/1Rev.4에서는 ER1,3, 6 선정을 가이던스에 담고 있으며 GSPR과 비교할 때 다음과 같은 요구사항을 선정할 수 있다.

〈표 6-5〉 GSPR과 ER과의 연계성

MDR GSPR	MDD ER
1 (Performance and Safety)	ER 1, 3
5 (Risks related to use)	ER 1
8 (Risk-benefit ratio)	ER 5,6

GSPR은 설계 개발 단계에서 도출된 위험 관리 계획서 및 보고서를 통해 임상평가 범위를 적용할 수 있으며, GSPR의 항목은 개발사의 사례에 따라 적용 가능하므로 위 표에 한정되지 않도록 한다.

2. 임상평가 계획서 수립(Clinical Evaluation Plan)

임상평가 계획서는 MEDDEV에서부터 적용된 문서로, MDR 전환 이후 제출되는 문서의 주요 구성 요소로 자리 잡았다. 해당 임상평가 계획서는 임상평가 보고서와 동일한 목차를 가지고 있으며, <u>계획서 내용은 각 목차에 따라 임상평가 수행 프로세스에 대한 설명을 추가하여 작성하도록 한다</u>.

목차
1. 요약(Summary)

1. 임상평가의 범위(Scope of the clinical evaluation)
2.1 GSPR적용 범위 선정
  - <u>GSPR 내 임상적 성능/안전성, 이득/위험, 잔류위험에 대한 요구사항을 선별</u>
2.2 제품 설명(Device description)
  - <u>기술문서(TD)를 근거로 작성</u>

2. 임상 배경, 현재 지식/최신 기술(Clinical background, current knowledge, state of the art)
3.1 임상 배경
  - <u>기술문서(TD)를 근거 또는 일관성 있게 작성(기원 및 개발 배경)</u>
3.2 현재 지식/최신 기술(SOTA)
  - <u>현재 지식/최신 기술 작성 방법에 관한 기술</u>

2. 의료기기 평가(Device under evaluation)
4.1 평가 방법(Type of evaluation)
  <u>MEDDEV2,7/1Rev3의 3가지 방법을 모두 적용하여 분석</u>
  - <u>문헌검색을 통한 데이터(Literature searching)</u>
  - <u>임상경험을 통한 데이터(Clinical experience)</u>
  - <u>임상시험/임상조사를 통한 데이터(Clinical investigation)</u>
4.2 유사 제품 설명(Demonstration of equivalence(only when equivalence is claimed))
  - <u>MDCG 2020-5에 따른 유사 및 동등 제품 선별 기준으로 작성</u>
4.3 제조업체가 생성하고 보관하는 임상데이터(Clinical data generated and held by the manufacturer)
  - <u>Pre-clinical DATA(설계개발 단계 도출된 검증 및 유효성)</u>
  - <u>임상시험 DATA(설계개발 단계 도출된 검증 및 유효성)</u>
  - <u>PMS 데이터(시판 후 고객 불만, 고객만족도, CAPA 등)</u>
  - <u>PMCF 데이터(해당 시)</u>
4.4 문헌으로부터 얻은 임상데이터(Clinical data from literature)
  - <u>문헌검색 프로토콜</u>
4.5 임상데이터의 평가 요약(Summary and appraisal of clinical data)
  - <u>임상데이터 평가 방법 제시</u>
4.6 임상데이터 분석(Analysis of the clinical data)
4.6.1 안전성 요구사항(Requirement on Safety)
  - <u>임상데이터 평가 결과를 바탕으로 GSPR 요구사항에 맞게 해당 기기의 안전성 자료의 제시 방법 설명</u>
4.6.2 수용 가능한 이득/위험 프로파일 요구사항(Requirement on acceptable benefit/risk profile)
  - <u>임상데이터 평가 결과를 바탕으로 GSPR 요구사항에 맞게 해당 기기의 이득/위험분석의 제시 방법 설명</u>
4.6.3 성능 요구 사항(Requirement on performance)
  - <u>임상데이터 평가 결과를 바탕으로 GSPR 요구사항에 맞게 해당 기기의 성능자료를 제시하는 방법 설명</u>
4.6.4 수용 가능한 부작용 요구사항(Requirement on acceptability of side-effects)
  - <u>임상데이터 평가 결과를 바탕으로 GSPR 요구사항에 맞게 해당 기기의 수용가능한 부작용 자료를 제시하는 방법 설명</u>

3. 결론(Conclusion) 　- <u>임상데이터를 토대로 분석한 결과 요약 방법을 설명</u>
4. 다음 임상평가 날짜(Data of the next clinical evaluation)
5. 날짜 및 서명(Dates and signatures)
6. 자격 책임 있는 평가자(Qualification of the responsible evaluators)
7. 참고문헌(Reference)

　임상평가 계획서에서는 유사 및 동등 제품에 관한 기술이 임상평가 계획서 내에 선정 기준, 도출하는 과정을 비교적 자세히 작성이 필요하다. 또한 본 임상평가계획서에서 도출되는 문서 중에는 문헌검색 프로토콜이 여기에 해당할 수 있다.

3. 동등성 제품 선정 및 기술 방법

　MDCG 2020-5[9] 가이던스에서 제안하는 방법에서는 다음과 같이 MEDDEV2.7/1Rev.4와 비교하여 설명하고 있다. 본 동등성 제품의 선정에 있어서는 관련된 문헌검색과 임상경험을 바탕으로 해당 기기의 안전성 유효성에 대한 평가와 예측할 수 있는 임상적 이점/위험 등을 분석할 수 있다.

　동등 제품 선정은 주로 설계 개발 계획 단계에서 목표 설계에 따라 이루어지며, 시장 조사로 수집된 제품 정보(예 제품 카탈로그, 브로셔 등)를 통해 결정된다. 유사하거나 동등한 제품을 통해 기기의 목표 설계를 주장할 수 있지만, 대부분 현재 지식/최신 기술(SOTA)에 기반하여 설계 방향이 설정된다. 예를 들어 기기의 성능 개선, 제조 공정 개선, 원자재 품질 향상 또는 임상적 목표 개선 등이 주요 고려사항이다. 이를 통해 설계 목표에서 선정한 사항을 구체적으로 비교하여 유사/동등 제품을 선정할 수 있다.

　설계 개발 계획에서 목표 설계가 설정되면, 유사/동등 제품에 대한 정보 수집이나 선행 연구를 통해 보다 명확한 자료가 확보된다. 이로 인해 대부분의 경우 설계 개발 계획/입력에 따라 동등 제품 표가 작성될 수 있다.

　임상평가에서 동등 제품에 대한 동등성 표는 MDCG 2020-5 Annex 1의 Equivalence Table을 참조하여 작성해야 한다. 동등 기기와 기술적, 생물학적, 임상적 특성의 동등성을 주장하기 위해서는 반드시 근거가 되는 임상 데이터를 제시해야 한다.

　참고로, 체내 이식 제품과 Class Ⅲ 제품의 경우 임상 시험/임상 조사가 요구될 수 있지만, 동등성 제품에 대한 임상 데이터를 근거로 해당 등급 제품에 대해 제조사가 주장해야 하는 분석 방법은 MDCG 2023-7[10]에서 제시하고 있으니 참고하기 바란다.

---

9) MDCG 2020-5 Guidance on clinical evaluation-Equivalence
10) MDCG 2023-7 Guidance on exemptions from the requirement to perform clinical investigations pursuant to Article 61(4)-(6) MDR and on sufficient levels of access' to data needed to justify claims of equivalence

〈표 6-6〉 동등 제품 선정에 따른 요구사항(MDCG 2020-5)

동등비교 구분	MDR Annex XIV Part A(3)	MEDDEV 2.7/1Rev.4, Appendix A1
기술적 특성 Technical characteristics	• 해당 기기는 유사한 설계, <u>유사한 사용조건</u> • 유사한 사양 그리고 특성(물리화학적 속성, 예를 들어 에너지강도, 인장강도, 점도, 표면 특성, 파장대 그리고 <u>소프트웨어 알고리즘</u> • 유사한 설치/배치 방법, 해당되는 경우 유사한 작용 원리 및 중대한 성능요구 사항을 가져야 함	• 유사한 설계에서, • 동일한 사용조건에서 사용하는 조건, 그리고 • 유사한 사양 그리고 특성(예를 들어 에너지강도, 인장강도, 점도, 표면 특성, 파장대, 표면 질감, 다공성, 입자 크기, 나노기술, 특정 질량, 질화탄소와 같은 원자 포함 물, 산화성과 같은 물리화학적 속성)을 가져야 하며 • 유사한 설치/배치 방법을 사용해야 하며(만약 해당하면), 그리고 • 유사한 작용 원리 및 중대한 성능요구사항을 가져야 함
생물학적 특성 Biological characteristics	• 해당 기기는 동일한 인체조직 또는 체액과 접촉하는 동일한 재료 또는 물질을 사용 • 유사한 종류 및 기간 동안 사용하고 분해 생성물 및 용출물을 포함한 유사한 물질 방출 특성을 사용함	• 인체조직 또는 체액과 접촉되는 동일한 재료 또는 물질을 사용 • 손상되지 않은 피부와 장치의 사소한 구성요소와 접촉하는 장치에는 예외가 예상됨. 이러한 경우 위험분석 결과에 따라 유사한 재료의 역할과 특성을 고려하여 유사한 재료를 사용할 수 있음
임상적 특성 Clinical characteristics	• 해당 기기는 <u>동일한 임상조건</u> 사용되거나 동일한 신체 부위, 유사한 인구에서 연령, 해부학 및 생리학을 포함하여 질병의 단계 및 유사한 심각도를 포함하여야 함 • <u>동일한 종류의 사용자이거나</u> 특정 사용 목적에 대해 예상 임상 효과를 고려하여 유사한 관련 중요한 성능	• 동일한 임상조건(질병의 단계 및 유사한 심각도, 동일한 <u>임상적 적응증을 포함</u>), 그리고 • 동일한 사용 목적 사용, 그리고 • 동일한 신체 부위 사용, 그리고 • 유사한 인구에서 사용(이 부분은 <u>성별</u>, 해부학, 생리학, 아마도 다른 측면과 관련성이 있을 수 있음) • 상당히 다른 성능을 제공할 것으로 예상되지 않음(예상되는 임상 효과, 특정 의도된 목적, <u>사용 기간</u> 등과 같은 관련된 중요한 성능에서)

〈표 6-7〉 임상평가보고서 내 작성되는 동등 제품 평가 및 분석표(MDCG 2020-5 Annex1 Equivalence table)

Equivalence table			
1. Technical characteristics (add a speparate row for each of the assessed characteristics)	Device 1(under clinical evaluation) Description of characteristics and reference to specifying documents	Device 2(marketed device) Description of characteristics and reference to specifying documents	Identified differences or conclusion that there are no differences in the characteristic
Device is of Similar design			1.1
Used under similar conditions of use			1.2
Similar specifications and properties including physicochemical properties such as intensity of energy, tensile strength, viscosity, surface characteristics, wavelength and software algorithms			1.3

Equivalence table			
Uses similar deployment methods where relevant			1.4
Has similar principles of operation and critical performance requirements			1.5
Scientific justification why there would be no clinically significant difference in the safety and clinical performance of the device, OR a description of the impact on safety and or clinical performance (use one row for each of the identified differences in characteristics, and add references to documentation as applicable)			Clinically significant difference Yes / No
1.1			
1.2			
1.3			
1.4			
1.5			
2. Biological characteristics (add a separate row for each of the assessed characteristics)	Device 1 Description of characteristics and reference to specifying documents	Device 2(marketed device) Description of characteristics and reference to specifying documents	Identified differences or conclusion that there are no differences in the characteristic
Use the same materials or substances in contact with the same human tissue or body fluids			(The characteristic must be the same for the demonstration of equivalence) 2.1
Similar kind and duration of contact with the same human tissue or body fluids			2.2
Similar release characteristics of substances including degradation products and leachables			2.3
Scientific justification why there would be no clinically significant difference in the safety and clinical performance of the device, OR a description of the impact on safety and or clinical performance (use one row for each of the identified differences in characteristics, and add references to documentation as applicable)			Clinically significant difference Yes / No
2.1			
2.2			
2.3			
3. Clinical characteristics (add a separate row for each of the assessed characteristics)	Device 1 Description of characteristics and reference to specifying documents	Device 2(marketed device) Description of characteristics and reference to specifying documents	Identified differences or conclusion that there are no differences in the characteristic

Equivalence table			
Same clinical condition or purpose including similar severity and stage of disease			3.1
Same site in the body			(The characteristic must be the same for the demonstration of equivalence) 3.2
Similar population including as regards age, anatomy and physiology			3.3
Same kind of user			(The characteristic must be the same for the demonstration of equivalence) 3.4
Similar relevant critical performance in view of the expected clinical effect for a specific intended purpose			3.5
Scientific justification why there would be no clinically significant difference in the safety and clinical performance of the device, OR a description of the impact on safety and or clinical performance (use one row for each of the identified differences in characteristics, and add references to documentation as applicable)			Clinically significant difference Yes / No
3.1			
3.2			
3.3			
3.4			
3.5			
Summary In the circumstance that more than one non-significant difference is identified, provide a justification whether the sum of differences may affect the safety and clinical performance of the device.			

4. 임상데이터 - 문헌검색 데이터

임상 데이터는 MEDDEV 2.7/1Rev. 3에서 제시된 세 가지 유형을 모두 수집해야 하며, Rev. 4에서는 제조사가 보유한 자료와 보유하지 않은 자료로 구분된다.

① 문헌검색을 통한 데이터(Literature searching) – 제조사 보유 또는 생성하지 않은 자료
② 임상경험을 통한 데이터(Clinical experience) – 제조사 보유 또는 생성자료
③ 임상시험/임상조사를 통한 데이터(Clinical investigation) – 제조사 보유 또는 생성자료

특히, 제조사가 보유하지 않은 문헌 검색 데이터는 체계적이고 과학적인 방법론적 접근이 필요하다. 문헌 검색에 해당하는 임상 데이터는 임상 증거 수준에 따라 다음과 같이 구분할 수 있다.

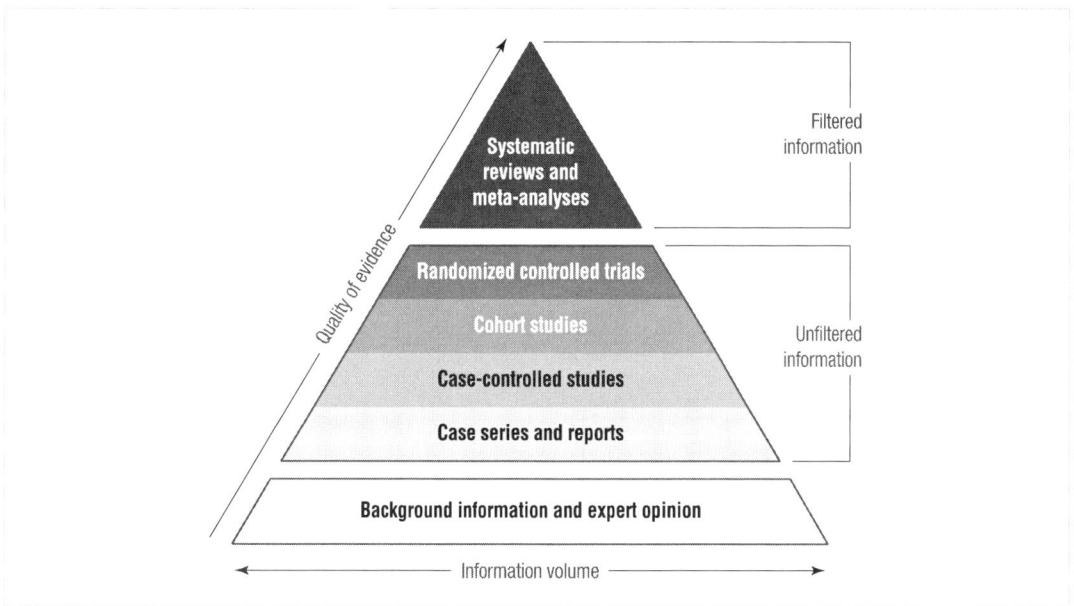

* 출처 : https://openmd.com/guide/levels-of-evidence

그림 6-4 임상 증거 수준(clinical level of evidence)

문헌 검색은 핵심 키워드에 따라 임상 증거 수준에 따른 자료를 수집할 수 있으며, 키워드 신정은 신중히 이루어져야 한다. 문헌 검색에 사용되는 대표적인 방법론은 PICO를 기반으로 한다. PICO 검색을 통해 초록(Abstract)에 대한 1차 검토를 실시하고, 선정 및 제외된 논문을 결정한 후, 1차 선별된 논문의 전체 문헌을 검토하여 전반적인 성능/안전성 및 이득/위험 분석에 사용할 자료를 선별하는 것이 중요하다.

문헌검색은 국내 「신의료기술평가의 절차와 방법등에 관한 규정」 별표2, 체계적인 문헌고찰 방법을 참고할 수 있어 해당 부분을 참고하여 적용해 보고자 한다. 체계적인 문헌고찰 방법을 다음과 같은 순서로 진행하도록 하고 있다.

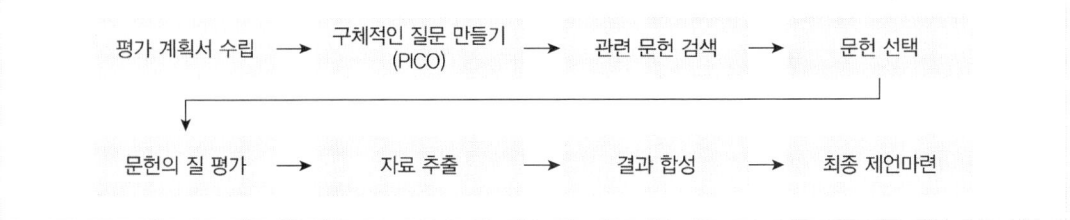

* 출처 : 「신의료기술평가의 절차와 방법등에 관한 규정」 별표2, 체계적인 문헌고찰 방법

그림 6-5 체계적인 문헌고찰 방법

(1) 문헌검색 계획서 작성

문헌검색 계획서와 보고서의 양식은 MEDDEV2.7/1Rev.3에 따라 다음의 항목으로 구성될 수 있다.

1. 기기 명칭 및 모델
   - 기술문서(TD)를 기반으로 작성이 필요

2. 문헌검색 범위(Scope of the literature search)
   - 반드시 임상평가의 범위에 맞게 작성이 필요

3. 방법(Method)
   (i) 검색 날짜
   (ii) 문헌검색 자 및 자격 요건
   (iii) 문헌검색 기간
   (iv) 문헌검색 출처
      - 과학적 데이터베이스-Bibliograrphic(예를 들면 MEDLINE, EMBASE), 전문적 데이터베이스(예 MEDION)
      - 체계적인 문헌고찰 데이터베이스(예 Cochran collaboration)
      - 임상시험 등록부(예 CENTRAL)
      - 부작용 보고서 데이터베이스(예 MAUDE, IRIS)
      - 참조 문헌
   (v) 데이터베이스 검색 상세 사항
      - 검색 용어(키워드(Key words), 색인 제목) 및 관계(Boolean logic)
      - 사용된 매체(예 온라인, CD-ROM(출판일 및 에디션 포함))
      - 다운로드한 편집되지 않은 검색 전략 사본 첨부
   (vi) 문헌을 선택하는 데 사용된 선택 기준

4. 산출물(outputs)
   (i) 각 데이터베이스에서 검색한 문헌 인용문 사본 첨부
   (ii) 데이터 선택 프로세스
      - 임상평가에 포함하기에 적합한지에 대한 모든 인용문을 평가한 방법을 보여주는 흐름도 및 관련 표 첨부

문헌 검색 계획서 수립 시 제시된 검색 날짜는 중요한 근거가 된다. 이는 매일 업데이트되는 많은 논문들 때문에 검색 날짜에 따라 핵심 키워드로 검색한 결과가 달라질 수 있기 때문이다. 키워드가 선정되면 반드시 검색 일자와 해당 날짜의 문헌 개수를 기록해야 하며, 화면 캡처 등을 통해 이를 증명할 수 있어야 한다. 임상평가 심사자는 핵심 키워드에 따른 논문 검색 재현을 수행할 수 있지만, 검색 수는 날짜에 따라 달라질 수 있다.

또한 문헌 검색 출처를 선정한 이유도 작성해야 하며, 과학적이고 체계적인 문헌 검색 방법은 문헌 검색 일자, 검색자의 자격 요건, 검색 출처, 핵심 키워드 선정에 대한 이유 등 모든 선정 근거를 명시해야 한다. 신뢰성 있는 데이터를 확보하기 위해서는 편향(Bias) 방지, 문헌의 비판적 평가, 전문가 검증 등을 고려하는 것이 중요하다.

(2) 해당 키워드 선정[11]

「신의료기술평가의 절차와 방법등에 관한 규정」별표2, 체계적인 문헌 고찰 방법에서 구체적인 질문 만들기(PICO)가 이에 해당하며 해당 규정을 인용하여 설명하고자 한다. MEDDEV2.7/1Rev.4에서는 여러 방법을(Cochran Hand book for Systematic Reviews of interventions, PRISMA, MOOSE Protocol) 들을 제시하고 있으니 이에 한정하지 않도록 한다.

① PICO 초안 만들기 : 구체적인 질문을 만드는 궁극적인 목적은 임상평가에 적용하여 결정해야 할 최선의 문헌을 선정하려는 방법이다.
  ㉠ 환자, 대상, 문제(Patient, Population, Problem)
  ㉡ 치료 또는 진단 방법(Intervention or Index Text)
  ㉢ 비교자(Comparators, comparison, Control) : 둘 이상의 기존 의료 기술과의 비교
  ㉣ 의료결과(Outcome) : 사망률, 생존율 등 의료 기술로 인한 결과, 효과 개선 사항 등을 결정

본 규정에서는 대략 200~500개의 문헌을 찾도록 권장하며, 문헌 검색을 통해 초록(Abstract)을 중심으로 문헌을 읽고 PICO 형식으로 내용을 정리한다. 이 과정을 통해 임상평가의 임상 성능/안전성, 임상적 이득/위험, 잔여 위험에 대한 초안을 수립할 수 있다.

② PICO 확정 : PICO 초안이 만들어지면 임상평가 전문가(예 임상의, 임상병리학자, 관련 전문가 등)의 자문을 통해 PICO를 확정하는 과정을 반드시 거쳐야 한다.
  ㉠ Patients(환자) : 초록(Abstract)에서 연구 대상으로 하고 있는 환자군을 정리한 후 어떤 환자군까지 대상으로 할 것인지를 결정해야 한다. 대상 환자의 범위는 이질적인 연구를 통합하는 결과를 초래하지 않도록 해야 할 것이다.
  ㉡ Intervention/Index test(중재법/중재 검사) : 시행되는 중재법의 정확한 정의가 필요하며, 중재법이 시술방법을 어떤 범위까지 포함해야 하는시 성해야 한다.
  ㉢ Comparator(비교자) : 중재법과 비교할 대상의 범위를 정해야 한다. 사전검토 한 초록을 토대로 비교된 시술을 정리하고 국내 현실을 고려하여 어떤 중재 범위까지를 비교 대상으로 해야 할지를 정해야 한다. 이에 따라 선택 배제의 범위가 달라진다.
  ㉣ Outcomes(의료결과) : 임상적 위험(사망률, 합병증 률) 등 안전성에 대한 자료와 임상적 이득(생존율, 증상 개선, 삶의 질, 만족도 등)의 유효성 자료 등을 해당 의료 기술별로 초록(Abstract)을 토대로 정해야 한다.

---

11) 「신의료기술평가의 절차와 방법등에 관한 규정」별표2, 체계적인 문헌 고찰 방법

PICO 선정 시 임상 성능/안전성, 임상적 이득/위험, 잔여 위험 특성에 따라 접근 방식을 달리해야 하며, 전문가 의견을 통해 구체화한다. PICO는 검색어 선택이나 결과 합성에 모두 활용된다.

③ 검색어 활용 및 조합 : PICO 형식에 의해 선정된 검색어는 임상평가 목적에 따라 연구유형별로 검색 필터(Search filter)나 AND, OR, NOT과 같은 불리언(Boolean Operator) 연산자와 인접 연산자 사용법을 활용하여 민감도와 특이도를 높여 양질의 문헌이 검색되는 것이 필요하다. 또한 검색어를 원활하게 사용하기 위해서는 절단 검색, 대소문자 구분 기능, 검색어의 두 가지 형태인 MeSH word와 Text word를 활용하여야 한다. 여러 방식으로 표현된 용어들을 각 문헌검색 출처에 맞게 절단 검색(truncation)이나 만능문자(wild cards)를 적절히 이용하여 검색어를 선정하여야 한다.

핵심 키워드는 임상데이터로 최신지식/기술의 내용과 임상적 성능/안전성, 이득/위험에 대한 부분을 담고 있는 임상/비임상 데이터를 모두 도출하여야 한다.

문헌검색에서 키워드 선정은 양질의 문헌을 선별하는 데 주요한 역할을 하며, 핵심 키워드는 PICO의 각 키워드를 조합하여 선정하게 된다. 핵심 키워드는 각 문헌검색 출처가 다양하게 도출될 수 있어 가능한 한 동일한 키워드를 통해 문헌검색을 권장한다. 도출된 문헌의 비판적 평가를 얻기 위해서는 해당 기기의 유리한 키워드가 아닌 비판적 키워드, 즉 부작용, 이상사례, 특정한 부작용 사례, 임상 위험 등의 키워드를 적용하여야 하며, 동등 제품의 제품명을 선정하기보다는 더욱 폭넓게 중재 치료법 또는 현재 지식/최신 기술(SOTA)을 통해 얻을 수 있는 키워드도 포함할 수 있다.

〈표 6-8〉 PICO 예시

Aspect	Inclusion criteria	Exclusion criteria
Population	Children/adolescents with bronchiectasis with an acute respiratory exacerbation	Children with other conditions, or adult acute populations
Intervention	A systemic course of antibiotics	Interventions other than antibiotics
Comparator	No antibiotics	Antibiotics as a comparator, or other treatments
Types of studies	Randomized controlled trials(RCTs)	Retrospective studies, case series, case reports, editorials, conference abstracts, correspondence letters
Language(s)	English language	Studies in other languages

일반적으로 MAUDE, IRIS와 같이 부작용 사례 조사를 할 경우에는 유사 제품에 대한 키워드 또는 동일한 품목을 선정하여 진행할 수 있도록 키워드를 선정할 수 있으며, 이 또한 현재 지식/최신 기술(SOTA)을 통해 해당 기기의 기술과 다른 기술을 통해서도 검색이 가능하다.

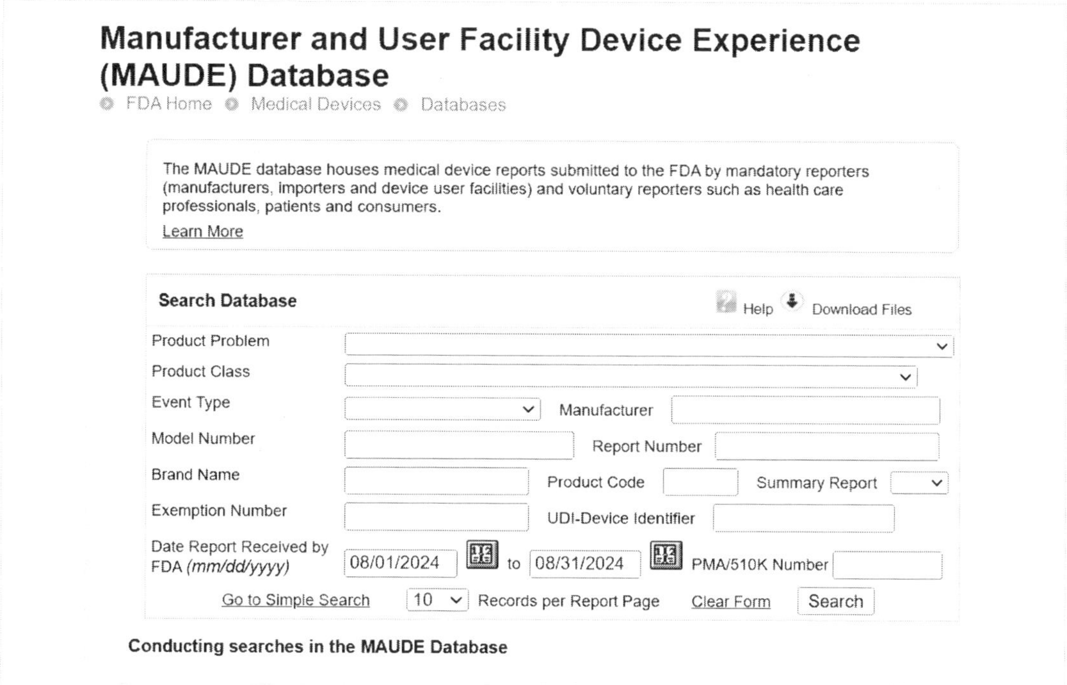

Manufacturer and User Facility Device Experience (MAUDE) Database
FDA Home
Medical Devices
Databases
The MAUDE database houses medical device reports submitted to the FDA by mandatory reporters (manufacturers, importers and device user facilities) and voluntary reporters such as health care professionals, patients and consumers.
Learn More
Search Database
Help
Download Files
Product Problem
Product Class
Event Type
Manufacturer
Model Number
Report Number
Brand Name
Product Code
Summary Report
Exemption Number
UDI-Device Identifier
Date Report Received by FDA (mm/dd/yyyy)
08/01/2024
to
08/31/2024
PMA/510K Number
Go to Simple Search
10
Records per Report Page
Clear Form
Search
Conducting searches in the MAUDE Database

* 출처 : https://www.accessdata.fda.gov/scripts/cdrh/cfdocs/cfMAUDE/search.CFM

그림 6-6 미국 FDA 사이트 내 부작용 자료 검색 사이트

함께 의료기기
알기 쉬운 의료기기
안전한 의료기기
의료기기 자료관
알림·교육
이상사례 정보공개
안전한 의료기기
보고일자
업체명
품목명
제품명
모델명
이상사례증상
검색
초기화
부작용
순번
품목명
제품명
모델명
업체명
발생국가

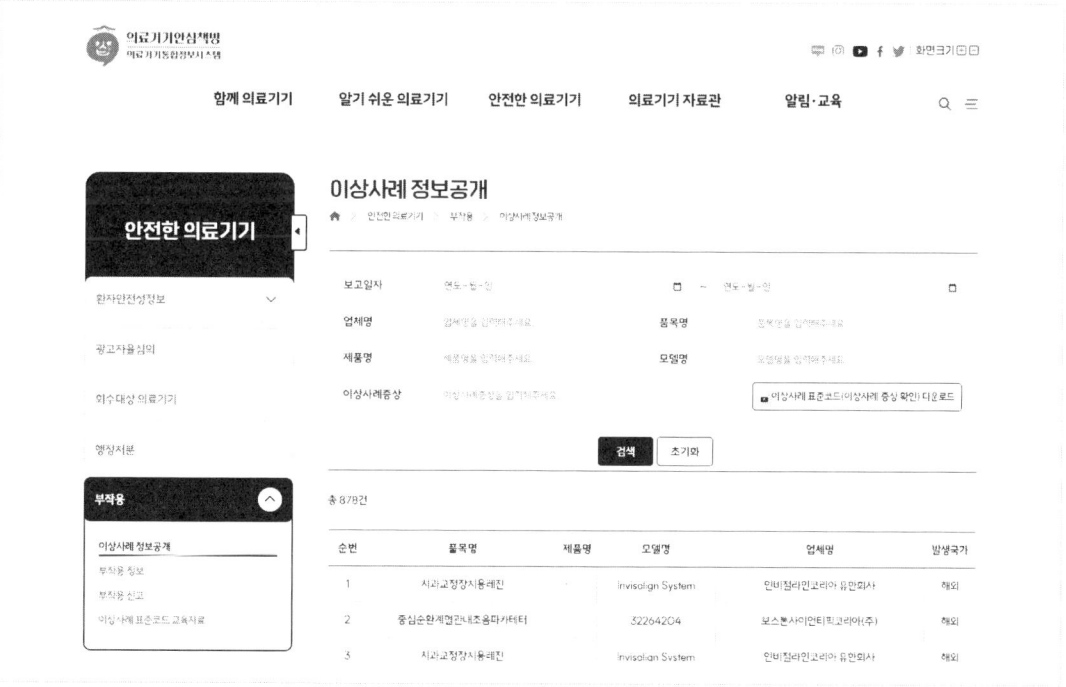

* 출처 : https://emedi.mfds.go.kr/abcs/MNU20268

그림 6-7 식품의약품안전처, 안심 책방 의료기기 이상사례 검색 사이트

선별된 문헌을 통해 도출된 위험 식별이 제품 설계에 반영되는 것이 궁극적인 목적이며, 이를 통해 해당 기기의 임상적 성능/안전성, 이득/위험을 확인하고자 한다.

(3) 문헌 선정과 제외 기준 설정

문헌 검색 조건에 따라 선별된 문헌은 다음의 기준에 따라 제외한다. 이 과정을 통해 해당 문헌을 정리한다. 각 문헌 검색 출처에서 핵심 키워드의 개수에 따라 문헌 결과값이 도출될 것으로 중복 문헌을 제거하고, 임상평가를 위한 임상적 성질, 안전성, 위험성 및 이득에 관한 내용을 초록(Abstract)을 통해 1차 선별한다. 이후 전체 문헌을 검토하여 2차 선별을 통해 임상평가 결과를 도출할 수 있는 문헌을 최종적으로 선택한다.

다음 문헌 선별에 대한 흐름도에 따라 문헌의 숫자들을 표시하여 최종 산출된 문헌을 작성하여 산출물을 작성하도록 한다.

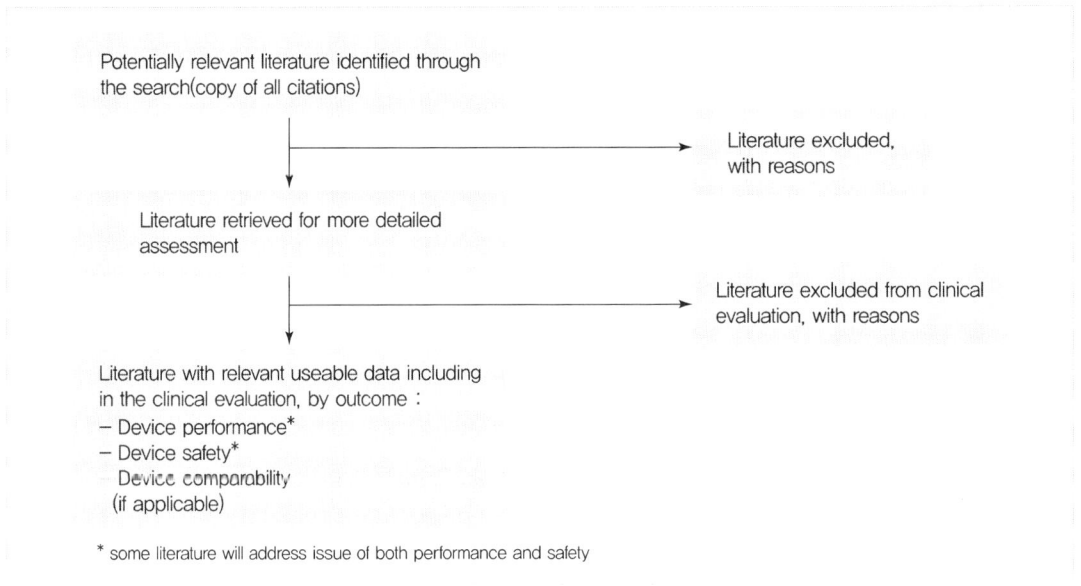

그림 6-8 문헌 평가 흐름도 예시(MEDDEV2.7/1Rev.3 APPENDIX B)

문헌 검색 결과로 도출된 사항은 각 업무 흐름도에 따라 숫자로 정리되며, 각 문헌 검색 출처별로 선별된 문헌과 제외 사유를 포함한 모든 데이터를 정리하여 제출한다. 이는 임상평가 심사자가 핵심 키워드에 따른 검색 결과를 재현하고, 근거 자료로 활용된다. 그리고 MDR이 적용되면서 최종 선별된 문헌에 대해서는 위 최종 결과에서 설명하는 것처럼 하나의 문헌에서 Device performance/Safety가 동시에 포함되는 경우도 있기 때문에, 선별된 문헌의 요약과 P/S(Performance/Safety) 해당 여부에 대한 부분을 각각 선별한 결과를 최종 문서로 첨부하여야 한다.

〈표 6-9〉 예시, 선별 문헌 요약 및 P/S 해당 사항 구분표

Category	Study title	Objective	Study Design	Performance	Safety
clinical	…	…	…	A	N/A

부작용 보고는 문헌 검색 시 핵심 키워드를 사용하여 동등 제품이나 현재 지식/최신 기술(SOTA)을 근거로 진행하며, 부작용 데이터의 관련성을 통해 선별한다. 각 부작용이 해당 기기에 위험성이 있는지는 위험 관리 보고서를 통해 위험 식별 번호와 위험 통제 번호가 일관되게 적용되었는지 검토되어야 하며, 이러한 사항이 설계에 반영되었는지를 요약되어야 한다. 만약 위험이 식별되었으나 위험 통제를 통해 해결되지 않고 여전히 잔여 위험이 존재한다면, 이득/위험 분석을 위한 지속적인 사후 관리 요소를 선별해야 한다.
※ 핵심 키워드 : 'FNM'(Product Code)

〈표 6-10〉 미국 MAUDE의 Product Code를 통해 선별된 데이터 분석 사례

No	
Report Number	3013682457 – 2024 – 00012
Event Date	2024 – 07 – 08
Event Type	Injury
Manufacturer	TURNCARE, INC.
Date Received	2024 – 08 – 30
Product Code	FNM
Brand Name	GUARDIAN 2 SYSTEM
Device Problem	Inflation Proble
Patient Problem	Pressure Sores
PMA/PMN Number	
Exemption Number	
Number of Events	1
Event Text	Event Description : PATIENT WAS ADMITTED TO THE HOSPITAL ON(B)(6) 2024. ON 08-JUL-2024 A STAGE 3 PRESSURE INJURY WAS OBSERVED ON THE BUTTOCKS BY THE FACILITY. THERE WAS NO INDICATION OF INJURY PROGRESSION OR WHAT, IF ANY, ADDITIONAL TREATMENT WAS REQUIRED FOR THE PRESSURE INJURY. REVIEW OF THE GUARDIAN SYSTEM CONTROLLER DATA NOTED "LEAK ALERT" EVENTS PRIOR TO THE INJURY EVENT OCCURRENCE, RESULTING IN THE CONTROLLER PROMPTING THE HEALTHCARE PROFESSIONAL TO TAKE ACTION. REPLACEMENT OF THE BED SURFACE WAS DELAYED BY THE HEALTHCARE PROFESSIONAL BASED ON THEIR JUDGMENT OF PATIENT CONDITIONS AND TREATMENT OPTIONS. IT WAS REPORTED THE PATIENT HAD AN ACUTE RESPIRATORY ILLNESS, EXPERIENCED PAIN AND OXYGEN DESATURATION WITH MOVEMENT, AND WAS REFUSING STANDARD PATIENT TURN PRACTICES. THE ASSOCIATED CONTROLLER WAS EVENTUALLY RETURNED TO TURNCARE FOR SERVICE AT WHICH TIME A MANIFOLD VALVE WAS REPLACED. IF ANY FURTHER RELEVANT INFORMATION BECOMES AVAILABLE, AN UPDATE TO THIS REPORT WILL BE FILED. Manufacturer Narrative : THIS INJURY WAS DISCOVERED BY TURNCARE THROUGH A REVIEW OF HOSPITAL HAPI REPORT INFORMATION. THERE WAS NO ALLEGATION FROM

No	
	THE CUSTOMER THAT THE GUARDIAN SYSTEM CAUSED OR CONTRIBUTED TO THE PRESSURE INJURY EVENT.
Relevant (관련성)	A
RM-ID (위험식별-통제ID)	XX-XX`

(4) 문헌 검색 보고서

문헌 검색은 최초 제품일 경우는 제조사가 수행하지 않은 데이터일 수 있으나, MDD를 통하여 이미 유럽 내 시판이 지속적으로 있는 제품은 PMS/PMCF 등의 다양한 제조사의 임상 데이터도 함께 축적이 된다고 볼 수 있다.

2. 기기 명칭이나 모델 　-기술문서(TD)를 기반으로 작성이 필요
2. 문헌검색 범위(Scope of the literature search) 　-반드시 임상평가의 범위에 맞게 작성이 필요
3. 방법(Method) 　(ⅰ) 검색 날짜 　(ⅱ) 문헌검색자 및 자격요건 　(ⅲ) 문헌검색 기간 　(ⅳ) 문헌검색 출처 　　　-과학적 데이터베이스-Bibliograrphic(예 MEDLINE, EMBASE), 전문적 데이터베이스(예 MEDION) 　　　-체계적인 문헌고찰 데이터베이스(예 Cochran collaboration) 　　　-임상시험 등록부(예 CENTRAL) 　　　-부작용 보고서 데이터베이스(예 MAUDE, IRIS) 　　　-참조 문헌 　(ⅴ) 데이터베이스 검색 상세 사항 　　　-검색 용어(키워드(Key words), 색인 제목) 및 관계(Boolean logic) 　　　-사용된 매체(예 온라인, CD-ROM(출판일 및 에디션 포함)) 　　　-다운로드한 편집되지 않은 검색 전략 사본 첨부 　(ⅵ) 문헌을 선택하는 데 사용된 선택 기준
4. 산출물(outputs) 　(ⅰ) 각 데이터베이스에서 검색한 문헌 인용문 사본 첨부 　(ⅱ) 데이터 선택 프로세스 　　　-임상평가에 포함하기에 적합한지에 대한 모든 인용문을 평가한 방법을 보여주는 흐름도 및 관련 표 첨부
첨부 자료(예시) 1) 키워드 선정 근거(또는 본문에 담을 것) 2) 문헌 키워드 검색 시 나타난 문헌 개수 화면 캡처(검색 수행 일자와 검색 데이터의 기간 범위(최대 10년 내 데이터 권장)별 검색 수) 3) 각 문헌검색 출처별 전체 검색된 문헌 리스트 및 제외 사유 작성된 데이터 4) 각 문헌별 주요 사항 요약 및 P/S 해당 여부 선정 및 설명 자료 5) 선별된 문헌 첨부(또는 임상평가보고서 내 첨부)

> 6) 부작용 보고 검색 전체 리스트 및 선별/제외 사유 작성된 모든 데이터
> 7) 부작용 보고 관련 데이터별 위험관리보고서 내 위험 식별/위험통제/잔류위험에 대한 평가 체크리스트 제시(잔류위험에 대한 이득/위험분석에 평가 필요) 등

위 문헌 검색 프로토콜, PICO 선정, 문헌 검색 결과를 바탕으로 문헌 검색 보고서를 작성할 수 있으며, MDR의 요구사항을 명확히 반영하기 위해 첨부 자료(예시)와 같은 추가 문서의 대응이 필요할 수 있다. 이는 기기별 임상 데이터의 특성에 따라 달라질 수 있음을 유의해야 한다.

본 문헌 검색 결과 보고서는 최초 제품 이후 지속적으로 업데이트되어 반영될 자료이므로 PMS 데이터 또는 임상평가 데이터로도 활용 가능하며, 특히 위험 관리 보고서 내 잔여 위험에 대한 임상의(전문가)의 평가가 요구되므로 본 문헌 검색 결과를 통해 도출된 문헌을 활용한 이득/위험 분석 데이터로 반영할 수 있다.

5. 임상데이터 - 임상시험 데이터

임상평가에서 해당 제조사가 보유하고 수행한 자료에는 임상 시험 데이터가 포함된다. 국내에서는 시판 전 임상으로 탐색 및 확증 임상 시험 결과가 이에 해당하며, 시판 후 수행되는 임상 시험도 포함된다.

임상평가에 수행되기 위해서 해당 자료 수집을 할 경우에는 하기의 데이터[12]를 반드시 제출하게 되어 있다. 이는 한국 내에서 임상 수행을 위해 수행한 모든 데이터라고 볼 수 있으며, 특히 유럽 이외 국가에서 수행된 임상에 대해서는 갭분석이 반드시 제출됨을 알 수 있다.

① 임상시험 프로토콜
② 임상시험 IRB승인서
③ CRF(Case report form)
④ 해당 정부기관의 임상 계획서 승인서
⑤ 임상시험 결과 보고서(Clinical Study report, CSR)
⑥ 임상시험이 진행 중일 경우 최근 가능한 중간보고서, 최근 심각한 부작용 정보 수집 자료
⑦ EU당국 이외 해외에서 수행된 임상시험일 경우, 갭분석 보고서 제출(EN ISO14155와 수행된 임상시험이 GCP 규정)

---

12) MEDDEV2,7/1Rev,4

6. 임상데이터 분석 - 이득/위험

임상데이터 분석 중 안전성, 성능, 부작용에 대한 설명은 제조사에서 충분히 해당 데이터의 요약과 이에 대한 임상평가에서 충분한 한계성을 확인하고 분석이 가능하다.

이득/위험은 개발사에서 설계개발 입력 단계에서 설계 목표로 수립되는 단계로 ISO14971에 따른 위험 평가 결과를 통해 전체 위험, 잔류위험에 대한 평가를 다루고 있다. 일반적으로 설계 개발 단계에서 개발사에서 고려한 다양한 방법을 통해 이득/위험을 분석하고 있다.

MEDDEV 2.7/1Rev.4에서 제시한 이득/위험 분석은 임상평가자가 반드시 제조사가 제공한 사용 설명서(IFU, Instruction for Use)와 함께 심사를 진행해야 함을 명시하고 있다. 이득/위험 분석에서 해당 기기의 사용 방법, 주의 사항, 금기 사항 및 경고 등 잔여 위험에 대한 정보는 사용 설명서를 통해 일관성 있게 작성되어야 한다.

본 장에서는 이득/위험평가에 대해 FDA Factors to consider Regarding Benefit-Risk in Medical Device product Availability, Compliance, and Enforcement Decisions(US FDA, December 27, 2016) 가이던스[13]를 소개하여 설명하고자 한다. 해당 가이던스에서는 의료기기의 이득/위험은 다음의 항목을 기본적으로 제시하고 있다.

〈표 6-11〉 미국 FDA 이득/위험평가 요소(Factors to consider Regarding Benefit-Risk in Medical Device product availability, compliance, and Enforcement Decisions(US FDA, December 27, 2016))

항목	평가 요소
기기의 이득(Benefit) 평가 요소	• 이득의 형식(Type of benefit(s)) • 이득의 규모(Magnitude of benefit(s)) • 환자가 하나 또는 그 이상의 이득을 경험할 가능성(Likelihood of patients experiencing one or more benefits) • 기간의 효과(Duration of Effect) • 환자 관점의 이득(Patient perspective on benefit) • 헬스케어전문가(임상의) 또는 간병인을 위한 이득(Benefit factors for healthcare professionals or caregivers) • 의료 필요성(Medical necessity)
기기의 위험(Risk) 평가 요소	• 위해의 심각성(Severity of harm) • 위험 가능성(likelihood of risk) • 부적합 의료기기의 유통(Distribution of nonconforming device) • 인구 노출 기간(Duration of exposure to population) • 거짓양성 및 거짓음성 결과(False-positive or false-negative results) • 환자의 위험 허용범위(Patient tolerance of risk) • 헬스케어전문가(임상의)나 간병인의 위험요소(Risk factors for healthcare professionals or caregivers)

---

[13] Factors to consider Regarding Benefit-Risk in Medical Device product availability, compliance, and Enforcement Decisions(US FDA, December 27, 2016), https://www.fda.gov/media/98657/download

항목	평가 요소
기기의 가용성, 규정 준수 및 시행 결정을 내릴 때 고려해야 할 추가적인 이득-위험요소	• 불확실성(Uncertainty) • 완화(Mitigations) • 탐지 가능성(Detectability) • 실패모드(Failure mode) • 기기 이슈의 범위(Scope of the device issue) • 환자 영향(Patient impact) • 사용 가능성(Preference for availability) • 회사의 준수 이력(Firm compliance history)

(1) 의료기기 이득 평가를 위한 요소

(가) 이득의 형식(Type of benefit(s))

환자의 건강에 영향을 미치는 다양한 요소를 포함하되 이에 한정하지 않는다. 예를 들어 의료기기가 환자의 치료 계획, 삶의 질, 생존, 일상생활 수행 능력에 미치는 영향, 그리고 환자 기능 개선, 기능 상실 예방, 질병이나 상태의 증상 완화에 얼마나 기여할 수 있는지를 포함한다.

의료기기를 사용함에 따라 임상의는 의료기기를 사용할 수 있는 예상치 못한 방법과 추가 유형의 이점을 찾을 수 있다. 예를 들어 수술 도구는 탈장 수술에 사용하도록 허가될 수 있다. 실사용 증거는 외과의가 수술 도구에 대한 추가 용도를 발견하여 새로운 용도의 허가로 이어질 수 있음을 보여줄 수 있으며, 따라서 혜택의 유형이 증가한다.

(나) 이득의 규모(Magnitude of benefit(s))

환자가 치료 혜택이나 의료기기의 효과를 경험하는 정도를 나타낸다. 환자 상태의 변화나 필요한 임상 관리의 변화를 통해 이득의 규모를 판단할 수 있으며, 이는 치료 기준과 예상 성과에 따라 평가되며 시간이 지남에 따라 변경될 수 있다.

(다) 환자가 하나 또는 그 이상의 이득을 경험할 가능성(Likelihood of patients experiencing one or more benefits)

환자가 하나 이상의 이점을 경험할 가능성은 의료기기가 환자의 질병이나 상태를 효과적으로 치료하거나 진단할 가능성이다. 의료기기가 모든 환자에게 효과적인 치료나 진단을 제공하지 않을 수 있다. 특정 환자 집단에 대한 이득 가능성을 결정하는 한 가지 방법은 효과적으로 치료된 환자 수를 결정하고 이를 치료된 총 환자 수로 나누는 것이다.

(라) 기간의 효과(Duration of Effect)

환자에게 얼마나 오랫동안 효과가 지속될 것으로 예상할 수 있는 가이며, 치료적 치료는 효과 지속시간이 길기 때문에 더 큰 효과를 제공하는 것으로 볼 수 있다.

(마) 환자 관점의 이득(Patient perspective on benefit)

    심각하거나 만성적인 질병에 직면하는 환자에게는 환자의 특성에 비추어 의료기기가 제공하는 이점을 주요하게 볼 수 있다.

(바) 헬스케어전문가(임상의) 또는 간병인을 위한 이득(Benefit factors for healthcare professionals or caregivers)

    예를 들어 수술 시간 단축, 전반적인 교육 개선 및 다양한 기술 수준의 실무자 또는 간병인을 위한 유용성이 포함되었을 때도 해당한다.

(사) 의료 필요성(Medical necessity)

    다른 의료기기 또는 치료법을 대체하여 사용할 수 있는지와 해당 의료기기 또는 치료법의 가용성에 대한 평가도 포함될 수 있다.

(2) 의료기기 위험평가를 위한 요소

(가) 위해의 심각성(Severity of harm)

    ISO14971에 따른 위해의 심각도로 의료기기 관련 사망 또는 중상, 의료기기 관련 심각하지 않은 부작용, 보고된 위해가 없는 의료기기 관련으로 3가지로 나눠서 분류할 수 있다.

(나) 위험 가능성(likelihood of risk)

    잠재적인 위험(potential risk)으로 볼 수 있으며, 의료기기에 문제가 발생할 가능성, 환자가 위해를 입을 가능성, 노출된 총 환자 수로 확인이 가능하다.

(다) 부적합 의료기기의 유통(Distribution of nonconforming device)

    부적합 의료기기의 유통에 대한 여부 및 시중에 판매된 수도 포함할 수 있다.

(라) 인구 노출 기간(Duration of exposure to population)

    위해도가 확인된 의료기기에서 초기 환자 노출과 위해를 입을 위험이 성공적으로 해결되는 시점 사이의 시간을 말한다.

(마) 거짓양성 및 거짓음성 결과(False-positive or false-negative results)

    체외진단기기에서는 가장 주요한 위험요소이며, 해당 위험에 대한 부분을 포함한다.

(바) 환자의 위험 허용범위(Patient tolerance of risk)

    환자가 기기로 인해 발생하는 위험과 잠재적인 위해에 대해 우려하는 수준을 말한다.

(사) 헬스케어전문가(임상의)나 간병인의 위험요소(Risk factors for healthcare professionals or caregivers)

(3) 기기의 가용성, 규정 준수 및 시행 결정을 내릴 때 고려해야 할 추가적인 이득-위험요소

(가) 불확실성(Uncertainty)

임상시험 데이터, 임상 등록 사항(Clinical registries) 또는 시판 중 경험, 임상시험 표본 크기, 기기에 노출된 인구에 대한 일반화 가능성, 정보에서 도출할 수 있는 통계적 추론 등 이에 국한되지 않는 모든 정보를 포함할 수 있다.

(나) 완화(Mitigations)

위험요소를 완화하기 위한 활동으로 임상 실무, 사용오류, 충족되지 않은 의료적 요구, 사용 환경, 사용자 인구, 사용자 기술 수준, 위험평가에 대한 임상적 이해, 임상 사용에 대한 현재의 기대, 위험을 증가시킬 수 있는 의료 실무의 변경(예 치료 표준) 및 응급/위기 상황에서의 사용, 위험수용 가능성 등으로 포함할 수 있다.

(다) 탐지 가능성(Detectability)

부적합 제품이 확인될 수 있는 사항으로, 예를 들어 잘못된 라벨이 붙은 임플란트 제품이 수술이 지연된다는 것을 포함할 수 있다.

(라) 실패모드(Failure mode)

ISO14971 위험관리에서 평가된 고장모드로 볼 수 있는데 제조, 설계, 사용조건 또는 환경 중 어느 것이 관련이 있는지를 포함하여 불일치 원인을 식별하는 데 사용될 수 있다. 예를 들어 잘못된 납땜(제조 실패)으로 인해 간헐적인 전기 연결은 모든 장치에 영향을 미치는 배선 설계 오류(설계 실패)와는 다른 부적합 원인을 나타낼 수 있다.

(마) 기기 이슈의 범위(Scope of the device issue)

기기의 위험을 식별하고 잠재적으로 고려될 수 있는 유사제품의 범위까지 평가하여야 한다. 예를 들어 이러한 기기의 이슈가 단일제품, 단일 제조, 단일 산업에 적용되는지에 대한 범위를 설정하여 고려한다.

(바) 환자 영향(Patient impact)

특정 준수 또는 집행 조치가 취해지거나 취해지지 않거나, 부적합 또는 규정 비준수로 인해 해당 기기를 사용할 수 없는 경우에 환자의 건강과 삶에 미칠 영향을 평가한다.

(사) 사용 가능성(Preference for availability)

환자 또는 간병인들이 필요로 인해 부적합 또는 규정 비준수 제품을 사용하고자 할 때에 대한 요소이다.

(아) 위반사항 또는 부적합 제품(Nature of violations/Nonconforming product)

해당 기기의 위반이 체계적이었는지 비체계적이었는지 그리고 제품의 부적합 정도가 평가 항목으로 사용될 수 있다.

(자) 회사의 준수 이력(Firm compliance history)

회사의 규정 준수 사항도 위험평가에 포함될 수 있다.

(4) 이득/위험평가 분석

이득/위험평가 분석은 임상평가 단계에서 임상데이터 평가의 결과를 바탕으로 작성이 되어 진다. FDA Factors to consider Regarding Benefit-Risk in Medical Device product availability, compliance, and Enforcement Decisions(US FDA, December 27, 2016) 가이던스에서 각 항목별로 설계 목표 단계와 현재 (시판 후) 단계를 나눠 평가가 가능하도록 제시하고 있다.

해당 항목별로 임상평가 데이터의 결과값을 토대로 GSPR의 항목과 일관성이 있게 주장할 수 있도록 작성이 되어야 한다. 작성되는 모든 문구는 임상데이터 근거를 모두 참조 문헌을 표시하여야만 한다.

다음 표는 해당 가이던스의 이득/위험평가 요소를 통해 고려해 볼 만한 질문에 대한 임상데이터 근거를 통해서 기술하는 방법이다.

〈표 6-12〉 이득/위험분석 예시

Category	Factor	Question for consideration	clinical DATA 분석(예시)
이득 (Benefit)	이득의 형식 (Type of benefit(s))	의료기기가 임상 관리와 환자 건강에 미치는 예상 영향은 무엇입니까? (What is the medical device's anticipated impact on clinical management and patient health?) 최초 어떤 이득이 있습니까? (What benefits were initially anticipated?)	해당 기기는 ○○○질병의 ○○○을 치료하기 위한 제품으로 임상시험을 통해 1차 유효성 평가 ○○○을 확인하는 제품이다(참고 : 임상데이터 또는 문헌 번호). 1차 유효성 평가에서는 ○○○을 통해 감염의 ○○% 정도 감소, 환자 삶의 질 20% 향상됨을 확인하였다(임상데이터 또는 문헌 번호).
⋮	⋮	⋮	⋮

이득/위험분석 요약
1. 전반적인 Benefit 요약
2. 전반적인 Risk 요약
3. 기타 추가 고려되어야 할 사항 Benefit/Risk 관련 요약
결론 : 위 사항을 고려할 때 현재 지식/최신 기술을 통해서 잔류위험에 대한 사항, 향후 임상평가 활동을 통해서 어떤 사항을 보완 해소할지에 대한 결론(위험관리활동을 반드시 포함할 것)

위 사항은 해당 기기의 현재 지식/최신 기술(SOTA) 현황에 따라 질문 각 요소와 고려해야 할 질문들은 선별하여 진행이 가능하다. 이에 따른 본 가이던스에서 제시하고 있는 고려해야 할 질문들은 하기 표를 참고하여 선택한다. 이밖에 해당 기기의 이득/위험평가의 관점에 따라 동등성 기기를 통한 평가, 신규 기술에 대한 평가 등에 따라 선택하여 평가할 수 있으므로 하기 가이던스를 참고하길 바란다.

① Factors to Consider When Making Benefit-Risk Determinations for Medical Device Investigational Device Exemptions : Guidance for Investigational Device Exemption Sponsors, Sponsor-Investigators and Food and Drug Administration Staff(2017/1/13)

② Benefit-Risk Factors to Consider When Determining Substantial Equivalence in Premarket Notifications(510(k)) with Different Technological Characteristics : Guidance for Industry and Food and Drug Administration Staff(2018/9/25)

③ Factors to Consider When Making Benefit-Risk Determinations in Medical Device Premarket Approval and De Novo Classifications : Guidance for Industry and Food and Drug Administration Staff(2019/8/30)

④ Consideration of Uncertainty in Making Benefit-Risk Determinations in Medical Device Premarket Approvals, De Novo Classifications, and Humanitarian Device Exemptions : Guidance for Industry and Food and Drug Administration Staff(2019/8/30)

⑤ Medical Devices with Indications Associated with Weight Loss-Clinical Study and Benefit-Risk Considerations : Draft Guidance for Industry and Food and Drug Administration Staff(2023/9/15)

〈표 6-12〉 Factors to consider Regarding Benefit-Risk in Medical Device product availability, compliance, and Enforcement Decisions Appendix A, B, C(December 27, 2016, US FDA)

Appendix B Assessment Benefit	Appendix C Assessment Risk	Appendix D assessing potential decisions based on the Benefit-Risk Assessment Outcome

7. 임상평가 보고서 수립(Clinical Evaluation Report)

임상평가 보고서는 위 임상평가 계획서에서 수립된 사항을 바탕으로 실제 모든 임상 데이터를 수집·평가하여 분석을 통해 임상평가의 결론을 도출하는 것이다. 다음과 같이 임상평가보고서에 실제로 적용될 수 있는 자료를 설명하였다. 본 예시는 해당 기기의 특성, 임상 연구에 따라 다양하게 반영될 수 있으므로 이에 한정하지 않도록 한다.

목차
3. 요약(Summary)

4. 임상평가의 범위(Scope of the clinical evaluation)
2.1 GSPR 적용 범위 선정
   - GSPR 내 임상적 성능/안전성, 이득/위험, 잔류위험에 대한 요구사항을 선별
2.2 제품 설명(Device description)
   - 기술문서(TD)를 근거로 작성

5. 임상 배경, 현재 지식/최신 기술(Clinical background, current knowledge, state of the art)
3.1 임상 배경
   - 기술문서(TD)를 근거 또는 일관성 있게 작성(기원 및 개발 배경)
3.2 현재 지식/최신 기술(SOTA)
   - 현재 지식/최신 기술(SOTA)을, 임상데이터를 근거로 작성
   - 임상적 성능/안전성 구분 및 관련 항목의 도출(문헌데이터 근거)

6. 의료기기 평가(Device under evaluation)
4.1 평가 방법(Type of evaluation)
   - MEDDEV2.7/1Rev3의 3가지 방법을 모두 적용하여 분석
   - 문헌검색을 통한 데이터(Literature searching)
   - 임상경험을 통한 데이터(Clinical experience)
   - 임상시험/임상조사를 통한 데이터(Clinical investigation)
4.2 유사 제품 설명(Demonstration of equivalence(only when equivalence is claimed))
   - MDCG 2020-5 Guidance clinical evaluation equivalence 적용 분석
   - 분석 결과에 대한 임상적 유의성을 반드시 평가 하여야 하며 해당 평가의 근거는 항상 참고 임상데이터 또는 문헌을 같이 명시하여야 함
4.3 제조업체가 생성하고 보관하는 임상데이터(Clinical data generated and held by the manufacturer)
   - Pre-clinical DATA : 설계개발에 적용된 제품의 설계 검증/유효성 데이터
   - 임상시험 자료 요약 및 분석 및 관련 자료 제출
   - PMS 자료수집 및 분석(Vigilance 보고서 및 경향 보고서/ 임상평가에 적절한 데이터 수집(바람직하지 않은 이상사례, 부작용, 합병증 등) 및 분석이 필요)
문헌검색 결과를 근거로 시판 후 잔류위험에 대한 이득/위험분석에 대한 타당성 제시(해당 시)
CAPA를 통해 임상적 관점의 잔여 위험에 대한 평가 및 설계 반영/미반영의 타당성 제시
고객 피드백(만족도 조사)/불만 보고서를 통해 임상적 관점의 잔여 위험에 대한 평가 및 설계 반영/미반영의 타당성 제시
기타 경영검토를 통해 해마다 수행되는 사후관리의 임상적 관점의 잔여 위험에 대한 평가가 있을 경우 설계 반영/미반영의 타당성 제시
   - 해당 시 PMCF 자료수집 및 분석(잔류위험에 대한 현재 지식/최신 기술(SOTA)에 적합한지, 이에 대한 위험 이득 분석에 어떻게 접근하여 결론을 내리게 되었는지 설명)

4.4 문헌으로부터 얻은 임상데이터(Clinical data from literature)
  - 문헌 검색프로토콜 및 보고서 결과 요약
  - 문헌검색 보고서에 선별된 문헌의 평가 작성
4.5 임상데이터의 평가 요약(Summary and appraisal of clinical data)
  - 임상데이터의 특성에 맞게 평가 기준에 따라 평가 시행한 결과를 작성
  - 임상평가 수행 프로세스 2단계에서 제시한 평가 기준에 따른 기준 및 가중치를 선정하여 각 선별된 임상데이터의 우선순위를 정리하여 요약
  - 임상데이터별 임상적 성능/안전성 별로 구분하여 요약 및 평가 진행
4.6 임상데이터 분석(Analysis of the clinical data)
4.6.1 안전성 요구사항(Requirement on Safety)
  - 위 4.5에서 제시한 데이터 평가를 근거로 GSPR 요구사항에 맞게 해당 기기의 안전성 요구사항을 분석하여 기술
4.6.2 수용 가능한 이득/위험 프로파일 요구사항(Requirement on acceptable benefit/risk profile)
  - 위 4.5에서 제시한 데이터 평가를 근거로 GSPR 요구사항에 맞게 해당 기기의 수용 가능한 이득/위험 요구사항을 분석하여 기술
4.6.3 성능 요구 사항(Requirement on performance)
  - 위 4.5에서 제시한 데이터 평가를 근거로 GSPR 요구사항에 맞게 해당 기기의 임상적 성능요구사항을 분석하여 기술
4.6.4 수용 가능한 부작용 요구사항(Requirement on acceptability of side-effects)
  - 위 4.5에서 제시한 데이터 평가를 근거로 GSPR 요구사항에 맞게 해당 기기의 수용 가능한 부작용 요구사항을 분석하여 기술

5. 결론(Conclusion)
  - 임상평가의 전체 요약 및 임상평가 결과를 기술
  - PMCF의 필요성 여부 기재

6. 다음 임상평가 날짜(Data of the next clinical evaluation)

7. 날짜 및 서명(Dates and signatures)

8. 자격 책임 있는 평가자(Qualification of the responsible evaluators)

9. 참고문헌(Reference)

CHAPTER 03 MDR 기반의 임상시험

1. 개요

임상평가의 일환으로 유럽 국가 내에서 임상시험을 수행할 경우, MDR 제63~80조 및 제81조에 따라 채택된 법령 부속서 XV에 명시된 대로 설계, 허가, 수행 기록 및 보고되어야 한다.

임상시험은 한국에서 수행한 확증 임상시험을 준비하는 데 필요한 전반적인 사항과 유사한 체계를 갖추고 있지만, 유럽은 단일 국가가 아닌 연합 국가라는 점에서 차이가 있다. 조항별로 임상 시험 시행 전 고려해야 할 요구사항은 다음과 같다.

MDR 조항	항목
62	기기의 적합성 입증을 위해 수행되는 임상시험에 관한 일반요구사항
63	피험자 동의
64	신체 부자유 피험자에 대한 임상시험
65	미성년자에 대한 임상시험
66	임신 또는 수유 중인 여성에 대한 임상시험
67	추가적인 국가 조치
68	긴급 상황에서의 임상시험
69	피해 보상

2. 임상시험 신청(MDR 제70조)

임상시험의 의뢰자는 임상시험이 수행될 회원국에 신청서와 함께 부속서 XV 제Ⅱ장에 언급된 문서를 제출하게 된다. 해당 제출 서류는 부속서 XV 제Ⅱ장에 상세히 기술되어 있다.

전자 시스템은 "EUDAMED"로 임상시험 의뢰자는 사전에 단일 등록번호(SRN)를 부여받고 로그인하여 신청서 제출이 가능하다. 신청서는 접수 후 10일 이내 해당 회원국은 임상시험 의뢰자에게 결과통지를 한다.

〈표 6-13〉 임상시험 신청을 위한 문서(MDR ANNEX XV CHAPTER II)

No	MDR Annex XV 제Ⅱ장
1	신청서 양식(Application form)
2	시험 브로셔(Investigator's Brochure)
3	임상시험계획서(Clinical Investigation Plan)
4	기타 정보(Other Information)

임상시험 신청 문서 변경이 있을 경우 1주일 이내 의뢰자는 전자시스템(EUDAMED)에 업데이트하고 해당 변경사항을 명확하게 식별할 수 있도록 한다. 이 또한 회원국의 업데이트 사항을 통지받아야 한다.

만약 신청된 임상시험 신청에 보완이 필요할 경우 최대 10일 이내 임상시험의뢰자가 보완을 수행하여야 하며, 해당 보완은 최대 20일까지 연장이 가능하도록 되어 있다. 회원국은 보완수령 받은 후 5일 이내에 임상시험 신청 완료를 통지하도록 되어 있다. 임상시험 신청의 프로세스를 간략히 요약하자면 다음과 같은 업무 절차가 이뤄짐을 확인할 수 있다.

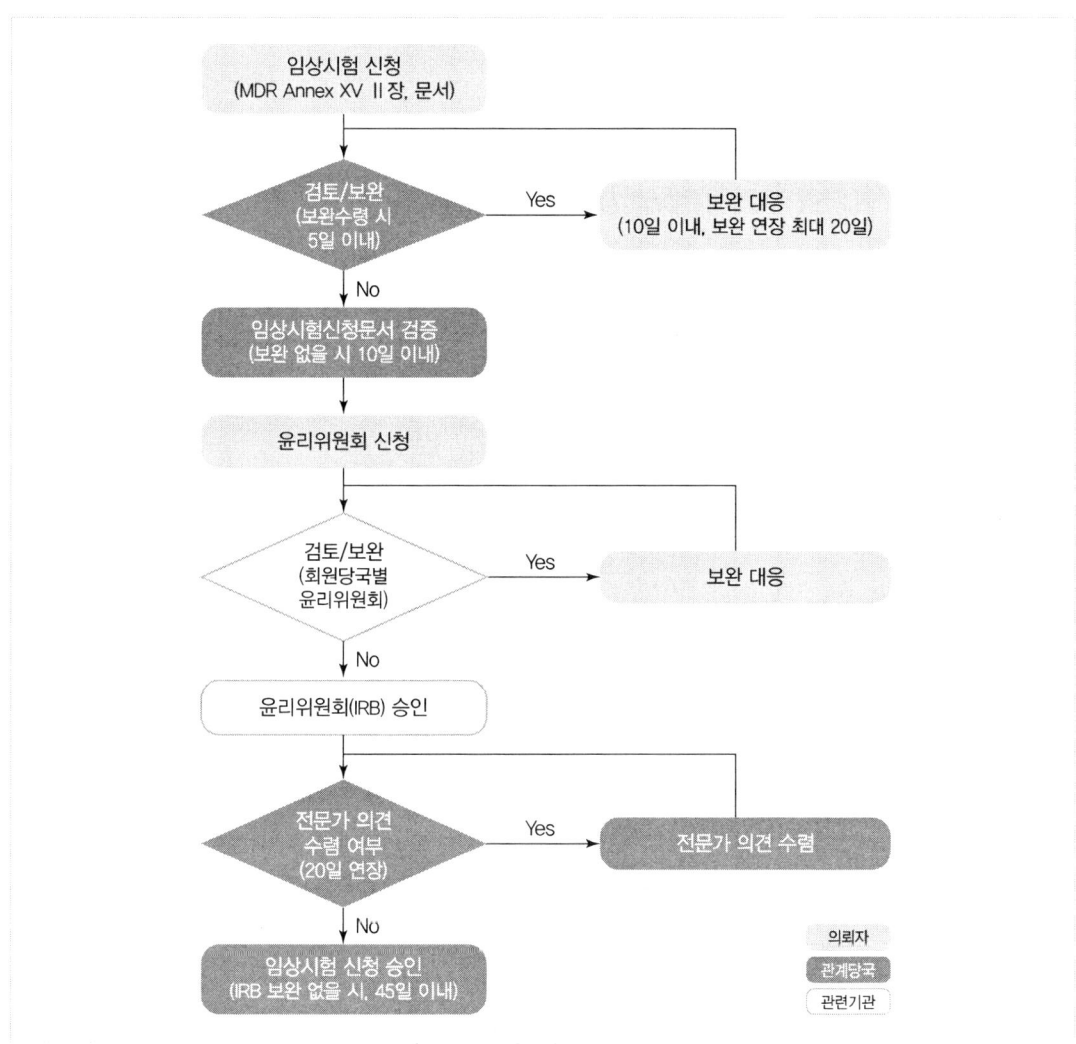

그림 6-9 임상시험신청 업무 절차도

회원국은 보완 검토 시 해당 일자를 5일 정도 추가로 연장할 수 있다.

각 회원국의 윤리위원회 승인 시 별도 부정적인 의견을 공포하지 않는 이상 45일 이내 의뢰자에게 허가를 통지하여야 하며, 회원국은 전문가와 협의를 위해 추가 20일만큼 연장하여 최종허가를 통지할 수 있다.

본 임상시험신청 승인 후 즉시 임상시험 수행을 할 수 있으며, 회원국별로 임상시험 신청과 윤리위원회 승인도 이뤄져야 한다. 임상시험 신청서 관련 양식은 MDCG 2021-8[14] 가이던스 내 Annex-Template를 참조하길 바란다.

3. 임상시험 수행(MDR 제72조)

임상시험의 수행은 임상시험계획에 따라 GCP(EN ISO14155)에 따라 수행되어야 하며 피험자의 권리, 안전 및 복지가 보호되고 보고되는 자료가 신뢰할 수 있고 견고하며, 임상시험의 수행이 이 규정의 요구사항을 준수한다는 것을 검증하기 위해 의뢰자는 임상시험 수행에 적절한 모니터링을 보장하여야 한다.

4. CE를 획득한 기기의 추가 임상시험(MDR 제74조)

일반적으로 CE를 이미 획득한 기기에 대해서 해당 사용 목적과 동등하게 안전성 확보를 위해 시험을 할 때(예를 들어 PMCF)에는 해당 임상시험신청서류인 부속서 XV, 제2장의 문서는 동일하게 준비가 되어야 한다. 또한 전자시스템(EUDAMED)에 별도의 시작 전 신청 없이 임상시험시작일로부터 적어도 30일 전에 해당 회원국에 통지하여 수행하도록 한다.

5. 임상시험계획의 중대한 변경(MDR 제75조)

의뢰자가 피험자의 안전, 건강 또는 권리나 임상시험에서 생성되는 임상자료의 견고성 또는 신뢰성에 상당한 영향을 미칠 가능성이 있는 경우 변경에 대해 의뢰자는 1주일 이내에 전자시스템(EUDAMED)에 변경신청을 하여야 한다. 의뢰자는 다음의 경우를 제외하고, 변경 통지 후 38일 이내에 해당 변경 사항을 적용하여 수행할 수 있다.
 ① 임상시험이 수행되고 있거나 수행될 회원국이 의뢰자에게 공중보건, 피험자 및 사용자의 안전이나 건강 또는 공공 정책에 대한 고려에 기초하여 거부를 통지한 경우
 ② 해당 회원국의 윤리위원회가 해당 임상시험의 상당한 변경과 관련하여 부정적인 의견을 공표하였고 이것이 국가법에 따라 해당 회원국 전체에 유효한 경우

중대한 변경 신청 중 회원당국이 전문가와 협의할 목적으로 결정을 위해 7일 연장할 수 있다.

---

14) MDCG 2021-8 Clinical Investigation application/notification documents(May 2021)

6. 회원국 간의 정보 교환(MDR 제76조)

회원국 간에서는 임상시험이 수행되고 있거나 수행될 때는 규정에 충족되지 않는 사항이 고려될 근거가 있는 경우 해당 국가에서 하기와 같은 조치를 취할 수 있으며, 이에 대한 정보는 전자시스템(EUDAMED)에 모두 공유됨을 명시하여야 한다.

① 임상시험에 대한 승인 취소
② 임상시험 중지 또는 종료
③ 의뢰자에게 어떤 측면이든 임상시험계획의 시정 요구

회원당국에서 위 조치사항이 전달이 되었을 때, 의뢰자는 7일 이내에 의견을 제출하여야 한다.

7. 임상시험 종료 시나 일시 중단 또는 조기 종료 시, 의뢰자가 제공하는 정보(MDR 제77조)

의뢰자는 임상시험을 일시적으로 중단했거나 조기 종료한 경우에는 15일 이내에 전자시스템(EUDAMED)에 해당 사유와 함께 알려야 한다. 안전의 이유로 임상시험을 일시적으로 중단 또는 조기 종료한 경우에는 24시간 이내 해당 임상시험이 수행되는 모든 회원국에 이를 통보하도록 하여야 한다.

임상시험이 종료된 경우에는 종료 후 15일 이내에 회원국에 통지하게 되어 있으며, 종료시점이 임상시험계획서 내 명확하게 명시되지 않았다면 마지막 피험자 방문과 동시에 이뤄지는 것으로 확인할 수 있다. 또한 둘 이상의 회원국에서 임상시험이 수행되는 경우, 임상시험 수행이 두 국가에서 완전히 종료되는 시점으로부터 15일 이내 이뤄지면 된다.

임상시험의 결과와 상관없이 임상시험 종료 후 1년 이내 또는 조기 종료 또는 일시 중단 후 3개월 이내 의뢰자는 임상시험 수행된 회원국에 임상시험결과보고서를 제출하여야 한다. 요약하자면 하기 표와 같다.

〈표 6-14〉 임상 종료에 따른 보고 시점

No	해당 항목	통지/제출 시점
1	임상시험을 일시적으로 중단했거나 조기 종료한 경우	15일 이내 (사유서 포함)
2	안전의 이유로 임상시험을 일시적으로 중단 또는 조기 종료한 경우	24시간 이내 (사유서 포함)
3	임상시험이 종료된 경우 둘 이상의 회원국에서 임상시험이 수행되는 경우, 모든 국가에서 완전히 종료 후	15일 이내 (사유서 포함)
4	임상시험의 결과와 상관없이 임상시험 종료 후	1년 이내 (임상시험 보고서 제출)
5	조기 종료 또는 일시 중단 후	3개월 이내 (임상시험 보고서 제출)

8. 임상시험에 대한 조정 평가 절차(MDR 제78조)

유럽연합 국가에서 수행되는 시험일 경우에는 전자시스템(EUDAMED)을 통해 신청서 하나를 통해 제출할 수 있으며 접수 후 각 당국별 정보가 전송된다. 의뢰자는 임상시험이 수행될 회원국 중 하나가 조정회원국의 역할을 한다고 제안해야 한다.

업무 절차는 하기의 그림과 같으며, 윤리위원회는 해당 당국 내 별도로 신청하여야 할 것으로 판단된다. 해당 회원국의 의견 취합과 관련하여 의뢰자에게 추가 정보를 한번 요청할 수 있으며 보통 요청 접수 후 12일 초과하지 않고 제출해야 한다.

본 임상시험에 대한 조정 평가는 단일결정으로 이뤄져야 하며 해당 임상시험이 허가되었는지 여부, 조건부로 허가되었는지 여부 또는 허가가 거부되었는지를 5일 이내에 통지하여야 한다. 단, 임상시험의 허가 조건부인 경우, 해당 조건은 성격상 해당 허가 시점에는 충족할 수 없는 것일 수 있으니 주의하여야 한다.

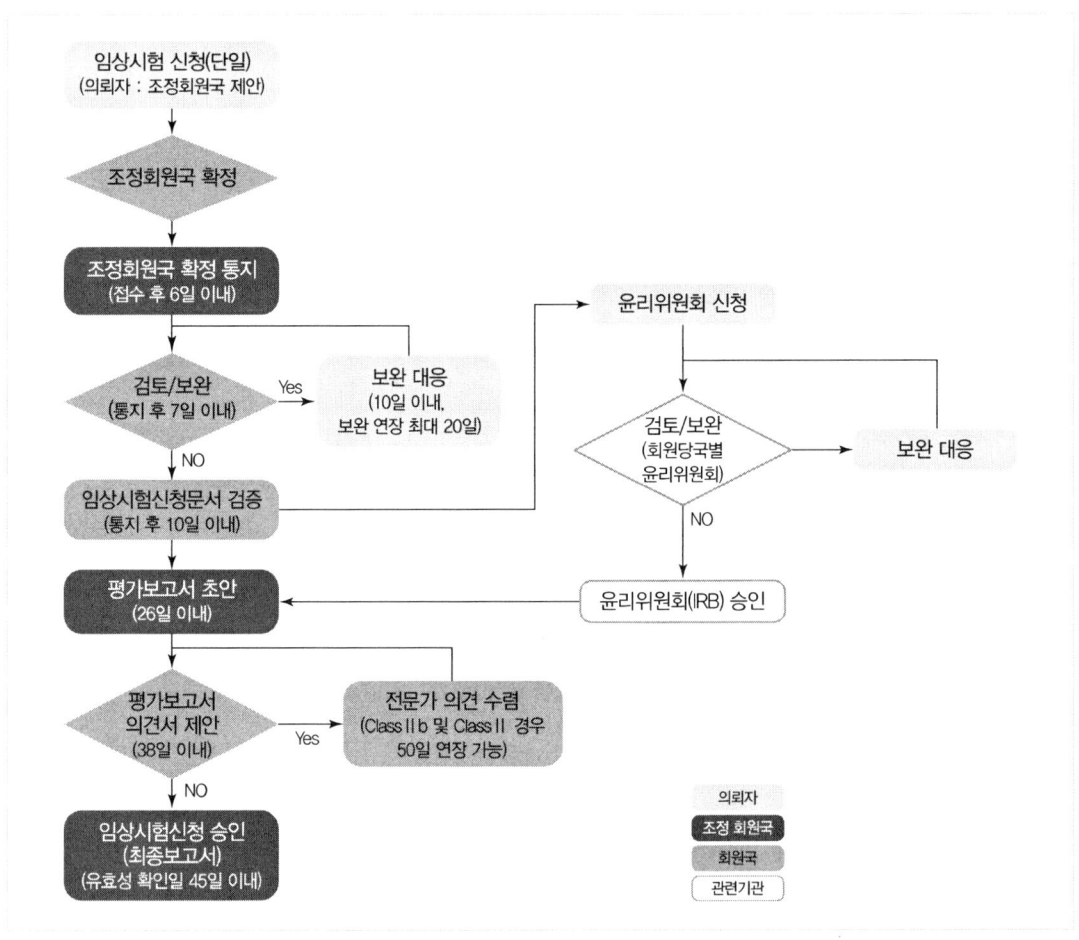

그림 6-10 임상시험 수행 조정회원국 선정 업무 절차

164 유럽 의료기기 규정 MDR의 이해

9. 임상시험 중에 발생하는 이상반응의 기록 및 보고(MDR 제80조)

임상시험 수행 중 의뢰사는 모든 이상 반응을 완전하게 기록하게 되어 있다.
① 임상시험 계획서에서 해당 임상시험의 결과 평가에 중요한 것으로 확인된 유형의 모든 이상 반응
② 모든 중대한 이상 반응
③ 적절한 조치를 취하지 않았거나, 중재가 이루어지지 않았거나 상황이 불운했다면 중대한 이상 반응으로 이어질 수 있었던 모든 기기 결함
④ ①~③에서 언급된 모든 사례와 관련된 모든 새로운 관찰 결과

모든 기록은 전자시스템(EUDAMED) 내 투명하게 공개되어야 한다. 이에 따라 각 회원국에서는 임상시험 수행 중의 이상사례 보고를 근거로 임상시험 수행의 중단을 결정할 수 있음을 확인하여야 한다.

10. 임상시험 수행 결정을 위한 MDR 규제 방향[15]

MDR에서는 해당 의료기기의 기존 제품과 아닌 제품에 대해 임상시험 수행 여부를 결정할 수 있도록 MDCG 2021-6에서는 하기와 같은 규제 방향으로 제안하고 있다. 일반적으로 기존 CE 획득한 제품에 대해서는 PMCF를 통해 제품의 잔류위험을 지속적으로 평가할 수 있도록 되어 있다고 볼 수 있다.

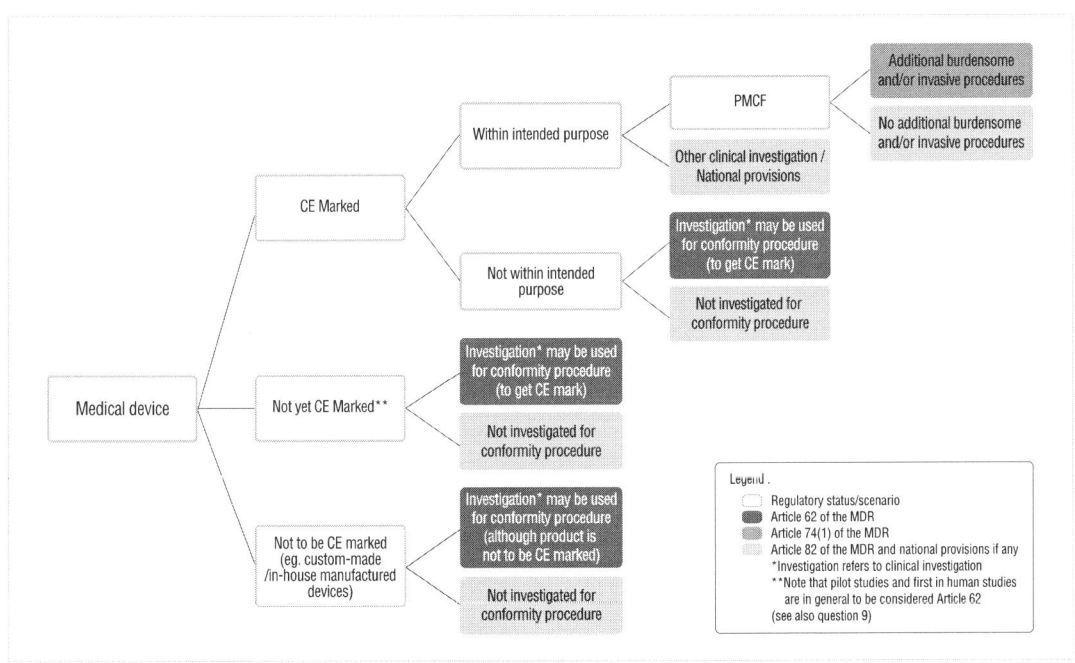

그림 6-11 의료기기 임상시험 필요 여부 규제 방향(MDCG 2021-6 rev1. Annex1)

---

15) MDCG 2021-6 Rev. 1 Regulation(EU) 2017/745-Questions&Answers regarding clinical investigation(December 2023)

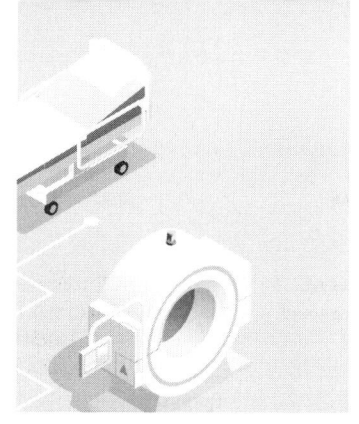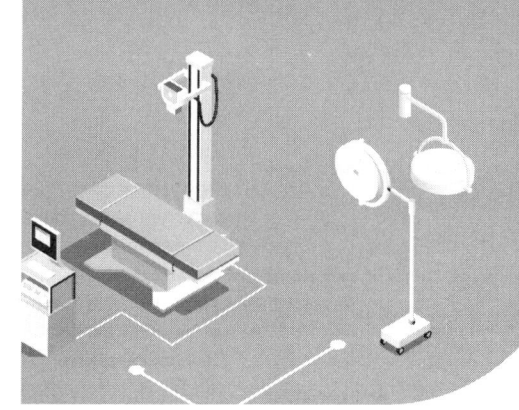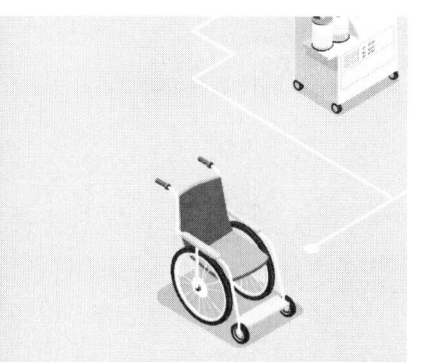

PART 07

MDR(EU) 2017/745

MDR(EU) 2017/745

REGULATION(EU) 2017/745 OF THE EUROPEAN PARLIAMENT AND OF THE COUNCIL

of 5 April 2017

on medical devices, amending Directive 2001/83/EC, Regulation(EC) No 178/2002 and Regulation(EC) No 1223/2009 and repealing Council Directives 90/385/EEC and 93/42/EEC

(Text with EEA relevance)

Amended by :

- M1 - Regulation(EU) 2020/561 of the European Parliament and of the Council of 23 April 2020(Official Journal No. L 130, 18 pages, 24.04.2020)
- M2 - Commission Delegated Regulation(EU) 2023/502 of 1 December 2022
- M3 - Regulation(EU) 2023/607 of the European Parliament and of the Council of 15 March 2023
- M4 - Regulation(EU) 2024/1860 of the European Parliament and of the Council of 13 June 2024

Corrected by :

- C1 - Corrigendum, OJ L 117, 03.05.2019, p. 9
- C2 - Corrigendum, OJ L 334, 27.12.2019, p. 165

Chapter I Scope and definitions

Article 1 Subject matter and scope

1. This Regulation lays down rules concerning the placing on the market, making available on the market or putting into service of medical devices for human use and accessories for such devices in the Union. This Regulation also applies to clinical investigations concerning such medical devices and accessories conducted in the Union.

2. This Regulation shall also apply, as from the date of application of common specifications adopted pursuant to Article 9, to the groups of products without an intended medical purpose that are listed in Annex XVI, taking into account the state of the art, and in particular existing harmonised standards for analogous devices with a medical purpose, based on similar technology. The common specifications for each of the groups of products listed in Annex XVI shall address, at least, application of risk management as set out in Annex I for the group of products in question and, where necessary, clinical evaluation regarding safety.

    The necessary common specifications shall be adopted by ▸M1 26 May 2021◂. They shall apply as from six months after the date of their entry into force or from ▸M1 26 May 2021◂, whichever is the latest.

    Notwithstanding Article 122, Member States' measures regarding the qualification of the products covered by Annex XVI as medical devices pursuant to Directive 93/42/EEC shall remain valid until the date of application, as referred to in the first subparagraph, of the relevant common specifications for that group of products.

    This Regulation also applies to clinical investigations conducted in the Union concerning the products referred to in the first subparagraph.

3. Devices with both a medical and a non-medical intended purpose shall fulfil cumulatively the requirements applicable to devices with an intended medical purpose and those applicable to devices without an intended medical purpose.

의료기기 규정(EU) 2017/745

의료기기에 관한 유럽 의회 및 이사회의 규정

(EU) 2017/745

2017년 4월 5일

지침 2001/83/EC, 규정(EC) 번호 178/2002 및 규정(EC) 번호 1223/2009 수정 및 이사회 지침 90/385/EEC 및 93/42/EEC 폐기

(EEA 관련성이 있는 문구)

개정내용 :

- M1 - 2020.04.23의 유럽 의회 및 이사회의 (EU) 규정 2020/561 (관보 L 130호, 18페이지, 2020.04.24)
- M2 - 2022.12.01의 위원회 위임규정(EU) 2023/502
- M3 - 2023.03.15의 유럽 의회 및 이사회의 (EU) 규정 2023/607
- M4 - 2020.06.13의 유럽 의회 및 이사회의 (EU) 규정 2024/1860

정정내용 :

- C1 - 정정, 관보 L 117, 03.05.2019, p. 9
- C2 - 정정, 관보 L 334, 27.12.2019, p. 165

제1장 적용범위와 용어정의

제1조 주제 및 범위

1. 본 규정은 유럽연합에서 인체용 의료기기와 그 부속품의 시장 출시, 공급 또는 사용 개시에 관한 규칙을 규정한다. 이 규정은 또한 유럽연합에서 수행되는 인체용 의료기기와 부속품에 관한 임상 시험에도 적용된다.

2. 이 규정은 또한 제9조에 따라 채택된 공통 사양의 적용일로부터 최신 기술, 특히 유사한 기술에 기초한 의료 목적의 유사 장치에 대한 기존의 조화규격을 고려하여, 부속서 XVI에 열거된 의료 목적이 의도되지 않은 제품군에도 적용되어야 한다. 부속서 XVI에 열거된 각 제품군의 공통 사양은 최소한, 해당 제품군에 대한 부속서 I에 명시된 위험 관리와 필요한 경우, 안전에 관한 임상 평가의 적용을 다루어야 한다.

    필요한 공통 사양은 2021년 05월 26일까지 채택되어야 한다. 그것들은 발효일로부터 6개월 후 또는 2021년 05월 26일 중 더 늦은 날짜부터 적용되어야 한다.

    제122조에도 불구하고, 93/42/EEC 지침에 따라 의료기기로서 부속서 XVI에 적용된 제품의 자격에 관한 회원국의 조치는 첫 번째 호에서 언급된 각 제품군의 관련 공통사양의 적용일까지 유효해야 한다.

    또한 이 규정은 첫 번째 호에서 언급된 제품과 관련하여 유럽연합에서 수행되는 임상 시험에도 적용된다.

3. 의료적 및 비의료 목적이 모두 의도된 기기는 의료 목적을 가진 기기에 적용 가능한 요구사항과 의도된 의료 목적이 없는 기기에 적용 가능한 요건을 누적적으로 충족해야 한다.

MDR(EU) 2017/745	의료기기 규정(EU) 2017/745

4. For the purposes of this Regulation, medical devices, accessories for medical devices, and products listed in Annex XVI to which this Regulation applies pursuant to paragraph 2 shall hereinafter be referred to as 'devices'.

5. Where justified on account of the similarity between a device with an intended medical purpose placed on the market and a product without an intended medical purpose in respect of their characteristics and risks, the Commission is empowered to adopt delegated acts in accordance with Article 115 to amend the list in Annex XVI, by adding new groups of products, in order to protect the health and safety of users or other persons or other aspects of public health.

6. This Regulation does not apply to:

    (a) in vitro diagnostic medical devices covered by Regulation(EU) 2017/746:

    (b) medicinal products as defined in point 2 of Article 1 of Directive 2001/83/EC. In deciding whether a product falls under Directive 2001/83/EC or under this Regulation, particular account shall be taken of the principal mode of action of the product:

    (c) advanced therapy medicinal products covered by Regulation(EC) No 1394/2007:

    (d) human blood, blood products, plasma or blood cells of human origin or devices which incorporate, when placed on the market or put into service, such blood products, plasma or cells, except for devices referred to in paragraph 8 of this Article:

    (e) cosmetic products covered by Regulation(EC) No 1223/2009:

    (f) transplants, tissues or cells of animal origin, or their derivatives, or products containing or consisting of them: however this Regulation does apply to devices manufactured utilising tissues or cells of animal origin, or their derivatives, which are non-viable or are rendered non-viable:

    (g) transplants, tissues or cells of human origin, or their derivatives, covered by Directive 2004/23/EC, or products containing or consisting of them: however this Regulation does apply to devices manufactured utilising derivatives of tissues or cells of human origin which are non-viable or are rendered non-viable:

    (h) products, other than those referred to in points(d), (f) and(g), that contain or consist of viable biological material or viable organisms, including living micro-organisms, bacteria, fungi or viruses in order to achieve or support the intended purpose of the product:

    (i) food covered by Regulation(EC) No 178/2002.

7. Any device which, when placed on the market or put into service, incorporates as an integral part an in vitro diagnostic medical device as defined in point 2 of Article 2 of Regulation(EU) 2017/746, shall be governed by this Regulation. The requirements of Regulation(EU) 2017/746 shall apply to the in vitro diagnostic medical device part of the device.

8. Any device which, when placed on the market or put into service, incorporates, as an integral part, a substance which, if used separately, would be considered to be a medicinal product as defined in point 2 of Article 1 of Directive 2001/83/EC, including a medicinal product derived from human blood or human plasma as defined in point 10 of Article 1 of that Directive, and that has an

---

4. 규정의 목적을 위해, 의료기기, 의료기기의 부속 품 및 제2항에 따라 MDR이 적용되는 부속서 XVI에 열거된 제품은 이후부터 "기기"로 인용된다.

5. 시장에 출시된 의료 목적을 갖는 기기와 의료 목적이 의도되지 않은 기기 사이의 특성 및 위험성 관련 유사성을 이유로 정당화되는 경우, 유럽위원회는 사용자나 다른 사람의 건강과 안전 또는 공중 보건의 기타 측면을 보호하기 위해 새로운 제품군을 추가하여 부속서 XVI 목록을 개정할 수 있는데, 제115조에 따라 위임된 법률을 채택할 권한이 있다.

6. 이 규정은 다음에 적용하지 않는다.

    (a) 규정(EU) MDR 2017/746이 적용되는 체외진단 의료기기

    (b) 지침 2001/83/EC의 제1(2)조에 규정된 의약품. 제품이 2001/83/EC 또는 본 규정에 해당하는지를 결정하는 데 있어, 제품의 주요 작용기 전(Mode of Action)에 특별한 주의를 기울여야 한다.

    (c) 규정(EC) 번호 1394/2007에 적용되는 첨단 치료 의약품

    (d) 이 조의 8항에 언급된 기기를 제외하고, 인간 혈액, 혈액 제제, 인체 유래의 혈장 또는 혈액 세포, 또는 시장에 출시 또는 사용 개시될 때, 그러한 혈액제제, 혈장 또는 세포를 포함하는 기기

    (e) 규정(EC) 번호 1223/2009에 적용되는 화장품

    (f) 동물 유래 이식물, 조직이나 세포, 또는 이들의 파생물, 또는 이들을 포함하거나 구성하는 제품: 그러나 본 규정은 생육 불가능하거나 생육이 불가능해진 동물 유래 조직이나 세포 또는 그 파생물을 사용하여 제조된 기기에 적용된다.

    (g) 지침 2004/23/EC에 적용되는 인체 유래의 이 식물, 조직이나 세포, 또는 이들의 파생물, 또는 이들을 포함하거나 구성하는 제품: 그러나 본 규정은 생육 불가능하거나 생육이 불가능해진 인체 유래의 조직이나 세포 또는 그 파생물을 사용하여 제조된 기기에 적용된다.

    (h), (d), (f), (g)항목에 언급된 것 이외에, 생육 가능한 생물학적 물질 또는 유기체를 포함하거나, 이로 구성되는 제품. 기기의 의도된 사용목적을 달성하거나 지원하기 위한 살아있는 미생물, 박테리아, 균류 또는 바이러스를 포함한다.

    (i) 규정(EC) 번호 178/2002에 적용되는 식품

7. 출시 또는 사용될 때, 규정(EU) 2017/746의 제2(2)조에 정의된 체외진단 의료기기를 구성 부분으로 결합하는 기기는 본 규정에 따라 적용된다. 규정(EU) 2017/746의 요구사항은 그 기기의 체외진단 의료기기 부분에 적용되어야 한다.

8. 지침 2001/83/EC 제1(10)조에 정의된 인간 혈액 또는 인간 혈장에서 파생된 의약품을 포함하여, 별도로 사용된다면, 지침 제1(2)조에 정의된 의약품으로 간주되는 물질을 필수적인 부분으로써 함유하여 시장에 출시 또는 사용되는 기기, 그리고 그러한 기기의 작용에 보조적인 작용을 하는 모든 기기는 본 규정에 따라 평가되고 승인되어야 한다.

action ancillary to that of the device, shall be assessed and authorised in accordance with this Regulation.

However, if the action of that substance is principal and not ancillary to that of the device, the integral product shall be governed by Directive 2001/83/EC or Regulation(EC) No 726/2004 of the European Parliament and of the Council[1], as applicable. In that case, the relevant general safety and performance requirements set out in Annex I to this Regulation shall apply as far as the safety and performance of the device part are concerned.

9. Any device which is intended to administer a medicinal product as defined in point 2 of Article 1 of Directive 2001/83/EC shall be governed by this Regulation, without prejudice to the provisions of that Directive and of Regulation(EC) No 726/2004 with regard to the medicinal product.

However, if the device intended to administer a medicinal product and the medicinal product are placed on the market in such a way that they form a single integral product which is intended exclusively for use in the given combination and which is not reusable, that single integral product shall be governed by Directive 2001/83/EC or Regulation(EC) No 726/2004, as applicable. In that case, the relevant general safety and performance requirements set out in Annex I to this Regulation shall apply as far as the safety and performance of the device part of the single integral product are concerned.

10. Any device which, when placed on the market or put into service, incorporates, as an integral part, non-viable tissues or cells of human origin or their derivatives that have an action ancillary to that of the device shall be assessed and authorised in accordance with this Regulation. In that case, the provisions for donation, procurement and testing laid down in Directive 2004/23/EC shall apply.

However, if the action of those tissues or cells or their derivatives is principal and not ancillary to that of the device and the product is not governed by Regulation(EC) No 1394/2007, the product shall be governed by Directive 2004/23/EC. In that case, the relevant general safety and performance requirements set out in Annex I to this Regulation shall apply as far as the safety and performance of the device part are concerned.

11. This Regulation is specific Union legislation within the meaning of Article 2(3) of Directive 2014/30/EU.

12. Devices that are also machinery within the meaning of point(a) of the second paragraph of Article 2 of Directive 2006/42/EC of the European Parliament and of the Council[2] shall, where a hazard relevant under that Directive exists, also meet the essential health and safety requirements set out in Annex I to that Directive to the extent to which those requirements are more specific than the general safety and performance requirements set out in Chapter II of Annex I to this Regulation.

13. This Regulation shall not affect the application of Directive 2013/59/Euratom.

그러나, 그 물질의 작용이 주된 것이고 보조적인 것이 아니면, 해당 결합 제품은 적용 가능한 유럽 의회와 이사회 지침 2001/83/EC 또는 규정(EC) 번호726/2004[1]의 적용을 받는다. 이 경우, 기기 부분의 안전성과 성능에 관련되는 한 본 규정의 부속서 I에 명시된 일반 안전 및 성능 요건이 적용되어야 한다.

9. 지침 2001/83/EC의 제1(2)조에 정의된 의약품을 투여하도록 의도된 기기는 본 규정의 적용을 받는데, 이때 의약품과 관련하여 해당 지침 및 규정(EC) 번호 726/2004을 침해하지 않아야 한다.

그러나 의약품을 투여하도록 의도된 기기와 해당 의약품이 제공된 조합으로만 단독적으로 사용되며, 재사용이 불가능한 단일의 결합 제품으로 시장에 출시된다면, 그 결합 제품은 해당하는 대로 지침 2001/83/EC 또는 규정(EC) 번호726/2004이 적용되어야 한다. 이 경우, 해당 결합 제품의 기기 부분의 안전성 및 성능이 관련되는 한, 본 규정의 부속서 I 일반 안전성 및 성능 요구사항이 적용되어야 한다.

10. 시장에 출시 또는 사용될 때, 기기에 보조적인 작용을 하는 생육 불가한 인간유래 조직이나 세포 또는 파생물을 필수적인 부분으로 함유하는 기기는 본 규정에 따라 평가되고 승인되어야 한다. 이 경우, 지침 2004/23/EC에 명시된 기증, 입수 및 시험에 관한 규정이 적용되어야 한다.

그러나, 그 조직이나 세포 또는 그 파생물의 작용 이기기의 작용에 보조적이지 않고 주요하며, 제품이 규정(EC) 번호 1394/2007에 적용받지 않는다면, 제품은 지침 2004/23/EC에 의해 적용되어야 한다. 이 경우, 해당 기기 부분의 안전성 및 성능이 관련되는 한, 본 규정의 부속서 I 일반 안전성 및 성능 요구사항이 적용되어야 한다.

11. 이 규정은 지침 2014/30/EC의 제2(3)조의 의미 내에서 특정한 유럽연합 법률이다.

12. 기기가 유럽 의회 및 이사회 지침 2006/42/EC[2] 제2조, 두 번째 단락의 (a)항목의 의미 내에 있는 기계류이며 그 지침에 관련된 위험 요인이 있는 경우, 본 규정의 부속서 I, 제II장에 명시된 일반 안전성 및 성능 요구사항보다 더 구체적인 범위까지 기계류 지침의 부속서 I에 명시된 필수 보건 및 안전 요구사항을 또한 충족해야 한다.

13. 이 규정은 지침 2013/59/Euratom의 적용에 영향을 미치지 않는다.

---

(1) Regulation(EC) No 726/2004 of the European Parliament and of the Council of 31 March 2004 laying down Community procedures for the authorisation and supervision of medicinal products for human and veterinary use and establishing a European Medicines Agency

(2) Directive 2006/42/EC of the European Parliament and of the Council of 17 May 2006 on machinery, and amending Directive 95/16/EC(OJ L 157, 9.6.2006, p. 24).

(1) 인간 및 동물 사용을 위한 의약품의 승인 및 감독에 관한 공동체 절차를 규정하고 유럽 의약품청을 설립하는 2004.03.31의 유럽 의회와 이사회 규정(EC) 726/2004호(OJ L 136, 30.4.2004, p. 1).

(2) 지침 95/16/EC를 수정하는 기계류에 관한 2006년 5월 17일 유럽 의회 및 이사회의 지침 2006/42/EC(OJ L 157, 9.6.2006, p. 24).

| MDR(EU) 2017/ 745 | 의료기기 규정(EU) 2017/ 745 |

14. This Regulation shall not affect the right of a Member State to restrict the use of any specific type of device in relation to aspects not covered by this Regulation.

15. This Regulation shall not affect national law concerning the organisation, delivery or financing of health services and medical care, such as the requirement that certain devices may only be supplied on a medical prescription, the requirement that only certain health professionals or healthcare institutions may dispense or use certain devices or that their use be accompanied by specific professional counselling.

16. Nothing in this Regulation shall restrict the freedom of the press or the freedom of expression in the media in so far as those freedoms are guaranteed in the Union and in the Member States, in particular under Article 11 of the Charter of Fundamental Rights of the European Union.

Article 2 Definitions

For the purposes of this Regulation, the following definitions apply:

(1) 'medical device' means any instrument, apparatus, appliance, software, implant, reagent, material or other article intended by the manufacturer to be used, alone or in combination, for human beings for one or more of the following specific medical purposes:

- diagnosis, prevention, monitoring, prediction, prognosis, treatment or alleviation of disease,

- diagnosis, monitoring, treatment, alleviation of, or compensation for, an injury or disability,

- investigation, replacement or modification of the anatomy or of a physiological or pathological process or state,

- providing information by means of in vitro examination of specimens derived from the human body, including organ, blood and tissue donations,

and which does not achieve its principal intended action by pharmacological, immunological or metabolic means, in or on the human body, but which may be assisted in its function by such means.

The following products shall also be deemed to be medical devices:

- devices for the control or support of conception;

- products specifically intended for the cleaning, disinfection or sterilisation of devices as referred to in Article 1(4) and of those referred to in the first paragraph of this point.

(2) 'accessory for a medical device' means an article which, whilst not being itself a medical device, is intended by its manufacturer to be used together with one or several particular medical device(s) to specifically enable the medical device(s) to be used in accordance with its/their intended purpose(s) or to specifically and directly assist the medical functionality of the medical device(s) in terms of its/their intended purpose(s);

(3) 'custom-made device' means any device specifically made in accordance with a written prescription of any person authorised by national law by virtue of that person's professional qualifications which gives, under that person's responsibility, specific design characteristics, and is intended for the sole use of a particular patient exclusively to meet their individual conditions and needs.

14. 이 규정은 회원국이 본 규정에서 다루지 않은 측면과 관련하여 특정 유형의 기기 사용을 제한할 권리에 영향을 미치지 않아야 한다.

15. 이 규정은 특정 기기가 의료 처방에 의해서만 공급될 수 있다는 요구사항, 특정 보건 전문가 또는 보건 기관만이 기기를 배치 또는 사용할 수 있는 요구사항, 또는 특정 전문 상담이 동반되어야 하는 사용과 같은 보건 서비스 및 의료 간호의 조직, 전달 또는 자금 조달에 관한 국내법에 영향을 미치지 않아야 한다.

16. 특히, 유럽연합의 기본권 헌장의 제11조에 따라, 보도의 자유 또는 미디어에서 표현의 자유가 유럽연합과 회원국에서 보장되는 한, 본 규정의 어떤 것도 그 자유를 제한하지 않아야 한다.

제2조 용어정의

이 규정의 목적상 다음과 같은 정의가 적용된다.

(1) '의료기기'란 다음의 특정 의료목적 중 하나 이상에 대해 단독 또는 조합하여 인간에게 사용되도록 의도된 모든 기구, 장치, 기기, 소프트웨어, 이식재, 시약, 재료 또는 기타 물품을 의미한다.

- 질병의 진단, 예방, 모니터링, 예측, 예후, 치료 또는 완화,

- 부상 또는 장애의 진단, 모니터링, 치료, 완화 또는 보완,

- 해부학 또는 생리학적 혹은 병리학적 프로세스나 상태의 연구, 대체 또는 변경,

- 장기, 혈액 및 조직기증을 포함하여, 인체에서 채취한 검체의 체외검사를 통해 정보제공,

그리고 인체 내 또 인체상에서 약리학적, 면역학적 또는 대사적 수단에 의해 의도된 주 기능을 달성하지 않지만, 그러한 수단으로 기능에 도움을 받을 수 있다.

다음의 제품들도 의료기기로 간주된다.

- 임신을 통제하거나 돕기 위한 기기

- 이 항목의 첫 번째 단락에 언급된 제품과 제1(4)조에 언급한 기기의 세척, 소독 또는 멸균을 위해 특별히 의도된 제품

(2) '의료기기 부속품'은 그 자체로는 의료기기가 아니지만, 의료기기를 의도된 목적에 따라 사용할 수 있도록 하기 위해, 또는 의도된 목적 관련해 의료기기의 의료 기능을 특별히 그리고 직접적으로 보조하기 위해서 하나 또는 여러 특정 의료기기와 함께 사용되도록 제조사가 의도한 물품을 의미한다.

(3) '주문 제작기기'는 전문적 자격으로 국가 법률에 의해 허가된 사람의 서면 처방에 따라 특별히 제작된 장치로, 해당 사람의 책임하에 특정 설계 특성을 부여하며, 오직 특정 환자의 개별 조건과 요구를 충족하기 위해 해당 환자에게 단독 사용하도록 의도된다.

MDR(EU) 2017/745	의료기기 규정(EU) 2017/745
However, mass-produced devices which need to be adapted to meet the specific requirements of any professional user and devices which are mass-produced by means of industrial manufacturing processes in accordance with the written prescriptions of any authorised person shall not be considered to be custom-made devices;	그러나 전문 사용자의 특정 요구사항을 충족하도록 개조되어야 하는 대량 생산 기기와 허가된 사람의 서면 처방에 따라 산업 제조 공정을 통해 대량 생산되는 기기는 주문 제작 기기로 간주되지 않아야 한다.
(4) 'active device' means any device, the operation of which depends on a source of energy other than that generated by the human body for that purpose, or by gravity, and which acts by changing the density of or converting that energy. Devices intended to transmit energy, substances or other elements between an active device and the patient, without any significant change, shall not be deemed to be active devices.	(4) '능동 기기'는 사용목적을 위해 인체 또는 중력에 의해 생성된 에너지 이외의, 에너지원에 의존하고, 그 에너지의 밀도를 변경하거나 변환하여 작동하는 모든 기기를 의미한다. 에너지, 물질 또는 기타 요소를 능동 기기와 환자 간에 중대한 변화 없이 전달하기 위한 기기는 능동 기기로 간주되지 않아야 한다.
Software shall also be deemed to be an active device;	소프트웨어도 능동 기기로 간주되어야 한다.
(5) 'implantable device' means any device, including those that are partially or wholly absorbed, which is intended:	(5) '이식형 기기'는 부분 또는 전체가 흡수되는 것을 포함하여,
- to be totally introduced into the human body, or	- 임상적 개입에 의해서, 인체에 전체적으로 삽입되도록 의도된 기기; 또는
- to replace an epithelial surface or the surface of the eye,	- 상피 또는 안구 표면을 교체하도록 의도된 기기;
by clinical intervention and which is intended to remain in place after the procedure.	임상적 중재에 의하며 시술 후 그 자리에 남아 있도록 의도된 기기를 의미한다.
Any device intended to be partially introduced into the human body by clinical intervention and intended to remain in place after the procedure for at least 30 days shall also be deemed to be an implantable device;	임상적 중재에 의해 인체 내에 부분적으로 삽입되어 시술 후, 최소 30일 동안 그 자리에 남아 있도록 의도된 모든 기기도 이식형 기기로 간주되어야 한다.
(6) 'invasive device' means any device which, in whole or in part, penetrates inside the body, either through a body orifice or through the surface of the body;	(6) '침습 기기'는 체구 또는 신체의 표면을 통해 전체 또는 일부가 인체 내부에 침투하는 모든 기기를 의미한다.
(7) 'generic device group' means a set of devices having the same or similar intended purposes or a commonality of technology allowing them to be classified in a generic manner not reflecting specific characteristics;	(7) '일반 기기 그룹'은 특정 특성을 반영하지 않는 일반적인 방식으로 분류할 수 있도록 동일하거나 비슷한 의도된 목적이나 기술의 공통성을 갖는 품목류를 의미한다.
(8) 'single-use device' means a device that is intended to be used on one individual during a single procedure;	(8) '일회용 기기'는 단일 시술 중에 한 개인에게만 사용하도록 의도된 기기를 말한다.
(9) 'falsified device' means any device with a false presentation of its identity and/or of its source and/or its CE marking certificates or documents relating to CE marking procedures. This definition does not include unintentional non-compliance and is without prejudice to infringements of intellectual property rights;	(9) '위조 기기'는 정체성(아이덴티티) 및/또는, 출처 및/또는 CE 표시 인증서 또는 CE 마킹 절차와 관련된 문서에 허위 표시가 있는 기기를 의미한다. 이 정의는 고의가 아닌 미준수를 포함하지 않으며 지적재산권 위반을 침해하지 않는다.
(10) 'procedure pack' means a combination of products packaged together and placed on the market with the purpose of being used for a specific medical purpose;	(10) '시술팩'은 특수한 의료적 목적을 위해 사용되도록 함께 포장하여 출시한 제품의 조합을 의미한다.
(11) 'system' means a combination of products, either packaged together or not, which are intended to be inter-connected or combined to achieve a specific medical purpose;	(11) '시스템'은 함께 포장되는지의 여부와 관계없이, 특정 의료 목적을 달성하기 위해 상호 연결되거나 결합되는 제품의 조합을 의미한다.
(12) 'intended purpose' means the use for which a device is intended according to the data supplied by the manufacturer on the label, in the instructions for use or in promotional or sales materials or statements and as specified by the manufacturer in the clinical evaluation;	(12) '사용목적'은 제조사가 라벨, 사용설명서, 홍보자료 또는 진술서에 제공하고 임상 평가에서 제조사가 명시한 대로 기기를 사용하는, 기기에 의도된 용도를 의미한다.
(13) 'label' means the written, printed or graphic information appearing either on the device itself, or on the packaging of each unit or on the packaging of multiple devices;	(13) '라벨'은 기기 자체 또는 각 단위의 포장 또는 여러 기기의 포장에 나타나는 문자, 인쇄 또는 그래픽 정보를 의미한다.
(14) 'instructions for use' means the information provided by the manufacturer to inform the user of a device's intended purpose and proper use and of any precautions to be taken;	(14) '사용설명서(IFU)'는 사용자에게 기기의 의도된 목적 및 올바른 사용과 취해야 할 예방조치를 알리기 위해 제조사가 제공하는 정보를 의미한다.

MDR(EU) 2017/745	의료기기 규정(EU) 2017/745

(15) 'Unique Device Identifier'('UDI') means a series of numeric or alphanumeric characters that is created through internationally accepted device identification and coding standards and that allows unambiguous identification of specific devices on the market;

(16) 'non-viable' means having no potential for metabolism or multiplication;

(17) 'derivative' means a 'non-cellular substance' extracted from human or animal tissue or cells through a manufacturing process. The final substance used for manufacturing of the device in this case does not contain any cells or tissues;

(18) 'nanomaterial' means a natural, incidental or manufactured material containing particles in an unbound state or as an aggregate or as an agglomerate and where, for 50% or more of the particles in the number size distribution, one or more external dimensions is in the size range 1-100 nm;

Fullerenes, graphene flakes and single-wall carbon nanotubes with one or more external dimensions below 1 nm shall also be deemed to be nanomaterials;

(19) 'particle', for the purposes of the definition of nanomaterial in point(18), means a minute piece of matter with defined physical boundaries;

(20) 'agglomerate', for the purposes of the definition of nanomaterial in point(18), means a collection of weakly bound particles or aggregates where the resulting external surface area is similar to the sum of the surface areas of the individual components;

(21) 'aggregate', for the purposes of the definition of nanomaterial in point(18), means a particle comprising of strongly bound or fused particles;

(22) 'performance' means the ability of a device to achieve its intended purpose as stated by the manufacturer;

(23) 'risk' means the combination of the probability of occurrence of harm and the severity of that harm;

(24) 'benefit-risk determination' means the analysis of all assessments of benefit and risk of possible relevance for the use of the device for the intended purpose, when used in accordance with the intended purpose given by the manufacturer;

(25) 'compatibility' is the ability of a device, including software, when used together with one or more other devices in accordance with its intended purpose, to:

(a) perform without losing or compromising the ability to perform as intended, and/or

(b) integrate and/or operate without the need for modification or adaption of any part of the combined devices, and/or

(c) be used together without conflict/interference or adverse reaction.

(26) 'interoperability' is the ability of two or more devices, including software, from the same manufacturer or from different manufacturers, to:

(a) exchange information and use the information that has been exchanged for the correct execution of a specified function without changing the content of the data, and/or

(b) communicate with each other, and/or

---

(15) '고유 식별 코드(UDI)'는 국제적으로 허용되는 식별 및 코딩 표준을 통해 생성된 일련의 숫자 또는 영문자와 숫자를 의미하며, 출시된 특정 기기에 대해 명확한 식별을 가능하게 한다.

(16) '생육 불가능'은 대사 또는 증식의 가능성이 없음을 의미한다.

(17) '파생물'은 제조 공정을 통해 인간 또는 동물 조직이나 세포로부터 추출된 '비세포성 물질'을 의미한다. 이 경우, 기기의 제조에 사용되는 최종 물질은 어떠한 세포나 조직도 포함하지 않는다.

(18) '나노물질'은 비결합 상태 또는 응집체 또는 덩어리로서 입자를 포함하고, 입자수 크기 분포의 50% 이상의 입자에 대해, 하나 이상의 외부 치수가 1~100nm 크기 범위에 있는 자연적, 부수적 또는 제조된 물질을 의미한다.

풀러린, 그래핀 플레이크 및 하나 이상의 1nm 미만인 외부 치수를 갖는 단일 벽탄소 나노튜브도 나노물질로 간주되어야 한다.

(19) '입자'는 (18)항목의 나노물질의 용어 정의를 위해, 정의된 물리적 경계를 가진 미세한 물질을 의미하는;

(20) '덩어리'는 (18)항목의 나노물질의 용어 정의를 목적으로, 결과적인 외부 표면 영역이 개별 구성 요소의 표면 영역의 합계와 유사한, 약하게 결합된 입자 또는 응집체의 모음을 의미한다.

(21) '응집체'는 (18)항목의 나노물질 정의의 목적상, 강하게 속박되거나 융합된 입자로 구성되는 입자를 의미한다.

(22) '성능'은 제조사가 명시한 의도된 목적을 달성하기 위한 기기의 능력을 의미한다.

(23) '위험성'은 위해의 발생 가능성과 그 위해의 심각성의 조합을 의미한다;

(24) '이익-위험성 결정'은 제조사가 제시한 의도된 목적에 따라 사용될 때, 의도된 목적을 위한 기기 사용에 대해 가능한 관련성의 이익과 위험성에 대한 모든 평가의 분석을 의미한다.

(25) '호환성'은 의도된 목적에 따라 하나 이상의 다른 기기와 함께 사용될 때, 소프트웨어를 포함하여 기기가 다음을 달성할 수 있는 능력을 의미한다.

(a) 의도된 대로 수행하는 능력을 손실하거나 훼손하지 않고 수행, 및/또는

(b) 조합 기기의 일부를 수정 또는 변형할 필요 없이 통합 및/또는 작동, 및/또는

(c) 충돌/간섭 또는 부정적 반응 없이 함께 사용.

(26) '상호운용성'은 소프트웨어를 포함하여, 동일 제조사 또는 다른 제조사가 제공한 둘 이상의 기기가 다음을 달성할 수 있는 능력이다:

(a) 정보 교환 및 데이터의 내용을 변경하지 않으면서 지정된 기능의 올바른 실행을 위해 교환 된 정보의 사용, 그리고/또는

(b) 기기 간의 통신, 그리고/또는

MDR(EU) 2017/745	의료기기 규정(EU) 2017/745
(c) work together as intended.	(c) 의도된 대로 함께 작동.
(27) 'making available on the market' means any supply of a device, other than an investigational device, for distribution, consumption or use on the Union market in the course of a commercial activity, whether in return for payment or free of charge;	(27) '시장 공급'은 상업적 활동의 과정에서 유럽연합 시장에서 유통, 소비 또는 사용되도록 임상용 기기 이외의 기기를 유상 또는 무상으로 공급하는 것을 의미한다.
(28) 'placing on the market' means the first making available of a device, other than an investigational device, on the Union market;	(28) '시장 출시'는 유럽연합 시장에서 임상용 기기 이외의 기기를 최초로 제공하는 것을 의미한다.
(29) 'putting into service' means the stage at which a device, other than an investigational device, has been made available to the final user as being ready for use on the Union market for the first time for its intended purpose;	(29) '사용 개시'는 임상용 기기 이외의 기기가 의도된 목적을 위해 처음으로 유럽연합 시장에서 사용할 준비가 된 상태로 최종 사용자에게 제공된 단계를 의미한다.
(30) 'manufacturer' means a natural or legal person who manufactures or fully refurbishes a device or has a device designed, manufactured or fully refurbished, and markets that device under its name or trade mark;	(30) '제조사'는 기기를 제조 또는 완전히 개조하거나, 기기를 설계, 제조 또는 완전히 개조했던, 그리고 해당 기기를 자신의 이름 또는 상표로 시판하는 자연인 또는 법인을 의미한다.
(31) 'fully refurbishing', for the purposes of the definition of manufacturer, means the complete rebuilding of a device already placed on the market or put into service, or the making of a new device from used devices, to bring it into conformity with this Regulation, combined with the assignment of a new lifetime to the refurbished device;	(31) '완전 개조'는 제조사 정의의 목적상, 이미 시장에 출시되었거나 사용 개시된 기기를 완전히 다시 제작하거나, 중고 기기에서 새 기기를 제작하여, 리퍼브에 대한 새로운 수명 부여와 함께 이 규정을 준수하게 하는 것을 의미한다.
(32) 'authorised representative' means any natural or legal person established within the Union who has received and accepted a written mandate from a manufacturer, located outside the Union, to act on the manufacturer's behalf in relation to specified tasks with regard to the latter's obligations under this Regulation;	(32) '유럽 대리인'은 본 규정에 따른 제조사의 의무에 대해 명시된 업무와 관련하여 제조사를 대신하여 활동하기 위해, 유럽연합 지역 외에 위치한 제조사로부터 위임장을 받고 수락한 유럽연합 내에 설립된 모든 자연인 또는 법인을 의미한다.
(33) 'importer' means any natural or legal person established within the Union that places a device from a third country on the Union market;	(33) '수입업자'는 제3국의 기기를 유럽연합 시장에 출시하는 유럽연합 내부에 소재하는 자연인 또는 법인을 의미한다.
(34) 'distributor' means any natural or legal person in the supply chain, other than the manufacturer or the importer, that makes a device available on the market, up until the point of putting into service;	(34) '유통업자'는 공급망에서 제조사 또는 수입업자 이외에 사용 개시 시점까지 기기를 시장에 공급하는 자연인 또는 법인을 의미한다.
(35) 'economic operator' means a manufacturer, an authorised representative, an importer, a distributor or the person referred to in Article 22(1) and 22(3);	(35) '경제 운영자'는 제조사, 유럽 대리인, 수입업자, 유통업자 또는 제22(1)조와 제22(3)조에 언급된 자를 의미한다.
(36) 'health institution' means an organisation the primary purpose of which is the care or treatment of patients or the promotion of public health;	(36) '보건 기관'은 환자의 진료나 치료 또는 공중보건의 촉진을 주된 목적으로 하는 조직을 의미한다.
(37) 'user' means any healthcare professional or lay person who uses a device;	(37) '사용자'는 기기를 사용하는 모든 의료 전문가 또는 비전문가를 의미한다.
(38) 'lay person' means an individual who does not have formal education in a relevant field of healthcare or medical discipline;	(38) '비전문가'는 의료 또는 의학 관련 분야에서 공식 교육을 받지 않은 자연인을 의미한다.
(39) 'reprocessing' means a process carried out on a used device in order to allow its safe reuse including cleaning, disinfection, sterilisation and related procedures, as well as testing and restoring the technical and functional safety of the used device;	(39) '재처리'는 사용된 기기의 기술적 및 기능적 안전성의 시험 및 복원뿐만 아니라 세척, 소독, 멸균 및 관련 절차를 포함하여 안전한 재사용이 가능하도록 하기 위해 사용된 기기에 대해 수행되는 프로세스를 의미한다.
(40) 'conformity assessment' means the process demonstrating whether the requirements of this Regulation relating to a device have been fulfilled;	(40) '적합성 평가'는 기기와 관련된 본 규정의 요건이 충족되었는지를 입증하는 프로세스를 의미한다.
(41) 'conformity assessment body' means a body that performs third-party conformity assessment activities including calibration, testing, certification and inspection;	(41) '적합성 평가 기관'은 교정, 시험, 인증 및 검사를 포함하여 제3차 적합성 평가 활동을 수행하는 기관을 의미한다.
(42) 'notified body' means a conformity assessment body designated in accordance with this Regulation;	(42) '인증기관'은 본 규정에 따라 지정된 적합성 평가 기관을 의미한다.

MDR(EU) 2017/ 745	의료기기 규정(EU) 2017/ 745
(43) 'CE marking of conformity' or 'CE marking' means a marking by which a manufacturer indicates that a device is in conformity with the applicable requirements set out in this Regulation and other applicable Union harmonisation legislation providing for its affixing;	(43) 'CE 적합성 표시' 또는 'CE 마킹'은 제조사가 그 부착이 제시된 이 규정 및 기타 적용 가능한 유럽연합 통합 법령에 명시된 적용 가능한 요건에 대해 해당 기기가 적합하다는 것을 나타내는 표시를 의미한다.
(44) 'clinical evaluation' means a systematic and planned process to continuously generate, collect, analyse and assess the clinical data pertaining to a device in order to verify the safety and performance, including clinical benefits, of the device when used as intended by the manufacturer;	(44) '임상 평가'는 제조사가 의도한 대로 사용할 때 기기의 임상적 이익을 포함한 안전성 및 성능을 검증할 목적으로 의료기기에 대한 임상자료를 지속적으로 생성, 수집, 분석 및 평가하기 위한 체계적이고 계획적인 프로세스를 의미한다.
(45) 'clinical investigation' means any systematic investigation involving one or more human subjects, undertaken to assess the safety or performance of a device;	(45) '임상 시험'은 기기의 안전 또는 성능을 평가하기 위해 수행되는, 한 명 이상의 인간 피험자가 관련된 모든 체계적인 조사를 의미한다.
(46) 'investigational device' means a device that is assessed in a clinical investigation;	(46) '임상용 기기'는 임상 시험에서 평가되는 기기를 의미한다.
(47) 'clinical investigation plan' means a document that describes the rationale, objectives, design, methodology, monitoring, statistical considerations, organisation and conduct of a clinical investigation;	(47) '임상 시험 계획서'는 임상 시험의 합리적 근거, 목표, 설계, 방법론, 모니터링, 통계적 고려, 조직 및 수행을 기술하는 문서를 의미한다.
(48) 'clinical data' means information concerning safety or performance that is generated from the use of a device and is sourced from the following: - clinical investigation(s) of the device concerned, - clinical investigation(s) or other studies reported in scientific literature, of a device for which equivalence to the device in question can be demonstrated, - reports published in peer reviewed scientific literature on other clinical experience of either the device in question or a device for which equivalence to the device in question can be demonstrated, - clinically relevant information coming from post-market surveillance, in particular the post-market clinical follow-up;	(48) '임상 자료'는 의료기기의 사용과 다음과 같은 출처에서 생성되는 안전성 또는 성능에 관한 정보를 의미한다. - 해당 의료기기의 임상 시험, - 해당 기기와의 동등성이 입증된 의료기기에 대하여 학술지에 보고된 임상 시험 또는 임상 연구, - 해당 기기 또는 해당 기기와의 동등성이 입증될 수 있는 기기에 대한 다른 임상 경험에 대해 동료평가학술지에 발표된 보고서; - 시판 후 감시, 특히 시판 후 임상관찰에서 얻은 임상관련 정보;
(49) 'sponsor' means any individual, company, institution or organisation which takes responsibility for the initiation, for the management and setting up of the financing of the clinical investigation;	(49) '의뢰자'는 임상 시험의 개시, 관리, 재정 마련 책임을 맡은 모든 자연인, 회사, 기관 또는 조직을 의미한다.
(50) 'subject' means an individual who participates in a clinical investigation;	(50) '피험자'는 임상 시험에 참여하는 자연인을 의미한다.
(51) 'clinical evidence' means clinical data and clinical evaluation results pertaining to a device of a sufficient amount and quality to allow a qualified assessment of whether the device is safe and achieves the intended clinical benefit(s), when used as intended by the manufacturer;	(51) '임상 증거'는 제조사가 의도한 대로 사용할 경우, 기기가 안전하고 의도하는 임상적 이익을 얻는지에 대하여 정성적 평가를 가능케 하는 기기에 대한 충분한 양과 품질의 임상 자료 및 임상 평가의 결과를 의미한다.
(52) 'clinical performance' means the ability of a device, resulting from any direct or indirect medical effects which stem from its technical or functional characteristics, including diagnostic characteristics, to achieve its intended purpose as claimed by the manufacturer, thereby leading to a clinical benefit for patients, when used as intended by the manufacturer;	(52) '임상 성능'은 제조사가 의도한 대로 사용될 때, 제조사가 주장하는 대로 의도된 목적을 달성하여 환자에게 임상적 이익을 제공하기 위해, 진단 특징을 포함하여 기술적 또는 기능적 특징으로부터 기인하는 모든 직접적 또는 간접적 의료 효과로부터 발생하는 기기의 능력을 의미한다.
(53) 'clinical benefit' means the positive impact of a device on the health of an individual, expressed in terms of a meaningful, measurable, patient-relevant clinical outcome(s), including outcome(s) related to diagnosis, or a positive impact on patient management or public health;	(53) '임상 이익'은 진단과 관련된 결과를 포함하여 의미 있고 측정 가능한 환자 관련 임상 결과 또는 환자 관리나 공중보건에 대한 긍정적인 영향 면에서 표현되는 개인의 건강에 대한 기기의 긍정적인 영향을 의미한다.
(54) 'investigator' means an individual responsible for the conduct of a clinical investigation at a clinical investigation site;	(54) '시험자'는 임상 시험 현장에서 임상 시험의 수행을 담당하는 자연인을 의미한다.

MDR(EU) 2017/745	의료기기 규정(EU) 2017/745
(55) 'informed consent' means a subject's free and voluntary expression of his or her willingness to participate in a particular clinical investigation, after having been informed of all aspects of the clinical investigation that are relevant to the subject's decision to participate or, in the case of minors and of incapacitated subjects, an authorisation or agreement from their legally designated representative to include them in the clinical investigation;	(55) '피험자 동의'는 피험자의 참여 결정과 관련된 임상 시험의 모든 측면을 알린 후 피험자가 특정 임상 시험에 참여하겠다는 의지를 자유롭고 자발적으로 표현하는 것, 또는 미성년자와 무능력 상태의 피험자의 경우 이들을 임상 시험에 포함시키기 위한 법적으로 지정된 대리인으로부터의 허가 또는 동의를 의미한다.
(56) 'ethics committee' means an independent body established in a Member State in accordance with the law of that Member State and empowered to give opinions for the purposes of this Regulation, taking into account the views of laypersons, in particular patients or patients' organisations;	(56) '윤리 위원회'는 해당 회원국의 법률에 따라 회원국에 설립되고 비전문가, 특히 환자 또는 환자 조직의 관점을 고려하여, 본 규정의 목적을 위해 의견을 제공할 수 있는 권한을 부여받은 독립 기관을 의미한다.
(57) 'adverse event' means any untoward medical occurrence, unintended disease or injury or any untoward clinical signs, including an abnormal laboratory finding, in subjects, users or other persons, in the context of a clinical investigation, whether or not related to the investigational device;	(57) '이상반응'은 임상 시험용 기기와의 관련성 여부와 상관없이, 비정상적인 실험실 결과를 비롯하여 임상 시험의 상황에서 시험대상자, 사용자 또는 다른 사람들에게서 발생하는 모든 뜻밖의 의료사고 의도하지 않은 질병이나 상해 또는 모든 임상 징후를 의미한다.

(58) 'serious adverse event' means any adverse event that led to any of the following:
 	
(a) death,
 	
(b) serious deterioration in the health of the subject, that resulted in any of the following:
 	
    (i) life-threatening illness or injury,
 	
    (ii) permanent impairment of a body structure or a body function,
 	
    (iii) hospitalisation or prolongation of patient hospitalisation,
 	
    (iv) medical or surgical intervention to prevent life-threatening illness or injury or permanent impairment to a body structure or a body function,
 	
    (v) chronic disease,
 	
(c) foetal distress, foetal death or a congenital physical or mental impairment or birth defect;
	(58) '중대한 이상반응'은 다음 중 하나로 이어진 모든 이상반응을 의미한다.
	
	(a) 사망;
	
	(b) 다음 중 하나의 결과를 가져오는 피험자 건강의 중대한 악화
	
	    (i) 생명을 위협하는 질병 또는 상해.
	
	    (ii) 신체 구조 또는 신체 기능의 영구적 장애,
	
	    (iii) 입원 또는 환자 입원의 연장,
	
	    (iv) 생명을 위협하는 질병이나 상해 또는 신체 구조나 신체 기능의 영구적 장애를 방지하기 위한 의료적 또는 외과적 중재,
	
	    (v) 만성 질환,
	
	(c) 태아곤란증, 태아 사망, 선천적 신체 또는 정신 장애, 선천성 결함;

(59) 'device deficiency' means any inadequacy in the identity, quality, durability, reliability, safety or performance of an investigational device, including malfunction, use errors or inadequacy in information supplied by the manufacturer;	(59) '기기 결함'은 오작동, 사용 오류, 제조사가 제공한 정보의 부적절성을 포함하여 조사 기기의 아이덴티티, 품질, 내구성, 신뢰성, 안전성 또는 성능에 있어 모든 부적절성을 의미한다.
(60) 'post-market surveillance' means all activities carried out by manufacturers in cooperation with other economic operators to institute and keep up to date a systematic procedure to proactively collect and review experience gained from devices they place on the market, make available on the market or put into service for the purpose of identifying any need to immediately apply any necessary corrective or preventive actions;	(60) '시판 후 감시'는 제조사가 모든 필요한 시정 또는 예방 조치를 즉시 적용할 필요성을 파악하기 위해 시장 출시, 시장 공급 또는 사용 개시하는 기기로부터 얻은 경험을 사전에 수집 및 검토하기 위한 체계적 절차를 제정하고 최신 상태로 유지하기 위해 다른 경제 운영자와 협력하여 수행하는 모든 활동을 의미한다.
(61) 'market surveillance' means the activities carried out and measures taken by competent authorities to check and ensure that devices comply with the requirements set out in the relevant Union harmonisation legislation and do not endanger health, safety or any other aspect of public interest protection;	(61) '시장 감시'는 기기가 관련 유럽연합의 다른 조화 법령에 명시된 요건을 준수하고 건강, 안전 또는 공익 보호의 모든 다른 측면을 위험에 빠뜨리지 않는지 확인하고 보장하기 위해 관계 당국이 수행하는 활동과 취하는 조치를 의미한다.
(62) 'recall' means any measure aimed at achieving the return of a device that has already been made available to the end user;	(62) '리콜(회수)'은 이미 최종 사용자에게 제공된 기기의 반환을 달성하기 위한 모든 조치를 의미한다.
(63) 'withdrawal' means any measure aimed at preventing a device in the supply chain from being further made available on the market;	(63) '철수'는 공급망에 있는 기기가 시장에서 더 이상 이용되지 않도록 사전에 차단하기 위한 조치를 의미한다.

MDR(EU) 2017/745	의료기기 규정(EU) 2017/745

(64) 'incident' means any malfunction or deterioration in the characteristics or performance of a device made available on the market, including use-error due to ergonomic features, as well as any inadequacy in the information supplied by the manufacturer and any undesirable side-effect;

(65) 'serious incident' means any incident that directly or indirectly led, might have led or might lead to any of the following:

(a) the death of a patient, user or other person,

(b) the temporary or permanent serious deterioration of a patient's, user's or other person's state of health,

(c) a serious public health threat;

(66) 'serious public health threat' means an event which could result in imminent risk of death, serious deterioration in a person's state of health, or serious illness, that may require prompt remedial action, and that may cause significant morbidity or mortality in humans, or that is unusual or unexpected for the given place and time;

(67) 'corrective action' means action taken to eliminate the cause of a potential or actual non-conformity or other undesirable situation;

(68) 'field safety corrective action' means corrective action taken by a manufacturer for technical or medical reasons to prevent or reduce the risk of a serious incident in relation to a device made available on the market;

(69) 'field safety notice' means a communication sent by a manufacturer to users or customers in relation to a field safety corrective action;

(70) 'harmonised standard' means a European standard as defined in point(1)(c) of Article 2 of Regulation(EU) No 1025/2012;

(71) 'common specifications'(CS) means a set of technical and/or clinical requirements, other than a standard, that provides a means of complying with the legal obligations applicable to a device, process or system.

Article 3 Amendment of certain definitions

The Commission is empowered to adopt delegated acts in accordance with Article 115 in order to amend the definition of nanomaterial set out in point(18) and the related definitions in points(19), (20) and(21) of Article 2 in the light of technical and scientific progress and taking into account definitions agreed at Union and international level.

Article 4 Regulatory status of products

1. Without prejudice to Article 2(2) of Directive 2001/83/EC, upon a duly substantiated request of a Member State, the Commission shall, after consulting the Medical Device Coordination Group established under Article 103 of this Regulation('MDCG'), by means of implementing acts, determine whether or not a specific product, or category or group of products, falls within the definitions of 'medical device' or 'accessory for a medical device'. Those implementing acts shall be adopted in accordance with the examination procedure referred to in Article 114(3) of this Regulation.

2. The Commission may also, on its own initiative, after consulting the MDCG, decide, by means of implementing acts, on the issues referred to in paragraph 1 of this Article. Those implementing acts shall be adopted in accordance with the examination procedure referred to in Article 114(3).

(64) '사고'는 인체공학적 특성으로 인한 사용 오류와 제조사가 제공한 정보의 부적절성 및 모든 바람직하지 않은 부작용을 포함하여 시장에 공급되는 기기의 특징 또는 성능에 있어 모든 오작동 또는 악화를 의미한다.

(65) '중대한 사고'는 직접 또는 간접적으로 다음 중 하나로 이어졌거나, 이어졌을 수도 있거나, 이어질 수 있는 모든 사고를 의미한다.

(a) 환자, 사용자 또는 기타 사람의 사망

(b) 환자, 사용자 또는 기타 사람의 건강 상태에 있어 일시적 또는 영구적인 중대한 악화

(c) 중대한 공중보건 위협

(66) '중대한 공중 보건 위협'은 사망의 위험이 임박하거나, 개인의 건강 상태가 심각하게 악화되거나, 심각한 질병으로 이어질 수 있으며, 즉각적인 치료 조치가 필요할 수 있으며, 인간에게 상당한 질병이나 사망률을 일으킬 수 있거나, 주어진 장소와 시간에 대해 특이하거나 예치지 않은 상황을 의미한다.

(67) '시정 조치'는 잠재적 또는 실제적 부적합이나 기타 바람직하지 않은 상황의 원인을 제거하기 위해 취하는 조치를 의미한다.

(68) '현장 안전 시정 조치'는 시장에서 공급되는 기기와 관련하여 중대한 사고의 위험을 방지하거나 줄이기 위해 기술적 또는 의학적 이유로 제조자가 취하는 시정 조치를 의미한다.

(69) '현장 안전 고지'는 현장 안전 시정 조치와 관련하여 제조사가 사용자 또는 고객에게 보내는 연락을 의미한다.

(70) '조화 규격'은 규정(EU) 번호 1025/2012의 제2조(1)(c)항에 정의된 유럽 규격을 의미한다.

(71) '공통 사양'은 기기, 프로세스, 또는 시스템에 적용되는 법적 의무를 준수할 수단을 제공하는 규격 이외의 일련의 기술 및/또는 임상 요구사항을 의미한다.

제3조 특정 용어정의의 수정

유럽위원회는 기술 및 과학 진보를 감안하고 유럽연합 및 국제 수준에서 합의된 정의를 고려하여 제2조 (18)항목에 규정된 나노물질의 정의와(19), (20) 및 (21)항목의 관련 정의를 수정하기 위해 제115조에 따라 위임 법률을 채택할 수 있는 권한이 있다.

제4조 제품의 규정상태

1. 지침 2001/83/EC의 제2(2)조를 침해하지 않고 회원국의 정당한 요청에 따라, 유럽위원회는 이 규정의 제103조에 따라 설립된 의료기기조정그룹('MDCG')과 협의한 후 집행 법령을 통해 특정 제품이나 제품 범주 또는 그룹이 '의료기기' 또는 '의료기기 부속품'의 정의 내에 포함되는지 여부를 결정해야 한다. 해당 집행 법령은 이 규정의 제114(3)조에 언급된 심사 절차에 따라 채택되어야 한다.

2. 또한 유럽위원회는 자체 발의로 MDCG와 협의한 후 집행 법령을 통해 이 조 제1항에 언급된 문제에 관해 결정할 수 있다. 해당 집행 법령은 제114(3)조에 언급된 심사 절차에 따라 채택되어야 한다.

MDR(EU) 2017/745	의료기기 규정(EU) 2017/745

3. The Commission shall ensure that Member States share expertise in the fields of medical devices, in vitro diagnostic medical devices, medicinal products, human tissues and cells, cosmetics, biocides, food and, if necessary, other products, in order to determine the appropriate regulatory status of a product, or category or group of products.

4. When deliberating on the possible regulatory status as a device of products involving medicinal products, human tissues and cells, biocides or food products, the Commission shall ensure an appropriate level of consultation of the European Medicines Agency(EMA), the European Chemicals Agency(ECHA) and the European Food Safety Authority(EFSA), as relevant.

Chapter II Making available on the market and putting into service of devices, obligations of economic operators, reprocessing, CE marking, free movement

Article 5 Placing on the market and putting into service

1. A device may be placed on the market or put into service only if it complies with this Regulation when duly supplied and properly installed, maintained and used in accordance with its intended purpose.

2. A device shall meet the general safety and performance requirements set out in Annex I which apply to it, taking into account its intended purpose.

3. Demonstration of conformity with the general safety and performance requirements shall include a clinical evaluation in accordance with Article 61.

4. Devices that are manufactured and used within health institutions shall be considered as having been put into service.

5. With the exception of the relevant general safety and performance requirements set out in Annex I, the requirements of this Regulation shall not apply to devices, manufactured and used only within health institutions established in the Union, provided that all of the following conditions are met:

   (a) the devices are not transferred to another legal entity,

   (b) manufacture and use of the devices occur under appropriate quality management systems,

   (c) the health institution justifies in its documentation that the target patient group's specific needs cannot be met, or cannot be met at the appropriate level of performance by an equivalent device available on the market,

   (d) the health institution provides information upon request on the use of such devices to its competent authority, which shall include a justification of their manufacturing, modification and use;

   (e) the health institution draws up a declaration which it shall make publicly available, including:

      (i) the name and address of the manufacturing health institution;

      (ii) the details necessary to identify the devices;

      (iii) a declaration that the devices meet the general safety and performance requirements set out in Annex I to this Regulation and, where applicable, information on which requirements are not fully met with a reasoned justification therefor,

---

3. 유럽위원회는 제품이나 제품 범주 또는 그룹의 적절한 규제 상태를 파악하기 위해 회원국이 의료기기, 체외진단용 의료기기, 의약품, 인체 조직 및 세포, 화장품, 살생물제, 식품 및 필요한 경우 기타 제품 분야의 전문 기술을 공유하도록 보장해야 한다.

4. 의약품, 인체 조직 및 세포, 살생물제 또는 식품 제품을 포함하는 제품들의 기기로서의 가능한 규제 상태를 심의하는 경우, 유럽위원회는 관련되는 대로 유럽의약품안전청(EMA), 유럽화학물질청(ECHA) 및 유럽식품안전당국(EFSA)의 적절한 협의 수준을 보장해야 한다.

제2장 기기의 시장 공급 및 사용 개시, 경제 운영자의 의무, 재처리, CE 마킹, 자유 이동

제5조 출시 및 사용 개시

1. 기기는 의도된 목적에 따라 정식으로 공급되고 올바르게 설치, 유지관리 및 사용될 때 이 규정을 준수하는 경우에만 시장에 출시하거나 사용 개시할 수 있다.

2. 기기는 의도된 목적을 고려하여 기기에 적용되는 부속서 I에 명시된 일반 안전 및 성능 요건을 충족해야 한다.

3. 일반 안전 및 성능 요건에 대한 적합성 입증에는 제61조에 따른 임상 평가가 포함되어야 한다.

4. 보건 기관 내에서 제조 및 사용되는 기기는 사용 개시된 것으로 간주되어야 한다.

5. 부속서 I에 규정된 관련 일반 안전 및 성능 요건을 제외하고, 이 규정의 요건은 다음 조건이 모두 충족되는 경우 유럽연합에 설립된 보건 기관 내에서만 제조 및 사용되는 기기에 적용되어서는 안 된다.

   (a) 기기가 다른 법적 실체에 전달되지 않음,

   (b) 기기의 제조 및 사용이 적절한 품질경영시스템에 따라 이루어짐,

   (c) 보건 기관이 시장에서 공급되는 동등 기기로는 대상 환자 그룹의 특정 요구를 충족할 수 없거나 적절한 성능 수준으로 충족할 수 없다는 정당한 근거를 문서로 제시함,

   (d) 보건 기관이 그러한 기기의 사용에 관한 정보를 요청 시 관계 당국에 제공하며, 해당 정보에는 기기의 제조, 수정 및 사용의 정당한 근거가 포함되어야 함;

   (e) 보건 기관은 다음을 포함하여 공개적으로 이용 가능해야 하는 선언서를 작성한다:

      (i) 제조하는 보건 기관의 이름 및 주소;

      (ii) 기기 식별에 필요한 세부사항;

      (iii) 기기가 이 규정의 부속서 I에 규정된 일반 안전 및 성능 요건을 충족한다는 선언서 및 적용 가능한 경우, 합리적인 근거에 따라 완전히 충족되지 않은 요건에 관한 정보,

MDR(EU) 2017/745	의료기기 규정(EU) 2017/745

(f) the health institution draws up documentation that makes it possible to have an understanding of the manufacturing facility, the manufacturing process, the design and performance data of the devices, including the intended purpose, and that is sufficiently detailed to enable the competent authority to ascertain that the general safety and performance requirements set out in Annex I to this Regulation are met;

(g) the health institution takes all necessary measures to ensure that all devices are manufactured in accordance with the documentation referred to in point(f), and

(h) the health institution reviews experience gained from clinical use of the devices and takes all necessary corrective actions.

Member States may require that such health institutions submit to the competent authority any further relevant information about such devices which have been manufactured and used on their territory. Member States shall retain the right to restrict the manufacture and the use of any specific type of such devices and shall be permitted access to inspect the activities of the health institutions.

This paragraph shall not apply to devices that are manufactured on an industrial scale.

6. In order to ensure the uniform application of Annex I, the Commission may adopt implementing acts to the extent necessary to resolve issues of divergent interpretation and of practical application. Those implementing acts shall be adopted in accordance with the examination procedure referred to in Article 114(3).

Article 6 Distance sales

1. A device offered by means of information society services, as defined in point(b) of Article 1(1) of Directive(EU) 2015/1535, to a natural or legal person established in the Union shall comply with this Regulation.

2. Without prejudice to national law regarding the exercise of the medical profession, a device that is not placed on the market but used in the context of a commercial activity, whether in return for payment or free of charge, for the provision of a diagnostic or therapeutic service offered by means of information society services as defined in point(b) of Article 1(1) of Directive(EU) 2015/1535 or by other means of communication, directly or through intermediaries, to a natural or legal person established in the Union shall comply with this Regulation.

3. Upon request by a competent authority, any natural or legal person offering a device in accordance with paragraph 1 or providing a service in accordance with paragraph 2 shall make available a copy of the EU declaration of conformity of the device concerned.

4. A Member State may, on grounds of protection of public health, require a provider of information society services, as defined in point(b) of Article 1(1) of Directive(EU) 2015/1535, to cease its activity.

Article 7 Claims

In the labelling, instructions for use, making available, putting into service and advertising of devices, it shall be prohibited to use text, names, trade marks, pictures and figurative or other signs that may mislead the user or the patient with regard to the device's intended purpose, safety and performance by:

(f) 보건 기관이 의도된 목적을 포함하여 기기의 제조 시설, 제조 과정, 설계 및 성능 데이터를 이해할 수 있고 관계 당국이 이 규정의 부속서 I에 규정된 일반 안전 및 성능 요건이 충족된다는 것을 확인할 수 있도록 충분히 자세하게 기술된 문서를 작성함;

(g) 보건 기관이 모든 기기가 (f)항목에 언급된 문서에 따라 제조된다는 것을 보장하기 위해 모든 필요한 조치를 취함, 그리고

(h) 보건 기관이 기기의 임상 사용으로부터 얻은 경험을 검토하고 모든 필요한 시정 조치를 취함

회원국은 해당 영토 내에서 제조 및 사용된 그러한 기기에 대한 모든 추가 관련 정보를 해당 보건 기관이 관계 당국에 제출하도록 요구할 수 있다. 회원국은 그러한 기기의 특정 유형에 대해 제조 및 사용을 제한할 수 있는 권리를 보유하며 보건 기관의 활동을 실태조사하기 위한 접근이 허용되어야 한다.

이 항은 산업 규모로 제조되는 기기에 적용되어서는 안 된다.

6. 부속서 I의 균일한 적용을 보장하기 위해 유럽위원회는 서로 다른 해석 및 실제 적용 문제를 해결하기 위해 필요한 범위까지 집행 법령을 채택할 수 있다. 해당 집행 법령은 제114(3)조에 언급된 심사 절차에 따라 채택되어야 한다.

제6조 비대면 판매

1. 지침(EU) 2015/1535의 제1(1)조 (b)항목에 정의된 대로 정보 사회 서비스를 통해 유럽연합에 소재한 자연인 또는 법인에게 제공되는 기기는 이 규정을 준수해야 한다.

2. 의료업 운영에 관한 국가법을 침해하지 않고, 시장에 출시되지 않았지만 지침(EU) 2015/1535의 제1(1)조 (b)항목에 정의된 대로 정보 사회 서비스에 의해서나 직접 또는 중개자를 통하는 기타 통신 수단에 의해 제공되는 진단 또는 치료 서비스를 유럽연합에 소재하는 자연인 또는 법인에게 제공하기 위해 상업적 활동의 맥락에서 유상 또는 무상으로 사용되는 기기는 이 규정을 준수해야 한다.

3. 관계 당국의 요청 시, 제1항에 따라 기기를 제공하거나 제2항에 따라 서비스를 제공하는 모든 자연인 또는 법인은 관련된 기기의 EU 자가 적합 선언서이 사본을 제공해야 한다.

4. 회원국은 공중보건의 보호를 이유로 지침(EU) 2015/1535의 제1(1)조 (b)항목에 정의된 대로 정보 사회 서비스의 제공자에게 해당 활동을 중지하도록 요구할 수 있다.

제7조 주장

기기의 라벨링, 사용설명서, 시장 공급, 사용 개시 및 광고 시, 기기의 의도된 목적, 안전 및 성능과 관련하여 다음과 같이 사용자 또는 환자를 오도할 수 있는 문구, 이름, 상표, 그림 및 비유적 또는 기타 표시를 사용하는 것은 금지되어야 한다:

MDR(EU) 2017/745	의료기기 규정(EU) 2017/745

(a) ascribing functions and properties to the device which the device does not have;

(b) creating a false impression regarding treatment or diagnosis, functions or properties which the device does not have;

(c) failing to inform the user or the patient of a likely risk associated with the use of the device in line with its intended purpose;

(d) suggesting uses for the device other than those stated to form part of the intended purpose for which the conformity assessment was carried out.

Article 8 Use of harmonised standards

1. Devices that are in conformity with the relevant harmonised standards, or the relevant parts of those standards, the references of which have been published in the Official Journal of the European Union, shall be presumed to be in conformity with the requirements of this Regulation covered by those standards or parts thereof.

   The first subparagraph shall also apply to system or process requirements to be fulfilled in accordance with this Regulation by economic operators or sponsors, including those relating to quality management systems, risk management, post-market surveillance systems, clinical investigations, clinical evaluation or post-market clinical follow-up('PMCF').

   References in this Regulation to harmonised standards shall be understood as meaning harmonised standards the references of which have been published in the Official Journal of the European Union.

2. References in this Regulation to harmonised standards shall also include the monographs of the European Pharmacopoeia adopted in accordance with the Convention on the Elaboration of a European Pharmacopoeia, in particular on surgical sutures and on interaction between medicinal products and materials used in devices containing such medicinal products, provided that references to those monographs have been published in the Official Journal of the European Union.

Article 9 Common specifications

1. Without prejudice to Article 1(2) and 17(5) and the deadline laid down in those provisions, where no harmonised standards exist or where relevant harmonised standards are not sufficient, or where there is a need to address public health concerns, the Commission, after having consulted the MDCG, may, by means of implementing acts, adopt common specifications(CS) in respect of the general safety and performance requirements set out in Annex I, the technical documentation set out in Annexes II and III, the clinical evaluation and post-market clinical follow-up set out in Annex XIV or the requirements regarding clinical investigation set out in Annex XV. Those implementing acts shall be adopted in accordance with the examination procedure referred to in Article 114(3).

2. Devices that are in conformity with the CS referred to in paragraph 1 shall be presumed to be in conformity with the requirements of this Regulation covered by those CS or the relevant parts of those CS.

3. Manufacturers shall comply with the CS referred to in paragraph 1 unless they can duly justify that they have adopted solutions that ensure a level of safety and performance that is at least equivalent thereto.

(a) 해당 기기에 없는 기능 및 속성이 기기에 있다고 주장;

(b) 해당 기기에 없는 치료 또는 진단, 기능 또는 속성에 관한 잘못된 인상을 주는 것;

(c) 의도된 목적에 따른 기기 사용과 관련하여 발생할 수 있는 위험을 사용자 또는 환자에게 알리지 않음;

(d) 적합성 평가가 수행된 사용 목적의 일부로서 명시된 용도 이외의 용도로 기기 사용을 제안

제8조 조화 규격의 사용

1. 관련 조화 규격 또는 해당 규격의 관련 부분을 따르고, 그에 대한 언급이 유럽연합관보에 공표된 기기는 해당 규격 또는 그 일부에 포함되는 이 규정의 요건을 따르는 것으로 간주되어야 한다.

   첫 번째 호는 품질경영시스템, 위험 관리, 시판 후 감시 시스템, 임상 시험, 임상 평가 또는 시판 후 임상관찰('PMCF')과 관련된 것을 포함하여 경제 운영자 또는 의뢰자가 이 규정에 따라 이행해야 하는 시스템 또는 프로세스 요건에도 적용되어야 한다.

   이 규정에서 조화 규격에 대한 언급은 그에 대한 언급이 유럽연합관보에 공표된 조화 규격을 의미하는 것으로 이해되어야 한다.

2. 이 규정에서 조화 규격에 대한 언급에는 해당 전문자료에 대한 언급이 유럽연합관보에 공표된 경우, 특히 봉합사 및 의약품과 그러한 의약품을 포함하는 기기에 사용되는 재료 간의 상호작용에 관한, 유럽약전 정교화에 관한 협약에 따라 채택된 유럽약전의 전문자료도 포함되어야 한다.

제9조 공통 사양

1. 제1(2)조 및 제17(5)조와 해당 조항에서 정한 기한을 침해하지 않고, 조화 규격이 존재하지 않거나 관련 조화 규격이 충분하지 않거나, 공중보건 우려를 해결할 필요가 있는 경우 유럽위원회는 MDCG와 협의한 후 집행 법령을 통해 부속서 I에 규정된 일반 안전 및 성능 요건, 부속서 II 및 III에 규정된 기술 문서, 부속서 XIV에 규정된 임상 평가 및 시판 후 임상관찰 또는 부속서 XV에 규정된 임상 시험에 관한 요건과 관련하여 공통 사양(CS)을 채택할 수 있다. 해당 집행 법령은 제114(3)조에 언급된 심사 절차에 따라 채택되어야 한다.

2. 제1항에 언급된 CS를 따르는 기기는 해당 CS 또는 해당 CS의 관련 부분에 포함되는 이 규정의 요건을 따르는 것으로 간주되어야 한다.

3. 제조사는 적어도 그와 동등한 안전 및 성능 수준을 보장하는 해법을 채택했다는 정당한 근거를 제시할 수 없는 한, 제1항에 언급된 CS를 준수해야 한다.

MDR(EU) 2017/745	의료기기 규정(EU) 2017/745

4. Notwithstanding paragraph 3, manufacturers of products listed in Annex XVI shall comply with the relevant CS for those products.

Article 10 General obligations of manufacturers

1. When placing their devices on the market or putting them into service, manufacturers shall ensure that they have been designed and manufactured in accordance with the requirements of this Regulation.

2. Manufacturers shall establish, document, implement and maintain a system for risk management as described in Section 3 of Annex I.

3. Manufacturers shall conduct a clinical evaluation in accordance with the requirements set out in Article 61 and Annex XIV, including a PMCF.

4. Manufacturers of devices other than custom-made devices shall draw up and keep up to date technical documentation for those devices. The technical documentation shall be such as to allow the conformity of the device with the requirements of this Regulation to be assessed. The technical documentation shall include the elements set out in Annexes II and III. The Commission is empowered to adopt delegated acts in accordance with Article 115 amending, in the light of technical progress, the Annexes II and III.

5. Manufacturers of custom-made devices shall draw up, keep up to date and keep available for competent authorities documentation in accordance with Section 2 of Annex XIII.

6. Where compliance with the applicable requirements has been demonstrated following the applicable conformity assessment procedure, manufacturers of devices, other than custom-made or investigational devices, shall draw up an EU declaration of conformity in accordance with Article 19, and affix the CE marking of conformity in accordance with Article 20.

7. Manufacturers shall comply with the obligations relating to the UDI system referred to in Article 27 and with the registration obligations referred to in Articles 29 and 31.

8. Manufacturers shall keep the technical documentation, the EU declaration of conformity and, if applicable, a copy of any relevant certificate, including any amendments and supplements, issued in accordance with Article 56, available for the competent authorities for a period of at least 10 years after the last device covered by the EU declaration of conformity has been placed on the market. In the case of implantable devices, the period shall be at least 15 years after the last device has been placed on the market.

Upon request by a competent authority, the manufacturer shall, as indicated therein, provide that technical documentation in its entirety or a summary thereof.

A manufacturer with a registered place of business outside the Union shall, in order to allow its authorised representative to fulfil the tasks mentioned in Article 11(3), ensure that the authorised representative has the necessary documentation permanently available.

9. Manufacturers shall ensure that procedures are in place to keep series production in conformity with the requirements of this Regulation. Changes in device design or characteristics and changes in the harmonised standards or CS by reference to which the conformity of a device is declared shall be adequately taken into account in a timely manner.

4. 제3항에도 불구하고 부속서 XVI에 나열된 제품의 제조사는 해당 제품에 대한 관련 CS를 준수해야 한다.

제10조 제조사의 일반 의무

1. 기기를 시장에 내놓거나 사용을 개시할 때, 제조사는 기기가 본 규정의 요구사항에 따라 설계 및 제조되었는지 보장해야 한다.

2. 제조사는 부속서 I의 3절에 기술된 위험관리를 위한 시스템 수립 문서화 및 실행, 유지해야 한다.

3. 제조사는 PMCF를 포함한 제61조와 부속서 XIV에 규정된 요구사항에 따른 임상 평가를 실시해야 한다.

4. 주문제작 기기 이외의 기기 제조사는 해당 기기에 대한 기술 문서를 작성하고 최신 상태로 유지해야 한다. 기술 문서는 본 규정의 요구사항에 대한 기기 적합성을 평가할 수 있도록 해야 한다. 기술 문서는 부속서 II 및 III에 명시된 요소들이 포함되어야 한다. 유럽 위원회는 제115조에 따라 기술 진보를 고려하여 부속서 II 및 III를 개정하는 위임행위를 채택할 수 있다.

5. 주문제작 기기의 제조사는 부속서 XIII의 2절에 따라 문서를 작성하여 최신으로 유지해야 하며, 관계 당국을 위해 이용할 수 있도록 유지해야 한다.

6. 해당 적합성 평가절차에 따라 해당 요구사항에 대한 적합성이 입증된 경우, 주문제작 기기 또는 임상용 기기가 아닌 기기의 제조사는 제19조에 따라 EU 자가 적합 선언서를 작성하고, 제20조에 따른 CE 적합성 표시를 부착해야 한다.

7. 제조사는 제27조에 UDI 시스템에 관련된 의무와 제29조 및 제31조에 언급된 등록 의무를 준수해야 한다.

8. 제조사는 기술 문서, EU 자가 적합 선언서 및 해당되는 경우, 제56조에 따라 발행된 개정본과 부속서들을 포함한 관련 인증서의 사본을 EU 자가 적합 선언서에 포함된 마지막 기기가 출시된 후 최소 10년의 기간 동안, 이식형 기기는 최소 15년 동안 사용할 수 있도록 보장해야 한다.

관계 당국의 요청 시, 제조사는 그 인에 표시된 대로 해당 기술 문서의 전체 또는 요약을 제공해야 한다.

등록 영업소가 유럽연합 외부에 소재한 제조사는 해당 허가된 유럽 대리인이 제11(3)조에 언급된 업무를 이행하는 것을 허용하기 위해 허가된 유럽 대리인이 필요한 문서를 영구적으로 사용할 수 있도록 보장해야 한다.

9. 제조사는 연속적인 생산이 본 규정의 요구사항에 대한 적합성을 유지하기 위한 절차가 마련되어 있는지 확인해야 한다. 기기의 적합성이 선언된 기준에 의한 기기설계 또는 특성의 변경과 조화 규격 또는 공통 사양의 변경은 적시에 적절히 고려되어야 한다. 임상용 기기를 제외한 기기의 제조사는 본 규정에 대한

MDR(EU) 2017/745	의료기기 규정(EU) 2017/745
Manufacturers of devices, other than investigational devices, shall establish, document, implement, maintain, keep up to date and continually improve a quality management system that shall ensure compliance with this Regulation in the most effective manner and in a manner that is proportionate to the risk class and the type of device.	적합성을 가장 효과적인 방식으로 그리고 기기의 위험등급과 유형에 비례하는 방식으로 보장해야 하는 품질경영시스템을 제정, 문서화, 실행, 유지, 최신으로 유지하고 지속적으로 개선해야 한다.
The quality management system shall cover all parts and elements of a manufacturer's organisation dealing with the quality of processes, procedures and devices. It shall govern the structure, responsibilities, procedures, processes and management resources required to implement the principles and actions necessary to achieve compliance with the provisions of this Regulation.	품질경영시스템은 프로세스, 절차 및 장치의 품질을 다루는 제조사 조직의 모든 부분과 요소를 다루어야 한다. 그것은 이 규정에 대한 적합성을 품질경영시스템은 프로세스, 절차 및 기기의 품질을 다루는 제조사 조직의 모든 부분과 요소를 포함해야 한다. 그것은 이 법의 규정에 대한 적합성을 달성하는 데 필요한 원칙과 조치를 실행하기 위해 요구되는 구조, 책임, 절차, 프로세스 그리고 관리 자원을 관리해야 한다.
The quality management system shall address at least the following aspects:	품질경영시스템은 최소한 다음의 측면을 다루어야 한다:
(a) a strategy for regulatory compliance, including compliance with conformity assessment procedures and procedures for management of modifications to the devices covered by the system;	(a) 시스템에 포함된 기기에 대한 적합성 평가절차와 수정 관리에 대한 절차의 준수를 포함하는 규제준수 전략;
(b) identification of applicable general safety and performance requirements and exploration of options to address those requirements;	(b) 적용 가능한 일반 안전 및 성능 요구사항의 식별과 해당 요구사항을 충족시키기 위한 선택 사항의 조사;
(c) responsibility of the management;	(c) 경영책임;
(d) resource management, including selection and control of suppliers and sub-contractors;	(d) 공급자 및 계약자의 선택 및 관리를 포함하는 자원 관리;
(e) risk management as set out in in Section 3 of Annex I;	(e) 부속서 I의 제3절에 규정한 위험 관리;
(f) clinical evaluation in accordance with Article 61 and Annex XIV, including PMCF;	(f) PMCF를 포함하여, 제61조와 부속서 XIV에 따른 임상 평가;
(g) product realisation, including planning, design, development, production and service provision;	(g) 계획, 설계, 개발, 생산 및 서비스 제공을 포함한 제품 실현;
(h) verification of the UDI assignments made in accordance with Article 27(3) to all relevant devices and ensuring consistency and validity of information provided in accordance with Article 29;	(h) 제27(3)조에 따른 모든 관련 기기에 대한 UDI 할당의 검증과 제29조에 따라 제공된 정보의 일관성 및 유효성을 보장;
(i) setting-up, implementation and maintenance of a post-market surveillance system, in accordance with Article 83;	(i) 제83조에 따라 시판 후 감시 시스템의 수립, 실행 및 유지;
(j) handling communication with competent authorities, notified bodies, other economic operators, customers and/or other stakeholders;	(j) 관계 당국, 인증기관, 다른 경제 운영자, 고객 및/또는 다른 이해 관계자와의 의사소통 관리;
(k) processes for reporting of serious incidents and field safety corrective actions in the context of vigilance;	(k) Vigilance의 맥락에서 심각한 사고와 현장 안전 시정 조치의 보고를 위한 프로세스;
(l) management of corrective and preventive actions and verification of their effectiveness;	(l) 시정 및 예방 조치의 관리와 그 유효성의 검증;
(m) processes for monitoring and measurement of output, data analysis and product improvement.	(m) 결과, 자료 분석 그리고 제품 개선의 모니터링 및 측정을 위한 프로세스.
10. Manufacturers of devices shall implement and keep up to date the post-market surveillance system in accordance with Article 83.	10. 기기의 제조사는 제83조에 따라 시판 후 감시 시스템을 실행하고 최신으로 유지해야 한다.
11. Manufacturers shall ensure that the device is accompanied by the information set out in Section 23 of Annex I in an official Union language(s) determined by the Member State in which the device is made available to the user or patient. The particulars on the label shall be indelible, easily legible and clearly comprehensible to the intended user or patient.	11. 제조사는 기기가 사용자나 환자에게 사용 가능하도록 한 회원국이 결정한 유럽연합의 공용 언어로 부속서 I의 23절에 명시된 정보가 기기에 동반됨을 보장해야 한다. 라벨의 세부사항은 지워지지 않고 쉽게 읽을 수 있어야 하며 의도한 사용자나 환자가 명확하게 이해할 수 있어야 한다.
12. Manufacturers who consider or have reason to believe that a device which they have placed on the market or put into service is not in conformity with this Regulation shall	12. 시장에 출시하거나 사용 개시된 기기가 본 규정에 적합하지 않은 것으로 간주하거나 믿을만한 이유를 가진 제조사는, 적절한 대로, 그 해당기기가 적합하게 되도록 하거나, 그 기기를 철수

MDR(EU) 2017/745	의료기기 규정(EU) 2017/745
immediately take the necessary corrective action to bring that device into conformity, to withdraw it or to recall it, as appropriate. They shall inform the distributors of the device in question and, where applicable, the authorised representative and importers accordingly.	또는 회수하는 데 필요한 시정조치를 즉시 취해야 한다. 제조사는 대상 기기의 판매업자와 해당하면 유럽 대리인 그리고 수입업자에게 통보해야 한다.
Where the device presents a serious risk, manufacturers shall immediately inform the competent authorities of the Member States in which they made the device available and, where applicable, the notified body that issued a certificate for the device in accordance with Article 56, in particular, of the non-compliance and of any corrective action taken.	기기가 심각한 위험성을 나타내는 경우, 제조사는 기기를 사용 가능하게 한 회원국의 관계 당국과 해당 시, 특히 제56조에 따라 기기에 대한 인증서를 발행한 인증기관에, 특히 위반사항과 무엇이든 취해진 시정조치를 즉시 통보해야 한다.
13. Manufacturers shall have a system for recording and reporting of incidents and field safety corrective actions as described in Articles 87 and 88.	13. 제조사는 제87조 및 제88조에 규정된 사고 및 현장 안전성 시정 조치의 기록 및 보고를 위한 시스템을 갖추어야 한다.
14. Manufacturers shall, upon request by a competent authority, provide it with all the information and documentation necessary to demonstrate the conformity of the device, in an official Union language determined by the Member State concerned. The competent authority of the Member State in which the manufacturer has its registered place of business may require that the manufacturer provide samples of the device free of charge or, where that is impracticable, grant access to the device. Manufacturers shall cooperate with a competent authority, at its request, on any corrective action taken to eliminate or, if that is not possible, mitigate the risks posed by devices which they have placed on the market or put into service.	14. 제조사는 관계 당국의 요청 시, 기기의 적합성을 입증하는 데 필요한 모든 정보와 문서를 해당 회원국에 의해 결정된 유럽연합의 공용 언어로 제공해야 한다. 제조사의 등록 영업소가 소재한 회원국의 관계 당국은 제조사가 기기 샘플을 무료로 제공토록 요구할 수 있으며, 그렇지 못할 경우, 그 기기에 대한 접근을 허용하도록 요구할 수 있다. 제조사는 요청 시 시장에 출시되거나 사용 개시된 기기에 제기된 위험을 제거하거나, 그것이 불가능하다면 완화하기 위해 취한 모든 시정조치에 대해, 관계 당국에 협조해야 한다.
If the manufacturer fails to cooperate or the information and documentation provided is incomplete or incorrect, the competent authority may, in order to ensure the protection of public health and patient safety, take all appropriate measures to prohibit or restrict the device's being made available on its national market, to withdraw the device from that market or to recall it until the manufacturer cooperates or provides complete and correct information.	만약 제조사가 협조하지 않거나, 제공된 정보 및 문서가 불완전 또는 부정확한 경우, 관계 당국은 공중 보건과 환자 안전의 도모를 보장하기 위해, 제조사가 협조하거나 완전하고 정확한 정보를 제공할 때까지, 국내 시장에서의 기기 이용 가능함을 금지 또는 제한하거나, 기기를 그 시장으로부터 철수 또는 회수하기 위한 모든 적절한 조처를 할 수 있다.
If a competent authority considers or has reason to believe that a device has caused damage, it shall, upon request, facilitate the provision of the information and documentation referred to in the first subparagraph to the potentially injured patient or user and, as appropriate, the patient's or user's successor in title, the patient's or user's health insurance company or other third parties affected by the damage caused to the patient or user, without prejudice to data protection rules and, unless there is an overriding public interest in disclosure, without prejudice to the protection of intellectual property rights.	만약 기기가 손상을 초래했다고 고려하거나 믿을 만한 이유가 있는 경우, 관계 당국은 요청에 따라 잠재적으로 손상당한 환자 또는 사용자, 그리고, 적절한 대로, 환자 또는 사용자의 직함상 후임자, 환자 또는 사용자에게 초래된 손상으로 영향받는 환자 또는 사용자의 건강 보험 회사 또는 다른 제3자에게, 자료 보호 규칙을 위배하지 않고, 공개에 대한 공익 무시가 없다면, 지적 재산권의 보호를 위배하지 않고, 첫 번째 절에 언급된 정보와 문서를 쉽게 제공해야 한다.
The competent authority need not comply with the obligation laid down in the third subparagraph where disclosure of the information and documentation referred to in the first subparagraph is ordinarily dealt with in the context of legal proceedings.	관계 당국은 첫 번째 절에 언급된 정보와 문서의 공개가 통상 법적 절차의 맥락에서 다루어지는 경우, 세 번째 절에 규정된 의무를 준수할 필요가 없다.
15. Where manufacturers have their devices designed or manufactured by another legal or natural person the information on the identity of that person shall be part of the information to be submitted in accordance with Article 29(4).	15. 제조사가 기기를 다른 법인 또는 자연인에 의해 설계 또는 제조하는 경우, 그 사람의 신원에 관한 정보는 제29(4)조에 따라 제출되어야 하는 정보의 일부가 되어야 한다.
16. Natural or legal persons may claim compensation for damage caused by a defective device in accordance with applicable Union and national law.	16. 자연인 또는 법인은 해당 유럽연합 및 국내법에 따라 결함이 있는 기기에 의한 손상에 대한 보상을 주장할 수 있음.
Manufacturers shall, in a manner that is proportionate to the risk class, type of device and the size of the enterprise, have measures in place to provide sufficient financial coverage in respect of their potential liability	제조사는, 기기의 위험 등급, 기기의 유형, 그리고 기업의 규모에 비례하는 방식으로, 지침 85/37/EEC에 따라 잠재적 책임에 대해 충분한 재정적 보상 범위를 제공하기 위한 적절한 조치를 해야 한다.

under Directive 85/374/EEC, without prejudice to more protective measures under national law.

Article 11 Authorised representative

1. Where the manufacturer of a device is not established in a Member State, the device may only be placed on the Union market if the manufacturer designates a sole authorised representative.

2. The designation shall constitute the authorised representative's mandate, it shall be valid only when accepted in writing by the authorised representative and shall be effective at least for all devices of the same generic device group.

3. The authorised representative shall perform the tasks specified in the mandate agreed between it and the manufacturer.

   The authorised representative shall provide a copy of the mandate to the competent authority, upon request. The mandate shall require, and the manufacturer shall enable, the authorised representative to perform at least the following tasks in relation to the devices that it covers:

   (a) verify that the EU declaration of conformity and technical documentation have been drawn up and, where applicable, that an appropriate conformity assessment procedure has been carried out by the manufacturer;

   (b) keep available a copy of the technical documentation, the EU declaration of conformity and, if applicable, a copy of the relevant certificate, including any amendments and supplements, issued in accordance with Article 56, at the disposal of competent authorities for the period referred to in Article 10(8);

   (c) comply with the registration obligations laid down in Article 31 and verify that the manufacturer has complied with the registration obligations laid down in Articles 27 and 29;

   (d) in response to a request from a competent authority, provide that competent authority with all the information and documentation necessary to demonstrate the conformity of a device, in an official Union language determined by the Member State concerned;

   (e) forward to the manufacturer any request by a competent authority of the Member State in which the authorised representative has its registered place of business for samples, or access to a device and verify that the competent authority receives the samples or is given access to the device;

   (f) cooperate with the competent authorities on any preventive or corrective action taken to eliminate or, if that is not possible, mitigate the risks posed by devices;

   (g) immediately inform the manufacturer about complaints and reports from healthcare professionals, patients and users about suspected incidents related to a device for which they have been designated;

   (h) terminate the mandate if the manufacturer acts contrary to its obligations under this Regulation.

4. The mandate referred to in paragraph 3 of this Article shall not delegate the manufacturer's obligations laid down in Article 10(1), (2), (3), (4), (6), (7), (9), (10), (11) and (12).

제11조 유럽 대리인

1. 기기의 제조사가 회원국에 소재하지 않는 경우, 제조사가 단독 허가된 유럽 대리인을 지정하는 경우에만 유럽연합 시장에 기기를 출시할 수 있다.

2. 지정은 유럽 대리인의 위임을 구성해야 하고, 유럽 대리인이 서면으로 동의하는 경우에만 유효해야 하며, 적어도 동일한 일반 기기 그룹의 모든 기기에 대해 유효해야 한다.

3. 유럽 대리인은 유럽 대리인과 제조사 간에 합의된 위임장에 명시된 업무를 수행해야 한다. 유럽 대리인은 요청 시 위임장 사본을 관계 당국에 제공해야 한다.

   위임에 따라 유럽 대리인은 위임장에 포함된 기기와 관련하여 적어도 다음과 같은 업무를 수행해야 하며, 제조사는 이를 지원해야 한다.

   (a) EU 자가 적합 선언서와 기술 문서가 작성되었는지, 적용 가능한 경우, 적절한 적합성 평가절차가 제조사에 의해 수행되었음을 검증해야 한다.

   (b) 기술 문서 사본, EU 자가 적합 선언서, 그리고 해당하면, 제56조 적합성 인증서에 따라 발행된, 수정본 및 보충내용을 포함하는 관련 인증서 사본을 마지막 기기가 출시된 이후 최소 10년의 기간 또는 이식형 기기의 경우 마지막 기기가 출시된 이후 최소 15년 동안 관계 당국의 재량에 따라 사용할 수 있도록 유지해야 한다.

   (c) 제31조에 규정된 등록 의무를 준수하고 제조사가 제27조 및 제29조에 규정된 등록 의무를 준수했는지를 검증해야 한다.

   (d) 관계 당국의 요청에 응하여, 그 관계 당국에 기기의 적합성을 입증하는 데 필요한 모든 정보 및 문서를 관련 회원국에 의해 결정된 유럽연합의 공용어로 제공해야 한다.

   (e) 유럽 대리인의 등록 영업소가 소재한 회원국의 관계 당국의 샘플 또는 기기에 대한 접근에 관한 모든 요청을 제조사에 전달하고, 그 관계 당국이 그 샘플을 받거나 그 기기에 접근하는지를 검증해야 한다.

   (f) 기기가 초래하는 위험을 제거하거나, 그것이 불가능하다면, 완화하기 위해 취한 어떤 예방 또는 시정조치에 관해서라도 관계 당국에 협조해야 한다.

   (g) 의료 전문가, 환자 및 사용자의 지정한 기기와 관련된 의심스러운 사고에 대한 불만 및 보고에 대해 제조사에게 즉시 통보해야 한다.

   (h) 만약 제조사가 본 규정에 따른 의무에 반하는 활동을 하면 위임장을 종료해야 한다.

4. 이 조 제3항에 언급된 위임으로 제10(1), (2), (3), (4), (6), (7), (9), (10), (11) 및 (12)조에서 정한 제조사의 의무를 위임해서는 안 된다.

MDR(EU) 2017/745	의료기기 규정(EU) 2017/745

5. Without prejudice to paragraph 4 of this Article, where the manufacturer is not established in a Member State and has not complied with the obligations laid down in Article 10, the authorised representative shall be legally liable for defective devices on the same basis as, and jointly and severally with, the manufacturer.

6. An authorised representative who terminates its mandate on the ground referred to in point(h) of paragraph 3 shall immediately inform the competent authority of the Member State in which it is established and, where applicable, the notified body that was involved in the conformity assessment for the device of the termination of the mandate and the reasons therefor.

7. Any reference in this Regulation to the competent authority of the Member State in which the manufacturer has its registered place of business shall be understood as a reference to the competent authority of the Member State in which the authorised representative, designated by a manufacturer referred to in paragraph 1, has its registered place of business.

Article 12 Change of authorised representative

The detailed arrangements for a change of authorised representative shall be clearly defined in an agreement between the manufacturer, where practicable the outgoing authorised representative, and the incoming authorised representative. That agreement shall address at least the following aspects:

(a) the date of termination of the mandate of the outgoing authorised representative and date of beginning of the mandate of the incoming authorised representative;

(b) the date until which the outgoing authorised representative may be indicated in the information supplied by the manufacturer, including any promotional material;

(c) the transfer of documents, including confidentiality aspects and property rights;

(d) the obligation of the outgoing authorised representative after the end of the mandate to forward to the manufacturer or incoming authorised representative any complaints or reports from healthcare professionals, patients or users about suspected incidents related to a device for which it had been designated as authorised representative.

Article 13 General obligations of importers

1. Importers shall place on the Union market only devices that are in conformity with this Regulation.

2. In order to place a device on the market, importers shall verify that:

(a) the device has been CE marked and that the EU declaration of conformity of the device has been drawn up;

(b) a manufacturer is identified and that an authorised representative in accordance with Article 11 has been designated by the manufacturer;

(c) the device is labelled in accordance with this Regulation and accompanied by the required instructions for use;

(d) where applicable, a UDI has been assigned by the manufacturer in accordance with Article 27.

---

5. 이 조 제4항을 침해하지 않고, 제조사가 회원국에 소재하지 않으며 제10조에서 정한 의무를 준수하지 않은 경우, 유럽 대리인은 제조사와 동일한 기준에 따라, 제조사와 공동으로 그리고 개별적으로 결함 기기에 대해 법적으로 책임을 져야 한다.

6. 제3항 (h)항목에 언급된 이유로 위임을 종료하는 유럽 대리인은 대리인이 소재한 회원국의 관계 당국 및 적용 가능한 경우, 기기의 적합성 평가에 관여한 인증기관에 위임의 종료와 그에 대한 이유를 즉시 알려야 한다.

7. 이 규정에서 제조사의 등록 영업소가 소재한 회원국의 관계 당국에 대한 모든 언급은 제1항에 언급된 제조사가 지정한 유럽 대리인의 등록 영업소가 소재한 회원국의 관계 당국에 대한 언급으로 이해되어야 한다.

제12조 유럽 대리인 변경

유럽 대리인의 변경에 대한 세부 처리 방식은 제조사, 실행 가능한 경우 전임 유럽 대리인과 신임 유럽 대리인 간의 합의 사항에 명확하게 정의되어야 한다. 해당 합의 사항은 적어도 다음과 같은 측면을 다루어야 한다:

(a) 전임 유럽 대리인의 위임 종료 날짜 및 신임 유럽 대리인의 위임 시작 날짜;

(b) 모든 홍보물을 포함하여 제조사가 공급하는 정보에 전임 유럽 대리인이 표시될 수 있는 최종 날짜;

(c) 기밀유지 측면 및 재산권을 포함하여 문서의 이전;

(d) 위임의 종료 후 유럽 대리인으로 지정되었던 기기와 관련된 의심되는 사고에 대해 의료전문가, 환자 또는 사용자의 모든 불만 또는 보고를 제조사 또는 신임 유럽 대리인에게 전달해야 하는 전임 유럽 대리인의 의무

제13조 수입업자의 일반 의무

1. 수입업자는 이 규정을 따르는 기기만 유럽연합 시장에 출시해야 한다.

2. 기기를 시장에 출시하기 위해 수입업자는 다음을 검증해야 한다:

(a) 기기에 CE 마크가 부착되었고 기기의 EU 자가 적합 선언서가 작성됨;

(b) 제조사의 신원이 확인되었고 제11조에 따라 유럽 대리인이 제조사에 의해 지정됨;

(c) 기기에 이 규정에 따라 라벨이 적용되었고 필수적인 사용설명서가 함께 제공됨;

(d) 적용 가능한 경우, 제27조에 따라 제조사가 UDI를 지정함.

MDR(EU) 2017/745	의료기기 규정(EU) 2017/745
Where an importer considers or has reason to believe that a device is not in conformity with the requirements of this Regulation, it shall not place the device on the market until it has been brought into conformity and shall inform the manufacturer and the manufacturer's authorised representative. Where the importer considers or has reason to believe that the device presents a serious risk or is a falsified device, it shall also inform the competent authority of the Member State in which the importer is established.	수입업자는 기기가 이 규정의 요건을 따르지 않는다고 간주하거나 그렇다고 믿을 이유가 있는 경우, 준수 상태가 될 때까지 기기를 시장에 출시해서는 안 되며 제조사 및 유럽 대리인에게 알려야 한다. 수입업자는 기기가 중대한 위험을 제공하거나 위조 기기라고 간주하거나 그렇다고 믿을 이유가 있는 경우, 해당 수입업자가 소재한 회원국의 관계 당국에도 알려야 한다.
3. Importers shall indicate on the device or on its packaging or in a document accompanying the device their name, registered trade name or registered trade mark, their registered place of business and the address at which they can be contacted, so that their location can be established. They shall ensure that any additional label does not obscure any information on the label provided by the manufacturer.	3. 수입업자는 기기, 기기 포장 또는 기기와 함께 제공되는 문서에 수입업자의 이름, 등록된 상호 또는 등록 상표, 등록 영업소 및 해당 위치를 확인할 수 있도록 연락 가능한 주소를 표시해야 한다. 수입업자는 추가 라벨이 제조가가 제공한 라벨의 어떠한 정보도 가리지 않도록 보장해야 한다.
4. Importers shall verify that the device is registered in the electronic system in accordance with Article 29. Importers shall add their details to the registration in accordance with Article 31.	4. 수입업자는 해당 기기가 제29조에 따라 전자 시스템에 등록되었는지 검증해야 한다. 수입업자는 제31조에 따라 등록 내용에 세부사항을 추가해야 한다.
5. Importers shall ensure that, while a device is under their responsibility, storage or transport conditions do not jeopardise its compliance with the general safety and performance requirements set out in Annex I and shall comply with the conditions set by the manufacturer, where available.	5. 수입업자는 기기가 해당 수입업자의 책임하에 있는 동안 보관 및 운송 조건으로 인해 부속서 I에 규정된 일반 안전 및 성능 요건의 준수가 위태로워지지 않도록 보장해야 하며, 사용 가능한 경우 제조사가 설정한 조건을 준수해야 한다.
6. Importers shall keep a register of complaints, of non-conforming devices and of recalls and withdrawals, and provide the manufacturer, authorised representative and distributors with any information requested by them, in order to allow them to investigate complaints.	6. 수입업자는 불만, 비적합 기기, 리콜 및 철수 기록부를 유지해야 하며 제조사, 유럽 대리인 및 유통 업자가 불만을 조사할 수 있도록 이들이 요청하는 모든 정보를 제공해야 한다.
7. Importers who consider or have reason to believe that a device which they have placed on the market is not in conformity with this Regulation shall immediately inform the manufacturer and its authorised representative. Importers shall cooperate with the manufacturer, the manufacturer's authorised representative and the competent authorities to ensure that the necessary corrective action to bring that device into conformity, to withdraw or recall it is taken. Where the device presents a serious risk, they shall also immediately inform the competent authorities of the Member States in which they made the device available and, if applicable, the notified body that issued a certificate in accordance with Article 56 for the device in question, giving details, in particular, of the non-compliance and of any corrective action taken.	7. 시장에 출시된 기기가 이 규정을 따르지 않는다고 간주하거나 그렇다고 믿을 이유가 있는 수입업자는 제조사 및 유럽 대리인에게 즉시 알려야 한다. 수입업자는 제조사의 유럽 대리인 및 관계 당국과 협력하여 해당 기기를 적합 상태로 만들거나, 철수 또는 리콜하기 위해 필요한 시정 조치가 취해지도록 보장해야 한다. 기기가 중대한 위험을 제공하는 경우, 수입업자는 기기가 판매된 회원국의 관계 당국 및 적용 가능한 경우, 문제의 기기에 대해 제56조에 따라 인증서를 발행한 인증기관에도 즉시 알려야 하며, 이때 특히 미준수 및 취해진 모든 시정 조치에 대한 세부사항을 제공해야 한다.
8. Importers who have received complaints or reports from healthcare professionals, patients or users about suspected incidents related to a device which they have placed on the market shall immediately forward this information to the manufacturer and its authorised representative.	8. 시장에 출시한 기기와 관련된 의심되는 사고에 대해 의료 전문가, 환자 또는 사용자로부터 불만 또는 보고를 받은 수입업자는 이 정보를 제조사 및 유럽 대리인에게 즉시 전달해야 한다.
9. Importers shall, for the period referred to in Article 10(8), keep a copy of the EU declaration of conformity and, if applicable, a copy of any relevant certificate, including any amendments and supplements, issued in accordance with Article 56.	9. 수입업자는 제10(8)조에 언급된 기간 동안 EU 자가적합 선언서의 사본 및 적용 가능한 경우 제56조에 따라 발행된, 모든 수정 및 보충을 포함하여 모든 관련 인증서의 사본을 보관해야 한다.
10. Importers shall cooperate with competent authorities, at the latters' request, on any action taken to eliminate or, if that is not possible, mitigate the risks posed by devices which they have placed on the market. Importers, upon request by a competent authority of the Member State in which the importer has its registered place of business, shall provide samples of the device free of charge or, where that is impracticable, grant access to the device.	10. 수입업자는 관계 당국의 요청에 따라, 시장에 출시한 기기로 인한 위험을 없애거나, 그것이 가능하지 않은 경우 완화하기 위해 취해진 모든 조치에 관해 관계 당국과 협력해야 한다. 수입업자는 수입업자의 등록 영업소가 소재한 회원국의 관계 당국의 요청 시, 기기의 샘플을 무료로 제공하거나, 그것이 실행 불가능한 경우 기기에 대한 접근을 부여해야 한다.

| MDR(EU) 2017/745 | 의료기기 규정(EU) 2017/745 |

Article 14 General obligations of distributors

1. When making a device available on the market, distributors shall, in the context of their activities, act with due care in relation to the requirements applicable.

2. Before making a device available on the market, distributors shall verify that all of the following requirements are met:

    (a) the device has been CE marked and that the EU declaration of conformity of the device has been drawn up;

    (b) the device is accompanied by the information to be supplied by the manufacturer in accordance with Article 10(11);

    (c) for imported devices, the importer has complied with the requirements set out in Article 13(3);

    (d) that, where applicable, a UDI has been assigned by the manufacturer.

    In order to meet the requirements referred to in points(a), (b) and(d) of the first subparagraph the distributor may apply a sampling method that is representative of the devices supplied by that distributor.

    Where a distributor considers or has reason to believe that a device is not in conformity with the requirements of this Regulation, it shall not make the device available on the market until it has been brought into conformity, and shall inform the manufacturer and, where applicable, the manufacturer's authorised representative, and the importer. Where the distributor considers or has reason to believe that the device presents a serious risk or is a falsified device, it shall also inform the competent authority of the Member State in which it is established.

3. Distributors shall ensure that, while the device is under their responsibility, storage or transport conditions comply with the conditions set by the manufacturer.

4. Distributors that consider or have reason to believe that a device which they have made available on the market is not in conformity with this Regulation shall immediately inform the manufacturer and, where applicable, the manufacturer's authorised representative and the importer. Distributors shall cooperate with the manufacturer and, where applicable, the manufacturer's authorised representative, and the importer, and with competent authorities to ensure that the necessary corrective action to bring that device into conformity, to withdraw or to recall it, as appropriate, is taken. Where the distributor considers or has reason to believe that the device presents a serious risk, it shall also immediately inform the competent authorities of the Member States in which it made the device available, giving details, in particular, of the non-compliance and of any corrective action taken.

5. Distributors that have received complaints or reports from healthcare professionals, patients or users about suspected incidents related to a device they have made available, shall immediately forward this information to the manufacturer and, where applicable, the manufacturer's authorised representative, and the importer. They shall keep a register of complaints, of non-conforming devices and of recalls and withdrawals, and keep the manufacturer and, where available, the authorised representative and the importer informed of such monitoring and provide them with any information upon their request.

제14조 유통업자의 일반 의무

1. 기기를 시장에 공급할 때 유통업자는 해당 활동의 맥락에서 적용 가능한 요건과 관련하여 적절한 주의를 기울여 행동해야 한다.

2. 기기를 시장에 공급하기 전에 유통업자는 다음 요건이 모두 충족되었는지 검증해야 한다:

    (a) 기기에 CE 마크가 부착되었고 기기의 EU 자가 적합 선언서가 작성됨;

    (b) 제10(11)조에 따라 제조사가 공급해야 하는 정보가 기기와 함께 제공됨;

    (c) 수입된 기기의 경우, 수입업자가 제13(3)조에 규정된 요건을 준수함;

    (d) 적용 가능한 경우, 제조사가 UDI를 지정함.

    첫 번째 호의 (a), (b) 및 (d)항목에 언급된 요건을 충족하기 위해 유통업자는 해당 유통업자가 공급하는 기기를 대표하는 샘플링 방법을 적용할 수 있다.

    유통업자는 기기가 이 규정의 요건을 따르지 않는다고 간주하거나 그렇다고 믿을 만한 이유가 있는 경우, 기기가 적합 상태가 될 때까지 기기를 시장에 공급하지 않아야 하며, 제조사 및 적용 가능한 경우 제조사의 유럽 대리인과 수입업자에게 알려야 한다. 유통업자는 기기가 중대한 위험을 제공하거나 위조 기기라고 간주하거나 그렇다고 믿을 만한 이유가 있는 경우, 해당 유통업자가 소재한 회원국의 관계 당국에도 알려야 한다.

3. 유통업자는 기기가 자신의 책임하에 있는 동안 보관 및 운송 조건이 제조사가 설정한 조건을 준수하도록 보장해야 한다.

4. 시장 공급한 기기가 이 규정을 준수하지 않는다고 간주하거나 그렇다고 믿을 만한 이유가 있는 유통 업자는 제조사 및 적용 가능한 경우 제조사의 유럽 대리인과 수입업자에게 즉시 알려야 한다. 유통 업자는 제조사 및 적용 가능한 경우 제조사의 유럽 대리인, 수입 업자와 협력하여 적절한 대로 해당 기기를 적합 상태로 만들거나, 철수시키거나 리콜하기 위해 필요한 시정 조치가 취해지도록 보장해야 한다. 유통업자는 기기가 중대한 위험을 제공한다고 간주하거나 그렇다고 믿을 이유가 있는 경우, 해당 기기가 공급된 회원국의 관계 당국에도 즉시 알려야 하며, 이때 특히 미준수 및 취해진 모든 시정 조치에 대한 세부사항을 제공해야 한다.

5. 공급한 기기와 관련된 의심되는 사고에 대해 의료 전문가, 환자 또는 사용자의 불만 또는 보고를 받은 유통업자는 이 정보를 제조사 및 적용 가능한 경우 제조사의 유럽 대리인과 수입업자에게 즉시 전달해야 한다. 유통업자는 불만, 부적합 기기, 리콜 및 철수의 기록부를 유지해야 하며, 제조사 및 사용 가능한 경우 유럽 대리인과 수입업자에게 그러한 모니터링에 대해 지속적으로 알리고, 이들의 요청 시 모든 정보를 제공해야 한다.

MDR(EU) 2017/745	의료기기 규정(EU) 2017/745

6. Distributors shall, upon request by a competent authority, provide it with all the information and documentation that is at their disposal and is necessary to demonstrate the conformity of a device.

   Distributors shall be considered to have fulfilled the obligation referred to in the first subparagraph when the manufacturer or, where applicable, the authorised representative for the device in question provides the required information. Distributors shall cooperate with competent authorities, at their request, on any action taken to eliminate the risks posed by devices which they have made available on the market. Distributors, upon request by a competent authority, shall provide free samples of the device or, where that is impracticable, grant access to the device.

6. 유통업자는 관계 당국의 요청 시, 자신의 재량 범위 내에 있고 기기의 적합성을 입증하기 위해 필요한 모든 정보와 문서를 제공해야 한다.

   문제의 기기에 대한 제조사 및 적용 가능한 경우 유럽 대리인이 필요한 정보를 제공하는 경우, 유통 업자는 첫 번째 호에 언급된 의무를 이행한 것으로 간주되어야 한다. 유통 업자는 관계 당국의 요청 시, 시장에 공급한 기기로 인한 위험을 없애기 위해 취해진 모든 조치에 관해 해당 관계 당국과 협력해야 한다. 유통업자는 관계 당국의 요청 시, 기기의 무료 샘플을 제공하거나, 그것이 실행 불가능한 경우 기기에 대한 접근을 부여해야 한다.

Article 15 Person responsible for regulatory compliance

1. Manufacturers shall have available within their organisation at least one person responsible for regulatory compliance who possesses the requisite expertise in the field of medical devices. The requisite expertise shall be demonstrated by either of the following qualifications:

   (a) a diploma, certificate or other evidence of formal qualification, awarded on completion of a university degree or of a course of study recognised as equivalent by the Member State concerned, in law, medicine, pharmacy, engineering or another relevant scientific discipline, and at least one year of professional experience in regulatory affairs or in quality management systems relating to medical devices;

   (b) four years of professional experience in regulatory affairs or in quality management systems relating to medical devices.

   Without prejudice to national provisions regarding professional qualifications, manufacturers of custom-made devices may demonstrate the requisite expertise referred to in the first subparagraph by having at least two years of professional experience within a relevant field of manufacturing.

2. Micro and small enterprises within the meaning of Commission Recommendation 2003/361/EC[3] shall not be required to have the person responsible for regulatory compliance within their organisation but shall have such person permanently and continuously at their disposal.

3. The person responsible for regulatory compliance shall at least be responsible for ensuring that:

   (a) the conformity of the devices is appropriately checked, in accordance with the quality management system under which the devices are manufactured, before a device is released;

   (b) the technical documentation and the EU declaration of conformity are drawn up and kept up-to-date;

   (c) the post-market surveillance obligations are complied with in accordance with Article 10(10);

   (d) the reporting obligations referred to in Articles 87 to 91 are fulfilled;

   (e) in the case of investigational devices, the statement referred to in Section 4.1 of Chapter II of Annex XV is issued.

제15조 규제 준수 책임자

1. 제조사는 의료기기 분야에서 필수 전문 지식을 보유하고 있는 규제 준수 책임자 한 명 이상을 조직 내에서 이용할 수 있어야 한다. 그 필수 전문 지식은 다음 자격 중 하나에 의해 증명되어야 한다:

   (a) 해당 회원국에서 법률, 의학, 약학, 공학 또는 기타 관련된 과학 분야의 대학 학위 또는 동등하다고 인정되는 학업 과정을 이수하여 수여된 졸업장, 증명서 또는 기타 공식 자격 증명과 규제 업무 또는 의료기기 관련 품질경영시스템 분야에서 1년 이상의 직업 경력;

   (b) 규제 업무 또는 의료기기 관련 품질경영시스템 분야에서 4년의 직업 경력;

   주문 제작 기기의 제조사는, 전문 자격에 관한 국가 규정을 침해하지 않고, 2년 이상의 관련 제조 분야 내의 직업 경력을 보유함으로써 첫 번째 호에 언급된 필요한 전문 지식을 입증할 수 있다.

2. 유럽위원회 권고 2003/361/EC(35)[3]의 의미 내에서 초소형 및 소형 기업은 해당 조직 내에 규제 준수 책임자를 보유하도록 강제되어서는 안 되며, 재량에 따라 그러한 책임자를 영구적으로 그리고 지속적으로 보유해야 한다.

3. 규제 준수 책임자는 적어도 다음에 대한 보장을 책임져야 한다:

   (a) 기기가 출하되기 전에, 그 기기가 제조되는 품질경영시스템에 따라, 그 기기의 적합성을 적절하게 점검

   (b) 기술 문서와 EU 자가 적합 선언서가 작성되고 최신의 상태로 유지.

   (c) 시판 후 감시 의무는 제10(10)조에 따라 준수.

   (d) 제87조에서 91조까지에 언급된 보고 의무가 충족.

   (e) 임상용 기기의 경우, 부속서 XV의 제II 장의 4.1절에 언급된 진술문.

---

(3) Commission Recommendation 2003/361/EC of 6 May 2003 concerning the definition of micro, small and medium-sized enterprises(OJ L 124, 20.5.2003, p. 36).

(3) 초소형, 소형 및 중형 기업의 정의에 관한 2003년 5월 6일 유럽 위원회 권고 2003/361/EC(OJ L 124, 20.5.2003, p. 36).

MDR(EU) 2017/745	의료기기 규정(EU) 2017/745

4. If a number of persons are jointly responsible for regulatory compliance in accordance with paragraphs 1, 2 and 3, their respective areas of responsibility shall be stipulated in writing.

5. The person responsible for regulatory compliance shall suffer no disadvantage within the manufacturer's organisation in relation to the proper fulfilment of his or her duties, regardless of whether or not they are employees of the organisation.

6. Authorised representatives shall have permanently and continuously at their disposal at least one person responsible for regulatory compliance who possesses the requisite expertise regarding the regulatory requirements for medical devices in the Union. The requisite expertise shall be demonstrated by either of the following qualifications:

   (a) a diploma, certificate or other evidence of formal qualification, awarded on completion of a university degree or of a course of study recognised as equivalent by the Member State concerned, in law, medicine, pharmacy, engineering or another relevant scientific discipline, and at least one year of professional experience in regulatory affairs or in quality management systems relating to medical devices;

   (b) four years of professional experience in regulatory affairs or in quality management systems relating to medical devices.

Article 16 Cases in which obligations of manufacturers apply to importers, distributors or other persons

1. A distributor, importer or other natural or legal person shall assume the obligations incumbent on manufacturers if it does any of the following:

   (a) makes available on the market a device under its name, registered trade name or registered trade mark, except in cases where a distributor or importer enters into an agreement with a manufacturer whereby the manufacturer is identified as such on the label and is responsible for meeting the requirements placed on manufacturers in this Regulation;

   (b) changes the intended purpose of a device already placed on the market or put into service;

   (c) modifies a device already placed on the market or put into service in such a way that compliance with the applicable requirements may be affected.

   The first subparagraph shall not apply to any person who, while not considered a manufacturer as defined in point(30) of Article 2, assembles or adapts for an individual patient a device already on the market without changing its intended purpose.

2. For the purposes of point(c) of paragraph 1, the following shall not be considered to be a modification of a device that could affect its compliance with the applicable requirements:

   (a) provision, including translation, of the information supplied by the manufacturer, in accordance with Section 23 of Annex I, relating to a device already placed on the market and of further information which is necessary in order to market the device in the relevant Member State;

   (b) changes to the outer packaging of a device already placed on the market, including a change of pack size,

4. 제1항, 제2항 및 제3항에 따라 여러 명이 공동으로 규제 준수를 담당하는 경우, 각각의 책임 영역이 서면으로 규정되어야 한다.

5. 규제 준수 책임자는 해당 조직의 직원인지 여부에 관계없이 올바른 의무 이행과 관련하여 제조사의 조직 내에서 불이익을 받지 않아야 한다.

6. 유럽 대리인은 유럽연합의 의료기기에 대한 규제 요건에 관해 필요한 전문 지식을 가진 규제 준수 책임자를 한 명 이상 재량에 따라 영구적으로 그리고 지속적으로 보유해야 한다. 필요한 전문 지식은 다음 자격 중 하나로 입증되어야 한다:

   (a) 해당 회원국에서 법률, 의학, 약학, 공학 또는 기타 관련된 과학 분야의 대학 학위 또는 동등하다고 인정되는 학업 과정을 이수하여 수여된 졸업장, 증명서 또는 기타 공식 자격 증명과 규제 업무 또는 의료기기 관련 품질경영시스템 분야에서 1년 이상의 직업 경력;

   (b) 규제 업무 또는 의료기기 관련 품질경영시스템 분야에서 4년의 직업 경력;

제16조 제조사의 의무가 수입업자, 유통업자 또는 다른 사람에게 적용되는 사례

1. 유통업자, 수입업자, 기타 자연인 또는 법인은 다음 중 하나를 수행하는 경우 제조사에게 부과되는 의무를 져야 한다:

   (a) 유통업자 또는 수입업자가 제조사와 제조사가 라벨에서 제조사로서 식별되고 본 규정에서 제조사에게 부과된 요구사항을 충족할 책임이 있다는 계약을 체결하는 경우를 제외하고, 자신의 이름, 등록 상호 또는 등록 상표하에 기기를 시장에 공급;

   (b) 이미 시장에 출시되었거나 사용 개시된 기기의 의도된 목적을 변경;

   (c) 이미 시장에 출시되었거나 사용 개시된 기기를 적용 가능한 요구사항의 준수가 영향을 받을 수 있는 방식으로 수정.

   첫 번째 호는 제2조 (30)항목에 정의된 대로 제조사로 간주되지는 않지만 이미 시장에 출시된 기기를 그 의도된 목적을 변경하지 않고 개별 환자를 위해 조립 또는 조정하는 자연인에게 적용되어서는 안 된다

2. 제1항 (c)항목의 목적을 위해 다음은 적용 가능한 요구사항의 준수에 영향을 줄 수 있는 기기 수정으로 간주되지 않아야 한다. :

   (a) 이미 시장에 출시된 기기와 관련된, 번역을 포함하여 부속서 I의 제23절에 따라 제조사가 공급한 정보 및 관련 회원국에서 기기를 시판하기 위해 필요한 추가 정보의 제공;

   (b) 관련 회원국에 기기를 판매하기 위해 재포장이 필요하고 기기의 원래 상태가 재포장으로 영향을 받을 수 없는 조건에서

MDR(EU) 2017/745	의료기기 규정(EU) 2017/745

if the repackaging is necessary in order to market the device in the relevant Member State and if it is carried out in such conditions that the original condition of the device cannot be affected by it. In the case of devices placed on the market in sterile condition, it shall be presumed that the original condition of the device is adversely affected if the packaging that is necessary for maintaining the sterile condition is opened, damaged or otherwise negatively affected by the repackaging.

3. A distributor or importer that carries out any of the activities mentioned in points(a) and(b) of paragraph 2 shall indicate on the device or, where that is impracticable, on its packaging or in a document accompanying the device, the activity carried out together with its name, registered trade name or registered trade mark, registered place of business and the address at which it can be contacted, so that its location can be established.

Distributors and importers shall ensure that they have in place a quality management system that includes procedures which ensure that the translation of information is accurate and up-to-date, and that the activities mentioned in points(a) and(b) of paragraph 2 are performed by a means and under conditions that preserve the original condition of the device and that the packaging of the repackaged device is not defective, of poor quality or untidy. The quality management system shall cover, inter alia, procedures ensuring that the distributor or importer is informed of any corrective action taken by the manufacturer in relation to the device in question in order to respond to safety issues or to bring it into conformity with this Regulation.

4. At least 28 days prior to making the relabelled or repackaged device available on the market, distributors or importers carrying out any of the activities mentioned in points(a) and(b) of paragraph 2 shall inform the manufacturer and the competent authority of the Member State in which they plan to make the device available of the intention to make the relabelled or repackaged device available and, upon request, shall provide the manufacturer and the competent authority with a sample or mock-up of the relabelled or repackaged device, including any translated label and instructions for use. Within the same period of 28 days, the distributor or importer shall submit to the competent authority a certificate, issued by a notified body designated for the type of devices that are subject to activities mentioned in points(a) and(b) of paragraph 2, attesting that the quality management system of the distributer or importer complies with the requirements laid down in paragraph 3.

Article 17 Single-use devices and their reprocessing

1. Reprocessing and further use of single-use devices may only take place where permitted by national law and only in accordance with this Article.

2. Any natural or legal person who reprocesses a single-use device to make it suitable for further use within the Union shall be considered to be the manufacturer of the reprocessed device and shall assume the obligations incumbent on manufacturers laid down in this Regulation, which include obligations relating to the traceability of the reprocessed device in accordance with Chapter III of this Regulation. The reprocessor of the device shall be considered to be a producer for the purpose of Article 3(1) of Directive 85/374/EEC.

수행되는 경우, 포장 크기 변경을 포함하여 이미 시장에 출시된 기기의 외부 포장에 대한 변경. 멸균 상태로 시장에 출시되는 기기의 경우, 멸균 상태 유지를 위해 필요한 포장이 개봉되거나, 손상되거나, 포장 변경으로 인해 달리 부정적인 영향을 받는 경우에는 기기의 원래 조건 이 부정적으로 영향을 받는다고 간주되어야 한다.

3. 제2항의 (a) 및 (b)항목에 언급된 활동을 수행하는 유통업자 또는 수입업자는 기기에, 또는, 그것이 실행 불가능한 경우, 해당 포장이나 기기와 함께 제공되는 문서에 해당 이름, 등록된 상호 또는 등록 상표, 등록 영업소 및 해당 위치를 확인할 수 있는 연락 가능한 주소와 함께 수행된 활동을 표시해야 한다.

유통업자 및 수입업자는 정보의 번역이 정확하고 최신이며, 제2항의 (a) 및 (b)항목에 언급된 활동 이 기기의 본래 상태를 보존하는 조건으로 그리고 그 조건에 따라 수행되며, 재포장된 기기의 포장 이 결함이 있거나, 품질이 낮거나, 흐트러지지 않도록 보장하는 절차가 포함된 품질경영시스템을 마련하도록 보장해야 한다. 품질경영시스템에는 그 중에서도, 안전 문제에 대응하거나 이 규정을 준수하도록 하기 위해 문제의 기기와 관련하여 제조사가 취한 모든 시정 조치를 유통업자 또는 수입업자에게 알리도록 보장하는 절차가 포함되어야 한다.

4. 재 라벨 또는 재포장된 기기를 시장에 공급하기 적어도 28일 전에, 제2항의 (a) 및 (b)항목에 언급된 활동을 수행하는 유통업자 또는 수입업자는 라벨이 변경되었거나 포장이 변경된 기기를 판매할 계획인 회원국의 관계 당국과 제조사에게 해당 기기 판매 의도를 알리고, 요청 시 제조사 및 관계 당국에 모든 번역된 라벨 및 사용설명서를 포함하여 라벨이 변경되었거나 포장이 변경된 기기의 샘플 또는 모형을 제공해야 한다. 동일한 28일 기간 내에 유통업자 또는 수입업자는 제2항의 (a) 및 (b)항목에 언급된 활동이 적용되는 기기 유형에 대해 지정된 인증기관에서 발행된 인증서를 관계 당국에 제출하여 유통업자 또는 수입업자의 품질경영시스템이 제3항에서 정한 요건을 준수한다는 것을 증명해야 한다.

제17조 일회용 기기 및 해당 기기의 재처리

1. 일회용 기기의 재처리 및 추가 사용은 국가법에서 허용되고 이 조를 따르는 경우에만 실시할 수 있다.

2. 유럽연합 내에서 일회용 기기를 추가 사용에 적합하도록 만들기 위해 재처리하는 모든 자연인 또는 법인은 재처리된 기기의 제조사로 간주되어야 하며, 이 규정 제Ⅲ장에 따른 재처리된 기기의 추적 가능성과 관련된 의무를 포함하여 이 규정에서 정한 제조사에게 부과되는 의무를 져야 한다. 기기의 재처리 업자는 지침 85/374/EEC 제3(1)조의 목적을 위해 생산자로 간주되어야 한다.

MDR(EU) 2017/745	의료기기 규정(EU) 2017/745

3. By way of derogation from paragraph 2, as regards single-use devices that are reprocessed and used within a health institution, Member States may decide not to apply all of the rules relating to manufacturers' obligations laid down in this Regulation provided that they ensure that:

   (a) the safety and performance of the reprocessed device is equivalent to that of the original device and the requirements in points(a), (b), (d), (e), (f), (g) and(h) of Article 5(5) are complied with;

   (b) the reprocessing is performed in accordance with CS detailing the requirements concerning:

   - risk management, including the analysis of the construction and material, related properties of the device(reverse engineering) and procedures to detect changes in the design of the original device as well as of its planned application after reprocessing,
   - the validation of procedures for the entire process, including cleaning steps,
   - the product release and performance testing,
   - the quality management system,
   - the reporting of incidents involving devices that have been reprocessed, and
   - the traceability of reprocessed devices.

   Member States shall encourage, and may require, health institutions to provide information to patients on the use of reprocessed devices within the health institution and, where appropriate, any other relevant information on the reprocessed devices that patients are treated with.

   Member States shall notify the Commission and the other Member States of the national provisions introduced pursuant to this paragraph and the grounds for introducing them. The Commission shall keep the information publicly available.

4. Member States may choose to apply the provisions referred to in paragraph 3 also as regards single-use devices that are reprocessed by an external reprocessor at the request of a health institution, provided that the reprocessed device in its entirety is returned to that health institution and the external reprocessor complies with the requirements referred to in points(a) and(b) of paragraph 3.

5. The Commission shall adopt, in accordance with Article 9(1), the necessary CS referred to in point(b) of paragraph 3 by ▸M1 26 May 2021◂. Those CS shall be consistent with the latest scientific evidence and shall address the application of the general requirements on safety and performance laid down in in this Regulation. In the event that those CS are not adopted by ▸M1 26 May 2021◂, reprocessing shall be performed in accordance with any relevant harmonised standards and national provisions that cover the aspects outlined in point(b) of paragraph 3. Compliance with CS or, in the absence of CS, with any relevant harmonised standards and national provisions, shall be certified by a notified body.

6. Only single-use devices that have been placed on the market in accordance with this Regulation, or prior to ▸M1 26 May 2021◂ in accordance with Directive 93/42/EEC, may be reprocessed.

7. Only reprocessing of single-use devices that is considered safe according to the latest scientific evidence may be carried out.

3. 보건 기관 내에서 재처리되어 사용되는 일회용 기기에 관하여, 제2항을 유예하는 방식으로, 회원국은 보건 기관이 다음을 보장한다면 본 규정에 규정된 제조사의 의무에 관련된 규칙 모두를 적용하지 않기로 결정할 수 있다:

   (a) 재처리된 기기의 안전 및 성능이 원래 기기와 동등하고 제5(5)조의 (a), (b), (d), (e), (f), (g) 및 (h)항목의 요건이 준수됨;

   (b) 다음에 관한 요구사항을 세부적으로 기술하는 CS에 따라 재처리가 수행됨:

   - 구조 및 재료의 분석, 기기의 관련 속성(역 공학), 원래 기기 및 재처리 후 계획된 적용의 설계 변경을 감지하기 위한 절차를 포함하여 위험 관리
   - 세척 단계를 포함하여 전체 공정에 대한 절차의 유효성확인(밸리데이션),
   - 제품 출하 및 성능 시험,
   - 품질경영시스템,
   - 재처리된 기기와 관련된 사고 보고, 그리고
   - 재처리된 기기의 추적성.

   회원국은 보건 기관이 보건 기관 내에서의 재처리된 기기 사용에 관한 정보 및 적절한 경우, 환자 치료에 사용된 재처리된 기기에 관한 모든 기타 관련 정보를 환자에게 제공하도록 장려해야 하며 이를 요구할 수 있다.

   회원국은 이 항에 따라 도입된 국가 규정 및 해당 규정 도입의 근거를 유럽위원회 및 다른 회원국에 통지해야 한다. 유럽위원회는 해당 정보를 일반에 공개한 상태로 유지해야 한다.

4. 회원국은 재처리된 기기 전체가 해당 보건 기관에 반환되고 외부 재처리자가 제3항의 (a) 및 (b)항목에 언급된 요구사항을 준수하는 경우, 보건 기관의 요청에 따라 외부 재처리자가 재처리하는 일회용 기기와 관련하여 제3항에 언급된 조항을 적용하도록 선택할 수 있다.

5. 유럽위원회는 제9(1)조에 따라 2021년 05월 26일까지 제3항(b)항목에 언급된 필요한 CS를 채택해야 한다. 해당 CS는 최신 과학 증거와 일관되어야 하며, 이 규정에서 정한 안전 및 성능에 관한 일반 요건의 적용을 다루어야 한다. 해당 CS가 2021년 05월 26일까지 채택되지 않는 경우, 재처리는 제3항(b)항목에 약술된 측면을 포함하는 모든 관련 조화 규격 및 국가 규정에 따라 수행되어야 한다. CS 준수, 또는 CS가 없는 경우, 모든 관련 조화 규격 및 국가 규정의 준수는 인증기관에 의해 승인되어야 한다.

6. 이 규정에 따라 또는 2021년 05월 26일 전에 지침 93/42/EEC에 따라 시장에 출시된 일회용 기기만이 재처리될 수 있다.

7. 최신 과학적 증거에 따라 안전한 것으로 간주되는 일회용 기기의 재처리만이 수행될 수 있다.

| MDR(EU) 2017/745 | 의료기기 규정(EU) 2017/745 |

8. The name and address of the legal or natural person referred to in paragraph 2 and the other relevant information referred to in Section 23 of Annex I shall be indicated on the label and, where applicable, in the instructions for use of the reprocessed device.

The name and address of the manufacturer of the original single-use device shall no longer appear on the label, but shall be mentioned in the instructions for use of the reprocessed device.

9. A Member State that permits reprocessing of single-use devices may maintain or introduce national provisions that are stricter than those laid down in this Regulation and which restrict or prohibit, within its territory, the following:

   (a) the reprocessing of single-use devices and the transfer of single-use devices to another Member State or to a third country with a view to their reprocessing;

   (b) the making available or further use of reprocessed single-use devices.

   Member States shall notify the Commission and the other Member States of those national provisions. The Commission shall make such information publicly available.

10. The Commission shall by 27 May 2024 draw up a report on the operation of this Article and submit it to the European Parliament and to the Council. On the basis of that report, the Commission shall, if appropriate, make proposals for amendments to this Regulation.

Article 18 Implant card and information to be supplied to the patient with an implanted device

1. The manufacturer of an implantable device shall provide together with the device the following:

   (a) information allowing the identification of the device, including the device name, serial number, lot number, the UDI, the device model, as well as the name, address and the website of the manufacturer;

   (b) any warnings, precautions or measures to be taken by the patient or a healthcare professional with regard to reciprocal interference with reasonably foreseeable external influences, medical examinations or environmental conditions;

   (c) any information about the expected lifetime of the device and any necessary follow-up;

   (d) any other information to ensure safe use of the device by the patient, including the information in point(u) of Section 23.4 of Annex I.

The information referred to in the first subparagraph shall be provided, for the purpose of making it available to the particular patient who has been implanted with the device, by any means that allow rapid access to that information and shall be stated in the language(s) determined by the concerned Member State. The information shall be written in a way that is readily understood by a lay person and shall be updated where appropriate. Updates of the information shall be made available to the patient via the website mentioned in point(a) of the first subparagraph.

In addition, the manufacturer shall provide the information referred to in point(a) of the first subparagraph on an implant card delivered with the device.

8. 제2항에 언급된 법인 또는 자연인의 이름과 주소 및 부속서 I의 제23절에 언급된 나머지 관련 정보는 라벨 및 적용 가능한 경우, 재처리된 기기의 사용설명서에 표시되어야 한다.

원래 일회용 기기의 제조사 이름과 주소는 라벨에 더 이상 표시할 필요가 없지만, 재처리된 기기의 사용설명서에 언급되어야 한다.

9. 일회용 기기의 재처리를 허용하는 회원국은 이 규정에서 정한 것보다 더 엄격하고 해당 영토 내에서 다음을 제한 또는 금지하는 국가 규정을 유지 또는 도입할 수 있다:

   (a) 일회용 기기 재처리 및 재처리를 목적으로 하는 다른 회원국 또는 제3국으로의 일회용 기기 이전;

   (b) 재처리된 일회용 기기의 제공 또는 추가 사용.

   회원국은 유럽위원회 및 다른 회원국에 해당 국가 규정을 통지해야 한다. 유럽위원회는 그러한 정보를 일반에 공개해야 한다.

10. 유럽위원회는 2024년 5월 27일까지 이 조의 운영에 관한 보고서를 작성하고 이를 유럽 의회 및 이사회에 제출해야 한다. 해당 보고서를 기초로 유럽위원회는 적절한 경우 이 규정에 대한 수정을 제안해야 한다.

제18조 임플란트 카드와 이식된 기기와 함께 환자에게 제공되어야 하는 정보

1. 이식형 기기의 제조사는 기기와 함께 다음을 제공해야 한다:

   (a) 의료기기명, 시리얼 번호, 로트 번호, UDI, 의료기기모델, 제조사의 이름, 주소 및 웹사이트를 포함하여 기기를 식별할 수 있는 정보.

   (b) 합리적으로 예측 가능한 외부 영향, 의료검사 또는 환경 조건에 대한 상호 간섭과 관련하여 환자 또는 의료 전문가에 의해 취해야 할 경고, 주의사항 또는 조치

   (c) 기기의 예상 수명에 대한 정보 및 필요한 사후관리에 관한 정보.

   (d) 부속서 I의 제23.4절, (u)항 '이식형 기기의 경우, 환자가 노출될 수 있는 재료 및 물질에 관한 전반적인 정성적 및 정량적 정보'를 포함하여, 환자가 기기를 안전하게 사용할 수 있도록 하는 기타 정보

첫 번째 호에 언급된 정보는 해당 기기가 이식된 특정 환자에게 제공하기 위한 목적으로 해당 정보에 신속하게 접근할 수 있는 방법으로 제공되어야 하며, 해당 회원국에서 결정한 언어로 명시되어야 한다. 해당 정보는 비전문가가 쉽게 이해할 수 있는 방식으로 작성되어야 하며 필요한 경우 업데이트되어야 한다. 정보의 업데이트는 첫 번째 호 (a)항목에 언급된 웹 사이트를 통해 환자에게 제공되어야 한다.

또한 제조사는 기기와 함께 제공된 임플란트 카드에 첫 번째 호 (a)항목에 언급된 정보를 제공해야 한다.

| MDR(EU) 2017/745 | 의료기기 규정(EU) 2017/745 |

2. Member States shall require health institutions to make the information referred to in paragraph 1 available, by any means that allow rapid access to that information, to any patients who have been implanted with the device, together with the implant card, which shall bear their identity.

3. The following implants shall be exempted from the obligations laid down in this Article: sutures, staples, dental fillings, dental braces, tooth crowns, screws, wedges, plates, wires, pins, clips and connectors. The Commission is empowered to adopt delegated acts in accordance with Article 115 to amend this list by adding other types of implants to it or by removing implants therefrom.

Article 19 EU declaration of conformity

1. The EU declaration of conformity shall state that the requirements specified in this Regulation have been fulfilled in relation to the device that is covered. The manufacturer shall continuously update the EU declaration of conformity. The EU declaration of conformity shall, as a minimum, contain the information set out in Annex IV and shall be translated into an official Union language or languages required by the Member State(s) in which the device is made available.

2. Where, concerning aspects not covered by this Regulation, devices are subject to other Union legislation which also requires an EU declaration of conformity by the manufacturer that fulfilment of the requirements of that legislation has been demonstrated, a single EU declaration of conformity shall be drawn up in respect of all Union acts applicable to the device. The declaration shall contain all the information required for identification of the Union legislation to which the declaration relates.

3. By drawing up the EU declaration of conformity, the manufacturer shall assume responsibility for compliance with the requirements of this Regulation and all other Union legislation applicable to the device.

4. The Commission is empowered to adopt delegated acts in accordance with Article 115 amending the minimum content of the EU declaration of conformity set out in Annex IV in the light of technical progress.

Article 20 CE marking of conformity

1. Devices, other than custom-made or investigational devices, considered to be in conformity with the requirements of this Regulation shall bear the CE marking of conformity, as presented in Annex V.

2. The CE marking shall be subject to the general principles set out in Article 30 of Regulation(EC) No 765/2008.

3. The CE marking shall be affixed visibly, legibly and indelibly to the device or its sterile packaging. Where such affixing is not possible or not warranted on account of the nature of the device, the CE marking shall be affixed to the packaging. The CE marking shall also appear in any instructions for use and on any sales packaging.

4. The CE marking shall be affixed before the device is placed on the market. It may be followed by a pictogram or any other mark indicating a special risk or use.

5. Where applicable, the CE marking shall be followed by the identification number of the notified body responsible for the conformity assessment procedures set out in Article 52. The identification number shall also be indicated in any

2. 회원국은 제1항에 언급된 정보를 해당 정보에 신속하게 접근할 수 있는 방법으로, 환자의 신원이 표시되어야 하는 임플란트 카드와 함께 기기가 이식된 모든 환자에게 제공하도록 보건 기관에 요구해야 한다.

3. 봉합사, 스테이플, 치아 충진재, 치과 교정기, 치관, 나사, 웨지, 플레이트, 교정용 와이어, 핀, 클립 및 커넥터와 같은 이식물은 이 조에서 정한의 무로부터 면제되어야 한다. 유럽위원회는 다른 유형의 이식물을 추가하거나 이식물을 삭제하여 이 목록을 수정하기 위해 제115조에 따라 위임 법률을 채택할 수 있는 권한이 있다.

제19조 EU 자가 적합 선언서

1. EU 자가 적합 선언서는 포함된 기기와 관련하여 이 규정에 명시된 요건이 이행되었음을 명시해야 한다. 제조사는 EU 자가 적합 선언서를 지속적으로 업데이트해야 한다. EU 자가 적합 선언서는 최소한 부속서 IV에 규정된 정보를 포함해야 하며, 유럽연합의 공용어 또는 기기가 이용 가능한 회원국에 의해 요구되는 언어로 번역되어야 한다.

2. 이 규정에 포함되지 않는 측면에 관하여, 마찬가지로 해당 법령의 요건 이행이 입증되었다는 제조사의 EU 자가 적합 선언서가 필요한 다른 유럽연합 법령이 기기에 적용되는 경우, 해당 기기에 적용 가능한 모든 유럽연합 법령과 관련하여 단일 EU 자가 적합 선언서가 작성되어야 한다. 선언서에는 해당 선언이 관련된 유럽연합 법령을 파악하기 위해 필요한 모든 정보가 포함되어야 한다.

3. 제조사는 EU 자가 적합 선언서를 작성함으로써 이 규정 및 해당 기기에 적용 가능한 모든 다른 유럽연합 법령의 요건을 준수할 책임을 져야 한다.

4. 유럽위원회는 기술 진보를 고려하여 부속서 IV에 규정된 EU 자가 적합 선언서의 최소 내용을 수정하는 위임 법령을 제115조에 따라 채택할 수 있는 권한이 있다.

제20조 CE 적합성 표시

1. 주문 제작 또는 임상용 기기 이외에 이 규정의 요구사항을 준수하는 것으로 간주되는 기기는 부속서 V에 제시된 대로 CE 적합성 표시를 부착해야 한다.

2. CE 마킹은 규정(EC) 번호 765/2008의 제30조에 규정된 일반 원칙을 따라야 한다.

3. CE 마킹은 눈에 띄고, 읽기 쉬우며, 지워지지 않게 기기 또는 해당 멸균 포장에 부착되어야 한다. 기기의 성질 때문에 그러한 부착이 가능하지 않거나 보장되지 않는 경우, CE 마킹은 해당 포장에 부착되어야 한다. CE 마킹은 모든 사용설명서 및 모든 판매용 포장에도 표시되어야 한다.

4. CE 마킹은 기기가 시장에 출시되기 전에 부착되어야 한다. CE 마킹에는 특별 위험 또는 사용을 나타내는 그림 문자나 다른 표시가 뒤따를 수 있다.

5. 적용 가능한 경우, CE 마킹에는 제52조에 규정된 적합성 평가 절차에 책임이 있는 인증기관의 식별 번호가 추가되어야 한다. 식별 번호는 기기가 CE 마킹 요구사항을 충족한다고 언급하는 모든 홍보물에도 표시되어야 한다.

| MDR(EU) 2017/745 | 의료기기 규정(EU) 2017/745 |

promotional material which mentions that a device fulfils the requirements for CE marking.

6. Where devices are subject to other Union legislation which also provides for the affixing of the CE marking, the CE marking shall indicate that the devices also fulfil the requirements of that other legislation.

Article 21 Devices for special purposes

1. Member States shall not create obstacles to:

    (a) investigational devices being supplied to an investigator for the purpose of a clinical investigation if they meet the conditions laid down in Articles 62 to 80 and Article 82, in the implementing acts adopted pursuant to Article 81 and in Annex XV;

    (b) custom-made devices being made available on the market if Article 52(8) and Annex XIII have been complied with.

    The devices referred to in the first subparagraph shall not bear the CE marking, with the exception of the devices referred to in Article 74.

2. Custom-made devices shall be accompanied by the statement referred to in Section 1 of Annex XIII, which shall be made available to the particular patient or user identified by name, an acronym or a numerical code.

    Member States may require that the manufacturer of a custom-made device submit to the competent authority a list of such devices which have been made available in their territory.

3. At trade fairs, exhibitions, demonstrations or similar events, Member States shall not create obstacles to the showing of devices which do not comply with this Regulation, provided a visible sign clearly indicates that such devices are intended for presentation or demonstration purposes only and cannot be made available until they have been brought into compliance with this Regulation.

Article 22 Systems and procedure packs

1. Natural or legal persons shall draw up a statement if they combine devices bearing a CE marking with the following other devices or products, in a manner that is compatible with the intended purpose of the devices or other products and within the limits of use specified by their manufacturers, in order to place them on the market as a system or procedure pack:

    (a) other devices bearing the CE marking;

    (b) in vitro diagnostic medical devices bearing the CE marking in conformity with Regulation(EU) 2017/746;

    (c) other products which are in conformity with legislation that applies to those products only where they are used within a medical procedure or their presence in the system or procedure pack is otherwise justified.

2. In the statement made pursuant to paragraph 1, the natural or legal person concerned shall declare that:

    (a) they verified the mutual compatibility of the devices and, if applicable other products, in accordance with the manufacturers' instructions and have carried out their activities in accordance with those instructions;

6. 기기에 마찬가지로 CE 마킹의 부착을 제시하는 다른 유럽연합 법령이 적용되는 경우, CE 마킹은 기기가 해당 법령의 요구사항도 충족함을 나타내야 한다.

제21조 특별 목적 기기

1. 회원국은 다음에 대한 장애를 만들지 않아야 한다:

    (a) 제62조~제80조와 제82조, 제81조 및 부속서 XV에 따라 채택된 집행 법령에서 정한 조건을 충족하는 경우, 임상 시험의 목적으로 시험자에게 공급되는 임상용 기기;

    (b) 제52(8)조 및 부속서 XIII을 준수한 경우, 시장에서 공급되는 주문 제작 기기.

    제74조에 언급된 기기를 제외하고, 첫 번째 호에 언급된 기기는 CE 마킹을 부착해서는 안 된다.

2. 주문 제작 기기에는 이름, 두문자어 또는 숫자 코드로 식별되는 특정 환자 또는 사용자에게 제공되어야 하는, 부속서 XIII의 제1절에 언급된 진술문이 함께 제공되어야 한다.

    회원국은 주문 제작 기기의 제조사가 해당 영토에서 제공되는 그러한 기기의 목록을 관계 당국에 제출하도록 요구할 수 있다.

3. 박람회, 전시회, 시연회 또는 비슷한 행사에서 회원국은 시각적 표시를 통해 이 규정을 준수하지 않는 기기가 프레젠테이션 또는 시연 목적으로만 의도되었으며, 이 규정을 준수하게 될 때까지는 시장에서 공급할 수 없다는 것을 명확하게 나타내는 경우 그러한 기기의 전시에 장애를 만들지 않아야 한다.

제22조 시스템과 시술팩

1. 자연인 또는 법인은 기기 또는 기타 제품의 의도된 목적에 적합한 방식으로 그리고 제조사가 명시한 사용 제한 범위 내에서 시스템 또는 시술팩으로서 시장에 출시하기 위해 CE 마킹된 기기를 다음과 같은 다른 기기 또는 제품과 결합하는 경우 진술문을 작성해야 한다:

    (a) CE 마크가 부착된 다른 기기;

    (b) 규정(EU) 2017/746을 준수하여 CE 마크가 부착된 체외진단용 의료기기;

    (c) 의료 시술 내에 사용되는 경우 또는 시스템이나 시술팩에 포함되는 것이 달리 정당화되는 경우에만 해당 제품에 적용되는 법령을 준수하는 다른 제품.

2. 제1항에 따라 작성된 진술문에서 해당 자연인 또는 법인은 다음과 같은 내용을 밝혀야 한다:

    (a) 제조사의 지침에 따라 기기 및 적용 가능한 경우 다른 제품의 상호 적합성을 검증하고 해당 지침에 따른 활동을 수행했음;

| MDR(EU) 2017/745 | 의료기기 규정(EU) 2017/745 |

(b) they packaged the system or procedure pack and supplied relevant information to users incorporating the information to be supplied by the manufacturers of the devices or other products which have been put together;

(c) the activity of combining devices and, if applicable, other products as a system or procedure pack was subject to appropriate methods of internal monitoring, verification and validation.

3. Any natural or legal person who sterilises systems or procedure packs referred to in paragraph 1 for the purpose of placing them on the market shall, at their choice, apply one of the procedures set out in Annex IX or the procedure set out in Part A of Annex XI. The application of those procedures and the involvement of the notified body shall be limited to the aspects of the procedure relating to ensuring sterility until the sterile packaging is opened or damaged. The natural or legal person shall draw up a statement declaring that sterilisation has been carried out in accordance with the manufacturer's instructions.

4. Where the system or procedure pack incorporates devices which do not bear the CE marking or where the chosen combination of devices is not compatible in view of their original intended purpose, or where the sterilisation has not been carried out in accordance with the manufacturer's instructions, the system or procedure pack shall be treated as a device in its own right and shall be subject to the relevant conformity assessment procedure pursuant to Article 52. The natural or legal person shall assume the obligations incumbent on manufacturers.

5. The systems or procedure packs referred to in paragraph 1 of this Article shall not themselves bear an additional CE marking but they shall bear the name, registered trade name or registered trade mark of the person referred to in paragraphs 1 and 3 of this Article as well as the address at which that person can be contacted, so that the person's location can be established. Systems or procedure packs shall be accompanied by the information referred to in Section 23 of Annex I. The statement referred to in paragraph 2 of this Article shall be kept at the disposal of the competent authorities, after the system or procedure pack has been put together, for the period that is applicable under Article 10(8) to the devices that have been combined. Where those periods differ, the longest period shall apply.

Article 23 Parts and components

1. Any natural or legal person who makes available on the market an item specifically intended to replace an identical or similar integral part or component of a device that is defective or worn in order to maintain or restore the function of the device without changing its performance or safety characteristics or its intended purpose, shall ensure that the item does not adversely affect the safety and performance of the device. Supporting evidence shall be kept available for the competent authorities of the Member States.

2. An item that is intended specifically to replace a part or component of a device and that significantly changes the performance or safety characteristics or the intended purpose of the device shall be considered to be a device and shall meet the requirements laid down in this Regulation.

(b) 시스템 또는 시술팩을 포장하고 기기 또는 결합된 다른 제품의 제조사가 제공해야 할 정보를 포함하여 관련 정보를 사용자에게 제공했음;

(c) 기기 및 적용 가능한 경우 다른 제품을 시스템 또는 시술팩으로 결합하는 활동에 내부 모니터링, 검증 및 유효성 확인(밸리데이션)의 적절한 방법이 적용되었음.

3. 시장 출시 목적으로 제1항에 언급된 시스템 또는 시술팩을 멸균하는 모든 자연인 또는 법인은 자신들의 선택으로, 부속서 IX에 규정된 절차 또는 부속서 XI의 파트A에 명시된 절차 중 하나를 적용해야 한다. 해당 절차의 적용 및 인증기관의 관여는 멸균 포장이 개봉되거나 손상될 때까지 멸균성을 보장하는 것과 관련된 절차의 측면으로 제한되어야 한다. 해당 자연인 또는 법인은 제조사의 지침에 따라 멸균이 수행되었음을 밝히는 진술문을 작성해야 한다.

4. 시스템 또는 시술팩에 CE 마킹이 부착되지 않은 기기가 포함되거나 선택한 기기 결합이 원래 의도된 목적을 고려할 때 적합하지 않은 경우 또는 제조사의 지침에 따라 멸균이 수행되지 않은 경우, 해당 시스템 또는 시술팩은 그 자체로 하나의 의료기기로서 취급되어야 하며, 제52조에 따른 관련 적합성 평가 절차를 따라야 한다. 해당 자연인 또는 법인은 제조사에게 부과되는 의무를 져야 한다.

5. 이 조 제1항에 언급된 시스템 또는 시술팩은 그 자체로 추가 CE 마킹을 부착해서는 안 되지만, 이 조 제1항 및 제3항에 언급된 자연인의 이름, 등록 상품명 또는 등록 상표뿐만 아니라 해당 자연인의 위치를 확인할 수 있도록 연락 가능한 주소를 부착해야 한다. 시스템 또는 시술팩에는 부속서 I의 제23절에 언급된 정보가 함께 제공되어야 한다. 이 조 제2항에 언급된 진술문은 시스템 또는 시술팩이 결합된 후 결합된 기기에 대해 제10(8)조에 따라 적용 가능한 기간 동안 관계 당국의 재량에 따라 보관되어야 한다. 해당 기간이 서로 다를 경우, 가장 긴 기간이 적용되어야 한다.

제23조 부품 및 구성 요소

1. 성능 또는 안전 특징이나 의도된 목적을 변경하지 않고 기기의 기능을 유지 또는 복원하기 위해 결함이 있거나 마모된 기기의 동일한 또는 비슷한 필수적인 부분 또는 구성 요소를 교체하도록 특별히 의도된 품목을 시장에 공급하는 모든 자연인 또는 법인은 해당 품목이 기기의 안전 및 성능에 **부정**적인 영향을 주지 않는다는 것을 보장해야 한다. 뒷받침하는 증거를 회원국의 관계 당국에 제공 가능한 상태로 유지해야 한다.

2. 기기의 부품 또는 구성 요소를 교체하도록 특별히 의도되고 기기의 성능 또는 안전 특징이나 의도된 목적을 상당히 변경하는 품목은 기기로 간주되어야 하며, 이 규정에서 정한 요건을 충족해야 한다.

MDR(EU) 2017/745	의료기기 규정(EU) 2017/745

Article 24 Free movement

Except where otherwise provided for in this Regulation, Member States shall not refuse, prohibit or restrict the making available on the market or putting into service within their territory of devices which comply with the requirements of this Regulation.

Chapter III Identification and traceability of devices, registration of devices and of economic operators, summary of safety and clinical performance, European database on medical devices

Article 25 Identification within the supply chain

1. Distributors and importers shall co-operate with manufacturers or authorised representatives to achieve an appropriate level of traceability of devices.

2. Economic operators shall be able to identify the following to the competent authority, for the period referred to in Article 10(8):

   (a) any economic operator to whom they have directly supplied a device;

   (b) any economic operator who has directly supplied them with a device;

   (c) any health institution or healthcare professional to which they have directly supplied a device.

Article 26 Medical devices nomenclature

To facilitate the functioning of the European database on medical devices('Eudamed') as referred to in Article 33, the Commission shall ensure that an internationally recognised medical devices nomenclature is available free of charge to manufacturers and other natural or legal persons required by this Regulation to use that nomenclature. The Commission shall also endeavour to ensure that that nomenclature is available to other stakeholders free of charge, where reasonably practicable.

Article 27 Unique Device Identification system

1. The Unique Device Identification system('UDI system') described in Part C of Annex VI shall allow the identification and facilitate the traceability of devices, other than custom-made and investigational devices, and shall consist of the following:

   (a) production of a UDI that comprises the following:

      (i) a UDI device identifier('UDI-DI') specific to a manufacturer and a device, providing access to the information laid down in Part B of Annex VI;

      (ii) a UDI production identifier('UDI-PI') that identifies the unit of device production and if applicable the packaged devices, as specified in Part C of Annex VI;

   (b) placing of the UDI on the label of the device or on its packaging;

   (c) storage of the UDI by economic operators, health institutions and healthcare professionals, in accordance with the conditions laid down in paragraphs 8 and 9 of this Article respectively;

제24조 자유 이동

이 규정에서 달리 제시된 경우를 제외하고, 회원국은 해당 영토 내에서 이 규정의 요구사항을 준수하는 기기의 시장 공급 또는 사용 개시를 거부, 금지 또는 제한해서는 안 된다.

제3장 기기의 식별 및 추적성, 기기와 경제 운영자의 등록, 안전 및 임상 성능의 요약, 의료기기에 대한 유럽 데이터베이스

제25조 공급망 내에서의 식별

1. 유통업자 및 수입업자는 적절한 수준의 기기 추적성을 달성하기 위해 제조사 또는 유럽 대리인과 협력해야 한다.

2. 경제 운영자는 제10(8)조에 언급된 기간 동안 관계 당국에 대해 다음을 식별할 수 있어야 한다:

   (a) 자신이 기기를 직접 공급한 모든 경제 운영자;

   (b) 자신에게 기기를 직접 공급한 모든 경제 운영자;

   (c) 자신이 기기를 직접 공급한 모든 보건 기관 또는 의료 전문가

제26조 의료기기 명명법

제33조에 언급된 의료기기에 관한 유럽 데이터베이스('Eudamed')의 기능을 용이하게 하기 위해 유럽위원회는 이 규정에 따라 해당 명명법을 사용해야 하는 제조사와 기타 자연인 또는 법인에게 국제적으로 인정되는 의료기기 명명법이 무료로 이용 가능하도록 보장해야 한다. 또한 유럽위원회는 합리적으로 실행 가능한 경우 다른 이해관계자에게 해당 명명법이 무료로 이용 가능하도록 보장하기 위해 노력해야 한다.

제27조 고유 기기 식별 시스템

1. 부속서 VI의 파트C에 기술된 기기 고유 식별 시스템('UDI 시스템')은 주문 제작 및 임상용 기기 이외의 기기에 대해 식별을 허용하고 추적성을 용이하게 해야 하며, 다음으로 구성되어야 한다:

   (a) 다음을 포함하는 UDI의 생성:

      (i) 부속서 VI의 파트B에서 정한 정보에 대한 접근을 제공하는, 제조사 및 기기에 대한 UDI 기기 식별자('UDI-DI');

      (ii) 부속서 VI의 파트C에 명시된 대로, 기기 생산의 단위와 적용 가능한 경우 포장된 기기를 식별하는 UDI 생산 식별자('UDI-PI');

   (b) 기기의 라벨 또는 포장에 UDI 표시;

   (c) 이 조 제8항 및 제9항에서 각각 정한 조건에 따른 경제 운영자, 보건 기관 및 의료전문가의 UDI 보관;

MDR(EU) 2017/745	의료기기 규정(EU) 2017/745

(d) establishment of an electronic system for Unique Device Identification('UDI database') in accordance with Article 28.

2. The Commission shall, by means of implementing acts, designate one or several entities to operate a system for assignment of UDIs pursuant to this Regulation('issuing entity'). That entity or those entities shall satisfy all of the following criteria:

   (a) the entity is an organisation with legal personality;

   (b) its system for the assignment of UDIs is adequate to identify a device throughout its distribution and use in accordance with the requirements of this Regulation;

   (c) its system for the assignment of UDIs conforms to the relevant international standards;

   (d) the entity gives access to its system for the assignment of UDIs to all interested users in accordance with a set of predetermined and transparent terms and conditions;

   (e) the entity undertakes to do the following:

      (i) operate its system for the assignment of UDIs for at least 10 years after its designation;

      (ii) make available to the Commission and to the Member States, upon request, information concerning its system for the assignment of UDIs;

      (iii) remain in compliance with the criteria for designation and the terms of designation.

   When designating issuing entities, the Commission shall endeavour to ensure that UDI carriers, as defined in Part C of Annex VI, are universally readable regardless of the system used by the issuing entity, with a view to minimising financial and administrative burdens for economic operators and health institutions.

3. Before placing a device, other than a custom-made device, on the market, the manufacturer shall assign to the device and, if applicable, to all higher levels of packaging, a UDI created in compliance with the rules of the issuing entity designated by the Commission in accordance with paragraph 2.

   Before a device, other than a custom-made or investigational device, is placed on the market the manufacturer shall ensure that the information referred to in Part B of Annex VI of the device in question are correctly submitted and transferred to the UDI database referred to in Article 28.

4. UDI carriers shall be placed on the label of the device and on all higher levels of packaging. Higher levels of packaging shall not be understood to include shipping containers.

5. The UDI shall be used for reporting serious incidents and field safety corrective actions in accordance with Article 87.

6. The Basic UDI-DI, as defined in Part C of Annex VI, of the device shall appear on the EU declaration of conformity referred to in Article 19.

7. As part of the technical documentation referred to in Annex II, the manufacturer shall keep up-to-date a list of all UDIs that it has assigned.

8. Economic operators shall store and keep, preferably by electronic means, the UDI of the devices which they have supplied or with which they have been supplied, if those devices belong to:

(d) 제28조에 따른 기기 고유 식별을 위한 전자 시스템('UDI 데이터베이스')의 구축

2. 유럽위원회는 집행 법령으로, 이 규정에 따른 UDI 지정을 위한 시스템을 운영할 하나 또는 여러 기관('발행 기관')을 지정해야 한다. 해당 기관 또는 기관들은 다음 조건을 모두 충족해야 한다:

   (a) 해당 기관이 법적 인격을 갖는 조직임;

   (b) UDI 지정을 위한 시스템이 해당 유통망 전체에서 기기를 식별하고 이 규정의 요건에 따라 사용하기에 적합함;

   (c) UDI 지정을 위한 시스템이 관련 국제 규격을 준수함;

   (d) 해당 기관이 미리 결정되고 투명한 사용 약관에 따라 모든 관심 있는 사용자에게 UDI 지정을 위한 시스템에 대한 접근을 부여함;

   (e) 해당 기관이 다음을 수행함:

      (i) 지정 후 적어도 10년 동안 UDI 지정을 위한 시스템을 운영;

      (ii) 요청 시, UDI 지정을 위한 시스템에 관한 정보를 유럽위원회 및 회원국에 제공;

      (iii) 지정을 위한 기준 및 조건을 지속적으로 준수.

   발행 기관 지정 시, 유럽위원회는 부속서 VI의 파트C에 정의된 대로 경제 운영자 및 보건 기관에 대한 재정 및 관리 부담을 최소화할 목적으로 UDI 캐리어가 발행 기관에서 사용하는 시스템에 관계없이 보편적으로 판독 가능하도록 보장하기 위해 노력해야 한다.

3. 주문 제작 기기 이외의 기기를 시장에 출시하기 전에 제조사는 제2항에 따라 유럽위원회가 지정한 발행 기관의 규칙에 따라 생성된 UDI를 기기 및 적용 가능한 경우 모든 상위 수준의 포장에 지정해야 한다.

   주문 제작 또는 임상용 기기 이외의 기기를 시장에 출시하기 전에 제조사는 문제의 기기에 대해 부속서 VI의 파트B에 언급된 정보가 올바르게 제출되고 제28조에 언급된 UDI 데이터베이스에 전달되도록 보장해야 한다.

4. UDI 캐리어는 기기의 라벨과 모든 상위 수준의 포장에 배치되어야 한다. 상위 수준의 포장은 선적 컨테이너를 포함하는 것으로 이해되지 않아야 한다.

5. UDI는 제87조에 따라 중대한 사고 및 현장 안전 시정 조치를 보고하기 위해 사용되어야 한다.

6. 부속서 VI의 파트C에 정의된 대로 기기의 기본 UDI-DI는 제19조에 언급된 EU 자가 적합 선언서에 표시되어야 한다.

7. 부속서 II에 언급된 기술 문서의 일부로, 제조사는 지정한 모든 UDI의 목록을 최신 상태로 유지해야 한다.

8. 경제 운영자는 자신이 공급했거나 공급받은 기기가 다음에 속할 경우, 해당 기기의 UDI를 가급적이면 전자적 수단으로 보관 및 유지해야 한다:

MDR(EU) 2017/745	의료기기 규정(EU) 2017/745

- class III implantable devices;
- the devices, categories or groups of devices determined by a measure referred to in point(a) of paragraph 11.

9. Health institutions shall store and keep preferably by electronic means the UDI of the devices which they have supplied or with which they have been supplied, if those devices belong to class III implantable devices.

   For devices other than class III implantable devices, Member States shall encourage, and may require, health institutions to store and keep, preferably by electronic means, the UDI of the devices with which they have been supplied.

   Member States shall encourage, and may require, healthcare professionals to store and keep preferably by electronic means, the UDI of the devices with which they have been supplied with.

10. The Commission is empowered to adopt delegated acts in accordance with Article 115:

    (a) amending the list of information set out in Part B of Annex VI in the light of technical progress; and

    (b) amending Annex VI in the light of international developments and technical progress in the field of Unique Device Identification.

11. The Commission may, by means of implementing acts, specify the detailed arrangements and the procedural aspects for the UDI system with a view to ensuring its harmonised application in relation to any of the following:

    (a) determining the devices, categories or groups of devices to which the obligation laid down in paragraph 8 is to apply;

    (b) specifying the data to be included in the UDI-PI of specific devices or device groups;

    The implementing acts referred to in the first subparagraph shall be adopted in accordance with the examination procedure referred to in Article 114(3).

12. When adopting the measures referred to in paragraph 11, the Commission shall take into account all of the following:

    (a) confidentiality and data protection as referred to in Articles 109 and 110 respectively;

    (b) the risk-based approach;

    (c) the cost-effectiveness of the measures;

    (d) the convergence of UDI systems developed at international level;

    (e) the need to avoid duplications in the UDI system;

    (f) the needs of the healthcare systems of the Member States, and where possible, compatibility with other medical device identification systems that are used by stakeholders.

Article 28 UDI database

1. The Commission, after consulting the MDCG shall set up and manage a UDI database to validate, collate, process and make available to the public the information mentioned in Part B of Annex VI.

2. When designing the UDI database, the Commission shall take into account the general principles set out in Section 5

- Class III 이식형 기기;
- 제11항(a)항목에 언급된 조치에 따라 결정된 기기나 기기 범주 또는 그룹.

9. 보건 기관은 자신이 공급했거나 공급받은 기기가 Class III 이식형 기기에 속할 경우 해당 기기의 UDI를 가급적이면 전자적 수단으로 보관 및 유지해야 한다:

   Class III 이식형 기기 이외의 기기의 경우, 회원국은 보건 기관이 공급받은 기기의 UDI를 가급적이면 전자적 수단으로 보관 및 유지하도록 장려해야 하며 이를 요구할 수 있다.

   회원국은 의료 전문가가 공급받은 기기의 UDI를 가급적이면 전자적 수단으로 보관 및 유지하도록 장려해야 하며 이를 요구할 수 있다.

10. 유럽위원회는 제115조에 따라 다음과 같이 위임된 법령을 채택할 권한이 있다:

    (a) 기술 진보를 고려하여 부속서 VI의 파트B에 명시된 정보 목록 수정; 그리고

    (b) 기기 고유 식별 분야의 국제 발전 및 기술 진보를 고려하여 부속서 VI 개정.

11. 유럽위원회는 집행 법령에 따라 다음과 관련된 통합 적용을 보장하기 위한 목적으로 UDI 시스템의 세부 처리 방식과 절차적 측면을 지정할 수 있다.

    (a) 제8항에서 정한 의무가 적용되어야 할 기기, 기기 범주 또는 그룹 결정;

    (b) 특정 기기 또는 기기 그룹의 UDI-PI에 포함되어야 할 데이터 지정;

    첫 번째 호에 언급된 집행 법령은 제114(3)조에 언급된 심사 절차에 따라 채택되어야 한다.

12. 제11항에 언급된 조치 채택 시, 유럽위원회는 다음을 모두 고려해야 한다:

    (a) 제109조 및 제110조에 각각 언급된 기밀유지 및 데이터 보호;

    (b) 위험 기반 접근 방식;

    (c) 조치의 비용 유효성;

    (d) 국제 수준에서 개발된 UD 시스템의 수렴;

    (e) UDI 시스템에서 중복 방지의 필요성;

    (f) 회원국 보건 시스템의 요구 및 가능한 경우 이해관계자가 사용하는 다른 의료기기 식별 시스템과의 호환성.

제28조 UDI 데이터베이스

1. 유럽위원회는 MDCG와 협의한 후 부속서 VI의 파트B에 언급된 정보를 유효성 확인, 수집분석, 처리하고 일반에 공개하기 위해 UDI 데이터베이스를 구축 및 관리해야 한다.

2. UDI 데이터베이스 설계 시, 유럽위원회는 부속서 VI의 파트 C 제5절에 명시된 일반 원칙을 고려해야 한다. UDI 데이터

of Part C of Annex VI. The UDI database shall be designed in particular such that no UDI-PIs and no commercially confidential product information can be included therein.

3. The core data elements to be provided to the UDI database, referred to in Part B of Annex VI, shall be accessible to the public free of charge.

4. The technical design of the UDI database shall ensure maximum accessibility to information stored therein, including multi-user access and automatic uploads and downloads of that information. The Commission shall provide for technical and administrative support to manufacturers and other users of the UDI database.

Article 29 Registration of devices

1. Before placing a device, other than a custom-made device, on the market, the manufacturer shall, in accordance with the rules of the issuing entity referred to in Article 27(2), assign a Basic UDI-DI as defined in Part C of Annex VI to the device and shall provide it to the UDI database together with the other core data elements referred to in Part B of Annex VI related to that device.

2. Before placing on the market a system or procedure pack pursuant to Article 22(1) and(3), that is not a custom-made device, the natural or legal person responsible shall assign to the system or procedure pack, in compliance with the rules of the issuing entity, a Basic UDI-DI and shall provide it to the UDI database together with the other core data elements referred to in Part B of Annex VI related to that system or procedure pack.

3. For devices that are the subject of a conformity assessment as referred to in Article 52(3) and in the second and third subparagraphs of Article 52(4), the assignment of a Basic UDI-DI referred to in paragraph 1 of this Article shall be done before the manufacturer applies to a notified body for that assessment.

For the devices referred to in the first subparagraph, the notified body shall include a reference to the Basic UDI-DI on the certificate issued in accordance with point(a) of Section 4 of Chapter I of Annex XII and confirm in Eudamed that the information referred to in Section 2.2 of Part A of Annex VI is correct. After the issuing of the relevant certificate and before placing the device on the market, the manufacturer shall provide the Basic UDI-DI to the UDI database together with the other core data elements referred to in Part B of Annex VI related to that device.

4. Before placing a device on the market, other than a custom-made device, the manufacturer shall enter or if, already provided, verify in Eudamed the information referred to in Section 2 of Part A of Annex VI, with the exception of Section 2.2 thereof, and shall thereafter keep the information updated.

Article 30 Electronic system for registration of economic operators

1. The Commission, after consulting the MDCG, shall set up and manage an electronic system to create the single registration number referred to in Article 31(2) and to collate and process information that is necessary and proportionate to identify the manufacturer and, where applicable, the authorised representative and the importer. The details regarding the information to be provided to that electronic system by the economic operators are laid down in Section 1 of Part A of Annex VI.

베이스는 특히 UDI-PI 및 상업적으로 기밀인 제품 정보가 해당 데이터베이스에 포함되지 않도록 설계되어야 한다.

3. 부속서 VI의 파트B에 언급된, UDI 데이터베이스에 제공되어야 할 핵심 데이터 요소는 일반이 무료로 접속 가능해야 한다.

4. UDI 데이터베이스의 기술적 설계는 해당 정보의 다중 사용자 접근과 자동 업로드 및 다운로드를 포함하며, 해당 데이터베이스에 저장된 정보에 대해 최대한의 접근 가능성을 보장해야 한다. 유럽위원회는 제조사 및 UDI 데이터베이스의 다른 사용자에게 기술 및 행정 지원을 제공해야 한다.

제29조 기기의 등록

1. 주문 제작기기 이외의 기기를 시장에 출시하기 전에 제조사는 제27(2)조에 언급된 발행 기관의 규칙에 따라 부속서 VI의 파트C에 정의된 대로 기본 UDI-DI를 기기에 지정하고, 해당 기기와 관련하여 부속서 VI의 파트B에 언급된 다른 핵심 데이터 요소와 함께 UDI 데이터베이스에 제공해야 한다.

2. 제22(1) 및 (3)조에 따라 주문 제작 기기가 아닌 시스템 또는 시술팩을 시장에 출시하기 전에 책임 있는 자연인 또는 법인은 발행 기관의 규칙을 준수하여 시스템 또는 시술팩에 기본 UDI-DI를 지정하고, 해당 시스템 또는 시술팩과 관련하여 부속서 VI의 파트B에 언급된 다른 핵심 데이터 요소와 함께 UDI 데이터베이스에 제공해야 한다.

3. 제52(3)조와 제52(4)조의 두 번째 및 세 번째 호에 언급된 대로 적합성 평가의 대상이 되는 기기의 경우, 제조사가 인증기관에 해당 평가를 신청하기 전에 이 조 제1항에 언급된 기본 UDI-DI의 지정이 수행되어야 한다.

첫 번째 호에 언급된 기기의 경우, 인증기관은 부속서 XII의 제I장 제4절 (a)항목에 따라 발행된 인증서에 기본 UDI-DI에 대한 참조를 포함하고 Eudamed에서 부속서 VI의 파트A 제2.2절에 언급된 정보가 올바른지 확인해야 한다. 관련 인증서를 발행한 후 기기를 시장에 출시하기 전에 제조사는 해당 기기와 관련하여 부속서 VI의 파트B에 언급된 다른 핵심 데이터 요소와 함께 기본 UDI- DI를 UDI 데이터베이스에 제공해야 한다.

4. 주문 제작기기 이외의 기기를 시장에 출시하기 전에 제조사는 제2.2절을 제외하고 부속서 VI의 파트A 제2절에 언급된 정보를 Eudamed에 입력하거나, 이미 제공된 경우 이를 검증하고 이후 정보를 업데이트된 상태로 유지해야 한다.

제30조 경제 운영자의 등록을 위한 전자 시스템

1. 유럽위원회는 MDCG와 협의한 후 제31(2)조에 언급된 단일 등록 번호를 생성하고, 제조사 및 적용 가능한 경우 유럽 대리인 및 수입업자를 식별하고 필요하고 비례하는 정보를 수집·분석 및 처리하기 위한 전자 시스템을 구축 및 관리해야 한다. 경제 운영자가 해당 전자 시스템에 제공해야 할 정보에 관한 세부사항은 부속서 VI의 파트A 제1절에서 정한다.

MDR(EU) 2017/745	의료기기 규정(EU) 2017/745

2. Member States may maintain or introduce national provisions on registration of distributors of devices which have been made available on their territory.

3. Within two weeks of placing a device, other than a custom-made device, on the market, importers shall verify that the manufacturer or authorised representative has provided to the electronic system the information referred to in paragraph 1.

   Where applicable, importers shall inform the relevant authorised representative or manufacturer if the information referred to in paragraph 1 is not included or is incorrect. Importers shall add their details to the relevant entry/entries.

Article 31 Registration of manufacturers, authorised representatives and importers

1. Before placing a device, other than a custom-made device, on the market, manufacturers, authorised representatives and importers shall, in order to register, submit to the electronic system referred to in Article 30 the information referred to in Section 1 of Part A of Annex VI, provided that they have not already registered in accordance with this Article. In cases where the conformity assessment procedure requires the involvement of a notified body pursuant to Article 52, the information referred to in Section 1 of Part A of Annex VI shall be provided to that electronic system before applying to the notified body.

2. After having verified the data entered pursuant to paragraph 1, the competent authority shall obtain a single registration number('SRN') from the electronic system referred to in Article 30 and issue it to the manufacturer, the authorised representative or the importer.

3. The manufacturer shall use the SRN when applying to a notified body for conformity assessment and for accessing Eudamed in order to fulfil its obligations under Article 29.

4. Within one week of any change occurring in relation to the information referred to in paragraph 1 of this Article, the economic operator shall update the data in the electronic system referred to in Article 30.

5. Not later than one year after submission of the information in accordance with paragraph 1, and every second year thereafter, the economic operator shall confirm the accuracy of the data. In the event of a failure to do so within six months of those deadlines, any Member State may take appropriate corrective measures within its territory until that economic operator complies with that obligation.

6. Without prejudice to the economic operator's responsibility for the data, the competent authority shall verify the confirmed data referred to in Section 1 of Part A of Annex VI.

7. The data entered pursuant to paragraph 1 of this Article in the electronic system referred to in Article 30 shall be accessible to the public.

8. The competent authority may use the data to charge the manufacturer, the authorised representative or the importer a fee pursuant to Article 111.

Article 32 Summary of safety and clinical performance

1. For implantable devices and for class III devices, other than custom-made or investigational devices, the manufacturer shall draw up a summary of safety and clinical performance.

2. 회원국은 해당 영토에서 공급된 기기의 유통업자 등록에 관한 국가 규정을 유지 또는 도입할 수 있다.

3. 주문 제작 기기 이외의 기기를 시장에 출시한 지 2주 이내에 수입업자는 제조사 또는 유럽 대리인이 제1항에 언급된 정보를 전자 시스템에 제공했는지 검증해야 한다.

   적용 가능한 경우, 수입업자는 제1항에 언급된 정보가 포함되지 않았거나 부정확한 경우 관련 유럽 대리인 또는 제조사에게 알려야 한다. 수입업자는 관련 항목에 세부사항을 추가해야 한다.

제31조 제조사, 유럽 대리인 및 수입업자의 등록

1. 주문 제작 기기 이외의 기기를 시장에 출시하기 전에 제조사, 유럽 대리인 및 수입업자는 이 조에 따라 이미 등록하지 않은 경우, 등록을 위해 부속서 VI의 파트A 제1절에 언급된 정보를 제30조에 언급된 전자 시스템에 제출해야 한다. 제52조에 따라 적합성 평가 절차에 인증기관의 개입이 필요한 경우, 인증기관에 신청하기 전에 부속서 VI의 파트A 제1절에 언급된 정보가 해당 전자 시스템에 제공되어야 한다.

2. 제1항에 따라 입력된 데이터를 검증한 후, 관계 당국은 제30조에 언급된 전자 시스템에서 단일 등록 번호('SRN')를 획득하여 제조사, 유럽 대리인 또는 수입업자에게 발행해야 한다.

3. 제조사는 제29조에 따른 의무를 이행하기 위해 적합성 평가 및 Eudamed 접근을 위해 인증기관에 신청할 때 SRN을 사용해야 한다.

4. 이 조 제1항에 언급된 정보와 관련하여 변경이 발생할 경우 1주 이내에 경제 운영자는 제30조에 언급된 전자 시스템에서 데이터를 업데이트해야 한다.

5. 제1항에 따라 정보를 제출한 후 1년 이내에 그리고 그 후 2년에 한 번씩 경제 운영자는 데이터의 정확성을 확인해야 한다. 해당 기한으로부터 6개월 이내에 이를 수행하지 못할 경우, 모든 회원국은 해당 경제 운영자가 해당 의무를 준수할 때까지 해당 영토 내에서 적절한 시정 조치를 취할 수 있다.

6. 데이터에 대한 경제 운영자의 책임을 침해하지 않고, 관계 당국은 부속서 VI의 파트A 제1절에 언급된 확인된 데이터를 검증해야 한다.

7. 제30조에 언급된 전자 시스템에 이 조 제1항에 따라 입력된 데이터는 대중에게 접근될 수 있어야 한다.

8. 관계 당국은 제111조에 따라 수수료를 제조자, 위임 대리인 또는 수입업자에게 부과하기 위해 그 자료를 사용할 수 있다.

제32조 안전성 및 임상 성능의 요약서

1. 주문 제작 또는 조사 기기 이외의 이식형 기기 및 Class III 기기의 경우, 제조사는 안전성 및 임상 성능의 요약서를 작성해야 한다.

| MDR(EU) 2017/745 | 의료기기 규정(EU) 2017/745 |

The summary of safety and clinical performance shall be written in a way that is clear to the intended user and, if relevant, to the patient and shall be made available to the public via Eudamed.

The draft of the summary of safety and clinical performance shall be part of the documentation to be submitted to the notified body involved in the conformity assessment pursuant to Article 52 and shall be validated by that body. After its validation, the notified body shall upload the summary to Eudamed. The manufacturer shall mention on the label or instructions for use where the summary is available.

2. The summary of safety and clinical performance shall include at least the following aspects:

   (a) the identification of the device and the manufacturer, including the Basic UDI-DI and, if already issued, the SRN;

   (b) the intended purpose of the device and any indications, contraindications and target populations;

   (c) a description of the device, including a reference to previous generation(s) or variants if such exist, and a description of the differences, as well as, where relevant, a description of any accessories, other devices and products, which are intended to be used in combination with the device;

   (d) possible diagnostic or therapeutic alternatives;

   (e) reference to any harmonised standards and CS applied;

   (f) the summary of clinical evaluation as referred to in Annex XIV, and relevant information on post-market clinical follow-up;

   (g) suggested profile and training for users;

   (h) information on any residual risks and any undesirable effects, warnings and precautions.

3. The Commission may, by means of implementing acts, set out the form and the presentation of the data elements to be included in the summary of safety and clinical performance. Those implementing acts shall be adopted in accordance with the advisory procedure referred to in Article 114(2).

Article 33 European database on medical devices

1. The Commission, after consulting the MDCG, shall set up, maintain and manage the European database on medical devices('Eudamed') for the following purposes:

   (a) to enable the public to be adequately informed about devices placed on the market, the corresponding certificates issued by notified bodies and about the relevant economic operators;

   (b) to enable unique identification of devices within the internal market and to facilitate their traceability;

   (c) to enable the public to be adequately informed about clinical investigations and to enable sponsors of clinical investigations to comply with obligations under Articles 62 to 80, Article 82, and any acts adopted pursuant to Article 81;

   (d) to enable manufacturers to comply with the information obligations laid down in Articles 87 to 90 or in any acts adopted pursuant to Article 91;

안전성 및 임상 성능의 요약은 의도된 사용자 및 관련 있는 경우 환자에게 명확한 방식으로 작성되어야 하며 Eudamed를 통해 일반에 공개되어야 한다.

안전성 및 임상 성능 요약서의 초안은 제52조에 따른 적합성 평가에 포함된 인증기관에 제출되어야 할 문서의 일부여야 하며, 해당 기관에 의해 유효성이 확인되어야 한다. 그 유효성 확인 후, 인증기관이 요약서를 Eudamed에 업로드해야 한다. 제조사는 그 요약서가 이용 가능한 곳을 라벨 또는 사용 설명서에 언급해야 한다.

2. 안전성 및 임상 성능의 요약서에는 적어도 다음 측면이 포함되어야 한다:

   (a) 기본 UDI-DI와 이미 발급되었다면, SRN을 포함한 기기 및 제조자의 식별;

   (b) 기기의 사용목적, 정확하고 구체적인 적응증, 금기사항, 목표 집단(성별, 연령 등);

   (c) 기기의 설명(Variant 모델이면 기존 모델과의 차이점, 그리고 관련되는 경우, 기기와 결합하여 사용되도록 의도된 모든 부속품, 다른 기기 및 제품뿐만 아니라 차이점의 설명);

   (d) 다른 가능한 진단 또는 대체 치료법에 대한 서술;

   (e) 어떤 것이든 적용되는 조화 규격 및 CS에 대한 참조;

   (f) 부속서 XIV에 언급된 임상 평가 요약, 그리고 시판 후 임상 관찰에 관한 관련 정보;

   (g) 해당되는 경우, 해당 제품을 사용하기 위해 필요한 교육

   (h) 잔여위험, 부작용, 경고사항, 사용 전 주의사항

3. 유럽위원회는 집행 법령에 따라 안전성 및 임상 성능의 요약서에 포함될 데이터 요소의 형태와 표현을 설정할 수 있다. 해당 집행 법령은 제114(2)조에 언급된 권고 절차에 따라 채택되어야 한다.

제33조 의료기기에 관한 유럽 데이터베이스

1. 유럽위원회는 MDCG와 협의한 후 다음 목적을 위해 의료기기에 관한 유럽 데이터베이스('Eudamed')를 구축, 유지 및 관리해야 한다:

   (a) 일반 대중에게 시장에 출시된 기기 및 인증기관이 발행한 해당 인증서 그리고 관련 경제 운영자에 대해 적절한 정보가 제공되도록 지원;

   (b) 역내 시장 내에서 기기의 고유 식별을 지원하고 기기 추적성을 용이하게 함;

   (c) 일반 대중에게 임상 조사에 대한 적절한 정보가 제공되도록 지원하고 임상 시험 의뢰자가 제62조~제80조, 제82조 및 제81조에 따라 채택된 모든 법령에 따른 의무를 준수하도록 지원;

   (d) 제조사가 제87조~제90조에서 정하거나 제91조에 따라 채택된 모든 법령의 정보 의무를 준수하도록 지원;

MDR(EU) 2017/745	의료기기 규정(EU) 2017/745
(e) to enable the competent authorities of the Member States and the Commission to carry out their tasks relating to this Regulation on a well-informed basis and to enhance the cooperation between them.	(e) 회원국의 관계 당국 및 유럽위원회가 충분한 정보에 기초하여 이 규정과 관련된 업무를 수행하고 서로 간에 협력을 강화하도록 지원.
2. Eudamed shall include the following electronic systems:	2. Eudamed에는 다음 전자 시스템이 포함되어야 한다:
(a) the electronic system for registration of devices referred to in Article 29(4);	(a) 제29(4)조에 언급된 기기의 등록을 위한 전자 시스템;
(b) the UDI-database referred to in Article 28;	(b) 제28조에 언급된 UDI 데이터베이스;
(c) the electronic system on registration of economic operators referred to in Article 30;	(c) 제30조에 언급된 경제 운영자의 등록에 관한 전자 시스템;
(d) the electronic system on notified bodies and on certificates referred to in Article 57;	(d) 제57조에 언급된 인증기관 및 인증서에 관한 전자 시스템;
(e) the electronic system on clinical investigations referred to in Article 73;	(e) 제73조에 언급된 임상 시험에 관한 전자 시스템;
(f) the electronic system on vigilance and post-market surveillance referred to in Article 92;	(f) 제92조에 언급된 Vigilance 및 시판 후 감시에 관한 전자 시스템;
(g) the electronic system on market surveillance referred to in Article 100.	(g) 제100조에 언급된 시장 감시에 관한 전자 시스템;
3. When designing Eudamed the Commission shall give due consideration to compatibility with national databases and national web-interfaces to allow for import and export of data.	3. Eudamed 설계 시, 유럽위원회는 데이터 가져오기 및 내보내기를 위해 국가 데이터베이스 및 국가 웹 인터페이스와의 호환성을 충분히 고려해야 한다.
4. The data shall be entered into Eudamed by the Member States, notified bodies, economic operators and sponsors as specified in the provisions on the electronic systems referred to in paragraph 2. The Commission shall provide for technical and administrative support to users of Eudamed.	4. 제2항에 언급된 전자 시스템에 관한 조항에 명시된 대로 회원국, 인증기관, 경제 운영자 및 의뢰자가 Eudamed에 데이터를 입력해야 한다. 유럽위원회는 Eudamed 사용자에게 기술 및 행정 지원을 제공해야 한다.
5. All the information collated and processed by Eudamed shall be accessible to the Member States and to the Commission. The information shall be accessible to notified bodies, economic operators, sponsors and the public to the extent specified in the provisions on the electronic systems referred to in paragraph 2. The Commission shall ensure that public parts of Eudamed are presented in a user-friendly and easily-searchable format.	5. Eudamed에 의해 대조되고 처리된 모든 정보는 회원국과 유럽위원회 접근될 수 있어야 한다. 그 정보는 2절에 언급된 전자 시스템에 관 한 규정에 명시된 범위까지 공인 기관, 경제 운영자, 의뢰자 및 대중이 접근할 수 있어야 한다. 유럽위원회는 Eudamed의 공개 부분이 사용자에게 친화적이고 쉽게 검색 가능한 형식으로 제공되도록 보장해야 한다.
6. Eudamed shall contain personal data only insofar as necessary for the electronic systems referred to in paragraph 2 of this Article to collate and process information in accordance with this Regulation. Personal data shall be kept in a form which permits identification of data subjects for periods no longer than those referred to in Article 10(8).	6. Eudamed는 이 규정에 따라 정보를 수집분석 및 처리하기 위해 이 조 제2항에 언급된 전자 시스템에 필요한 경우에만 개인 정보를 포함해야 한다. 개인 정보는 제10(8)조에 언급된 것보다 더 긴 기간 동안 데이터 주체의 식별을 허용하는 형태로 보관되어서는 안 된다.
7. The Commission and the Member States shall ensure that data subjects may effectively exercise their rights to information, of access, to rectification and to object in accordance with Regulation(EC) No 45/2001 and Directive 95/46/EC, respectively. They shall also ensure that data subjects may effectively exercise the right of access to data relating to them, and the right to have inaccurate or incomplete data corrected and erased. Within their respective responsibilities, the Commission and the Member States shall ensure that inaccurate and unlawfully processed data are deleted, in accordance with the applicable legislation. Corrections and deletions shall be carried out as soon as possible, but no later than 60 days after a request is made by a data subject.	7. 유럽위원회 및 회원국은 각각 규정(EC) 번호 45/2001 및 지침 95/46/EC에 따라 데이터 주체가 정보, 접근, 개정 및 개체에 대한 권리를 효과적으로 행사할 수 있도록 보장해야 한다. 또한 데이터 주체가 자신과 관련된 데이터에 대한 접근 권리 및 부정확하거나 불완전한 데이터를 수정하고 지울 수 있는 권리를 효과적으로 행사할 수 있도록 보장해야 한다. 각각의 책임 범위 내에서 유럽위원회 및 회원국은 적용 가능한 법령에 따라 부정확하고 불법적으로 처리된 데이터가 삭제되도록 보장해야 한다. 수정 및 삭제는 가능한 한 빨리, 단 데이터 주체가 요청한 후 60일 이내에 수행되어야 한다.
8. The Commission shall, by means of implementing acts, lay down the detailed arrangements necessary for the setting up and maintenance of Eudamed. Those implementing acts	8. 유럽위원회는 집행 법령을 통해 Eudamed의 구축 및 유지관리를 위해 필요한 세부 조치를 정해야 한다. 해당 집행 법령은 제114(3)조에 언급된 심사 절차에 따라 채택되어야 한다.

| MDR(EU) 2017/ 745 | 의료기기 규정(EU) 2017/ 745 |

shall be adopted in accordance with the examination procedure referred to in Article 114(3). When adopting those implementing acts, the Commission shall ensure that, as far as possible, the system is developed in such a way as to avoid having to enter the same information twice within the same module or in different modules of the system.

9. In relation to its responsibilities under this Article and the processing of personal data involved therein, the Commission shall be considered to be the controller of Eudamed and its electronic systems.

해당 집행 법령 채택 시, 유럽위원회는 가능한 한 시스템의 동일 모듈 또는 다른 모듈 내에서 동일한 정보를 두 번 입력할 필요가 없는 방식으로 시스템이 개발되도록 보장해야 한다.

9. 이 조에 따른 책임 및 이와 관련된 개인 정보의 처리에 관하여 유럽위원회는 Eudamed 및 해당 전자 시스템의 통제기관으로 간주되어야 한다.

Article 34 Functionality of Eudamed

1. The Commission shall, in collaboration with the MDCG, draw up the functional specifications for Eudamed. The Commission shall draw up a plan for the implementation of those specifications by 26 May 2018. That plan shall seek to ensure that Eudamed is fully functional at a date that allows the Commission to publish the notice referred to in paragraph 3 of this Article by ▸M1 25 March 2021◂ and that all other relevant deadlines laid down in Article 123 of this Regulation and in Article 113 of Regulation(EU) 2017/746 are met.

2. The Commission shall, on the basis of an independent audit report, inform the MDCG when it has verified that Eudamed has achieved full functionality and Eudamed meets the functional specifications drawn up pursuant to paragraph 1.

3. The Commission shall, after consultation with the MDCG and when it is satisfied that the conditions referred to in paragraph 2 have been fulfilled, publish a notice to that effect in the Official Journal of the European Union.

제34조 Eudamed의 기능성

1. 유럽위원회는 MDCG와 협력하여 Eudamed에 대한 기능 사양을 작성해야 한다. 유럽위원회는 2018년 5월 26일까지 해당 사양의 실행을 위한 계획을 작성해야 한다. 해당 계획은 유럽위원회가 2021년 03월 25일까지 이 조 제3항에 언급된 고지를 공표할 수 있고 이 규정의 제123조 및 규정(EU) 2017/746의 제113조에서 정한 모든 기타 관련 기한이 충족되는 날짜에 Eudamed가 완전히 기능하도록 보장해야 한다.

2. 유럽위원회는 독립적인 심사 보고서에 기초하여 Eudamed가 완전한 기능을 달성했으며 Eudamed가 제1항에 따라 작성된 기능 사양을 충족할 때 MDCG에 통보해야 한다.

3. 유럽위원회는 MDCG와 협의한 후 제2항에 언급된 조건이 충족되었음이 만족스러울 때 유럽연합관보에 해당 취지의 통지를 공표해야 한다.

Chapter IV Notified bodies

Article 35 Authorities responsible for notified bodies

1. Any Member State that intends to designate a conformity assessment body as a notified body, or has designated a notified body, to carry out conformity assessment activities under this Regulation shall appoint an authority('authority responsible for notified bodies'), which may consist of separate constituent entities under national law and shall be responsible for setting up and carrying out the necessary procedures for the assessment, designation and notification of conformity assessment bodies and for the monitoring of notified bodies, including subcontractors and subsidiaries of those bodies.

2. The authority responsible for notified bodies shall be established, organised and operated so as to safeguard the objectivity and impartiality of its activities and to avoid any conflicts of interests with conformity assessment bodies.

3. The authority responsible for notified bodies shall be organised in a manner such that each decision relating to designation or notification is taken by personnel different from those who carried out the assessment.

4. The authority responsible for notified bodies shall not perform any activities that notified bodies perform on a commercial or competitive basis.

5. The authority responsible for notified bodies shall safeguard the confidential aspects of the information it obtains. However, it shall exchange information on notified bodies with other Member States, the Commission and, when required, with other regulatory authorities.

제4장 인증기관

제35조 인증기관에 책임이 있는 당국

1. 적합성 평가기관을 이 규정에 따라 적합성 평가 활동을 수행할 인증기관으로 지정하려는 의도를 갖고 있거나 인증기관을 지정한 모든 회원국은 국가법에 따라 별개의 구성 단체들로 구성될 수 있고 적합성 평가 기관의 평가, 지정 및 통지에 필요한 절차의 구축 및 수행과 해당 기관의 하청 계약자 및 자회사를 포함하여 인증기관의 모니터링을 담당해야 할 당국('인증기관을 담당하는 당국')을 지정해야 한다.

2. 인증기관을 담당하는 당국은 해당 활동의 객관성 및 공정성을 보호하고 적합성 평가 기관과의 모든 이해 충돌을 방지하기 위해 구축, 구성 및 운영되어야 한다.

3. 인증기관을 담당하는 당국은 지정 또는 통지와 관련된 각 결정이 해당 평가를 수행한 인력과 다른 인력에 의해 수행되는 방식으로 구성되어야 한다.

4. 인증기관을 담당하는 당국은 인증기관이 상업적 또는 경쟁적으로 수행하는 어떠한 활동도 수행하지 않아야 한다.

5. 인증기관을 담당하는 당국은 해당 당국이 획득하는 정보의 기밀유지 측면을 보호해야 한다. 그러나 인증기관에 관한 정보를 다른 회원국, 유럽위원회 및 필요한 경우 다른 규제 당국과 교환해야 한다.

| MDR(EU) 2017/745 | 의료기기 규정(EU) 2017/745 |

6. The authority responsible for notified bodies shall have a sufficient number of competent personnel permanently available for the proper performance of its tasks.

   Where the authority responsible for notified bodies is a different authority from the national competent authority for medical devices, it shall ensure that the national authority responsible for medical devices is consulted on relevant matters.

7. Member States shall make publicly available general information on their measures governing the assessment, designation and notification of conformity assessment bodies and for the monitoring of notified bodies, and on changes which have a significant impact on such tasks.

8. The authority responsible for notified bodies shall participate in the peer-review activities provided for in Article 48.

Article 36 Requirements relating to notified bodies

1. Notified bodies shall fulfil the tasks for which they are designated in accordance with this Regulation. They shall satisfy the organisational and general requirements and the quality management, resource and process requirements that are necessary to fulfil those tasks. In particular, notified bodies shall comply with Annex VII.

   In order to meet the requirements referred to in the first subparagraph, notified bodies shall have permanent availability of sufficient administrative, technical and scientific personnel in accordance with Section 3.1.1 of Annex VII and personnel with relevant clinical expertise in accordance with Section 3.2.4 of Annex VII, where possible employed by the notified body itself.

   The personnel referred to in Sections 3.2.3 and 3.2.7 of Annex VII shall be employed by the notified body itself and shall not be external experts or subcontractors.

2. Notified bodies shall make available and submit upon request all relevant documentation, including the manufacturer's documentation, to the authority responsible for notified bodies to allow it to conduct its assessment, designation, notification, monitoring and surveillance activities and to facilitate the assessment outlined in this Chapter.

3. In order to ensure the uniform application of the requirements set out in Annex VII, the Commission may adopt implementing acts, to the extent necessary to resolve issues of divergent interpretation and of practical application. Those implementing acts shall be adopted in accordance with the examination procedure referred to in Article 114(3).

Article 37 Subsidiaries and subcontracting

1. Where a notified body subcontracts specific tasks connected with conformity assessment or has recourse to a subsidiary for specific tasks connected with conformity assessment, it shall verify that the subcontractor or the subsidiary meets the applicable requirements set out in Annex VII and shall inform the authority responsible for notified bodies accordingly.

2. Notified bodies shall take full responsibility for the tasks performed on their behalf by subcontractors or subsidiaries.

3. Notified bodies shall make publicly available a list of their subsidiaries.

---

6. 인증기관을 담당하는 당국은 해당 업무의 적절한 수행을 위해 영구적으로 이용 가능한 충분한 수의 자격 있는 인력을 보유해야 한다.

   인증기관을 담당하는 당국이 의료기기에 대한 국가 관계 당국과 다른 기관인 경우, 관련 사안에 관해 의료기기를 담당하는 국가 당국과 협의하도록 보장해야 한다.

7. 회원국은 적합성 평가 기관의 평가, 지정 및 통지 및 인증기관의 모니터링을 제어하는 조치와 그러한 업무에 중대한 영향을 미치는 변경 사항에 관한 일반 정보를 일반에 공개해야 한다.

8. 인증기관을 담당하는 당국은 제48조에 제시된 동료 검토 활동에 참여해야 한다.

제36조 인증기관 관련 요건

1. 인증기관은 이 규정에 따라 지정된 업무를 이행해야 한다. 인증기관은 조직 및 일반 요구사항과 해당 업무를 이행하는 데 필요한 품질 관리, 자원 및 프로세스 요구사항을 충족해야 한다. 특히, 인증기관은 부속서 VII을 준수해야 한다.

   첫 번째 호에 언급된 요건을 충족하기 위해 인증기관은 부속서 VII의 제3.1.1절에 따라 충분한 관리, 기술 및 과학 인력을 상시적으로 사용할 수 있고 부속서 VII의 제3.2.4절에 따라 가능한 경우 인증기관 자체에서 고용한 관련 임상 전문 지식을 가진 인력을 보유해야 한다.

   부속서 VII의 제3.2.3절 및 제3.2.7절에 언급된 인력은 인증기관 자체에서 고용되어야 하며, 외부 전문가 또는 하청 계약자여서는 안 된다.

2. 인증기관은 인증기관을 담당하는 당국이 평가, 지정, 통지, 모니터링 및 감독 활동을 수행하고 이 장에 약술된 평가를 용이하게 할 수 있도록 제조사의 문서를 포함하여 모든 관련 문서를 요청 시 해당 당국에 제공 및 제출해야 한다.

3. 부속서 VII에 명시된 요건의 균일한 적용을 보장하기 위해 유럽위원회는 서로 다른 해석 및 실제 적용 문제를 해결하기 위해 필요한 범위까지 집행 법령을 채택할 수 있다. 해당 집행 법령은 제114(3)조에 언급된 심사 절차에 따라 채택되어야 한다.

제37조 자회사 및 하청 계약

1. 인증기관은 적합성 평가와 연관된 특정 업무를 하도급 계약하거나 적합성 평가와 연관된 특정 업무에 자회사를 사용하는 경우, 하청 계약자 또는 자회사가 부속서 VII에 명시된 적용 가능한 요구사항을 충족하는지 검증하고 이에 따라 인증기관을 담당하는 당국에 알려야 한다.

2. 인증기관은 하청 계약자 또는 자회사가 해당 인증기관을 대신하여 수행하는 업무에 대해 전적인 책임을 져야 한다.

3. 인증기관은 자회사 목록을 공개적으로 이용 가능하게 해야 한다.

MDR(EU) 2017/745	의료기기 규정(EU) 2017/745

4. Conformity assessment activities may be subcontracted or carried out by a subsidiary provided that the legal or natural person that applied for conformity assessment has been informed accordingly.

5. Notified bodies shall keep at the disposal of the authority responsible for notified bodies all relevant documents concerning the verification of the qualifications of the subcontractor or the subsidiary and the work carried out by them under this Regulation.

Article 38 Application by conformity assessment bodies for designation

1. Conformity assessment bodies shall submit an application for designation to the authority responsible for notified bodies.

2. The application shall specify the conformity assessment activities as defined in this Regulation, and the types of devices for which the body is applying to be designated, and shall be supported by documentation demonstrating compliance with Annex VII.

   In respect of the organisational and general requirements and the quality management requirements set out in Sections 1 and 2 of Annex VII, a valid accreditation certificate and the corresponding evaluation report delivered by a national accreditation body in accordance with Regulation(EC) No 765/2008 may be submitted and shall be taken into consideration during the assessment described in Article 39. However, the applicant shall make available all the documentation referred to in the first subparagraph to demonstrate compliance with those requirements upon request.

3. The notified body shall update the documentation referred to in paragraph 2 whenever relevant changes occur, in order to enable the authority responsible for notified bodies to monitor and verify continuous compliance with all the requirements set out in Annex VII.

Article 39 Assessment of the application

1. The authority responsible for notified bodies shall within 30 days check that the application referred to in Article 38 is complete and shall request the applicant to provide any missing information. Once the application is complete that authority shall send it to the Commission.

   The authority responsible for notified bodies shall review the application and supporting documentation in accordance with its own procedures and shall draw up a preliminary assessment report.

2. The authority responsible for notified bodies shall submit the preliminary assessment report to the Commission which shall immediately transmit it to the MDCG.

3. Within 14 days of the submission referred to in paragraph 2 of this Article, the Commission, in conjunction with the MDCG, shall appoint a joint assessment team made up of three experts, unless the specific circumstances require a different number of experts, chosen from the list referred to in Article40(2). One of the experts shall be a representative of the Commission who shall coordinate the activities of the joint assessment team. The other two experts shall come from Member States other than the one in which the applicant conformity assessment body is established.

---

4. 적합성 평가 활동은 적합성 평가를 신청한 자연인 또는 법인에게 그에 따라 정보가 제공된 경우 하도급 계약하거나 자회사가 수행할 수 있다.

5. 인증기관은 하청 계약자 또는 자회사의 자격 검증 및 이 규정에 따라 이들이 수행하는 업무에 관한 모든 관련 문서를 인증기관을 담당하는 당국의 재량에 따라 보관해야 한다.

제38조 적합성 평가 기관의 지정 신청서

1. 적합성 평가 기관은 인증기관을 담당하는 당국에 지정 신청을 제출해야 한다.

2. 그 신청서는 이 규정에 정의된 대로 적합성 평가 활동 및 지정을 신청하는 기기 유형을 명시해야 하며, 부속서 VII 준수를 입증하는 문서로 뒷받침되어야 한다.

   부속서 VII의 제1절 및 제2절에 명시된 조직 및 일반 요구사항과 품질 관리 요구사항과 관련하여, 규정(EC) 번호 765/2008에 따라 국가 인정 기구에 의해 교부된 유효한 인정서와 부합하는 평가 보고서가 제출될 수 있으며 39조에 기술된 평가 중에 고려되어야 한다. 그러나, 그 신청서는 요청 시 그 요구사항의 준수를 입증하기 위해 첫 번째 호에 언급된 모든 문서를 이용 가능하게 해야 한다.

3. 인증기관은 인증기관을 담당하는 당국이 부속서 VII에 명시된 모든 요구사항의 지속적인 준수를 모니터링하고 검증할 수 있도록 하기 위해 관련 변경 사항이 발생할 때마다 제2항에 언급된 문서를 업데이트해야 한다.

제39조 신청서 평가

1. 인증기관을 담당하는 당국은 제38조에 언급된 신청서가 완전한지 30일 이내에 확인하고 누락된 정보가 있을 경우 신청자에게 제공하도록 요청해야 한다. 신청서가 완전하면 해당 당국이 이를 유럽위원회에 보내야 한다.

   인증기관을 담당하는 당국은 해당 고유 절차에 따라 신청 및 뒷받침하는 문서를 검토하고 예비 평가 보고서를 작성해야 한다.

2. 인증기관을 담당하는 당국은 예비 평가 보고서를 유럽위원회에 제출하고, 유럽위원회는 이를 MDCG로 즉시 전송해야 한다.

3. 이 조 제2항에 언급된 제출 후 14일 이내에 유럽위원회는 특정 환경에 전문가 수를 달리 할 필요가 있지 않은 한 MDCG와 함께 제40(2)조에 언급된 목록에서 선택된 세 명의 전문가로 구성된 합동 심사팀을 임명해야 한다. 전문가 중 한 명은 합동 심사팀의 활동을 조정해야 하는 유럽위원회의 대표여야 한다. 다른 두 명의 전문가는 신청 적합성 평가 기관이 설립된 회원국 이외의 다른 회원국 출신이어야 한다.

MDR(EU) 2017/745	의료기기 규정(EU) 2017/745
The joint assessment team shall be comprised of experts who are competent to assess the conformity assessment activities and the types of devices which are the subject of the application or, in particular when the assessment procedure is initiated in accordance with Article 47(3), to ensure that the specific concern can be appropriately assessed.	합동 심사팀은 적합성 평가 활동 및 신청의 대상인 기기 유형을 평가하거나, 특히 제47(3)조에 따라 평가 절차가 개시될 경우 특정 우려가 적절하게 평가될 수 있도록 보장할 능력이 있는 전문가로 구성되어야 한다.
4. Within 90 days of its appointment, the joint assessment team shall review the documentation submitted with the application in accordance with Article 38. The joint assessment team may provide feedback to, or require clarification from, the authority responsible for notified bodies on the application and on the planned on-site assessment.	4. 임명 후 90일 이내에 합동 심사팀은 제38조에 따라 제출된 문서를 검토해야 한다. 합동 심사팀은 신청서와 계획된 현장 평가에 관해 인증기관을 담당하는 당국에 의견을 제공하거나 설명을 요구할 수 있다.
The authority responsible for notified bodies together with the joint assessment team shall plan and conduct an on-site assessment of the applicant conformity assessment body and, where relevant, of any subsidiary or subcontractor, located inside or outside the Union, to be involved in the conformity assessment process.	인증기관을 담당하는 당국은 합동 심사팀과 함께 신청 적합성 평가 기관 및 관련 있을 경우 적합성 평가 프로세스에 참여해야 할, 유럽연합 내부 또는 외부에 소재한 모든 자회사 또는 하청 계약자의 현장 평가를 계획하고 수행해야 한다.
The on-site assessment of the applicant body shall be led by the authority responsible for notified bodies.	신청 기관의 현장 평가는 인증기관을 담당하는 당국이 주도해야 한다.
5. Findings regarding non-compliance of an applicant conformity assessment body with the requirements set out in Annex VII shall be raised during the assessment process and discussed between the authority responsible for notified bodies and the joint assessment team with a view to reaching consensus and resolving any diverging opinions, with respect to the assessment of the application.	5. 부속서 VII에 명시된 요구사항에 대한 적합성 평가 기관 신청 기관의 미준수에 관한 발견 사항에 관한 결과는, 그 신청서의 평가에 관하여 의견 일치의 도달 및 무엇이든 서로 다른 의견의 해소를 기대하여, 평가 프로세스 중에 제기되어 인증기관을 책임지는 당국과 합동 심사팀 간에 논의되어야 한다.
At the end of the on-site assessment, the authority responsible for notified bodies shall list for the applicant conformity assessment body the non-compliances resulting from the assessment and summarise the assessment by the joint assessment team.	현장 평가 종료 시, 인증기관을 담당하는 당국은 신청 적합성 평가 기관에 대해 평가에서 발견된 미준수 사항을 나열하고 합동 심사팀의 평가를 요약해야 한다.
Within a specified timeframe, the applicant conformity assessment body shall submit to the national authority a corrective and preventive action plan to address the non-compliances.	지정된 기간 이내에 신청 적합성 평가 기관은 미준수 사항 해결을 위한 시정 및 예방 조치 계획을 국가 당국에 제출해야 한다.
6. The joint assessment team shall document any remaining diverging opinions with respect to the assessment within 30 days of completion of the on-site assessment and send them to the authority responsible for notified bodies.	6. 합동 심사팀은 현장 평가 완료 후 30일 이내에 평가에 대하여 남아 있는 모든 서로 다른 의견을 문서화하고 이를 인증기관을 담당하는 당국에 보내야 한다.
7. The authority responsible for notified bodies shall following receipt of a corrective and preventive action plan from the applicant body assess whether non- compliances identified during the assessment have been appropriately addressed. This plan shall indicate the root cause of the identified non-compliances and shall include a timeframe for implementation of the actions therein.	7. 인증기관을 담당하는 당국은 신청 기관으로부터 시정 및 예방 조치 계획을 수신한 후 평가 중에 파악된 미준수가 적절하게 해결되었는지를 평가해야 한다. 이 계획에는 파악된 부적합의 근본 원인이 적시되어야 하며 조치의 실행 기간이 포함되어야 한다.
The authority responsible for notified bodies shall having confirmed the corrective and preventive action plan forward it and its opinion thereon to the joint assessment team. The joint assessment team may request of the authority responsible for notified bodies further clarification and modifications.	인증기관을 담당하는 당국은 시정 및 예방 조치 계획을 확인한 후 해당 계획 및 그에 대한 의견을 합동 심사팀에 전달해야 한다. 합동 심사팀은 인증기관을 담당하는 당국에 추가 설명 및 수정을 요청할 수 있다.
The authority responsible for notified bodies shall draw up its final assessment report which shall include:	인증기관을 담당하는 당국은 다음이 포함되어야 하는 최종 평가 보고서를 작성해야 한다:
- the result of the assessment,	- 평가 결과;
- confirmation that the corrective and preventive actions have been appropriately addressed and, where required, implemented,	- 시정 및 예방 조치가 적절하게 처리되었고 필요한 경우 실행되었다는 확인

MDR(EU) 2017/745	의료기기 규정(EU) 2017/745
- any remaining diverging opinion with the joint assessment team, and, where applicable,	- 합동 심사팀과 모든 남아 있는 서로 다른 의견 및 적용 가능한 경우,
- the recommended scope of designation.	- 권장되는 지정 범위

8. The authority responsible for notified bodies shall submit its final assessment report and, if applicable, the draft designation to the Commission, the MDCG and the joint assessment team.

9. The joint assessment team shall provide a final opinion regarding the assessment report prepared by the authority responsible for notified bodies and, if applicable, the draft designation within 21 days of receipt of those documents to the Commission, which shall immediately submit that final opinion to the MDCG. Within 42 days of receipt of the opinion of the joint assessment team, the MDCG shall issue a recommendation with regard to the draft designation, which the authority responsible for notified bodies shall duly take into consideration for its decision on the designation of the notified body.

10. The Commission may, by means of implementing acts, adopt measures setting out the detailed arrangements specifying procedures and reports for the application for designation referred to in Article 38 and the assessment of the application set out in this Article. Those implementing acts shall be adopted in accordance with the examination procedure referred to in Article 114(3).

Article 40 Nomination of experts for joint assessment of applications for notification

1. The Member States and the Commission shall nominate experts qualified in the assessment of conformity assessment bodies in the field of medical devices to participate in the activities referred to in Articles 39 and 48.

2. The Commission shall maintain a list of the experts nominated pursuant to paragraph 1 of this Article, together with information on their specific field of competence and expertise. That list shall be made available to Member States competent authorities through the electronic system referred to in Article 57.

Article 41 Language requirements

All documents required pursuant to Articles 38 and 39 shall be drawn up in a language or languages which shall be determined by the Member State concerned.

Member States, in applying the first paragraph, shall consider accepting and using a commonly understood language in the medical field, for all or part of the documentation concerned.

The Commission shall provide translations of the documentation pursuant to Articles 38 and 39, or parts thereof into an official Union language, such as is necessary for that documentation to be readily understood by the joint assessment team appointed in accordance with Article 39(3).

Article 42 Designation and notification procedure

1. Member States may only designate conformity assessment bodies for which the assessment pursuant to Article 39 was completed and which comply with Annex VII.

2. Member States shall notify the Commission and the other Member States of the conformity assessment bodies they have designated, using the electronic notification tool within the database of notified bodies developed and managed by the Commission(NANDO).

8. 인증기관을 담당하는 당국은 최종 평가 보고서 및 적용 가능한 경우 초안 지정을 유럽위원회, MDCG 및 합동 심사팀에 제출해야 한다.

9. 합동 심사팀은 인증기관을 담당하는 당국이 준비한 평가 보고서에 관한 최종 의견 및 적용 가능한 경우 초안 지정을 해당 문서 수신 후 21일 이내에 유럽위원회에 제공해야 하며, 유럽위원회는 해당 최종 의견을 MDCG에 즉시 제출해야 한다. 합동 심사팀의 의견 수신 후 42일 이내에 MDCG는 초안 지정에 관해 권고를 발행해야 하며, 인증기관을 담당하는 당국은 인증기관 지정에 관한 결정을 위해 해당 권고를 충분히 고려해야 한다.

10. 유럽위원회는 집행 법령을 통해 제38조에 언급된 지정의 신청 및 이 조에 명시된 신청서의 평가에 대한 절차 및 보고를 지정하는 세부 처리 방식을 규정하는 조치를 채택할 수 있다. 해당 집행 법령은 제114(3)조에 언급된 심사 절차에 따라 채택되어야 한다.

제40조 통지를 위한 신청서의 합동 평가 관련 전문가 지명

1. 회원국 및 유럽위원회는 제39조 및 제48조에 언급된 활동에 참여하도록 의료기기 분야의 적합성 평가 기관의 평가에 자격이 있는 전문가를 지명해야 한다.

2. 유럽위원회는 이 조 제1항에 따라 지명된 전문가의 목록을 해당 전문가의 구체적인 역량 및 전문성에 관한 정보와 함께 유지해야 한다. 해당 목록은 제57조에 언급된 전자 시스템을 통해 회원국 관계 당국에 제공되어야 한다.

제41조 언어 요구사항

제38조 및 제39조에 따라 요구되는 모든 문서는 해당 회원국이 결정하는 언어로 작성되어야 한다.

회원국은 첫 번째 항을 적용할 때 관련 문서의 전체 또는 일부에 대해 의료 분야에서 일반적으로 이해되는 언어를 수용하고 사용할 것을 고려해야 한다.

유럽위원회는 제39(3)조에 따라 임명된 합동 심사팀이 해당 문서를 쉽게 이해할 수 있도록 하기 위해 제38조 및 제39조에 따라 문서 또는 문서 일부를 필요한 유럽연합의 공용어로 제공해야 한다.

제42조 지정 및 통지 절차

1. 회원국은 제39조에 따른 평가가 완료되고 부속서 VII을 준수하는 적합성 평가 기관만을 지정할 수 있다.

2. 회원국은 유럽위원회에 의해 개발 및 관리되는 인증기관의 데이터베이스(NANDO) 내의 전자 통지 도구를 사용하여 자신이 지정한 적합성 평가 기관에 대해 유럽위원회 및 다른 회원국에 통지해야 한다.

MDR(EU) 2017/745	의료기기 규정(EU) 2017/745
3. The notification shall clearly specify, using the codes referred to in paragraph 13 of this Article, the scope of the designation indicating the conformity assessment activities as defined in this Regulation and the types of devices which the notified body is authorised to assess and, without prejudice to Article 44, any conditions associated with the designation.	3. 그 통지는 이 조 13항에 언급된 코드를 사용하여, 이 규정에 정의된 적합성 평가 활동과 인증기관이 평가하도록 허가된 기기의 유형, 그리고 제44조를 위배하지 않고, 그 지정과 관련된 모든 조건을 나타내는 지정의 범위를 명확하게 명시해야 한다.
4. The notification shall be accompanied by the final assessment report of the authority responsible for notified bodies, the final opinion of the joint assessment team referred to in Article 39(9) and the recommendation of the MDCG. Where the notifying Member State does not follow the recommendation of the MDCG, it shall provide a duly substantiated justification.	4. 그 통지에는 인증기관을 담당하는 당국의 최종 평가 보고서, 제39(9)에 언급된 합동 심사팀의 최종 의견 및 MDCG의 권고가 함께 제공되어야 한다. 통지 회원국이 MDCG의 권고를 따르지 않는 경우, 정당한 사유를 제시해야 한다.
5. The notifying Member State shall, without prejudice to Article 44, inform the Commission and the other Member States of any conditions associated with the designation and provide documentary evidence regarding the arrangements in place to ensure that the notified body will be monitored regularly and will continue to satisfy the requirements set out in Annex VII.	5. 통지 회원국은 제44조를 위배하지 않고, 지정과 관련된 모든 조건을 유럽위원회 및 다른 회원국에 알리고, 인증기관이 정기적으로 모니터링 되고 부속서 VII에 명시된 요구사항을 계속 충족할 것을 보장하기 위해 마련된 조정에 관한 문서상의 증거를 제공해야 한다.
6. Within 28 days of the notification referred to in paragraph 2, a Member State or the Commission may raise written objections, setting out its arguments, with regard either to the notified body or to its monitoring by the authority responsible for notified bodies. Where no objection is raised, the Commission shall publish in NANDO the notification within 42 days of its having been notified as referred to in paragraph 2.	6. 제2항에 언급된 통지 후 28일 이내에 회원국 또는 유럽위원회는 인증기관 또는 인증기관을 담당하는 당국의 인증기관 모니터링에 관하여 주장을 명시하여 서면 반대 의사를 제기할 수 있다. 반대 의사가 제기되지 않는 경우, 유럽위원회는 제2항에 언급된 대로 통지 받은 후 42일 이내에 해당 통지를 NANDO에 공표해야 한다.
7. When a Member State or the Commission raises objections in accordance with paragraph 6, the Commission shall bring the matter before the MDCG within 10 days of the expiry of the period referred to in paragraph 6. After consulting the parties involved, the MDCG shall give its opinion at the latest within 40 days of the matter having been brought before it. Where the MDCG is of the opinion that the notification can be accepted, the Commission shall publish in NANDO the notification within 14 days.	7. 회원국 또는 유럽위원회가 제6항에 따라 반대 의사를 제기하는 경우, 유럽위원회는 제6항에 언급된 기간의 만료로부터 10일 이내에 해당 사안을 MDCG에 제기해야 한다. 관련 당사자와 협의한 후, MDCG는 늦어도 해당 사안이 MDCG에 그 문제가 제기된 후 40일 이내에 의견을 제공해야 한다. MDCG가 통지를 수락할 수 있다는 의견인 경우, 유럽위원회는 해당 통지를 14일 이내에 NANDO에 공표해야 한다.
8. Where the MDCG, after having been consulted in accordance with paragraph 7, confirms the existing objection or raises another objection, the notifying Member State shall provide a written response to the MDCG opinion within 40 days of its receipt. The response shall address the objections raised in the opinion, and set out the reasons for the notifying Member State's decision to designate or not designate the conformity assessment body.	8. 제7항에 따라 협의한 후 MDCG가 기존의 반대 의사를 확인하거나 다른 반대 의사를 제기하는 경우, 통지 회원국은 이를 수신한 후 40일 이내에 MDCG 의견에 대한 서면 답변을 제공해야 한다. 답변은 해당 의견에서 제기된 반대 의사를 다뤄야 하며, 해당 적합성 평가 기관을 지정하거나 지정하지 않는 통지 회원국의 결정에 대한 이유를 명시해야 한다.
9. Where the notifying Member State decides to uphold its decision to designate the conformity assessment body, having given its reasons in accordance with paragraph 8, the Commission shall publish in NANDO the notification within 14 days of being informed thereof.	9. 통지 회원국이 제8항에 따라 이유를 제시하면서 적합성 평가 기관 지정 결정을 유지하기로 결정하는 경우, 유럽위원회는 그에 대한 알림을 받은 후 14일 이내에 해당 통지를 NANDO에 공표해야 한다.
10. When publishing the notification in NANDO, the Commission shall also add to the electronic system referred to in Article 57 the information relating to the notification of the notified body along with the documents mentioned in paragraph 4 of this Article and the opinion and responses referred to in paragraphs 7 and 8 of this Article.	10. 통지를 NANDO에 공표할 때, 유럽위원회는 제57조에 언급된 전자 시스템에 이 조 제4항에 언급된 문서 및 이 조 제7항 및 제8항에 언급된 의견 및 답변과 함께 인증기관의 통지에 관련된 정보를 추가해야 한다.
11. The designation shall become valid the day after the notification is published in NANDO. The published notification shall state the scope of lawful conformity assessment activity of the notified body.	11. 그 지정은 통지가 NANDO에 공표된 그 다음 날부터 유효해야 한다. 공표된 통지는 인증기관의 합법적인 적합성 평가 활동의 범위를 명시해야 한다.
12. The conformity assessment body concerned may perform the activities of a notified body only after the designation has become valid in accordance with paragraph 11.	12. 해당 적합성 평가 기관은 제11항에 따라 해당 지정이 유효해진 이후에만 인증기관의 활동을 수행할 수 있다.

MDR(EU) 2017/745	의료기기 규정(EU) 2017/745

13. The Commission shall by 26 November 2017, by means of implementing acts, draw up a list of codes and corresponding types of devices for the purpose of specifying the scope of the designation of notified bodies. Those implementing acts shall be adopted in accordance with the examination procedure referred to in Article 114(3). The Commission, after consulting the MDCG, may update this list based, inter alia, on information arising from the coordination activities described in Article 48.

13. 유럽위원회는 2017년 11월 26일까지 집행 법령을 통해 인증기관의 지정 범위를 규정하기 위한 목적으로 코드 및 해당 기기 유형의 목록을 작성해야 한다. 해당 집행 법령은 제114(3)조에 언급된 심사 절차에 따라 채택되어야 한다. 유럽위원회는 MDCG와 협의한 후 그 중에서도 제48조에 기술된 조정 활동으로부터 발생하는 정보를 기초로 이 목록을 업데이트할 수 있다.

Article 43 Identification number and list of notified bodies

제43조 인증기관의 식별 번호 및 목록

1. The Commission shall assign an identification number to each notified body for which the notification becomes valid in accordance with Article 42(11). It shall assign a single identification number even when the body is notified under several Union acts. If they are successfully designated in accordance with this Regulation, bodies notified pursuant to Directives 90/385/EEC and 93/42/EEC shall retain the identification number assigned to them pursuant to those Directives.

1. 유럽위원회는 제42(11)조에 따라 통지가 유효해 지는 각 인증기관에 식별 번호를 지정해야 한다. 유럽위원회는 해당 기관이 여러 유럽연합 법령에 따라 통지되었더라도 단일 식별 번호를 지정해야 한다. 이 규정에 따라 성공적으로 지정되었다면, 지침 90/385/EEC 및 93/42/EEC에 따라 인증된 기관은 해당 지침에 따라 자신에게 지정된 식별 번호를 유지해야 한다.

2. The Commission shall make the list of the bodies notified under this Regulation, including the identification numbers that have been assigned to them and the conformity assessment activities as defined in this Regulation and the types of devices for which they have been notified, accessible to the public in NANDO. It shall also make this list available on the electronic system referred to in Article 57. The Commission shall ensure that the list is kept up to date.

2. 유럽위원회는 인증기관에 지정된 식별 번호와 이 규정에 정의된 대로 적합성 평가 활동 및 인증기관에 통지된 기기 유형을 포함하여, 이 규정에 따라 인증된 기관의 목록을 NANDO에서 대중이 접근할 수 있도록 해야 한다. 제57조에 언급된 전자 시스템에서도 이 목록을 이용 가능하게 해야 한다. 유럽위원회는 해당 목록이 최신 상태로 유지되도록 보장해야 한다.

Article 44 Monitoring and re-assessment of notified bodies

제44조 인증기관의 모니터링 및 재평가

1. Notified bodies shall, without delay, and at the latest within 15 days, inform the authority responsible for notified bodies of relevant changes which may affect their compliance with the requirements set out in Annex VII or their ability to conduct the conformity assessment activities relating to the devices for which they have been designated.

1. 인증기관은, 지체 없이, 그리고 늦어도 15일 이내에 인증기관을 담당하는 당국에 부속서 VII에 명시된 요구사항의 준수 또는 해당 인증기관에 지정된 기기와 관련된 적합성 평가 활동 수행 능력에 영향을 미칠 수 있는 관련 변경 사항을 통보해야 한다.

2. The authorities responsible for notified bodies shall monitor the notified bodies established on their territory and their subsidiaries and subcontractors to ensure ongoing compliance with the requirements and the fulfilment of its obligations set out in this Regulation. Notified bodies shall, upon request by their authority responsible for notified bodies, supply all relevant information and documents, required to enable the authority, the Commission and other Member States to verify compliance.

2. 인증기관을 담당하는 당국은 본 규정에 명시된 요구사항과 의무의 이행의 지속적인 준수를 보장하기 위해 해당 영토에 근거를 두고 있는 인증기관과 해당 자회사 및 하청 계약자를 모니터링 해야 한다. 인증기관은 인증기관을 담당하는 당국의 요청 시 당국, 유럽위원회 및 기타 회원국이 준수를 검증하는 데 필요한 모든 관련 정보와 문서를 제공해야 한다.

3. Where the Commission or the authority of a Member State submits a request to a notified body established on the territory of another Member State relating to a conformity assessment carried out by that notified body, it shall send a copy of that request to the authority responsible for notified bodies of that other Member State. The notified body concerned shall respond without delay and within 15 days at the latest to the request. The authority responsible for notified bodies of the Member State in which the body is established shall ensure that requests submitted by authorities of any other Member State or by the Commission are resolved by the notified body unless there is a legitimate reason for not doing so in which case the matter may be referred to the MDCG.

3. 유럽위원회 또는 회원국의 당국이 해당 인증기관 수행한 적합성 평가와 관련하여 다른 회원국의 영토에 소재하는 인증기관에 요청서를 제출하는 경우 해당 다른 회원국의 인증기관을 담당하는 당국에 해당 요청서의 사본을 보내야 한다. 해당 인증기관은 지체 없이 늦어도 15일 이내에 요청에 답변해야 한다. 해당 기관이 소재하는 회원국의 인증기관을 담당하는 당국은 그렇게 하지 않을 적법한 이유가 있지 않은 한 다른 회원국의 당국 또는 유럽위원회가 제출한 요청을 해당 인증기관이 해결하도록 보장해야 한다. 그렇게 하지 않을 적당한 이유가 있는 경우에는 해당 사안이 MDCG에 회부될 수 있다.

4. At least once a year, the authorities responsible for notified bodies shall re-assess whether the notified bodies established on their respective territory and, where appropriate, the subsidiaries and subcontractors under the responsibility of

4. 최소한 1년에 한 번, 인증기관을 담당하는 당국은 자국 영토에 소재하는 인증기관 및 적절한 경우 해당 인증기관의 책임 하에 있는 자회사 및 하청 계약자가 여전히 부속서 VII에 명시된 요구사항을 충족하고 의무를 이행하는지를 재평가해야

| MDR(EU) 2017/745 | 의료기기 규정(EU) 2017/745 |

those notified bodies still satisfy the requirements and fulfil their obligations set out in Annex VII. That review shall include an on-site audit of each notified body and, where necessary, of its subsidiaries and subcontractors.

The authority responsible for notified bodies shall conduct its monitoring and assessment activities according to an annual assessment plan to ensure that it can effectively monitor the continued compliance of the notified body with the requirements of this Regulation. That plan shall provide a reasoned schedule for the frequency of assessment of the notified body and, in particular, associated subsidiaries and subcontractors. The authority shall submit its annual plan for monitoring or assessment for each notified body for which it is responsible to the MDCG and to the Commission.

5. The monitoring of notified bodies by the authority responsible for notified bodies shall include observed audits of notified body personnel, including where necessary any personnel from subsidiaries and subcontractors, as that personnel is in the process of conducting quality management system assessments at a manufacturer's facility.

6. The monitoring of notified bodies conducted by the authority responsible for notified bodies shall consider data arising from market surveillance, Vigilance and post-market surveillance to help guide its activities.

The authority responsible for notified bodies shall provide for a systematic follow-up of complaints and other information, including from other Member States, which may indicate non-fulfilment of the obligations by a notified body or its deviation from common or best practice.

7. The authority responsible for notified bodies may in addition to regular monitoring or on-site assessments conduct short-notice, unannounced or 'for-cause' reviews if needed to address a particular issue or to verify compliance.

8. The authority responsible for notified bodies shall review the assessments by notified bodies of manufacturers' technical documentation, in particular the clinical evaluation documentation as further outlined in Article 45.

9. The authority responsible for notified bodies shall document and record any findings regarding non-compliance of the notified body with the requirements set out in Annex VII and shall monitor the timely implementation of corrective and preventive actions.

10. Three years after notification of a notified body, and again every fourth year thereafter, a complete re-assessment to determine whether the notified body still satisfies the requirements set out in Annex VII shall be conducted by the authority responsible for notified bodies of the Member State in which the body is established and by a joint assessment team appointed for the purpose of the procedure described in Articles 38 and 39.

11. The Commission is empowered to adopt delegated acts in accordance with Article 115 in order to amend paragraph 10 to modify the frequency at which the complete re-assessment referred to in that paragraph is to be carried out.

12. The Member States shall report to the Commission and to the MDCG, at least once a year, on their monitoring and on-site assessment activities regarding notified bodies and, where applicable, subsidiaries and subcontractors. The report shall provide details of the outcome of those activities, including activities pursuant to paragraph 7, and shall be treated as confidential by the MDCG and the

한다. 해당 검토에는 각 인증기관 및 필요한 경우 그 자회사 및 하청 계약자의 현장 감사가 포함되어야 한다.

인증기관을 담당하는 당국은 이 규정의 요구사항에 따라 인증기관의 지속적인 준수를 효과적으로 모니터링할 수 있도록 보장하기 위해 연간 평가 계획에 따라 모니터링 및 평가 활동을 수행해야 한다. 해당 계획은 인증기관 및 특히 관련된 자회사 및 하청 계약자 평가의 주기에 대해 합리적인 일정을 제공해야 한다. 해당 당국은 담당하는 각 인증기관에 대한 모니터링 또는 평가를 위한 연간 계획을 MDCG 및 유럽위원회에 제출해야 한다.

5. 인증기관을 담당하는 당국의 인증기관 모니터링에는 필요한 경우 자회사 및 하청 계약 인력이 제조사의 시설에서 품질 경영시스템 평가를 수행하는 프로세스에 포함된 경우, 해당 인력을 포함하여 인증기관 인력의 관찰 감사가 포함되어야 한다.

6. 인증기관을 담당하는 당국이 수행하는 인증기관 모니터링에서는 해당 활동의 안내를 돕기 위해 시장 감시, Vigilance 및 시판 후 감시로부터 발생하는 자료를 고려해야 한다.

인증기관을 담당하는 당국은 인증기관의 의무 불이행이나 일반 또는 모범 관행으로부터 이탈할 수 있는, 다른 회원국으로부터의 불만 및 기타 정보를 포함하여 불만 및 기타 정보에 대한 체계적인 후속 조치를 제공해야 한다.

7. 인증기관을 담당하는 당국은 정기적인 모니터링 또는 현장 평가 외에 특정 문제를 해결하거나 준수를 검증하기 위해 필요하다면, 단기 통지, 불시 또는 '원인에 의한' 검토를 수행할 수 있다.

8. 인증기관을 담당하는 당국은 제조사의 기술 문서, 특히 제45조에 추가로 약술된 대로 임상 평가 문서에 대한 인증기관의 평가를 검토해야 한다.

9. 인증기관을 담당하는 당국은 부속서 VII에 명시된 요구사항에 따라 인증기관의 미준수에 관한 모든 발견 사항을 문서화 및 기록해야 하며 시정 및 예방 조치의 적시 실행을 모니터링해야 한다.

10. 인증기관의 통지 3년 후, 그리고 그 이후 매 4년마다, 그 인증기관이 부속서 VII에 명시된 요구사항을 여전히 충족하는지 결정하기 위한 완전한 재평가가 그 기관이 근거를 두고 있는 회원국의 인증기관을 담당하는 당국과 제38조 및 제39조에 기술된 절차의 목적을 위해 지명된 합동 심사팀에 의해 수행되어야 한다.

11. 유럽위원회는 해당 항에 언급된 완전한 재평가가 수행되어야 하는 주기를 변경하도록 제10항을 수정하기 위해 제115조에 따라 위임 법령을 채택할 수 있는 권한이 있다.

12. 회원국은 인증기관, 그리고 해당되는 경우, 자회사 및 하청 계약자에 관한 모니터링 및 현장 평가 활동에 관해 최소한 1년에 한 번 유럽위원회 및 MDCG에 보고해야 한다. 그 보고서는 제7항에 따른 활동을 포함하여 해당 활동 결과의 세부사항을 제공해야 하고, MDCG 및 유럽위원회에서 기밀로 취급되어야 한다; 그러나, 그 보고서는 일반에 공개되어야 하는 요약서를 포함해야 한다.

| MDR(EU) 2017/745 | 의료기기 규정(EU) 2017/745 |

Commission; however it shall contain a summary which shall be made publicly available.

The summary of the report shall be uploaded to the electronic system referred to in Article 57.

보고서의 요약서는 제57조에 언급된 전자 시스템에 업로드 되어야 한다.

Article 45 Review of notified body assessment of technical documentation and clinical evaluation documentation

1. The authority responsible for notified bodies, as part of its ongoing monitoring of notified bodies, shall review an appropriate number of notified body assessments of manufacturers' technical documentation, in particular the clinical evaluation documentation as referred to in points(c) and(d) of Section 6.1 of Annex II to verify the conclusions drawn by the notified body based on the information presented by the manufacturer. The reviews by the authority responsible for notified bodies shall be conducted both off-site and on-site.

2. The sampling of files to be reviewed in accordance with paragraph 1 shall be planned and representative of the types and risk of devices certified by the notified body, in particular high-risk devices, and be appropriately justified and documented in a sampling plan, which shall be made available by the authority responsible for notified bodies to the MDCG upon request.

3. The authority responsible for notified bodies shall review whether the assessment by the notified body was conducted appropriately and shall check the procedures used, associated documentation and the conclusions drawn by the notified body. Such checking shall include the technical documentation and clinical evaluation documentation of the manufacturer upon which the notified body has based its assessment. Such reviews shall be conducted utilising CS.

4. Those reviews shall also form part of the reassessment of notified bodies in accordance with Article 44(10) and the joint assessment activities referred to in Article 47(3). The reviews shall be conducted utilising appropriate expertise.

5. Based on the reports of the reviews and assessments by the authority responsible for notified bodies or joint assessment teams, on input from the market surveillance, Vigilance and post-market surveillance activities described in Chapter VII, on the continuous monitoring of technical progress, or on the identification of concerns and emerging issues concerning the safety and performance of devices, the MDCG may recommend that the sampling, carried out under this Article, cover a greater or lesser proportion of the technical documentation and clinical evaluation documentation assessed by a notified body.

6. The Commission may, by means of implementing acts, adopt measures setting out the detailed arrangements, associated documents for, and coordination of, the review of assessments of technical documentation and clinical evaluation documentation, as referred to in this Article. Those implementing acts shall be adopted in accordance with the examination procedure referred to in Article 114(3).

Article 46 Changes to designations and notifications

1. The authority responsible for notified bodies shall notify the Commission and the other Member States of any relevant changes to the designation of a notified body.

The procedures described in Article 39 and in Article 42 shall apply to extensions of the scope of the designation.

제45조 기술 문서 및 임상평가 문서의 인증기관 평가에 대한 검토

1. 인증기관에 대한 지속적인 모니터링의 일부로서, 인증기관을 담당하는 당국은 제조사가 제공한 정보를 기초로 인증기관이 도출한 결론을 검증하기 위해, 제조사의 기술 문서, 특히 부속서 II의 제6.1절(c) 및 (d)항목에 언급된 임상 평가 문서에 대한 적절한 수의 인증기관 평가를 검토해야 한다. 인증기관을 담당하는 당국의 검토는 현장 외부 및 현장 모두에서 수행되어야 한다.

2. 제1항에 따라 검토해야 할 파일의 샘플링은 인증기관에 의해 인증된 기기, 특히 고위험 기기의 유형 및 위험성을 대표해야 하며, 요청 시 인증기관을 담당하는 당국이 MDCG에 제공해야 하는 샘플링 계획에서 적절히 정당한 근거가 제시되고 문서화되어야 한다.

3. 인증기관을 담당하는 당국은 인증기관의 평가가 적절하게 수행되었는지 검토해야 하며 인증기관이 사용한 절차, 관련된 문서 및 도출한 결론을 확인해야 한다. 그러한 확인에는 인증기관이 해당 평가의 기초로 삼은 제조사의 기술 문서 및 임상 평가 문서가 포함되어야 한다. 이러한 검토는 CS를 이용하여 수행되어야 한다.

4. 또한 해당 검토는 제44(10)조에 따른 인증기관의 재평가 및 제47(3)조에 언급된 합동 평가 활동의 일부가 되어야 한다. 검토는 적절한 전문 지식을 이용하여 수행되어야 한다.

5. 인증기관을 담당하는 당국 또는 합동 심사팀의 검토 및 평가 보고서, 제VII장에 기술된 시장 감시, Vigilance 및 시판 후 감시 활동으로부터의 입력, 기술 진보에 대한 지속적인 모니터링 또는 기기의 안전 및 성능에 관한 우려 및 새로 대두되는 문제의 식별에 기초하여, MDCG는 이 조에 따라 수행되는 샘플링이 인증기관에 의해 평가되는 기술 문서 및 임상 평가 문서의 보다 많은 또는 보다 적은 부분을 포함하도록 권고할 수 있다.

6. 유럽위원회는 집행 법령을 통해 이 조에 언급된 기술 문서 평가 및 임상 평가 문서의 검토에 대한 세부 준비, 관련 문서 및 조정에 관한 조치를 이행할 수 있다. 해당 집행 법령은 제114(3)조에 언급된 심사 절차에 따라 채택되어야 한다.

제46조 지정 및 통지 변경

1. 인증기관을 담당하는 당국은 유럽위원회와 다른 회원국에 인증기관 지정에 대한 모든 관련 변경 사항을 통지해야 한다.

지정 범위의 확장에는 제39조 및 제42조에 설명된 절차가 적용되어야 한다.

MDR(EU) 2017/745	의료기기 규정(EU) 2017/745
For changes to the designation other than extensions of its scope, the procedures laid down in the following paragraphs shall apply.	범위 확장 이외의 지정 변경의 경우, 다음 항에서 규정한 절차가 적용되어야 한다.
2. The Commission shall immediately publish the amended notification in NANDO. The Commission shall immediately enter information on the changes to the designation of the notified body in the electronic system referred to in Article 57.	2. 유럽위원회는 수정된 통지 내용을 NANDO에 즉시 공표해야 한다. 유럽위원회는 제57조에 언급된 전자 시스템에 해당 인증기관의 지정 변경 사항에 관한 정보를 즉시 입력해야 한다.
3. Where a notified body decides to cease its conformity assessment activities it shall inform the authority responsible for notified bodies and the manufacturers concerned as soon as possible and in the case of a planned cessation one year before ceasing its activities. The certificates may remain valid for a temporary period of nine months after cessation of the notified body's activities on condition that another notified body has confirmed in writing that it will assume responsibilities for the devices covered by those certificates. The new notified body shall complete a full assessment of the devices affected by the end of that period before issuing new certificates for those devices. Where the notified body has ceased its activity, the authority responsible for notified bodies shall withdraw the designation.	3. 인증기관이 적합성 평가 활동의 중단을 결정할 경우, 인증기관을 담당하는 당국과 관련 제조사에게 가능한 한 빨리 알려야 하며, 계획된 중단인 경우 활동 중단 1년 전에 통보해야 한다. 인증서는 다른 인증기관에서 해당 인증서에 포함되는 기기에 대한 책임을 질 것이라고 서면으로 확인한 경우 해당 인증기관의 활동 중지 후 9개월 동안 임시로 유효한 상태로 유지될 수 있다. 새로운 인증기관은 그 기기들에 대한 신규 인증서를 발행하기 전에 해당 기간 말까지 영향을 받는 기기의 완전한 평가를 완료해야 한다. 인증기관이 활동을 중단한 경우, 인증기관을 담당하는 당국은 지정을 철회해야 한다.
4. Where a authority responsible for notified bodies has ascertained that a notified body no longer meets the requirements set out in Annex VII, or that it is failing to fulfil its obligations or has not implemented the necessary corrective measures, the authority shall suspend, restrict, or fully or partially withdraw the designation, depending on the seriousness of the failure to meet those requirements or fulfil those obligations. A suspension shall not exceed a period of one year, renewable once for the same period.	4. 인증기관을 담당하는 당국이 인증기관이 더 이상 부속서 VII에 규정된 요구사항을 충족하지 않는다고 확인한 경우 또는 인증기관이 그 의무를 다하지 못하거나 필요한 시정 조치를 실행하지 않았다고 확인한 경우, 해당 당국은 해당 요구사항 충족 또는 의무 이행 실패의 심각성에 따라 지정을 중지, 제한, 완전 철회 또는 부분 철회해야 한다. 중지는 1년의 기간을 초과하지 않아야 하며, 동일한 기간만큼 1회 연장될 수 있다.
The authority responsible for notified bodies shall immediately inform the Commission and the other Member States of any suspension, restriction or withdrawal of a designation.	인증기관을 담당하는 당국은 모든 지정의 중지, 제한 또는 철회를 유럽위원회와 다른 회원국에 즉시 알려야 한다.
5. Where its designation has been suspended, restricted, or fully or partially withdrawn, the notified body shall inform the manufacturers concerned at the latest within 10 days.	5. 지정이 중지, 제한, 완전 철회 또는 부분 철회된 경우 해당 인증기관은 관련된 제조사에게 늦어도 10일 이내에 통보해야 한다.
6. In the event of restriction, suspension or withdrawal of a designation, the authority responsible for notified bodies shall take appropriate steps to ensure that the files of the notified body concerned are kept and make them available to authorities in other Member States responsible for notified bodies and to authorities responsible for market surveillance at their request.	6. 지정의 제한, 중지 또는 철회 시, 인증기관을 담당하는 당국은 해당 인증기관의 파일이 보관되고 다른 회원국의 인증기관 담당 당국 및 시장 감시 담당 당국의 요청에 따라 해당 파일을 이용 가능하게 하도록 보장하기 위해 적절한 조치를 취해야 한다.
7. In the event of restriction, suspension or withdrawal of a designation, the authority responsible for notified bodies shall:	7. 지정의 제한, 중지 또는 철회 시, 인증기관을 담당하는 당국은:
(a) assess the impact on the certificates issued by the notified body;	(a) 그 인증기관에서 발행한 인증서에 미치는 영향을 평가한다;
(b) submit a report on its findings to the Commission and the other Member States within three months of having notified the changes to the designation;	(b) 그 지정에 대한 변경을 통보받은 후 3개월 이내에 유럽위원회 및 다른 회원국에 발견사항에 대한 보고서를 제출한다;
(c) require the notified body to suspend or with draw, within a reasonable period of time determined by the authority, any certificates which were unduly issued to ensure the safety of devices on the market;	(c) 당국이 정한 합당한 기간 내에, 시장에서 판매 중인 기기의 안전성을 보장하기 위해, 부적절하게 발행된 모든 인증서를 중지 또는 철회하도록 해당 인증기관에 요구한다;
(d) enter into the electronic system referred to in Article 57 information in relation to certificates of which it has required their suspension or withdrawal;	(d) 중지 또는 철회를 요구한 인증서와 관련된 정보를 제57조에 언급된 전자 시스템에 입력한다;
(e) inform the competent authority for medical devices of the Member State in which the manufacturer has its registered place of business through the electronic system referred to in Article57 of the certificates for which it has required suspension or withdrawal. That	(e) 제조자의 등록 영업소가 소재한 회원국의 의료기기에 대한 관계 당국에 제57조에 언급된 전자 시스템을 통해 그 당국이 중지 또는 철회를 요구한 인증서를 통보해야 한다. 해당 관계 당국은, 환자, 사용자 또는 다른 사람들의 건강 또는 안전에 대한 잠재적 위험을 예방하기 위해 필요한 경우,

competent authority shall take the appropriate measures, where necessary to avoid a potential risk to the health or safety of patients, users or others.

8. With the exception of certificates unduly issued, and where a designation has been suspended or restricted, the certificates shall remain valid in the following circumstances:

    (a) the authority responsible for notified bodies has confirmed, within one month of the suspension or restriction, that there is no safety issue in relation to certificates affected by the suspension or restriction, and the authority responsible for notified bodies has outlined a timeline and actions anticipated to remedy the suspension or restriction; or

    (b) the authority responsible for notified bodies has confirmed that no certificates relevant to the suspension will be issued, amended or re-issued during the course of the suspension or restriction, and states whether the notified body has the capability of continuing to monitor and remain responsible for existing certificates issued for the period of the suspension or restriction. In the event that the authority responsible for notified bodies determines that the notified body does not have the capability to support existing certificates issued, the manufacturer shall provide, to the competent authority for medical devices of the Member State in which the manufacturer of the device covered by the certificate has its registeredplace of business, within three months of the suspension or restriction, a written confirmation that another qualified notified body is temporarily assuming the functions of the notified body to monitor and remain responsible for the certificates during the period of suspension or restriction.

9. With the exception of certificates unduly issued, and where a designation has been withdrawn, the certificates shall remain valid for a period of nine months in the following circumstances:

    (a) where the competent authority for medical de vices of the Member State in which the manufacturer of the device covered by the certificate has its registered place of business has confirmed that there is no safety issue associated with the devices in question; and

    (b) another notified body has confirmed in writing that it will assume immediate responsibilities for those devices and will have completed assessment of them within twelve months of the withdrawal of the designation.

In the circumstances referred to in the first sub para graph, the competent authority for medical devices of the Member State in which the manufacturer of the device covered by the certificate has its place of business may extend the provisional validity of the certificates for further periods of three months, which altogether shall not exceed twelve months.

The authority or the notified body assuming the functions of the notified body affected by the change of designation shall immediately inform the Commission, the other Member States and the other notified bodies thereof.

Article 47 Challenge to the competence of notified bodies

1. The Commission, in conjunction with the MDCG, shall investigate all cases where concerns have been brought to its attention regarding the continued fulfilment by a notified body, or of one or more of its subsidiaries or subcontractors,

MDR(EU) 2017/745	의료기기 규정(EU) 2017/745

of the requirements set out in Annex VII or the obligations to which they are subject. It shall ensure that the relevant authority responsible for notified bodies is informed and is given an opportunity to investigate those concerns.

2. The notifying Member State shall provide the Com-mission, on request, with all information regarding the designation of the notified body concerned.

3. The Commission, in conjunction with the MDCG, may initiate, as applicable, the assessment procedure described in Article 39(3) and(4), where there is reasonable concern about the ongoing compliance of a notified body or a subsidiary or subcontractor of the notified body with the requirements set out in Annex VII and where the investigation by the authority responsible for notified bodies is not deemed to have fully addressed the concerns or upon request of the authority responsible for notified bodies. The reporting and outcome of that assessment shall follow the principles of Article 39. Alternatively, depending on the severity of the issue, the Commission, in conjunction with the MDCG, may request that the authority responsible for notified bodies allow the participation of up to two experts from the list established pursuant to Article 40 in an on-site assessment as part of the planned monitoring and assessment activities in accordance with Article 44 and as outlined in the annual assessment plan described in Article 44(4).

4. Where the Commission ascertains that a notified body no longer meets the requirements for its designation, it shall inform the notifying Member State accordingly and request it to take the necessary corrective measures, including the suspension, restriction or withdrawal of the designation if necessary.

Where the Member State fails to take the necessary corrective measures, the Commission may, by means of implementing acts, suspend, restrict or withdraw the designation. Those implementing acts shall be adopted in accordance with the examination procedure referred to in Article 114(3). It shall notify the Member State concerned of its decision and update NANDO and the electronic system referred to in Article 57.

5. The Commission shall ensure that all confidential information obtained in the course of its investigations is treated accordingly.

Article 48 Peer review and exchange of experience between authorities responsible for notified bodies

1. The Commission shall provide for the organization of exchange of experience and coordination of administrative practice between the authorities responsible for notified bodies. Such exchange shall cover elements including:

   (a) development of best practice documents relating to the activities of the authorities responsible for notified bodies;

   (b) development of guidance documents for notified bodies in relation to the implementation of this Regulation;

   (c) training and qualification of the experts referred to in Article 40;

   (d) monitoring of trends relating to changes to notified body designations and notifications and trends in certificate withdrawals and transfers between notified bodies;

   (e) monitoring of the application and applicability of scope codes referred to in Article 42(13);

인증기관을 담당하는 관련 당국이 이에 대한 통보를 받고 조사할 기회를 갖도록 보장해야 한다.

2. 통지 회원국은 요청에 따라 해당 인증기관의 지정에 관한 모든 정보를 유럽위원회에 제공해야 한다.

3. 유럽위원회는 MDCG와 협력하여, 부속서 VII에 명시된 요구사항에 대한 인증기관 또는 그 자회사나 하청 계약자의 지속적인 준수에 대한 합리적 우려가 있는 경우, 그리고 인증기관을 담당하는 당국의 조사에서 해당 문제가 충분히 다루어지지 않았다고 간주되는 경우, 또는 인증기관을 담당하는 당국의 요청이 있는 경우, 해당되는 대로 제39(3) 및 (4)조에 기술된 평가 절차를 시작할 수 있다. 해당 평가의 보고와 결과는 제39조의 원칙을 따라야 한다. 또는 문제의 심각도에 따라 유럽위원회는 MDCG와 연계하여 인증기관을 담당하는 당국에 제40조에 따라 만들어진 목록에서 최대 2명의 전문가가 제44조에 따라 제44(4)조에 설명된 연간 평가 계획에 명시된 대로 계획된 모니터링 및 평가 활동의 일부로서 현장 평가에 참여하는 것을 허용하도록 요구할 수 있다.

4. 유럽위원회는 인증기관이 그 지정에 대한 요구 사항을 더 이상 충족하지 않는다고 확인하는 경우, 그에 따라 인증 회원국에 알리고 필요한 경우 해당 지정의 중지, 제한 또는 철회 등 필요한 시정 조치를 취하도록 요청해야 한다.

회원국이 필요한 시정 조치를 취하는데 실패할 경우, 유럽위원회는 집행 법령을 통해 해당 지정을 중지, 제한 또는 철회할 수 있다. 해당 집행 법령은 제114(3)조에 언급된 심사 절차에 따라 채택되어야 한다. 유럽위원회는 관련 회원국에 결정을 통지하고 NANDO 및 제57조에 언급된 전자 시스템을 업데이트해야 한다.

5. 유럽위원회는 조사 과정에서 얻은 모든 기밀 정보가 그에 맞게 취급되도록 보장해야 한다.

제48조 인증기관을 담당하는 당국 간의 동료 검토 및 경험 교환

1. 유럽위원회는 인증기관을 담당하는 당국 간의 경험 교환 및 행정 실무 조정을 지원해야 한다. 그러한 교환은 다음의 요소를 포함해야 한다:

   (a) 인증기관을 담당하는 당국의 활동과 관련된 모범 사례 문서의 개발;

   (b) 이 규정의 실행과 관련한 인증기관의 가이드 문서 개발;

   (c) 제40조에 언급된 전문가의 교육 및 자격;

   (d) 인증기관 지정 및 통지에 대한 변경과 인증서 철회 및 인증기관 간의 이전 경향 모니터링;

   (e) 제42(13)조에 언급된 범위 규정의 적용 및 적용성의 모니터링;

MDR(EU) 2017/745	의료기기 규정(EU) 2017/745

(f) development of a mechanism for peer reviews between authorities and the Commission;

(g) methods of communication to the public on the monitoring and surveillance activities of authorities and the Commission on notified bodies.

2. The authorities responsible for notified bodies shall participate in a peer review every third year through the mechanism developed pursuant to paragraph 1 of this Article. Such reviews shall normally be conducted in parallel with the on-site joint assessments described in Article 39. Alternatively, an authority may make the choice of having such reviews take place as part of its monitoring activities referred to in Article 44.

3. The Commission shall participate in the organistion and provide support to the implementation of the peer review mechanism.

4. The Commission shall compile an annual summary report of the peer review activities, which shall be made publicly available.

5. The Commission may, by means of implementing acts, adopt measures setting out the detailed arrangements and related documents for the peer review mechanism and training and qualification as referred to in paragraph 1 of this Article. Those implementing acts shall be adopted in accordance with the examination procedure referred to in Article 114(3).

Article 49 Coordination of notified bodies

The Commission shall ensure that appropriate coordination and cooperation between notified bodies is put in place and operated in the form of a coordination group of notified bodies in the field of medical devices, including in vitro diagnostic medical devices. This group shall meet on a regular basis and at least annually.

The bodies notified under this Regulation shall participate in the work of that group.

The Commission may establish the specific arrangements for the functioning of the coordination group of notified bodies.

Article 50 List of standard fees

Notified bodies shall establish lists of their standard fees for the conformity assessment activities that they carry out and shall make those lists publicly available.

Chapter V Classification and conformity assessment

Section 1 - Classification

Article 51 Classification of devices

1. Devices shall be divided into classes I, IIa, IIb and III, taking into account the intended purpose of the devices and their inherent risks. Classification shall be carried out in accordance with Annex VIII.

2. Any dispute between the manufacturer and the notified body concerned, arising from the application of Annex VIII, shall be referred for a decision to the competent authority of the Member State in which the manufacturer has its registered place of business. In cases where the

---

(f) 당국과 유럽위원회 간의 동료 검토 메커니즘 개발;

(g) 인증기관에 대한 당국 및 유럽위원회의 모니터링 및 감독 활동에 관해 대중과의 의사소통 방법.

2. 인증기관을 담당하는 당국은 이 조 제1항에 따라 개발된 메커니즘을 통해 3년에 한 번씩 동료 검토에 참여해야 한다. 그러한 검토는 일반적으로 제39조에 설명된 현장 합동 평가와 병행하여 수행되어야 한다. 또는, 어떤 당국은 제44조에 언급된 모니터링 활동의 일부로서 그러한 검토가 이루어지도록 선택할 수 있다.

3. 유럽위원회는 그 조직에 참여하여 동료 검토 메커니즘의 실행을 지원해야 한다.

4. 유럽위원회는 동료 검토 활동의 연간 요약 보고서를 취합하여 공개적으로 이용 가능하도록 해야 한다.

5. 유럽위원회는 집행 법령을 통해 이 조 제1항에 언급된 대로 동료 검토 메커니즘과 교육 및 자격에 대해 세부 준비와 관련 문서를 규정하는 수단을 채택할 수 있다. 해당 집행 법령은 제114(3)조에 언급된 심사 절차에 따라 채택되어야 한다.

제49조 인증기관의 조정

유럽위원회는 인증기관 간의 적절한 조정 및 협력이 마련되고 체외진단용 의료기기 등 의료기기 분야에서 인증기관 조정 그룹의 형태로 운영되도록 보장해야 한다. 이 그룹은 정기적으로 최소 1년에 한 번씩 회의를 개최해야 한다.

이 규정에 따라 인증된 기관은 해당 그룹의 업무에 참여해야 한다.

유럽위원회는 이 인증기관 조정 그룹의 기능에 대한 구체적인 준비를 수립할 수 있다.

제50조 표준 수수료 목록

인증기관은 해당 인증기관이 수행하는 적합성 평가 활동에 대한 표준 수수료 목록을 마련하고 해당 목록을 공개적으로 이용 가능하게 해야 한다.

제5장 등급 분류 및 적합성 평가

제1절 등급 분류

제51장 기기의 등급 분류

1. 기기는 기기이 의도된 목적과 고유의 위험성을 고려하여 Class I, IIa, IIb와 III로 분류되어야 한다. 등급 분류는 부속서 VIII에 따라 수행되어야 한다.

2. 부속서 VIII의 적용에서 발생하는 제조사와 인증기관 간의 분쟁은 어떤 것이라도 제조사가 자신의 등록 영업소가 소재한 회원국의 관계 당국에 결정을 위해 회부되어야 한다. 제조사가 유럽연합 내에 소재한 등록 영업소가 없고 유럽 대리인을 아직 지정하지 않은 경우, 그 문제는 부속서 IX, 2.2절,

MDR(EU) 2017/745	의료기기 규정(EU) 2017/745
manufacturer has no registered place of business in the Union and has not yet designated an authorised representative, the matter shall be referred to the competent authority of the Member State in which the authorised representative referred to in the last indent of point(b) of the second paragraph of Section 2.2 of Annex IX has its registered place of business. Where the notified body concerned is established in a Member State other than that of the manufacturer, the competent authority shall adopt its decision after consultation with the competent authority of the Member State that designated the notified body.	(b)항의 마지막 행에 언급된 유럽 대리인의 등록 영업소가 소재한 회원국의 관계 당국에 회부되어야 한다. 관련 인증기관이 제조사와 다른 회원국에 근거를 두고 있는 경우, 관계 당국은 그 인증기관을 지정한 회원국의 관계 당국과 협의한 후 결정을 채택해야 한다.
The competent authority of the Member State in which the manufacturer has its registered place of business shall notify the MDCG and the Commission of its decision. The decision shall be made available upon request.	제조사의 등록 영업소가 소재한 회원국의 관계 당국은 MDCG와 유럽 위원회에 그 결정을 통지해야 한다. 그 결정은 요청에 따라 이용 가능해야 한다.

3. At the request of a Member State the Commission shall after consulting the MDCG, decide, by means of implementing acts, on the following:

   (a) application of Annex VIII to a given device, or category or group of devices, with a view to determining the classification of such devices;

   (b) that a device, or category or group of devices, shall for reasons of public health based on new scientific evidence, or based on any information which becomes available in the course of the Vigilance and market surveillance activities be reclassified, by way of derogation from Annex VIII.

4. The Commission may also, on its own initiative and after consulting the MDCG, decide, by means of implementing acts, on the issues referred to in points(a) and(b) of paragraph 3.

5. In order to ensure the uniform application of Annex VIII, and taking account of the relevant scientific opinions of the relevant scientific committees, the Commission may adopt implementing acts to the extent necessary to resolve issues of divergent interpretation and of practical application.

6. The implementing acts referred to in paragraphs 3, 4 and 5 of this Article shall be adopted in accordance with the examination procedure referred to in Article 114(3).

Section 2 - Conformity assessment

Article 52 Conformity assessment procedures

1. Prior to placing a device on the market, manufacturers shall undertake an assessment of the conformity of that device, in accordance with the applicable conformity assessment procedures set out in Annexes IX to XI.

2. Prior to putting into service a device that is not placed on the market, manufacturers shall undertake an assessment of the conformity of that device, in accordance with the applicable conformity assessment procedures set out in Annexes IX to XI.

3. Manufacturers of class III devices, other than custom-made or investigational devices, shall be subject to a conformity assessment as specified in Annex IX. Alternatively, the manufacturer may choose to apply a conformity assessment as specified in Annex X coupled with a conformity assessment as specified in Annex XI.

4. Manufacturers of class IIb devices, other than custom-made or investigational devices, shall be subject to a

3. 회원국의 요청에 유럽 위원회는 MDCG와 협의한 후, 집행 법령으로 다음에 관하여 결정해야 한다:

   (a) 해당 기기의 등급 분류를 결정하기 위해서, 특정 기기나, 기기의 범주 또는 기기 그룹에 부속서 VIII의 적용;

   (b) 기기나 기기 범주 또는 그룹은 새로운 과학적 증거에 기초하거나, Vigilance 및 시장 감시 활동의 과정에서 이용 가능한 정보에 기초해 공중 보건의 이유로 부속서 VIII을 유예하는 방식으로 재분류 되어야 한다.

4. 유럽 위원회는 또한 자체 주도로 그리고 MDCG와 협의한 후 집행 법령으로 제3항의 (a) 및 (b)항목에 언급된 문제에 관하여 결정할 수 있다.

5. 부속서 VIII의 동일한 적용을 보장하기 위해, 관련 과학 유럽 위원회의 관련 과학적 의견을 고려하여, 유럽 위원회는 서로 다른 해석과 실질적 적용의 문제를 해소하는 데 필요한 범위까지 집행 법령을 채택할 수 있다.

6. 이 조 제3, 4 및 5항에 언급된 집행 법령은 제114(3)조에 언급된 심사 절차에 따라 채택되어야 한다.

제2절 적합성 평가

제52조 적합성 평가 절차

1. 기기를 시장에 출시하기 전에, 제조사는 부속서 IX~XI에 명시된 해당하는 적합성 평가절차에 따라 기기의 적합성 평가를 수행해야 한다.

2. 시장에 출시되지 않은 기기의 사용개시 전에, 제조사는 부속서 IX~XI에 명시된 해당하는 적합성 평가절차에 따라 기기의 적합성 평가를 수행해야 한다.

3. 주문 제작 또는 임상용 기기를 제외한, Class III 기기의 제조사는 부속서 IX에 규정된 적합성 평가의 대상이 되어야 한다. 선택적으로, 제조사는 부속서 XI에 명시된 적합성 평가와 결합하여 부속서 X에 명시된 적합성 평가의 적용을 선택할 수도 있다.

4. 주문 제작 또는 임상용 기기를 제외한, Class IIb 기기의 제조사는 부속서 IX의 제I장과 제III장에 명시된 적합성 평가를

MDR(EU) 2017/745	의료기기 규정(EU) 2017/745

conformity assessment as specified in Chapters I and III of Annex IX, and including an assessment of the technical documentation as specified in Section 4 of that Annex of at least one representative device per generic device group.

However, for class IIb implantable devices, except sutures, staples, dental fillings, dental braces, tooth crowns, screws, wedges, plates, wires, pins, clips and connectors, the assessment of the technical documentation as specified in Section 4 of Annex IX shall apply for every device.

Alternatively, the manufacturer may choose to apply a conformity assessment based on type examination as specified in Annex X coupled with a conformity assessment based on product conformity verification as specified in Annex XI.

5. Where justified in view of well-established technologies, similar to those used in the exempted devices listed in the second subparagraph of paragraph 4 of this Article, being used in other class IIb implantable devices, or where justified in order to protect the health and safety of patients, users or other persons or other aspects of public health, the Commission is empowered to adopt delegated acts in accordance with Article 115 to amend that list by adding other types of class IIb implantable devices to that list or removing devices therefrom.

6. Manufacturers of class IIa devices, other than custom-made or investigational devices, shall be subject to a conformity assessment as specified in Chapters I and III of Annex IX, and including an assessment of the technical documentation as specified in Section 4 of that Annex of at least one representative device for each category of devices.

Alternatively, the manufacturer may choose to draw up the technical documentation set out in Annexes II and III coupled with a conformity assessment as specified in Section 10 or Section 18 of Annex XI. The assessment of the technical documentation shall apply for at least one representative device for each category of devices.

7. Manufacturers of class I devices, other than custom-made or investigational devices, shall declare the conformity of their products by issuing the EU declaration of conformity referred to in Article 19 after drawing up the technical documentation set out in Annexes II and III. If those devices are placed on the market in sterile condition, have a measuring function or are reusable surgical instruments, the manufacturer shall apply the procedures set out in Chapters I and III of Annex IX, or in Part A of Annex XI. However, the involvement of the notified body in those procedures shall be limited:

  (a) in the case of devices placed on the market in sterile condition, to the aspects relating to establishing, securing and maintaining sterile conditions;

  (b) In the case of devices with a measuring function, to the aspects relating to the conformity of the devices with the metrological requirements;

  (c) in the case of reusable surgical instruments, to the aspects relating to the reuse of the device, in particular cleaning, disinfection, sterilization, maintenance and functional testing and the related instructions for use.

8. Manufacturers of custom-made devices shall follow the procedure set out in Annex XIII and draw up the statement set out in Section 1 of that Annex before placing such devices on the market.

받아야 하며, 해당 부속서의 제4절에 명시된 일반기기 그룹별 최소 한 개의 대표 기기의 기술 문서의 평가를 포함해야 한다.

그러나 봉합사, 스테이플, 치아 충진재, 치과 교정기, 치관, 나사, 웨지, 플레이트, 교정용 와이어, 핀, 클립 및 커넥터를 제외한 Class IIb이식형 기기의 경우, 부속서 IX의 제4절에 명시된 대로 기술 문서 평가는 모든 기기에 대해 적용되어야 한다.

또는, 제조사는 부속서 XI에 명시된 대로 제품 적합성 검증에 기초한 적합성 평가와 결합하여 부속서 X에 명시된 대로 형식 검사에 기초한 적합성 평가를 적용하도록 선택할 수 있다.

5. 다른 Class IIb 이식형 기기에 사용되며, 이 조 제4항 두 번째 호에 열거된 면제 기기에 이용된 것과 유사한, 확립된 기술의 관점에서 정당화된 경우, 또는 환자나 사용자 또는 다른 사람의 건강과 안전성 또는 공중 보건의 다른 측면을 보호하기 위해 정당화된 경우, 유럽 위원회는 그 목록에 다른 유형의 Class IIb 이식형 기기를 추가하거나 삭제함으로써 그 목록을 수정하기 위해 제115조에 따라 위임된 법령을 채택할 권한이 있다.

6. 주문 제작 또는 임상용 기기를 제외한, Class IIa 기기의 제조사는 부속서 IX의 제I, III장에 명시된 적합성 평가의 대상이 되어야 하며 각 기기 범주별 최소 한 개의 대표 기기에 대한 해당 부속서의 제4절에 명시된 기술 문서의 평가를 포함해야 한다.

또는, 제조사는 부속서 XI의 제10절 또는 제18절에 명시된 적합성 평가와 결합하여 부속서 II 및 III에 명시된 기술 문서를 작성하도록 선택할 수 있다. 그 기술 문서의 평가는 기기의 범주별 최소 한 개의 대표 기기에 적용되어야 한다.

7. 주문 제작 또는 임상용 기기를 제외한, Class I 기기의 제조사는 부속서 II 및 III에 명시된 기술 문서를 작성한 후에 제19조에 언급된 EU 자가 적합 선언서를 발행하여 해당 기기의 적합성을 선언해야 한다. 만약 그 기기들이 멸균 상태로 시장에 출시되거나, 측정 기능이 있거나, 재사용 가능한 수술 기구라면, 제조사는 부속서 IX의 제I, III장 또는 부속서 XI의 파트A에 명시된 절차를 적용해야 한다. 그러나 그 절차에서 인증기관의 개입은,

  (a) 멸균 상태로 출시되는 경우, 멸균 상태의 수립, 확보 및 유지에 관련된 측면으로 제한되어야 한다;

  (b) 측정 기능을 가진 기기의 경우, 도량형학 요구사항에 대한 기기의 적합성에 관련되는 측면으로 제한되어야 한다;

  (c) 재사용 가능한 수술 기구의 경우, 기기의 재사용에 관련된 측면, 특히, 세척, 소독, 멸균, 유지관리 및 기능적 시험과, 관련 사용 설명서로 제한되어야 한다.

8. 주문제작 기기의 제조사는 시장에 출시하기 전에, 부속서 XIII에 명시된 절차를 따라야 하며 해당 부속서의 제1절에 명시된 진술문을 작성해야 한다.

| MDR(EU) 2017/745 | 의료기기 규정(EU) 2017/745 |

In addition to the procedure applicable pursuant to the first subparagraph, manufacturers of class III custom-made implantable devices shall be subject to the conformity assessment as specified in Chapter I of Annex IX. Alternatively, the manufacturer may choose to apply a conformity assessment as specified in Part A of Annex XI.

9. In addition to the procedures applicable pursuant to paragraph 3, 4, 6, or 7 of this Article, in the case of devices referred to in the first subparagraph of Article 1(8), the procedure specified in Section 5.2 of Annex IX or Section 6 of Annex X, as applicable, shall also apply.

10. In addition to the procedures applicable pursuant to paragraph 3, 4, 6, or 7 of this Article, in the case of devices that are covered by this Regulation in accordance with point(f) or(g) of Article 1(6) and with the first subparagraph of Article 1(10), the procedure specified in Section 5.3 of Annex IX or Section 6 of Annex X, as applicable, shall also apply.

11. In addition to the procedures applicable pursuant to paragraph 3, 4, 6, or 7, in the case of devices that are composed of substances or of combinations of substances that are intended to be introduced into the human body via a body orifice or applied to the skin and that are absorbed by or locally dispersed in the human body, the procedure specified in Section 5.4 of Annex IX or Section 6 of Annex X, as applicable, shall also apply.

12. The Member State in which the notified body is established may require that all or certain documents, including the technical documentation, audit, assessment and inspection reports, relating to the procedures referred to in paragraphs 1 to 7 and 9 to 11 be made available in an official Union language(s) determined by that Member State. In the absence of such requirement, those documents shall be available in any official Union language acceptable to the notified body.

13. Investigational devices shall be subject to the requirements set out in Articles 62 to 81.

14. The Commission may, by means of implementing acts, specify detailed arrangements and procedural aspects with a view to ensuring the harmonised application of the conformity assessment procedures by the notified bodies for any of the following aspects:

(a) the frequency and the sampling basis of the assessment of the technical documentation on a representative basis as set out in the third paragraph of Section 2.3 and in Section 3.5 of Annex IX in the case of class IIa and class IIb devices, and in Section 10.2 of Annex XI in the case of class IIa devices;

(b) the minimum frequency of unannounced on-site audits and sample tests to be conducted by notified bodies in accordance with Section 3.4 of Annex IX, taking into account the risk-class and the type of device;

(c) the physical, laboratory or other tests to be carried out by notified bodies in the context of sample tests, assessment of the technical documentation and type examination in accordance with Sections 3.4 and 4.3 of Annex IX, Section 3 of Annex X and Section 15 of Annex XI.

The implementing acts referred to in the first sub-paragraph shall be adopted in accordance with the examination procedure referred to in Article 114(3).

첫 번째 호에 따라 적용되는 절차에 추가하여, Class III 주문 제작 이식형 기기의 제조사는 부속서 IX의 제1장에 규정된 적합성 평가가 적용되어야 한다. 또는, 제조사는 부속서 XI의 파트A에 명시된 적합성 평가의 적용을 선택할 수도 있다.

9. 본 조항의 제3, 4, 6 또는 7항에 따라 해당하는 절차에 추가하여, 제1(8)조의 첫 번째 호에 언급된 기기의 경우, 해당하는 대로, 부속서 IX의 제5.2절 또는 부속서 X의 제6절에 명시된 절차도 적용되어야 한다.

10. 본 조항의 제3, 4, 6 또는 7항에 따라 해당하는 절차에 추가하여, 제1(6)조의 (f) 또는 (g)항목과 제1(10)조의 첫 번째 호에 따라 본 규정에 적용되는 기기의 경우, 해당하는 대로, 부속서 IX의 제5.3절 또는 부속서 X의 제6절에 명시된 절차도 적용되어야 한다.

11. 본 조항의 제3, 4, 6 또는 7항에 따라 해당하는 절차에 추가하여, 체구를 통해 인체에 유입되거나 피부에 적용되고 인체에 흡수되거나 국부적으로 분산되는 기기의 경우, 해당하는 대로, 부속서 IX의 제5.4절 또는 부속서 X의 제6절에 명시된 절차도 적용되어야 한다.

12. 인증기관이 근거를 두고 있는 회원국은 제1~7항과 제9~11항에 언급된 절차와 관련하여, 기술 문서, 심사, 평가 및 검사 보고서를 포함하는 모든 또는 특정 문서가 그 회원국에 의해 결정된 유럽연합의 공용어로 이용할 수 있게 되도록 요구할 수 있다. 그러한 요구사항이 없는 경우, 그 문서들은 인증기관에 수용 가능한 유럽연합의 공용어로 이용 가능해야 한다.

13. 임상용 기기는 제62~81조에 명시된 요구사항을 따라야 한다.

14. 유럽 위원회는, 집행 명령으로, 다음 측면의 어느 것에 대해서라도 인증기관의 적합성 평가 절차의 조화 적용의 보장을 기대하며 세부 제도와 절차적 측면을 규정할 수 있다:

(a) Class IIa 및 IIb 기기의 경우, 부속서 IX의 제2.3절의 세 번째 항과 제3.5절, 그리고 Class IIa 기기의 경우, 부속서 XI의 제10.2절에 명시된 대로 기술 문서 평가의 주기와 샘플링 기준;

(b) 기기의 위험 등급과 유형을 고려하여, 부속서 IX의 제3.4절에 따라 인증기관에 의해 수행되는 불시 현장심사 및 샘플링 시험의 최소 주기;

(c) 부속서 IX의 제3.4 및 제4.3절, 부속서 X의 제3절, 그리고 부속서 XI의 제15절에 따른 샘플링 시험, 기술 문서의 평가 그리고 형식 검사에 관련한 인증기관이 수행해야 하는 물리적, 시험소 또는 다른 시험.

첫 번째 호에 언급된 집행 법령은 제114(3)조에 언급된 심사 절차에 따라 채택되어야 한다.

| MDR(EU) 2017/745 | 의료기기 규정(EU) 2017/745 |

Article 53 Involvement of notified bodies in conformity assessment procedure

1. Where the conformity assessment procedure re quires the involvement of a notified body, the manufacturer may apply to a notified body of its choice, provided that the chosen notified body is designated for conformity assessment activities related to the types of devices concerned. The manufacturer may not lodge an application in parallel with another notified body for the same conformity assessment procedure.

2. The notified body concerned shall, by means of the electronic system referred to in Article 57, inform the other notified bodies of any manufacturer that withdraws its application prior to the notified body's decision regarding the conformity assessment.

3. When applying to a notified body under paragraph 1, manufacturers shall declare whether they have withdrawn an application with another notified body prior to the decision of that notified body and provide information about any previous application for the same conformity assessment that has been refused by another notified body.

4. The notified body may require any information or data from the manufacturer, which is necessary in order to properly conduct the chosen conformity assessment procedure.

5. Notified bodies and the personnel of notified bodies shall carry out their conformity assessment activities with the highest degree of professional integrity and the requisite technical and scientific competence in the specific field and shall be free from all pressures and inducements, particularly financial, which might influence their judgement or the results of their conformity assessment activities, especially as regards persons or groups with an interest in the results of those activities.

Article 54 Clinical evaluation consultation procedure for certain class III and class IIb devices

1. In addition to the procedures applicable pursuant to Article 52, a notified body shall also follow the procedure regarding clinical evaluation consultation as specified in Section 5.1 of Annex IX or as referred to in Section 6 of Annex X, as applicable, when performing a conformity assessment of the following devices:

   (a) class III implantable devices, and

   (b) class IIb active devices intended to administer and/or remove a medicinal product, as referred to in Section 6.4 of Annex VIII(Rule 12).

2. The procedure referred to in paragraph 1 shall not be required for the devices referred to therein:

   (a) in the case of renewal of a certificate issued under this Regulation;

   (b) where the device has been designed by modifying a device already marketed by the same manufacturer for the same intended purpose, provided that the manufacturer has demonstrated to the satisfaction of the notified body that the modifications do not adversely affect the benefit- risk ratio of the device; or

   (c) where the principles of the clinical evaluation of the device type or category have been addressed in a CS referred to in Article 9 and the notified body confirms that the clinical evaluation of the manufacturer for this device is in compliance with the relevant CS for clinical evaluation of that kind of device.

제53조 인증기관의 적합성 평가 절차 개입

1. 적합성 평가 절차에 인증기관의 개입이 필요한 경우, 제조사는 선택된 인증기관이 관련 기기의 유형에 관련된 적합성 평가 활동에 대해 지정되었다면 자신이 선택한 인증기관에 신청할 수 있다. 제조사는 동일한 적합성 평가 절차에 대해 다른 인증기관에 동시에 신청서를 제출할 수 없다.

2. 해당 인증기관은 제57조에 언급된 전자 시스템을 이용하여, 적합성 평가에 관한 인증기관의 결정 이전에 신청서를 철회한 제조사를 다른 인증기관에 알려야 한다.

3. 제1항에 따라 인증기관에 신청하는 경우, 제조사는 해당 인증기관의 결정 전에 다른 인증기관에 제출한 신청서를 철회했는지 여부를 밝히고 다른 인증기관이 거부한 동일 적합성 평가에 대한 모든 이전의 신청에 대해 정보를 제공해야 한다.

4. 인증기관은 선택된 적합성 평가 절차를 올바르게 수행하기 위해 필요한 모든 정보 또는 자료를 제조사에게 요구할 수 있다.

5. 인증기관 및 인증기관의 인력은 최고 수준의 직업적 성실성과 특정 분야에서 필요한 기술 및 과학 역량을 가지고 적합성 평가 활동을 수행해야 하며, 특히 해당 활동의 결과에 이해관계가 있는 사람 또는 그룹과 관련하여 적합성 평가 활동의 판단이나 결과에 영향을 미칠 수 있는 모든 압력과 유인책, 특히 재정적 요인에서 자유로워야 한다.

제54조 일부 Class III 및 Class IIb 기기에 대한 임상 평가 협의 절차

1. 제52조에 따라 적용되는 절차에 추가하여, 인증기관은 다음 기기의 적합성 평가 수행 시 부속서 IX의 제5.1절에 명시되거나 부속서 X의 제6절에 언급된 대로 임상 평가 협의에 관한 절차도 따라야 한다.

   (a) Class III 이식형 기기

   (b) 부속서 VIII의 제6.4절(규칙 12)에 언급된 대로 의약품 투여 및/또는 제거용으로 의도된 Class IIb 능동기기

2. 제1항에 언급된 절차는 다음과 같은 경우 해당 항에 언급된 기기에 대해 요구되지 않아야 한다:

   (a) 이 규정에 따라 발행된 인증서를 갱신하는 경우;

   (b) 동일한 제조사에 의해 동일한 의도된 목적으로 이미 시판된 기기를 수정하여 설계 된 기기로, 제조사가 해당 수정이 기기의 이익-위험 비율에 부정적인 영향을 미치지 않음을 인증기관이 만족할 만한 수준으로 입증한 경우;

   (c) 해당 기기 유형 또는 범주의 임상 평가 원칙이 제9조에 언급된 CS에서 다루어졌고 인증기관이 이 기기에 대한 제조사의 임상 평가가 해당 기기 종류의 임상 평가에 대한 관련 CS를 준수한다고 확인하는 경우.

3. The notified body shall notify the competent authorities, the authority responsible for notified bodies and the Commission through the electronic system referred to in Article 57 of whether or not the procedure referred to in paragraph 1 of this Article is to be applied. That notification shall be accompanied by the clinical evaluation assessment report.

4. The Commission shall draw up an annual overview of devices which have been subject to the procedure specified in Section 5.1 of Annex IX and referred to in Section 6 of Annex X. The annual overview shall include the notifications in accordance with paragraph 3 of this Article and point(e) of Section 5.1 of Annex IX and a listing of the cases where the notified body did not follow the advice from the expert panel. The Commission shall submit this overview to the European Parliament, to the Council and to the MDCG.

5. The Commission shall by 27 May 2025 draw up a report on the operation of this Article and submit it to the European Parliament and to the Council. The report shall take into account the annual overviews and any available relevant recommendations from the MDCG. On the basis of that report the Commission shall, if appropriate, make proposals for amendments to this Regulation.

Article 55 Mechanism for scrutiny of conformity assessments of certain class III and class IIb devices

1. A notified body shall notify the competent authorities of certificates it has granted to devices for which the conformity assessment has been performed pursuant to Article 54(1). Such notification shall take place through the electronic system referred to in Article 57 and shall include the summary of safety and clinical performance pursuant to Article 32, the assessment report by the notified body, the instructions for use referred to in Section 23.4 of Annex I, and, where applicable, the scientific opinion of the expert panels referred to in Section 5.1 of Annex IX or Section 6 of Annex X, as applicable. In the case of divergent views between the notified body and the expert panels, a full justification shall also be included.

2. A competent authority and, where applicable, the Commission may, based on reasonable concerns apply further procedures in accordance with Article 44, 45, 46, 47 or 94 and, where deemed necessary, take appropriate measures in accordance with Articles 95 and 97.

3. The MDCG and, where applicable, the Commission, may, based on reasonable concerns, request scientific advice from the expert panels in relation to the safety and performance of any device.

Article 56 Certificates of conformity

1. The certificates issued by the notified bodies in accordance with Annexes IX, X and XI shall be in an official Union language determined by the Member State in which the notified body is established or otherwise in an official Union language acceptable to the notified body. The minimum content of the certificates shall be as set out in Annex XII.

2. The certificates shall be valid for the period they indicate, which shall not exceed five years. On application by the manufacturer, the validity of the certificate may be extended for further periods, each not exceeding five years, based on a re-assessment in accordance with the applicable conformity assessment procedures. Any supplement to a certificate shall remain valid as long as the certificate which it supplements is valid.

---

3. 인증기관은 제57조에 언급된 전자 시스템을 통해 관계 당국, 인증기관을 담당하는 당국 및 유럽위원회에 이 조 제1항에 언급된 절차가 적용되어야 하는지 여부를 통지해야 한다. 해당 통지에는 임상 평가에 대한 평가 보고서가 첨부되어야 한다.

4. 유럽위원회는 부속서 IX의 제5.1절에 명시되고 부속서 X의 제6절에 언급된 절차가 적용되는 기기의 연간 개요를 작성해야 한다. 연간 개요에는 이 조 제3항 및 부속서 IX의 제5.1절 (e)항목에 따른 통지와 인증기관이 전문가 패널의 자문을 따르지 않은 사례의 목록이 포함되어야 한다. 유럽위원회는 이 개요를 유럽 의회, 이사회 및 MDCG에 제출해야 한다.

5. 유럽위원회는 2025년 5월 27일까지 이 조의 운영에 관한 보고서를 작성하고 이를 유럽 의회 및 이사회에 제출해야 한다. 이 보고서는 연간 개요와 사용 가능한 모든 관련 MDCG 권고를 고려해야 한다. 해당 보고서를 기초로 유럽위원회는 적절한 경우 이 규정에 대한 수정을 제안해야 한다.

제55조 일부 Class III 및 Class IIb 기기의 적합성 평가 정밀조사 메커니즘

1. 인증기관은 제54(1)조에 따라 적합성 평가가 수행된 기기에 부여한 인증서에 대해 관계 당국에 통지해야 한다. 그러한 통지는 제57조에 언급된 전자 시스템을 통해 이루어져야 하며, 제32조에 따른 안전성 및 임상 성능의 요약서, 인증기관의 평가 보고서, 부속서 I의 제23.4절에 언급된 사용 설명서 및 적용 가능한 경우 부속서 IX의 제5.1절 또는 부속서 X의 제6절에 언급된 전문가 패널의 과학적 의견을 포함해야 한다. 인증기관과 전문가 패널 간에 의견이 다른 경우, 충분한 정당화가 역시 포함되어야 한다.

2. 관계 당국 및 적용 가능한 경우 유럽위원회는 합리적 우려에 기초하여 제44, 45, 46, 47조 또는 제94조에 따라 추가 절차를 적용할 수 있으며, 필요하다고 간주되는 경우 제95조 및 제97조에 따라 적절한 조치를 취할 수 있다.

3. MDCG와 적용 가능한 경우 유럽위원회는 합리적 우려에 기초하여 기기의 안전 및 성능과 관련하여 전문가 패널의 과학적 자문을 요청할 수 있다.

제56조 적합성 인증서

1. 부속서 IX, X 및 XI에 따라 인증기관에서 발행한 인증서는 해당 인증기관이 설립된 회원국이 결정한 유럽연합의 공용어 또는 아니면, 그 인증기관에 수용 가능한 유럽연합의 공용어로 작성되어야 한다. 인증서의 최소 내용은 부속서 XII에 명시된 것과 같아야 한다.

2. 인증서는 제시된 기간 동안 유효해야 하며, 이는 5년을 초과해서는 안 된다. 제조사의 신청 시, 인증서의 유효성은 적용 가능한 적합성 평가 절차에 따른 재평가에 기초하여, 그 인증서의 유효 기간이 매 5년을 초과하지 않는 추가 기간에 대해 연장될 수 있다. 인증서에 대한 모든 보충 내용도 보충하는 인증서가 유효한 기간 동안 유효하게 유지되어야 한다.

| MDR(EU) 2017/745 | 의료기기 규정(EU) 2017/745 |

3. Notified bodies may impose restrictions to the intended purpose of a device to certain groups of patients or require manufacturers to undertake specific PMCF studies pursuant to Part B of Annex XIV.

4. Where a notified body finds that the requirements of this Regulation are no longer met by the manufacturer, it shall, taking account of the principle of proportionality, suspend or withdraw the certificate issued or impose any restrictions on it unless compliance with such requirements is ensured by appropriate corrective action taken by the manufacturer within an appropriate deadline set by the notified body. The notified body shall give the reasons for its decision.

5. The notified body shall enter in the electronic system referred to in Article 57 any information regarding certificates issued, including amendments and supplements thereto, and regarding suspended, reinstated, withdrawn or refused certificates and restrictions imposed on certificates. Such information shall be accessible to the public.

6. In the light of technical progress, the Commission is empowered to adopt delegated acts in accordance with Article 115 amending the minimum content of the certificates set out in Annex XII.

Article 57 Electronic system on notified bodies and on certificates of conformity

1. The Commission, after consulting the MDCG, shall set up and manage an electronic system to collate and process the following information:

    (a) the list of subsidiaries referred to in Article 37(3);

    (b) the list of experts referred to in Article 40(2);

    (c) the information relating to the notification referred to in Article 42(10) and the amended notifications referred to in Article 46(2);

    (d) the list of notified bodies referred to in Article 43(2);

    (e) the summary of the report referred to in Article 44(12);

    (f) the notifications for conformity assessments and certificates referred to in Articles 54(3) and 55(1);

    (g) withdrawal or refusals of applications for the certificates as referred to in Article 53(2) and Section 4.3 of Annex VII;

    (h) the information regarding certificates referred to in Article 56(5);

    (i) the summary of safety and clinical performance referred to in Article 32.

2. The information collated and processed by the electronic system shall be accessible to the competent authorities of the Member States, to the Commission, where appropriate to the notified bodies and where provided elsewhere in this regulation or in Regulation(EU) 2017/746 to the public.

Article 58 Voluntary change of notified body

1. In cases where a manufacturer terminates its contract with a notified body and enters into a contract with another notified body in respect of the conformity assessment of the same device, the detailed arrangements for the change of notified body shall be clearly defined in an agreement between the manufacturer, the incoming notified body and, where practicable the outgoing notified body. That agreement shall cover at least the following aspects:

3. 인증기관은 기기의 의도된 목적을 환자의 일부 그룹으로 제한하거나 제조사에게 부속서 XIV의 파트B에 따른 특정 PMCF 연구를 수행하도록 요구할 수 있다.

4. 인증기관이 제조사가 이 규정의 요구사항을 더 이상 충족하지 않음을 발견하는 경우, 인증기관은 비례의 원칙을 고려하여, 발행된 인증서를 중지 또는 철회하거나, 인증기관이 설정한 적절한 기한 내에 제조사가 취하는 적절한 시정 조치로 그러한 요구사항의 준수가 보장되지 않으면 해당 인증서에 제한을 가해야 한다. 인증기관은 그 결정에 대한 사유를 제공해야 한다.

5. 인증기관은 해당 인증서에 대한 수정 및 보충내용을 포함하여 발행된 인증서와 중지, 복원, 철회 또는 거부된 인증서 및 인증서에 부과된 제한에 관한 모든 정보를 제57조에 언급된 전자 시스템에 입력해야 한다. 그러한 정보는 대중에게 접근 가능해야 한다.

6. 기술적 진보를 고려하여 유럽위원회는 부속서 XII에 규정된 인증서의 최소 내용을 수정하는 제115조에 따른 위임 법령을 채택할 수 있는 권한이 있다.

제57조 인증기관 및 적합성 인증서에 관한 전자 시스템

1. 유럽위원회는 MDCG와 협의한 후 다음 정보를 수집분석 및 처리하는 전자 시스템을 구축하고 관리해야 한다:

    (a) 제37(3)조에 언급된 자회사 목록;

    (b) 제40(2)조에 언급된 전문가 목록;

    (c) 제42(10)조에 언급된 통지 및 제46(2)조에 언급된 수정된 통지와 관련된 정보;

    (d) 제43(2)조에 언급된 인증기관 목록;

    (e) 제44(12)조에 언급된 보고서 요약;

    (f) 제54(3)조 및 제55(1)조에 언급된 적합성 평가 및 인증서에 대한 통지;

    (g) 제53(2)조 및 부속서 VII의 제4.3절에 언급된 대로 인증서 신청서의 철회 또는 거부;

    (h) 제56(5)조에 언급된 인증서에 관한 정보;

    (i) 제32조에 언급된 안전성 및 임상 성능 요약서;

2. 전자 시스템을 통해 수집분석 및 처리되는 정부는 회원국이 관계 당국, 유럽위원회, 적절한 경우 인증기관 및 이 규정의 다른 곳 또는 규정(EU) 2017/746에서 제시된 경우, 대중이 접근 가능해야 한다.

제58조 인증기관의 자발적 변경

1. 제조사가 한 인증기관과의 계약을 해지하고 동일한 기기의 적합성 평가와 관련하여 다른 인증기관과 계약하는 경우, 해당 인증기관 변경에 대한 세부 합의 사항이 제조사, 신임 인증기관과 실행 가능한 경우, 전임 인증기관 간의 합의 사항에 명확하게 정의되어야 한다. 해당 합의 내용에는 최소한 다음 측면을 포함해야 한다:

MDR(EU) 2017/745	의료기기 규정(EU) 2017/745
(a) the date on which the certificates issued by the outgoing notified body become invalid;	(a) 전임 인증기관이 발행한 인증서가 무효화되는 날짜;
(b) the date until which the identification number of the outgoing notified body may be indicated in the information supplied by the manufacturer, including any promotional material;	(b) 모든 홍보물을 포함하여 제조사가 제공하는 정보에 전임 인증기관의 식별 번호가 표시될 수 있는 최종 날짜;
(c) the transfer of documents, including confidentiality aspects and property rights;	(c) 기밀유지 측면 및 재산권을 포함하는 문서의 이전;
(d) the date after which the conformity assessment tasks of the outgoing notified body is assigned to the incoming notified body;	(d) 전임 인증기관의 적합성 평가 업무가 신임 인증기관에 양도되는 날짜;
(e) the last serial number or lot number for which the outgoing notified body is responsible.	(e) 전임 인증기관이 책임을 지는 마지막 시리얼 번호 또는 로트 번호.

2. The outgoing notified body shall withdraw the certify cates it has issued for the device concerned on the date on which they become invalid.

2. 전임 인증기관은 인증서가 무효화되는 날짜에 관련 기기에 대해 발행한 인증서를 철회해야 한다.

Article 59 Derogation from the conformity assessment procedures

1. By way of derogation from Article 52, or, for the period from 24 April 2020 to 25 May 2021, by way of derogation from Article 9(1) and(2) of Directive 90/385/EEC or from Article 11(1) to(6) of Directive 93/42/EEC, any competent authority may authorise, on a duly justified request, the placing on the market or putting into service within the territory of the Member State concerned, of a specific device for which the procedures referred to in those Article have not been carried out but use of which is in the interest of public health or patient safety or health.

2. The Member State may inform the Commission and the other Member States of any authorisation granted in accordance with Article 9(9) of Directive 90/385/EEC or Article 11(13) of Directive 93/42/EEC before 24 April 2020.

3. ▶M1 Following a notification pursuant to paragraph 2 of this Article, the Commission, in exceptional cases relating to public health or patient safety or health, may, by means of implementing acts, extend for a limited period of time the validity of an authorisation granted by a Member State in accordance with paragraph 1 of this Article or, when granted before 24 April 2020, in accordance with Article 9(9) of Directive 90/385/EEC or Article 11(13) of Directive 93/42/EEC to the territory of the Union and set the conditions under which the device may be placed on the market or put into service. Those implementing acts shall be adopted in accordance with the examination procedure referred to in Article 114(3). ◀

On duly justified imperative grounds of urgency relating to the health and safety of humans, the Commission shall adopt immediately applicable implementing acts in accordance with the procedure referred to in Article 114(4).

Article 60 Certificate of free sale

1. For the purpose of export and upon request by a manufacturer or an authorised representative, the Member State in which the manufacturer or the authorised representative has its registered place of business shall issue a certificate of free sale declaring that the manufacturer or the authorised representative, as applicable, has its registered place of business on its territory and that the device in question bearing the CE marking in accordance with this Regulation may be marketed in the Union. The

제59조 적합성 평가 절차의 예외

1. 제52조를 유예하는 방식으로, 또는 2020년 4월 24일에서 2021년 5월 25일까지의 기간 동안, 지침 90/385/EEC의 제9(1) 및 제(2)조 또는 지침 93/42/EEC의 제11(1)조에서 제(6)조 까지를 유예하는 방식으로, 어떤 관계 당국이라도, 충분히 정당화된 요청에 따라, 해당 조에 언급된 절차가 수행되지는 않았으나 그 사용이 공중 보건이나 환자 안전 또는 건강에 이익이 되는 특정 기기에 대해 해당 회원국의 영토 내에서 시장 출시 또는 사용 개시를 허가할 수 있다.

2. 회원국은 2020년 4월 24일 이전에 지침 90/385/EEC의 제9(9)조 또는 지침 93/42/EEC의 제11(13)조에 따라 허가된 승인을 유럽위원회와 다른 회원국에 통보할 수 있다.

3. 이 조 제2항에 따른 통지 이후, 유럽위원회는 공중보건이나 환자 안전 또는 건강과 관련된 예외적인 경우에 집행 법령으로, 회원국이 이 조 제1항에 따라, 또는 지침 90/385/EEC의 제9(9)조 또는 지침 93/42/EEC의 11(13)에 따라 2020년 4월 24일 이전에 허가되었을 때, 부여한 허가의 유효성을 제한된 기간 동안 유럽연합의 영토로 확장하고 해당 기기가 시장 출시 또는 사용 개시될 수 있는 조건을 설정할 수 있다. 해당 집행 법령은 제114(3)조에 언급된 심사 절차에 따라 채택되어야 한다.

사람의 건강 및 안전과 관련하여 충분히 정당화된 피할 수 없는 긴급성의 이유로, 유럽위원회는 제114(4)조에 언급된 절차에 따라 적용 가능한 집행 법령을 즉시 채택해야 한다.

제60조 자유 판매 증명서

1. 수출 목적으로 제조사 또는 유럽 대리인의 요청 시, 제조사 또는 유럽 대리인의 등록 영업소가 소재한 회원국은 해당 제조사 또는 적용 가능한 대로 유럽 대리인이 해당 영토에 등록 영업소를 가지고 있으며 이 규정에 따라 CE 마킹된 대상 기기가 유럽연합에서 시판될 수 있다고 선언하는 자유 판매 증명서를 발행해야 한다. 자유 판매 증명서는 제29조에 따른 UDI 데이터베이스에 제공된 대로 기기의 기본 UDI-DI를 명시해야 한다. 인증기관에서 제56조에 따라 인증서를 발행한 경우, 자유 판매 증명서에는 부속서 XII의 제II장 제3절에

MDR(EU) 2017/745	의료기기 규정(EU) 2017/745

certificate of free sale shall set out the Basic UDI-DI of the device as provided to the UDI database under Article 29. Where a notified body has issued a certificate pursuant to Article 56, the certificate of free sale shall set out the unique number identifying the certificate issued by the notified body, as referred to in Section 3 of Chapter II of Annex XII.

2. The Commission may, by means of implementing acts, establish a model for certificates of free sale, taking into account international practice as regards the use of certificates of free sale. Those implementing acts shall be adopted in accordance with the advisory procedure referred to in Article 114(2).

Chapter VI Clinical evaluation and clinical investigations

Article 61 Clinical evaluation

1. Confirmation of conformity with relevant general safety and performance requirements set out in Annex I under the normal conditions of the intended use of the device, and the evaluation of the undesirable side-effects and of the acceptability of the benefit-risk-ratio referred to in Sections 1 and 8 of Annex I, shall be based on clinical data providing sufficient clinical evidence, including where applicable relevant data as referred to in Annex III.

The manufacturer shall specify and justify the level of clinical evidence necessary to demonstrate conformity with the relevant general safety and performance requirements. That level of clinical evidence shall be appropriate in view of the characteristics of the device and its intended purpose.

To that end, manufacturers shall plan, conduct and document a clinical evaluation in accordance with this Article and Part A of Annex XIV.

2. For all class III devices and for the class IIb devices referred to in point(b) of Article 54(1), the manufacturer may, prior to its clinical evaluation and/or investigation, consult an expert panel as referred to in Article 106, with the aim of reviewing the manufacturer's intended clinical development strategy and proposals for clinical investigation. The manufacturer shall give due consideration to the views expressed by the expert panel. Such consideration shall be documented in the clinical evaluation report referred to in paragraph 12 of this Article.

The manufacturer may not invoke any rights to the views expressed by the expert panel with regard to any future conformity assessment procedure.

3. A clinical evaluation shall follow a defined and methodologically sound procedure based on the following:

   (a) a critical evaluation of the relevant scientific literature currently available relating to the safety, performance, design characteristics and intended purpose of the device, where the following conditions are satisfied:

   - it is demonstrated that the device subject to clinical evaluation for the intended purpose is equivalent to the device to which the data relate, in accordance with Section 3 of Annex XIV, and

   - the data adequately demonstrate compliance with the relevant general safety and performance requirements;

   (b) a critical evaluation of the results of all available clinical investigations, taking duly into consideration whether

언급된 대로 해당 인증기관이 발행한 인증서를 식별하는 고유 번호가 명시되어야 한다.

2. 유럽위원회는 집행 법령으로 자유 판매 증명서 사용에 대한 국제 관행을 고려하여, 자유 판매 증명서의 모델을 수립할 수 있다. 그 집행 법령은 제114(2)조에 언급된 권고 절차에 따라 채택되어야 한다.

제6장 임상 평가와 임상 시험

제61조 임상 평가

1. 기기의 의도된 사용의 정상 조건 하에서 부속서I에 규정된 관련 일반 안전 및 성능 요구사항에 대한 적합성의 확인과 부속서 I의 제1절 및 제8절에 언급된 바람직하지 않은 부작용 및 이익-위험 비율의 허용가능성의 평가는 적용 가능한 경우 부속서 III에 언급된 관련 자료를 포함하여, 충분한 임상 증거를 제공하는 임상 자료에 기초해야 한다.

제조사는 관련 일반 안전 및 성능 요구사항에 대한 적합성을 입증하기 위해 필요한 임상 증거의 수준을 규정하고 정당한 근거를 제시해야 한다. 임상 증거의 해당 수준은 기기의 특징 및 그 의도된 목적을 고려하여 적절해야 한다.

이를 위해 제조사는 이 조와 부속서 XIV의 파트 A에 따라 임상 평가를 계획, 수행 및 문서화해야 한다.

2. 모든 Class III 기기와 제54(1)조의 (b)항목에 언급된 Class IIb 기기의 경우, 제조사는 임상 평가 및/또는 조사 전에 제조사의 의도된 임상 개발 전략과 임상 시험 제안을 검토하기 위해 제106조에 언급된 대로 전문가 패널과 협의할 수 있다. 제조사는 전문가 패널에 의해 표현된 견해를 충분히 고려해야 한다. 그러한 고려는 이 조 제12항에 언급된 임상 평가 보고서에 문서화해야 한다.

제조사는 모든 이후 적합성 평가 절차와 관련하여 전문가 패널이 표한 견해에 대해 어떠한 권리도 행사할 수 없다.

3. 임상 평가는 다음에 기초하여 명확하게 정의되고 방법론적으로 타당한 절차를 따라야 한다.

   (a) 다음 조건이 충족되는 경우, 기기의 안전성, 성능, 설계 특징 및 의도된 목적과 관련하여 현재 사용 가능한 관련 과학 문헌의 비판적 평가:

   - 의도된 목적에 대한 임상 평가 대상인 기기가 부속서 XIV의 제3절에 따라 해당 자료가 관련되는 기기와 동등하다고 입증된다, 그리고

   - 해당 자료가 관련 일반 안전 및 성능 요구사항의 준수를 적절하게 입증한다;

   (b) 임상 시험이 제62조~제80조, 제81조에 따라 채택된 모든 법령 및 부속서XV에 따라 수행되었는지 여부를 충분히 고려

| MDR(EU) 2017/745 | 의료기기 규정(EU) 2017/745 |

the investigations were performed under Articles 62 to 80, any acts adopted pursuant to Article 81, and Annex XV; and

(c) a consideration of currently available alternative treatment options for that purpose, if any.

4. In the case of implantable devices and class III de vices, clinical investigations shall be performed, except if:

 - the device has been designed by modifications of a device already marketed by the same manufacturer,

 - the modified device has been demonstrated by the manufacturer to be equivalent to the marketed device, in accordance with Section 3 of Annex XIV and this demonstration has been endorsed by the notified body, and

 - the clinical evaluation of the marketed device is sufficient to demonstrate conformity of the modified device with the relevant safety and performance requirements.

 In this case, the notified body shall check that the PMCF plan is appropriate and includes post market studies to demonstrate the safety and performance of the device.

 In addition, clinical investigations need not be performed in the cases referred to in paragraph 6.

5. A manufacturer of a device demonstrated to be equivalent to an already marketed device not manufactured by him, may also rely on paragraph 4 in order not to perform a clinical investigation provided that the following conditions are fulfilled in addition to what is required in that paragraph:

 - the two manufacturers have a contract in place that explicitly allows the manufacturer of the second device full access to the technical documentation on an ongoing basis, and

 - the original clinical evaluation has been performed in compliance with the requirements of this Regulation,

 and the manufacturer of the second device provides clear evidence thereof to the notified body.

6. The requirement to perform clinical investigations pursuant to paragraph 4 shall not apply to implantable devices and class III devices:

 (a) which have been lawfully placed on the market or put into service in accordance with Directive 90/385/EEC or Directive 93/42/EEC and for which the clinical evaluation:

  - is based on sufficient clinical data, and

  - is in compliance with the relevant product- specific CS for the clinical evaluation of that kind of device, where such a CS is available; or

 (b) that are sutures, staples, dental fillings, dental braces, tooth crowns, screws, wedges, plates, wires, pins, clips or connectors for which the clinical evaluation is based on sufficient clinical data and is in compliance with the relevant product-specific CS, where such a CS is available.

7. Cases in which paragraph 4 is not applied by virtue of paragraph 6 shall be justified in the clinical evaluation report by the manufacturer and in the clinical evaluation assessment report by the notified body.

8. Where justified in view of well-established technologies, similar to those used in the exempted devices listed in point(b) of paragraph 6 of this Article, being used in other devices, or where justified in order to protect the health and safety of patients, users or other persons or other aspects

하여 모든 이용 가능한 임상 시험 결과에 대한 비판적 평가; 그리고

(c) 해당 목적으로 현재 사용 가능한 대체 치료 옵션에 대한 고려(있는 경우).

4. 이식형 기기 및 Class III 기기의 경우, 다음의 경우를 제외하고, 임상 시험이 수행되어야 한다:

 - 기기가 동일한 제조사에 의해 이미 시판된 기기를 수정하여 설계된 경우,

 - 부속서 XIV의 제3절에 따라 수정된 기기가 시판된 기기와 동등함을 제조사가 입증했으며, 인증기관에 의해 확인된 경우, 그리고

 - 시판된 기기의 임상 평가가 관련 안전 및 성능 요구사항에 대한 수정된 기기의 적합성을 입증하기에 충분한 경우.

 이 경우, 인증기관은 PMCF 계획서가 적절하며 기기의 안전과 성능을 입증하기 위한 시판 후 연구를 포함하고 있는지를 확인해야 한다.

 또한 제6항에 언급된 경우에는 임상 시험을 수행하지 않아도 된다.

5. 자신이 제조하지 않은 이미 시판된 기기와 동등한 것으로 입증된 기기의 제조사는 해당 항에서 요구되는 것에 추가하여 다음과 같은 조건이 충족되는 경우, 임상 시험을 수행하지 않기 위해 제4항에 의존할 수도 있다.

 - 두 제조사 간에 두 번째 기기의 제조사가 기술 문서에 지속적으로 완전히 접근할 수 있도록 명시적으로 허용하는 계약을 체결한 경우, 그리고

 - 원래 임상 평가가 이 규정의 요구사항을 준수하여 수행되었으며,

 그리고 두 번째 기기의 제조사가 이에 대한 명확한 증거를 인증기관에 제공하는 경우.

6. 제4항에 따른 임상 시험 수행 요구사항은 다음과 같은 이식형 기기 및 Class III 기기에 적용되지 않아야 한다:

 (a) 지침 90/385/EEC 또는 지침 93/42/EEC에 따라 합법적으로 시장 출시 또는 사용 개시되었고 임상 평가가 다음과 같이 이루어진 기기:

  - 충분한 임상 자료에 기초하며,

  - 어떤 CS가 이용 가능한 경우, 해당 종류의 기기의 임상 평가에 대한 관련 제품별 CS를 준수한다; 또는

 (b) 임상 평가가 충분한 임상 자료에 기초하고, 관련 제품별 CS가 이용 가능한 경우, 그러한 CS를 준수하는 봉합사, 스테이플, 치아 충전재, 치과 교정기, 치관, 나사, 웨지, 플레이트, 교정용 와이어, 핀, 클립 및 커넥터.

7. 제6항에 의해 제4항이 적용되지 않는 경우는 제조사의 임상 평가 보고서와 임상 평가에 대한 인증기관의 평가 보고서에서 정당화되어야 한다.

8. 이 조 제6항 (b)항목에 나열된 면제 기기에 사용되는 것과 비슷한 기존에 확립된 기술이 다른 기기에 사용되는 것을 고려하여 정당화되거나, 또는 환자, 사용자 또는 다른 사람의 건강과 안전이나 공중보건의 다른 측면을 보호하기 위해 타당한 경우, 유럽위원회는 제115조에 따라 위임 법령을 채택하여

MDR(EU) 2017/ 745	의료기기 규정(EU) 2017/ 745
of public health, the Commission is empowered to adopt delegated acts in accordance with Article 115 to amend the list of exempted devices referred to in the second subparagraph of Article 52(4) and in point(b) of paragraph 6 of this Article, by adding other types of implantable or class III devices to that list or removing devices therefrom.	제52(4)조의 두 번째 호와 이 조 제6항 (b)항목에 언급된 면제 기기 목록에 다른 유형의 이식형 기기 또는 Class III 기기를 추가하거나 해당 목록에서 기기를 삭제하여 목록을 수정할 수 있는 권한이 있다.
9. In the case of the products without an intended medical purpose listed in Annex XVI, the requirement to demonstrate a clinical benefit in accordance with this Chapter and Annexes XIV and XV shall be understood as a requirement to demonstrate the performance of the device. Clinical evaluations of those products shall be based on relevant data concerning safety, including data from post-market surveillance, PMCF, and, where applicable, specific clinical investigation. Clinical investigations shall be performed for those products unless reliance on existing clinical data from an analogous medical device is duly justified.	9. 부속서 XVI에 나열된 의도된 의료 목적이 없는 제품의 경우, 이 장과 부속서 XIV 및 XV에 따라 임상적 이익을 입증해야 하는 요구사항은 기기의 성능을 입증해야 하는 요구사항으로 이해되어야 한다. 해당 제품의 임상 평가는 시판 후 감시, PMCF 및 적용 가능한 경우 특정 임상 시험에서 얻은 자료를 포함하여 안전에 관한 관련 자료에 기초해야 한다. 유사한 의료기기에서 얻은 기존 임상 자료에 대한 의존이 정당화되지 않으면 해당 제품에 대해 임상 시험이 수행되어야 한다.
10. Without prejudice to paragraph 4, where the demonstration of conformity with general safety and performance requirements based on clinical data is not deemed appropriate, adequate justification for any such exception shall be given based on the results of the manufacturer's risk management and on consideration of the specifics of the interaction between the device and the human body, the clinical performance intended and the claims of the manufacturer. In such a case, the manufacturer shall duly substantiate in the technical documentation referred to in Annex II why it considers a demonstration of conformity with general safety and performance requirements that is based on the results of non-clinical testing methods alone, including performance evaluation, bench testing and pre-clinical evaluation, to be adequate.	10. 제4항을 위배하지 않고, 임상 자료에 기초한 일반 안전 및 성능 요구사항에 대한 적합성 입증이 적절하지 않은 것으로 간주되는 경우, 제조사의 위험 관리 결과와 기기와 인체 간 상호 작용, 의도된 임상 성능 및 제조사 주장의 세부 사항에 대한 고려에 기초하여 모든 그러한 예외에 대한 적합하고 정당한 이유가 제시되어야 한다. 그러한 경우, 제조사는 부속서 II에 언급된 기술 문서에 성능 평가, 벤치 시험 및 전임상 평가 등 비 임상적 시험 방법의 결과에만 기초한 일반 안전 및 성능 요구사항에 대한 적합성 입증이 적절하다고 생각하는 이유를 충분히 실증해야 한다.
11. The clinical evaluation and its documentation shall be updated throughout the life cycle of the device concerned with clinical data obtained from the implementation of the manufacturer's PMCF plan in accordance with Part B of Annex XIV and the post- market surveillance plan referred to in Article 84.	11. 임상 평가와 그 문서는 대상 기기의 수명주기 전체에서 부속서 XIV의 파트B에 따른 제조사의 PMCF 계획서 실행 및 제84조에 언급된 시판 후 감시 계획서에서 얻어지는 임상 자료로 업데이트되어야 한다.
For class III devices and implantable devices, the PMCF evaluation report and, if indicated, the summary of safety and clinical performance referred to in Article 32 shall be updated at least annually with such data.	Class III 기기 및 이식형 기기의 경우, PMCF 평가 보고서 및 표시된 경우, 제32조에 언급된 안전성 및 임상 성능의 요약서는 그러한 자료로 적어도 1년에 한 번씩 업데이트되어야 한다.
12. The clinical evaluation, its results and the clinical evidence derived from it shall be documented in a clinical evaluation report as referred to in Section 4 of Annex XIV, which, except for custom-made devices, shall be part of the technical documentation referred to in Annex II relating to the device concerned.	12. 임상 평가, 그 결과 그리고 그로부터 유래된 임상 증거는 주문 제작기기를 제외하고 해당 기기와 관련된 부속서 II에 언급된 기술 문서의 일부인 부속서 XIV의 제4절에 언급된 임상 평가 보 서로 문서화되어야 한다.
13. Where necessary to ensure the uniform application of Annex XIV, the Commission may, having due regard to technical and scientific progress, adopt implementing acts to the extent necessary to resolve issues of divergent interpretation and of practical application. Those implementing acts shall be adopted in accordance with the examination procedure referred to in Article 114(3).	13. 부속서 XIV의 동일한 적용을 보장하기 위해 필요한 경우, 유럽위원회는 기술적 및 과학적 진보를 충분히 고려하여 서로 다른 해석 및 실질적 적용 문제를 해결하기 위해 필요한 범위까지 집행 법령을 채택할 수 있다. 해당 집행 법령은 제114(3)조에 언급된 심사 절차에 따라 채택되어야 한다.
Article 62 General requirements regarding clinical investigations conducted to demonstrate conformity of devices	**제62조 기기의 적합성 입증을 위해 수행되는 임상 시험에 관한 일반 요구사항**
1. Clinical investigations shall be designed, authorised, conducted, recorded and reported in accordance with the provisions of this Article and of Articles 63 to 80, the acts adopted pursuant to Article 81, and Annex XV, where carried out as part of the clinical evaluation for conformity assessment purposes, for one or more of the following purposes:	1. 임상 시험은 적합성 평가 목적으로 임상 평가의 일부로 수행되는 경우, 다음 중 하나 이상의 목적으로 이 조 및 제63조~제80조의 조항과 제81조에 따라 채택된 법령 및 부속서 XV에 따라 설계, 허가, 수행, 기록 및 보고되어야 한다:

MDR(EU) 2017/745	의료기기 규정(EU) 2017/745
(a) to establish and verify that, under normal conditions of use, a device is designed, manufactured and packaged in such a way that it is suitable for one or more of the specific purposes listed in point(1) of Article 2, and achieves the performance intended as specified by its manufacturer;	(a) 정상 사용 조건하에서 기기가 제2조(1)항목에 나열된 하나 이상의 특정 목적에 적합한 방식으로 설계, 제조 및 포장되며, 해당 제조사가 명시한 대로 의도된 성능을 달성한다는 것을 규명 및 검증한다;
(b) to establish and verify the clinical benefits of a device as specified by its manufacturer;	(b) 해당 제조사가 명시한 대로 기기의 임상적 이익을 확립 및 검증한다;
(c) to establish and verify the clinical safety of the device and to determine any undesirable side-effects, under normal conditions of use of the device, and assess whether they constitute acceptable risks when weighed against the benefits to be achieved by the device.	(c) 기기의 임상 안전을 확립 및 검증하며, 기기의 정상 사용 조건하에서 모든 바람직하지 않은 부작용을 결정하고, 해당 부작용이 기기에 의해 달성되는 이익과 비교할 때 허용 가능한 위험인지 평가한다.
2. Where the sponsor of a clinical investigation is not established in the Union, that sponsor shall ensure that a natural or legal person is established in the Union as its legal representative. Such legal representative shall be responsible for ensuring compliance with the sponsor's obligations pursuant to this Regulation and shall be the addressee for all communications with the sponsor provided for in this Regulation. Any communication with that legal representative shall be deemed to be a communication with the sponsor.	2. 임상 시험의 의뢰자가 유럽연합에 소재하지 않는 경우, 그 의뢰자는 어떤 자연인 또는 법인이 해당 법적 대리인으로서 유럽연합에 소재하도록 보장해야 한다. 그러한 법적 대리인은 이 규정에 따른 의뢰자의 의무 준수를 보장할 책임이 있으며 이 규정에서 제시되는 의뢰자와의 모든 연락에 대한 수신인이어야 한다. 해당 법적 대리인과의 모든 연락은 의뢰자와의 연락으로 간주되어야 한다.
Member States may choose not to apply the first subparagraph to clinical investigations to be conducted solely on their territory, or on their territory and the territory of a third country, provided that they ensure that the sponsor establishes at least a contact person on their territory in respect of that clinical investigation who shall be the addressee for all communications with the sponsor provided for in this Regulation.	회원국은 의뢰자가 해당 임상 시험과 관련하여 이 규정에서 제시된 의뢰자와의 모든 의사소통에 대한 수신인이어야 하는 최소 한 명의 연락 가능한 사람을 해당 영토에 소재시키고 있음을 보장하는 경우, 해당 영토에서만 수행되거나 해당 영토 및 제3국의 영토에서 수행될 임상 시험에 첫 번째 호를 적용하지 않는 것을 선택할 수 있다.
3. Clinical investigations shall be designed and conducted in such a way that the rights, safety, dignity and well-being of the subjects participating in a clinical investigation are protected and prevail over all other interests and the clinical data generated are scientifically valid, reliable and robust.	3. 임상 시험은 임상 시험에 참여하는 피험자의 권리, 안전, 존엄성 및 복지가 보호되고 모든 다른 이익에 우선하며, 생성되는 임상 자료가 과학적으로 유효하고 신뢰할 수 있으며 견고한 방식으로 설계되고 수행되어야 한다.
Clinical investigations shall be subject to scientific and ethical review. The ethical review shall be performed by an ethics committee in accordance with national law. Member States shall ensure that the procedures for review by ethics committees are compatible with the procedures set out in this Regulation for the assessment of the application for authorisation of a clinical investigation. At least one lay person shall participate in the ethical review.	임상 시험에는 과학적, 그리고 윤리적 검토가 적용되어야 한다. 윤리적 검토는 국가법에 따라 윤리 위원회에 의해 수행되어야 한다. 회원국은 윤리 위원회의 검토 절차가 임상 시험의 허가 신청서의 평가에 대해 본 규정에 명시된 절차와 양립 가능함을 보장해야 한다. 최소 한 명의 비전문가가 윤리적 검토에 참여해야 한다.
4. A clinical investigation as referred to in paragraph 1 may be conducted only where all of the following conditions are met:	4. 제1항에 언급된 임상 시험은 다음 조건이 모두 충족되는 경우에만 수행될 수 있다:
(a) the clinical investigation is the subject of an authorisation by the Member State(s) in which the clinical investigation is to be conducted, in accordance with this Regulation, unless otherwise stated;	(a) 달리 명시되지 않은 경우, 이 규정에 따라 임상 시험은 해당 임상 시험이 수행되는 회원국의 허가 대상이다;
(b) an ethics committee, set up in accordance with national law, has not issued a negative opinion in relation to the clinical investigation, which is valid for that entire Member State under its national law;	(b) 국가법에 따라 설치된 윤리 위원회가 임상 시험에 대해 부정적인 의견을 공표하지 않았으며, 이는 해당 국가법하에서 해당 회원국 전체에 유효하다;
(c) the sponsor, or its legal representative or a contact person pursuant to paragraph 2, is established in the Union;	(c) 의뢰자 또는 제2항에 따른 법적 대리인이나 연락 담당자가 유럽연합에 소재한다;
(d) vulnerable populations and subjects are appropriately protected in accordance with Articles 64 to 68;	(d) 취약 집단과 피험자가 제64조~제68조에 따라 적절하게 보호된다;
(e) the anticipated benefits to the subjects or to public health justify the foreseeable risks and inconveniences and compliance with this condition is constantly monitored;	(e) 피험자 또는 공중보건에 예상되는 이익이 예측 가능한 위험 및 불편을 정당화하며, 이 조건의 준수가 지속적으로 모니터링된다;

MDR(EU) 2017/745	의료기기 규정(EU) 2017/745

(f) the subject or, where the subject is not able to give informed consent, his or her legally designated representative has given informed consent in accordance with Article 63;

(g) the subject or, where the subject is not able to give informed consent, his or her legally designated representative, has been provided with the contact details of an entity where further information can be received in case of need;

(h) the rights of the subject to physical and mental integrity, to privacy and to the protection of the data concerning him or her in accordance with Directive 95/46/EC are safeguarded;

(i) the clinical investigation has been designed to involve as little pain, discomfort, fear and any other foreseeable risk as possible for the subjects, and both the risk threshold and the degree of distress are specifically defined in the clinical investigation plan and constantly monitored;

(j) the medical care provided to the subjects is the responsibility of an appropriately qualified medical doctor or, where appropriate, a qualified dental practitioner or any other person entitled by national law to provide the relevant patient care under clinical investigation conditions;

(k) no undue influence, including that of a financial nature, is exerted on the subject, or, where applicable, on his or her legally designated representatives, to participate in the clinical investigation;

(l) the investigational device(s) in question conform(s) to the applicable general safety and performance requirements set out in Annex I apart from the aspects covered by the clinical investigation and that, with regard to those aspects, every precaution has been taken to protect the health and safety of the subjects. This includes, where appropriate, technical and biological safety testing and pre-clinical evaluation, as well as provisions in the field of occupational safety and accident prevention, taking into consideration the state of the art;

(m) the requirements of Annex XV are fulfilled.

5. Any subject, or, where the subject is not able to give informed consent, his or her legally designated representative, may, without any resulting detriment and without having to provide any justification, withdraw from the clinical investigation at any time by revoking his or her informed consent. Without prejudice to Directive 95/46/EC, the withdrawal of the informed consent shall not affect the activities already carried out and the use of data obtained based on informed consent before its withdrawal.

6. The investigator shall be a person exercising a profession which is recognised in the Member State concerned as qualifying for the role of investigator on account of having the necessary scientific knowledge and experience in patient care. Other personnel involved in conducting a clinical investigation shall be suitably qualified, by education, training or experience in the relevant medical field and in clinical research methodology, to perform their tasks.

7. The facilities where the clinical investigation is to be conducted shall be suitable for the clinical investigation and shall be similar to the facilities where the device is intended to be used.

(f) 피험자, 또는 피험자가 정보에 입각한 동의를 할 수 없는 경우, 피험자의 법적 대리인이 제63조에 따라 피험자 동의를 제공한다;

(g) 피험자, 또는 피험자가 정보에 입각한 동의를 할 수 없는 경우, 피험자의 법적 대리인에게 필요시 추가 정보를 받을 수 있는 기관의 연락처 세부사항을 제공받았다;

(h) 지침 95/46/EC에 따른 신체적 및 정신적 무결성, 사생활 및 피험자에 관한 자료 보호에 대한 피험자의 권리가 보호된다;

(i) 그 임상 시험이 피험자에 대한 통증, 불편, 두려움 및 기타 모든 예측 가능한 위험을 가능한 한 최소화하도록 설계되었고, 위험 임계값과 고통의 정도가 모두 임상 시험 계획서에 구체적으로 정의되고 지속적으로 모니터링된다;

(j) 피험자에게 제공되는 의료 서비스는 적절한 자격을 갖춘 의사 또는 적절한 경우 자격을 갖춘 치과 의사 또는 국가법에 의해 임상 시험 조건하에서 관련 환자 진료를 제공할 권리가 있는 다른 사람의 책임이다;

(k) 임상 시험에 참여하도록 피험자 또는 적용 가능한 경우 피험자의 법적 대리인에게 재정적인 성격의 것을 포함하여 부당한 영향력이 미치지 않는다;

(l) 해당 임상용 기기는 임상 시험에서 다루는 측면과는 별개로 부속서 I에 규정된 적용 가능한 일반 안전 및 성능 요구사항을 준수하고, 임상 시험에 포함되는 측면에 대해서는 피험자의 건강과 안전을 보호하기 위해 모든 예방조치를 취한다. 여기에는 적절한 경우, 기술적 및 생물학적 안전 시험과 전 임상 평가뿐만 아니라 최신 기술을 고려한 직업적 안전 및 사고 예방 분야의 조항이 포함된다;

(m) 부속서 XV의 요구사항이 충족된다.

5. 어떤 피험자, 또는 피험자가 정보에 입각한 동의를 할 수 없는 경우, 피험자의 법적 대리인은 언제든 그에 따른 어떠한 손해도 없고 어떤 정당화도 제공하지 않고, 피험자 동의를 취소하여 임상 시험을 철회할 수 있다. 지침 95/46/EC를 위배하지 않고 피험자 동의의 철회는 해당 철회 전에 이미 수행된 활동과 피험자 동의에 기초해 얻어진 자료의 사용에 영향을 미치지 않아야 한다.

6. 시험자는 필요한 과학 지식과 환자 진료 경험을 보유하고 있어 시험자 역할을 수행할 자격이 있다고 해당 회원국에서 인정된 전문직 종사자여야 한다. 임상 시험 수행에 참여하는 기타 인력은 관련 의료 분야 및 임상 연구 방법론에 대한 교육, 훈련 또는 경험으로 해당 업무를 수행할 수 있는 적합한 자격이 있어야 한다.

7. 임상 시험이 수행될 시설은 해당 임상 시험에 적합해야 하며 해당 기기가 사용되도록 의도되는 시설과 유사해야 한다.

MDR(EU) 2017/745	의료기기 규정(EU) 2017/745
Article 63 Informed consent	**제63조 피험자 동의**

1. Informed consent shall be written, dated and signed by the person performing the interview referred to in point(c) of paragraph 2, and by the subject or, where the subject is not able to give informed consent, his or her legally designated representative after having been duly informed in accordance with paragraph 2. Where the subject is unable to write, consent may be given and recorded through appropriate alternative means in the presence of at least one impartial witness. In that case, the witness shall sign and date the informed consent document. The subject or, where the subject is not able to give informed consent, his or her legally designated representative shall be provided with a copy of the document or the record, as appropriate, by which informed consent has been given. The informed consent shall be documented. Adequate time shall be given for the subject or his or her legally designated representative to consider his or her decision to participate in the clinical investigation.

2. Information given to the subject or, where the subject is not able to give informed consent, his or her legally designated representative for the purposes of obtaining his or her informed consent shall:

   (a) enable the subject or his or her legally designated representative to understand:

      (i) the nature, objectives, benefits, implications, risks and inconveniences of the clinical investigations;

      (ii) the subject's rights and guarantees regarding his or her protection, in particular his or her right to refuse to participate in and the right to withdraw from the clinical investigation at any time without any resulting detriment and without having to provide any justification;

      (iii) the conditions under which the clinical investigations is to be conducted, including the expected duration of the subject's participation in the clinical investigation; and

      (iv) the possible treatment alternatives, including the follow-up measures if the participation of the subject in the clinical investigation is discontinued;

   (b) be kept comprehensive, concise, clear, relevant, and understandable to the subject or his or her legally designated representative;

   (c) be provided in a prior interview with a member of the investigating team who is appropriately qualified under national law;

   (d) include information about the applicable damage compensation system referred to in Article 69; and

   (e) include the Union-wide unique single identification number of the clinical investigation referred to in Article 70(1) and information about the availability of the clinical investigation results in accordance with paragraph 6 of this Article.

3. The information referred to in paragraph 2 shall be prepared in writing and be available to the subject or, where the subject is not able to give informed consent, his or her legally designated representative.

4. In the interview referred to in point(c) of paragraph 2, special attention shall be paid to the information needs of specific patient populations and of individual subjects, as well as to the methods used to give the information.

---

1. 피험자 동의는 제2항 (c)항목에 언급된 면담을 수행하는 사람과 피험자 또는 피험자가 피험자 동의를 제공할 수 없는 경우 피험자의 법적 대리인이 제2항에 따라 충분히 정보를 제공받은 후 작성되고, 날짜가 기입되며, 서명되어야 한다. 피험자가 글을 쓸 수 없는 경우, 한 명 이상의 공정한 참관인이 입회하여 적절한 대체 수단을 통해 동의가 제공 및 기록될 수 있다. 해당 경우, 참관인은 피험자 동의 문서에 서명하고 날짜를 기입해야 한다. 피험자, 또는 피험자가 정보에 입각한 동의를 할 수 없는 경우, 피험자의 법적 대리인에게는 적절한 대로 피험자 동의가 제공된 문서 또는 기록의 사본 한 부가 제공되어야 한다. 피험자 동의는 문서화해야 한다. 피험자 또는 피험자의 법적 대리인에게는 임상 시험 참여 결정을 고려할 수 있도록 적절한 시간이 주어져야 한다.

2. 피험자 동의를 얻기 위한 목적으로 피험자 또는 피험자가 피험자 동의를 제공할 수 없는 경우 피험자의 법적 대리인에게 제공되는 정보는:

   (a) 피험자 또는 피험자의 법적 대리인이 다음을 이해할 수 있게 해야 한다:

      (i) 임상 시험의 성격, 목표, 이익, 함축적 의미, 위험 및 불편;

      (ii) 피험자의 권리 및 피험자 보호에 관한 보장, 특히 임상 시험 참여를 거부할 권리 및 언제든 그에 따른 어떠한 손해도 없고 어떤 정당화도 제공하지 않고, 임상 시험을 철회할 수 있는 권리;

      (iii) 예상되는 피험자의 임상 시험 참여 기간을 포함하여 임상 시험이 수행될 조건; 그리고

      (iv) 피험자의 임상 시험 참여가 중단되는 경우, 추적관찰 조치를 포함하여 가능한 치료 대안;

   (b) 종합적이고, 간결하며, 명확하고, 관련성이 있으며, 피험자 또는 피험자의 법적 대리인이 이해 가능한 상태로 유지되어야 한다;

   (c) 국가법에 따라 적절한 자격이 있는 조사팀의 구성원과의 사전 면담에서 제공되어야 한다;

   (d) 제69조에 언급된 적용 가능한 피해 보상 시스템에 대한 정보를 포함해야 한다; 그리고

   (e) 제70(1)조에 언급된 유럽연합 전체에서 고유한 임상 시험 단일 식별 번호 및 이 조 제6항에 따른 임상 시험 결과의 사용 가능성에 대한 정보를 포함해야 한다.

3. 제2항에 언급된 정보는 서면으로 준비되고, 피험자 또는 피험자가 피험자 동의를 제공할 수 없는 경우 피험자의 법적 대리인이 이용 가능하게 해야 한다.

4. 제2항(c)항목에 언급된 면담에서, 특정 환자 집단 및 개별 피험자의 정보 요구와 정보 제공에 사용되는 방법에 특별한 주의를 기울여야 한다.

MDR(EU) 2017/745	의료기기 규정(EU) 2017/745

5. In the interview referred to in point(c) of paragraph 2, it shall be verified that the subject has understood the information.

6. The subject shall be informed that a clinical investigation report and a summary presented in terms understandable to the intended user will be made available pursuant to Article 77(5) in the electronic system on clinical investigations referred to in Article 73 irrespective of the outcome of the clinical investigation, and shall be informed, to the extent possible, when they have become available.

7. This Regulation is without prejudice to national law requiring that, in addition to the informed consent given by the legally designated representative, a minor who is capable of forming an opinion and assessing the information given to him or her, shall also assent in order to participate in a clinical investigation.

Article 64 Clinical investigations on incapacitated subjects

1. In the case of incapacitated subjects who have not given, or have not refused to give, informed consent before the onset of their incapacity, a clinical investigation may be conducted only where, in addition to the conditions set out in Article 62(4), all of the following conditions are met:

   (a) the informed consent of their legally designated representative has been obtained;

   (b) the incapacitated subjects have received the information referred to in Article 63(2) in a way that is adequate in view of their capacity to understand it;

   (c) the explicit wish of an incapacitated subject who is capable of forming an opinion and assessing the information referred to in Article 63(2) to refuse participation in, or to withdraw from, the clinical investigation at any time, is respected by the investigator;

   (d) no incentives or financial inducements are given to subjects or their legally designated representatives, except for compensation for expenses and loss of earnings directly related to the participation in the clinical investigation;

   (e) the clinical investigation is essential with respect to incapacitated subjects and data of comparable validity cannot be obtained in clinical investigations on persons able to give informed consent, or by other research methods;

   (f) the clinical investigation relates directly to a medical condition from which the subject suffers;

   (g) there are scientific grounds for expecting that participation in the clinical investigation will produce a direct benefit to the incapacitated subject outweighing the risks and burdens involved.

2. The subject shall as far as possible take part in the informed consent procedure.

Article 65 Clinical investigations on minors

A clinical investigation on minors may be conducted only where, in addition to the conditions set out in Article 62(4), all of the following conditions are met:

(a) the informed consent of their legally designated representative has been obtained;

5. 제2항(c)항목에 언급된 면담에서, 피험자가 정보를 이해했다는 것이 검증되어야 한다.

6. 피험자에게는 임상 시험의 결과에 상관없이, 임상 시험 보고서와 의도된 사용자가 이해할 수 있는 용어로 작성된 요약이 제77(5)조에 따라 제73조에 언급된 임상 시험에 관한 전자 시스템에서 이용 가능해질 것임을 알려야 하며, 해당 내용이 이용 가능해진 경우 가능한 범위까지 알려야 한다.

7. 이 규정은 법적 대리인이 제공하는 피험자 동의에 추가하여, 의견을 낼 수 있고 제공된 정보를 평가할 수 있는 미성년자도 임상 시험에 참여하려면 동의해야 한다고 요구하는 국가법을 위배하지 않는다.

제64조 신체 부자유 피험자에 대한 임상 시험

1. 신체 부자유가 시작되기 전에 피험자 동의를 제공하지 않았거나 제공을 거부하지 않은 신체 부자유 피험자의 경우, 임상 시험은 제62(4)조에 규정된 조건에 추가하여 다음 조건이 모두 충족되는 경우에만 수행될 수 있다:

   (a) 피험자의 법적 대리인의 피험자 동의를 얻었다;

   (b) 신체 부자유 피험자가 제63(2)조에 언급된 정보를 해당 피험자의 이해 능력을 고려하여 적절한 방식으로 제공받았다;

   (c) 의견을 정하고 제63(2)조에 언급된 정보를 평가할 수 있는 신체 부자유 피험자가 언제든 임상 시험 참여 거부 또는 임상 시험 철회 의사를 명시적으로 표하는 경우 시험자가 이를 존중한다;

   (d) 임상 시험 참여와 직접적으로 관련된 경비 및 소득 손실에 대한 보상을 제외하고, 피험자 또는 피험자의 법적 대리인에게 인센티브나 재정적 유인책이 제공되지 않는다;

   (e) 그 임상 시험이 신체 부자유 피험자에 대해 필수적이며 피험자 동의를 제공할 수 있는 사람에 대한 임상 시험 또는 다른 연구 방법으로는 비슷한 유효성의 자료를 얻을 수 없다;

   (f) 그 임상 시험이 피험자가 겪고 있는 의학적 상태와 직접적으로 관련된다;

   (g) 신체 부자유 피험자가 임상 시험 참여로부터 얻는 직접적인 이익이 관련된 위험 및 부담보다 클 것이라고 예상할 수 있는 과학적 근거가 있다.

2. 피험자는 가능한 한 피험자 동의 절차에 참여해야 한다.

제65조 미성년자에 대한 임상 시험

미성년자에 대한 임상 시험은 제62(4)조에 규정된 조건에 추가하여 다음 조건이 모두 충족되는 경우에만 수행될 수 있다:

(a) 피험자의 법적 대리인의 피험자 동의를 얻었다;

MDR(EU) 2017/745	의료기기 규정(EU) 2017/745

(b) the minors have received the information referred to in Article 63(2) in a way adapted to their age and mental maturity and from investigators or members of the investigating team who are trained or experienced in working with children;

(c) the explicit wish of a minor who is capable of forming an opinion and assessing the information referred to in Article 63(2) to refuse participation in, or to withdraw from, the clinical investigation at any time, is respected by the investigator;

(d) no incentives or financial inducements are given to the subject or his or her legally designated representative except for compensation for expenses and loss of earnings directly related to the participation in the clinical investigation;

(e) the clinical investigation is intended to investigate treatments for a medical condition that only occurs in minors or the clinical investigation is essential with respect to minors to validate data obtained in clinical investigations on persons able to give informed consent or by other research methods;

(f) the clinical investigation either relates directly to a medical condition from which the minor concerned suffers or is of such a nature that it can only be carried out on minors;

(g) there are scientific grounds for expecting that participation in the clinical investigation will produce a direct benefit to the minor subject outweighing the risks and burdens involved;

(h) the minor shall take part in the informed consent procedure in a way adapted to his or her age and mental maturity;

(i) if during a clinical investigation the minor reaches the age of legal competence to give informed consent as defined in national law, his or her express informed consent shall be obtained before that subject can continue to participate in the clinical investigation.

Article 66 Clinical investigations on pregnant or breastfeeding women

A clinical investigation on pregnant or breastfeeding women may be conducted only where, in addition to the conditions set out in Article 62(4), all of the following conditions are met:

(a) the clinical investigation has the potential to produce a direct benefit for the pregnant or breastfeeding woman concerned, or her embryo, foetus or child after birth, outweighing the risks and burdens involved;

(b) where research is undertaken on breastfeeding women, particular care is taken to avoid any adverse impact on the health of the child;

(c) no incentives or financial inducements are given to the subject except for compensation for expenses and loss of earnings directly related to the participation in the clinical investigation.

Article 67 Additional national measures

Member States may maintain additional measures regarding persons performing mandatory military service, persons deprived of liberty, persons who, due to a judicial decision, cannot take part in clinical investigations, or persons in residential care institutions.

(b) 미성년자가 해당 나이와 정신적 성숙도에 알맞은 방식으로 어린이들과 작업하는 교육을 받았거나 경험이 있는 시험자 또는 조사 팀원으로부터 제63(2)조에 언급된 정보를 제공받았다;

(c) 의견을 정하고 제63(2)조에 언급된 정보를 평가할 수 있는 미성년자가 언제든 임상 시험 참여 거부 또는 임상 시험 철회 의사를 명시적으로 표하는 경우 시험자가 이를 존중한다;

(d) 그 임상 시험 참여와 직접적으로 관련된 경비 및 소득 손실에 대한 보상을 제외하고, 피험자 또는 피험자의 법적 대리인에게 인센티브나 재정적 유인책이 제공되지 않는다;

(e) 임상 시험이 미성년자에게서만 발생하는 의학적 상태에 대한 치료를 조사하기 위해 의도된 것이거나, 피험자 동의를 제공할 수 있는 사람에 대한 임상 시험 또는 다른 연구 방법으로 얻어진 자료의 유효성을 확인하기 위해 미성년자에 대한 임상 시험이 필수적이다;

(f) 그 임상 시험이 해당 미성년자가 겪고 있는 의학적 상태와 직접적으로 관련되거나 그 성격상 미성년자에게서만 수행될 수 있다;

(g) 미성년 피험자가 임상 시험 참여로부터 얻는 직접적인 이익이 관련된 위험 및 부담보다 클 것이라고 예상할 수 있는 과학적 근거가 있다;

(h) 미성년자는 해당 나이와 정신적 성숙도에 알맞은 방식으로 피험자 동의 절차에 참여해야 한다;

(i) 임상 시험 도중에 미성년자가 국가법에 정의된 대로 피험자 동의를 제공할 수 있는 법정 연령에 도달하는 경우, 해당 피험자가 임상 시험에 계속 참여할 수 있으려면 먼저 해당 피험자의 명시적 피험자 동의를 얻어야 한다.

제66조 임신 또는 수유 중인 여성에 대한 임상 시험

임신 또는 수유 중인 여성에 대한 임상 시험은 제62(4)조에 규정된 조건에 추가하여 다음 조건이 모두 충족되는 경우에만 수행될 수 있다:

(a) 임상 시험이 해당 임신 또는 수유 중인 여성이나 배아, 태아 또는 신생아에게 관련된 위험 및 부담보다 큰 직접적인 이익을 제공할 잠재적 가능성이 있다;

(b) 수유 중인 여성에 대해 연구가 수행되는 경우, 아이의 건강에 어떠한 부정적인 영향도 주지 않도록 특별한 주의를 기울인다;

(c) 임상 시험 참여와 직접적으로 관련된 경비 및 소득 손실에 대한 보상을 제외하고, 피험자에게 인센티브나 재정적 유인책이 제공되지 않는다.

제67조 추가적인 국가 조치

회원국은 의무 병역 중인 사람, 자유를 박탈당한 사람, 사법 결정으로 인해 임상 시험에 참여할 수 없는 사람, 또는 거주형 진료 기관에 있는 사람에 관한 추가 조치를 유지할 수 있다.

MDR(EU) 2017/745	의료기기 규정(EU) 2017/745

Article 68 Clinical investigations in emergency situations

1. By way of derogation from point(f) of Article 62(4), from points(a) and(b) of Article 64(1) and from points(a) and(b) of Article 65, informed consent to participate in a clinical investigation may be obtained, and information on the clinical investigation may be given, after the decision to include the subject in the clinical investigation, provided that that decision is taken at the time of the first intervention on the subject, in accordance with the clinical investigation plan for that clinical investigation and that all of the following conditions are fulfilled:

   (a) due to the urgency of the situation, caused by a sudden life-threatening or other sudden serious medical condition, the subject is unable to provide prior informed consent and to receive prior information on the clinical investigation;

   (b) there are scientific grounds to expect that participation of the subject in the clinical investigation will have the potential to produce a direct clinically relevant benefit for the subject resulting in a measurable health-related improvement alleviating the suffering and/or improving the health of the subject, or in the diagnosis of its condition;

   (c) it is not possible within the therapeutic window to supply all prior information to and obtain prior informed consent from his or her legally designated representative;

   (d) the investigator certifies that he or she is not aware of any objections to participate in the clinical investigation previously expressed by the subject;

   (e) the clinical investigation relates directly to the subject's medical condition because of which it is not possible within the therapeutic window to obtain prior informed consent from the subject or from his or her legally designated representative and to supply prior information, and the clinical investigation is of such a nature that it may be conducted exclusively in emergency situations;

   (f) the clinical investigation poses a minimal risk to, and imposes a minimal burden on, the subject in comparison with the standard treatment of the subject's condition.

2. Following an intervention pursuant to paragraph 1 of this Article, informed consent in accordance with Article 63 shall be sought to continue the participation of the subject in the clinical investigation, and information on the clinical investigation shall be given, in accordance with the following requirements:

   (a) regarding incapacitated subjects and minors, the informed consent shall be sought by the investigator from his or her legally designated representative without undue delay and the information referred to in Article 63(2) shall be given as soon as possible to the subject and to his or her legally designated representative;

   (b) regarding other subjects, the informed consent shall be sought by the investigator without undue delay from the subject or his or her legally designated representative, whichever can be done sooner, and the information referred to in Article 63(2) shall be given as soon as possible to the subject or his or her legally designated representative, as applicable. For the purposes of point(b) where informed consent has been obtained from the legally designated representative, informed consent to continue the participation in the clinical

제68조 긴급 상황에서의 임상 시험

1. 제62(4)조의 (f)항목, 제64(1)조의 (a) 및 (b)항목, 제65조의 (a) 및 (b)항목을 유예하는 방식으로, 해당 임상 시험에 대한 임상 시험 계획서에 따라 피험자에 대한 첫 중재 시 해당 결정이 취해지고 다음 조건이 모두 충족되는 경우, 해당 피험자를 임상 시험에 포함하기로 결정한 후 임상 시험 참여에 대한 피험자 동의를 얻을 수 있으며 임상 시험에 관한 정보를 제공할 수 있다.

   (a) 갑작스러운 생명 위협 또는 다른 갑작스러운 중대한 의학적 상태에 의해 발생한 상황의 긴급성으로 인해, 피험자가 사전에 피험자 동의를 제공할 수 없으며 임상 시험에 관한 사전 정보를 받을 수 없다;

   (b) 피험자의 임상 시험 참여가 피험자의 고통을 경감하거나 건강을 호전시키는 측정 가능한 건강 관련 개선을 가져오거나 상태의 진단에 있어 피험자에게 임상적으로 관련된 직접적인 이익을 제공할 잠재적 가능성이 있다고 예상할 수 있는 과학적 근거가 있다;

   (c) 치료 범위 내에서 피험자의 법적 대리인에게 모든 사전 정보를 제공하고 사전에 피험자 동의를 얻는 것이 불가능하다;

   (d) 피험자가 이전에 표명한 어떠한 임상 시험 참여 반대 의사도 시험자가 인지하고 있지 않음을 증명한다;

   (e) 임상 시험이 피험자의 의학적 상태에 직접적으로 관련되기 때문에 치료 범위 내에서 피험자 또는 피험자의 법적 대리인으로부터 사전에 피험자 동의를 받고 사전 정보를 제공하는 것이 불가능하고, 해당 임상 시험의 성격상 오직 긴급 상황에서만 수행될 수 있다;

   (f) 피험자의 상태에 대한 표준 치료와 비교하여 해당 임상 시험이 피험자에게 최소한의 위험과 최소한의 부담을 준다.

2. 이 조 제1항에 따른 중재 후, 해당 피험자의 임상 시험 참여를 계속하려면 제63조에 따라 피험자 동의를 얻어야 하며, 다음 요구사항에 따라 임상 시험에 관한 정보가 제공되어야 한다:

   (a) 신체 부자유 피험자 및 미성년자에 관하여, 시험자는 피험자의 법적 대리인으로부터 지체 없이 피험자 동의를 받아야 하며 제63(2)조에 언급된 정보가 가능한 한 빨리 피험자외 피험자의 법적 대리인에게 제공되어야 한다;

   (b) 다른 피험자에 관하여, 시험자는 피험자 또는 피험자의 법적 대리인 중 더 빨리 피험자 동의를 얻을 수 있는 사람으로부터 지체 없이 피험자 동의를 얻어야 하며, 제63(2)조에 언급된 정보가 가능한 한 빨리 적용 가능한 대로 피험자 또는 피험자의 법적 대리인에게 제공되어야 한다. 법적 대리인으로부터 피험자 동의를 얻은 (b)항목의 목적상, 피험자가 피험자 동의를 제공할 수 있게 되는 즉시 해당 피험자로부터 임상 시험 참여를 계속하겠다는 피험자 동의를 얻어야 한다.

investigation shall be obtained from the subject as soon as he or she is capable of giving informed consent.

3. If the subject or, where applicable, his or her legally designated representative does not give consent, he or she shall be informed of the right to object to the use of data obtained from the clinical investigation.

Article 69 Damage compensation

1. Member States shall ensure that systems for compensation for any damage suffered by a subject resulting from participation in a clinical investigation conducted on their territory are in place in the form of insurance, a guarantee, or a similar arrangement that is equivalent as regards its purpose and which is appropriate to the nature and the extent of the risk.

2. The sponsor and the investigator shall make use of the system referred to in paragraph 1 in the form appropriate for the Member State in which the clinical investigation is conducted.

Article 70 Application for clinical investigations

1. The sponsor of a clinical investigation shall submit an application to the Member State(s) in which the clinical investigation is to be conducted(referred to for the purposes of this Article as 'Member State concerned') accompanied by the documentation referred to in Chapter II of Annex XV.

The application shall be submitted by means of the electronic system referred to in Article 73, which shall generate a Union-wide unique single identification number for the clinical investigation, which shall be used for all relevant communication in relation to that clinical investigation. Within 10 days of it receiving the application, the Member State concerned shall notify the sponsor as to whether the clinical investigation falls within the scope of this Regulation and as to whether the application dossier is complete in accordance with Chapter II of Annex XV.

2. Within one week of any change occurring in relation to the documentation referred to in Chapter II of Annex XV, the sponsor shall update the relevant data in the electronic system referred to in Article 73 and make that change to the documentation clearly identifiable. The Member State concerned shall be notified of the update by means of that electronic system.

3. Where the Member State concerned finds that the clinical investigation applied for does not fall within the scope of this Regulation or that the application dossier is not complete, it shall inform the sponsor thereof and shall set a time limit of maximum 10 days for the sponsor to comment or to complete the application by means of the electronic system referred to in Article 73. The Member State concerned may extend this period by a maximum of 20 days where appropriate.

Where the sponsor has not provided comments nor completed the application within the time limit referred to in the first subparagraph, the application shall be deemed to have lapsed. Where the sponsor considers the application does fall under the scope of this Regulation and/or is complete but the Member State concerned does not, the application shall be considered to have been rejected.

The Member State concerned shall provide for an appeal procedure in respect of such refusal. The Member State concerned shall notify the sponsor within five days of receipt of the comments or of the requested additional

제69조 피해 보상

1. 회원국은 해당 영토에서 수행되는 임상 시험 참여로 인해 피험자에게 발생하는 모든 피해에 대한 보상 시스템이 그 목적에 있어 동등하고 위험의 성격 및 정도에 적절한 보험, 보장 또는 유사한 처리의 형태로 마련되어 있도록 보장해야 한다.

2. 의뢰자와 시험자는 임상 시험이 수행되는 회원국에 적절한 형태로 제1항에 언급된 시스템을 사용해야 한다.

제70조 임상 시험 신청

1. 임상 시험의 의뢰자는 임상 시험이 수행될 회원국(이 조의 목적상 '해당 회원국'으로 칭함)에 신청서와 함께 부속서 XV의 제II장에 언급된 문서를 제출해야 한다.

신청서는 제73조에 언급된 전자 시스템을 통해 제출되어야 하며, 이 시스템은 해당 임상 시험에 대해 유럽연합 전체에서 고유한 단일 식별 번호를 생성하고, 이 번호는 해당 임상 조사와 관련된 모든 관련 연락에 사용되어야 한다. 해당 회원국은 신청서 접수 후 10일 이내에 해당 임상 시험이 이 규정의 범위 내에 해당되는지 및 신청 서류가 부속서 XV의 제II장에 따라 완전한지를 의뢰자에게 통지해야 한다.

2. 부속서 XV의 제II장에 언급된 문서와 관련하여 발생하는 어떤 변경이라도 변경 후 1주 이내에, 의뢰자는 제73조에 언급된 전자 시스템에 관련 자료를 업데이트하고 문서에 대한 해당 변경 사항을 명확하게 식별할 수 있도록 해야 한다. 해당 회원국은 해당 전자 시스템을 통해 업데이트 사항을 통지받아야 한다.

3. 신청된 임상 시험이 이 규정의 범위 내에 해당되지 않거나 신청 서류가 완전하지 않음을 발견하는 경우, 해당 회원국은 의뢰자에게 이를 알리고 최대 10일의 기한을 정하여 의뢰자가 제73조에 언급된 전자 시스템을 통해 의견을 제시하거나 신청을 완료할 수 있도록 해야 한다. 해당 회원국은 적절한 경우 이 기간을 최대 20일까지 연장할 수 있다.

의뢰자가 첫 번째 호에 언급된 기한 이내에 의견을 제시하거나 신청서를 완료하지 않은 경우, 해 당 신청은 무효화 된 것으로 간주되어야 한다. 의뢰자는 해당 신청이 이 규정의 범위 내에 해당하거나 완전하다고 판단하지만 해당 회원국은 그렇지 않은 경우, 해당 신청은 거부된 것으로 간주되어야 한다. 해당 회원국은 그러한 거부와 관련하여 이의제기 절차를 제공해야 한다.

해당 회원국은 의견이나 요청된 추가 정보를 접수한 후 5일 이내에 해당 임상 시험이 이 규정의 범위 내에 해당되는 것으로 간주되고 해당 신청서가 완전한지 여부를 의뢰자에게 통지해야 한다.

| MDR(EU) 2017/745 | 의료기기 규정(EU) 2017/745 |

information, whether the clinical investigation is considered as falling within the scope of this Regulation and the application is complete.

4. The Member State concerned may also extend the period referred to in paragraph 1 and 3 each by a further five days.

5. For the purposes of this Chapter, the date on which the sponsor is notified in accordance with paragraph 1 or 3 shall be the validation date of the application. Where the sponsor is not notified, the validation date shall be the last day of the periods referred to in paragraphs 1, 3 and 4 respectively.

6. During the period when the application is being assessed, the Member State may request additional information from the sponsor. The expiry of the period laid down in point(b) of paragraph 7 shall be suspended from the date of the first request until such time as the additional information has been received.

7. The sponsor may start the clinical investigation in the following circumstances:

   (a) in the case of investigational class I devices or in the case of non-invasive class IIa and class IIb devices, unless otherwise stated by national law, immediately after the validation date of the application pursuant to paragraph 5, and provided that a negative opinion which is valid for the entire Member State, under national law, has not been issued by an ethics committee in the Member State concerned in respect of the clinical investigation;

   (b) in the case of investigational devices, other than those referred to in point(a), as soon as the Member State concerned has notified the sponsor of its authorisation, and provided that a negative opinion which is valid for the entire Member State, under national law, has not been issued by an ethics committee in the Member State concerned in respect of the clinical investigation. The Member State shall notify the sponsor of the authorisation within 45 days of the validation date referred to in paragraph 5. The Member State may extend this period by a further 20 days for the purpose of consulting with experts.

8. The Commission is empowered to adopt delegated acts in accordance with Article 115 amending, in the light of technical progress and global regulatory developments, the requirements laid down in Chapter II of Annex XV.

9. In order to ensure the uniform application of the requirements laid down in Chapter II of Annex XV, the Commission may adopt implementing acts to the extent necessary to resolve issues of divergent interpretation and of practical application. Those implementing acts shall be adopted in accordance with the examination procedure referred to in Article114(3).

Article 71 Assessment by Member States

1. Member States shall ensure that the persons validating and assessing the application, or deciding on it, do not have conflicts of interest, are independent of the sponsor, the investigators involved and of natural or legal persons financing the clinical investigation, as well as free of any other undue influence.

2. Member States shall ensure that the assessment is done jointly by an appropriate number of persons who collectively have the necessary qualifications and experience.

4. 해당 회원국은 또한 제1항 및 제3항에 언급된 기간을 각각 추가로 5일 연장할 수도 있다.

5. 이 장의 목적상, 의뢰자가 제1항 또는 제3항에 따라 통지를 받는 날짜가 해당 그 신청서의 유효성 확인일이다. 의뢰자가 통지를 받지 않은 경우, 그 유효성 확인 날짜는 각각 제1항, 제3항 및 제4항에 언급된 기간의 마지막 날이어야 한다.

6. 그 신청서가 평가되는 기간 동안 회원국은 의뢰자에게 추가 정보를 요청할 수 있다. 제7항 (b)항목에서 정한 기간의 만료는 첫 번째 요청의 날짜로부터 추가 정보가 접수된 시점까지 중지되어야 한다.

7. 의뢰자는 다음과 같은 상황에서 임상 시험을 시작할 수 있다:

   (a) 조사용 Class I 기기의 경우 또는 비침습형 Class IIa 및 Class IIb 기기의 경우, 국가법에서 달리 명시되지 않으면 제5항에 따른 신청서의 유효성 확인일 직후, 그리고 해당 임상 시험에 대한 해당 회원국의 윤리 위원회가 국가법에 따라 해당 회원국 전체에 유효한 부정적인 의견을 공표하지 않은 경우;

   (b) (a)항목에 언급된 것 이외의 임상용 기기의 경우, 해당 회원국에서 의뢰자에게 허가를 통지한 즉시. 그리고 해당 임상 시험에 대한 해 당 회원국의 윤리 위원회가 국가법에 따라 회원국 전체에 유효한 부정적인 의견을 공표하지 않은 경우. 회원국은 제5 항에 언급된 유효성 확인일 후 45일 이내에 의뢰자에게 허가를 통지해야 한다. 회원국은 전문가와 협의를 위해 추가 20일만큼 연장할 수 있다.

8. 유럽위원회는 기술 진보와 세계적인 규제 발전을 고려하여 부속서 XV의 제II장에서 정한 요구사항을 수정하는 제115조에 따라 위임 법령을 채택할 수 있는 권한이 있다.

9. 부속서 XV의 제II장에서 정한 요구사항의 동일한 적용을 보장하기 위해 유럽위원회는 서로 다른 해석 및 실제 적용 문제를 해결하기 위해 필요한 범위까지 집행 법령을 채택할 수 있다. 해당 집행 법령은 제114(3)조에 언급된 심사 절차에 따라 채택되어야 한다.

제71조 회원국 평가

1. 회원국은 신청서의 유효성을 확인하고 그에 관해 결정하는 사람이 이해의 충돌이 없고, 의뢰자, 관련 시험자 및 임상 시험에 자금을 지원하는 자연인 또는 법인으로부터 독립적이며, 다른 모든 부당한 영향력으로부터 자유롭다는 것을 보장해야 한다.

2. 회원국은 전체적으로 필요한 자격과 경험을 갖춘 적절한 수의 사람들에 의해 합동 평가가 이루어지도록 보장해야 한다.

MDR(EU) 2017/745	의료기기 규정(EU) 2017/745

3. Member States shall assess whether the clinical investigation is designed in such a way that potential remaining risks to subjects or third persons, after risk minimization, are justified, when weighed against the clinical benefits to be expected. They shall, while taking into account applicable CS or harmonised standards, examine in particular:

   (a) the demonstration of compliance of the investigational device(s) with the applicable general safety and performance requirements, apart from the aspects covered by the clinical investigation, and whether, with regard to those aspects, every precaution has been taken to protect the health and safety of the subjects. This includes, where appropriate, assurance of technical and biological safety testing and pre- clinical evaluation;

   (b) whether the risk-minimisation solutions employed by the sponsor are described in harmonised standards and, in those cases where the sponsor does not use harmonised standards, whether the risk-minimisation solutions provide a level of protection that is equivalent to that provided by harmonised standards;

   (c) whether the measures planned for the safe installation, putting into service and maintenance of the investigational device are adequate;

   (d) the reliability and robustness of the data generated in the clinical investigation, taking account of statistical approaches, design of the investigation and methodological aspects, including sample size, comparator and endpoints;

   (e) whether the requirements of Annex XV are met;

   (f) in the case of devices for sterile use, evidence of the validation of the manufacturer's sterilisation procedures or information on the reconditioning and sterilisation procedures which have to be conducted by the investigation site;

   (g) the demonstration of the safety, quality and usefulness of any components of animal or human origin or of substances, which may be considered medicinal products in accordance with Directive 2001/83/EC.

4. Member States shall refuse the authorisation of the clinical investigation if:

   (a) the application dossier submitted pursuant to Article 70(1) remains incomplete;

   (b) the device or the submitted documents, especially the investigation plan and the investigator's brochure, do not correspond to the state of scientific knowledge, and the clinical investigation, in particular, is not suitable for providing evidence for the safety, performance characteristics or benefit of the device on subjects or patients,

   (c) the requirements of Article 62 are not met, or

   (d) any assessment under paragraph 3 is negative.

   Member States shall provide for an appeal procedure in respect of a refusal pursuant to the first subparagraph.

Article 72 Conduct of a clinical investigation

1. The sponsor and the investigator shall ensure that the clinical investigation is conducted in accordance with the approved clinical investigation plan.

3. 회원국은 임상 시험이 위험 최소화 후 피험자 또는 제3자에게 남아 있는 잠재적 위험이 예상되는 임상 이익과 비교할 때 정당화되는 방식으로 설계되는지 여부를 평가해야 한다. 회원국은 적용 가능한 CS 또는 조화 규격을 고려하면서 특히 다음을 조사해야 한다:

   (a) 해당 임상용 기기가 임상 시험에 포함되는 측면 외에 적용 가능한 일반 안전 및 성능 요구 사항을 준수한다는 입증, 그리고 임상 시험에 포함되는 측면에 대해서는 피험자의 건강과 안전을 보호하기 위해 모든 예방책이 취해졌는지 여부. 여기에는 적절한 경우 기술적 및 생물학적 안전성 시험과 전임상 평가의 보증이 포함된다;

   (b) 의뢰자가 사용한 위험 최소화 해법이 조화 규격에 설명되어 있는지 여부, 그리고 의뢰자가 조화 규격을 사용하지 않는 경우 위험 최소화 해법이 조화 규격에 제공된 것과 동등한 수준의 보호를 제공하는지 여부;

   (c) 임상용 기기의 안전한 설치, 사용 개시 및 유지관리를 위해 계획된 수단이 적절한지 여부;

   (d) 통계적 접근법, 시험의 설계, 표본 크기, 대조 기기 및 종료점을 포함한 방법론적 측면을 고려한 임상 시험에서 생성된 자료의 신뢰성과 견고성;

   (e) 부속서 XV 요구사항의 충족 여부;

   (f) 멸균 사용을 위한 기기의 경우, 제조사의 멸균 절차 유효성 확인 증거 또는 시험 현장에서 수행되어야 하는 재설정 및 멸균 절차에 관한 정보;

   (g) 지침 2001/83/EC에 따라 의약품으로 간주 될 수 있는 모든 동물 또는 인체유래 성분 또는 물질의 안전, 품질 및 유용성 입증.

4. 회원국은 다음과 같은 경우 임상 시험의 허가를 거부해야 한다:

   (a) 제70(1)조에 따라 제출된 신청 서류가 불완전한 상태로 남아 있는 경우;

   (b) 기기 또는 제출된 문서, 특히 시험 계획서 및 시험자 자료집이 첨단 과학 지식에 부합하지 않고, 특히 해당 임상 시험이 피험자 또는 환자에 대한 기기의 안전, 성능 특징 또는 이익에 대한 증거를 제공하기에 적합하지 않은 경우;

   (c) 제62조의 요구사항이 충족되지 않은 경우, 또는

   (d) 제3항에 따른 평가가 부정적인 경우.

   회원국은 첫 번째 호에 따른 거부와 관련하여 이의제기 절차를 제공해야 한다.

제72조 임상 시험의 수행

1. 의뢰자 및 시험자는 임상 시험이 승인된 임상 시험 계획서에 따라 수행되도록 보장해야 한다.

| MDR(EU) 2017/ 745 | 의료기기 규정(EU) 2017/ 745 |

2. In order to verify that the rights, safety and well- being of subjects are protected, that the reported data are reliable and robust, and that the conduct of the clinical investigation is in compliance with the requirements of this Regulation, the sponsor shall ensure adequate monitoring of the conduct of a clinical investigation. The extent and nature of the monitoring shall be determined by the sponsor on the basis of an assessment that takes into consideration all characteristics of the clinical investigation including the following:

   (a) the objective and methodology of the clinical investigation; and

   (b) the degree of deviation of the intervention from normal clinical practice.

3. All clinical investigation information shall be recorded, processed, handled, and stored by the sponsor or investigator, as applicable, in such a way that it can be accurately reported, interpreted and verified while the confidentiality of records and the personal data of the subjects remain protected in accordance with the applicable law on personal data protection.

4. Appropriate technical and organisational measures shall be implemented to protect information and personal data processed against unauthorised or unlawful access, disclosure, dissemination, alteration, or destruction or accidental loss, in particular where the processing involves transmission over a network.

5. Member States shall inspect, at an appropriate level, investigation site(s) to check that clinical investigations are conducted in accordance with the requirements of this Regulation and with the approved investigation plan.

6. The sponsor shall establish a procedure for emergency situations which enables the immediate identification and, where necessary, an immediate recall of the devices used in the investigation.

Article 73 Electronic system on clinical investigations

1. The Commission shall, in collaboration with the Member States, set up, manage and maintain an electronic system:

   (a) to create the single identification numbers for clinical investigations referred to in Article 70(1);

   (b) to be used as an entry point for the submission of all applications or notifications for clinical investigations referred to in Articles 70, 74, 75 and 78 and for all other submission of data, or processing of data in this context;

   (c) for the exchange of information relating to clinical investigations in accordance with this Regulation between the Member States and between them and the Commission including the exchange of information referred to in Articles 70 and 76;

   (d) for information to be provided by the sponsor in accordance with Article 77, including the clinical investigation report and its summary as required in paragraph 5 of that Article;

   (e) for reporting on serious adverse events and device deficiencies and related updates referred to in Article 80.

2. When setting up the electronic system referred in paragraph 1 of this Article, the Commission shall ensure that it is interoperable with the EU database for clinical trials on medicinal products for human use set up in accordance with Article 81 of Regulation(EU) No 536/2014

2. 피험자의 권리, 안전 및 복지가 보호되고, 보고되는 자료가 신뢰할 수 있고 견고하며, 임상 시험의 수행이 이 규정의 요구사항을 준수한다는 것을 검증하기 위해 의뢰자는 임상 조사 수행의 적절한 모니터링을 보장해야 한다. 모니터링의 범위와 성격은 다음을 포함하여 임상 시험의 모든 특징을 고려하는 평가에 기초하여 의뢰자가 결정해야 한다:

   (a) 임상 시험의 목표 및 방법론; 그리고

   (b) 개입이 정상적인 임상 관례에서 벗어나는 정도.

3. 모든 임상 시험 정보는 적용 가능한 개인 정보 보호 법령에 따라 피험자의 기록 및 개인 정보의 기밀유지를 계속 보호하면서 정확하게 보고, 해석 및 검증할 수 있는 방식으로 적용 가능한 대로 의뢰자 또는 시험자가 기록, 처리, 취급 및 보관해야 한다.

4. 특히 처리에 네트워크를 통한 전송이 포함되는 경우, 처리되는 정보 및 개인 정보를 무단 또는 불법 접근, 공개, 배포, 변경 또는 파괴나 우발적 손실로부터 보호되도록 적절한 기술적, 조직적 수단이 실행되어야 한다.

5. 회원국은 해당 임상 시험이 이 규정의 요구사항 및 승인된 시험 계획서에 따라 수행되는지 확인하기 위해 시험 현장을 적절한 수준으로 감사해야 한다.

6. 의뢰자는 조사에 사용되는 기기의 즉각적인 식별 및 필요한 경우 즉각적인 리콜을 가능하도록 하는, 긴급 상황에 대한 절차를 수립해야 한다.

제73조 임상 시험에 관한 전자 시스템

1. 유럽위원회는 회원국과 협력하여 다음을 위한 전자 시스템을 구축, 관리 및 유지해야 한다:

   (a) 제70(1)조에 언급된 임상 시험의 단일 식별 번호 생성한다;

   (b) 제70조, 제74조, 제75조 및 제78조에 언급된 임상 시험에 대한 모든 신청 또는 통지의 제출, 이 맥락에서 자료의 다른 모든 제출, 또는 자료 처리를 위한 진입점으로 사용되어야 한다;

   (c) 제70조와 제76조에 언급된 정보의 교환을 포함하여 회원국 간 및 회원국과 유럽위원회 간에 이 규정에 따라 수행되는 임상 시험과 관련된 정보의 교환을 위한 것이야 한다;

   (d) 해당 조의 제5항에서 요구되는 대로의 임상 시험 보고서 및 그 요약을 포함하여 제77조에 따라 의뢰자에 의해 제공되는 정보를 위한 것이어야 한다;

   (e) 제80조에 언급된 중대한 이상반응과 기기 결함 및 관련 업데이트에 관한 보고를 위한 것이어야 한다.

2. 이 조 제1항에 언급된 전자 시스템 구축 시, 유럽위원회는 유럽 의회 및 이사회의 규정(EU) 번호 536/2014(36)[(4)]에 따른 임상 시험과 결합된 기기의 임상 시험에 관하여 해당 전자 시스템이 해당 규정의 제81조에 따라 구축된 인간 사용을 위한 의약품의 임상 시험에 대한 EU 데이터베이스와 상호운용

MDR(EU) 2017/745	의료기기 규정(EU) 2017/745

of the European Parliament and of the Council[4] as concerns combined clinical investigations of devices with a clinical trial under that Regulation.

3. The information referred to in point(c) of paragraph 1 shall only be accessible to the Member States and the Commission. The information referred to in the other points of that paragraph shall be accessible to the public, unless, for all or parts of that information, confidentiality of the information is justified on any of the following grounds:

   (a) protection of personal data in accordance with Regulation(EC) No 45/2001;

   (b) protection of commercially confidential information, especially in the investigators brochure, in particular through taking into account the status of the conformity assessment for the device, unless there is an overriding public interest in disclosure;

   (c) effective supervision of the conduct of the clinical investigation by the Member State(s) concerned.

4. No personal data of subjects shall be publicly available.

5. The user interface of the electronic system referred to in paragraph 1 shall be available in all official languages of the Union.

Article 74 Clinical investigations regarding devices bearing the CE

1. Where a clinical investigation is to be conducted to further assess, within the scope of its intended purpose, a device which already bears the CE marking in accordance with Article 20(1), ('PMCF investigation'), and where the investigation would involve submitting subjects to procedures additional to those performed under the normal conditions of use of the device and those additional procedures are invasive or burdensome, the sponsor shall notify the Member States concerned at least 30 days prior to its commencement by means of the electronic system referred to in Article 73. The sponsor shall include the documentation referred to in Chapter II of Annex XV as part of the notification. Points(b) to(k) and(m) ▸C1 of Article 62(4), Article 75, Article 76, Article 77, Article 80(5) and(6) and the relevant provisions ◂ of Annex XV shall apply to PMCF investigations.

2. Where a clinical investigation is to be conducted to assess, outside the scope of its intended purpose, a device which already bears the CE marking in accordance with Article 20(1), Articles 62 to 81 shall apply.

Article 75 Substantial modifications to clinical investigations

1. If a sponsor intends to introduce modifications to a clinical investigation that are likely to have a substantial impact on the safety, health or rights of the subjects or on the robustness or reliability of the clinical data generated by the investigation, it shall notify, within one week, by means of the electronic system referred to in Article 73 the Member State(s) in which the clinical investigation is being or is to be conducted of the reasons for and the nature of those modifications. The sponsor shall include an updated version of the relevant documentation referred to in Chapter II of Annex XV as part of the notification. Changes to the relevant documentation shall be clearly identifiable.

가능하도록 보장해야 한다.

3. 제1항(c)항목에 언급된 정보는 회원국과 유럽 위원회만 접근할 수 있어야 한다. 해당 항의 다른 항목에 언급된 정보는 해당 정보 전체 또는 일부에 대해 다음과 같은 근거에 따라 정보의 기밀유지가 정당화되지 않는 한 대중이 접근할 수 있어야 한다:

   (a) 규정(EC) 번호 45/2001에 따른 개인 정보 보호;

   (b) 공개의 최우선적인 공익이 있지 않는 한, 특히 기기의 적합성 평가 상태에 대한 고려를 통한, 특히 시험자 자료집에서의 상업적 기밀 정보 보호;

   (c) 임상 시험 수행에 대한 해당 회원국의 효과적인 감독.

4. 피험자의 개인 정보는 공개적으로 이용할 수 없어야 한다.

5. 제1항에 언급된 전자 시스템의 사용자 인터페이스는 유럽연합의 모든 공용어로 사용 가능해야 한다.

제74조 CE 마킹된 기기에 관한 임상 시험

1. 제20(1)조에 따라 이미 CE 마킹된 기기를 의도된 목적의 범위 내에서 추가로 평가하기 위해 임상 시험이 수행되어야 할 경우('PMCF 조사') 및 조사에 기기의 정상 사용 조건하에서 수행되는 절차에 추가된 절차에 따른 제출이 포함되고 해당 추가 절차가 침습적이거나 부담스러운 경우, 의뢰자는 제73조에 언급된 전자 시스템을 통해 임상 시험 시작으로부터 적어도 30일 전에 해당 회원국에 통지해야 한다. 의뢰자는 부속서 XV의 제II장에 언급된 문서를 통지의 일부로 포함해야 한다. 제62(4)조의 (b)~(k) 및 (m)항목, 제75조, 제76조, 제77조, 제80(5)조(6)조 및 부속서 XV의 관련 조항이 PMCF 조사에 적용되어야 한다.

2. 제20(1)조에 따라 이미 CE 마킹된 기기를 의도된 목적의 범위 외에서 평가하기 위해 임상 시험이 수행되어야 할 경우, 제62에서 제81조까지 적용되어야 한다.

제75조 임상 시험의 상당한 수정

1. 의뢰자가 피험자의 안전, 건강 또는 권리나 조사에서 생성되는 임상 자료의 견고성 또는 신뢰성에 상당한 영향을 미칠 가능성이 있는 수정을 임상 시험에 도입하려 하는 경우, 의뢰자는 1주 이내에 제73조에 언급된 전자 시스템을 통해 해당 임상 시험이 수행되고 있거나 수행될 회원국에 해당 수정의 이유와 변경의 성격을 통지해야 한다. 의뢰자는 부속서 XV의 제II장에 언급된 관련 문서의 업데이트된 버전을 통지의 일부로 포함해야 한다. 관련 문서의 변경 사항은 명확하게 식별 가능해야 한다.

---

[4] Regulation(EU) No 536/2014 of the European Parliament and of the Council of 16 April 2014 on clinical trials on medicinal products for human use, and repealing Directive 2001/20/EC(OJ L 158, 27.5.2014, p. 1), clinical trial under that Regulation.

[4] 인간용 의약품에 관한 임상 시험에 대한, 그리고 지침 2001/20/EC를 폐지하는 2014.04.16의 유럽 의회 및 이사회의 (EU) 규정 536/2014호(OJ L 158, 27.5.2014, p. 1).

| MDR(EU) 2017/745 | 의료기기 규정(EU) 2017/745 |

2. The Member State shall assess any substantial modification to the clinical investigation in accordance with the procedure laid down in Article 71.

3. The sponsor may implement the modifications referred to in paragraph 1 at the earliest 38 days after the notification referred to in that paragraph, unless:

   (a) the Member State in which the clinical investigation is being or is to be conducted has notified the sponsor of its refusal based on the grounds referred to in Article 71(4) or on considerations of public health, subject and user safety or health, of public policy, or

   (b) an ethics committee in that Member State has issued a negative opinion in relation to the substantial modification to the clinical investigation, which, in accordance with national law, is valid for that entire Member State.

4. The Member State(s) concerned may extend the period referred to in paragraph 3 by a further seven days, for the purpose of consulting with experts.

Article 76 Corrective measures to be taken by Member States and information exchange between Member State

1. Where a Member State in which a clinical investigation is being or is to be conducted has grounds for considering that the requirements set out in this Regulation are not met, it may take at least any of the following measures on its territory:

   (a) revoke the authorisation for the clinical investigation;

   (b) suspend or terminate the clinical investigation;

   (c) require the sponsor to modify any aspect of the clinical investigation.

2. Before the Member State concerned takes any of the measures referred to in paragraph 1 it shall, except where immediate action is required, ask the sponsor or the investigator or both for their opinion. That opinion shall be delivered within seven days.

3. Where a Member State has taken a measure referred to in paragraph 1 of this Article or has refused a clinical investigation, or has been notified by the sponsor of the early termination of a clinical investigation on safety grounds, that Member State shall communicate the corresponding decision and the grounds therefor to all Member States and the Commission by means of the electronic system referred to in Article 73.

4. Where an application is withdrawn by the sponsor prior to a decision by a Member State, that information shall be made available through the electronic system referred to in Article 73 to all Member States and the Commission.

Article 77 Information from the sponsor at the end of a clinical investigation or in the event of a temporary halt or early termination

1. If the sponsor has temporarily halted a clinical investigation or has terminated a clinical investigation early, it shall inform within 15 days the Member State in which that clinical investigation has been temporarily halted or terminated early, through the electronic system referred to in Article 73, of the temporary halt or early termination, providing a justification. In the event that the sponsor has temporarily halted or terminated early the clinical investigation on safety grounds, it shall inform all Member States in which that clinical investigation is being conducted thereof within 24 hours.

2. 회원국은 제71조에서 정한 절차에 따라 모든 임상 시험의 상당한 수정을 평가해야 한다.

3. 의뢰자는 다음과 같은 경우를 제외하고 제1항에 언급된 통지 후 38일부터 해당 항에 언급된 수정을 실행할 수 있다:

   (a) 임상 시험이 수행되고 있거나 수행될 회원국이 의뢰자에게 제71(4)조에 언급된 근거 또는 공중보건, 피험자 및 사용자의 안전이나 건강 또는 공공 정책에 대한 고려에 기초하여 거부를 통지한 경우, 또는

   (b) 해당 회원국의 윤리 위원회가 해당 임상 시험의 상당한 수정과 관련하여 부정적인 의견을 공표했고, 이것이 국가법에 따라 해당 회원국 전체에 유효한 경우.

4. 해당 회원국은 전문가와 협의할 목적으로 제3항에 언급된 기간을 추가로 7일 연장할 수 있다.

제76조 회원국이 취해야 하는 시정 조치 및 회원국 간의 정보 교환

1. 임상 시험이 수행되고 있거나 수행될 회원국이 이 규정에 명시된 요구사항이 충족되지 않는다고 고려할 근거가 있는 경우, 해당 영토에서 최소한 다음과 같은 조치를 취할 수 있다:

   (a) 임상 시험에 대한 허가 취소;

   (b) 임상 시험 중지 또는 종료;

   (c) 의뢰자에게 어떤 측면이든 임상 시험의 수정 요구.

2. 해당 회원국은 즉각적인 조치가 필요한 경우를 제외하고 제1항에 언급된 조치를 취하기 전에 의뢰자 또는 시험자, 또는 모두에게 의견을 구해야 한다. 해당 의견은 7일 이내에 전달되어야 한다.

3. 회원국이 이 조 제1항에 언급된 조치를 취했거나 임상 시험을 거부했거나, 의뢰자로부터 안전을 이유로 임상 시험의 조기 종료를 통지 받은 경우, 해당 회원국은 제73조에 언급된 전자 시스템을 통해 이에 해당하는 결정과 그 근거를 모든 회원국과 유럽위원회에 알려야 한다.

4. 회원국의 결정 전에 의뢰자가 신청을 철회하는 경우, 해당 정보는 제73조에 언급된 전자 시스템을 통해 모든 회원국과 유럽위원회에 제공되어야 한다.

제77조 임상 시험 종료 시나 일시 중단 또는 조기 종료 시, 의뢰자가 제공하는 정보

1. 의뢰자가 임상 시험을 일시적으로 중단했거나 임상 시험을 조기에 종료한 경우, 의뢰자는 15일 이내에 제73조에 언급된 전자 시스템을 통해 해당 임상 시험이 일시적으로 중단되었거나 조기에 종료된 회원국에 일시 중단 또는 조기 종료를 정당한 사유와 함께 알려야 한다. 의뢰자는 안전을 이유로 임상 시험을 일시적으로 중단 또는 조기에 종료한 경우, 24시간 이내에 해당 임상 시험이 수행되고 있는 모든 회원국에 이를 통보해야 한다.

MDR(EU) 2017/745	의료기기 규정(EU) 2017/745
2. The end of a clinical investigation shall be deemed to coincide with the last visit of the last subject unless another point in time for such end is set out in the clinical investigation plan.	2. 임상 시험의 종료는 그러한 종료에 대해 다른 시점이 임상 시험 계획서에 명시되어 있지 않는 한, 마지막 피험자의 마지막 방문과 동시에 이루어지는 것으로 간주되어야 한다.
3. The sponsor shall notify each Member State in which a clinical investigation was being conducted of the end of that clinical investigation in that Member State. That notification shall be made within 15 days of the end of the clinical investigation in relation to that Member State.	3. 의뢰자는 임상 시험이 수행 중이었던 각 회원국에 해당 회원국에서 해당 임상 시험이 종료되었음을 통지해야 한다. 해당 통지는 해당 회원국에 관하여 임상 시험 종료 후 15일 이내에 이루어져야 한다.
4. If an investigation is conducted in more than one Member State, the sponsor shall notify all Member States in which that clinical investigation was conducted of the end of the clinical investigation in all Member States. That notification shall be made within 15 days of that end of the clinical investigation.	4. 둘 이상의 회원국에서 조사가 수행되는 경우, 의뢰자는 해당 임상 시험이 수행된 모든 회원국에 모든 회원국에서 임상 시험이 종료되었음을 통지해야 한다. 해당 통지는 임상 시험 종료 후 15일 이내에 이루어져야 한다.
5. Irrespective of the outcome of the clinical investigation, within one year of the end of the clinical investigation or within three months of the early termination or temporary halt, the sponsor shall submit to the Member States in which a clinical investigation was conducted a clinical investigation report as referred to in Section 2.8 of Chapter I and Section 7 of Chapter III of Annex XV.	5. 임상 시험의 결과와 상관없이 임상 시험 종료 후 1년 이내 또는 조기 종료 또는 일시 중단 후 3개월 이내에 의뢰자는 임상 시험이 수행된 회원국에 부속서 XV의 제I장 제2.8절 및 제III장 제7절에 언급된 대로 임상 시험 보고서를 제출해야 한다.
The clinical investigation report shall be accompanied by a summary presented in terms that are easily understandable to the intended user. Both the report and summary shall be submitted by the sponsor by means of the electronic system referred to in Article 73.	임상 시험 보고서에는 의도된 사용자가 쉽게 이해할 수 있는 용어로 작성된 요약이 함께 제공되어야 한다. 보고서와 요약 모두 의뢰자가 제73조에 언급된 전자 시스템을 통해 제출해야 한다.
Where, for scientific reasons, it is not possible to submit the clinical investigation report within one year of the end of the investigation, it shall be submitted as soon as it is available. In such case, the clinical investigation plan referred to in Section 3 of Chapter II of Annex XV shall specify when the results of the clinical investigation are going to be available, together with a justification.	과학적인 이유로, 조사 종료 후 1년 이내에 임상 시험 보고서를 제출하는 것이 불가능한 경우, 가능해지는 즉시 제출되어야 한다. 그러한 경우, 부속서 XV의 제II장 제3절에 언급된 임상 시험 계획서에 해당 임상 시험의 결과를 사용할 수 있게 될 시기가 정당한 사유와 함께 명시되어야 한다.
6. The Commission shall issue guidelines regarding the content and structure of the summary of the clinical investigation report.	6. 유럽위원회는 임상 시험 보고서 요약의 내용과 구조에 관한 지침을 공표해야 한다.
In addition, the Commission may issue guidelines for the formatting and sharing of raw data, for cases where the sponsor decides to share raw data on a voluntary basis. Those guidelines may take as a basis and adapt, where possible, existing guidelines for sharing of raw data in the field of clinical investigations.	또한 유럽위원회는 의뢰자가 자발적으로 원시 자료를 공유하기로 결정하는 경우, 원시 자료의 형식 지정 및 공유에 대한 지침도 공표할 수 있다. 해당 지침은 임상 시험 분야에서 원시 자료 공유에 대한 기존 지침을 기초로 하고 가능한 경우 이를 조정할 수 있다.
7. The summary and the clinical investigation report referred to in paragraph 5 of this Article shall become publicly accessible through the electronic system referred to in Article 73, at the latest when the device is registered in accordance with Article 29 and before it is placed on the market. In cases of early termination or temporary halt, the summary and the report shall become publicly accessible immediately after submission.	7. 이 조 제5항에 언급된 요약 및 임상 시험 보고서는 늦어도 해당 기기가 제29조에 따라 등록되는 시점이자 시장에 출시되기 전에 제73조에 언급된 전자 시스템을 통해 공개적으로 접근할 수 있어야 한다. 조기 종료 또는 일시 중단 시, 요약 및 보고서는 제출 후 즉시 공개될 수 있어야 한다.
If the device is not registered in accordance with Article 29 within one year of the summary and the report having been entered into the electronic system pursuant to paragraph 5 of this Article, they shall become publicly accessible at that point in time.	요약 및 보고서가 이 조 제5항에 언급된 전자 시스템에 입력된 후 1년 이내에 기기가 제29조에 따라 등록되지 않는 경우, 해당 요약 및 보고서는 해당 시점에 공개적으로 접근할 수 있어야 한다.

Article 78 Coordinated assessment procedure for clinical investigations

제78조 임상 시험에 대한 조정 평가 절차

1. By means of the electronic system referred to in Article 73, the sponsor of a clinical investigation to be conducted in more than one Member State may submit, for the purpose of Article 70, a single application that, upon receipt, is

1. 둘 이상의 회원국에서 수행될 임상 시험의 의뢰자는 제73조에 언급된 전자 시스템을 통해 제70조의 목적상 단일 신청서를 제출할 수 있으며, 이는 접수 즉시, 해당 임상 시험이 수행될 모든 회원국에 전자적으로 전송된다.

transmitted electronically to all Member States in which the clinical investigation is to be conducted.	
2. The sponsor shall propose in the single application referred to in paragraph 1 that one of the Member States in which the clinical investigation is to be conducted acts as coordinating Member State. The Member States in which the clinical investigation is to be conducted shall, within six days of submission of the application, agree on one of them taking the role of the coordinating Member State. If they do not agree on a coordinating Member State, the coordinating Member State proposed by the sponsor shall assume that role.	2. 의뢰자는 제1항에 언급된 단일 신청서에 임상 시험이 수행될 회원국 중 하나가 조정 회원국의 역할을 한다고 제안해야 한다. 임상 시험이 수행될 회원국들은 신청서 제출 후 6일 이내에 회원국 중 하나가 조정 회원국의 역할을 담당하는 것에 관해 합의해야 한다. 조정 회원국에 관해 합의하지 않는 경우, 의뢰자가 제안한 조정 회원국이 해당 역할을 담당해야 한다.
3. Under the direction of the coordinating Member State referred to in paragraph 2, the Member States concerned shall coordinate their assessment of the application, in particular of the documentation referred to in Chapter II of Annex XV.	3. 제2항에 언급된 조정 회원국의 지시하에 해당 회원국은 신청서, 특히 부속서 XV의 제II 장에 언급된 문서에 대한 평가를 조정해야 한다.
However, the completeness of the documentation referred to in Sections 1.13, 3.1.3, 4.2, 4.3 and 4.4 of Chapter II of Annex XV shall be assessed separately by each Member State concerned in accordance with Article 70(1) to(5).	그러나 부속서 XV의 제II장 제1.13절, 제3.1.3절, 제4.2절, 제4.3절 및 제4.4절에 언급된 문서의 완전성은 제70(1)~(5)조에 따라 각 해당 회원국이 개별적으로 평가해야 한다.
4. With regard to documentation other than that referred to in the second subparagraph of paragraph 3, the coordinating Member State shall:	4. 제3항의 두 번째 호에 언급된 것 이외의 문서에 관하여 조정 회원국은:
(a) within six days of receipt of the single application, notify the sponsor that it is the coordinating Member State('notification date');	(a) 단일 신청서 접수 후 6일 이내에 의뢰자에게 해당 회원국이 조정 회원국임을 통지해야 한다('통지일');
(b) for the purpose of the validation of the application, take into account any considerations submitted within seven days of the notification date by any Member State concerned;	(b) 그 신청서의 유효성 확인을 위해, 통지일 후 7일 이내에 해당 회원국이 제출한 모든 고려 사항을 고려해야 한다;
(c) within 10 days of the notification date, assess whether the clinical investigation falls within the scope of this Regulation and whether the application is complete, and shall notify the sponsor accordingly. Article 70(1) and(3) to (5) shall apply to the coordinating Member State in relation to that assessment;	(c) 통지일 후 10일 이내에 임상 시험이 이 규정의 범위 내에 포함되는지 및 신청이 완전한지를 평가하고 그에 따라 의뢰자에게 통지해야 한다. 해당 평가와 관련하여 제70(1) 및 (3)~(5)조가 조정 회원국에 적용되어야 한다;
(d) establish the results of its assessment in a draft assessment report to be transmitted within 26 days of the validation date to the Member States concerned. By day 38 after the validation date, the other Member States concerned shall transmit their comments and proposals on the draft assessment report and the underlying application to the coordinating Member State which shall take due account of those comments and proposals in its finalisation of the final assessment report, to be transmitted within 45 days of the validation date to the sponsor and the other Member States concerned.	(d) 유효성 확인일로부터 26일 이내에 해당 회원국들에 전송될 평가 보고서 초안을 확립해야 한다. 유효성 확인 후 38일까지 다른 해당 회원국은 초안 평가 보고서와 기저 신청서에 관한 의견 및 제안을 조정 회원국에 전송해야 하며, 조정 회원국은 해당 의견 및 제안을 충분히 고려하여 최종 평가 보고서를 마무리하고 유효성 확인일 후 45일 이내에 의뢰자와 다른 해당 회원국에 전송해야 한다.
The final assessment report shall be taken into account by all Member States concerned when deciding on the sponsor's application in accordance with Article 70(7).	최종 평가 보고서는 제70(7)조에 따라 의뢰자의 신청에 관한 결정을 내릴 때 모든 해당 회원국이 고려해야 한다.
5. As regards the assessment of the documentation referred to in the second subparagraph of paragraph 3, each Member State concerned may request, on a single occasion, additional information from the sponsor. The sponsor shall submit the requested additional information within the period set by the Member State concerned, which shall not exceed 12 days from the receipt of the request. The expiry of the last deadline pursuant to point(d) of paragraph 4 shall be suspended from the date of the request until such time as the additional information has been received.	5. 제3항의 두 번째 호에 언급된 문서의 평가와 관련하여 각 해당 회원국은 의뢰자에게 추가 정보를 한 번 요청할 수 있다. 의뢰자는 요청된 추가 정보를 해당 회원국이 정한 기간 내에 제출해야 하며, 이 기간은 해당 요청 접수 후 12일을 초과하지 않아야 한다. 제4항(d)항목에 따른 마지막 기한의 만료일은 해당 요청일부터 추가 정보를 받은 시점까지 중지되어야 한다.

MDR(EU) 2017/745	의료기기 규정(EU) 2017/745
6. For class IIb and class III devices, the coordinating Member State may also extend the periods referred to in paragraph 4 by a further 50 days, for the purpose of consulting with experts.	6. Class IIb 및 Class III 기기의 경우, 조정 회원국도 전문가와 협의하기 위한 목적으로 제4항에 언급된 기간을 추가로 50일 연장할 수 있다.
7. The Commission may, by means of implementing acts, further specify the procedures and timescales for coordinated assessments to be taken into account by Member States concerned when deciding on the sponsor's application. Such implementing acts may also set out the procedures and timescales for coordinated assessment in the case of substantial modifications pursuant to paragraph 12 of this Article, in the case of reporting of adverse events pursuant to Article 80(4) and in the case of clinical investigations of combination products between medical devices and medicinal products, where the latter are under a concurrent coordinated assessment of a clinical trial under Regulation(EU) No 536/2014. Those implementing acts shall be adopted in accordance with the examination procedure referred to in Article 114(3).	7. 유럽위원회는 집행 법령을 통해 의뢰자의 신청에 관해 결정할 때 해당 회원국이 고려해야 할 조정 평가에 대한 절차와 시간 척도를 추가로 지정할 수 있다. 그러한 집행 법령은 이 조 제12항에 따른 상당한 수정의 경우, 제80(4)조에 따른 이상 반응 보고의 경우 그리고, 의약품이 규정(EU) 번호 536/2014호에 따른 임상 시험의 동시 조정 평가 중인 경우, 의료기기와 의약품 간의 조합 제품의 임상 시험의 경우에서 조정 평가를 위한 절차와 시간 척도를 설정할 수 있다. 해당 집행 법령은 제114(3)조에 언급된 심사 절차에 따라 채택되어야 한다.
8. Where the conclusion of the coordinating Member State concerning the area of coordinated assessment is that the conduct of the clinical investigation is acceptable or acceptable subject to compliance with specific conditions, that conclusion shall be deemed to be the conclusion of all Member States concerned.	8. 조정 평가 영역에 관한 조정 회원국의 결론이 임상 시험이 허용 가능하거나 특정 조건 준수 시 허용 가능하다는 것인 경우, 해당 결론은 모든 해당 회원국의 결론으로 간주되어야 한다.
Notwithstanding the first subparagraph, a Member State concerned may only disagree with the conclusion of the coordinating Member State concerning the area of coordinated assessment on the following grounds:	첫 번째 호에도 불구하고, 해당 회원국은 다음과 같은 근거로만 조정 평가 영역에 관한 조정 회원국의 결론에 동의하지 않을 수 있다:
(a) when it considers that participation in the clinical investigation would lead to a subject receiving treatment inferior to that received in normal clinical practice in that Member State concerned;	(a) 임상 시험 참여로 피험자가 해당 회원국의 정상적인 임상 진료에서 받는 치료보다 못한 치료를 받게 될 것이라고 간주하는 경우;
(b) infringement of national law; or	(b) 국가법의 위반; 또는
(c) considerations as regards subject safety and data reliability and robustness submitted under point (d) of paragraph 4.	(c) 피험자의 안전 및 제4항(d)항목에 따라 제출된 자료 신뢰성 및 견고성에 대한 고려.
Where one of the Member States concerned disagrees with the conclusion on the basis of the second subparagraph of this paragraph, it shall communicate its disagreement, together with a detailed justification, through the electronic system referred to in Article 73, to the Commission, to all other Member States concerned and to the sponsor.	해당 회원국 중 하나가 이 항의 두 번째 호에 기초하여 결론에 동의하지 않는 경우, 동의하지 않는다는 것을 세부적인 정당한 근거와 함께 제73조에 언급된 전자 시스템을 통해 유럽 위원회, 모든 다른 해당 회원국과 의뢰자에게 알려야 한다.
9. Where the conclusion of the coordinating Member State concerning the area of coordinated assessment is that the clinical investigation is not acceptable, that conclusion shall be deemed to be the conclusion of all Member States concerned.	9. 조정 평가 영역에 관한 조정 회원국의 결론이 임상 시험이 허용 가능하지 않다는 것인 경우, 해당 결론은 모든 해당 회원국의 결론으로 간주되어야 한다.
10. A Member State concerned shall refuse to authorise a clinical investigation if it disagrees with the conclusion of the coordinating Member State as regards any of the grounds referred to in the second subparagraph of paragraph 8, or if it finds, on duly justified grounds, that the aspects addressed in Sections 1.13, 3.1.3, 4.2, 4.3 and 4.4 of Chapter II of Annex XV are not complied with, or where an ethics committee has issued a negative opinion in relation to that clinical investigation, which is valid, in accordance with national law, for that entire Member State. That Member State shall provide for an appeal procedure in respect of such refusal.	10. 해당 회원국은 제8항의 두 번째 호에 언급된 근거와 관련하여 조정 회원국의 결론에 동의하지 않는 경우, 정당한 근거에 기초하여 부속서 XV의 제II장 제1.13절, 제3.1.3절, 제4.2절, 제4.3절 및 제4.4절에서 다루는 측면이 준수되지 않음을 발견하는 경우 또는 윤리 위원회가 해당 임상 시험에 대해 부정적인 의견을 공표했고 이것이 국가법에 따라 해당 회원국 전체에 유효한 경우, 임상 시험의 허가를 거부해야 한다. 해당 회원국은 그러한 거부와 관련하여 이의제기 절차를 제공해야 한다.
11. Each Member State concerned shall notify the sponsor through the electronic system referred to in Article 73 as to whether the clinical investigation is authorised,	11. 각 해당 회원국은 제73조에 언급된 전자 시스템을 통해 의뢰자에게 임상 시험이 허가되었는지 여부, 조건부로 허가되었는지 여부 또는 허가가 거부되었는지 여부에 대해 통지해야

| MDR(EU) 2017/ 745 | 의료기기 규정(EU) 2017/ 745 |

whether it is authorised subject to conditions, or whether authorisation has been refused. Notification shall be done by way of one single decision within five days of the transmission, pursuant to point(d) of paragraph 4, by the coordinating Member State of the final assessment report. Where an authorisation of a clinical investigation is subject to conditions, those conditions may only be such that, by their nature, they cannot be fulfilled at the time of that authorisation.

12. Any substantial modifications as referred to in Article 75 shall be notified to the Member States concerned by means of the electronic system referred to in Article 73. Any assessment as to whether there are grounds for disagreement as referred to in the second subparagraph of paragraph 8 of this Article shall be carried out under the direction of the coordinating Member State, except for substantial modifications concerning Sections 1.13, 3.1.3, 4.2, 4.3 and 4.4 of Chapter II of Annex XV, which shall be assessed separately by each Member State concerned.

13. The Commission shall provide administrative support to the coordinating Member State in the accomplishment of its tasks under this Chapter.

14. The procedure set out in this Article shall, until 25 May 2027, be applied only by those of the Member States in which the clinical investigation is to be conducted which have agreed to apply it. After 26 May 2027, all Member States shall be required to apply that procedure.

Article 79 Review of coordinated assessment procedure

By 27 May 2026, the Commission shall submit to the European Parliament and to the Council a report on experience gained from the application of Article 78 and, if necessary, propose a review of Article 78(14) and point(h) of Article 123(3).

Article 80 Recording and reporting of adverse events that occur during clinical investigations

1. The sponsor shall fully record all of the following:

   (a) any adverse event of a type identified in the clinical investigation plan as being critical to the evaluation of the results of that clinical investigation;

   (b) any serious adverse event;

   (c) any device deficiency that might have led to a serious adverse event if appropriate action had not been taken, intervention had not occurred, or circumstances had been less fortunate;

   (d) any new findings in relation to any event referred to in points(a) to(c).

2. The sponsor shall report, without delay to all Member States in which the clinical investigation is being conducted, all of the following by means of the electronic system referred to in Article 73:

   (a) any serious adverse event that has a causal relationship with the investigational device, the comparator or the investigation procedure or where such causal relationship is reasonably possible;

   (b) any device deficiency that might have led to a serious adverse event if appropriate action had not been taken, intervention had not occurred, or circumstances had been less fortunate;

한다. 최종 평가 보고서에 대한 조정 회원국의 통지는 제4항 (d)항목에 따라 전송 후 5일 이내에 단일 결정으로 이루어져야 한다. 임상 시험의 허가가 조건부인 경우, 해당 조건은 성격상 해당 허가 시점에는 충족이 불가능한 것일 수 있다.

12. 제75조에 언급된 모든 상당한 수정은 제73조에 언급된 전자 시스템을 통해 해당 회원국에 통지되어야 한다. 이 조 제8항 두 번째 호 언급된 동의하지 않음에 대한 근거가 있는지에 대한 모든 평가는 각 해당 회원국이 개별적으로 평가해야 하는 부속서 XV의 제II장 제1.13절, 제3.1.3절, 제4.2절, 제4.3절 및 제4.4절에 대한 상당한 수정을 제외하고 조정 회원국의 지시하에 수행되어야 한다.

13. 유럽위원회는 이 장에 따른 직무를 수행함에 있어 조정 회원국에 행정적 지원을 제공해야 한다.

14. 이 조에 규정된 절차는 2027년 5월 25일까지, 임상 시험이 수행될 회원국 중 이를 적용하기로 동의한 회원국만 적용해야 한다. 2027년 5월 26일 이후, 모든 회원국은 해당 절차를 반드시 적용해야 한다.

제79조 조정 평가 절차의 검토

2026년 5월 27일까지 유럽위원회는 유럽 의회와 이사회에 제78조의 신청에서 얻은 경험에 관한 보고서를 제출하고, 필요한 경우 제78(14)조 및 제123(3)조 (h)항목의 검토를 제안해야 한다.

제80조 임상 시험 중에 발생하는 이상반응의 기록 및 보고

1. 의뢰자는 다음의 모두를 완전하게 기록해야 한다.

   (a) 임상 시험 계획서에서 해당 임상 시험의 결과 평가에 중요한 것으로 확인된 유형의 모든 이상반응;

   (b) 모든 중대한 이상반응;

   (c) 적절한 조치를 취하지 않았거나, 중재가 이루어지지 않았거나, 상황이 불운했다면 중대한 이상반응으로 이어질 수 있었던 모든 기기 결함;

   (d)(a)~(c)항목에 언급된 모든 사례와 관련된 모든 새로운 관찰 결과.

2. 의뢰자는 제73조에 언급된 전자 시스템을 통해 다음 모두에 대해 임상 시험이 수행되고 있는 모든 회원국에 지체 없이 보고해야 한다.

   (a) 임상용 기기, 대조 기기 또는 시험 절차와 인과 관계가 있거나 그러한 인과 관계가 합리적으로 가능한 모든 중대한 이상반응;

   (b) 적절한 조치를 취하지 않았거나, 중재가 이루어지지 않았거나, 상황이 불운했다면 중대한 이상반응으로 이어질 수 있었던 모든 기기 결함;

MDR(EU) 2017/745	의료기기 규정(EU) 2017/745
(c) any new findings in relation to any event referred to in points(a) and(b).	(c)(a) 및 (b)항목에 언급된 모든 사례와 관련된 모든 새로운 발견 사항.
The period for reporting shall take account of the se verity of the event. Where necessary to ensure timely reporting, the sponsor may submit an initial report that is incomplete followed up by a complete report.	보고 기간은 사례의 심각도를 고려해야 한다. 적시 보고를 보장하기 위해 필요한 경우, 의뢰자는 불완전한 최초 보고서를 제출한 후 완전한 보고서를 제출할 수 있다.
Upon request by any Member State in which the clinical investigation is being conducted, the sponsor shall provide all information referred to in paragraph 1.	임상 시험이 수행되고 있는 회원국의 요청 시, 의뢰자는 제1항에 언급된 모든 정보를 제공해야 한다.
3. The sponsor shall also report to the Member States in which the clinical investigation is being conducted any event referred to in paragraph 2 of this Article that occurred in third countries in which a clinical investigation is performed under the same clinical investigation plan as the one applying to a clinical investigation covered by this Regulation by means of the electronic system referred to in Article 73.	3. 의뢰자는 이 규정에 포함되는 임상 시험에 적용되는 것과 동일한 임상 시험 계획서에 따라 임상 시험이 수행되는 제3국에서 발생한 이 조 제2항에 언급된 모든 사례도 제73조에 언급된 전자 시스템을 통해 임상 시험이 수행되고 있는 회원국에 보고해야 한다.
4. In the case of a clinical investigation for which the sponsor has used the single application referred to in Article 78, the sponsor shall report any event as referred to in paragraph 2 of this Article by means of the electronic system referred to in Article 73. Upon receipt, this report shall be transmitted electronically to all Member States in which the clinical investigation is being conducted.	4. 의뢰자가 제78조에 언급된 단일 신청을 사용한 임상 시험의 경우, 의뢰자는 제73조에 언급된 전자 시스템을 통해 이 조 제2항에 언급된 모든 사례를 보고해야 한다. 접수 시, 이 보고서는 임상 시험이 수행되고 있는 모든 회원국에 전자적으로 전송되어야 한다.
Under the direction of the coordinating Member State referred to in Article 78(2), the Member States shall coordinate their assessment of serious adverse events and device deficiencies to determine whether to modify, suspend or terminate the clinical investigation or whether to revoke the authorisation for that clinical investigation.	제78(2)조에 언급된 조정 회원국의 지시하에 회원국은 중대한 이상반응 및 기기 결함의 평가를 조정하여 임상 시험의 수정, 중지 또는 종료 여부나 해당 임상 시험의 허가 취소 여부를 결정해야 한다.
This paragraph shall not affect the rights of the other Member States to perform their own evaluation and to adopt measures in accordance with this Regulation in order to ensure the protection of public health and patient safety. The coordinating Member State and the Commission shall be kept informed of the outcome of any such evaluation and the adoption of any such measures.	이 항은 공중보건 및 환자 안전의 보호를 보장하기 위해 이 규정에 따라 자체적인 평가를 수행하고 수단을 채택하는 다른 회원국의 권리에 영향을 미치지 않는다. 조정 회원국과 유럽위원회에 모든 그러한 평가의 결과와 모든 그러한 수단의 채택을 지속적으로 알려야 한다.
5. In the case of PMCF investigations referred to in Article 74(1), the provisions on Vigilance laid down in Articles 87 to 90 and in the acts adopted pursuant to Article 91 shall apply instead of this Article.	5. 제74(1)조에 언급된 PMCF 조사의 경우, 제87조에서 제90조까지, 그리고 제91조에 따라 채택된 법령에서 정한 Vigilance에 관한 조항이 이 조 대신 적용되어야 한다.
6. Notwithstanding paragraph 5, this Article shall apply where a causal relationship between the serious adverse event and the preceding investigational procedure has been established.	6. 제5항에도 불구하고, 이 조는 중대한 이상반응과 앞서 이루어진 시험 절차 간의 인과 관계가 규명된 경우에 적용되어야 한다.

Article 81 Implementing acts

The Commission may, by means of implementing acts, establish the detailed arrangements and procedural aspects necessary for the implementation of this Chapter as regards the following:

(a) harmonised electronic forms for the application for clinical investigations and their assessment as referred to in Articles 70 and 78, taking into account specific categories or groups of devices;

(b) the functioning of the electronic system referred to in Article 73;

(c) harmonised electronic forms for the notification of PMCF investigations as referred to in Article 74(1), and of substantial modifications as referred to in Article 75;

(d) the exchange of information between Member States as referred to in Article 76;

제81조 집행 법령

유럽위원회는 집행 법령을 통해 다음과 관련하여 이 장의 실행에 필요한 세부 처리 방식과 절차적 측면을 수립할 수 있다:

(a) 기기의 특정 범주 또는 그룹을 고려한, 제70조 및 제78조에 언급된 임상 시험 신청 및 그 평가를 위한 통합 전자 양식;

(b) 제73조에 언급된 전자 시스템의 기능;

(c) 제74(1)조에 언급된 PMCF 조사 및 제75조에 언급된 상당한 수정의 통지를 위한 통합 전자 양식;

(d) 제76조에 언급된 회원국 간의 정보 교환;

MDR(EU) 2017/745	의료기기 규정(EU) 2017/745

(e) harmonised electronic forms for the reporting of serious adverse events and device deficiencies as referred to in Article 80;

(f) the timelines for the reporting of serious adverse events and device deficiencies, taking into account the severity of the event to be reported as referred to in Article 80;

(g) uniform application of the requirements regarding the clinical evidence or data needed to demonstrate compliance with the general safety and performance requirements set out in Annex I.

The implementing acts referred to in the first paragraph shall be adopted in accordance with the examination procedure referred to in Article 114(3).

Article 82 Requirements regarding other clinical investigations

1. Clinical investigations, not performed pursuant to any of the purposes listed in Article 62(1), shall comply with the provisions of Article 62(2) and(3), points(b), (c), (d), (f), (h), and(l) of Article 62(4) and Article 62(6).

2. In order to protect the rights, safety, dignity and well-being of subjects and the scientific and ethical integrity of clinical investigations not performed for any of the purposes listed in Article 62(1), each Member State shall define any additional requirements for such investigations, as appropriate for each Member State concerned.

Chapter VII Post-market surveillance, Vigilance and market surveillance

SECTION 1 - POST-MARKET SURVEILLANCE

Article 83 Post-market surveillance system of the manufacturer

1. For each device, manufacturers shall plan, establish, document, implement, maintain and update a post-market surveillance system in a manner that is proportionate to the risk class and appropriate for the type of device. That system shall be an integral part of the manufacturer's quality management system referred to in Article 10(9).

2. The post-market surveillance system shall be suited to actively and systematically gathering, recording and analysing relevant data on the quality,

performance and safety of a device throughout its entire lifetime, and to drawing the necessary conclusions and to determining, implementing and monitoring any preventive and corrective actions.

3. Data gathered by the manufacturer's post-market surveillance system shall in particular be used:

(a) to update the benefit-risk determination and to improve the risk management as referred to in Chapter I of Annex I;

(b) to update the design and manufacturing information, the instructions for use and the labelling;

(c) to update the clinical evaluation;

(d) to update the summary of safety and clinical performance referred to in Article 32;

(e) for the identification of needs for preventive, corrective or field safety corrective action;

(e) 제80조에 언급된 중대한 이상반응 및 기기 결함의 보고를 위한 통합 전자 양식;

(f) 제80조에 언급된 대로 보고해야 할 사례의 심각도를 고려한, 중대한 이상반응 및 기기 결함의 보고 일정;

(g) 부속서 I에 규정된 일반 안전 및 성능 요구사항의 준수를 입증하기 위해 필요한 임상 증거 또는 자료에 관한 요구사항의 동일한 적용.

첫 번째 항에 언급된 집행 법령은 제114(3)조에 언급된 심사 절차에 따라 채택되어야 한다.

제82조 기타 임상 시험에 관한 요구사항

1. 제62(1)조에 나열된 목적에 따라 수행되지 않는 임상 시험은 제62(2) 및 (3)조, 제62(4)조의 (b), (c), (d), (f), (h) 및 (l)항목, 제62(6)조의 조항을 준수해야 한다.

2. 피험자의 권리, 안전, 존엄성 및 복지와 제62(1)조에 나열된 목적으로 수행되지 않는 임상 조사의 과학적 및 윤리적 온전성을 보호하기 위해 각 회원국은 각 해당 회원국에 적절한 대로 그러한 조사에 대한 추가 요구사항을 정의해야 한다.

제7장 시판 후 감시, Vigilance 및 시장 감시

제1절 시판 후 감시

제83조 제조사의 시판 후 감시 시스템

1. 각 기기에 대해 제조사는 위험 등급에 비례하고 기기 유형에 적절한 방식으로 시판 후 감시 시스템을 계획, 확립, 문서화, 실행, 유지관리 및 업데이트해야 한다. 해당 시스템은 제10(9)조에 언급된 제조사의 품질경영시스템의 필수적인 부분이어야 한다.

2. 시판 후 감시 시스템은 전체 수명기간 동안 기기의 품질, 성능 및 안전에 관한 관련 자료를 적극적이고 체계적으로 수집, 기록 및 분석하고, 필요

한 결론을 도출하며, 모든 예방 및 시정 조치를 결정, 실행 및 모니터링하는 데 적합해야 한다.

3. 제조사의 시판 후 감시 시스템에 의해 수집된 자료는 특히 다음을 위해 사용되어야 한다:

(a) 부속서 I의 제1장에 언급된 대로 이익-위험성 결정을 업데이트하고 위험 관리를 개선;

(b) 설계 및 제조정보, 사용 설명서 및 라벨의 업데이트;

(c) 임상 평가의 업데이트;

(d) 안전성 및 임상 성능 요약서(SSCP)의 업데이트;

(e) 예방, 시정 또는 현장 안전 시정조치를 위한 필요성의 확인;

MDR(EU) 2017/745	의료기기 규정(EU) 2017/745
(f) for the identification of options to improve the usability, performance and safety of the device;	(f) 기기의 사용성, ;성능 및 안전성의 개선을 위한 선택사항의 확인
(g) when relevant, to contribute to the post-market surveillance of other devices; and	(g) 관련되는 경우, 다른 기기의 시판 후 감시에 기여;
(h) to detect and report trends in accordance with Article 88.	(h) 제88조에 따른 경향의 탐지 및 보고(Trend report);
The technical documentation shall be updated accordingly.	기술 문서는 그에 따라 업데이트되어야 한다.
4. If, in the course of the post-market surveillance, a need for preventive or corrective action or both is identified, the manufacturer shall implement the appropriate measures and inform the competent authorities concerned and, where applicable, the notified body. Where a serious incident is identified or a field safety corrective action is implemented, it shall be reported in accordance with Article 87.	4. 시판 후 감시 과정에서, 예방 또는 시정조치, 또는 모두를 위한 필요성이 확인되는 경우, 제조사는 적절한 조치를 실행하고 해당 관계 당국과 적용 가능한 경우 인증기관에 알려야 한다. 중대한 사고가 확인되거나 현장 안전 시정 조치가 실행되는 경우, 제87조에 따라 보고되어야 한다.

Article 84 Post-market surveillance plan

The post-market surveillance system referred to in Article 83 shall be based on a post-market surveillance plan, the requirements for which are set out in ▸C2 Section 1 of Annex III.◂ For devices other than custom- made devices, the post-market surveillance plan shall be part of the technical documentation specified in Annex II.

Article 85 Post-market surveillance report

Manufacturers of class I devices shall prepare a post- market surveillance report summarising the results and conclusions of the analyses of the post-market surveillance data gathered as a result of the post-market surveillance plan referred to in Article 84 together with a rationale and description of any preventive and corrective actions taken. The report shall be updated when necessary and made available to the competent authority upon request.

Article 86 Periodic safety update report

1. Manufacturers of class IIa, class IIb and class III devices shall prepare a periodic safety update report('PSUR') for each device and where relevant for each category or group of devices summarising the results and conclusions of the analyses of the post-market surveillance data gathered as a result of the post-market surveillance plan referred to in Article 84 together with a rationale and description of any preventive and corrective actions taken. Throughout the lifetime of the device concerned, that PSUR shall set out:

    (a) the conclusions of the benefit-risk determination;

    (b) the main findings of the PMCF; and

    (c) the volume of sales of the device and an estimate evaluation of the size and other characteristics of the population using the device and, where practicable, the usage frequency of the device.

Manufacturers of class IIb and class III devices shall update the PSUR at least annually. That PSUR shall, except in the case of custom-made devices, be part of the technical documentation as specified in Annexes II and III.

Manufacturers of class IIa devices shall update the PSUR when necessary and at least every two years. That PSUR shall, except in the case of custom-made devices, be part of the technical documentation as specified in Annexes II and III.

For custom-made devices, the PSUR shall be part of the documentation referred to in Section 2 of Annex XIII.

제84조 시판 후 감시 계획

제83조에 언급된 시판 후 감시 시스템은 시판 후 감시 계획서에 기초해야 하며, 그 요구사항은 부속서 III의 제1절에서 규정된다. 주문 제작 기기 이외의 기기의 경우, 시판 후 감시 계획서는 부속서 II에 지정된 기술 문서의 일부여야 한다.

제85조 시판 후 감시 보고서

Class I 기기의 제조사는 시판 후 감시 계획의 결과로서 수집된 시판 후 감시 자료의 분석 결과 및 결론을, 취해진 예방 및 시정조치에 대한 설명과 함께 요약한 시판 후 감시 보고서를 작성해야 한다. 이 보고서는 필요한 경우 업데이트되어야 하며 요청 시 관계 당국에 제공되어야 한다.

제86조 정기 안전성 갱신 보고서

1. Class IIa, Class IIb 및 Class III 기기의 제조사는 각 기기 및 관련 있는 경우 각 기기 범주 또는 그룹에 대해 제84조에 언급된 시판 후 감시 계획서의 결과로 수집된 시판 후 감시 자료의 분석 결과 및 결론과 취해진 모든 예방 및 시정 조치의 합리적 근거와 설명을 포함하는 정기 안전성 갱신 보고서('PSUR', Periodic Safety Update Report)를 준비해야 한다. 해당 기기의 전체 수명 기간 동안 해당 PSUR은 다음을 명시해야 한다:

    (a) 이익-위험성 결정의 결론;

    (b) PMCF의 주요 발견사항; 그리고

    (c) 기기의 판매량과 그 기기를 사용하는 집단의 규모와 다른 특성의 산정 평가, 그리고 실질적인 경우, 그 기기의 사용 빈도.

Class IIb 및 Class III 기기의 제조사는 적어도 1년에 한 번씩 PSUR을 업데이트해야 한다. 해당 PSUR은 주문 제작 기기의 경우를 제외하고 부속서 II 및 III에 지정된 기술 문서의 일부여야 한다.

Class IIa 기기의 제조사는 필요시 및 적어도 2년에 한 번씩 PSUR을 업데이트해야 한다. 해당 PSUR은 주문 제작 기기의 경우를 제외하고 부속서 II 및 III에 지정된 기술 문서의 일부여야 한다.

주문 제작 기기의 경우, PSUR은 부속서 XIII의 제2절에 언급된 문서의 일부여야 한다.

MDR(EU) 2017/745	의료기기 규정(EU) 2017/745

2. For class III devices or implantable devices, manufacturers shall submit PSURs by means of the electronic system referred to in Article 92 to the notified body involved in the conformity assessment in accordance with Article 52. The notified body shall review the report and add its evaluation to that electronic system with details of any action taken. Such PSURs and the evaluation by the notified body shall be made available to competent authorities through that electronic system.

3. For devices other than those referred to in paragraph 2, manufacturers shall make PSURs available to the notified body involved in the conformity assessment and, upon request, to competent authorities.

SECTION 2 - VIGILANCE

Article 87 Reporting of serious incidents and field safety corrective actions

1. Manufacturers of devices made available on the Union market, other than investigational devices, shall report, to the relevant competent authorities, in accordance with Articles 92(5) and(7), the following:

   (a) any serious incident involving devices made available on the Union market, except expected side-effects which are clearly documented in the product information and quantified in the technical documentation and are subject to trend reporting pursuant to Article 88;

   (b) any field safety corrective action in respect of devices made available on the Union market, including any field safety corrective action undertaken in a third country in relation to a device which is also legally made available on the Union market, if the reason for the field safety corrective action is not limited to the device made available in the third country.

   The reports referred to in the first subparagraph shall be submitted through the electronic system referred to in Article 92.

2. As a general rule, the period for the reporting referred to in paragraph 1 shall take account of the severity of the serious incident.

3. Manufacturers shall report any serious incident as referred to in point(a) of paragraph 1 immediately after they have established the causal relationship between that incident and their device or that such causal relationship is reasonably possible and not later than 15 days after they become aware of the incident.

4. Notwithstanding paragraph 3, in the event of a serious public health threat the report referred to in paragraph 1 shall be provided immediately, and not later than 2 days after the manufacturer becomes aware of that threat.

5. Notwithstanding paragraph 3, in the event of death or an unanticipated serious deterioration in a person's state of health the report shall be provided immediately after the manufacturer has established or as soon as it suspects a causal relationship between the device and the serious incident but not later than 10 days after the date on which the manufacturer becomes aware of the serious incident.

6. Where necessary to ensure timely reporting, the manufacturer may submit an initial report that is incomplete followed up by a complete report.

---

2. Class III 기기 또는 이식형 기기의 경우, 제조사는 제92에 언급된 전자 시스템을 통해 제52조에 따른 적합성 평가에 관여한 인증기관에 PSUR을 제출해야 한다. 인증기관은 보고서를 검토하고 취해진 모든 조치의 세부사항과 함께 그 평가를 해당 전자 시스템에 추가해야 한다. 그러한 PSUR과 인증기관의 평가는 해당 전자 시스템을 통해 관계 당국에 이용 가능하게 해야 한다.

3. 제2항에 언급된 것 이외의 기기의 경우, 제조사는 적합성 평가에 관여한 인증기관 및 요청 시 관계 당국에 PSUR을 이용 가능하게 해야 한다.

제2절 감시

제87절 중대한 사고 및 현장 안전 시정 조치의 보고

1. 임상용 기기 이외에 유럽연합 시장에 출시된 기기의 제조사는 제92(5) 및 (7)조에 따라 관련 관계 당국에 다음을 보고해야 한다:

   (a) 제품정보에 명확히 기록되고 기술 문서에 정량화되며 제88조에 따라 경향보고의 대상이 되는 예상 부작용을 제외하고, 유럽연합 시장에 이용할 수 있게 된 기기를 포함하는 모든 중대한 사고

   (b) 현장 안전 시정조치에 대한 이유가 제3국에 이용할 수 있게 된 기기로 한정되지 않는 경우, 유럽연합 시장에도 법적으로 이용할 수 있게 된 기기에 관련하여 제3국에서 수행된 모든 현장 안전 시정조치를 포함하여, 유럽연합 시장에서 판매되는 기기에 관련된 모든 현장 안전 시정조치.

   첫 번째 호에 언급된 보고서는 제92조에 언급된 전자 시스템을 통해 제출되어야 한다.

2. 일반적으로, 제1항에 언급된 보고의 기간은 중대한 사고의 심각도를 고려해야 한다.

3. 제조사는 해당 사고와 장치 사이의 인과관계를 규명한 직후 또는 그러한 인과관계가 합리적으로 가능한 경우 즉시, 그리고 사고를 인지한 후 15일 이내에 제1항의 (a)항목에서 언급한 것과 같은 중대한 사고를 보고해야 한다.

4. 제3항에도 불구하고, 중대한 공중 보건 위협의 경우 제1항에 언급된 보고서는 즉시 제공되어야 하며, 제조사가 그 위협을 인지한 후 2일 이내이어야 한다.

5. 제3항에도 불구하고, 사망 또는 예기치 않은 심각한 건강 악화가 발생한 경우, 그 보고서는 제조사가 기기와 중대한 사고 사이의 인과관계를 규명한 직후 또는 기기와 중대한 사고 사이의 인과 관계가 의심되는 즉시 제공되어야 하며, 제조사가 그 중대한 사고를 인지한 후 10일 이내이어야 한다.

6. 적시 보고를 보장하기 위해 필요한 경우, 제조사는 불완전한 최초 보고서를 제출한 후 완전한 보고서를 제출할 수 있다.

| MDR(EU) 2017/745 | 의료기기 규정(EU) 2017/745 |

7. If, after becoming aware of a potentially reportable incident, the manufacturer is uncertain about whether the incident is reportable, it shall nevertheless submit a report within the timeframe required in accordance with paragraphs 2 to 5.

8. Except in cases of urgency in which the manufacturer needs to undertake field safety corrective action immediately, the manufacturer shall, without undue delay, report the field safety corrective action referred to in point(b) of paragraph 1 in advance of the field safety corrective action being undertaken.

9. For similar serious incidents that occur with the same device or device type and for which the root cause has been identified or a field safety corrective action implemented or where the incidents are common and well documented, the manufacturer may provide periodic summary reports instead of individual serious incident reports, on condition that the coordinating competent authority referred to in Article 89(9), in consultation with the competent authorities referred to in point(a) of Article 92(8), has agreed with the manufacturer on the format, content and frequency of the periodic summary reporting. Where a single competent authority is referred to in points(a) and(b) of Article 92(8), the manufacturer may provide periodic summary reports following agreement with that competent authority.

10. The Member States shall take appropriate measures such as organising targeted information campaigns, to encourage and enable healthcare professionals, users and patients to report to the competent authorities suspected serious incidents referred to in point(a) of paragraph 1.

    The competent authorities shall record centrally at national level reports they receive from healthcare professionals, users and patients.

11. Where a competent authority of a Member State obtains such reports on suspected serious incidents referred to in point(a) of paragraph 1 from healthcare professionals, users or patients, it shall take the necessary steps to ensure that the manufacturer of the device concerned is informed of the suspected serious incident without delay.

    Where the manufacturer of the device concerned considers that the incident is a serious incident, it shall provide a report in accordance with paragraphs 1 to 5 of this Article on that serious incident to the competent authority of the Member State in which that serious incident occurred and shall take the appropriate follow-up action in accordance with Article 89.

    Where the manufacturer of the device concerned considers that the incident is not a serious incident or is an expected undesirable side-effect, which will be covered by trend reporting in accordance with Article 88, it shall provide an explanatory statement. If the competent authority does not agree with the conclusion of the explanatory statement, it may require the manufacturer to provide a report in accordance with paragraphs 1 to 5 of this Article and require it to ensure that appropriate follow-up action is taken in accordance with Article 89.

Article 88 Trend reporting

1. Manufacturers shall report, by means of the electronic system referred to in Article 92, any statistically significant increase in the frequency or severity of incidents that are not serious incidents or that are expected undesirable side-effects that could have a significant impact on the benefit-risk analysis ▶ C2 referred to in Sections 1 and 8 of Annex I and which ◀ have led or may lead to risks to the

---

7. 제조사가 잠재적으로 보고 대상인 사고를 인지하게 된 후 해당 사고가 보고 대상인지 확실하지 않은 경우, 그럼에도 불구하고 제2항~제5항에 따라 요구되는 기간 내에 보고서를 제출해야 한다.

8. 제조사가 현장 안전 시정 조치를 즉시 취해야 하는 긴급한 경우를 제외하고, 제조사는 현장 안전 시정 조치를 취하기 전에 제1항(b)항목에 언급된 현장 안전 시정 조치를 지체 없이 보고해야 한다.

9. 동일 기기 또는 기기 유형에서 발생하는 비슷한 중대한 사고로 그 근본 원인이 파악되었거나 현장 안전 시정 조치가 실행된 경우 또는 해당 사고가 흔하고 잘 문서화되어 있는 경우, 제조사는 개별 중대한 사고 보고서 대신 정기 요약 보고서를 제공할 수 있다. 단, 제89(9)조에 언급된 조정 관계 당국이 제92(8)조 (a)항목에 언급된 관계 당국과 협의하여 정기 요약 보고서의 형식, 내용 및 주기에 관해 제조사와 합의한 상태여야 한다. 단일 관계 당국이 제92(8)조 (a) 및 (b)항목에 언급된 경우, 제조사는 해당 관계 당국과 합의한 후 정기 요약 보고서를 제공할 수 있다.

10. 회원국은 의료 전문가, 사용자 및 환자가 제1항(a)항목에 언급된 의심되는 중대한 사고를 관계 당국에 보고할 수 있도록 장려하고 지원하는, 특정 대상을 목표로 하는 정보 캠페인을 조직하는 등 적절한 조치를 취해야 한다.

    관계 당국은 의료 전문가, 사용자 및 환자로부터 접수한 보고서를 국가 수준에서 중앙에 기록해야 한다.

11. 회원국의 관계 당국이 의료 전문가, 사용자 또는 환자로부터 제1항(a)항목에 언급된 의심되는 중대한 사고에 관해 그러한 보고서를 입수하는 경우, 해당 기기의 제조사에게 의심되는 중대한 사고를 지체 없이 알리기 위해 필요한 조치를 취해야 한다.

    해당 기기의 제조사가 사고가 중대한 사고라고 판단하는 경우, 이 조 제1항~제5항에 따라 해당 중대한 사고에 관한 보고서를 해당 중대한 사고가 발생한 회원국의 관계 당국에 제공해야 하며 제89조에 따라 적절한 후속 조치를 취해야 한다.

    해당 기기의 제조사가 해당 사고가 중대한 사고가 나거나 제88조에 따른 경향 보고에 포함될 예상되는 바람직하지 않은 부작용이라고 판단하는 경우, 이를 설명하는 진술문을 제공해야 한다. 관계 당국이 설명 진술문의 결론에 동의하지 않는 경우, 제조사에게 이 조 제1항~제5항에 따라 보고서를 제공하도록 요구하고 제89조에 따라 적절한 후속 조치를 취하도록 요구할 수 있다.

제88조 경향 보고

1. 제조사는 제92조에 언급된 전자 시스템을 통해 중대한 사고가 아니거나 부속서 I의 제1절 및 제8절에 언급된 이익-위험 분석에 상당한 영향을 미칠 수 있는 예상되는 바람직하지 않은 부작용으로 환자, 사용자 또는 다른 사람의 건강이나 안전에 의도된 이익과 비교하여 허용할 수 없는 위험을 초래했거나 초래할 수 있는 사고의 빈도 또는 심각도의 모든 통계적으로 유의한 증가를 보고해야 한다. 유의한 증가는 기술

| MDR(EU) 2017/ 745 | 의료기기 규정(EU) 2017/ 745 |

health or safety of patients, users or other persons that are unacceptable when weighed against the intended benefits. The significant increase shall be established in comparison to the foreseeable frequency or severity of such incidents in respect of the device, or category or group of devices, in question during a specific period as specified in the technical documentation and product information.

The manufacturer shall specify how to manage the incidents referred to in the first subparagraph and the methodology used for determining any statistically significant increase in the frequency or severity of such incidents, as well as the observation period, in the post-market surveillance plan referred to in Article 84.

2. The competent authorities may conduct their own assessments on the trend reports referred to in paragraph 1 and require the manufacturer to adopt appropriate measures in accordance with this Regulation in order to ensure the protection of public health and patient safety. Each competent authority shall inform the Commission, the other competent authorities and the notified body that issued the certificate, of the results of such assessment and of the adoption of such measures.

Article 89 Analysis of serious incidents and field safety corrective actions

1. Following the reporting of a serious incident pursuant to Article 87(1), the manufacturer shall, without delay, perform the necessary investigations in relation to the serious incident and the devices concerned. This shall include a risk assessment of the incident and field safety corrective action taking into account criteria as referred to in paragraph 3 of this Article as appropriate.

The manufacturer shall cooperate with the competent authorities and where relevant with the notified body concerned during the investigations referred to in the first subparagraph and shall not perform any investigation which involves altering the device or a sample of the batch concerned in a way which may affect any subsequent evaluation of the causes of the incident, prior to informing the competent authorities of such action.

2. Member States shall take the necessary steps to ensure that any information regarding a serious incident that has occurred within their territory, or a field safety corrective action that has been or is to be undertaken within their territory, and that is brought to their knowledge in accordance with Article 87 is evaluated centrally at national level by their competent authority, if possible together with the manufacturer, and, where relevant, the notified body concerned.

3. In the context of the evaluation referred to in paragraph 2, the competent authority shall evaluate the risks arising from the reported serious incident and evaluate any related field safety corrective actions, taking into account the protection of public health and criteria such as causality, detectability and probability of recurrence of the problem, frequency of use of the device, probability of occurrence of direct or indirect harm, the severity of that harm, the clinical benefit of the device, intended and potential users, and population affected. The competent authority shall also evaluate the adequacy of the field safety corrective action envisaged or undertaken by the manufacturer and the need for, and kind of, any other corrective action, in particular taking into account the principle of inherent safety contained in Annex I.

Upon request by the national competent authority, manufacturers shall provide all documents necessary for the risk assessment.

문서 및 제품 정보에 명시된 특정 기간 중 문제가 되는 해당 기기나 기기 범주 또는 그룹과 관련하여 그러한 사고의 예측 가능한 빈도 또는 심각도와 비교하여 규명되어야 한다.

제조사는 첫 번째 호에 언급된 사고를 어떻게 관리할 것인 지와 그러한 사고 빈도 또는 심각도의 모든 통계적으로 유의한 증가를 판단하는데 사용되는 방법론 및 관찰기간을 84조에 언급된 판매 후 감시 계획서에 명시해야 한다.

2. 관계 당국은 제1항에 언급된 경향 보고에 관한 자체 평가를 수행하고 제조사에게 공중보건 및 환자 안전 보호를 보장하기 위해 이 규정에 따라 적절한 수단을 채택하도록 요구할 수 있다. 각 관계 당국은 그러한 평가의 결과와 그러한 수단의 채택에 대해 유럽위원회, 다른 관계 당국 및 인증서를 발행한 인증기관에 알려야 한다.

제89조 중대한 사고 및 현장 안전 시정 조치의 분석

1. 제87(1)조에 따른 중대한 사고 보고 후, 제조사는 중대한 사고 및 해당 기기와 관련해 필요한 조사를 지체 없이 수행해야 한다. 여기에는 적절한 대로 이 조 제3항에 언급된 기준을 고려하여 사고의 위험 평가와 현장 안전 시정 조치가 포함되어야 한다.

제조사는 첫 번째 호에 언급된 조사 중 관계 당국 및 관련 있는 경우 해당 인증기관과 협력해야 하며, 관계 당국에 그러한 조치에 대해 알리기 전에 사고의 원인에 대한 이후의 모든 평가에 영향을 미칠 수 있는 방식으로 기기 또는 해당 제조단위 샘플의 변경이 이루어지는 어떠한 조사도 수행하지 않아야 한다.

2. 회원국은 해당 영토 내에서 발생한 중대한 사고 또는 해당 영토 내에서 취해졌거나 취해질 현장 안전 시정 조치에 관한 것이며 제87조에 따라 알게 된 모든 정보가 해당 관계 당국에 의해, 가능한 경우 제조사 및 관련 있는 경우 해당 인증기관과 함께 국가 수준에서 중앙에서 평가되도록 보장하기 위해 필요한 조치를 취해야 한다.

3. 제2항에 언급된 평가의 맥락에서 관계 당국은 공중보건 보호와 문제의 인과 관계, 탐지 가능성 및 재발 가능성, 기기 사용의 빈도, 직접적 또는 간접적 위해 발생의 가능성, 해당 위해의 심각도, 기기의 임상 이익, 의도된 사용자 및 잠재적 사용자, 영향을 받는 집단을 고려하여 보고된 중대한 사고에서 발생하는 위험을 평가하고 모든 관련 현장 안전 시정 조치를 평가해야 한다. 관계 당국은 특히 부속서 I에 포함된 내재적 안전의 원칙을 고려하여 제조사가 구상하거나 취한 현장 안전 시정 조치의 적합성과 모든 다른 시정 조치의 필요성 및 종류도 평가해야 한다.

국가 관계 당국의 요청 시, 제조사는 위험 평가에 필요한 모든 문서를 제공해야 한다.

MDR(EU) 2017/745	의료기기 규정(EU) 2017/745

4. The competent authority shall monitor the manufacturer's investigation of a serious incident. Where necessary, a competent authority may intervene in a manufacturer's investigation or initiate an independent investigation.

5. The manufacturer shall provide a final report to the competent authority setting out its findings from the investigation by means of the electronic system referred to in Article 92. The report shall set out conclusions and where relevant indicate corrective actions to be taken.

6. In the case of devices referred to in the first subparagraph of Article 1(8) and where the serious incident or field safety corrective action may be related to a substance which, if used separately, would be considered to be a medicinal product, the evaluating competent authority or the coordinating competent authority referred to in paragraph 9 of this Article shall, inform the national competent authority or the EMA, depending on which issued the scientific opinion on that substance under Article 52(9), of that serious incident or field safety corrective action.

In the case of devices covered by this Regulation in accordance with point(g) of Article 1(6) and where the serious incident or field safety corrective action may be related to the derivatives of tissues or cells of human origin utilised for the manufacture of the device, and in the case of devices falling under this Regulation pursuant to Article 1(10), the competent authority or the coordinating competent authority referred to in paragraph 9 of this Article shall inform the competent authority for human tissues and cells that was consulted by the notified body in accordance with Article 52(10).

7. After carrying out the evaluation in accordance with paragraph 3 of this Article, the evaluating competent authority shall, through the electronic system referred to in Article 92, inform, without delay, the other competent authorities of the corrective action taken or envisaged by the manufacturer or required of it to minimise the risk of recurrence of the serious incident, including information on the underlying events and the outcome of its assessment.

8. The manufacturer shall ensure that information about the field safety corrective action taken is brought without delay to the attention of users of the device in question by means of a field safety notice. The field safety notice shall be edited in an official Union language or languages determined by the Member State in which the field safety corrective action is taken. Except in cases of urgency, the content of the draft field safety notice shall be submitted to the evaluating competent authority or, in the cases referred to in paragraph 9, to the coordinating competent authority to allow it to make comments. Unless duly justified by the situation of the individual Member State, the content of the field safety notice shall be consistent in all Member States.

The field safety notice shall allow the correct identification of the device or devices involved, in particular by including the relevant UDIs, and the correct identification, in particular, by including the SRN, if already issued, of the manufacturer that has undertaken the field safety corrective action. The field safety notice shall explain, in a clear manner, without understating the level of risk, the reasons for the field safety corrective action with reference to the device malfunction and associated risks for patients, users or other persons, and shall clearly indicate all the actions to be taken by users.

The manufacturer shall enter the field safety notice in the electronic system referred to in Article 92 through which that notice shall be accessible to the public.

4. 관계 당국은 제조사의 중대한 사고 조사를 모니터링해야 한다. 필요한 경우, 관계 당국은 제조사의 조사에 개입하거나 독립적인 조사를 개시할 수 있다.

5. 제조사는 조사에서 얻은 결과를 명시하는 최종 보고서를 제92조에 언급된 전자 시스템을 통해 관계 당국에 제공해야 한다. 보고서는 결론을 명시하고 관련 있는 경우, 취해야 할 시정 조치를 나타내야 한다.

6. 제1(8)조의 첫 번째 호에 언급된 기기이며 해당 중대한 사고 또는 현장 안전 시정 조치가 개별적으로 사용될 경우 의약품으로 간주되는 물질과 관련될 수 있는 경우, 평가 관계 당국 또는 이 조 제9항에 언급된 조정 관계 당국은 어느 기관이 제52(9)조에 따른 해당 물질에 관한 과학적 의견을 공표했는지에 따라 국가 관계 당국 또는 유럽의약품안전청(EMA)에 해당 중대한 사고 또는 현장 안전 시정 조치를 알려야 한다.

제1(6)조 (g)항목에 따라 이 규정에 포함되는 기기이며 중대한 사고 또는 현장 안전 시정 조치가 기기의 제조에 활용되는 인체 유래 조직 또는 세포 파생물과 관련될 수 있는 경우 및 제1(10)조에 따라 이 규정에 포함되는 기기의 경우, 관계 당국 또는 이 조 제9항에 언급된 조정 관계 당국은 제52(10)조에 따라 인증기관이 협의한 인체 조직 및 세포에 대한 관계 당국에 알려야 한다.

7. 평가 관계 당국은 이 조 제3항에 따라 평가를 수행한 후 기저 사례에 관한 정보와 그 평가 결과를 포함하여 중대한 사고의 재발 위험을 최소화하기 위해 제조사가 취하거나 구상했거나, 제조사에게 요구된 시정 조치에 대해 제92조에 언급된 전자 시스템을 통해 다른 관계 당국에 지체 없이 알려야 한다.

8. 제조사는 취해진 현장 안전 시정 조치에 대한 정보가 현장 안전 고지를 통해 대상 기기 사용자에게 지체 없이 알려지도록 보장해야 한다. 현장 안전 고지는 유럽연합의 공용 언어 또는 현장 안전 시정 조치가 취해지는 회원국에 의해 결정된 언어로 편집되어야 한다. 긴급 상황을 제외하고, 현장 안전 고지 초안의 내용은 평가 관계 당국 또는 제9항에 언급된 경우 조정 관계 당국에 제출되어 해당 관계 당국이 의견을 제시할 수 있도록 해야 한다. 개별 회원국의 상황에 따라 정당한 근거가 있는 경우가 아니면, 현장 안전 고지의 내용은 모든 회원국에서 일관되어야 한다.

현장 안전 고지는 특히 관련 UDI를 포함하여 관련된 기기를 정확하게 식별하고, 특히 SRN이 이미 발행된 경우 SRN을 포함하여 현장 안전 시정 조치를 취한 제조사를 정확하게 식별할 수 있어야 한다. 현장 안전 고지는 기기 오작동 및 환자, 사용자 또는 다른 사람에 대한 관련 위험에 관하여 현장 안전 시정 조치의 이유를 위험 수준을 축소하지 않고 명확하게 설명해야 하며 사용자가 취해야 할 모든 조치를 명확하게 명시해야 한다.

제조사는 현장 안전 고지를 제92조에 언급된 전자 시스템에 입력하여 이를 통해 대중이 해당 고지에 접근할 수 있도록 해야 한다.

MDR(EU) 2017/745	의료기기 규정(EU) 2017/745

9. The competent authorities shall actively participate in a procedure in order to coordinate their assessments referred to in paragraph 3 in the following cases:

   (a) where there is concern regarding a particular serious incident or cluster of serious incidents relating to the same device or type of device of the same manufacturer in more than one Member State;

   (b) where the appropriateness of a field safety corrective action that is proposed by a manufacturer in more than one Member State is in question.

   That coordinated procedure shall cover the following:

   - designation of a coordinating competent authority on a case by case basis, when required;

   - defining the coordinated assessment process, including the tasks and responsibilities of the coordinating competent authority and the involvement of other competent authorities.

   Unless otherwise agreed between the competent authorities, the coordinating competent authority shall be the competent authority of the Member State in which the manufacturer has its registered place of business.

   The coordinating competent authority shall, through the electronic system referred to in Article 92, inform the manufacturer, the other competent authorities and the Commission that it has assumed the role of coordinating authority.

10. The designation of a coordinating competent authority shall not affect the rights of the other competent authorities to perform their own assessment and to adopt measures in accordance with this Regulation in order to ensure the protection of public health and patient safety. The coordinating competent authority and the Commission shall be kept informed of the outcome of any such assessment and the adoption of any such measures.

11. The Commission shall provide administrative support to the coordinating competent authority in the accomplishment of its tasks under this Chapter.

Article 90 Analysis of Vigilance data

The Commission shall, in collaboration with the Member States, put in place systems and processes to actively monitor the data available in the electronic system referred to in Article 92, in order to identify trends, patterns or signals in the data that may reveal new risks or safety concerns.

Where a previously unknown risk is identified or the frequency of an anticipated risk significantly and adversely changes the benefit-risk determination, the competent authority or, where appropriate, the coordinating competent authority shall inform the manufacturer, or where applicable the authorised representative, which shall then take the necessary corrective actions.

Article 91 Implementing acts

The Commission may, by means of implementing acts, and after consultation of the MDCG, adopt the detailed arrangements and procedural aspects necessary for the implementation of Articles 85 to 90 and 92 as regards the following:

   (a) the typology of serious incidents and field safety corrective actions in relation to specific devices, or categories or groups of devices;

9. 관계 당국은 다음과 같은 경우 제3항에 언급된 평가를 조정하기 위해 절차에 적극적으로 참여해야 한다:

   (a) 둘 이상의 회원국에서 동일한 제조사의 동일 기기 또는 기기 유형과 관련된 특정 중대한 사고 또는 중대한 사고의 무리에 관한 우려가 있는 경우;

   (b) 둘 이상의 회원국에서 제조사가 제안한 현장 안전 시정 조치의 적절성이 문제가 되는 경우.

   해당 조정 절차는 다음을 포함해야 한다:

   - 요구될 때, 사례별로 조정 관계 당국 지정;

   - 조정 관계 당국의 업무와 책임 및 다른 관계 당국의 관여 등 조정 평가 프로세스 정의

   관계 당국 간에 달리 합의되지 않는 한, 조정 관계 당국은 제조사의 등록 영업소가 소재한 회원국의 관계 당국이어야 한다.

   조정 관계 당국은 해당 관계 당국이 조정 당국의 역할을 맡았다는 것을 제92조에 언급된 전자 시스템을 통해 제조사, 다른 관계 당국 및 유럽위원회에 알려야 한다.

10. 조정 관계 당국의 지정은 공중보건 및 환자 안전 보호를 보장하기 위해 이 규정에 따라 자체적인 평가를 수행하고 수단을 채택하는 다른 관계 당국의 권리에 영향을 미쳐서는 안 된다. 조정 관계 당국과 유럽위원회에 모든 그러한 평가의 결과와 모든 그러한 수단의 채택을 지속적으로 알려야 한다.

11. 유럽위원회는 이 장에 따른 직무의 수행에서 조정 관계 당국에 행정적 지원을 제공해야 한다.

제90조 감시(Vigilance) 자료의 분석

유럽위원회는 회원국과 협력하여 새로운 위험 또는 안전 문제를 드러낼 수 있는 자료의 경향, 패턴 또는 신호를 파악하기 위해 제92조에 언급된 전자 시스템에서 사용 가능한 자료를 적극적으로 모니터링하기 위한 시스템 및 프로세스를 마련해야 한다.

이전에 알려지지 않은 위험이 파악되거나 예상된 위험의 빈도에 따라 이익-위험성 결정이 상당히 그리고 부정적으로 변경되는 경우, 관계 당국 또는 적절한 경우 조정 관계 당국은 제조사 또는 적절한 경우 유럽 대리인에게 알려 필요한 시정 조치를 취하도록 해야 한다.

제91조 집행 법령

유럽위원회는 집행 법령을 통해 MDCG와 협의한 후, 다음과 관련하여 제85조~제90조 및 제92조의 실행에 필요한 세부 처리 및 절차적 측면을 채택할 수 있다:

   (a) 특정 기기, 또는 기기 범주 또는 그룹과 관련된 중대한 사고 및 현장 안전 시정 조치의 유형 분류 체계;

| MDR(EU) 2017/745 | 의료기기 규정(EU) 2017/745 |

(b) the reporting of serious incidents and field safety corrective actions and field safety notices, and the provision of periodic summary reports, post-market surveillance reports, PSURs and trend reports by manufacturers as referred to in Articles 85, 86, 87, 88 and 89 respectively;

(c) standard structured forms for electronic and non-electronic reporting, including a minimum data set for reporting of suspected serious incidents by healthcare professionals, users and patients;

(d) timelines for the reporting of field safety corrective actions, and for the provision by manufacturers of periodic summary reports and trend reports, taking into account the severity of the incident to be reported as referred to in Article 87;

(e) harmonised forms for the exchange of information between competent authorities as referred to in Article 89;

(f) procedures for the designation of a coordinating competent authority; the coordinated evaluation process, including tasks and responsibilities of the coordinating competent authority and involvement of other competent authorities in this process.

The implementing acts referred to in the first paragraph shall be adopted in accordance with the examination procedure referred to in Article114(3).

(b) 각각 제85조, 제86조, 제87조, 제88조 및 제89조에 언급된 대로 제조사의 중대한 사고, 현장 안전 시정 조치 및 현장 안전 고지 보고와 정기 요약 보고서, 시판 후 감시 보고서, PSUR 및 경향 보고서 제공;

(c) 의료 전문가, 사용자 및 환자의 의심되는 중대한 사고 보고를 위한 최소 자료 세트를 포함하여 전자적 및 비전자적 보고를 위한 구조화된 표준 양식;

(d) 제87조에 언급된 대로 보고되어야 할 사고의 심각도를 고려한 현장 안전 시정 조치의 보고와 제조사의 정기 요약 보고서 및 경향 보고서 제공에 대한 일정;

(e) 제89조에 언급된 대로 관계 당국 간의 정보 교환을 위한 통합 양식;

(f) 조정 관계 당국의 지정을 위한 절차, 조정 관계 당국의 업무와 책임을 포함한 조정 평가 프로세스 및 이 프로세스에 대한 다른 관계 당국의 관여.

첫 번째 항에 언급된 집행 법령은 제114(3)조에 언급된 심사 절차에 따라 채택되어야 한다.

Article 92 Electronic system on Vigilance and on post-market surveillance

제92조 Vigilance 및 시판 후 감시에 관한 전자 시스템

1. The Commission shall, in collaboration with the Member States, set up and manage an electronic system to collate and process the following information:

   (a) the reports by manufacturers on serious incidents and field safety corrective actions referred to in Article 87(1) and Article 89(5);

   (b) the periodic summary reports by manufacturers referred to in Article 87(9);

   (c) the reports by manufacturers on trends referred to in Article 88;

   (d) the PSURs referred to in Article 86;

   (e) the field safety notices by manufacturers referred to in Article 89(8);

   (f) the information to be exchanged between the competent authorities of the Member States and between them and the Commission in accordance with Article 89(7) and(9).

   That electronic system shall include relevant links to the UDI database.

2. The information referred to in paragraph 1 of this Article shall be made available through the electronic system to the competent authorities of the Member States and to the Commission. The notified bodies shall also have access to that information to the extent that it relates to devices for which they issued a certificate in accordance with Article 53.

3. The Commission shall ensure that healthcare professionals and the public have appropriate levels of access to the electronic system referred to in paragraph 1.

4. On the basis of arrangements between the Commission and competent authorities of third countries or international organisations, the Commission may grant those competent authorities or international organisations access to the

1. 유럽위원회는 회원국과 협력하여 다음 정보를 수집·분석 및 처리하는 전자 시스템을 구축하고 관리해야 한다.

   (a) 제87(1)조 및 제89(5)조에 언급된 중대한 사고 및 현장 안전 시정 조치에 관한 제조사의 보고서;

   (b) 제87(9)조에 언급된 제조사의 정기 요약 보고서;

   (c) 제88조에 언급된 경향에 관한 제조사의 보고서;

   (d) 제86조에 언급된 PSUR;

   (e) 제89(8)조에 언급된 제조사의 현장 안전 고지;

   (f) 제89(7) 및 (9)조에 따라 회원국의 관계 당국 간 및 회원국의 관계 당국과 유럽위원회 간에 교환되어야 할 정보.

   해당 전자 시스템에는 UDI 데이터베이스에 대한 관련 링크가 포함되어야 한다.

2. 이 조 제1항에 언급된 정보는 전자 시스템을 통해 회원국의 관계 당국과 유럽위원회에 이용 가능하게 해야 한다. 인증기관도 제53조에 따라 해당 인증기관이 인증서를 발행한 기기와 관련되는 범위까지 해당 정보에 접근할 수 있어야 한다.

3. 유럽위원회는 의료 전문가와 대중이 제1항에 언급된 전자 시스템에 적절한 수준의 접근할 수 있도록 보장해야 한다.

4. 유럽위원회와 제3국의 관계 당국 또는 국제 조직 간의 합의에 기초하여, 유럽위원회는 해당 관계 당국 또는 국제 조직에 제1항에 언급된 전자 시스템에 적절한 수준으로 접근을 허가할 수 있다. 해당 합의 사항은 상호관계에 기초해야 하며

| MDR(EU) 2017/745 | 의료기기 규정(EU) 2017/745 |

electronic system referred to in paragraph 1 at the appropriate level. Those arrangements shall be based on reciprocity and make provision for confidentiality and data protection equivalent to those applicable in the Union.

유럽연합에서 적용 가능한 것과 동등한 기밀유지 및 자료 보호를 제공해야 한다.

5. The reports on serious incidents referred to in point(a) of Article 87(1) shall be automatically transmitted, upon receipt, via the electronic system referred to in paragraph 1 of this Article, to the competent authority of the Member State in which the incident occurred.

5. 제87(1)조 (a)항목에 언급된 중대한 사고에 관한 보고서는 이 조 제1항에 언급된 전자 시스템을 통해 접수되는 대로, 자동으로 해당 사고가 발생한 회원국의 관계 당국에 전송되어야 한다.

6. The trend reports referred to in Article 88(1) shall be automatically transmitted upon receipt via the electronic system referred to in paragraph 1 of this Article to the competent authorities of the Member State in which the incidents occurred.

6. 제88(1)조에 언급된 경향 보고서는 이 조 제1항에 언급된 전자 시스템을 통해 접수되는 대로, 자동으로 해당 사고가 발생한 회원국의 관계 당국에 전송되어야 한다.

7. The reports on field safety corrective actions referred to in point(b) of Article 87(1) shall be automatically transmitted upon receipt via the electronic system referred to in paragraph 1 of this Article to the competent authorities of the following Member States:

7. 제87(1)조 (b)항목에 언급된 현장 안전 시정 조치에 관한 보고서는 이 조 제1항에 언급된 전자 시스템을 통해 접수되는 대로, 자동으로 다음과 같은 회원국의 관계 당국에 전송되어야 한다.

(a) the Member States in which the field safety corrective action is being or is to be undertaken;

(a) 현장 안전 시정 조치가 취해지고 있거나 취해져야 할 회원국;

(b) the Member State in which the manufacturer has its registered place of business.

(b) 제조사의 등록 영업소가 소재한 회원국.

8. The periodic summary reports referred to in Article 87(9) shall be automatically transmitted upon receipt via the electronic system referred to in paragraph 1 of this Article to the competent authority of:

8. 제87(9)조에 언급된 정기 요약 보고서는 이 조 제1항에 언급된 전자 시스템을 통해 접수되는 대로, 자동으로 다음의 관계 당국에 전송되어야 한다:

(a) the Member State or Member States participating in the coordination procedure in accordance with Article 89(9) and which have agreed on the periodic summary report;

(a) 제89(9)조에 따른 조정 절차에 참여하고 있으며 정기 요약 보고서에 동의한 회원국 또는 회원국들;

(b) the Member State in which the manufacturer has its registered place of business.

(b) 제조사의 등록 영업소가 소재한 회원국.

9. The information referred to in paragraphs 5 to 8 of this Article shall be automatically transmitted, upon receipt, through the electronic system referred to in paragraph 1 of this Article, to the notified body that issued the certificate for the device in question in accordance with Article 56.

9. 이 조 제5항~제8항에 언급된 정보는 이 조 제1항에 언급된 전자 시스템을 통해 접수되는 대로, 자동으로 제56조에 따라 문제의 기기에 대해 인증서를 발행한 인증기관에 전송되어야 한다.

SECTION 3 - MARKET SURVEILLANCE

Article 93 Market surveillance activities

제3절 시장 감시

제93조 시장 감시 활동

1. The competent authorities shall perform appropriate checks on the conformity characteristics and performance of devices including, where appropriate, a review of documentation and physical or laboratory checks on the basis of adequate samples. The competent authorities shall, in particular, take account of established principles regarding risk assessment and risk management, Vigilance data and complaints.

1. 관계 당국은 적절한 경우, 문서 검토 및 적합한 샘플에 기초한 물리적 또는 실험실 검사를 포함하여 기기의 적합성 특징과 성능에 관해 적절한 확인을 수행해야 한다. 관계 당국은 특히 위험 평가 및 위험 관리, Vigilance 자료 및 불만에 관해 확립된 원칙을 고려해야 한다.

2. The competent authorities shall draw up annual surveillance activity plans and allocate a sufficient number of material and competent human resources in order to carry out those activities taking into account the European market surveillance programme developed by the MDCG pursuant to Article 105 and local circumstances.

2. 관계 당국은 연간 감독 활동 계획을 작성하고 제105조 및 현지 상황에 따라 MDCG에서 개발한 유럽 시장 감시 프로그램을 고려하여 해당 활동을 수행하기 위해 충분한 수의 자료와 능력 있는 인적 자원을 배정해야 한다.

3. In order to fulfil the obligations laid down in paragraph 1, the competent authorities:

3. 제1항에서 정한 의무를 이행하기 위해 관계 당국은:

(a) may require economic operators to, inter alia, make available the documentation and information necessary for the purpose of carrying out the authorities' activities and, where justified, to provide the necessary samples of devices or access to devices free of charge; and

(a) 경제 운영자에게 그 중에서도 당국의 활동을 수행하는데 필요한 문서와 정보를 제공하고 정당한 경우, 필요한 기기 샘플 또는 기기에 대한 접근을 무상으로 제공하도록 요구할 수 있다; 그리고

MDR(EU) 2017/745	의료기기 규정(EU) 2017/745

(b) shall carry out both announced and, if necessary, unannounced inspections of the premises of economic operators, as well as suppliers and/or subcontractors, and, where necessary, at the facilities of professional users.

4. The competent authorities shall prepare an annual summary of the results of their surveillance activities and make it accessible to other competent authorities by means of the electronic system referred to in Article 100.

5. The competent authorities may confiscate, destroy or otherwise render inoperable devices that present an unacceptable risk or falsified devices where they deem it necessary to do so in the interests of the protection of public health.

6. Following each inspection carried out for the purposes referred to in paragraph 1, the competent authority shall draw up a report on the findings of the inspection that concern compliance with the legal and technical requirements applicable under this Regulation. The report shall set out any corrective actions needed.

7. The competent authority which carried out the inspection shall communicate the content of the report referred to in paragraph 6 of this Article to the economic operator that has been the subject of the inspection. Before adopting the final report, the competent authority shall give that economic operator the opportunity to submit comments. That final inspection report shall be entered in the electronic system provided for in Article 100.

8. The Member States shall review and assess the functioning of their market surveillance activities. Such reviews and assessments shall be carried out at least every four years and the results thereof shall be communicated to the other Member States and the Commission. Each Member State shall make a summary of the results accessible to the public by means of the electronic system referred to in Article 100.

9. The competent authorities of the Member States shall coordinate their market surveillance activities, cooperate with each other and share with each other and with the Commission the results thereof, to provide for a harmonised and high level of market surveillance in all Member States.

Where appropriate, the competent authorities of the Member States shall agree on work-sharing, joint market surveillance activities and specialisation.

10. Where more than one authority in a Member State is responsible for market surveillance and external border controls, those authorities shall cooperate with each other, by sharing information relevant to their role and functions.

11. Where appropriate, the competent authorities of the Member States shall cooperate with the competent authorities of third countries with a view to exchanging information and technical support and promoting activities relating to market surveillance.

Article 94 Evaluation of devices suspected of presenting an unacceptable risk or other non-compliance

Where the competent authorities of a Member State, based on data obtained by Vigilance or market surveillance activities or on other information, have reason to believe that a device:

(a) may present an unacceptable risk to the health or safety of patients, users or other persons, or to other aspects of the protection of public health; or

(b) 경제 운영자와 공급자 및/또는 하도급자의 부지에 대해 그리고 필요한 경우 전문 사용자의 시설에서 예고된, 그리고 필요한 경우 불시의 실태 검사를 수행해야 한다.

4. 관계 당국은 감독 활동 결과의 연간 요약을 준비하고 제100조에 언급된 전자 시스템을 통해 다른 관계 당국이 접근 가능하도록 해야 한다.

5. 관계 당국은 공중보건 보호를 위해 필요하다고 간주하는 경우, 허용할 수 없는 위험이 있는 기기 또는 위조 기기를 몰수하거나, 파괴하거나, 다른 방식으로 작동 불가능한 상태로 만들 수 있다.

6. 제1항에 언급된 목적으로 수행된 각 실태검사 후, 관계 당국은 이 규정에 따라 적용 가능한 법적 및 기술적 요구사항의 준수에 관련된 실태검사 결과에 관한 보고서를 작성해야 한다. 보고서는 필요한 모든 시정 조치를 명시해야 한다.

7. 실태조사를 실시한 관계 당국은 이 조 제6항에 언급된 보고서의 내용을 해당 실태검사를 받은 경제 운영자에게 전달해야 한다. 관계 당국은 최종 보고서를 채택하기 전에 해당 경제 운영자에게 의견을 제출할 수 있는 기회를 제공해야 한다. 해당 최종 실태검사 보고서는 제100조에 제시된 전자 시스템에 입력되어야 한다.

8. 회원국은 해당 회원국의 시장 감시 활동의 기능을 검토하고 평가해야 한다. 그러한 검토 및 평가는 최소한 4년마다 수행되어야 하며, 그 결과를 다른 회원국과 유럽위원회에 알려야 한다. 각 회원국은 결과의 요약을 제100조에 언급된 전자 시스템을 통해 대중이 접근할 수 있도록 해야 한다.

9. 회원국의 관계 당국은 해당 회원국의 시장 감시 활동을 조정하고, 서로 협력하며, 관할당국 간 및 유럽위원회와 결과를 공유하여 모든 회원국에서 조화되고 높은 수준의 시장 감독을 제공해야 한다.

적절한 경우, 회원국의 관계 당국은 업무 공유, 합동 시장 감시 활동 및 전문화에 동의해야 한다.

10. 한 회원국에서 둘 이상의 당국이 시장 감시와 외부 경계 통제를 담당하는 경우, 해당 당국은 역할과 기능에 관련된 정보를 공유하여 서로 협력해야 한다.

11. 적절한 경우, 회원국의 관계 당국은 정보 및 기술 지원을 교환하고 시장 감시와 관련된 활동을 촉진하기 위해 제3국의 관계 당국과 협력해야 한다.

제94조 허용할 수 없는 위험 또는 기타 미준수가 의심되는 기기의 평가

Vigilance 또는 시장 감시 활동에서 얻은 자료 또는 기타 정보에 기초하여 회원국의 관계 당국이 기기가 다음과 같이 믿을 만한 이유가 있는 경우:

(a) 환자, 사용자 또는 다른 사람의 건강이나 안전 또는 공중보건 보호의 다른 측면에 허용할 수 없는 위험성을 보일 수 있거나; 또는

MDR(EU) 2017/745	의료기기 규정(EU) 2017/745

(b) otherwise does not comply with the requirements laid down in this Regulation,

they shall carry out an evaluation of the device concerned covering all requirements laid down in this Regulation relating to the risk presented by the device, or to any other non-compliance of the device.

The relevant economic operators shall cooperate with the competent authorities.

Article 95 Procedure for dealing with devices presenting an unacceptable risk to health and safety

1. Where, having performed an evaluation pursuant to Article 94, the competent authorities find that the device presents an unacceptable risk to the health or safety of patients, users or other persons, or to other aspects of the protection of public health, they shall without delay require the manufacturer of the devices concerned, its authorised representative and all other relevant economic operators to take all appropriate and duly justified corrective action to bring the device into compliance with the requirements of this Regulation relating to the risk presented by the device, and, in a manner that is proportionate to the nature of the risk, to restrict the making available of the device on the market, to subject the making available of the device to specific requirements, to withdraw the device from the market, or to recall it, within a reasonable period that is clearly defined and communicated to the relevant economic operator.

2. The competent authorities shall, without delay, notify the Commission, the other Member States and, where a certificate has been issued in accordance with Article 56 for the device concerned, the notified body that issued that certificate, of the results of the evaluation and of the actions which they have required the economic operators to take, by means of the electronic system referred to in Article 100.

3. The economic operators as referred to in paragraph 1 shall, without delay, ensure that all appropriate corrective action is taken throughout the Union in respect of all the devices concerned that they have made available on the market.

4. Where the economic operator as referred to in paragraph 1 does not take adequate corrective action within the period referred to in paragraph 1, the competent authorities shall take all appropriate measures to prohibit or restrict the making available of the device on their national market, to withdraw the device from that market or to recall it.

    The competent authorities shall notify the Commission, the other Member States and the notified body referred to in paragraph 2 of this Article, without delay, of those measures, by means of the electronic system referred to in Article 100.

5. The notification referred to in paragraph 4 shall include all available details, in particular the data necessary for the identification and tracing of the non-compliant device, the origin of the device, the nature of and the reasons for the non-compliance alleged and the risk involved, the nature and duration of the national measures taken and the arguments put forward by the relevant economic operator.

6. Member States other than the Member State initiating the procedure shall, without delay, inform the Commission and the other Member States, by means of the electronic system referred to in Article 100, of any additional relevant information at their disposal relating to the non-compliance of the device concerned and of any measures adopted by them in relation to the device concerned.

(b) 그렇지 않으면 이 규정에서 정한 요구사항을 준수하지 않는다,

해당 관계 당국은 기기에 의해 보여지는 위험성, 또는 기기의 다른 미준수 사항과 관련하여 이 규정에서 정한 모든 요구사항을 포함하는 해당 기기에 대한 평가를 수행해야 한다.

관련 경제 운영자는 관계 당국과 협력해야 한다.

제95조 건강 및 안전에 허용할 수 없는 위험을 야기하는 기기의 취급 절차

1. 제94조에 따른 평가를 수행한 관계 당국이 해당 기기가 환자, 사용자 또는 다른 사람의 건강이나 안전 또는 공중보건 보호의 다른 측면에 허용할 수 없는 위험성을 보이는 것을 발견하는 경우, 명확하게 정의되고 관련 경제 운영자에게 전달된 합리적인 기간 내에 위험의 성격에 비례하여 기기가 제공하는 위험에 관한 이 규정의 요구사항을 기기가 준수하도록 하거나, 기기의 시장 판매를 제한하거나, 기기의 시장 판매에 특정 요구사항을 적용시키거나, 기기를 시장에서 철수시키거나, 기기를 리콜하기 위해 모든 적절하고 정당한 시정 조치를 취하도록 해당 기기의 제조사, 유럽 대리인 및 모든 기타 관련 경제 운영자에게 지체 없이 요구해야 한다.

2. 관계 당국은 유럽위원회와 다른 회원국 및 해당 기기에 대해 제56조에 따라 인증서가 발행된 경우, 해당 인증서를 발생한 인증기관에 평가 결과와 경제 운영자에게 취하도록 요구한 조치를 제100조에 언급된 전자 시스템을 통해 지체 없이 통지해야 한다.

3. 제1항에 언급된 경제 운영자는 시장에서 판매한 모든 해당 기기와 관련하여 모든 적절한 시정 조치가 유럽연합 전체에서 취해지도록 지체 없이 보장해야 한다.

4. 제1항에 언급된 경제 운영자가 제1항에 언급된 기간 내에 적절한 시정 조치를 취하지 않는 경우, 관계 당국은 해당 국가 시장에서 해당 기기의 판매를 금지 또는 제한하거나 기기를 시장에서 철수시키거나 리콜하기 위해 모든 적절한 조치를 취해야 한다.

    관계 당국은 제100조에 언급된 전자 시스템을 통해 유럽위원회, 다른 회원국 및 이 조 제2항에 언급된 인증기관에 해당 조치에 대해 지체 없이 통지해야 한다.

5. 제4항에 언급된 통지에는 모든 사용 가능한 세부 사항, 특히 미준수 기기의 식별과 추적에 필요한 자료, 기기의 기원, 주장된 미준수 및 관련 위험의 성격과 이유, 취해진 국가 조치의 성격과 기간, 관련 경제 운영자가 제시한 논거가 포함되어야 한다.

6. 해당 절차를 개시한 회원국 이외의 회원국은 유럽위원회와 다른 회원국에 제100조에 언급된 전자 시스템을 통해 지체 없이 해당 기기의 미준수와 관련하여 해당 회원국이 보유한 모든 추가 관련 정보와 해당 기기와 관련하여 채택한 모든 조치에 대해 알려야 한다.

MDR(EU) 2017/745	의료기기 규정(EU) 2017/745

In the event of disagreement with the notified national measure, they shall, without delay, inform the Commission and the other Member States of their objections, by means of the electronic system referred to in Article 100.

7. Where, within two months of receipt of the notification referred to in paragraph 4, no objection has been raised by either a Member State or the Commission in respect of any measures taken by a Member State, those measures shall be deemed to be justified.

In that case, all Member States shall ensure that corresponding appropriate restrictive or prohibitive measures, including withdrawing, recalling or limiting the availability of the device on their national market, are taken without delay in respect of the device concerned.

Article 96 Procedure for evaluating national measures at Union level

1. Where, within two months of receipt of the notification referred to in Article 95(4), objections are raised by a Member State against a measure taken by another Member State, or where the Commission considers the measure to be contrary to Union law, the Commission shall, after consulting the competent authorities concerned and, where necessary, the economic operators concerned, evaluate that national measure. On the basis of the results of that evaluation, the Commission may decide, by means of implementing acts, whether or not the national measure is justified. Those implementing acts shall be adopted in accordance with the examination procedure referred to in Article 114(3).

2. Where the Commission considers the national measure to be justified as referred to in paragraph 1 of this Article, the second subparagraph of Article 95(7) shall apply. If the Commission considers the national measure to be unjustified, the Member State concerned shall withdraw the measure.

Where the Commission does not adopt a decision pursuant to paragraph 1 of this Article within eight months of receipt of the notification referred to in Article 95(4), the national measure shall be considered to be justified.

3. Where a Member State or the Commission considers that the risk to health and safety emanating from a device cannot be mitigated satisfactorily by means of measures taken by the Member State or Member States concerned, the Commission, at the request of a Member State or on its own initiative, may take, by means of implementing acts, the necessary and duly justified measures to ensure the protection of health and safety, including measures restricting or prohibiting the placing on the market and putting into service of the device concerned. Those implementing acts shall be adopted in accordance with the examination procedure referred to in Article 114(3).

Article 97 Other non-compliance

1. Where, having performed an evaluation pursuant to Article 94, the competent authorities of a Member State find that a device does not comply with the requirements laid down in this Regulation but does not present an unacceptable risk to the health or safety of patients, users or other persons, or to other aspects of the protection of public health, they shall require the relevant economic operator to bring the non-compliance concerned to an end within a reasonable period that is clearly defined and communicated to the economic operator and that is proportionate to the non-compliance.

통지된 국가 조치에 동의하지 않는 경우, 지체 없이 제100조에 언급된 전자 시스템을 통해 유럽위원회와 다른 회원국에 반대 의사를 알려야 한다.

7. 회원국이 취한 모든 조치와 관련하여 제4항에 언급된 통지의 수령 후 2개월 이내에 회원국이나 유럽위원회에서 반대 의사를 제기하지 않은 경우 해당 조치는 정당한 것으로 간주되어야 한다.

해당 경우, 모든 회원국은 해당 기기와 관련하여 국가 시장에서 기기의 철수, 리콜 또는 판매 제한 등 해당하는 적절한 제한 또는 금지 조치가 지체 없이 취해지도록 보장해야 한다.

제96조 유럽연합 수준에서의 국가 조치 평가를 위한 절차

1. 제95(4)조에 언급된 통지의 접수 후 2개월 이내에 한 회원국이 다른 회원국이 취한 조치에 대해 반대 의사를 제기하거나 유럽위원회가 해당 조치가 유럽연합 법령에 반하는 것으로 간주하는 경우, 유럽위원회는 해당 관계 당국 및 필요한 경우 해당 경제 운영자와 협의한 후, 해당 국가 조치를 평가해야 한다. 해당 평가 결과에 기초하여 유럽위원회는 집행 법령을 통해 국가 조치가 정당한지 여부를 결정할 수 있다. 해당 집행 법령은 제114(3)조에 언급된 심사 절차에 따라 채택되어야 한다.

2. 유럽위원회가 이 조 제1항에 언급된 대로 해당 국가 조치가 정당하다고 간주하는 경우, 제95(7)조의 두 번째 호가 적용되어야 한다. 유럽위원회가 국가 조치가 정당하지 않다고 간주하는 경우, 해당 회원국은 조치를 철회해야 한다.

유럽위원회가 제95(4)조에 언급된 통지의 수령 후 8개월 이내에 이 조 제1항에 따른 결정을 채택하지 않는 경우, 해당 국가 조치는 정당하다고 간주되어야 한다.

3. 회원국 또는 유럽위원회가 해당 회원국에서 취한 조치를 통해 기기에서 발생하는 건강 및 안전에 대한 위험이 만족스럽게 완화할 수 없다고 간주하는 경우, 유럽위원회는 회원국의 요청에 따라 또는 자체 발의로 집행 법령을 통해 해당 기기의 시장 출시 및 사용 개시를 제한하거나 금지하는 조치를 포함하여 건강 및 안전 보호를 보장하기 위해 필요하고 정당한 조치를 취할 수 있다. 해당 집행 법령은 제114(3)조에 언급된 심사 절차에 따라 채택되어야 한다.

제97조 기타 미준수

1. 제94조에 따른 평가를 수행한 회원국의 관계 당국이 기기가 이 규정에서 정한 요구사항을 준수하지 않지만 환자, 사용자 또는 다른 사람의 건강이나 안전 또는 공중보건 보호의 다른 측면에 허용할 수 없는 위험성을 보이지 않는다고 확인하는 경우, 명확하게 정의되고 경제 운영자에게 전달되었으며 해당 미준수에 비례하는 합리적인 기간 내에 해당 미준수를 종료시키도록 관련 경제 운영자에게 요구해야 한다.

MDR(EU) 2017/745	의료기기 규정(EU) 2017/745

2. Where the economic operator does not bring the non-compliance to an end within the period referred to in paragraph 1 of this Article, the Member State concerned shall, without delay, take all appropriate measures to restrict or prohibit the product being made available on the market or to ensure that it is recalled or withdrawn from the market. That Member State shall inform the Commission and the other Member States, without delay, of those measures, by means of the electronic system referred to in Article 100.

3. In order to ensure the uniform application of this Article, the Commission may, by means of implementing acts, specify appropriate measures to be taken by competent authorities to address given types of non-compliance. Those implementing acts shall be adopted in accordance with the examination procedure referred to in Article 114(3).

Article 98 Preventive health protection measures

1. Where a Member State, after having performed an evaluation which indicates a potential risk related to a device or a specific category or group of devices, considers that, in order to protect the health and safety of patients, users or other persons or other aspects of public health, the making available on the market or putting into service of a device or a specific category or group of devices should be prohibited, restricted or made subject to particular requirements or that such device or category or group of devices should be withdrawn from the market or recalled, it may take any necessary and justified measures.

2. The Member State referred to in paragraph 1 shall immediately notify the Commission and all other Member States, giving the reasons for its decision, by means of the electronic system referred to in Article 100.

3. The Commission, in consultation with the MDCG and, where necessary, the economic operators concerned, shall assess the national measures taken. The Commission may decide, by means of implementing acts, whether the national measures are justified or not. In the absence of a Commission decision within six months of their notification, the national measures shall be considered to be justified. Those implementing acts shall be adopted in accordance with the examination procedure referred to in Article 114(3).

4. Where the assessment referred to in paragraph 3 of this Article demonstrates that the making available on the market or putting into service of a device, specific category or group of devices should be prohibited, restricted or made subject to particular requirements or that such device or category or group of devices should be withdrawn from the market or recalled in all Member States in order to protect the health and safety of patients, users or other persons or other aspects of public health, the Commission may adopt implementing acts to take the necessary and duly justified measures. Those implementing acts shall be adopted in accordance with the examination procedure referred to in Article 114(3).

Article 99 Good administrative practice

1. Any measure adopted by the competent authorities of the Member States pursuant to Articles 95 to 98 shall state the exact grounds on which it is based. Where such a measure is addressed to a specific economic operator, the competent authority shall notify without delay the economic operator concerned of that measure, and shall at the same time inform that economic operator of the remedies available under the law or the administrative practice of the Member State concerned and of the time limits to which such

2. 경제 운영자가 이 조 제1항에 언급된 기간 내에 미준수를 종료시키지 않는 경우, 해당 회원국은 지체 없이 제품의 시장 판매를 제한 또는 금지하거나 시장에서의 기기 리콜 또는 철수를 보장하기 위해 모든 적절한 조치를 취해야 한다. 해당 회원국은 유럽위원회와 다른 회원국에 해당 조치를 제100조에 언급된 전자 시스템을 통해 지체 없이 알려야 한다.

3. 이 조의 동일한 적용을 보장하기 위해 유럽위원회는 집행 법령을 통해 특정 미준수 유형을 해결하기 위해 관계 당국이 취해야 할 적절한 조치를 명시할 수 있다. 해당 집행 법령은 제114(3)조에 언급된 심사 절차에 따라 채택되어야 한다.

제98조 예방적 건강 보호 조치

1. 회원국은 한 기기나 특정 기기 범주 또는 그룹과 관련된 잠재적 위험을 나타내는 평가를 수행한 후 환자, 사용자 또는 다른 사람의 건강 및 안전 또는 공중보건의 다른 측면을 보호하기 위해 한 기기 또는 특정 기기 범주 또는 그룹의 시장 공급 또는 사용 개시가 금지 또는 제한되거나 특정 요구사항을 따라야 한다거나, 그러한 기기나 기기 범주 또는 그룹이 시장에서 철수되거나 리콜되어야 한다고 판단하는 경우, 모든 필요하고 정당한 조치를 취할 수 있다.

2. 제1항에 언급된 회원국은 제100조에 언급된 전자 시스템을 통해 해당 결정의 이유와 함께 유럽위원회와 모든 다른 회원국에 즉시 통지해야 한다.

3. 유럽위원회는 MDCG 및 필요한 경우 해당 경제 운영자와 협의하여 취해진 국가 조치를 평가해야 한다. 유럽위원회는 집행 법령을 통해 국가 조치가 정당한지 여부를 결정할 수 있다. 통지 후 6개월 이내에 유럽위원회 결정이 없으면 해당 국가 조치는 정당한 것으로 간주되어야 한다. 해당 집행 법령은 제114(3)조에 언급된 심사 절차에 따라 채택되어야 한다.

4. 이 조 제3항에 언급된 평가에서 환자, 사용자 또는 다른 사람의 건강과 안전 또는 공중 보건의 다른 측면을 보호하기 위해 모든 회원국에서 한 기기, 특정 기기 범주 또는 그룹의 시장 공급 또는 사용 개시가 금지 또는 제한되거나 특정 요구사항을 따라야 하거나, 그러한 기기나 기기 범주 또는 그룹이 시장에서 철수되거나 리콜되어야 한다고 입증되는 경우, 유럽위원회는 필요하고 정당한 조치를 취하기 위해 집행 법령을 채택할 수 있다. 해당 집행 법령은 제114(3)조에 언급된 심사 절차에 따라 채택되어야 한다.

제99조 적정 관리 기준

1. 제95조~제98조에 따라 회원국의 관계 당국이 채택한 모든 조치는 그 기초가 되는 정확한 근거를 명시해야 한다. 그러한 조치가 특정 경제 운영자에게 적용되는 경우, 관계 당국은 지체 없이 해당 경제 운영자에게 해당 조치를 통지해야 하며, 동시에 해당 회원국의 법령 또는 관리 기준에 따라 사용 가능한 구제책과 그러한 구제책에 적용되는 기한을 해당 경제 운영자에게 알려야 한다. 조치가 일반적으로 적용 가능한 경우, 적절하게 공표되어야 한다.

| MDR(EU) 2017/745 | 의료기기 규정(EU) 2017/745 |

remedies are subject. Where the measure is of general applicability, it shall be appropriately published.

2. Except in cases where immediate action is necessary for reasons of unacceptable risk to human health or safety, the economic operator concerned shall be given the opportunity to make submissions to the competent authority within an appropriate period of time that is clearly defined before any measure is adopted. Where action has been taken without the economic operator having had the opportunity to make submissions as referred to in the first subparagraph, it shall be given the opportunity to make submissions as soon as possible and the action taken shall be reviewed promptly thereafter.

3. Any measure adopted shall be immediately withdrawn or amended upon the economic operator's demonstrating that it has taken effective corrective action and that the device is in compliance with the requirements of this Regulation.

4. Where a measure adopted pursuant to Articles 95 to 98 concerns a device for which a notified body has been involved in the conformity assessment, the competent authorities shall by means of the electronic system referred to in Article 100 inform the relevant notified body and the authority responsible for the notified body of the measure taken.

Article 100 Electronic system on market surveillance

1. The Commission, in collaboration with the Member States, shall set up and manage an electronic system to collate and process the following information:

   (a) summaries of the results of the surveillance activities referred to in Article 93(4);

   (b) the final inspection report referred to in Article 93(7);

   (c) information in relation to devices presenting an unacceptable risk to health and safety as referred to in Article 95(2), (4) and(6);

   (d) information in relation to non-compliance of products as referred to in Article 97(2);

   (e) information in relation to the preventive health protection measures referred to in Article 98(2);

   (f) summaries of the results of the reviews and assessments of the market surveillance activities of the Member States referred to in 93(8).

2. The information referred to in paragraph 1 of this Article shall be immediately transmitted through the electronic system to all competent authorities concerned and, where applicable, to the notified body that issued a certificate in accordance with Article 56 for the device concerned and be accessible to the Member States and to the Commission.

3. Information exchanged between Member States shall not be made public where to do so might impair market surveillance activities and co-operation between Member States.

Chapter VIII Cooperation between Member States, Medical Device Coordination Group, Expert laboratories, Expert panels and device registers

Article 101 Competent authorities

The Member States shall designate the competent authority or authorities responsible for the implementation of this Regulation. They shall entrust their authorities with the

2. 인간 건강 또는 안전에 대한 허용할 수 없는 위험의 이유로 즉각적 조치가 필요한 경우를 제외하고, 해당 경제 운영자는 조치가 채택되기 전에 명확하게 정의된 적절한 기간 내에 관계 당국에 의견을 제출할 기회를 부여받아야 한다. 첫 번째 호에 언급된 대로 경제 운영자가 의견을 제출할 기회를 갖지 못하고 조치가 취해진 경우, 경제 운영자는 가능한 한 빨리 의견을 제출할 기회를 부여받아야 하며, 그 조치는 이후 즉시 검토되어야 한다.

3. 경제 운영자가 효과적인 시정 조치를 취했고 해당 기기가 이 규정의 요구사항을 준수한다는 것을 입증하면 무엇이든 채택된 조치는 즉시 철회하거나 수정해야 한다.

4. 제95조~제98조에 따라 채택된 조치가 인증기관이 적합성 평가에 관여한 기기에 관련된 경우에는 관계 당국은 제100조에 언급된 전자 시스템을 통해 관련 인증기관과 인증기관을 담당하는 당국에 취해진 조치를 알려야 한다.

제100조 시장 감시에 관한 전자 시스템

1. 유럽위원회는 회원국과 협력하여 다음 정보를 수집분석 및 처리하기 위한 전자 시스템을 구축하고 관리해야 한다:

   (a) 제93(4)조에 언급된 감독 활동의 결과 요약;

   (b) 제93(7)조에 언급된 최종 실태검사 보고서;

   (c) 제95(2), (4) 및 (6)조에 언급된 건강 및 안전에 대해 허용할 수 없는 위험성을 보이는 기기에 관련된 정보;

   (d) 제97(2)조에 언급된 대로 제품의 미준수 사항과와 관련된 정보;

   (e) 제98(2)조에 언급된 예방적 건강 보호 조치와 관련된 정보;

   (f) 93(8)조에 언급된 회원국의 시장 감시 활농의 검토 및 평가 결과 요약.

2. 이 조 제1항에 언급된 정보는 전자 시스템을 통해 모든 해당 관계 당국 및 적용 가능한 경우 해당 기기에 대해 제56조에 따라 인증서를 발행한 인증기관에 즉시 전송되어야 하며 회원국과 유럽 위원회가 접근 가능해야 한다.

3. 회원국 간에 교환되는 정보는 대중에 공개되는 것이 시장 감독 활동과 회원국 간의 협력을 해칠 수 있는 경우 대중에 공개되지 않아야 한다.

제8장 회원국, 의료기기조정그룹, 전문 실험실, 전문가 패널 및 기기 등록소 간의 협력

제101조 관계 당국

회원국은 본 규정의 실행을 담당하는 하나 이상의 관계 당국을 지정해야 한다. 회원국은 이 규정에 따른 임무의 적절한 수행에 필요한 권한, 자원, 장비 및 지식을 해당 당국에 위임해야 한다. 회원국은

| MDR(EU) 2017/745 | 의료기기 규정(EU) 2017/745 |

powers, resources, equipment and knowledge necessary for the proper performance of their tasks pursuant to this Regulation. The Member States shall communicate the names and contact details of the competent authorities to the Commission which shall publish a list of competent authorities.

Article 102 Cooperation

1. The competent authorities of the Member States shall cooperate with each other and with the Commission. The Commission shall provide for the organisation of exchanges of information necessary to enable this Regulation to be applied uniformly.

2. Member States shall, with the support of the Commission, participate, where appropriate, in initiatives developed at international level with the aim of ensuring cooperation between regulatory authorities in the field of medical devices.

Article 103 Medical Device Coordination Group

1. A Medical Device Coordination Group('MDCG') is hereby established.

2. Each Member State shall appoint to the MDCG, for a three-year term which may be renewed, one member and one alternate each with expertise in the field of medical devices, and one member and one alternate with expertise in the field of in vitro diagnostic medical devices. A Member State may choose to appoint only one member and one alternate, each with expertise in both fields.

The members of the MDCG shall be chosen for their competence and experience in the field of medical devices and in vitro diagnostic medical devices. They shall represent the competent authorities of the Member States. The names and affiliation of members shall be made public by the Commission.

The alternates shall represent and vote for the members in their absence.

3. The MDCG shall meet at regular intervals and, where the situation requires, upon request by the Commission or a Member State. The meetings shall be attended either by the members appointed for their role and expertise in the field of medical devices, or by the members appointed for their expertise in the field of in vitro diagnostic medical devices, or by the members appointed for their expertise in both fields, or their alternates, as appropriate.

4. The MDCG shall use its best endeavours to reach consensus. If such consensus cannot be reached, the MDCG shall decide by a majority of its members. Members with diverging positions may request that their positions and the grounds on which they are based be recorded in the MDCG's position.

5. The MDCG shall be chaired by a representative of the Commission. The chair shall not take part in votes of the MDCG.

6. The MDCG may invite, on a case-by-case basis, experts and other third parties to attend meetings or provide written contributions.

7. The MDCG may establish standing or temporary sub-groups. Where appropriate, organisations representing the interests of the medical device industry, healthcare professionals, laboratories, patients and consumers at Union level shall be invited to such sub-groups in the capacity of observers.

관계 당국의 이름 및 연락 세부사항을 유럽위원회에 전달해야 하며, 유럽위원회는 관계 당국의 목록을 공표해야 한다.

제102조 협력

1. 회원국의 관계 당국은 서로 그리고 유럽위원회와 협력해야 한다. 유럽위원회는 이 규정이 동일하게 적용될 수 있도록 하기 위해 필요한 정보 교환 조직을 제공해야 한다.

2. 회원국은 유럽위원회의 지원을 받아 의료기기 분야에서 규제 당국 간의 협력을 보장하기 위해 적절한 경우 국제 수준에서 개발된 계획에 참여해야 한다.

제103조 의료기기조정그룹

1. 의료기기조정그룹('MDCG', Medical Device Coordination Group)은 이 문서에 의하여 확립된다.

2. 각 회원국은 갱신 가능한 3년 임기의 기간 동안, 각 의료기기 분야의 전문 지식이 있는 한 명의 정회원과 한 명의 대리 회원, 그리고 체외진단용 의료기기 분야의 전문 지식이 있는 한 명의 정회원과 한 명의 대리 회원을 MDCG에 지명해야 한다. 회원국은 각각 두 분야 모두에 전문 지식이 있는 오직 한 명의 정회원과 한명의 대리 회원을 선택할 수 있다.

MDCG의 회원은 의료기기 및 체외진단용 의료기기 분야에서의 역량과 경험에 따라 선정되어야 한다. 이들은 회원국의 관계 당국을 대표해야 한다. 회원의 이름과 소속은 유럽위원회가 대중에 공개해야 한다.

대리 회원은 정회원의 부재 시, 회원을 대신하여 투표한다.

3. MDCG는 정기적으로, 그리고, 상황이 요구하는 경우 유럽위원회 또는 회원국의 요청 시 회의를 소집한다. 회의에는 의료기기 분야에서의 역할과 전문 지식으로 임명된 회원이나 체외진단용 의료기기 분야의 전문 지식으로 임명된 회원 또는 두 분야 모두의 전문 지식으로 임명된 회원 또는 적절한 대로 대리 회원이 참석해야 한다.

4. MDCG는 의견 일치에 이르기 위해 최선의 노력을 기울여야 한다. 그러한 합의에 도달할 수 없는 경우, MDCG는 회원의 과반수로 결정해야 한다. 입장이 다른 회원은 자신의 입장과 그 기초가 되는 근거를 MDCG의 입장에 기록되도록 요청할 수 있다.

5. MDCG는 유럽위원회의 대표가 의장을 맡아야 한다. 의장은 MDCG의 투표에 참여해서는 안 된다.

6. MDCG는 사안별로 전문가와 다른 제3자에게 회의에 참석하거나 서면으로 의견을 제시하도록 초청할 수 있다.

7. MDCG는 상설 또는 임시 하위 그룹을 확립할 수 있다. 적절한 경우, 유럽연합 수준에서 의료기기 산업, 의료 전문가, 실험실, 환자 및 소비자의 이익을 대표하는 조직이 그러한 하위 그룹에 참관인 자격으로 초청되어야 한다.

MDR(EU) 2017/745	의료기기 규정(EU) 2017/745

8. The MDCG shall establish its rules of procedure which shall, in particular, lay down procedures for the following:

   - the adoption of opinions or recommendations or other positions, including in cases of urgency;

   - the delegation of tasks to reporting and co-reporting members;

   - the implementation of Article 107 regarding conflict of interests;

   - the functioning of sub-groups.

9. The MDCG shall have the tasks laid down in Article 105 of this Regulation and Article 99 of Regulation(EU) 2017/746.

Article 104 Support by the Commission

The Commission shall support the functioning of the cooperation between national competent authorities. It shall, in particular, provide for the organisation of exchanges of experience between the competent authorities and provide technical, scientific and logistic support to the MDCG and its sub-groups. It shall organise the meetings of the MDCG and its sub-groups, participate in those meetings and ensure the appropriate follow-up.

Article 105 Tasks of the MDCG

Under this Regulation, the MDCG shall have the following tasks:

(a) to contribute to the assessment of applicant conformity assessment bodies and notified bodies pursuant to the provisions set out in Chapter IV;

(b) to advise the Commission, at its request, in matters concerning the coordination group of notified bodies as established pursuant to Article 49;

(c) to contribute to the development of guidance aimed at ensuring effective and harmonised implementation of this Regulation, in particular regarding the designation and monitoring of notified bodies, application of the general safety and performance requirements and conduct of clinical evaluations and investigations by manufacturers, assessment by notified bodies and Vigilance activities;

(d) to contribute to the continuous monitoring of technical progress and assessment of whether the general safety and performance requirements laid down in this Regulation and Regulation(EU) 2017/746 are adequate to ensure safety and performance of devices, and thereby contribute to identifying whether there is a need to amend Annex I to this Regulation;

(e) to contribute to the development of device standards, of CS and of scientific guidelines, including product specific guidelines, on clinical investigation of certain devices in particular implantable devices and class III devices;

(f) to assist the competent authorities of the Member States in their coordination activities in particular in the fields of classification and the determination of the regulatory status of devices, clinical investigations, Vigilance and market surveillance including the development and maintenance of a framework for a European market surveillance programme with the objective of achieving efficiency and harmonisation of market surveillance in the Union, in accordance with Article 93;

8. MDCG는 특히, 다음에 대한 절차를 규정해야 하는 절차의 규칙을 확립해야 한다:

   - 긴급한 경우를 포함하여 의견 또는 권고 또는 기타 입장의 채택;

   - 보고 및 공동 보고 회원에게 임무 위임;

   - 이해 상충에 관한 제107조의 실행;

   - 하위 그룹의 기능.

9. MDCG는 이 규정의 제105조와 규정(EU) 2017/746의 제99조에서 정한 임무를 수행해야 한다.

제104조 유럽위원회의 지원

유럽위원회는 국가 관계 당국 간의 협력 기능을 지원해야 한다. 특히 관계 당국 간의 경험 교환 조직을 제공하고 MDCG와 그 하위 그룹에 기술, 과학 및 물류 지원을 제공해야 한다. MDCG 및 그 하위 그룹의 회의를 조직하고 해당 회의에 참여하며 적절한 후속 조치를 보장해야 한다.

제105조 MDCG의 임무

이 규정에 따라 MDCG는 다음 임무를 수행해야 한다:

(a) 제IV장에 명시된 조항에 따라 신청 적합성 평가 기관과 인증기관의 평가에 기여;

(b) 유럽위원회의 요청 시 제49조에 따라 설립된 인증기관 조정 그룹에 관한 사안에서 집행 위원회에 자문 제공;

(c) 특히 인증기관의 지정 및 모니터링, 제조사의 일반 안전 및 성능 요구사항 적용과 임상 평가 및 조사 수행, 인증기관의 평가 및 Vigilance 활동에 관하여 이 규정의 효과적이고 통합된 실행을 보장하기 위한 지도의 개발에 기여;

(d) 기술적 진보의 지속적인 모니터링과 이 규정 및 규정(EU) 2017/746에서 정한 일반 안전 및 성능 요구사항이 기기의 안전과 성능을 보장하는 데 적절한지에 대한 평가에 기여하여 이 규정의 부속서 I을 수정할 필요가 있는지를 파악하는 데 기여;

(e) 특히 이식형 기기 및 Class III 기기에서 일부 기기의 임상시험에 관한 제품별 지침을 포함하여 기기 표준, CS 및 과학 지침의 개발에 기여;

(f) 제93조에 따라 유럽연합에서 시장 감시의 효율 및 조화 달성을 목표로 하는 유럽 시장 감독 프로그램의 틀을 개발하고 유지 관리하는 것을 포함하여 특히 기기의 규제 상태 분류 및 결정, 임상 시험, Vigilance 및 시장 감시 분야에서의 조정 활동에 있어 회원국의 관계 당국을 지원;

MDR(EU) 2017/745	의료기기 규정(EU) 2017/745

(g) to provide advice, either on its own initiative or at request of the Commission, in the assessment of any issue related to the implementation of this Regulation;

(h) to contribute to harmonised administrative practice with regard to devices in the Member States.

Article 106 Provision of scientific, technical and clinical opinions and advice

1. The Commission shall, by means of implementing acts and in consultation with the MDCG, make provision for expert panels to be designated for the assessment of the clinical evaluation in relevant medical fields as referred to in paragraph 9 of this Article and to provide views in accordance with Article 48(6) of Regulation(EU) 2017/746 on the performance evaluation of certain in vitro diagnostic medical devices and, where necessary, for categories or groups of devices, or for specific hazards relating to categories or groups of devices, observing the principles of highest scientific competence, impartiality, independence and transparency. The same principles shall apply where the Commission decides to appoint expert laboratories in accordance with paragraph 7 of this Article.

2. Expert panels and expert laboratories may be designated in areas where the Commission, in consultation with the MDCG, has identified a need for the provision of consistent scientific, technical and/or clinical advice or laboratory expertise in relation to the implementation of this Regulation. Expert panels and expert laboratories may be appointed on a standing or temporary basis.

3. Expert panels shall consist of advisors appointed by the Commission on the basis of up-to-date clinical, scientific or technical expertise in the field and with a geographical distribution that reflects the diversity of scientific and clinical approaches in the Union. The Commission shall determine the number of members of each panel in accordance with the requisite needs.

   The members of expert panels shall perform their tasks with impartiality and objectivity. They shall neither seek nor take instructions from notified bodies or manufacturers. Each member shall draw up a declaration of interests, which shall be made publicly available.

   The Commission shall establish systems and procedures to actively manage and prevent potential conflicts of interest.

4. Expert panels shall take into account relevant information provided by stakeholders including patients' organisations and healthcare professionals when preparing their scientific opinions.

5. The Commission, following consultation with the MDR(EU) 2017/745 MDCG, may appoint advisors to expert panels following publication in the Official Journal of the European Union and on the Commission website following a call for expressions of interest. Depending on the type of task and the need for specific expertise, advisors may be appointed to the expert panels for a maximum period of three years and their appointment may be renewed.

6. The Commission, following consultation with the MDCG, may include advisors on a central list of available experts who, whilst not being formally appointed to a panel, are available to provide advice and to support the work of the expert panel as needed. That list shall be published on the Commission website.

7. The Commission may, by means of implementing acts and following consultation with the MDCG, designate expert laboratories, on the basis of their expertise in:

(g) 이 규정의 실행과 관련된 모든 문제의 평가에서 자체 발의로 또는 유럽위원회의 요청에 따라 자문 제공;

(h) 회원국에서 기기와 관련된 조화된 관리 기준에 기여.

제106조 과학적, 기술적 및 임상적 의견 및 자문의 제공

1. 유럽위원회는 집행 법령을 통해 그리고 MDCG와 협의하여 이 조 제9항에 언급된 대로 관련 의학 분야에서 임상 평가에 대한 평가를 위해 지정되며, 규정(EU) 2017/746의 제48(6)조에 따라 최고의 과학적 역량, 공정성, 독립성 및 투명성 원칙을 준수하면서 일부 체외진단용 의료기기의 성능 평가에 관해 그리고 필요한 경우 기기의 범주 또는 그룹에 대해 또는 기기의 범주 또는 그룹과 관련된 특정 위해에 대해 견해를 제공할 전문가 패널을 제공해야 한다. 유럽위원회가 이 조 제7항에 따라 전문 실험실을 지정하기로 결정하는 경우, 동일한 원칙이 적용되어야 한다.

2. 전문가 패널 및 전문 실험실은 유럽위원회가 MDCG와 협의하여 이 규정의 실행과 관련하여 일관된 과학적, 기술적 및/또는 임상적 자문이나 실험실 전문 지식을 제공해야 할 필요성을 확인 한 분야에서 지정될 수 있다. 전문가 패널 및 전문 실험실은 상설 또는 임시로 지정될 수 있다.

3. 전문가 패널은 해당 분야의 최신 임상적, 과학적 또는 기술적 전문 지식에 기초하여 유럽연합에서 과학적 및 임상적 접근 방식의 다양성을 반영하는 지리적 분포에 따라 유럽위원회가 임명하는 고문들로 구성된다. 유럽위원회는 필요한 요구에 따라 각 패널의 위원수를 결정해야 한다.

   전문가 패널의 위원은 공정하고 객관적으로 임무를 수행해야 한다. 인증기관 또는 제조사로부터 지침을 구하거나 취해서는 안 된다. 각 위원은 이해관계확인서를 작성해야 하며, 해당 이해관계 확인서는 대중에게 공개되어야 한다.

   유럽위원회는 잠재적인 이해 상충을 적극적으로 관리하고 방지하는 시스템과 절차를 확립해야 한다.

4. 전문가 패널은 과학적 의견을 준비할 때 환자 조직 및 의료 전문가를 포함하여 이해관계자가 제공하는 관련 정보를 고려해야 한다.

5. 유럽위원회는 MDCG와 협의한 후 이해관계 표명 요청에 따라 유럽연합관보와 유럽위원회 웹사이트에 공표한 후 전문가 패널에 고문을 임명할 수 있다. 업무의 유형과 특정 전문 지식에 대한 필요에 따라 고문은 최대 3년간 전문가 패널에 임명될 수 있으며 해당 임명은 갱신이 가능하다.

6. 유럽위원회는 MDCG와 협의한 후, 공식적으로 패널에 임명되지 않지만 필요에 따라 자문을 제공하고 전문가 패널의 업무를 지원할 수 있는 활용 가능한 전문가의 주요 목록에 고문을 포함시킬 수 있다. 해당 목록은 유럽위원회 웹 사이트에 공표되어야 한다.

7. 유럽위원회는 집행 법령으로 그리고 MDCG와 협의한 후 다음에 대한 전문 지식에 기초하여 전문 실험실을 지정할 수 있다:

MDR(EU) 2017/745	의료기기 규정(EU) 2017/745
- physico-chemical characterisation, or	- 특정 기기, 기기의 범주 또는 그룹의 물리화학적 특징화, 또는
- microbiological, biocompatibility, mechanical, electrical, electronic or non-clinical biological and toxicological testing of specific devices, categories or groups of devices.	- 특정 기기, 기기의 범주 또는 그룹의 미생물학, 생체적합성, 기계, 전기, 전자 또는 비임상 생물학 및 독성학 시험.
The Commission shall only designate expert laboratories for which a Member State or the Joint Research Centre has submitted an application for designation.	유럽위원회는 회원국 또는 공동 연구 센터가 지정 신청서를 제출한 전문 실험실만 지정해야 한다.
8. Expert laboratories shall satisfy the following criteria;	8. 전문 실험실은 다음 기준을 충족해야 한다:
(a) have adequate and appropriately qualified staff with adequate knowledge and experience in the field of the devices for which they are designated;	(a) 지정되는 기기 분야에 적합한 지식과 경험을 가진 적합하고 적절한 자격이 있는 인력을 보유해야 한다;
(b) possess the necessary equipment to carry out the tasks assigned to them;	(b) 배정된 임무를 수행하는 데 필요한 장비 소 유해야 한다;
(c) have the necessary knowledge of international standards and best practices;	(c) 국제 표준 및 모범 사례에 대해 필요한 지식을 보유해야 한다;
(d) have an appropriate administrative organisation and structure;	(d) 적절한 행적적 조직과 구조를 가져야 한다;
(e) ensure that their staff observe the confidentiality of information and data obtained in carrying out their tasks.	(e) 해당 인력이 임무 수행에서 얻어지는 정보 및 자료의 기밀 유지를 준수하도록 보장해야 한다.
9. Expert panels appointed for clinical evaluation in relevant medical fields shall fulfil the tasks provided for in Article 54(1) and Article 61(2) and Section 5.1 of Annex IX or Section 6 of Annex X, as applicable.	9. 관련 의학 분야에서 임상 평가를 위해 지정된 전문가 패널은 적용 가능한 대로 제54(1)조 및 제61(2)조와 부속서 IX의 제5.1절 또는 부속서 X의 제6절에 제시된 임무를 이행해야 한다.
10. Expert panels and expert laboratories may have the following tasks, depending on the requisite needs:	10. 전문가 패널과 전문 실험실은 필요한 요구에 따라 다음 임무를 수행할 수 있다:
(a) to provide scientific, technical and clinical assistance to the Commission and the MDCG in relation to the implementation of this Regulation;	(a) 이 규정의 실행과 관련하여 유럽위원회 및 MDCG에 과학적, 기술적 및 임상적 지원을 제공;
(b) to contribute to the development and maintenance of appropriate guidance and CS for:	(b) 다음에 대한 적절한 지침과 CS를 개발하고 유지관리하는 데 기여:
- clinical investigations,	- 임상 시험,
- clinical evaluation and PMCF,	- 임상 평가 및 PMCF,
- performance studies,	- 성능 연구,
- performance evaluation and post-market performance follow-up,	- 성능 평가 및 시판 후 성능 추적관찰,
- physico-chemical characterisation, and	- 물리화학적 특성화, 그리고
- microbiological, biocompatibility, mechanical, electrical, electronic or non-clinical toxicological testing for specific devices, or a category or group of devices, or	- 특정 기기, 또는 범주 또는 그룹의 기기에 대한 미생물학, 생체적합성, 기계, 전기, 전자 또는 비임상 독성학 시험,
for specific hazards related to a category or group of devices;	이상은 특정 기기, 기기의 범주 또는 그룹이나, 기기의 범주 또는 그룹과 관련된 특정 위해요소에 대한 것임
(c) to develop and review clinical evaluation guidance and performance evaluation guidance for performance of conformity assessment in line with the state of the art with regard to clinical evaluation, performance evaluation, physico-chemical characterisation, and microbiological, biocompatibility, mechanical, electrical, electronic or non-clinical toxicological testing;	(c) 임상 평가, 성능 평가, 물리화학적 특징분석 및 미생물학, 생체적합성, 기계, 전기, 전자 또는 비임상적 독성학 시험과 관련하여 첨단 기술에 따른 적합성 평가의 성능에 대한 임상 평가 지도 및 성능 평가 지도를 개발하고 검토;
(d) to contribute to the development of standards at international level, ensuring that such standards reflect the state of the art;	(d) 해당 표준이 첨단 기술을 반영하도록 보장하여 국제 수준에서 표준을 개발하는 데 기여;
(e) to provide opinions in response to consultations by manufacturers in accordance with Article 61(2), notified bodies and Member States in accordance with paragraphs 11 to 13 of this Article.	(e) 제61(2)조에 따른 제조사의 협의 요청, 이 조 제11항~제13항에 따른 인증기관 및 회원국의 협의 요청에 대응하여 의견 제공;

MDR(EU) 2017/745	의료기기 규정(EU) 2017/745

(f) to contribute to identification of concerns and emerging issues on the safety and performance of medical devices;

(g) to provide views in accordance with Article 48(4) of Regulation(EU) 2017/746 on the performance evaluation of certain in vitro diagnostic medical devices.

11. The Commission, shall facilitate the access of Member States and notified bodies and manufacturers to advice provided by expert panels and expert laboratories concerning, inter alia, the criteria for an appropriate data set for assessment of the conformity of a device, in particular with regard to the clinical data required for clinical evaluation, with regard to physico-chemical characterisation, and with regard to microbiological, biocompatibility, mechanical, electrical, electronic and non-clinical toxicological testing.

12. When adopting its scientific opinion in accordance with paragraph 9, the members of the expert panels shall use their best endeavours to reach consensus. If consensus cannot be reached, the expert panels shall decide by a majority of their members, and the scientific opinion shall mention the divergent positions and the grounds on which they are based.

The Commission shall publish the scientific opinion and advice delivered in accordance with paragraphs 9 and 11 of this Article, ensuring consideration of aspects of confidentiality as set out in Article 109. The clinical evaluation guidance referred to in point(c) of paragraph 10 shall be published following consultation with the MDCG.

13. The Commission may require manufacturers and notified bodies to pay fees for the advice provided by expert panels and expert laboratories. The structure and the level of fees as well as the scale and structure of recoverable costs shall be adopted by the Commission by means of implementing acts, taking into account the objectives of the adequate implementation of this Regulation, protection of health and safety, support of innovation and cost-effectiveness and the necessity to achieve active participation in the expert panels. Those implementing acts shall be adopted in accordance with the examination procedure referred to in Article 114(3).

14. The fees payable to the Commission in accordance with the procedure under paragraph 13 of this Article shall be set in a transparent manner and on the basis of the costs for the services provided. The fees payable shall be reduced in the case of a clinical evaluation consultation procedure initiated in accordance with point(c) of Section 5.1 of Annex IX involving a manufacturer who is a micro, small or medium-sized enterprise within the meaning of Recommendation 2003/361/EC.

15. The Commission is empowered to adopt delegated acts in accordance with Article 115 to amend the tasks of expert panels and expert laboratories referred to in paragraph 10 of this Article.

Article 107 Conflict of interests

1. Members of the MDCG, its sub-groups, and members of expert panels and expert laboratories shall not have financial or other interests in the medical device industry which could affect their impartiality. They shall undertake to act in the public interest and in an independent manner. They shall declare any direct or indirect interests they may have in the medical device industry and update that declaration whenever a relevant change occurs. The declaration of interests shall be made publicly available on

(f) 의료기기의 안전과 성능에 관한 우려 및 새로 발생하는 문제의 식별에 기여;

(g) 일부 체외진단용 의료기기의 성능 평가에 관한 규정(EU) 2017/746의 제48(4)조에 따라 견해 제공.

11. 유럽위원회는 전문가 패널 및 전문 실험실에서 특히, 임상평가에 필요한 임상 자료, 물리화학적 특징분석, 미생물학, 생체적합성, 기계, 전기, 전자 및 비임상적독성학 시험과 관련하여 그 중에서도 기기의 적합성 평가를 위한 적절한 자료 세트 기준에 관해 제공하는 자문에 대한 회원국, 인증기관 및 제조사의 접근이 용이하도록 해야 한다.

12. 제9항에 따라 과학적 의견을 채택할 때, 전문가 패널의 위원은 의견 일치에 이를 수 있도록 최선의 노력을 기울여야 한다. 의견 일치에 이를 수 없는 경우, 전문가 패널은 위원의 과반수로 결정해야 하며, 과학적 의견에는 서로 다른 입장과 그 기초가 되는 근거가 언급되어야 한다.

유럽위원회는 제109조에 명시된 대로 기밀유지의 측면에 대한 고려를 보장하여 이 조 제9항 및 제11항에 따라 전달된 과학적 의견 및 자문을 공표해야 한다. 제10(c)항목에 언급된 임상 평가 지도는 MDCG와 협의한 후 공표해야 한다.

13. 유럽위원회는 제조사와 인증기관이 전문가 패널과 전문 실험실이 제공하는 자문에 대한 수수료를 지불하도록 요구할 수 있다. 수수료의 구조 및 수준뿐만 아니라 회수 가능 비용의 규모 및 구조는 이 규정의 적절한 실행, 건강 및 안전 보호, 혁신 및 비용 유효성 지원 및 전문가 패널에 대한 적극적 참여 달성의 필요성이라는 목표를 고려하여 유럽위원회가 집행 법령을 통해 채택해야 한다. 해당 집행 법령은 제114(3)조에 언급된 심사 절차에 따라 채택되어야 한다.

14. 이 조 제13항의 절차에 따라 유럽위원회에 지불 가능한 수수료는 제공된 서비스의 비용에 기초하여 투명하게 정해져야 한다. 지불 가능한 수수료는 권고 2003/361/EC의 의미 내에서 초소형, 소형 또는 중형 기업인 제조사와 관련하여 부속서 IX의 제5.1절(c)항목에 따라 개시되는 임상 평가 협의 절차의 경우 감소되어야 한다.

15. 유럽위원회는 이 조 제10항에 언급된 전무가 패널 및 전문 실험실의 업무를 수정하기 위해 제115조에 따른 위임 법령을 채택할 수 있는 권한이 있다.

제107조 이해관계의 충돌

1. MDCG 위원, 그 하위 그룹 및 전문가 패널 및 전문 실험실의 위원은 의료기기 산업에서 공정성에 영향을 미칠 수 있는 재정적 또는 기타 이해관계가 있어서는 안 된다. 공익에 따라 독립적으로 행동을 해야 한다. 이들은 의료기기 산업에서 이들이 가질 수 있는 모든 직접적 또는 간접적 이해관계를 밝히고, 관련 변경이 발생할 때마다 해당 내용을 업데이트해야 한다. 이해관계확인서는 유럽위원회 웹사이트에서 대중에 공개되어야 한다. 이 조는 MDCG의 하위 그룹에 참여하는 이해관계자 조직의 대표에게는 적용되어서는 안 된다.

the Commission website. This Article shall not apply to the representatives of stakeholder organisations participating in the sub-groups of the MDCG.

2. Experts and other third parties invited by the MDCG on a case-by-case basis shall declare any interests they may have in the issue in question.

Article 108 Device registers and databanks

The Commission and the Member States shall take all appropriate measures to encourage the establishment of registers and databanks for specific types of devices setting common principles to collect comparable information. Such registers and databanks shall contribute to the independent evaluation of the long- term safety and performance of devices, or the traceability of implantable devices, or all of such characteristics.

Chapter IX Confidentiality, data protection, funding, penalties

Article 109 Confidentiality

1. Unless otherwise provided for in this Regulation and without prejudice to existing national provisions and practices in the Member States on confidentiality, all parties involved in the application of this Regulation shall respect the confidentiality of information and data obtained in carrying out their tasks in order to protect the following:

    (a) personal data, in accordance with Article 110;

    (b) commercially confidential information and trade secrets of a natural or legal person, including intellectual property rights; unless disclosure is in the public interest;

    (c) the effective implementation of this Regulation, in particular for the purpose of inspections, investigations or audits.

2. Without prejudice to paragraph 1, information exchanged on a confidential basis between competent authorities and between competent authorities and the Commission shall not be disclosed without the prior agreement of the originating authority.

3. Paragraphs 1 and 2 shall not affect the rights and obligations of the Commission, Member States and notified bodies with regard to exchange of information and the dissemination of warnings, nor the obligations of the persons concerned to provide information under criminal law.

4. The Commission and Member States may exchange confidential information with regulatory authorities of third countries with which they have concluded bilateral or multilateral confidentiality arrangements.

Article 110 Data protection

1. Member States shall apply Directive 95/46/EC to the processing of personal data carried out in the Member States pursuant to this Regulation.

2. Regulation(EC) No 45/2001 shall apply to the processing of personal data carried out by the Commission pursuant to this Regulation.

2. 사안 별로 MDCG가 초청한 전문가와 기타 제3자는 해당 문제에서 이들이 가질 수 있는 모든 이해관계를 밝혀야 한다.

제108조 기기 등록소 및 데이터뱅크

유럽위원회와 회원국은 비교할 만한 정보를 수집하기 위한 공통 원칙을 설정하여 특정 기기 유형에 대한 등록소와 데이터뱅크 구축을 장려하기 위해 모든 적절한 조치를 취해야 한다. 이러한 등록소와 데이터뱅크는 기기의 장기 안전 및 성능의 독립적 평가 또는 이식형 기기의 추적성 또는 그러한 모든 특징에 기여해야 한다.

제9장 기밀유지, 자료 보호, 자금 조달 및 처벌

제109조 기밀유지

1. 이 규정에서 달리 제시되지 않는 한, 회원국에서 기밀유지에 관한 기존 국가 규정과 관행을 위배하지 않고 이 규정의 적용에 관여하는 모든 당사자는 다음을 보호하기 위해 업무를 수행하면서 얻은 정보와 자료의 기밀유지를 주의해야 한다:

    (a) 제110조에 따른 개인 정보;

    (b) 공익에 따른 공개가 아닌 한, 지적재산권을 포함하여 자연인 또는 법인의 상업적 기밀 정보 및 영업 비밀;

    (c) 특히 실태조사, 검사 또는 감사를 목적으로 한 이 규정의 효과적인 실행;

2. 제1항을 위배하지 않고 관계 당국 간 및 관계 당국과 유럽위원회 간의 기밀유지에 기초하여 교환된 정보는 해당 정보를 생성한 당국의 사전 동의 없이 공개되지 않아야 한다.

3. 제1항 및 제2항은 정보의 교환 및 경고의 전파와 관련한 유럽위원회, 회원국 및 인증기관의 권리와 의무 또는 형법에 따라 정보를 제공해야 하는 해당 자연인의 의무에 영향을 미치지 않아야 한다.

4. 유럽위원회와 회원국은 양자 간 또는 다자간 기밀 유지 합의 사항을 체결한 제3국의 규제 당국과 기밀 정보를 교환할 수 있다.

제110조 데이터 보호

1. 회원국은 이 규정에 따라 회원국에서 수행되는 개인 정보 처리에 지침 95/46/EC를 적용해야 한다.

2. 규정(EC) 번호 45/2001은 이 규정에 따라 유럽위원회가 수행하는 개인 정보 처리에 적용되어야 한다.

| MDR(EU) 2017/ 745 | 의료기기 규정(EU) 2017/ 745 |

Article 111 Levying of fees

1. This Regulation shall be without prejudice to the possibility for Member States to levy fees for the activities set out in this Regulation, provided that the level of the fees is set in a transparent manner and on the basis of cost-recovery principles.

2. Member States shall inform the Commission and the other Member States at least three months before the structure and level of fees is to be adopted. The structure and level of fees shall be made publicly available on request.

Article 112 Funding of activities related to designation and monitoring of notified bodies

The costs associated with joint assessment activities shall be covered by the Commission. The Commission shall, by means of implementing acts, lay down the scale and structure of recoverable costs and other necessary implementing rules. Those implementing acts shall be adopted in accordance with the examination procedure referred to in Article 114(3).

Article 113 Penalties

The Member States shall lay down the rules on penalties applicable for infringement of the provisions of this Regulation and shall take all measures necessary to ensure that they are implemented. The penalties provided for shall be effective, proportionate, and dissuasive. The Member States shall notify the Commission of those rules and of those measures by ▶M1 25 February 2021 ◀ and shall notify it, without delay, of any subsequent amendment affecting them.

Chapter X Final provisions

Article 114 Committee procedure

1. The Commission shall be assisted by a Committee on Medical Devices. That Committee shall be a committee within the meaning of Regulation(EU) No 182/2011.

2. Where reference is made to this paragraph, Article 4 of Regulation(EU) No 182/2011 shall apply.

3. Where reference is made to this paragraph, Article 5 of Regulation(EU) No 182/2011 shall apply.

    Where the committee delivers no opinion, the Commission shall not adopt the draft implementing act and the third subparagraph of Article 5(4) of Regulation(EU) No 182/2011 shall apply.

4. Where reference is made to this paragraph, Article 8 of Regulation(EU) No 182/2011, in conjunction with Article 4 or 5 thereof, as appropriate, shall apply.

Article 115 Exercise of the delegation

1. The power to adopt delegated acts is conferred on the Commission subject to the conditions laid down in this Article.

2. The power to adopt delegated acts referred to in Articles 1(5), 3, 10(4), 18(3), 19(4), 27(10), 44(11), 52(5), 56(6), 61(8), 70(8) and 106(15) shall be conferred on the Commission for a period of five years from 25 May 2017. The Commission shall draw up a report in respect of the delegation of power not later than nine months before the end of the five-year period. The delegation of power shall

제111조 수수료 부과

1. 이 규정은 수수료 수준이 투명하고 비용 회수 원칙에 기초하여 정해지는 경우 회원국이 이 규정에 명시된 활동에 대해 수수료를 부과할 가능성을 침해하지 않아야 한다.

2. 회원국은 수수료의 구조 및 수준이 채택되기 최소 3개월 전에 유럽위원회와 다른 회원국에 알려야 한다. 수수료의 구조 및 수준은 요청 시 공개적으로 이용 가능해야 한다.

제112조 인증기관 지정 및 모니터링과 관련된 활동의 자금 지원

합동 평가 활동과 연관된 비용은 유럽위원회에서 부담해야 한다. 유럽위원회는 집행 법령을 통해 회수 가능 비용의 규모 및 구조와 기타 필요한 실행 규칙을 정해야 한다. 해당 집행 법령은 제114(3)조에 언급된 심사 절차에 따라 채택되어야 한다.

제113조 처벌

회원국은 이 규정의 조항 위반에 적용 가능한 처벌에 관한 규칙을 정해야 하며, 그 실행을 보장하기 위해 필요한 모든 조치를 취해야 한다. 제공되는 처벌은 효과적이고, 비례적이며, 위반을 억제하는 것이어야 한다. 회원국은 2021년 2월 25일까지 해당 규칙과 해당 조치를 유럽위원회에 통지해야 하며, 이에 영향을 미치는 모든 이후 수정에 대해서도 지체 없이 통지해야 한다.

제10장 최종 조항

제114조 위원회 절차

1. 유럽위원회는 의료기기 위원회의 지원을 받아야 한다. 해당 위원회는 규정(EU) 번호 182/2011의 의미에 따른 위원회여야 한다.

2. 이 항에 인용이 되는 경우, 규정(EU) 번호 182/2011의 제4조가 적용되어야 한다.

3. 이 항에 인용이 되는 경우, 규정(EU) 번호 182/2011의 제5조가 적용되어야 한다.

    위원회가 의견을 내지 않는 경우, 유럽위원회는 집행 법령 초안을 채택하지 않아야 하며 규정(EU) 번호 182/2011의 제5(4)조 세 번째 호가 적용되어야 한다.

4. 이 항에 인용이 되는 경우, 규정(EU) 번호 182/2011의 제8조가 적절한 대로 제4조 또는 제5조와 함께 적용되어야 한다.

제115조 위임의 실행

1. 위임 법령을 채택할 수 있는 권한은 이 조에서 정한 조건에 따라 유럽위원회에 부여된다.

2. 제1(5)조, 제3조, 제10(4)조, 제18(3)조, 제19(4)조, 제27(10)조, 제44(11)조, 제52(5)조, 제56(6)조, 제61(8)조, 제70(8)조 및 제106(15)조에 언급된 위임 법령을 채택할 수 있는 권한은 2017년 5월 25일부터 5년 동안 유럽위원회에 부여된다. 유럽위원회는 늦어도 5년 기간이 종료되기 9개월 전까지 권한의 위임과 관련하여 보고서를 작성해야 한다. 유럽 의회 또는 이사회에서 늦어도 각 기간이 종료되기 3개월 전까지

MDR(EU) 2017/745	의료기기 규정(EU) 2017/745
be tacitly extended for periods of an identical duration, unless the European Parliament or the Council opposes such extension not later than three months before the end of each period.	그러한 연장을 반대하지 않는 한, 권한의 위임은 동일한 기간 동안 암묵적으로 연장되어야 한다.
3. The delegation of power referred to in Articles 1(5), 3, 10(4), 18(3), 19(4), 27(10), 44(11), 52(5), 56(6), 61(8), 70(8) and 106(15) may be revoked at any time by the European Parliament or by the Council. A decision to revoke shall put an end to the delegation of the power specified in that decision. It shall take effect the day following the publication of the decision in the Official Journal of the European Union or at a later date specified therein. It shall not affect the validity of any delegated acts already in force.	3. 제1(5)조, 제3조, 제10(4)조, 제18(3)조, 제19(4)조, 제27(10)조, 제44(11)조, 제52(5)조, 제56(6)조, 제61(8)조, 제70(8)조 및 제106(15)조에 언급된 권한의 위임은 언제든 유럽 의회 또는 이사회에 의해 취소될 수 있다. 취소 결정은 해당 결정에 명시된 권한의 위임을 종료시킨다. 이는 유럽연합관보에 결정이 공표된 다음 날 또는 해당 관보에 명시된 이후에 발효되어야 한다. 이는 이미 발효된 위임 법령의 유효성에는 영향을 미치지 않아야 한다.
4. Before adopting a delegated act, the Commission shall consult experts designated by each Member State in accordance with the principles laid down in the Interinstitutional Agreement of 13 April 2016 on Better Law-Making.	4. 유럽위원회는 위임 법령을 채택하기 전에, 선진 법령에 관한 2016년 4월 13일 기관 간 협정에서 정한 원칙에 따라 각 회원국이 지정한 전문가와 협의해야 한다.
5. As soon as it adopts a delegated act, the Commission shall notify it simultaneously to the European Parliament and to the Council.	5. 유럽위원회는 위임 법령을 채택하는 대로, 유럽 의회와 이사회에 동시에 통지해야 한다.
6. A delegated act adopted pursuant to Articles 1(5), 3, 10(4), 18(3), 19(4), 27(10), 44(11), 52(5), 56(6), 61(8), 70(8) and 106(15) shall enter into force only if no objection has been expressed either by the European Parliament or by the Council within a period of three months of notification of that act to the European Parliament and the Council or if, before the expiry of that period, the European Parliament and the Council have both informed the Commission that they will not object. That period shall be extended by three months at the initiative of the European Parliament or of the Council.	6. 제1(5)조, 제3조, 제10(4)조, 제18(3)조, 제19(4)조, 제27(10)조, 제44(11)조, 제52(5)조, 제56(6)조, 제61(8)조, 제70(8)조 및 제106(15)조에 따라 채택된 위임 법령은 유럽 의회 또는 이사회에 해당 법령 통지 후 3개월 이내에 유럽 의회 또는 이사회가 반대 의사를 표명하지 않은 경우, 또는 해당 기간의 만료 전에 유럽 의회와 이사회 모두 유럽위원회에 반대 하지 않겠다고 알린 경우에만 발효된다. 해당 기간은 유럽 의회 또는 이사회의 발의 시 3개월만큼 연장되어야 한다.
Article 116 Separate delegated acts for different delegated powers	**제116조 다른 위임 권한에 대한 별도의 위임 법령**
The Commission shall adopt a separate delegated act in respect of each power delegated to it pursuant to this Regulation.	유럽위원회는 이 규정에 따라 유럽위원회에 위임된 각 권한과 관련하여 별도의 위임 법령을 채택해야 한다.
Article 117 Amendment to Directive 2001/83/EC	**제117조 지침 2001/83/EC에 대한 수정**
In Annex I to Directive 2001/83/EC, point 12 of Section 3.2. is replaced by the following:	지침 2001/83/EC의 부속서 I에서 제3.2절의 12항목은 다음과 같이 대체된다.
(12) Where, in accordance with the second subparagraph of Article 1(8) or the second subparagraph of Article 1(9) of Regulation(EU) 2017/745 of the European Parliament and of the Council[5], a product is governed by this Directive, the marketing authorisation dossier shall include, where available, the results of the assessment of the conformity of the device part with the relevant general safety and performance requirements set out in Annex I to that Regulation contained in the manufacturer's EU declaration of conformity or the relevant certificate issued by a notified body allowing the manufacturer to affix a CE marking to the medical device.	(12) 유럽 의회 및 이사회의 규정(EU) 2017/745(*)의 제1(8)조 두 번째 호 또는 제1(9)조 두 번째 호에 따라 제품에 이 지침이 적용되는 경우, 판매 허가 서류에는, 이용 가능한 경우, 제조사의 EU 자가 적합성 선언서에 포함된 해당 규정의 부속서 I에 명시된 관련 일반 안전 및 성능 요구사항에 대한 해당 기기 부분의 적합성 평가 결과 또는 제조사가 CE 마킹을 의료기기에 부착할 수 있도록 인증기관에서 발행한 관련 인증서가 포함되어야 한다.

---

(5) Regulation(EU) 2017/745 of the European Parliament and of the Council of 5 April 2017 on medical devices, amending Directive 2001/83/EC, Regulation(EC) No 178/2002 and Regulation(EC) No 1223/2009 and repealing Council Directives 90/385/EEC and 93/42/EEC(OJ L 117, 5.5.2017, p. 1).

(5) 지침 2001/83/EC, 규정(EC) 번호 178/2002 및 규정(EC) 번호 1223/2009를 수정하고 이사회 지침 90/385/EEC 및 93/42/EEC를 폐지하는 의료기기에 관한 2017년 4월 5일 유럽 의회 및 이사회의 규정(EU) 2017/745(OJ L 117, 5.5.2017, p. 1).

MDR(EU) 2017/745	의료기기 규정(EU) 2017/745

If the dossier does not include the results of the conformity assessment referred to in the first subparagraph and where for the conformity assessment of the device, if used separately, the involvement of a notified body is required in accordance with Regulation(EU) 2017/745, the authority shall require the applicant to provide an opinion on the conformity of the device part with the relevant general safety and performance requirements set out in Annex I to that Regulation issued by a notified body designated in accordance with that Regulation for the type of device in question.

서류에 첫 번째 호에 언급된 적합성 평가 결과가 포함되지 않고, 별도로 사용되는 경우, 기기의 적합성 평가를 위해 규정(EU) 2017/745에 따라 인증기관의 개입이 요구되는 경우, 당국은 신청자에게 문제의 기기 유형에 대해 해당 규정에 따라 지정된 인증기관이 발행한 해당 규정의 부속서 I에 명시된 관련 일반 안전 및 성능 요구사항에 대한 해당 기기 부분의 적합성에 관한 의견을 제공하도록 요구해야 한다.

Article 118 Amendment to Regulation(EC) No 178/2002

In the third paragraph of Article 2 of Regulation(EC) No 178/2002, the following point is added:

(i) medical devices within the meaning of Regulation(EU) 2017/745 of the European Parliament and of the Council(5).

제118조 규정(EC) 번호 178/2002에 대한 수정

규정(EC) 번호 178/2002의 제2조 세 번째 항에서 다음 항목이 추가된다:

(i) 유럽 의회 및 이사회의 규정(EU) 2017/745(5) 의미 내에서의 의료기기

Article 119 Amendment to Regulation(EC) No 1223/2009

In Article 2 of Regulation(EC) No 1223/2009, the following paragraph is added:

4. The Commission may, at the request of a Member State or on its own initiative, adopt the necessary measures to determine whether or not a specific product or group of products falls within the definition 'cosmetic product'. Those measures shall be adopted in accordance with the regulatory procedure referred to in Article 32(2).

제119조 규정(EC) 번호 1223/2009에 대한 수정

규정(EC) 번호 1223/2009의 제2조에서 다음 항이 추가된다.

4. 유럽위원회는 회원국의 요청에 따라 또는 자체 발의로 특정 제품 또는 제품 그룹이 '화장품'의 용어 정의 내에 해당하는지 여부를 결정하기 위해 필요한 수단을 채택할 수 있다. 해당 수단은 제32(2)조에 언급된 규제 절차에 따라 채택되어야 한다.

Article 120 Transitional provisions

1. From ▸M1 26 May 2021 ◂, any publication of a notification in respect of a notified body in accordance with Directives 90/385/EEC and 93/42/EEC shall become void.

2. Certificates issued by notified bodies in accordance with Directives 90/385/EEC and 93/42/EEC prior to 25 May 2017 shall remain valid until the end of the period indicated on the certificate, except for certificates issued in accordance with Annex 4 to Directive 90/385/EEC or Annex IV to Directive 93/42/EEC which shall become void at the latest on 27 May 2022.

   Certificates issued by notified bodies in accordance with Directives 90/385/EEC and 93/42/EEC from 25 May 2017 shall remain valid until the end of the period indicated on the certificate, which shall not exceed five years from its issuance. They shall however become void at the latest on 27 May 2024.

3. By way of derogation from Article 5 of this Regulation, a device which is a class I device pursuant to Directive 93/42/EEC, for which the declaration of conformity was drawn up prior to ▸M1 26 May 2021 and for which the conformity assessment procedure pursuant to this Regulation requires the involvement of a notified body, or which has a certificate that was issued in accordance with Directive 90/385/EEC or Directive 93/42/EEC and that is valid by virtue of paragraph 2 of this Article, may be placed on the market or put into service until 26 May 2024, provided that from ▸M1 26 May 2021 it continues to comply with either of those Directives, and provided there are no significant changes in the design and intended purpose. However, the requirements of this Regulation relating to post-market surveillance, market surveillance, Vigilance, registration of economic operators and of devices shall apply in place of the corresponding requirements in those Directives.

제120조 유예 조항

1. 2021년 5월 26일부터 지침 90/385/EEC 및 93/42/EEC에 따른 인증기관에 관련된 모든 통지의 공표는 무효화되어야 한다.

2. 늦어도 2022년 5월 27일에 무효화되어야 하는 지침 90/385/EEC의 부속서 4 또는 지침 93/42/EEC의 부속서 IV에 따라 발행된 인증서를 제외하고, 2017년 5월 25일 전에 지침 90/385/EEC 및 93/42/EEC에 따라 인증기관이 발행한 인증서는 인증서에 표시된 기간의 종료일까지 유효하게 유지되어야 한다.

   2017년 5월 25일부터 지침 90/385/EEC 및 93/42/EEC에 따라 인증기관이 발행한 인증서는 인증서에 표시된 기간의 종료일까지 유효하게 유지되어야 하며, 이는 발행일로부터 5년을 초과하지 않아야 한다. 그러나 해당 인증서는 늦어도 2024년 5월 27일에 무효화되어야 한다.

3. 이 규정의 제5조를 유예하는 방식으로, 지침 93/42/EEC에 따라 Class I이고, 2021년 5월 26일 전에 적합성 선언이 작성되었으며 본 규정에 따른 적합성 평가 절차에서 인증기관의 개입을 필요로 하는 기기, 또는 지침 90/385/EEC 또는 지침 93/42/EEC에 따라 발행되고 이 조 제2항에 따라 유효한 인증서가 있는 기기는 2021년 5월 26일부터 어떤 것이든 그 지침들을 계속하여 준수하고, 설계 및 의도된 목적에 중대한 변경이 없는 경우, 2024년 5월 26일까지 시장 출시 또는 사용 개시가 가능하다. 그러나 시판 후 감시, 시장 감시, Vigilance, 경제 운영자 및 기기의 등록과 관련된 이 규정의 요구사항이 해당 지침의 상응하는 요구사항을 대신해 적용되어야 한다.

MDR(EU) 2017/745	의료기기 규정(EU) 2017/745
Without prejudice to Chapter IV and paragraph 1 of this Article, the notified body that issued the certificate referred to in the first subparagraph shall continue to be responsible for the appropriate surveillance in respect of all of the applicable requirements relating to the devices it has certified.	제IV장과 이 조 제1항을 위배하지 않고, 첫 번째 호에 언급된 인증서를 발행한 인증기관은 인증한 기기와 관련된 모든 적용 가능한 요구사항과 관련하여 적절한 감독을 계속 담당해야 한다.
4. Devices lawfully placed on the market pursuant to Directives 90/385/EEC and 93/42/EEC prior to ▶M1 26 May 2021, and devices placed on the market from ▶M1 26 May 2021 pursuant to paragraph 3 of this Article, may continue to be made available on the market or put into service until 26 May 2025.	4. 2021년 5월 26일 이전에 지침 90/385/EEC 및 93/42/EEC에 따라 적법하게 시장에 출시된 기기 및 이 조 제3항에 따라 2021년 5월 26일부터 시장에 출시된 기기는 2025년 5월 26일까지 계속 시장에서 판매되거나 사용 개시될 수 있다.
5. By way of derogation from Directives 90/385/EEC and 93/42/EEC, devices which comply with this Regulation may be placed on the market prior to ▶M1 26 May 2021◀.	5. 지침 90/385/EEC 및 93/42/EEC를 유예하는 방식으로, 이 규정을 준수하는 기기는 2021년 5월 26일 전에 시장에 출시될 수 있다.
6. By way of derogation from Directives 90/385/EEC and 93/42/EEC, conformity assessment bodies which comply with this Regulation may be designated and notified prior to ▶M1 26 May 2021. Notified bodies which are designated and notified in accordance with this Regulation may carry out the conformity assessment procedures laid down in this Regulation and issue certificates in accordance with this Regulation prior to ▶M1 26 May 2021.	6. 지침 90/385/EEC 및 93/42/EEC를 유예하는 방식으로, 이 규정을 준수하는 적합성 평가 기관은 2021년 5월 26일 전에 지정되고 통지될 수 있다. 이 규정에 따라 지정되고 통지된 인증기관은 2021년 5월 26일 전 이 규정에서 정한 적합성 평가 절차를 수행하고 이 규정에 따라 인증서를 발행할 수 있다.
7. As regards devices subject to the consultation procedure laid down in Article 54, paragraph 5 of this Article shall apply provided that the necessary appointments to the MDCG and expert panels have been made.	7. 제54조에서 정한 협의 절차가 적용되는 기기와 관련하여 필요한 MDCG 및 전문가 패널 임명이 이루어진 경우 이 조 제5항이 적용되어야 한다.
8. By way of derogation from Article 10a and point(a) of Article 10b(1) and Article 11(5) of Directive 90/385/EEC and Article 14(1) and(2) and points(a) and(b) of Article 14a(1) and Article 16(5) of Directive 93/42/EEC, manufacturers, authorised representatives, importers and notified bodies which, during the period starting on the later of the dates referred to point(d) of Article 123(3) and ending 18 months later, comply with Article 29(4), 31(1) and Article 56(5) of this Regulation shall be considered to comply with the laws and regulations adopted by Member States in accordance with, respectively, Article 10a of Directive 90/385/EEC or Article 14(1) and(2) of Directive 93/42/EEC and with, respectively, point(a) of Article 10b(1) of Directive 90/385/EEC or points(a) and(b) of Article 14a(1) of Directive 93/42/EEC and with, respectively, Article 11(5) of Directive 90/385/EEC or Article 16(5) of Directive 93/42/EEC, as specified in Decision 2010/227/EU.	8. 지침 90/385/EEC의 제10a조 및 제10b(1)조 (a)항목 및 제11(5)조와 지침 93/42/EEC의 제14(1) 및 (2)조, 제14a(1)조의 (a) 및 (b)항목과 16(5)조를 유예하는 방식으로, 제123(3)조 (d)항목에 언급된 날짜 이후에 시작하여 18개월 후까지의 기간 동안 이 규정의 제29(4)조, 31(1)조 및 제56(5)조를 준수하는 제조사, 유럽 대리인, 수입업자 및 인증기관은 결정서 2010/227/EU에 명시된 대로 각각 지침 90/385/EEC의 제10a조 또는 지침 93/42/EEC의 제14(1) 및 (2)조와 각각 지침 90/385/EEC의 제10b(1)조 (a)항목 또는 지침 93/42/EEC의 제14a(1)조 (a) 및 (b)항목에 따라 그리고, 각각, 지침 90/385/EEC의 11(5)조 또는 지침 93/42/EEC의 16(5)조에 따라 회원국에서 채택한 법령과 규정을 준수하는 것으로 간주되어야 한다.
9. Authorisations granted by the competent authorities of the Member States in accordance with Article 9(9) of Directive 90/385/EEC or Article 11(13) of Directive 93/42/EEC shall keep the validity indicated in the authorisation.	9. 지침 90/385/EEC의 제9(9)조 또는 지침 93/42/EEC의 제11(13)조에 따라 회원국의 관계 당국이 부여한 허가는 해당 허가에 명시된 유효성을 유지해야 한다.
10. Devices falling within the scope of this Regulation in accordance with points(g) of Article 1(6) which have been legally placed on the market or put into service in accordance with the rules in force in the Member States prior to ▶M1 26 May 2021 may continue to be placed on the market and put into service in the Member States concerned.	10. 2021년 5월 26일 전에 회원국에서 효력을 갖는 규칙에 따라 합법적으로 시장 출시 또는 사용 개시된, 제1(6)조의 (g)항목에 따라 이 규정의 범위 내에 있는 기기들은 해당 회원국에서 계속 시장 출시 및 사용 개시될 수 있다.
11. Clinical investigations which have started to be conducted in accordance with Article 10 of Directive 90/385/EEC or Article 15 of Directive 93/42/EEC prior to ▶M1 26 May 2021◀ may continue to be conducted. As of ▶M1 26 May 2021◀, however, the reporting of serious adverse events and device deficiencies shall be carried out in accordance with this Regulation.	11. 2021년 5월 26일 전에 지침 90/385/EEC의 제10조 또는 지침 93/42/EEC의 제15조에 따라 수행되도록 시작된 임상 시험은 계속하여 수행될 수 있다. 그러나 2021년 5월 26일을 기준으로 중대한 이상반응 및 기기 결함의 보고는 이 규정에 따라 수행되어야 한다.
12. Until the Commission has designated, pursuant to Article 27(2), issuing entities, GS1, HIBCC and ICCBBA shall be considered to be designated issuing entities.	12. 유럽위원회가 제27(2)조에 따라 발행 기관을 지정할 때까지 GS1, HIBCC 및 ICCBBA가 지정된 발행 기관으로 간주되어야 한다.

| MDR(EU) 2017/745 | 의료기기 규정(EU) 2017/745 |

Article 121 Evaluation

By 27 May 2027, the Commission shall assess the application of this Regulation and produce an evaluation report on the progress towards achievement of the objectives contained herein including an assessment of the resources required to implement this Regulation. Special attention shall be given to the traceability of medical devices through the storage, pursuant to Article 27, of the UDI by economic operators, health institutions and health professionals.

Article 122 Repeal

Without prejudice to Articles 120(3) and(4) of this Regulation, and without prejudice to the obligations of the Member States and manufacturers as regards Vigilance and to the obligations of manufacturers as regards the making available of documentation, under Directives 90/385/EEC and 93/42/EEC, those Directives are repealed with effect from ▶M1 26 May 2021 ◀, with the exception of:

- Articles 8 and 10, points(b) and(c) of Article 10b(1), Article 10b(2) and Article 10b(3) of Directive 90/385/EEC, and the obligations relating to Vigilance and clinical investigations provided for in the corresponding Annexes, which are repealed with effect from the later of the dates referred to in point(d) of Article 123(3) of this Regulation;

- Article 10a, point(a) of Article 10b(1) and Article 11(5) of Directive 90/385/EEC, and the obligations relating to registration of devices and economic operators, and to certificate notifications, provided for in the corresponding Annexes, which are repealed with effect from 18 months after the later of the dates referred to in point(d) of Article 123(3) of this Regulation;

- Article 10, points(c) and(d) of Article 14a(1), Article 14a(2), Article 14a(3) and Article 15 of Directive 93/42/EEC, and the obligations relating to Vigilance and clinical investigations provided for in the corresponding Annexes, which are repealed with effect from the later of the dates referred to in point(d) of Article 123(3) of this Regulation; and

- Article 14(1) and(2), points(a) and(b) of Article 14a(1) and Article 16(5) of Directive 93/42/EEC, and the obligations relating to registration of devices and economic operators, and to certificate notifications, provided for in the corresponding Annexes, which are repealed with effect from 18 months after the later of the dates referred to in point(d) of Article 123(3) of this Regulation.

- Article 9(9) of Directive 90/385/EEC and Article 11(13) of Directive 93/42/EEC, which are repealed with effect from 24 April 2020.

As regards the devices referred to in Article 120(3) and(4) of this Regulation, the Directives referred to in the first paragraph shall continue to apply until 27 May 2025 to the extent necessary for the application of those paragraphs.

Notwithstanding the first paragraph, Regulations(EU) No 207/2012 and(EU) No 722/2012 shall remain in force and continue to apply unless and until repealed by implementing acts adopted by the Commission pursuant to this Regulation.

References to the repealed Directives shall be understood as references to this Regulation and shall be read in accordance with the correlation table laid down in Annex XVII to this Regulation.

제121조 평가

유럽위원회는 2027년 5월 27일까지 이 규정의 적용을 평가하고, 이 규정의 실행에 필요한 자원의 평가를 포함하여 이 규정의 목적 달성을 위한 진행 상황에 대해 평가 보고서를 생성해야 한다. 전체 보관 기간 동안 제27조에 따른 UDI를 통한 경제 운영자, 보건 기관 및 보건 전문가의 의료기기 추적성에 특별한 주의를 기울여야 한다.

제122조 폐지

이 규정의 제120(3) 및 (4)조를 위배하지 않고, 지침 90/385/EEC 및 93/42/EEC에 따른 Vigilance와 관련된 회원국 및 제조사의 의무와 문서 가용성관련 제조사의 의무를 위배하지 않으며, 해당 지침은 다음을 제외하고 2021년 5월 26일부터 폐지된다:

- 지침 90/385/EEC의 제8조 및 제10조, 제10b(1)조 (b) 및 (c)항목, 제10b(2)조 및 제10b(3)조, 그리고 본 규정의 제123(3)조의 (d)항목에 언급된 날 이후로부터 폐지되는 해당 부속서에 규정된 Vigilance 및 임상 시험에 관한 의무사항들;

- 지침 90/385/EEC의 제10a조 및 제10b(1)조 (a)항목, 제11(5)조, 그리고 본 규정의 123(3)조의 (d)항목에 언급된 날 이후 18개월 후로부터 폐지되는 해당 부속서에 규정된 기기 및 경제 운영자의 등록 및 인증서 통지에 관한 의무사항들;

- 지침 93/42/EEC의 제10조, 제14a(1)조 (c) 및 (d)항목, 제14a(2)조, 제14a(3)조 및 제15조, 그리고 본 규정의 제123(3)조의 (d)항목에 언급된 날 이후로부터 폐지되는 해당 부속서에 규정된 Vigilance 및 임상 시험에 관한 의무사항들; 그리고

- 지침 93/42/EEC의 제14(1) 및 (2)조, 제14a(1)조 (a) 및 (b)항목, 제16(5)조, 그리고 본 규정의 제123(3)조의 (d)항목에 언급된 날 이후 18개월 후로부터 폐지되는 해당 부속서에 규정된 기기 및 경제 운영자의 등록 및 인증서 통지에 관한 의무사항들;

- 2020년 4월 24일부로 폐지되는 지침 90/385/EEC의 제9(9)조와 지침 93/42/EEC의 제11(13)조

이 규정의 제120(3) 및 (4)조에 언급된 기기와 관련하여, 첫 번째 항에 언급된 지침은 2025년 5월 27일까지 해당 항의 적용에 필요한 범위까지 계속 적용되어야 한다.

첫째 항에도 불구하고, 규정(EU) 번호 207/2012 및 (EU) 번호 722/2012는 이 규정에 따라 유럽위원회가 채택한 집행 법령을 시행함으로써 폐지되지 않는 한, 그리고 폐지될 때까지 효력이 유지되며 계속 적용되어야 한다.

폐지된 지침에 대한 참조는 이 규정에 대한 참조로 이해되어야 하며 이 규정의 부속서 XVII에서 정한 상관 관계표에 따라 읽혀야 한다.

| MDR(EU) 2017/745 | 의료기기 규정(EU) 2017/745 |

Article 123 Entry into force and date of application

1. This Regulation shall enter into force on the twentieth day following that of its publication in the Official Journal of the European Union.

2. It shall apply from ▸M1 26 May 2021 ◂.

3. By way of derogation from paragraph 2:

   (a) Articles 35 to 50 shall apply from 26 November 2017. However, from that date until ▸M1 26 May 2021 ◂, the obligations on notified bodies pursuant to Articles 35 to 50 shall apply only to those bodies which submit an application for designation in accordance with Article 38;

   (b) Articles 101 and 103 shall apply from 26 November 2017;

   (c) Article 102 shall apply from 26 May 2018;

   (d) without prejudice to the obligations on the Commission pursuant to Article 34, where, due to circumstances that could not reasonably have been foreseen when drafting the plan referred to in Article 34(1), Eudamed is not fully functional on ▸M1 26 May 2021 ◂, the obligations and requirements that relate to Eudamed shall apply from the date corresponding to six months after the date of publication of the notice referred to in Article 34(3). The provisions referred to in the preceding sentence are:

   - Article 29,
   - Article 31,
   - Article 32,
   - Article 33(4),
   - the second sentence of Article 40(2),
   - Article 42(10),
   - Article 43(2),
   - the second subparagraph of Article 44(12),
   - points(d) and(e) of Article 46(7),
   - Article 53(2),
   - Article 54(3),
   - Article 55(1),
   - Articles 70 to 77,
   - paragraphs 1 to 13 of Article 78,
   - Articles 79 to 82,
   - Article 86(2),
   - Articles 87 and 88,
   - Article 89(5) and(7), and the third subparagraph of Article 89(8),
   - Article 90,
   - Article 93(4), (7) and(8),
   - Article 95(2) and(4),
   - the last sentence of Article 97(2),
   - Article 99(4),
   - the second sentence of the first subparagraph of Article 120(3).

   Until Eudamed is fully functional, the corresponding provisions of Directives 90/385/EEC and 93/42/EEC shall continue to apply for the purpose of meeting the obligations laid down in the provisions listed in the first paragraph of this point regarding exchange of information including, and in particular, information regarding Vigilance reporting, clinical investigations, registration of devices and economic operators, and certificate notifications.

제123조 발효 및 적용일

1. 이 규정은 유럽연합관보에 공표된 날 이후 20일째 되는 날에 발효되어야 한다.

2. 이 규정은 2021년 5월 26일부터 적용되어야 한다.

3. 제2항으로부터 유예하는 방식으로:

   (a) 제35조~제50조는 2017년 11월 26일부터 적용되어야 한다. 그러나 해당 날짜부터 2021년 5월 26일까지, 제35조~제50조에 따른 인증기관의 의무는 제38조에 따라 지정 신청서를 제출하는 기관들에만 적용되어야 한다;

   (b) 제101조 및 제103조는 2017년 11월 26일부터 적용되어야 한다;

   (c) 제102조는 2018년 5월 26일부터 적용되어야 한다;

   (d) 제34조에 따른 유럽위원회의 의무를 위배 하지 않고, 제34(1)조에 언급된 계획의 초안을 작성할 때 합리적으로 예측할 수 없었던 상황으로 인해 Eudamed가 2021년 5월 26일에 완전히 기능하지 않는 경우, Eudamed와 관련되는 의무 및 요구사항은 제34(3)조에 언급된 고지의 공표일 후 6개월에 상응하는 날짜부터 적용되어야 한다. 앞 문장에 언급된 조항들은 다음과 같다:

   - 제29조
   - 제31조
   - 제32조
   - 제33(4)조
   - 제40(2)조의 두 번째 문장
   - 제42(10)조
   - 제43(2)조
   - 제44(12)조의 두 번째 호
   - 제46(7)조의 (d) 및 (e)항목
   - 제53(2)조
   - 제54(3)조
   - 제55(1)조
   - 제70조~제77조
   - 제78조의 제1항~제13항
   - 제79조~제82조
   - 제86(2)조
   - 제87조 및 제88조
   - 제89(5) 및 (7)조와 제89(8)조의 세 번째 호
   - 제90조
   - 제93(4), (7) 및 (8)조
   - 제95(2) 및 (4)조
   - 제97(2)조의 마지막 문장
   - 제99(4)조
   - 제120(3)조 첫 번째 호의 두 번째 문장

   Eudamed가 완전히 기능할 때까지, 지침 90/385/EEC 및 93/42/EEC의 상응하는 조항이 이 항목의 첫 번째 항에 나열된 조항에서 정한, 특히 Vigilance 보고, 임상 시험, 기기 및 경제 운영자 등록 및 인증서 통지에 관한 정보를 포함하는 정보의 교환에 관한 의무를 이행할 목적으로 계속 적용되어야 한다.

MDR(EU) 2017/745	의료기기 규정(EU) 2017/745
(e) Article 29(4) and Article 56(5) shall apply from 18 months after the later of the dates referred to in point(d);	(e) 제29(4)조와 제56(5)조는 (d)항목에 언급된 날 이후 18개월 후부터 적용되어야 한다;
(f) for implantable devices and for class III devices Article 27(4) shall apply from 26 May 2021. For class IIa and class IIb devices Article 27(4) shall apply from 26 May 2023. For class I devices Article 27(4) shall apply from 26 May 2025;	(f) 이식형 기기 및 Class III 기기의 경우, 제27(4)조는 2021년 5월 26일부터 적용되어야 한다. Class IIa 및 Class IIb 기기의 경우, 제27(4)조는 2023년 5월 26일부터 적용되어야 한다. Class I 기기의 경우, 제27(4)조는 2025년 5월 26일부터 적용되어야 한다;
(g) with regard to reusable devices that are required to bear the UDI carrier on the device itself, Article 27(4) shall apply to:	(g) 기기 자체에 UDI 캐리어를 부착하도록 요구되는 재사용 가능 기기와 관련하여, 제27(4)조가:
(i) implantable devices and class III devices from 26 May 2023;	(i) 이식형 기기 및 Class III 기기는 2023년 5월 26일부터 적용되어야 하며;
(ii) class IIa and class IIb devices from 26 May 2025;	(ii) Class IIa 및 IIb기기는 2025년 5월 26일부터 적용되어야 하고;
(iii) class I devices from 26 May 2027;	(iii) Class I기기는 2027년 5월 26일부터 적용되어야 한다;
(h) The procedure set out in Article 78 shall apply from 26 May 2027, without prejudice to Article 78(14);	(h) 제78조에 명시된 절차는 제78(14)조를 위배 하지 않고 2027년 5월 26일부터 적용되어야 한다.
(i) Article 120(12) shall apply from 26 May 2019.	(i) 제120(12)조는 2019년 5월 26일부터 적용되어야 한다.
(j) Article 59 shall apply from 24 April 2020.	(j) 제59조는 2020년 4월 24일부터 적용되어야 한다.
This Regulation shall be binding in its entirety and directly applicable in all Member States.	이 규정은 전체로서 법적 구속력이 있어야 하며 모든 회원국에서 직접 적용되어야 한다.

ANNEXES	부속서
I General safety and performance requirements	I 일반 안전 및 성능 요구사항
II Technical documentation	II 기술 문서
III Technical documentation on post-market surveillance	III 시판 후 감시에 관한 기술 문서
IV EU declaration of conformity	IV EU 자가 적합 선언서
V CE marking of conformity	V CE 적합성 표시
VI Information to be submitted upon the registration of devices and economic operators in accordance with Articles 29(4) and 31; core data elements to be provided to the UDI database together with the UDI-DI in accordance with Articles 28 and 29; and the UDI system	VI 제29(4)조 및 제31조에 따라 기기 및 경제 운영자의 등록 시 제출되어야 하는 정보; 제28조 및 제29조에 따라 UDI-DI와 함께 UDI 데이터베이스에 제공되어야 하는 핵심 자료 요소; UDI 시스템
VII Requirements to be met by notified bodies	VII 인증기관에 의해 충족되어야 하는 요구사항
VIII Classification rules	VIII 등급분류 규칙
IX Conformity assessment based on a quality management system and assessment of the technical documentation	IX 품질경영시스템에 근거한 적합성 평가와 기술 문서의 평가
X Conformity assessment based on type examination	X 형식 시험에 근거한 적합성 평가
XI Conformity assessment based on product conformity verification	XI 제품 적합성 검증에 근거한 적합성 평가
XII Certificates issued by a notified body	XII 인증기관에 의해 발행된 인증서
XIII Procedure for custom-made devices	XIII 주문제작 기기에 대한 절차
XIV Clinical evaluation and post-market clinical follow-up	XIV 임상평가 및 시판 후 임상관찰
XV Clinical investigations	XV 임상 시험
XVI List of groups of products without an intended medical purpose referred to in Article 1(2)	XVI 제1(2)조에 인용된 의도된 의료 목적이 없는 제품군의 목록
XVII Correlation table	XVII 상관 관계표

MDR(EU) 2017/745	의료기기 규정(EU) 2017/745

Annex I General Safety and Performance Requirements

Chapter I. General requirements

1. Devices shall achieve the performance intended by their manufacturer and shall be designed and manufactured in such a way that, during normal conditions of use, they are suitable for their intended purpose. They shall be safe and effective and shall not compromise the clinical condition or the safety of patients, or the safety and health of users or, where applicable, other persons, provided that any risks which may be associated with their use constitute acceptable risks when weighed against the benefits to the patient and are compatible with a high level of protection of health and safety, taking into account the generally acknowledged state of the art.

2. The requirement in this Annex to reduce risks as far as possible means the reduction of risks as far as possible without adversely affecting the benefit-risk ratio.

3. Manufacturers shall establish, implement, document and maintain a risk management system.

   Risk management shall be understood as a continuous iterative process throughout the entire lifecycle of a device, requiring regular systematic updating. In carrying out risk management manufacturers shall:

   (a) establish and document a risk management plan for each device;

   (b) identify and analyse the known and foreseeable hazards associated with each device;

   (c) estimate and evaluate the risks associated with, and occurring during, the intended use and during reasonably foreseeable misuse;

   (d) eliminate or control the risks referred to in point(c) in accordance with the requirements of Section 4;

   (e) evaluate the impact of information from the production phase and, in particular, from the post-market surveillance system, on hazards and the frequency of occurrence thereof, on estimates of their associated risks, as well as on the overall risk, benefit-risk ratio and risk acceptability; and

   (f) based on the evaluation of the impact of the information referred to in point(e), if necessary amend control measures in line with the requirements of Section 4.

4. Risk control measures adopted by manufacturers for the design and manufacture of the devices shall conform to safety principles, taking account of the generally acknowledged state of the art. To reduce risks, Manufacturers shall manage risks so that the residual risk associated with each hazard as well as the overall residual risk is judged acceptable. In selecting the most appropriate solutions, manufacturers shall, in the following order of priority:

   (a) eliminate or reduce risks as far as possible through safe design and manufacture;

   (b) where appropriate, take adequate protection measures, including alarms if necessary, in relation to risks that cannot be eliminated; and

   (c) provide information for safety(warnings/precautions/ contra-indications) and, where appropriate, training to users.

   Manufacturers shall inform users of any residual risks.

부속서 I 일반 안전 및 성능 요구사항

제I장. 일반 요구사항

1. 기기는 제조사가 의도한 성능을 달성해야 하며 정상적인 사용 조건에서 의도한 용도에 적합하도록 설계되고 제조되어야 한다. 기기는 안전하고 효과적이어야 하며 환자의 임상적 상태나 환자의 안전 및 사용자의 안전과 건강 또는 해당하는 경우, 다른 사람의 안전과 건강을 손상하지 않아야 한다. 해당하는 경우, 환자의 이익과 견주어 봤을 때, 사용과 관련되어 허용 가능한 범위의 위험요소여야 하고, 일반적으로 인정된 최신 기술 수준을 고려하여 높은 수준의 건강 및 안전 도모와 양립할 수 있어야 한다.

2. 위험을 가능한 한 줄이기 위한 이 부속서의 요구 사항은 위험-이익 비율에 악영향을 미치지 않으면서 위험을 최대한 감소시키는 것을 의미한다.

3. 제조사는 위험 관리 시스템을 수립 문서화 및 실행 유지해야 한다.

   제조사는 위험관리시스템 수립 문서화 및 실행 유지해야 한다. 위험관리는 정기적인 시스템 업데이트가 필요한 기기의 전체수명주기 동안 연속적인 반복 프로세스로 이해해야 한다. 위험관리 제조사는 다음을 수행해야 한다:

   (a) 각 기기의 위험관리 계획 수립 및 문서화;

   (b) 각 기기와 관련되어 알려진 위험 및 예측 가능한 위해 요인을 식별하고 분석;

   (c) 의도된 사용 및 합리적으로 예측할 수 있는 오용과 관련하여 발생하는 위험을 추정 및 평가;

   (d) 제4절의 요구사항에 따라(c)에 언급된 위험을 제거 또는 통제;

   (e) 생산단계, 특히 시판 후 감시 시스템에서 발생하는 정보로 위험요소 및 발생빈도, 관련 위험의 추정, 전반적인 위험, 위험-이익 비율 및 위험 수용성에 미치는 영향을 평가;

   (f) 필요하다면 생산단계 또는 시판 후 감시 시스템에서 발생하는 정보의 영향 평가를 기초로 하여 제4절의 요구사항에 따라 통제 조치를 수정한다.

4. 기기의 설계와 제조를 위해 제조사가 채택한 위험 관리 조치는 일반적으로 인정되는 최신 기술 상태를 고려하여 안전 원칙을 준수해야 한다. 위험을 줄이기 위해 제조사는 각 위해 요인과 관련된 잔여 위험 및 전체 잔여 위험이 허용 가능한 것으로 판단할 수 있게 위험을 관리해야 한다. 가장 적합한 솔루션을 선택할 때 제조사는 다음과 같은 우선순위 순서대로 적용해야 한다:

   (a) 안전한 설계 및 제조를 통해 가능한 한 위험을 제거 또는 감소;

   (b) 해당하는 경우, 제거할 수 없는 위험요소와 관련하여 필요한 경우 경보를 포함한 적절한 보호 조치;

   (c) 안전 경고/예방조치/금기 사항에 대한 정보를 제공하고 해당하는 경우, 사용자 교육을 수행한다.

   제조사는 잔여 위험을 사용자에게 알려야 한다.

| MDR(EU) 2017/745 | 의료기기 규정(EU) 2017/745 |

5. In eliminating or reducing risks related to use error, the manufacturer shall:

   (a) reduce as far as possible the risks related to the ergonomic features of the device and the environment in which the device is intended to be used(design for patient safety), and

   (b) give consideration to the technical knowledge, experience, education, training and use environment, where applicable, and the medical and physical conditions of intended users(design for lay, professional, disabled or other users).

6. The characteristics and performance of a device shall not be adversely affected to such a degree that the health or safety of the patient or the user and, where applicable, of other persons are compromised during the lifetime of the device, as indicated by the manufacturer, when the device is subjected to the stresses which can occur during normal conditions of use and has been properly maintained in accordance with the manufacturer's instructions.

7. Devices shall be designed, manufactured and packaged in such a way that their characteristics and performance during their intended use are not adversely affected during transport and storage, for example, through fluctuations of temperature and humidity, taking account of the instructions and information provided by the manufacturer.

8. All known and foreseeable risks, and any undesirable side-effects, shall be minimised and be acceptable when weighed against the evaluated benefits to the patient and/or user arising from the achieved performance of the device during normal conditions of use.

9. For the devices referred to in Annex XVI, the general safety requirements set out in Sections 1 and 8 shall be understood to mean that the device, when used under the conditions and for the purposes intended, does not present a risk at all or presents a risk that is no more than the maximum acceptable risk related to the product's use which is consistent with a high level of protection for the safety and health of persons.

Chapter II. Requirements regarding design and manufacturing

10. Chemical, physical and biological properties

10.1. Devices shall be designed and manufactured in such a way as to ensure that the characteristics and performance requirements referred to in Chapter I are fulfilled. Particular attention shall be paid to:

   (a) the choice of materials and substances used, particularly as regards toxicity and, where relevant, flammability;

   (b) the compatibility between the materials and substances used and biological tissues, cells and body fluids, taking account of the intended purpose of the device and, where relevant, absorption, distribution, metabolism and excretion;

   (c) the compatibility between the different parts of a device which consists of more than one implantable part;

   (d) the impact of processes on material properties;

   (e) where appropriate, the results of biophysical or modelling research the validity of which has been demonstrated beforehand;

5. 사용상의 오류와 관련된 위험을 제거하거나 줄이기 위해, 제조사는 다음의 원칙을 적용해야 한다.

   (a) 기기의 인체 공학적 특징 및 기기를 사용하려는 환경(환자 안전을 위한 설계)과 관련된 위험을 가능한 한 줄인다.

   (b) 해당하는 경우, 기술적 지식, 경험, 교육, 훈련 및 사용환경, 해당하면 의도된 사용자의 의료 및 신체 조건(비전문가, 전문직, 장애인 또는 기타 사용자를 위한 설계)을 고려한다.

6. 기기의 특성 및 성능은 제조사가 명시한 수명 기간에 기기가 정상적인 사용 조건에서 발생할 수 있는 스트레스에 노출되고 제조사의 지침에 따라 적절하게 유지관리 될 때, 환자 또는 사용자 및 해당되는 경우, 다른 사람의 건강 또는 안전이 침해될 수 있는 정도의 부정적 영향을 받지 않아야 한다.

7. 기기는 제조사가 제공한 지침 및 정보를 고려하여 운송 및 보관할 때(예 온도 및 습도 변동), 기기의 특성과 성능에 부정적인 영향을 미치지 않도록 설계, 제조 및 포장해야 한다.

8. 모든 알려진 그리고 예측 가능한 위험 및 바람직하지 않은 부작용은 최소화해야 하고, 정상적인 사용 조건에서 기기의 성능 달성으로 인해 환자 및 사용자에 제공된 이익과 견주어 봤을 때 허용 가능해야 한다.

9. 부속서 XVI에 언급된 기기의 경우, 제1절과 8절에 규정한 일반 안전 요구사항은 기기가 의도된 목적 과 조건으로 사용될 때 위험이 전혀 없거나 사람의 안전과 건강을 위한 높은 수준의 보호와 일치하는 제품의 사용과 관련된 최대 허용 가능한 위험을 초과하지 않는 것으로 이해해야 한다.

제II장. 설계 및 제조 관련 요구사항

10. 화학적, 물리적 및 생물학적 특성

10.1. 기기는 제1장의 '일반 요구사항'에 언급된 특성 및 성능 요구사항이 충족되도록 설계되고 제조되어야 한다. 다음 사항에 특히 주의를 기울여야 한다:

   (a) 특히 독성 및 가연성과 관련하여 사용되는 재료와 물질을 선택;

   (b) 흡수, 분산, 신진대사 및 배설과 관련된 기기의 경우, 사용된 재료 및 물질과 생물학적 조직, 세포 및 체액 간에 적합성;

   (c) 하나 이상의 이식형 부품으로 구성된 기기의 서로 다른 부품들 사이의 적합성;

   (d) 재료 특성에 대한 공정의 영향;

   (e) 적절한 경우, 사전에 입증된 유효성 생물물리학 또는 모델링 연구의 결과;

MDR(EU) 2017/745	의료기기 규정(EU) 2017/745

(f) the mechanical properties of the materials used, reflecting, where appropriate, matters such as strength, ductility, fracture resistance, wear resistance and fatigue resistance;

(g) surface properties; and

(h) the confirmation that the device meets any defined chemical and/or physical specifications.

10.2. Devices shall be designed, manufactured and packaged in such a way as to minimise the risk posed by contaminants and residues to patients, taking account of the intended purpose of the device, and to the persons involved in the transport, storage and use of the devices. Particular attention shall be paid to tissues exposed to those contaminants and residues and to the duration and frequency of exposure.

10.3. Devices shall be designed and manufactured in such a way that they can be used safely with the materials and substances, including gases, with which they enter into contact during their intended use; if the devices are intended to administer medicinal products they shall be designed and manufactured in such a way as to be compatible with the medicinal products concerned in accordance with the provisions and restrictions governing those medicinal products and that the performance of both the medicinal products and of the devices is maintained in accordance with their respective indications and intended use.

10.4. Substances

10.4.1. Design and manufacture of devices

Devices shall be designed and manufactured in such a way as to reduce as far as possible the risks posed by substances or particles, including wear debris, degradation products and processing residues that may be released from the device.

Devices, or those parts thereof or those materials used therein that:

- are invasive and come into direct contact with the human body,

- (re)administer medicines, body liquids or other substances, including gases, to/from the body, or

- transport or store such medicines, body fluids or substances, including gases, to be(re)administered to the body,

shall only contain the following substances in a concentration that is above 0.1% weight by weight(w/w) where justified pursuant to Section 10.4.2:

(a) substances which are carcinogenic, mutagenic or toxic to reproduction('CMR'), of category 1A or 1B, in accordance with Part 3 of Annex VI to Regulation(EC) No 1272/2008 of the European Parliament and of the Council[6], or

(f) 해당하는 경우, 강도, 연성, 파괴 저항성, 내마모성 및 피로 저항성 같은 문제를 반영하고, 사용한 재료의 기계적 성질

(g) 표면 특성;

(h) 기기가 정의된 화학적 및/또는 물리적 사양을 충족하는지 확인한다.

10.2. 기기는 기기의 의도한 목적을 고려하여 오염물 질과 잔류물에 의해 환자에게 발생하는 위험을 최소화하는 방식으로 설계, 제조 및 포장되어야 한다. 오염물질 및 잔류물에 노출된 조직과 노출 기간 및 빈도에 특히 주의해야 한다.

10.3. 기기는 의도된 용도로 사용하는 동안 접촉하는 가스를 포함한 재료 및 물질과 함께 안전하게 사용할 수 있도록 설계되고 제조되어야 한다. 기기가 의약품을 투여하고자 하는 경우, 해당 의약품을 규제하는 조항 및 규정에 따라 관련 의약품에 적합하도록 설계되고 제조되어야 하며 약품과 기기의 성능은 각각의 적응증과 사용 목적에 따라 유지되어야 한다.

10.4. 물질

10.4.1. 기기설계 및 제조

기기는 기기에서 배출될 수 있는 마모 찌꺼기, 분해 생성물 및 가공 잔여물을 포함하여 물질 또는 입자에 의해 유발되는 위험을 가능한 한 줄일 방법으로 설계되고 제조되어야 한다.

기기 및 그 부분품 또는 그 안에 사용된 재료:

- 침습적이고 인체와 직접 접촉하는 것,

- 의약품, 체액 또는 가스를 포함한 기타 물질을 신체에/신체로부터 (재)투여하거나,

- 해당 의약품, 체액 또는 가스를 포함한 물질을 신체에 운반 또는 저장하는 경우,

기기는 제10.4.2절에 따라 정당화되는 경우, 중량 대 중량비 0.1%(w/w) 이상 농도의 다음 물질을 포함해야 한다.

(a) 유럽 의회와 이사회의 규정(EC) 번호 1272/2008[6]의 부속서 VI의 제3부에 따라 카테고리 1A 또는 1B의 발암성, 돌연변이성 또는 생식 독성('CMR') 물질, 또는

---

[6] Regulation(EC) No 1272/2008 of the European Parliament and of the Council of 16 December 2008 on classification, labelling and packaging of substances and mixtures, amending and repealing Directives 67/548/EEC and 1999/45/EC, and amending Regulation(EC) No 1907/2006(OJ L 353, 31.12.2008, p. 1).

[6] 지침 67/548/EEC 및 1999/45/EC를 수정하여 폐지하고, 규정(EC) 번호 1907/2006를 수정하는, 물질 및 혼합물질의 분류, 라벨링 및 포장에 관한, 2008.12.16의 유럽 의회 및 이사회 규정(EC) 번호 1272/2008(OJ L 353, 31.12.2008, p. 1).

MDR(EU) 2017/ 745	의료기기 규정(EU) 2017/ 745

(b) substances having endocrine-disrupting properties for which there is scientific evidence of probable serious effects to human health and which are identified either in accordance with the procedure set out in Article 59 of Regulation(EC) No 1907/2006 of the European Parliament and of the Council[7] or, once a delegated act has been adopted by the Commission pursuant to the first subparagraph of Article 5(3) of Regulation(EU) No 528/2012 of the European Parliament and the Council[8], in accordance with the criteria that are relevant to human health amongst the criteria established therein.

10.4.2. Justification regarding the presence of CMR and/or endocrine-disrupting substances

The justification for the presence of such substances shall be based upon:

(a) an analysis and estimation of potential patient or user exposure to the substance;

(b) an analysis of possible alternative substances, materials or designs, including, where available, information about independent research, peer-reviewed studies, scientific opinions from relevant scientific committees and an analysis of the availability of such alternatives;

(c) argumentation as to why possible substance and/or material substitutes, if available, or design changes, if feasible, are inappropriate in relation to maintaining the functionality, performance and the benefit-risk ratios of the product; including taking into account if the intended use of such devices includes treatment of children or treatment of pregnant or breastfeeding women or treatment of other patient groups considered particularly vulnerable to such substances and/or materials; and

(d) where applicable and available, the latest relevant scientific committee guidelines in accordance with Sections 10.4.3. and 10.4.4.

10.4.3. Guidelines on phthalates

For the purposes of Section 10.4., the Commission shall, as soon as possible and by 26 May 2018, provide the relevant scientific committee with a mandate to prepare guidelines that shall be ready before 26 May 2020. The mandate for the committee shall encompass at least a benefit-risk assessment of the presence of phthalates which belong to either of the groups of substances referred to in points(a) and(b) of Section 10.4.1. The benefit-risk assessment shall take into account the intended purpose and context of the use of the device, as well as any available alternative substances and alternative materials, designs or medical treatments. When deemed appropriate on the basis of the latest scientific evidence, but at least every five years, the guidelines shall be updated.

(b) 인체 건강에 개연적으로 심각한 영향을 미칠 수 있는 과학적 증거가 있으며 유럽 의회 및 이사회의 규정(EC) 번호 1907/2006[7], 제59조에 규정된 절차, 또는 유럽 의회와 이사회의 규정(EU) 번호 528/2012[8], 제5(3)조의 첫 번째 호에 따라 위임된 법이 유럽위원회에 의해 채택되면, 그 법에 설정된 기준에 따라 인간 건강과 관련된 기준에 따른 분류에 따라 확인된 내분비 파괴 특성을 갖는 물질.

10.4.2. CMR 물질 및/또는 내분비계 교란 물질의 존재에 대한 정당화 그러한 물질의 존재에 대한 정당화는 다음에 근거해야 한다.

이러한 물질의 존재에 대한 정당화는 다음에 근거해야 한다:

(a) 물질에 대한 잠재적 환자 또는 사용자 노출의 분석 및 평가;

(b) 가능한 경우 독립적 연구, 동료 검토 연구, 관련 과학위원회의 과학적 의견 및 그러한 대안의 이용 가능성 분석을 포함한 가능한 대체 물질, 재료 또는 설계의 분석;

(c) 가능한 물질 및/또는 물질 대체물 또는 설계 변경이 가능한 경우 기능성, 성능 및 제품의 이익-위험 비율을 유지하는 것과 관련하여 부적절한 이유; 그러한 기기의 의도된 사용이 아동의 치료 또는 임산부 또는 간호 여성의 치료 또는 그러한 물질 및/또는 물질에 특히 취약하다고 간주되는 다른 환자 그룹의 치료를 포함하는지를 고려하여;

(d) 적용 가능하고 이용 가능할 경우, 제10.4.3절과 제10.4.4절에 따라 최신 관련 과학위원회 가이드라인.

10.4.3. 프탈레이트에 대한 가이드라인

제10.4절의 목적상, 유럽 위원회는 가능한 한 조속히 2018년 5월 26일까지 관련 과학위원회에 2020년 5월 26일 이전에 준비될 지침을 준비할 권한을 부여한다. 이 규정의 적용 위원회의 위임장은 제10.4.1절의 (a)와(b)항목에 언급된 물질군 중 하나에 속하는 프탈레이트의 존재에 대한 이익-위험평가를 적어도 포함해야 한다. 이익-위험평가는 기기 사용의 의도된 목적 및 맥락뿐만 아니라 이용 가능한 대체 물질 및 대체 물질 재료, 설계 또는 의료 조치를 고려해야 한다. 최신 과학적 증거를 토대로 적절한 것으로 간주하지만 최소한 5년마다 지침이 갱신되어야 한다.

---

(7) Regulation(EC) No 1907/2006 of the European Parliament and of the Council of 18 December 2006 concerning the Registration, Evaluation, Authorisation and Restriction of Chemicals(REACH)(OJ L 396, 30.12.2006, p. 1).

(8) Regulation(EU) No 528/2012 of the European Parliament and the Council of 22 May 2012 concerning the making available on the market of and use of biocidal products(OJ L 167, 27.6.2012, p. 1).

(7) 화학물질의 등록, 평가, 승인 및 제한에 관한 2006.12.18.의 유럽 의회 및 이사회 규정(EC) 번호 1907/2006(REACH)(OJ L396, 30.12.2006, p. 1).

(8) 살생물제의 시장 공급 및 사용에 관한 2012.05.22의 유럽 의회 및 이사회 규정(EU) 번호 528/2012(OJ L 167, 27.6.2012, p. 1).

MDR(EU) 2017/745	의료기기 규정(EU) 2017/745

10.4.4. Guidelines on other CMR and endocrine- disrupting substances Subsequently, the Commission shall mandate the relevant scientific committee to prepare guidelines as referred to in Section 10.4.3. also for other substances referred to in points(a) and(b) of Section 10.4.1., where appropriate.

10.4.5. Labelling

Where devices, parts thereof or materials used therein as referred to in Section 10.4.1. contain substances referred to in points(a) or(b) of Section 10.4.1. in a concentration above 0,1% weight by weight(w/w), the presence of those substances shall be labelled on the device itself and/or on the packaging for each unit or, where appropriate, on the sales packaging, with the list of such substances. If the intended use of such devices includes treatment of children or treatment of pregnant or breastfeeding women or treatment of other patient groups considered particularly vulnerable to such substances and/or materials, information on residual risks for those patient groups and, if applicable, on appropriate precautionary measures shall be given in the instructions for use.

10.5. Devices shall be designed and manufactured in such a way as to reduce as far as possible the risks posed by the unintentional ingress of substances into the device taking into account the device and the nature of the environment in which it is intended to be used.

10.6. Devices shall be designed and manufactured in such a way as to reduce as far as possible the risks linked to the size and the properties of particles which are or can be released into the patient's or user's body, unless they come into contact with intact skin only. Special attention shall be given to nanomaterials.

11. Infection and microbial contamination

11.1. Devices and their manufacturing processes shall be designed in such a way as to eliminate or to reduce as far as possible the risk of infection to patients, users and, where applicable, other persons. The design shall:

(a) reduce as far as possible and appropriate the risks from unintended cuts and pricks, such as needle stick injuries,

(b) allow easy and safe handling,

(c) reduce as far as possible any microbial leakage from the device and/or microbial exposure during use, and

(d) prevent microbial contamination of the device or its content such as specimens or fluids.

11.2. Where necessary devices shall be designed to facilitate their safe cleaning, disinfection, and/or re-sterilisation.

11.3. Devices labelled as having a specific microbial state shall be designed, manufactured and packaged to ensure that they remain in that state when placed on the market and remain so under the transport and storage conditions specified by the manufacturer.

11.4. Devices delivered in a sterile state shall be designed, manufactured and packaged in accordance with appropriate procedures, to ensure that they are sterile when placed on the market and that, unless the packaging which is intended to maintain their sterile condition is damaged, they remain sterile, under the transport and storage conditions specified by the manufacturer, until that packaging is opened at the

10.4.4. 다른 CMR 물질 및 내분비계 교란 물질에 대한 지침이어서, 유럽 위원회는 적절한 경우 제10.4.1절의 (a) 및 (b)항목에 언급된 그 밖의 물질에 대해서도 제10.4.3절에 언급된 지침을 작성하도록 관련 과학위원회에 위임한다.

10.4.5. 라벨링

제10.4.1절에 언급된 기기, 그 부분 또는 재료에 제10.4.1의 (a) 또는 (b)항목에 언급된 물질이 중량 대 중량비 0.1% 이상 농도로 사용된 경우, 기기 자체 및/또는 각 포장재, 적절한 경우 판매용 포장재에 해당 물질을 표시해야 한다. 그러한 기기의 의도한 사용에 어린이 치료, 임신 또는 모유 수유 여성의 치료 또는 특히 이러한 물질 및/또는 물질에 취약한 것으로 간주하는 다른 환자 그룹의 치료가 포함되는 경우, 이러한 환자 그룹에 대한 잔류 위험에 대한 정보와 적절한 예방조치가 사용 설명서에 제공되어야 한다.

10.5. 기기는 기기 및 사용환경의 특성을 고려하여 의도치 않게 기기에 물질이 유입되어 발생할 수 있는 위험을 줄이는 방식으로 설계 및 제조되어야 한다.

10.6. 기기는 환자 또는 사용자의 피부에만 접촉할 경우, 환자 또는 사용자의 피부로 방출되거나 방출될 수 있는 입자 크기 및 특성과 관련된 위험을 가능한 한 줄이는 방식으로 설계 및 제조되어야 한다. 나노물질에 각별히 주의해야 한다.

11. 감염 및 미생물 오염

11.1. 기기 및 제조공정은 환자, 사용자 및 해당하는 경우, 다른 사람에게 감염 위험을 가능한 한 없애거나 줄이려는 방법으로 설계되어야 한다. 설계는 다음과 같다;

(a) 주사바늘 상해와 같은 의도하지 않은 절단 및 찔림으로부터 위험을 최대한, 적절히 감소시켜야 한다.

(b) 취급이 쉽고 안전해야 한다.

(c) 기기에서 미생물 누출 및/또는 사용 중 미생물에 의한 노출을 최대한 줄여야 한다.

(d) 기기, 시료 또는 검사대상물과 같은 내용물의 미생물 오염을 방지해야 한다.

11.2. 필요한 경우 안전한 세척, 소독 및/또는 재멸균이 쉽도록 기기를 설계해야 한다.

11.3. 특정 미생물 상태를 갖는 것으로 표시된 기기는 시판되었을 때 해당 상태를 유지하고 제조사가 지정한 운송 및 보관 조건에서 유지되도록 설계, 제조 및 포장되어야 한다.

11.4. 멸균 상태에서 공급된 기기는 적절한 절차에 따라 설계, 제조 및 포장되어야 하며, 포장이 사용 시점에 개봉될 때까지 제조사가 지시한 운송 및 보관 조건에서 멸균 상태로 유지되도록 해야 한다. 최종 사용자에게 해당 포장의 무결성이 분명히 확인되어야 한다.

| MDR(EU) 2017/745 | 의료기기 규정(EU) 2017/745 |

point of use. It shall be ensured that the integrity of that packaging is clearly evident to the final user.

11.5. Devices labelled as sterile shall be processed, manufactured, packaged and, sterilised by means of appropriate, validated methods.

11.6. Devices intended to be sterilised shall be manufactured and packaged in appropriate and controlled conditions and facilities.

11.7. Packaging systems for non-sterile devices shall maintain the integrity and cleanliness of the product and, where the devices are to be sterilised prior to use, minimise the risk of microbial contamination; the packaging system shall be suitable taking account of the method of sterilisation indicated by the manufacturer.

11.8. The labelling of the device shall distinguish between identical or similar devices placed on the market in both a sterile and a non-sterile condition additional to the symbol used to indicate that devices are sterile.

12. Devices incorporating a substance considered to be a medicinal product and devices that are composed of substances or of combinations of substances that are absorbed by or locally dispersed in the human body.

12.1. In the case of devices referred to in the first subparagraph of Article 1(8), the quality, safety and usefulness of the substance which, if used separately, would be considered to be a medicinal product within the meaning of point(2) of Article 1 of Directive 2001/83/EC, shall be verified by analogy with the methods specified in Annex I to Directive 2001/83/EC, as required by the applicable conformity assessment procedure under this Regulation.

12.2. Devices that are composed of substances or of combinations of substances that are intended to be introduced into the human body, and that are absorbed by or locally dispersed in the human body shall comply, where applicable and in a manner limited to the aspects not covered by this Regulation, with the relevant requirements laid down in Annex I to Directive 2001/83/EC for the evaluation of absorption, distribution, metabolism, excretion, local tolerance, toxicity, interaction with other devices, medicinal products or other substances and potential for adverse reactions, as required by the applicable conformity assessment procedure under this Regulation.

13. Devices incorporating materials of biological origin

13.1. For devices manufactured utilising derivatives of tissues or cells of human origin which are non-viable or are rendered non-viable covered by this Regulation in accordance with point(g) of Article 1(6), the following shall apply:

(a) donation, procurement and testing of the tissues and cells shall be done in accordance with Directive 2004/23/EC;

(b) processing, preservation and any other handling of those tissues and cells or their derivatives shall be carried out so as to provide safety for patients, users and, where applicable, other persons. In particular, safety with regard to viruses and other transmissible agents shall be addressed by appropriate methods of sourcing and by implementation of validated methods of elimination or inactivation in the course of the manufacturing process;

11.5. 멸균 표시된 기기는 적절한 검증된 방법으로 처리, 제조, 포장 및 멸균처리 해야 한다.

11.6. 멸균하고자 하는 기기는 적절하고 통제된 조건과 설비로 제조되고 포장되어야 한다.

11.7. 비멸균 기기의 포장 시스템은 제품의 무결성과 청결을 유지해야 하며, 사용 전에 멸균해야 하는 경우 미생물 오염 위험을 최소화해야 한다. 포장 시스템은 제조사가 지시한 멸균방법을 고려하여 적합해야 한다.

11.8. 기기의 라벨 표시는 기기가 멸균되었음을 나타내는 심볼에 추가하여 멸균 및 비멸균 상태로 시장에 판매되는 동일 제품 또는 유사한 제품을 구별해야 한다.

12. 의약품으로 간주되는 물질과 인체에 흡수되거나 국소적으로 분산되는 물질 또는 물질 조합으로 구성된 기기를 포함하는 기기

12.1. 제1(8)조 첫 번째 호에 언급된 기기는 개별적으로 사용하는 경우 지침 2001/83/EC의 제1조의 (2)항목에 따라 의약품으로 간주하는 물질의 품질, 안전성 및 유용성을 이 규정의 적용 가능한 적합성 평가 절차에서 요구하는 대로 지침 2001/83/EC의 부속서 I에 규정된 방법을 준용하여 검증해야 한다.

12.2. 인체에 도입되도록 의도된 물질 또는 물질의 조합으로 구성되고 인체에 흡수되거나 국소적으로 분산되는 기기는 이 규정에 따른 해당 적합성 평가절차에서 요구에 따라 흡수, 분산, 신진 대사, 배설, 국소 내성, 독성, 다른 기기와의 상호작용, 의약품 또는 기타 물질과의 상호 작용 및 부작용 평가에 대한 지침 2001/83/EC의 부속서 I에 규정된 관련 요구사항과 함께 적용 가능하고 이 규정에 따라 커버되지 않는 측면에서 제한되는 방식으로 준수해야 합니다.

13. 생물학적 기원의 물질을 포함하는 기기

13.1. 생육 불가능하거나 생육 불가능하게 된 인체 유래조직이나 세포의 파생물을 이용하여 제조되는 기기기 1(6)조 (g)항목에 따라 본 규정에 포함되는 경우, 적용되어야 하는 사항:

(a) 조직 및 세포의 기증, 조달 및 시험은 지침 2004/23/EC에 따라 이행되어야 한다;

(b) 조직과 세포의 가공, 파생물의 가공, 보존 및 취급은 환자, 사용자 및 해당하는 경우 다른 사람에게 안전을 제공하기 위해 수행되어야 한다. 특히, 바이러스 및 기타 전염성 물질에 대한 안전성은 적절한 원료제공 방법 과 제조 과정에서 검증된 제거 또는 비활성화의 구현에 의해 처리되어야 한다.

MDR(EU) 2017/745	의료기기 규정(EU) 2017/745

(c) the traceability system for those devices shall be complementary and compatible with the traceability and data protection requirements laid down in Directive 2004/23/EC and in Directive 2002/98/EC.

13.2. For devices manufactured utilising tissues or cells of animal origin, or their derivatives, which are non-viable or rendered non-viable the following shall apply:

(a) where feasible taking into account the animal species, tissues and cells of animal origin, or their derivatives, shall originate from animals that have been subjected to veterinary controls that are adapted to the intended use of the tissues. Information on the geographical origin of the animals shall be retained by manufacturers;

(b) sourcing, processing, preservation, testing and handling of tissues, cells and substances of animal origin, or their derivatives, shall be carried out so as to provide safety for patients, users and, where applicable, other persons. In particular safety with regard to viruses and other transmissible agents shall be addressed by implementation of validated methods of elimination or viral inactivation in the course of the manufacturing process, except when the use of such methods would lead to unacceptable degradation compromising the clinical benefit of the device;

(c) in the case of devices manufactured utilising tissues or cells of animal origin, or their derivatives, as referred to in Regulation(EU) No 722/2012 the particular requirements laid down in that Regulation shall apply.

13.3. For devices manufactured utilising non-viable biological substances other than those referred to in Sections 13.1 and 13.2, the processing, preservation, testing and handling of those substances shall be carried out so as to provide safety for patients, users and, where applicable, other persons, including in the waste disposal chain. In particular, safety with regard to viruses and other transmissible agents shall be addressed by appropriate methods of sourcing and by implementation of validated methods of elimination or inactivation in the course of the manufacturing process.

14 Construction of devices and interaction with their environment

14.1. If the device is intended for use in combination with other devices or equipment the whole combination, including the connection system shall be safe and shall not impair the specified performance of the devices. Any restrictions on use applying to such combinations shall be indicated on the label and/or in the instructions for use. Connections which the user has to handle, such as fluid, gas transfer, electrical or mechanical coupling, shall be designed and constructed in such a way as to minimise all possible risks, such as misconnection.

14.2. Devices shall be designed and manufactured in such a way as to remove or reduce as far as possible:

(a) the risk of injury, in connection with their physical features, including the volume/pressure ratio, dimensional and where appropriate ergonomic features;

(b) risks connected with reasonably foreseeable external influences or environmental conditions, such as magnetic fields, external electrical and electromagnetic effects, electrostatic discharge, radiation associated with diagnostic or therapeutic procedures, pressure, humidity, temperature, variations in pressure and acceleration or radio signal interferences;

(c) 이러한 기기의 추적시스템은 지침 2004/23/EC과 지침 2002/98/EC에 규정된 추적성 및 데이터 보호 요구사항과 상호 보완적이고 호환되어야 한다.

13.2. 생육 불가능하거나 생육 불가능하게 된 동물 유래 조직이나 세포 또는 그 파생물을 활용하여 제조된 기기의 경우, 적용되어야 할 사항:

(a) 동물 종을 고려했을 때 가능한, 조직 및 세포 또는 그 파생물은, 조직의 의도된 사용에 적응된 수의학적 통제를 받은 동물로부터 유래해야 한다. 동물의 지리적 유래에 관한 정보는 제조사가 보유해야 한다.

(b) 조직, 세포 및 동물 유래 물질 또는 물질의 운반, 처리, 보존, 시험 및 취급은 환자, 사용자에게 안전을 제공하기 위해 수행되어야 한다. 특히 바이러스 및 기타 전염성 물질과 관련된 안전은 제조 과정에서 제거 또는 바이러스 비활성화의 검증된 방법을 구현하여 다루어져야 한다. 단, 이러한 방법을 사용할 경우 기기의 임상적 이익이 훼손되고 허용할 수 없는 변질로 이어질 수 있는 경우는 제외;

(c) 동물 유래 조직이나 세포 또는 그 파생물을 이용하여 제조된 기기의 경우, 규정(EU) 번호 722/2012에 명시된 특정 요구조건을 적용해야 한다.

13.3. 제13.1절 및 제13.2절에서 언급된 것 이외의 생육이 불가능한 생물학적 물질을 사용하여 제조된 기기의 경우, 해당 물질의 가공, 보존, 시험 및 취급은 환자, 사용자 및 적용 가능한 경우 폐기물 처리망을 포함한 다른 사람에게 안전을 제공하기 위해 수행되어야 한다. 특히, 바이러스 및 기타 전염성 물질에 대한 안전성은 적절한 소싱 방법과 제조 과정에서 검증된 제거 또는 불활성화 방법의 구현으로 다루어져야 한다.

14. 기기의 구성 및 환경과의 상호 작용

14.1. 기기가 다른 기기 또는 장비와 함께 사용되도록 의도된 경우 연결 시스템을 포함한 모든 조합은 안전해야 하며 기기의 성능을 저하시키지 않아야 한다. 이러한 조합에 적용되는 사용에 대한 제한사항은 라벨 및/또는 사용 설명서에 표시되어야 한다. 사용자가 취급해야 하는 유체, 가스 이송, 전기 또는 기계적 연결 기기는 연결 오류와 같은 모든 가능한 위험을 최소화하도록 설계 및 제작되어야 한다.

14.2. 기기는 다음의 위험을 최대한 제거하거나 감소시킬 수 있도록 설계 및 제조되어야 한다:

(a) 용적/압력비, 치수 및 적절한 인체 공학적 특징을 포함한 물리적 특징과 관련한 상해 위험;

(b) 자기장, 외부 전기 및 전자기 영향, 정전기 방전, 진단/치료와 관련된 방사선, 압력, 습도, 온도, 압력 및 가속도의 변화 또는 무선 신호 간섭과 같이 합리적으로 예측 가능한 외부 영향 또는 환경 조건과 관련된 위험;

MDR(EU) 2017/745	의료기기 규정(EU) 2017/745

- (c) the risks associated with the use of the device when it comes into contact with materials, liquids, and substances, including gases, to which it is exposed during normal conditions of use;

- (d) the risks associated with the possible negative interaction between software and the IT environment within which it operates and interacts;

- (e) the risks of accidental ingress of substances into the device;

- (f) the risks of reciprocal interference with other devices normally used in the investigations or for the treatment given; and

- (g) risks arising where maintenance or calibration are not possible(as with implants), from ageing of materials used or loss of accuracy of any measuring or control mechanism.

14.3. Devices shall be designed and manufactured in such a way as to minimise the risks of fire or explosion during normal use and in single fault condition. Particular attention shall be paid to devices the intended use of which includes exposure to or use in association with flammable or explosive substances or substances which could cause combustion.

14.4. Devices shall be designed and manufactured in such a way that adjustment, calibration, and maintenance can be done safely and effectively.

14.5. Devices that are intended to be operated together with other devices or products shall be designed and manufactured in such a way that the interoperability and compatibility are reliable and safe.

14.6. Any measurement, monitoring or display scale shall be designed and manufactured in line with ergonomic principles, taking account of the intended purpose, users and the environmental conditions in which the devices are intended to be used.

14.7. Devices shall be designed and manufactured in such a way as to facilitate their safe disposal and the safe disposal of related waste substances by the user, patient or other person. To that end, manufacturers shall identify and test procedures and measures as a result of which their devices can be safely disposed after use. Such procedures shall be described in the instructions for use.

15. Devices with a diagnostic or measuring function

15.1. Diagnostic devices and devices with a measuring function, shall be designed and manufactured in such a way as to provide sufficient accuracy, precision and stability for their intended purpose, based on appropriate scientific and technical methods. The limits of accuracy shall be indicated by the manufacturer.

15.2. The measurements made by devices with a measuring function shall be expressed in legal units conforming to the provisions of Council Directive 80/181/EEC(9).

(c) 정상적인 사용조건에서 노출되는 가스를 포함한 물질, 액체 및 물질과 접촉할 때 기기 사용과 관련된 위험;

(d) 소프트웨어 및 소프트웨어가 운영되고 상호 작용하는 IT 환경과의 잠재적 부정적인 상호 작용과 관련된 위험;

(e) 우발적인 물질 유입의 위험;

(f) 조사 또는 제공된 치료에 일반적으로 사용되는 다른 기기와의 상호 간섭의 위험; 그리고

(g) 유지보수 또는 교정할 수 없는 경우(임플란트처럼), 사용된 재료의 노후화 또는 측정 또는 제어 메커니즘의 정확성 상실로 인해 발생하는 위험이 있다.

14.3. 기기는 정상 사용 및 단일 고장 조건에서 화재 또는 폭발의 위험성을 최소화하도록 설계되고 제조되어야 한다. 의도된 용도가 가연성 또는 폭발성 물질 또는 연소를 유발할 수 있는 물질에 대한 노출 또는 결합하여 사용하는 것을 포함하는 기기에 특히 주의해야 한다.

14.4. 조정, 교정 및 유지보수가 안전하고 효과적으로 이루어질 수 있도록 기기를 설계 및 제조해야 한다.

14.5. 다른 기기 또는 제품과 함께 작동하도록 설계된 기기는 상호 운용성 및 호환성이 안정적이고 안전하도록 설계 및 제조되어야 한다.

14.6. 측정, 모니터링 또는 표시 척도는 의도한 목적, 사용자 및 기기를 사용할 환경 조건을 고려하여 인간공학적 원칙에 따라 설계 및 제조되어야 한다.

14.7. 기기는 사용자, 환자 또는 다른 사람이 폐기물을 안전하게 폐기하고 관련 폐기물을 안전하게 처리할 수 있도록 설계 및 제조되어야 한다. 이를 위해 제조사는 사용 후 기기를 안전하게 폐기할 수 있는 절차와 방법을 식별하고 시험해야 한다. 이러한 절차는 사용 설명서에 기술해야 한다.

15. 진단 또는 측정 기능이 있는 기기

15.1. 진단 기기 및 측정 기능을 포함하는 기기는 적절한 과학적 및 기술적 방법에 근거하여 의도한 목적에 대해 충분한 정확성, 정밀성 및 안전성을 제공하도록 설계되고 제조되어야 한다. 정확도의 한계는 제조사에 의해 표시되어야 한다.

15.2. 측정 기능이 있는 기기로 측정한 값은 이사회 지침 80/181/EEC(9)의 규정에 따라 적법한 단위로 표시해야 한다.

---

(9) Council Directive 80/181/EEC of 20 December 1979 on the approximation of the laws of the Member States relating to units of measurement and on the repeal of Directive 71/354/EEC(OJ L 39, 15. 2. 1980, p. 40).

(9) 측정 단위에 관련된 회원국들의 법령의 근사에 관한 그리고 지침 71/354/EEC의 폐지에 관한 1979. 12. 20의 이사회 지침 80/181/EEC(OJ L 39, 15. 2. 1980, p. 40).

| MDR(EU) 2017/745 | 의료기기 규정(EU) 2017/745 |

16. Protection against radiation

16.1. General

(a) Devices shall be designed, manufactured and packaged in such a way that exposure of patients, users and other persons to radiation is reduced as far as possible, and in a manner that is compatible with the intended purpose, whilst not restricting the application of appropriate specified levels for therapeutic and diagnostic purposes.

(b) The operating instructions for devices emitting hazardous or potentially hazardous radiation shall contain detailed information as to the nature of the emitted radiation, the means of protecting the patient and the user, and on ways of avoiding misuse and of reducing the risks inherent to installation as far as possible and appropriate. Information regarding the acceptance and performance testing, the acceptance criteria, and the maintenance procedure shall also be specified.

16.2. Intended radiation

(a) Where devices are designed to emit hazardous, or potentially hazardous, levels of ionizing and/or non-ionizing radiation necessary for a specific medical purpose the benefit of which is considered to outweigh the risks inherent to the emission, it shall be possible for the user to control the emissions. Such devices shall be designed and manufactured to ensure reproducibility of relevant variable parameters within an acceptable tolerance.

(b) Where devices are intended to emit hazardous, or potentially hazardous, ionizing and/or non-ionizing radiation, they shall be fitted, where possible, with visual displays and/or audible warnings of such emissions.

16.3. Devices shall be designed and manufactured in such a way that exposure of patients, users and other persons to the emission of unintended, stray or scattered radiation is reduced as far as possible. Where possible and appropriate, methods shall be selected which reduce the exposure to radiation of patients, users and other persons who may be affected.

16.4. Ionising radiation

(a) Devices intended to emit ionizing radiation shall be designed and manufactured taking into account the requirements of the Directive 2013/59/Euratom laying down basic safety standards for protection against the dangers arising from exposure to ionising radiation.

(b) Devices intended to emit ionising radiation shall be designed and manufactured in such a way as to ensure that, where possible, taking into account the intended use, the quantity, geometry and quality of the radiation emitted can be varied and controlled, and, if possible, monitored during treatment.

(c) Devices emitting ionising radiation intended for diagnostic radiology shall be designed and manufactured in such a way as to achieve an image and/or output quality that are appropriate to the intended medical purpose whilst minimising radiation exposure of the patient and user.

(d) Devices that emit ionising radiation and are intended for therapeutic radiology shall be designed and

16. 방사선으로부터 보호

16.1. 일반사항

(a) 기기는 환자, 사용자 및 다른 사람의 방사선 피폭을 가능한 한 줄이면서 의도한 목적에 부합하도록 설계, 제조 및 포장되어야 하며 치료 및 진단 목적으로 적절한 특정 수준의 적용을 제한하지 않아야 한다.

(b) 위험하거나 잠재적으로 위험한 방사선을 방출하는 기기에 대한 사용 설명서에는 방출된 방사선의 특성, 환자와 사용자를 보호하는 방법 및 오용 방지 방법과 설치 고유의 위험을 최대한 줄이는 방법에 대한 자세한 정보가 제공되어야 한다. 검수 및 성능 시험, 허용기준, 그리고 유지 관리 절차에 관한 정보도 명시되어야 한다.

16.2. 의도된 방사선

(a) 특정 의료목적에 필요한 위험하거나 잠재적으로 위험한 수준의 이온화 및/또는 비이온화 방사선을 방출하도록 설계된 기기는 사용 자가 해당 방출을 제어할 수 있어야 한다. 이러한 기기는 허용오차 내에서 관련 파라메터의 재현성을 보장하도록 설계되고 제조되어야 한다.

(b) 기기가 위험하거나 잠재적으로 위험한 이온 화 및/또는 비이온화 방사선을 방출하는 경우, 가능한 경우 방출의 시각적 표시 및/또는 청각적 경고가 함께 장착되어야 한다.

16.3. 기기는 환자, 사용자 및 다른 사람의 의도하지 않은 누출 또는 산란된 방사선의 방출에 노출되는 것을 가능한 한 줄이도록 설계되고 제조되어야 한다. 가능할 경우, 환자, 사용자 및 기타 영향을 받을 수 있는 사람들의 방사선 피폭을 줄이는 방법을 선택해야 한다.

16.4. 이온화 방사선

(a) 이온화 방사선을 방출하기 위한 기기는 위원회 지침 2013/59/Euratom의 요구사항을 고려하여 설계 및 제조되어야 하며, 전리방사선에 대한 위험으로부터 보호하기 위한 기본 안전 규격을 마련해야 한다.

(b) 이온화 방사선을 방출하기 위한 기기는 가능하면 방사선의 의도된 용도, 양, 기하학적 구조 및 품질을 고려하여 변경되고 통제 가능한 방법으로 설계되고 제조되어야 한다. 그리고 가능하면 치료 중에 모니터 되어야 한다.

(c) 진단 방사선을 방출하기 위한 이온화 방사선을 방출하는 기기는 환자와 사용자의 방사선 노출을 최소화하면서 의도된 의료 목적을 위해 적절한 이미지 및/또는 출력 품질을 달성하도록 설계되고 제조되어야 한다.

(d) 방사선 치료를 목적으로 하는 이온화 방사선을 방출하는 기기는 전달된 선량, 빔 유형, 에너지, 그리고 적절한 경우

MDR(EU) 2017/745	의료기기 규정(EU) 2017/745

manufactured in such a way as to enable reliable monitoring and control of the delivered dose, the beam type, energy and, where appropriate, the quality of radiation.

17. Electronic programmable systems-devices that incorporate electronic programmable systems and software that are devices in themselves

17.1. Devices that incorporate electronic programmable systems, including software, or software that are devices in themselves, shall be designed to ensure repeatability, reliability and performance in line with their intended use. In the event of a single fault condition, appropriate means shall be adopted to eliminate or reduce as far as possible consequent risks or impairment of performance.

17.2. For devices that incorporate software or for software that are devices in themselves, the software shall be developed and manufactured in accordance with the state of the art taking into account the principles of development life cycle, risk management, including information security, verification and validation.

17.3. Software referred to in this Section that is intended to be used in combination with mobile computing platforms shall be designed and manufactured taking into account the specific features of the mobile platform(e.g. size and contrast ratio of the screen) and the external factors related to their use(varying environment as regards level of light or noise).

17.4. Manufacturers shall set out minimum requirements concerning hardware, IT networks characteristics and IT security measures, including protection against unauthorised access, necessary to run the software as intended.

18. Active devices and devices connected to them

18.1. For non-implantable active devices, in the event of a single fault condition, appropriate means shall be adopted to eliminate or reduce as far as possible consequent risks.

18.2. Devices where the safety of the patient depends on an internal power supply shall be equipped with a means of determining the state of the power supply and an appropriate warning or indication for when the capacity of the power supply becomes critical. If necessary, such warning or indication shall be given prior to the power supply becoming critical.

18.3. Devices where the safety of the patient depends on an external power supply shall include an alarm system to signal any power failure.

18.4. Devices intended to monitor one or more clinical parameters of a patient shall be equipped with appropriate alarm systems to alert the user of situations which could lead to death or severe deterioration of the patient's state of health.

18.5. Devices shall be designed and manufactured in such a way as to reduce as far as possible the risks of creating electromagnetic interference which could impair the operation of the device in question or other devices or equipment in the intended environment.

18.6. Devices shall be designed and manufactured in such a way as to provide a level of intrinsic immunity to electromagnetic interference such that is adequate to enable them to operate as intended.

방사선의 품질을 신뢰성 있게 모니터링하고 제어할 수 있도록 설계되고 제조되어야 한다.

17. 프로그램이 가능한 전자 시스템-프로그램이 가능한 전자 시스템과 자체로 기기인 소프트웨어를 포함하는 기기

17.1. 소프트웨어를 포함하여, 프로그램이 가능한 전자 시스템을 통합한 기기는 의도된 용도에 따른 재현성, 신뢰성 및 성능을 보장하도록 설계되어야 한다. 단일 고장 조건의 경우, 가능한 한 결과적인 위험 또는 성능 손상을 제거하거나 줄일 수 있는 적절한 수단을 채택해야 한다.

17.2. 소프트웨어가 포함된 기기 또는 소프트웨어 자체가 기기인 경우 소프트웨어는 개발 수명주기, 정보 보안, 검증 및 유효성 검사를 포함한 위험 관리의 원칙을 고려하는 최첨단 기술의 상태에 따라 개발 및 제조되어야 한다.

17.3. 모바일 컴퓨팅 플랫폼과 함께 사용하도록 의도된 이 절에서 언급된 소프트웨어는 모바일 플랫폼의 특정 기능(예 화면의 크기 및 명암비) 및 해당 플랫폼과 관련된 외부 요인을(빛이나 소음의 수준에 따라 다양한 환경) 고려하여 설계 및 제조되어야 한다.

17.4. 제조사는 의도된 대로 소프트웨어를 실행하는 데 필요한 하드웨어, IT 네트워크 특성 및 IT 보 안 수단에 대한 최소 요구사항을 기술해야 한다.

18. 능동 기기 및 연결된 기기

18.1. 비이식형 능동 기기의 경우, 단일 고장 조건에서 가능한 한 위험을 제거하거나 줄이기 위한 적절한 수단을 채택해야 한다.

18.2. 환자의 안전이 내부 전원 공급 기기에 의존하는 기기에는 전원 공급 기기의 상태를 결정하는 수단과 전원 공급 기기의 용량이 임계점에 이를 때 적절한 경고나 표시해야 한다. 필요한 경우, 전원 공급이 한계에 이르기 전에 이러한 경고나 표시가 제공되어야 한다.

18.3. 환자의 안전이 외부 전원 공급 기기에 의존하는 기기에는 전원 장애를 알리는 경보 시스템이 있어야 한다.

18.4. 환자의 하나 이상의 임상 파라메터를 모니터링하기 위한 기기에는 환자의 건강 상태가 사망 또는 심각한 악화를 초래할 수 있는 상황을 경고하기 위해 적절한 경보 시스템이 갖추어져 있어야 한다.

18.5. 기기는 의도된 환경에서 본 기기, 또는 다른 기기나 장비의 작동을 방해할 수 있는 전자전기 간섭을 유발할 위험을 가능한 한 줄이기 위한 방법으로 설계 및 제조되어야 한다.

18.6. 전자기 간섭에 대한 적절한 내적 내성을 제공하는 방식으로 기기를 설계하고 제조해야 한다.

MDR(EU) 2017/745	의료기기 규정(EU) 2017/745

18.7. Devices shall be designed and manufactured in such a way as to avoid, as far as possible, the risk of accidental electric shocks to the patient, user or any other person, both during normal use of the device and in the event of a single fault condition in the device, provided the device is installed and maintained as indicated by the manufacturer.

18.8. Devices shall be designed and manufactured in such a way as to protect, as far as possible, against unauthorised access that could hamper the device from functioning as intended.

19. Particular requirements for active implantable devices

19.1. Active implantable devices shall be designed and manufactured in such a way as to remove or minimize as far as possible:

   (a) risks connected with the use of energy sources with particular reference, where electricity is used, to insulation, leakage currents and overheating of the devices,

   (b) risks connected with medical treatment, in particular those resulting from the use of defibrillators or high-frequency surgical equipment, and

   (c) risks which may arise where maintenance and calibration are impossible, including:

      - excessive increase of leakage currents,

      - ageing of the materials used,

      - excess heat generated by the device,

      - decreased accuracy of any measuring or control mechanism.

19.2. Active implantable devices shall be designed and manufactured in such a way as to ensure

      - if applicable, the compatibility of the devices with the substances they are intended to administer, and

      - the reliability of the source of energy.

19.3. Active implantable devices and, if appropriate, their component parts shall be identifiable to allow any necessary measure to be taken following the discovery of a potential risk in connection with the devices or their component parts.

19.4. Active implantable devices shall bear a code by which they and their manufacturer can be unequivocally identified(particularly with regard to the type of device and its year of manufacture); it shall be possible to read this code, if necessary, without the need for a surgical operation.

20. Protection against mechanical and thermal risks

20.1. Devices shall be designed and manufactured in such a way as to protect patients and users against mechanical risks connected with, for example, resistance to movement, instability and moving parts.

20.2. Devices shall be designed and manufactured in such a way as to reduce to the lowest possible level the risks arising from vibration generated by the devices, taking account of technical progress and of the means available for limiting vibrations, particularly at source, unless the vibrations are part of the specified performance.

18.7. 기기는 제조사가 지정한 대로 설치 및 유지된다면 기기를 정상 사용 중 그리고 단일 고장 조건에서 사용자 또는 다른 사람에게 우발적인 감전 위험을 가능한 방지하도록 설계 및 제조되어야 한다.

18.8. 기기는 의도된 기기의 기능을 방해할 수 있는 무단 접근으로부터 가능한 한 보호하도록 설계 및 제조되어야 한다.

19. 이식형 능동 기기에 대한 특정 요구사항

19.1. 이식형 능동 기기는 가능한 한 다음 사항을 제거하거나 최소화하도록 설계되고 제조되어야 한다:

   (a) 전기가 사용되는 경우, 기기의 절연, 누설 전류 및 과열에 대해 특정 기준을 가진 에너지원의 사용과 관련된 위험성,

   (b) 특히, 제세동기 또는 고주파 수술장치의 사용으로 인해 발생하는 치료와 관련된 위험성, 그리고

   (c) 다음을 포함하여, 유지 관리 및 교정이 불가능한 경우에 발생할 수 있는 위험성:

      - 누설전류의 과도한 증가,

      - 사용된 재료의 노화,

      - 기기에 의해 발생된 제한 초과 열,

      - 무엇이든 측정 또는 제어 메커니즘의 감소된 정확도.

19.2. 이식형 능동 기기는 다음 사항을 보장하도록 설계 및 제조되어야 한다:

      - 해당하는 경우, 기기가 투여하도록 의도된 물질과의 적합성, 그리고

      - 에너지원의 신뢰성.

19.3. 이식형 능동 기기 및 해당하는 경우, 해당 구성 요소는 기기 또는 해당 구성요소와 관련하여 잠재적인 위험이 발견된 후 필요한 조치를 할 수 있도록 식별 가능해야 한다.

19.4. 이식형 능동 기기는 제조사와 제조사가 명확하게 식별될 수 있는 코드를 포함해야 한다(특히 기기의 종류와 제조 연도와 관련하여); 필요한 경우 외과 수술 없이 이 코드를 읽을 수 있어야 한다.

20. 기계적 및 열적 위험으로부터 보호

20.1. 기기는 예를 들어 이동에 대한 저항성, 불안정 및 움직이는 부분과 관련된 기계적 위험으로부터 환자 또는 사용자를 보호할 수 있도록 설계되고 제조되어야 한다.

20.2. 기기는 진동이 제품의 성능의 부분으로 명시되지 않는 한 기기가 발생시키는 진동으로 인한 위험을 가능한 한 낮게 설계하고 제조해야 하며, 기술적 진보 및 진동을 제한할 수 있는 수단을 고려해야 한다.

| MDR(EU) 2017/ 745 | 의료기기 규정(EU) 2017/ 745 |

20.3. Devices shall be designed and manufactured in such a way as to reduce to the lowest possible level the risks arising from the noise emitted, taking account of technical progress and of the means available to reduce noise, particularly at source, unless the noise emitted is part of the specified performance.

20.4. Terminals and connectors to the electricity, gas or hydraulic and pneumatic energy supplies which the user or other person has to handle, shall be designed and constructed in such a way as to minimise all possible risks.

20.5. Errors likely to be made when fitting or refitting certain parts which could be a source of risk shall be made impossible by the design and construction of such parts or, failing this, by information given on the parts themselves and/or their housings.

The same information shall be given on moving parts and/or their housings where the direction of movement needs to be known in order to avoid a risk.

20.6. Accessible parts of devices(excluding the parts or areas intended to supply heat or reach given temperatures) and their surroundings shall not attain potentially dangerous temperatures under normal conditions of use.

21. Protection against the risks posed to the patient or user by devices supplying energy or substances

21.1. Devices for supplying the patient with energy or substances shall be designed and constructed in such a way that the amount to be delivered can be set and maintained accurately enough to ensure the safety of the patient and of the user.

21.2. Devices shall be fitted with the means of preventing and/or indicating any inadequacies in the amount of energy delivered or substances delivered which could pose a danger. Devices shall incorporate suitable means to prevent, as far as possible, the accidental release of dangerous levels of energy or substances from an energy and/or substance source.

21.3. The function of the controls and indicators shall be clearly specified on the devices. Where a device bears instructions required for its operation or indicates operating or adjustment parameters by means of a visual system, such information shall be understandable to the user and, as appropriate, the patient.

22. Protection against the risks posed by medical devices intended by the manufacturer for use by lay persons

22.1. Devices for use by lay persons shall be designed and manufactured in such a way that they perform appropriately for their intended purpose taking into account the skills and the means available to lay persons and the influence resulting from variation that can be reasonably anticipated in the lay person's technique and environment. The information and instructions provided by the manufacturer shall be easy for the lay person to understand and apply.

22.2. Devices for use by lay persons shall be designed and manufactured in such a way as to:

- ensure that the device can be used safely and accurately by the intended user at all stages of the procedure, if necessary after appropriate training and/or information,

- reduce, as far as possible and appropriate, the risk from unintended cuts and pricks such as needle stick injuries, and

---

20.3. 기기는 소음 발생이 성능의 일부가 아닌 한 소음 발생 시 위험을 가능한 최저 수준으로 감소시키고 기술적 진전과 특히 소음 발생원에서 소음 감소를 위해 이용 가능한 수단을 고려하여 설계 및 제조해야 한다.

20.4. 기기는 소음 발생이 성능의 일부가 아닌 한 소음 발생 시 위험을 가능한 최저 수준으로 감소시키고 기술적 진전과 특히 소음 발생원에서 소음 감소를 위해 이용 가능한 수단을 고려하여 설계 및 제조해야 한다.

20.5. 위험의 원천이 될 수 있는 특정 부품을 장착 또는 재조립할 때 발생할 수 있는 오류는 부품의 설계 및 제작 또는 부품 자체 및/또는 하우징에 제공된 정보로는 불가능하다.

위험을 피하기 위해 이동 방향이 알려져야 하는 움직이는 부품 및/또는 그 하우징에 동일한 정보가 제공되어야 한다.

20.6. 열을 공급하거나 정해진 온도에 도달하도록 의도된 부분 또는 구역을 제외하고) 기기의 접근 가능한 부분과 그 주변은 정상 사용 조건에서 잠재적으로 위험한 온도에 도달하지 않아야 한다.

21. 에너지 또는 물질을 공급하는 기기에 의한 환자 또는 사용자에게 가해지는 위험으로부터의 보호

21.1. 환자에게 에너지 또는 물질을 공급하는 기기는 환자와 사용자의 안전을 보장할 수 있을 정도로 정확하게 전달된 양을 설정하고 유지할 수 있도록 설계 및 제작되어야 한다.

21.2. 기기는 위험을 초래할 수 있는 전달된 에너지 또는 물질의 공급량에 부적합을 방지 및/또는 표시하는 수단을 기기에 장착해야 한다. 기기는 에너지 및/또는 물질 발생원에서 위험한 수준의 에너지 또는 물질이 우발적으로 방출되지 않도록 가능한 한 적절한 수단을 사용해야 한다.

21.3. 제어기기 및 표시기의 기능은 기기에 명확히 명시되어야 한다. 기기가 작동에 필요한 지침을 포함하거나 시각 시스템을 사용해 작동 또는 조정 파라미터를 표시하는 경우 그러한 정보는 사용자와 환자가 이해할 수 있어야 한다.

22. 비전문가가 사용하도록 제조사가 의도한 의료기기에서 발생하는 위험에 대한 보호

22.1. 비전문가가 사용하는 기기는 비전문가가 사용할 수 있는 기술과 방법 및 개인 환경으로 예상할 수 있는 다양성으로 인한 영향을 고려하여 의도한 목적에 맞게 설계하고 제조해야 한다. 제조사가 제공하는 정보와 지침은 비전문가가 이해하고 적용하기 쉬워야 한다.

22.2. 비전문가가 사용하는 기기는 다음과 같은 방법으로 설계되고 제조되어야 한다.

- 필요한 경우 적절한 훈련 및/또는 정보제공 후 의도된 모든 단계에서 사용자가 기기를 안전하고 정확하게 사용할 수 있는지 확인한다.

- 주사바늘 부상과 같은 의도하지 않은 절단 및 절상 및 찔림으로 인한 위험으로부터 가능한 한 적절하게 위험을 줄인다.

MDR(EU) 2017/745	의료기기 규정(EU) 2017/745
- reduce as far as possible the risk of error by the intended user in the handling of the device and, if applicable, in the interpretation of the results.	- 가능한 한 기기 취급 시 의도한 사용자 오류의 위험을 줄이고, 해당 시 결과의 해석에 있어 오류를 감소시킨다.
22.3. Devices for use by lay persons shall, where appropriate, include a procedure by which the lay person:	22.3. 비전문가가 사용하는 기기는, 적절한 경우, 비 전문가가 사용하는 절차를 포함해야 한다:
- can verify that, at the time of use, the device will perform as intended by the manufacturer, and	- 사용 시 기기가 제조사의 의도대로 작동함을 확인할 수 있다; 그리고
- if applicable, is warned if the device has failed to provide a valid result.	- 해당하는 경우, 기기가 유효한 결과를 제공하지 못한 경우 경고 메시지가 표시된다.
Chapter Ⅲ. Requirements regarding the information supplied with the device	**제 Ⅲ장. 기기와 함께 제공되는 정보에 대한 요구사항**
23. Label and instructions for use	23. 라벨 및 사용 설명서
23.1. General requirements regarding the information supplied by the manufacturer	23.1. 제조사가 제공 한 정보에 관한 일반 요구사항
Each device shall be accompanied by the information needed to identify the device and its manufacturer, and by any safety and performance information relevant to the user, or any other person, as appropriate. Such information may appear on the device itself, on the packaging or in the instructions for use, and shall, if the manufacturer has a website, be made available and kept up to date on the website, taking into account the following:	각 기기에는 기기 및 기기의 제조사를 식별하는 데 필요한 정보가 수반되어야 하며, 사용자 또는 다른 사람에게 안전 및 성능 관련 정보를 전달해야 한다. 이러한 정보는 기기 자체, 포장 또는 사용 설명서에 표시될 수 있으며 제조사가 웹사이트를 보유하고 있는 경우 다음 사항을 고려하여 웹사이트에 최신 정보를 제공해야 한다.
(a) The medium, format, content, legibility, and location of the label and instructions for use shall be appropriate to the particular device, its intended purpose and the technical knowledge, experience, education or training of the intended user(s). In particular, instructions for use shall be written in terms readily understood by the intended user and, where appropriate, supplemented with drawings and diagrams.	(a) 라벨 및 사용 설명서의 매체, 형식, 내용, 가독성 및 위치는 특정한 기기, 의도한 목적 및 의도된 사용자의 기술적 지식, 경험, 교육 또는 훈련수준에 적합해야 한다. 특히 사용 설명서는 의도된 사용자가 쉽게 이해할 수 있는 용어로 작성되어야 하며, 필요한 경우 그림과 도표로 보완되어야 한다.
(b) The information required on the label shall be provided on the device itself. If this is not practicable or appropriate, some or all of the information may appear on the packaging for each unit, and/or on the packaging of multiple devices.	(b) 라벨에 요구되는 정보는 기기 자체에 제공되어야 한다. 이것이 실행할 수 있지 않거나 적절하지 않으면 정보의 일부 또는 전체가 각 기기의 포장 및/또는 여러 기기의 포장에 표시될 수 있다.
(c) Labels shall be provided in a human-readable format and may be supplemented by machine-readable information, such as radio-frequency identification ('RFID') or bar codes.	(c) 라벨은 사람이 읽을 수 있는 형식으로 제공되어야 하며 무선 주파수 식별(RFID) 또는 바코드와 같은 기계가 읽을 수 있는 정보로 보충될 수 있다.
(d) Instructions for use shall be provided together with devices. By way of exception, instructions for use shall not be required for class I and class IIa devices if such devices can be used safely without any such instructions and unless otherwise provided for elsewhere in this Section.	(d) 사용 설명서는 기기와 함께 제공되어야 한다. 예외적으로, 어떠한 지침 없이 안전하게 사용될 수 있고 이 절에 달리 규정되어 있지 않으면, Class I 및 Class IIa 기기는 사용 설명서가 필수적이지 않다.
(e) Where multiple devices are supplied to a single user and/or location, a single copy of the instructions for use may be provided if so agreed by the purchaser who in any case may request further copies to be provided free of charge.	(e) 단일 사용자 및/또는 단일 장소에 여러 기기가 제공되는 경우, 구매자가 동의하면 사용 설명서 사본 한 부를 제공할 수 있으며, 추가 복사본이 요청되면 무료로 제공될 수 있다.
(f) Instructions for use may be provided to the user in non-paper format(e.g. electronic) to the extent, and only under the conditions, set out in Regulation(EU) No 207/2012 or in any subsequent implementing rules adopted pursuant to this Regulation.	(f) 사용 설명서는 규정(EU) 번호 207/2012 또는 이 규정에 따라 채택된 이후의 시행 규칙에 명시된 조건에서만 종이 이외의 형식(예 전자 형식)으로 사용자에게 제공될 수 있다.
(g) Residual risks which are required to be communicated to the user and/or other person shall be included as limitations, contra-indications, precautions or warnings in the information supplied by the manufacturer.	(g) 사용자 및/또는 다른 사람에게 전달되어야 하는 잔여 위험은 제조사가 제공 한 정보에 제한, 금기사항, 예방조치 또는 경고로 포함되어야 한다.

MDR(EU) 2017/745	의료기기 규정(EU) 2017/745

(h) Where appropriate, the information supplied by the manufacturer shall take the form of internationally recognised symbols. Any symbol or identification colour used shall conform to the harmonised standards or CS. In areas for which no harmonised standards or CS exist, the symbols and colours shall be described in the documentation supplied with the device.

23.2. Information on the label

The label shall bear all of the following particulars:

(a) the name or trade name of the device;

(b) the details strictly necessary for a user to identify the device, the contents of the packaging and, where it is not obvious for the user, the intended purpose of the device;

(c) the name, registered trade name or registered trade mark of the manufacturer and the address of its registered place of business;

(d) if the manufacturer has its registered place of business outside the Union, the name of the authorised representative and address of the registered place of business of the authorised representative;

(e) where applicable, an indication that the device contains or incorporates:

- a medicinal substance, including a human blood or plasma derivative, or

- tissues or cells, or their derivatives, of human origin, or

- tissues or cells of animal origin, or their derivatives, as referred to in Regulation(EU) No 722/2012;

(f) where applicable, information labelled in accordance with Section 10.4.5.;

(g) the lot number or the serial number of the device preceded by the words LOT NUMBER or SERIAL NUMBER or an equivalent symbol, as appropriate;

(h) the UDI carrier referred to in Article 27(4) and Part C of Annex VI;

(i) an unambiguous indication of t the time limit for using or implanting the device safely, expressed at least in terms of year and month, where this is relevant;

(j) where there is no indication of the date until when it may be used safely, the date of manufacture. This date of manufacture may be included as part of the lot number or serial number, provided the date is clearly identifiable;

(k) an indication of any special storage and/or handling condition that applies;

(l) if the device is supplied sterile, an indication of its sterile state and the sterilisation method;

(m) warnings or precautions to be taken that need to be brought to the immediate attention of the user of the device, and to any other person. This information may be kept to a minimum in which case more detailed information shall appear in the instructions for use, taking into account the intended users;

(h) 해당하는 경우, 제조사가 제공한 정보는 국제적으로 인정된 심볼의 형태를 취해야 한다. 사용된 심볼 또는 색상은 조화 규격 또는 공통 규격을 준수해야 한다. 조화 규격 또는 공통 규격이 없는 영역에서는 심볼 및 색상이 기기와 함께 제공된 설명서에 설명되어 있어야 한다.

23.2. 라벨의 정보

제품 라벨에는 다음 사항이 포함되어야 한다.

(a) 제품명 또는 상표명;

(b) 사용자가 기기를 식별하기 위해 반드시 필요한 세부 정보, 포장 내용 및 명확하지 않은 경우 기기의 사용 목적;

(c) 제조사명, 등록된 상호 또는 등록 상표 및 등록된 영업소의 주소;

(d) 제조자의 등록 영업소 위치가 유럽연합 외부에 있는 경우, 유럽 대리인의 이름 및 등록 영업소 주소;

(e) 해당되는 경우 기기가 다음을 포함하거나 결합되었음을 나타내야 한다:

- 인간 혈액 또는 혈장 파생물을 포함하여, 의약물질, 또는

- 인체 유래의 조직 또는 세포 또는 그 파생물, 또는

- 규정(EU) 번호 722/2012에 언급된 동물 유래의 조직 또는 세포 또는 그 파생물.

(f) 해당되는 경우, 제10.4.5절에 따라 라벨에 표시된 정보;

(g) 로트 번호, 시리얼 번호 또는 이와 동등한 심볼이 표시된 기기의 로트번호 또는 시리얼 번호;

(h) 제27(4)조 및 부속서 VI의 파트C에 언급된 UDI 캐리어;

(i) 관련되는 경우, 적어도 년 월의 용어로 표현된, 기기를 안전하게 사용 또는 이식하기 위한 시간 제한, t의 명백한 표시;

(j) 적어도 연도 및 월 단위로 표시되며, 관련성이 있는 경우 기기를 안전하게 사용하거나 이식하기 위한 시간제한을 명확하게 표시, 제조일, 안전하게 사용할 수 있는 날짜 표시가 없는 경우. 이 제조일은 로트번호 또는 시리얼 번호 일부로 포함될 수 있다(단, 날짜를 명확히 알 수 있는 경우);

(k) 적용되는 특별한 저장 및/또는 취급 조건의 표시;

(l) 기기가 멸균 상태로 공급되면 멸균 상태 및 멸균방법 표시;

(m) 기기 사용자 및 다른 사람에게 즉각적인 주의를 기울여야 하는 경고 또는 주의사항. 이 정보는 최소로 유지될 수 있으며, 이 경우보다 자세한 정보가 의도된 사용자를 고려하여 사용 설명서에 표시;

MDR(EU) 2017/745	의료기기 규정(EU) 2017/745
(n) if the device is intended for single use, an indication of that fact. A manufacturer's indication of single use shall be consistent across the Union;	(n) 기기가 일회용으로 의도된 경우 해당 사실을 표시한다. 제조사의 일회용 표시는 유럽연합 전체에 걸쳐 일관되어야 한다;
(o) if the device is a single-use device that has been reprocessed, an indication of that fact, the number of reprocessing cycles already performed, and any limitation as regards the number of reprocessing cycles;	(o) 기기가 재처리된 단일 사용 기기인 경우, 해당 사실을 나타내는 표시, 이미 수행된 재처리 사이클의 수 및 재처리 횟수와 관련된 제한사항;
(p) if the device is custom-made, the words 'custom-made device';	(p) 기기가 맞춤 제작된 경우 "주문제작 기기"라는 문구를 표시;
(q) an indication that the device is a medical device. If the device is intended for clinical investigation only, the words 'exclusively for clinical investigation';	(q) 기기가 의료기기임을 나타낸다. 의료기기가 임상 시험만을 위한 것이라면 "임상 시험 전용"이라는 문구를 표시
(r) in the case of devices that are composed of substances or of combinations of substances that are intended to be introduced into the human body via a body orifice or applied to the skin and that are absorbed by or locally dispersed in the human body, the overall qualitative composition of the device and quantitative information on the main constituent or constituents responsible for achieving the principal intended action;	(r) 체구를 통해 인체에 유입되거나 피부에 도포되어 인체에 흡수되거나 국부적으로 분산되는 물질 또는 물질의 조합으로 구성된 기기의 경우, 기기의 전반적인 정성적 구성과 주요 구성요소에 대한 정량적 정보를 표기한다;
(s) for active implantable devices, the serial number, and for other implantable devices, the serial number or the lot number.	(s) 이식형 능동 기기의 경우 일련번호, 다른 이식형 기기의 경우 시리얼 번호 또는 로트 번호.

23.3. Information on the packaging which maintains the sterile condition of a device('sterile packaging')

The following particulars shall appear on the sterile packaging:

(a) an indication permitting the sterile packaging to be recognised as such,

(b) a declaration that the device is in a sterile condition,

(c) the method of sterilisation,

(d) the name and address of the manufacturer,

(e) a description of the device,

(f) if the device is intended for clinical investigations, the words 'exclusively for clinical investigations',

(g) if the device is custom-made, the words 'custom-made device',

(h) the month and year of manufacture,

(i) an unambiguous indication of the time limit for using or implanting the device safely expressed at least in terms of year and month, and

(j) an instruction to check the instructions for use for what to do if the sterile packaging is damaged or unintentionally opened before use.

23.4. Information in the instructions for use

The instructions for use shall contain all of the following particulars:

(a) the particulars referred to in points(a), (c), (e), (f), (k), (l), (n) and(r) of Section 23.2;

(b) the device's intended purpose with a clear specification of indications, contra-indications, the patient target group or groups, and of the intended users, as appropriate;

(c) where applicable, a specification of the clinical benefits to be expected.

23.3. 기기의 멸균 상태를 유지하는 포장에 대한 정보('멸균 포장')

다음 사항은 멸균 포장재에 표시되어야 한다.

(a) 멸균 포장을 인식할 수 있는 표시

(b) 기기가 무균 상태에 있다는 선언

(c) 멸균방법

(d) 제조사의 이름과 주소

(e) 기기에 대한 설명

(f) 기기가 임상 시험로 의도된 것이라면, '임상 전용'이라는 단어

(g) 기기가 맞춤형인 경우 '주문제작 기기'라는 문구

(h) 제조년월

(i) 기기를 안전하게 사용 또는 이식하기 위한 시간 제한에 대한 명확한 표시

(j) 멸균 포장이 손상되거나 사용 전 의도치 않게 개봉된 경우 어떻게 해야 하는지 사용 설명서를 확인하라는 설명

23.4. 사용 설명서의 정보에는

다음의 항목 모두를 포함해야 한다:

(a) 제23.2절의 (a), (c), (e), (f), (fa), (k), (l), (n) 및 (r)항목에서 언급된 세부사항;

(b) 적응증, 금기 사항, 목표집단, 의도된 사용자, 기기의 분명한 명세가 포함된 의도된 사용 목적;

(c) 해당하는 경우, 예상되는 임상적 이익의 명세.

MDR(EU) 2017/ 745	의료기기 규정(EU) 2017/ 745

(d) where applicable, links to the summary of safety and clinical performance referred to in Article 32;

(e) the performance characteristics of the device;

(f) where applicable, information allowing the healthcare professional to verify if the device is suitable and select the corresponding software and accessories;

(g) any residual risks, contra-indications and any undesirable side-effects, including information to be conveyed to the patient in this regard;

(h) specifications the user requires to use the device appropriately, e.g. if the device has a measuring function, the degree of accuracy claimed for it;

(i) details of any preparatory treatment or handling of the device before it is ready for use or during its use, such as sterilisation, final assembly, calibration, etc., including the levels of disinfection required to ensure patient safety and all available methods for achieving those levels of disinfection;

(j) any requirements for special facilities, or special training, or particular qualifications of the device user and/or other persons;

(k) the information needed to verify whether the device is properly installed and is ready to perform safely and as intended by the manufacturer, together with, where relevant:

- details of the nature, and frequency, of preventive and regular maintenance, and of any preparatory cleaning or disinfection,

- identification of any consumable components and how to replace them,

- information on any necessary calibration to ensure that the device operates properly and safely during its intended lifetime, and

- methods for eliminating the risks encountered by persons involved in installing, calibrating or servicing devices;

(l) if the device is supplied sterile, instructions in the event of the sterile packaging being damaged or unintentionally opened before use;

(m) if the device is supplied non-sterile with the intention that it is sterilised before use, the appropriate instructions for sterilisation;

(n) if the device is reusable, information on the appropriate processes for allowing reuse, including cleaning, disinfection, packaging and, where appropriate, the validated method of re sterilisation appropriate to the Member State or Member States in which the device has been placed on the market. Information shall be provided to identify when the device should no longer be reused, e.g. signs of material degradation or the maximum number of allowable reuses;

(o) an indication, if appropriate, that a device can be reused only if it is reconditioned under the responsibility of the manufacturer to comply with the general safety and performance requirements;

(p) if the device bears an indication that it is for single use, information on known characteristics and technical factors known to the manufacturer that could pose a risk if the device were to be re-used. This

(d) 해당하는 경우, 제32조에 따른 안전성 및 임상적 성능 요약에 대한 링크;

(e) 기기의 성능 특성;

(f) 해당하는 경우, 의료 전문가가 기기가 정상 동작하는지 확인하고 적절한 소프트웨어 및 액세서리를 선택할 수 있도록 하는 정보;

(g) 이와 관련하여 환자에게 전달할 정보를 포함하여 잔여 위험, 금기 사항 및 바람직하지 못한 부작용;

(h) 사용자가 기기를 적절하게 사용하는 데 필요한 사양(예 기기에 측정 기능이 있는 경 우 정확도가 요구된다.);

(i) 사용 전 또는 사용 중(예 멸균, 최종 조립, 교정 등) 기기의 사전 처리 또는 취급에 대 한 세부 사항(환자 안전 보장에 필요한 소독 수준 및 해당 소독 수준을 달성하는 데 사용 가능한 모든 방법 포함);

(j) 특수 시설, 특수 교육 또는 기기 사용자 및/또는 다른 사람의 특정 자격 요구사항;

(k) 해당 기기가 제대로 설치되었는지, 제조사가 의도한 대로 안전하게 수행할 준비가 되었는지 아닌지를 확인하는 데 필요한 정보:

- 예방 및 정기적인 유지보수 및 예비 세척 또는 소독의 특성 및 빈도에 대한 세부사항,

- 모든 소모품 구성요소 식별 및 교체 방법,

- 기기가 의도된 수명 동안 적절하고 안전하게 작동되도록 확인하는 데 필요한 교정에 대한 정보, 그리고

- 기기 설치, 교정 또는 정비와 관련된 사람이 겪는 위험을 제거하는 방법;

(l) 기기가 멸균 상태로 공급되는 경우, 멸균 포장이 손상되거나 사용 전에 의도하지 않게 열렸을 때의 취해져야 하는 지침

(m) 기기를 사용하기 전에 멸균할 목적으로 비위생적으로 공급된 경우, 멸균에 대한 적절한 지침

(n) 기기를 재사용할 수 있는 경우, 세척, 소독, 포장 등 재사용을 허용하기 위한 적절한 프로세스에 대한 정보 및 기기가 시장에 출시된 회원국 또는 회원국에 적합한 검증된 재멸균 방법에 대한 정보. 예를 들어, 재료 열화의 징후 또는 최대 허용 재사용 횟수와 같이 기기를 더 이상 재사용해서는 안 되는 경우를 식별하기 위한 정보가 제공.

(o) 일반 안전 및 성능 요구사항을 준수하기 위해 제조사의 책임하에 기기를 재구성한 경우에만 기기를 재사용할 수 있음을 나타내는 표시

(p) 기기가 일회용임을 나타내는 표시가 있는 경우, 기기를 재사용할 경우 위험을 발생시킬 수 있다고 알려진 특성 및 제조사에 알려진 기술적 요소에 대한 정보. 이 정보는 이러한 특징과 기술적 요소를 상세히 설명해야 하는

MDR(EU) 2017/ 745	의료기기 규정(EU) 2017/ 745

information shall be based on a specific section of the manufacturer's risk management documentation, where such characteristics and technical factors shall be addressed in detail. If in accordance with point(d) of Section 23.1. no instructions for use are required, this information shall be made available to the user upon request;

(q) for devices intended for use together with other devices and/or general purpose equipment:

- information to identify such devices or equipment, in order to obtain a safe combination, and/or

- information on any known restrictions to combinations of devices and equipment;

(r) if the device emits radiation for medical purposes:

- detailed information as to the nature, type and where appropriate, the intensity and distribution of the emitted radiation,

- the means of protecting the patient, user, or other person from unintended radiation during use of the device;

(s) information that allows the user and/or patient to be informed of any warnings, precautions, contra-indications, measures to be taken and limitations of use regarding the device. That information shall, where relevant, allow the user to brief the patient about any warnings, precautions, contra-indications, measures to be taken and limitations of use regarding the device. The information shall cover, where appropriate:

- warnings, precautions and/or measures to be taken in the event of malfunction of the device or changes in its performance that may affect safety,

- warnings, precautions and/or measures to be taken as regards the exposure to reasonably foreseeable external influences or environmental conditions, such as magnetic fields, external electrical and electromagnetic effects, electrostatic discharge, radiation associated with diagnostic or therapeutic procedures, pressure, humidity, or temperature,

- warnings, precautions and/or measures to be taken as regards the risks of interference posed by the reasonably foreseeable presence of the device during specific diagnostic investigations, evaluations, or therapeutic treatment or other procedures such as electromagnetic interference emitted by the device affecting other equipment,

- if the device is intended to administer medicinal products, tissues or cells of human or animal origin, or their derivatives, or biological substances, any limitations or incompatibility in the choice of substances to be delivered,

- warnings, precautions and/or limitations related to the medicinal substance or biological material that is incorporated into the device as an integral part of the device; and

- precautions related to materials incorporated into the device that contain or consist of CMR substances or endocrine-disrupting substances, or that could result in sensitisation or an allergic reaction by the patient or user;

제조사 위험관리 설명서의 특정 부분에 기초해야 한다. 제23.1절의 (d)항목에 따라 사용 설명서가 필요하지 않은 경우, 이 정보는 요청에 따라 사용자에게 제공되어야 한다.

(q) 다른 기기 및/또는 범용 장비와 함께 사용하기 위한 기기의 경우 :

- 안전한 조합을 얻기 위해 그러한 기기 또는 장비를 식별하는 정보 및/또는

- 기기와 장비의 조합에 대한 알려진 제한에 관한 정보;

(r) 기기가 의료 목적으로 방사선을 방출하는 경우:

- 방출된 방사선의 특성, 유형 및 적절한 경우, 강도 및 분포에 관한 세부 정보

- 기기 사용 중 의도하지 않은 방사선으로 부터 환자, 사용자 또는 다른 사람을 보호하는 수단.

(s) 사용자 및/또는 환자에게 정보를 제공하고 관련 경고, 주의사항, 금기 사항, 조치 및 기기 관련 사용 제한에 대해 환자가 알 수 있는 정보. 해당 정보는 사용자가 환자에게 경고, 주의사항, 금기 사항, 취해야 할 조치 및 기기와 관련된 사용 제한에 관해 설명할 수 있어야 한다. 이 정보는 적절한 경우 다음을 포함해야 한다.

- 기기의 오작동 또는 안전에 영향을 줄 수 있는 성능의 변화가 발생할 경우 취할 경고, 예방조치 및/또는 조치

- 자기장, 외부의 전기 및 전자기 영향, 정전기 방전, 진단 또는 치료 절차와 관련된 방사선, 압력, 습도 또는 온도 등과 같은 합리적으로 예측 가능한 외부 영향 또는 환경 조건에 대한 노출과 관련하여 취할 수 있는 경고, 주의사항 및/ 또는 조치

- 특정 진단 조사, 평가 또는 치료적 처치 또는 다른 절차 (@ 다른 장비에 영향을 주는 기기에 의해 방출되는 전자파 간섭) 중에 기기의 합리적으로 예측 가능한 기기의 존재로 인한 간섭의 위험과 관련하여 취해야 할 경고, 주의사항 및/또는 조치;

- 기기가 사람 또는 동물에서 유래한 약품, 조직 또는 세포, 또는 그 파생물 또는 생물학적 물질을 투여하기 위한 것이라면, 전달될 물질의 선택에 있어 제한이나 부적합)

- 기기의 필수 부분으로 기기에 혼합된 의약 물질 또는 생물학적 물질에 관련된 경고, 주의사항 및/또는 제한 사항; 그리고

- CMR 물질 또는 내분비계 교란 물질을 함유 또는 포함하거나, 환자 또는 사용자에 의한 민감성 또는 알레르기 반응을 일으킬 수 있는 기기에 포함된 물질에 대한 주의사항;

MDR(EU) 2017/745	의료기기 규정(EU) 2017/745

(t) in the case of devices that are composed of substances or of combinations of substances that are intended to be introduced into the human body and that are absorbed by or locally dispersed in the human body, warnings and precautions, where appropriate, related to the general profile of interaction of the device and its products of metabolism with other devices, medicinal products and other substances as well as contra-indications, undesirable side-effects and risks relating to overdose;

(u) in the case of implantable devices, the overall qualitative and quantitative information on the materials and substances to which patients can be exposed;

(v) warnings or precautions to be taken in order to facilitate the safe disposal of the device, its accessories and the consumables used with it, if any. This information shall cover, where appropriate:

- infection or microbial hazards such as explants, needles or surgical equipment contaminated with potentially infectious substances of human origin, and

- physical hazards such as from sharps. If in accordance with the point(d) of Section 23.1 no instructions for use are required, this information shall be made available to the user upon request;

(w) for devices intended for use by lay persons, the circumstances in which the user should consult a healthcare professional;

(x) for the devices covered by this Regulation pursuant to Article 1(2), information regarding the absence of a clinical benefit and the risks related to use of the device;

(y) date of issue of the instructions for use or, if they have been revised, date of issue and identifier of the latest revision of the instructions for use;

(z) a notice to the user and/or patient that any serious incident that has occurred in relation to the device should be reported to the manufacturer and the competent authority of the Member State in which the user and/or patient is established;

(aa) information to be supplied to the patient with an implanted device in accordance with Article 18;

(ab) for devices that incorporate electronic programmable systems, including software, or software that are devices in themselves, minimum requirements concerning hardware, IT networks characteristics and IT security measures, including protection against unauthorised access, necessary to run the software as intended.

(t) 인체에 유입될 목적으로 인체에 흡수되거나 인체 내에 국지적으로 분산된 물질 또는 물질의 조합으로 구성된 기기의 경우, 해당 시 제품의 일반적인 상호 작용과 관련된 경고와 주의사항, 약물 및 기타 물질뿐만 아니라 약물 과다에 관련된 바람직하지 않은 부작용과 위험;

(u) 이식형 기기의 경우, 환자에 노출될 수 있는 재료 및 물질에 대한 전반적인 질적 및 양적 정보를 제공;

(v) 기기, 액세서리 및 함께 사용된 소모품의 안전한 처분을 용이하게 하기 위한 경고 또는 주의사항. 이 정보는 적절한 경우 다음을 포함해야 한다:

- 감염 또는 미생물 위험(예 인체 유래의 잠재적인 감염성 물질로 오염된 외과 수술 장비, 바늘 또는 수술 장비);

- 물리적 위험(예 날카로운 물건). 제23.1 절(d)에 따라 사용 설명서가 필요하지 않은 경우 이 정보는 요청 시 사용자가 사용할 수 있어야 한다;

(w) 비전문가가 사용하도록 의도된 기기의 경우, 사용자가 의료 전문가와 상의해야 하는 상황에 대한 정보를 포함해야 한다;

(x) 제1(2)조에 따라 이 규정에서 다루는 기기의 경우, 임상적 이익의 부재 및 기기 사용과 관련된 위험에 관한 정보;

(y) 사용 설명서의 발행일 또는 개정된 경우, 발행일 및 최신 개정판 식별번호;

(z) 사용자 및/또는 환자에게 기기와 관련하여 발생한 중대한 사고가 발생할 경우, 관계 당국 및 제조사에 보고 되어야 한다는 통지;

(aa) 제18조에 따라 이식된 기기를 환자에게 제공할 정보;

(ab) 소프트웨어 또는 소프트웨어 자체를 포함하여 프로그램이 가능한 전자 시스템을 통합하는 기기의 경우, 의도된 대로 소프트웨어를 실행하는 데 필요한 하드웨어, IT 네트워크 특성 및 IT 보안 조치에 관한 최소 요구사항(무단 접근 방지).

Annex II Technical Documentation

The technical documentation and, if applicable, the summary thereof to be drawn up by the manufacturer shall be presented in a clear, organised, readily searchable and unambiguous manner and shall include in particular the elements listed in this Annex.

부속서 II 기술 문서

기술 문서 그리고, 해당되는 경우, 제조사에 의해 작성되어야 하는 기술 문서의 요약은 명확하고, 조직적이며, 쉽게 검색 가능하고 명확한 방법으로 표현되어야 하며 특히 이 부속서에 나열된 요소들을 포함해야 한다.

MDR(EU) 2017/745	의료기기 규정(EU) 2017/745
1. Device Description and Specification, including Variants and Accessories	1. 변형품 및 부속품을 포함한 기기 설명 및 사양
1.1. Device description and specification	1.1. 기기 설명 및 사양
(a) product or trade name and a general description of the device including its intended purpose and intended users;	(a) 제품 또는 상표 명과 의도된 목적 및 의도된 사용자를 포함한 기기의 일반 설명;
(b) the Basic UDI-DI as referred to in Part C of Annex VI assigned by the manufacturer to the device in question, as soon as identification of this device becomes based on a UDI system, or otherwise a clear identification by means of product code, catalogue number or other unambiguous reference allowing traceability;	(b) 대상 기기의 아이덴티티가 UDI 시스템에 근거하여 되자마자, 본 기기에 제조사가 배정한 부속서 VI의 파트C에 언급된 기본 UDI-DI, 또는 그렇지 않으면 제품 약호, 카탈로그 번호 또는 추적성을 허용하는 다른 명백한 참조;
(c) the intended patient population and medical conditions to be diagnosed, treated and/or monitored and other considerations such as patient selection criteria, indications, contra- indications, warnings;	(c) 진단, 치료, 모니터링하는 의도된 환자 모집단, 의학적 상태 및 기타 고려 사항(예 환자 선택 기준, 적응증, 금기, 경고);
(d) principles of operation of the device and its mode of action, scientifically demonstrated if necessary;	(d) 필요한 경우, 과학적으로 입증된 기기의 작동 원리와 작동 모드;
(e) the rationale for the qualification of the product as a device;	(e) 기기로서 제품의 자격에 대한 이론적 근거;
(f) the risk class of the device and the justification for the classification rule(s) applied in accordance with Annex VIII;	(f) 기기의 위험 등급과 부속서 VIII에 따라 적용된 등급분류 규칙에 대한 타당성 증명;
(g) an explanation of any novel features;	(g) 모든 새로운 특징에 대한 설명;
(h) a description of the accessories for a device, other devices and other products that are not devices, which are intended to be used in combination with it;	(h) 기기의 부속품, 기기와 조합하여 사용되도록 의도된 다른 기기 및 기기가 아닌 다른 제품의 설명;
(i) a description or complete list of the various configurations/variants of the device that are intended to be made available on the market;	(i) 시장에서 판매되도록 의도된 기기의 다양한 구성/변형의 설명 또는 전체 목록;
(j) a general description of the key functional elements, e.g. its parts/components(including software if appropriate), its formulation, its composition, its functionality and, where relevant, its qualitative and quantitative composition. Where appropriate, this shall include labelled pictorial representations(e.g. diagrams, photographs, and drawings), clearly indicating key parts/components, including sufficient explanation to understand the drawings and diagrams;	(j) 예를 들어, (적절한 경우, 소프트웨어를 포함하여) 기기의 부품/구성품, 공식화, 혼합성분, 기능성 그리고, 관련되는 경우, 정성적 및 정량적 성분과 같은 주요 기능적 요소의 일반적 설명. 적절한 경우, 이는 주요 부품/구성품을 명확하게 표시하는, (예를 들어, 도해, 사진, 그리고 도면과 같은) 분류 표시된 그림 표시를, 그 도면 및 도해를 이해하기에 충분한 설명과 힘께 포함해야 한다;
(k) a description of the raw materials incorporated into key functional elements and those making either direct contact with the human body or indirect contact with the body, e.g., during extracorporeal circulation of body fluids;	(k) 주요 기능적 요소와 예를 들어, 체액의 체외 순환 중, 인체에 직접적 또는 간접적으로 접촉하는 요소에 혼합된 원재료의 설명;
(l) technical specifications, such as features, dimensions and performance attributes, of the device and any variants/configurations and accessories that would typically appear in the product specification made available to the user, for example in brochures, catalogues and similar publications.	(l) 예를 들어, 브로셔, 카탈로그 및 유사한 발행물에서 일반적으로 제품 사양에 나타나는 기기와 모든 변형/구성 및 부속품의 특징, 제원 및 성능 특성과 같은 기술적 명세.
1.2. Reference to previous and similar generations of the device	1.2. 이전 및 유사한 세대의 기기에 대한 참조
(a) an overview of the previous generation or generations of the device produced by the manufacturer, where such devices exist;	(a) 있는 경우, 제조사가 생산한 이전 세대 또는 세대들의 기기에 대한 개요;
(b) an overview of identified similar devices available on the Union or international markets, where such devices exist.	(b) 있는 경우, 유럽연합 또는 국제 시장에 이용 가능한 확인된 유사 기기의 개요.

MDR(EU) 2017/745	의료기기 규정(EU) 2017/745

2. Information supplied by the Manufacturer

A complete set of:

- the label or labels on the device and on its packaging, such as single unit packaging, sales packaging, transport packaging in case of specific management conditions, in the languages accepted in the Member States where the device is envisaged to be sold; and

- the instructions for use in the languages accepted in the Member States where the device is envisaged to be sold.

3. Design and Manufacturing Information

(a) information to allow the design stages applied to the device to be understood;

(b) complete information and specifications, including the manufacturing processes and their validation, their adjuvants, the continuous monitoring and the final product testing. Data shall be fully included in the technical documentation;

(c) identification of all sites, including suppliers and sub-contractors, where design and manufacturing activities are performed.

4. General Safety and Performance Requirements

The documentation shall contain information for the demonstration of conformity with the general safety and performance requirements set out in Annex I that are applicable to the device taking into account its intended purpose, and shall include a justification, validation and verification of the solutions adopted to meet those requirements. The demonstration of conformity shall include:

(a) the general safety and performance requirements that apply to the device and an explanation as to why others do not apply;

(b) the method or methods used to demonstrate conformity with each applicable general safety and performance requirement;

(c) the harmonised standards, CS or other solutions applied; and

(d) the precise identity of the controlled documents offering evidence of conformity with each harmonised standard, CS or other method applied to demonstrate conformity with the general safety and performance requirements. The information referred to under this point shall incorporate a cross-reference to the location of such evidence within the full technical documentation and, if applicable, the summary technical documentation.

5. Risk/Benefit Analysis & Risk Management

The documentation shall contain information on:

(a) the benefit-risk analysis referred to in Sections 1 and 8 of Annex I, and

(b) the solutions adopted and the results of the risk management referred to in Section 3 of Annex I.

6. Product Verification and Validation

The documentation shall contain the results and critical analyses of all verifications and validation tests and/or studies undertaken to demonstrate conformity of the device with the requirements of this Regulation and in particular the applicable general safety and performance requirements.

2. 제조사에 의해 제공되는 정보

다음 사항의 완전한 집합:

- 기기 및 개별 단위 포장, 판매 포장, 특정 관리 조건의 경우에 운반 포장과 같은 포장에 부착된, 기기가 판매될 것으로 예견되는 회원국에서 허용되는 언어로 된 라벨 또는 라벨들; 그리고

- 기기가 판매될 것으로 예견되는 회원국에서 허용되는 언어로 된 사용 설명서.

3. 설계 및 제조 정보

(a) 기기에 적용된 설계 단계를 이해할 수 있는 정보;

(b) 제조 공정들 및 그 공정들의 유효성 확인, 보조 수단, 지속적 모니터링 및 최종 제품 시험을 포함하는 완전한 정보 및 사양. 자료는 기술 문서에 완전히 포함되어야 한다.

(c) 설계 및 제조 활동이 수행되는 공급자 및 하도급자를 포함하는 모든 현장에 대한 식별 정보.

4. 일반 안전 및 성능 요구사항

문서는 의도된 목적을 고려하여 기기에 적용되는 부속서 I에 규정된 일반 안전 및 성능 요구사항에 대한 적합성의 입증을 위한 정보를 포함하여야 하며, 그러한 요구사항들을 충족하기 위해 채택된 해법의 정당성 증명, 유효성 확인 및 검증을 포함해야 한다. 적합성의 입증이 포함해야 할 내용:

(a) 기기에 적용되는 일반 안전 및 성능 요구사항과 다른 요구사항이 적용되지 않는 이유에 대한 설명;

(b) 각각의 해당되는 일반 안전 및 성능 요구사항에 대한 적합성을 입증하기 위해 사용된 방법 또는 방법들;

(c) 조화 규격, CS 또는 적용된 다른 해법; 그리고

(d) 일반 안전 및 성능 요구사항에 대한 적합성을 입증하기 위해 적용된 각 조화 규격, CS 또는 적용된 다른 해법에 대한 적합성의 증거를 제공하는 정확한 아이덴티티의 관리되는 문서. 이 항에 언급되는 정보는 완전한 기술 문서와 해당되는 경우, 요약된 기술 문서 내의 그러한 증거의 위치에 대한 상호 참조를 포함해야 한다.

5. 위험성/이익 분석 및 위험 관리

문서는 다음에 관한 정보를 포함해야 한다:

(a) 부속서 I의 제1 및 제8 절에 언급된 이익-위험성 분석, 그리고

(b) 채택된 해법과 부속서 I의 제3절에 언급된 위험관리의 결과.

6. 제품 검증 및 유효성 확인

문서는 본 규정의 요구사항과 특히 해당되는 일반 안전 및 성능 요구사항에 대한 기기의 적합성을 입증하기 위해 수행된 모든 검증 및 유효성 확인 시험 및/또는 연구의 결과와 비판적 분석을 포함해야 한다.

MDR(EU) 2017/745	의료기기 규정(EU) 2017/745

6.1. Pre-clinical and clinical data
 	
(a) results of tests, such as engineering, laboratory, simulated use and animal tests, and evaluation of published literature applicable to the device, taking into account its intended purpose, or to similar devices, regarding the pre-clinical safety of the device and its conformity with the specifications;
 	
(b) detailed information regarding test design, complete test or study protocols, methods of data analysis, in addition to data summaries and test conclusions regarding in particular:
 	
  - the biocompatibility of the device including the identification of all materials in direct or indirect contact with the patient or user;
 	
  - physical, chemical and microbiological characterisation;
 	
  - electrical safety and electromagnetic compatibility;
 	
  - software verification and validation(describing the software design and development process and evidence of the validation of the software, as used in the finished device. This information shall typically include the summary results of all verification, validation and testing performed both in-house and in a simulated or actual user environment prior to final release. It shall also address all of the different hardware configurations and, where applicable, operating systems identified in the information supplied by the manufacturer);
 	
  - stability, including shelf life; and
 	
  - performance and safety. Where applicable, conformity with the provisions of Directive 2004/10/EC of the European Parliament and of the Council[10] shall be demonstrated.
 	
Where no new testing has been undertaken, the documentation shall incorporate a rationale for that decision. An example of such a rationale would be that biocompatibility testing on identical materials was conducted when those materials were incorporated in a previous version of the device that has been legally placed on the market or put into service;
 	
(c) the clinical evaluation report and its updates and the clinical evaluation plan referred to in Article 61(12) and Part A of Annex XIV;
 	
(d) the PMCF plan and PMCF evaluation report referred to in Part B of Annex XIV or a justification why a PMCF is not applicable.
 	
6.2. Additional information required in specific cases
 	
(a) Where a device incorporates, as an integral part, a substance which, if used separately, may be considered to be a medicinal product within the meaning of point 2 of Article 1 of Directive 2001/83/EC, including a medicinal product derived from human blood or human plasma, as referred to in the first subparagraph of Article 1(8), a statement indicating this fact. In this case, the documentation shall identify the source of that substance and contain
	6.1. 전임상 및 임상 자료
	
	(a) 공학, 시험실, 모의 사용 및 동물 실험과 같은 시험의 결과와 의도된 목적을 고려하여 기기에 적용되는, 또는 기기의 전임상 안전과 사양에 대한 기기의 적합성에 관하여 유사 기기에 적용되는 발간된 문헌의 평가;
	
	(b) 특히 다음 사항에 관한 자료 요약 및 시험 결론에 추가하여, 시험 설계, 완전한 시험 또는 연구 프로토콜, 자료 분석 방법에 관한 상세 정보;
	
	  - 환자 또는 사용자와 직접 또는 간접 접촉되는 모든 재료의 파악을 포함하는 기기의 생물학적 적합성;
	
	  - 물리적, 화학적 그리고 미생물학적 특성화;
	
	  - 전기 안전 및 전자파 적합성;
	
	  - (소프트웨어 설계 및 개발 프로세스와 완제품에 사용된 대로 그 소프트웨어의 유효성 확인을 설명하는) 소프트웨어 검증 및 유효성 확인. 이 정보는 일반적으로 최종 발표 전에 사내 및 모의 또는 실제 사용자 환경 모두에서 수행된 모든 검증, 유효성 확인 및 시험의 요약 결과를 포함해야 한다. 이는 또한 서로 다른 하드웨어 구성의 모두와 해당되는 경우, 제조사가 제공한 정보에서 확인된 작동 시스템을 다루어야 한다;
	
	  - 보관 수명을 포함한 안정성; 그리고
	
	  - 성능 및 안전. 해당되는 경우, 유럽 의회 및 이사회의 지침 2004/10/EC[10]에 대한 적합성이 입증되어야 한다.
	
	새로운 시험이 수행되지 않은 경우, 문서는 그 결정에 대한 이론적 근거를 포함해야 한다. 그러한 이론적 근거의 한 사례는 어떤 재료가 합법적으로 출시되었거나 또는 이용된 이전 버전의 기기에 포함되었을 때 그 동일한 재료에 관한 생물학적 적합성 시험이 수행되었다는 것이다;
	
	(c) 제61(12)조와 부속서 XIV의 파트A에 언급된 임상 평가 보고서와 그 업데이트 내용들 그리고 임상 평가 계획;
	
	(d) 부속서 XIV의 파트B에 언급된 PMCF 계획과 PMCF 평가 보고서 또는 PMCF가 해당되지 않는 이유에 대한 정당성 증명.
	
	6.2. 특정 사례에서 요구되는 추가 정보
	
	(a) 어떤 기기가 필수적인 부분으로서, 별도로 사용될 경우, 제1(8)조의 첫 번째 호에 언급된 인간 혈액 또는 인간 혈장으로부터 파생된 의약품을 포함하여, 지침 2001/83/EC의 제1조 2항의 의미의 의약품으로 간주될 수 있는 물질을 포함하는 경우, 이 사실을 나타내는 진술문. 이 경우, 문서는 그 물질의 출처를 식별해야 하고 기기의 의도된 목적을 고려하여 그것의 안전, 품질 및 유용성을 평가하기 위해 수행된 시험 자료를 포함해야 한다.

---

[10] Directive 2004/10/EC of the European Parliament and of the Council of 11 February 2004 on the harmonisation of laws, regulations and administrative provisions relating to the application of the principles of good laboratory practice and the verification of their applications for tests on chemical substances(OJ L 50, 20.2.2004, p. 44).

[10] 의약품안전성시험 관리기준의 원칙 적용 및 화학 물질에 대한 테스트의 해당 원칙 적용 검증과 관련하여 법률, 규정 및 관리 조항의 통합에 관한 유럽 의회 및 이사회 지침 2004/10/EC(OJ L 50, 20.2.2004, p. 44).

| MDR(EU) 2017/ 745 | 의료기기 규정(EU) 2017/ 745 |

the data of the tests conducted to assess its safety, quality and usefulness, taking account of the intended purpose of the device.

(b) Where a device is manufactured utilising tissues or cells of human or animal origin, or their derivatives, and is covered by this Regulation in accordance with points(f) and(g) of Article 1(6, and where a device incorporates, as an integral part, tissues or cells of human origin or their derivatives that have an action ancillary to that of the device and is covered by this Regulation in accordance with the first subparagraph of Article 1(10), a statement indicating this fact. In such a case, the documentation shall identify all materials of human or animal origin used and provide detailed information concerning the conformity with Sections 13.1. or 13.2., respectively, of Annex I.

(c) In the case of devices that are composed of substances or combinations of substances that are intended to be introduced into the human body and that are absorbed by or locally dispersed in the human body, detailed information, including test design, complete test or study protocols, methods of data analysis, and data summaries and test conclusions, regarding studies in relation to:

- absorption, distribution, metabolism and excretion;

- possible interactions of those substances, or of their products of metabolism in the human body, with other devices, medicinal products or other substances, considering the target population, and its associated medical conditions;

- local tolerance; and

- toxicity, including single-dose toxicity, repeat- dose toxicity, genotoxicity, carcinogenicity and reproductive and developmental toxicity, as applicable depending on the level and nature of exposure to the device. In the absence of such studies, a justification shall be provided.

(d) In the case of devices containing CMR or endocrine-disrupting substances referred to in Section 10.4.1 of Annex I, the justification referred to in Section 10.4.2 of that Annex.

(e) In the case of devices placed on the market in a sterile or defined microbiological condition, a description of the environmental conditions for the relevant manufacturing steps. In the case of devices placed on the market in a sterile condition, a description of the methods used, including the validation reports, with respect to packaging, sterilisation and maintenance of sterility. The validation report shall address bioburden testing, pyrogen testing and, if applicable, testing for sterilant residues.

(f) In the case of devices placed on the market with a measuring function, a description of the methods used in order to ensure the accuracy as given in the specifications.

(g) If the device is to be connected to other device(s) in order to operate as intended, a description of this combination/configuration including proof that it conforms to the general safety and performance requirements when connected to any such device(s) having regard to the characteristics specified by the manufacturer.

(b) 어떤 기기가 인체 또는 동물 유래의 조직이나 세포, 또는 그것들의 파생물을 이용하여 제조되어, 제1(6)조의 (f) 및 (g)항목에 따라 본 규정에 적용되는 경우, 그리고 어떤 기기가 필수적인 부분으로서, 그 기기의 필수적인 부분에 보조적 작용을 하는 인체 유래의 조직이나 세포 또는 그것들의 파생물을 포함하여 제1(10)조의 첫 번째 호에 따라 본 규정에 적용되는 경우 하는 경우, 이 사실을 나타내는 진술문. 이 경우, 문서는 사용된 인체 또는 동물 유래의 모든 물질을 식별해야 하고 각각 부속서 I의 제13.1 또는 제13.2 절에 대한 적합성에 관한 상세 정보를 제공해야 한다.

(c) 인체에 투입되도록 의도되고 인체에 흡수되거나 국부적으로 분산되는 물질 또는 물질의 조합을 함유하는 기기의 경우, 시험 설계, 완전한 시험 또는 연구 프로토콜, 자료 분석 방법, 그리고 다음에 관련된 연구에 관한 자료 요약 및 시험 결론:

- 흡수, 분산, 신진 대사 및 배출;

- 목표 집단, 그리고 연관된 질환을 고려하여 다른 기기, 의약품 또는 다른 물질과 그 물질들 또는 인체 내 신진 대사 결과 그것들의 산물의 가능한 상호 작용,

- 국부적 내성; 그리고

- 기기에 대한 노출 수준과 본질에 따라 해당되는 대로, 1회 용량 독성, 반복 투여 독성, 유전 독성, 발암성 독성과 생식 및 발육 독성을 포함하는 독성. 그러한 연구가 없는 경우, 정당성 증명이 제공되어야 한다.

(d) 부속서 I의 제10.4.1절에 언급된 CMR 또는 내분비계 교란 물질을 함유 한 기기의 경우, 그 부속서의 제10.4.2 절에 언급된 정당성 증명.

(e) 멸균 또는 규정된 미생물학적 상태로 출시되는 기기의 경우, 관련 제조 단계에 대한 환경 조건의 설명서. 멸균 상태로 출시되는 기기의 경우, 포장, 멸균 및 멸균성의 유지에 관한 유효성 확인 보고서를 포함하여, 이용된 방법의 설명서. 유효성 확인 보고서는 바이오버든 시험, 발열물질 시험 그리고 해당되는 경우, 멸균제 잔류물에 대한 시험을 다루어야 한다.

(f) 측정 기능을 가지고 출시되는 기기의 경우, 사양에 명시된 정확도를 보증하기 위해 사용된 방법의 설명.

(g) 의도된 대로 작동하기 위해 기기가 다른 기기에 연결되어야 하는 경우, 제조사가 규정한 특성에 관하여 그러한 기기에 연결될 때 일반 안전 및 성능 요구사항에 적합하다는 증거를 포함하는 이 조합/구성의 설명서.

| MDR(EU) 2017/745 | 의료기기 규정(EU) 2017/745 |

Annex III Technical Documentation On Post-Market Surveillance

The technical documentation on post-market surveillance to be drawn up by the manufacturer in accordance with Articles 83 to 86 shall be presented in a clear, organised, readily searchable and unambiguous manner and shall include in particular the elements described in this Annex.

1. The post-market surveillance plan drawn up in accordance with Article 84.

   The manufacturer shall prove in a post-market surveillance plan that it complies with the obligation referred to in Article 83.

   (a) The post-market surveillance plan shall address the collection and utilization of available information, in particular:

   - information concerning serious incidents, including information from PSURs, and field safety corrective actions;

   - records referring to non-serious incidents and data on any undesirable side-effects;

   - information from trend reporting;

   - relevant specialist or technical literature, databases and/or registers;

   - information, including feedbacks and complaints, provided by users, distributors and importers; and

   - publicly available information about similar medical devices.

   (b) The post-market surveillance plan shall cover at least:

   - a proactive and systematic process to collect any information referred to in point(a). The process shall allow a correct characterisation of the performance of the devices and shall also allow a comparison to be made between the device and similar products available on the market;

   - effective and appropriate methods and processes to assess the collected data;

   - suitable indicators and threshold values that shall be used in the continuous reassessment of the benefit-risk analysis and of the risk management as referred to in Section 3 of Annex I;

   - effective and appropriate methods and tools to investigate complaints and analyse market-related experience collected in the field;

   - methods and protocols to manage the incidents subject to the trend report as provided for in Article 88, including the methods and protocols to be used to establish any statistically significant increase in the frequency or severity of incidents as well as the observation period;

   - methods and protocols to communicate effectively with competent authorities, notified bodies, economic operators and users;

   - reference to procedures to fulfil the manufacturers obligations laid down in Articles 83, 84 and 86;

   - systematic procedures to identify and initiate appropriate measures including corrective actions;

   - effective tools to trace and identify devices for which corrective actions might be necessary; and

부속서 III 시판 후 감시에 관한 기술 문서

제83-86조에 따라 제조사에 의해 작성되어야 하는 시판 후 감시에 관한 기술 문서는 명확하고 체계적이며 쉽게 검색 가능하고 모호하지 않은 방식으로 제시되어야 하며 특히 이 부속서에 기술된 요소를 포함해야 한다.

1. 제84조에 따라 작성된 시판 후 감시 계획

   제조사는 제83조에 언급된 의무를 준수한다는 것을 시판 후 감시 계획에서 입증해야 한다.

   (a) 시판 후 감시 계획은 특히 다음의 이용 가능한 정보의 수집과 활용을 다루어야 한다:

   - PSUR과 현장 안전성 시정 조치로부터의 정보를 포함하여 중대한 사고에 관한 정보;

   - 경미한 사고를 참조하는 기록과 바람직하지 않은 부작용에 관한 자료;

   - 경향 보고로부터의 정보;

   - 관련 전문가 또는 기술 문헌, 데이터베이스 및/또는 등록부;

   - 사용자, 유통업자 및 수입업자가 제공하는 피드백과 불만사항을 포함하는 정보; 그리고

   - 유사한 기기에 관하여 공개적으로 이용 가능한 정보.

   (b) 시판 후 감시 계획은 적어도 다음을 포함해야 한다:

   - a)항에 언급된 정보를 수집하기 위한 선제적이고 체계적인 프로세스. 이 프로세스는 기기 성능의 정확한 특성을 허용해야 하며 기기와 시장에서 사용 가능한 유사 제품 간에 비교도 가능해야 한다.

   - 수집된 자료를 평가하기 위해 유효하고 적절한 방법 및 프로세스;

   - 부속서 I의 제3절에 언급된 이익-위험성 분석과 위험 관리의 지속적인 평가에 사용되어야 하는 적절한 지표와 임계값;

   - 불만사항을 조사하고 현장에서 수집된 시장 관련 경험을 분석하기 위해 유효하고 적절한 방법 및 도구;

   - 관찰 기간뿐만 아니라 무엇이든 사고의 주기 또는 심각도에서 통계적으로 의미 있는 증가를 확증하기 위해 사용되어야 하는 방법 및 프로토콜을 포함하여 제88조에 규정된 경향 보고서의 대상이 되는 사고를 관리하기 위한 방법 및 프로토콜;

   - 관계 당국, 인증기관, 경제 운영자 및 사용자와 효과적으로 의사소통하기 위한 방법 및 프로토콜;

   - 제83, 84 및 제86조에 규정된 제조사의 의무사항을 충족하기 위한 절차에 대한 참조문;

   - 시정 조치를 포함하여 적절한 조치를 파악하여 개시하기 위한 체계적인 절차;

   - 시정 조치가 필요할 수도 있는 기기를 추적하고 파악하기 위한 유효한 도구; 그리고

MDR(EU) 2017/745	의료기기 규정(EU) 2017/745

- a PMCF plan as referred to in Part B of Annex XIV, or a justification as to why a PMCF is not applicable.

2. The PSUR referred to in Article 86 and the post market surveillance report referred to in Article 85.

Annex IV EU Declaration of Conformity

The EU declaration of conformity shall contain all of the following information:

1. Name, registered trade name or registered trade mark and, if already issued, SRN as referred to in Article 31 of the manufacturer, and, if applicable, its authorised representative, and the address of their registered place of business where they can be contacted and their location be established;

2. A statement that the EU declaration of conformity is issued under the sole responsibility of the manufacturer;

3. The Basic UDI-DI as referred to in Part C of Annex VI;

4. Product and trade name, product code, catalogue number or other unambiguous reference allowing identification and traceability of the device covered by the EU declaration of conformity, such as a photograph, where appropriate, as well as its intended purpose. Except for the product or trade name, the information allowing identification and traceability may be provided by the Basic UDI-DI referred to in point 3;

5. Risk class of the device in accordance with the rules set out in Annex VIII;

6. A statement that the device that is covered by the present declaration is in conformity with this Regulation and, if applicable, with any other relevant Union legislation that provides for the issuing of an EU declaration of conformity;

7. References to any CS used and in relation to which conformity is declared;

8. Where applicable, the name and identification number of the notified body, a description of the conformity assessment procedure performed and identification of the certificate or certificates issued;

9. Where applicable, additional information;

10. Place and date of issue of the declaration, name and function of the person who signed it as well as an indication for, and on behalf of whom, that person signed, signature.

Annex V CE Marking of Conformity

1. The CE marking shall consist of the initials 'CE' taking the following form:

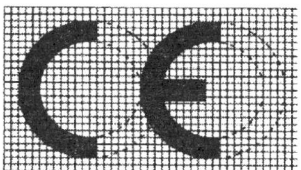

2. If the CE marking is reduced or enlarged, the proportions given in the above graduated drawing shall be respected.

3. The various components of the CE marking shall have substantially the same vertical dimension, which may not be less than 5 mm. This minimum dimension may be waived for small-scale devices.

- 부속서 XIV의 파트B에 언급된 PMCF 계획, 또는 PMCF가 해당되지 않는 이유에 대한 정당성 증명.

2. 제86조에 언급된 정기 안정성 갱신 보고서와 제85조에 언급된 시판 후 감시 보고서.

부속서 IV EU 자가 적합성 선언서

EU 자가 적합성 선언서는 다음의 정보 모두를 포함해야 한다:

1. 명칭, 등록된 상품명 또는 상표와 이미 발급되었다면, 제31조에 언급된 제조사의 SRN, 그리고 해당되는 경우, 제조사의 유럽 대리인, 그리고 연락될 수 있고 위치가 입증될 수 있는 등록된 영업소의 주소;

2. EU 자가 적합 선언서가 제조사의 전적인 책임하에 발행되었다는 문장;

3. 부속서 VI의 파트C에 언급된 기본 UDI-DI

4. 의도된 목적뿐만 아니라, 적절한 경우, 사진과 같이 EU 자가 적합 선언서에 포함된 기기의 식별 및 추적하는데 사용할 수 있는 제품명, 상표명, 제품코드, 카달로그 번호 또는 모호하지 않은 참조. 제품명 또는 상표명을 제외하고, 식별 및 추적에 사용할 수 있는 정보는 항목 3에 언급된 기본 UDI-DI에 의해 제공할 수 있다.

5. 부속서 VIII에 규정된 규칙에 따른 기기의 위험 등급

6. 현재 선언서에 포함된 기기가 본 규정과 해당되는 경우, EU 자가 적합 선언서의 발행을 규정하는 유럽연합의 어떤 다른 관련 법령을 준수한다는 문장

7. 사용된 CS 및 선언된 적합성에 대한 참조

8. 해당되는 경우, 인증기관명과 식별 번호, 수행된 적합성 평가 절차에 대한 설명과 발급된 인증서의 식별 정보;

9. 해당되는 경우, 추가 정보;

10. 선언서의 발행 장소 및 일자, 서명한 사람의 이름과 직책뿐만 아니라 서명인이 대리하는 사람 및 서명 명시

부속서 V CE 적합성 표시

1. CE 마킹은 다음의 형태를 취하는 이니셜 'CE'로 구성되어야 한다:

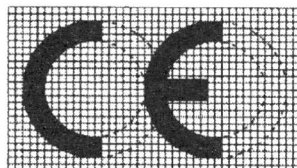

2. CE 마킹이 축소 또는 확대되는 경우, 위의 그림에 눈금으로 표시된 비율을 지켜야 한다.

3. CE 마킹의 여러 가지의 구성 요소는 실질적으로 동일한 수직 높이를 가져야 하며, 이는 5mm 이상이어야 한다. 이 최소 치수는 소형의 기기에 대해 면제될 수도 있다.

MDR(EU) 2017/745	의료기기 규정(EU) 2017/745
Annex VI Information to be Submitted upon the Registration of Devices and Economic Operators in accordance with Articles 29(4) and 31, Core Data Elements to be Provided to the UDI Database together with the UDI-DI in accordance with Articles 28 and 29 and the European UDI System	**부속서 VI 제29(4)조 및 제31조에 따라 기기 및 경제 운영자 등록 시 제출되어야 하는 정보, 제28조 및 제29조에 따라 UDI-DI 와 함께 UDI 데이터베이스에 제공되어야 하는 주요 자료 요소, 유럽 UDI 시스템**
Part A Information to be Submitted upon the Registration of Devices and Economic Operators in accordance with Articles 29(4) and 31	**파트A 제29(4)조 및 제31조에 따라 기기 및 경제 운영자의 등록 시 제출되어야 하는 정보**
Manufacturers or, when applicable, authorised representatives, and, when applicable, importers shall submit the information referred to in Section 1 and shall ensure that the information on their devices referred to in Section 2 is complete, correct and updated by the relevant party.	제조사 또는 해당되는 경우, 유럽 대리인, 그리고 해당되는 경우, 수입업자는 제1절에 언급된 정보를 제출해야 하며 제2절에 언급된 기기에 관한 정보가 완전하고, 정확하며 관련 당사자가 업데이트 하도록 보장해야 한다.
1. Information relating to the economic operator	1. 경제 운영자에 관련된 정보
1.1. type of economic operator(manufacturer, authorised representative, or importer),	1.1. 경제 운영자의 유형(제조사, 유럽 대리인 또는 수입업자),
1.2. name, address and contact details of the economic operator,	1.2. 경제 운영자의 이름, 주소 및 연락 세부사항,
1.3. where submission of information is carried out by another person on behalf of any of the economic operators mentioned under Section 1.1, the name, address and contact details of that person,	1.3. 정보의 제출이 제1.1절에 언급된, 누구든 경제 운영자 대신에 다른 사람에 의해 수행되어야 하는 경우, 그 사람의 이름, 주소 및 연락 세부사항,
1.4. name address and contact details of the person or persons responsible for regulatory compliance referred to in Article 15.	1.4. 제15조에 언급된 규정 준수에 책임이 있는 사람 또는 사람들의 이름, 주소 및 연락 세부사항.
2. Information relating to the device	2. 기기에 관련된 정보
2.1. Basic UDI-DI,	2.1. 기본 UDI-DI
2.2. type, number and expiry date of the certificate issued by the notified body and the name or identification number of that notified body and the link to the information that appears on the certificate and was entered by the notified body in the electronic system on notified bodies and certificates,	2.2. 인증기관에 의해 발행된 인증서의 종류, 번호 및 유효일과 그 인증기관의 이름 또는 식별 번호 그리고 인증서에 나타내고 인증기관과 인증서에 관하여 전자 시스템 인증기관에 의해 입력된 정보에 대한 연계.
2.3. Member State in which the device is to or has been placed on the market in the Union,	2.3. 기기가 출시될 또는 출시된 유럽연합의 회원국,
2.4. in the case of class IIa, class IIb or class III devices: Member States where the device is or is to be made available,	2.4. Class IIa, IIb 또는 III 기기의 경우, 기기가 이용 가능하게 될 또는 된 회원국들,
2.5. risk class of the device,	2.5. 기기의 위험 등급,
2.6. reprocessed single-use device(y/n),	2.6. 일회용 기기의 재처리 여부(y/n),
2.7. presence of a substance which, if used separately, may be considered to be a medicinal product and name of that substance,	2.7. 별도로 사용되면 의약품으로 간주될 수 있는 물질의 존재와 그 물질의 명칭,
2.8. presence of a substance which, if used separately, may be considered to be a medicinal product derived from human blood or human plasma and name of this substance,	2.8. 별도로 사용되면 인간 혈액 또는 혈장으로부터 파생된 의약품으로 간주될 수 있는 물질의 존재와 그 물질의 명칭,
2.9. presence of tissues or cells of human origin, or their derivatives(y/n),	2.9. 인체 유래의 조직이나 세포, 또는 그것들의 파생 물의 존재 (y/n),
2.10. presence of tissues or cells of animal origin, or their derivatives, as referred to in Regulation(EU) No 722/2012(y/n),	2.10. 규정(EU) 번호 722/2012에 언급된, 동물 유래의 조직이나 세포, 또는 그것들의 파생물의 존재(y/n),
2.11. where applicable, the single identification number of the clinical investigation or investigations conducted in relation to the device or a link to the clinical investigation registration in the electronic system on clinical investigations,	2.11. 해당되는 경우, 기기에 관련하여 수행된 임상 시험 또는 조사들의 단일 식별 번호 또는 임상 시험에 관한 전자 시스템의 임상 시험 등록에 대한 연계,

MDR(EU) 2017/745	의료기기 규정(EU) 2017/745
2.12. in the case of devices listed in Annex XVI, specification as to whether the intended purpose of the device is other than a medical purpose,	2.12. 부속서 XVI에 나열된 기기의 경우, 기기의 의도된 목적이 의료 목적이 아닌 것에 관한 사양,
2.13. in the case of devices designed and manufactured by another legal or natural person as referred in Article 10(15), the name, address and contact details of that legal or natural person,	2.13. 제10(15)조에 언급된 다른 법인 또는 자연인에 의해 설계되고 제조된 기기의 경우, 그 법인 또는 자연인의 이름, 주소 및 연락 세부사항,
2.14. in the case of class III or implantable devices, the summary of safety and clinical performance,	2.14. Class III 또는 이식형 기기의 경우, 안전성 및 임상 성능 요약서,
2.15. status of the device(on the market, no longer placed on the market, recalled, field safety corrective action initiated).	2.15. 기기의 상태(시판 중, 더 이상 판매되지 않음, 리콜, 현장 안전 시정 조치가 개시됨).

Part B Core Data Elements to be provided to the UDI Database together with the UDI-DI in accordance with Articles 28 and 29

파트B 제28조 및 제29조에 따라 UDI-DI와 함께 UDI 데이터베이스에 제공되어야 하는 주요 자료 요소

The manufacturer shall provide to the UDI database the UDI-DI and all of the following information relating to the manufacturer and the device:

제조사는 UDI 데이터 베이스에 UDI-DI와 제조사 및 기기에 관련된 다음의 정보 모두를 제공해야 한다:

1. quantity per package configuration,	1. 포장구성당 수량
2. the Basic UDI-DI as referred to in Article 29 and any additional UDI-DIs,	2. 기본 UDI-DI와 추가적인 UDI-DI(제 29조에 언급)
3. the manner in which production of the device is controlled (expiry date or manufacturing date, lot number, serial number),	3. 기기의 생산이 관리된 방법(폐기일 또는 제조일, 로트 번호, 시리얼번호)
4. if applicable, the unit of use UDI-DI(where a UDI is not labelled on the device at the level of its unit of use, a 'unit of use' DI shall be assigned so as to associate the use of a device with a patient),	4. 해당하면 사용 UDI-DI의 단위(UDI가 사용 단위 수준으로 기기에 라벨링되지 않은 경우, 환자와 기기 사용을 연결할 수 있도록 '사용 단위' DI를 부여해야 함)
5. name and address of the manufacturer(as indicated on the label),	5.(라벨에 표시된 대로) 제조사의 이름 및 주소
6. the SRN issued in accordance with Article 31(2),	6. 제31(2)조에 따라 발급된 SRN
7. if applicable, name and address of the authorised representative(as indicated on the label),	7. 해당하면, (라벨에 표시된 대로) 유럽 대리인의 이름 및 주소
8. the medical device nomenclature code as provided for in Article 26,	8. 제26조에 제공된 의료기기 명명법 코드,
9. risk class of the device,	9. 기기의 위험 등급,
10. if applicable, name or trade name,	10. 해당하면, 명칭 또는 상품명
11. if applicable, device model, reference, or catalogue number,	11. 해당하면, 기기 모델, 참조, 또는 카탈로그 번호
12. if applicable, clinical size(including volume, length, gauge, diameter),	12. 해당하면, (부피, 길이, 구경, 지름을 포함하는) 임상적 크기
13. additional product description(optional),	13. 추가적인 제품 설명(선택사항)
14. if applicable, storage and/or handling conditions(as indicated on the label or in the instructions for use),	14. (해당하면, 라벨 또는 사용 설명서에 표기된) 보관 및/또는 취급조건
15. if applicable, additional trade names of the device,	15. 해당하면, 기기의 추가 상품명
16. labelled as a single-use device(y/n),	16. 일회용 기기 라벨 표시 여부(y/n)
17. if applicable, the maximum number of reuses,	17. 해당하면, 최대 재사용 횟수
18. device labelled sterile(y/n),	18. 기기에 멸균 라벨 표시 여부(y/n)
19. need for sterilisation before use(y/n),	19. 사용 전 멸균 필요성(y/n)
20. containing latex(y/n),	20. 라텍스 포함 여부(y/n)
21. where applicable, information labelled in accordance with Section 10.4.5 of Annex I,	21. 해당하면, 부속서 I의 제10.4.5절에 따라 라벨로 표시된 정보

MDR(EU) 2017/745	의료기기 규정(EU) 2017/745

22. URL for additional information, such as electronic instructions for use(optional),

23. if applicable, critical warnings or contra-indications,

24. status of the device(on the market, no longer placed on the market, recalled, field safety corrective action initiated).

Part C The UDI System

1. Definitions

   Automatic identification and data capture('AIDC')

   AIDC is a technology used to automatically capture data. AIDC technologies include bar codes, smart cards, biometrics and RFID.

   Basic UDI-DI

   The Basic UDI-DI is the primary identifier of a device model. It is the DI assigned at the level of the device unit of use. It is the main key for records in the UDI database and is referenced in relevant certificates and EU declarations of conformity.

   Unit of Use DI

   The Unit of Use DI serves to associate the use of a device with a patient in instances in which a UDI is not labelled on the individual device at the level of its unit of use, for example in the event of several units of the same device being packaged together.

   Configurable device

   A configurable device is a device that consists of several components which can be assembled by the manufacturer in multiple configurations. Those individual components may be devices in themselves.

   Configurable devices include computed tomography(CT) systems, ultrasound systems, anaesthesia systems, physiological Monitoring systems, radiology information systems(RIS).

   Configuration

   Configuration is a combination of items of equipment, as specified by the manufacturer, that operate together as a device to achieve an intended purpose. The combination of items may be modified, adjusted or customized to meet specific needs.

   Configurations include inter alia:

   - gantries, tubes, tables, consoles and other items of equipment that can be configured/combined to deliver an intended function in computed tomography.

   - ventilators, breathing circuits, vaporizers combined to deliver an intended function in anaesthesia.

   UDI-DI

   The UDI-DI is a unique numeric or alphanumeric code specific to a model of device and that is also used as the 'access key' to information stored in a UDI database.

   Human Readable Interpretation('HRI')

   HRI is a legible interpretation of the data characters encoded in the UDI carrier.

   Packaging levels

   Packaging levels means the various levels of device packaging

22. 전자식 사용 설명서와 같은 추가 정보에 대한 URL(선택사항)

23. 해당하면, 중대한 경고 또는 금지 사항

24. 기기의 상태(시판 중, 더 이상 판매되지 않음, 리콜, 현장 안전 시정조치가 개시됨)

파트C UDI 시스템

1. 정의

   자동 식별 및 자료 수집('AIDC')

   AIDC는자료를 자동으로 수집하는 데 이용되는 기술이다. AIDC는 바코드, 스마트 카드, 생체인식 및 고주파 인식을 포함한다.

   기본 UDI-DI

   기본 UDI-DI는 기기 모델의 기본 식별자이다. 기기 사용 단위 수준에서 할당된 DI이다. 이것은 UDI 데이터베이스에 있는 기록의 기본 키이며 관련 인증서 및 EU 자가 적합성 선언서에서 참조된다.

   사용 단위의 DI

   사용 단위의 DI는 예를 들어, 여러 단위의 동일한 기기가 함께 포장된 경우, UDI가 사용 단위 수준에서 개별 기기에 라벨로 표시되지 않은 경우에 기기의 사용을 환자와 연관시키는 역할을 한다.

   구성 가능한 기기

   구성 가능한 기기는 다양한 구성으로 제조사에 의해 조립될 수 있는 여러 구성 요소를 포함하는 기기이다. 이러한 개별 구성 요소는 자체 기기일 수 있다.

   구성 가능한 기기는 컴퓨터 단층 촬영(CT) 시스템, 초음파 시스템, 마취 시스템, 생리 모니터링 시스템, 방사선과 정보 시스템(RIS)이 있다.

   구성

   구성은 의도된 목적을 달성하기 위한 기기로서 함께 작동하는 제조시에 의해 지정된 장비 항목의 조합이다. 항목의 조합은 특정 수요를 충족시키기 위해 수정, 조정 또는 주문에 맞출 수 있다.

   구성은 그 중에서도 특히 다음을 포함한다:

   - 받침대, 튜브, 테이블, 콘솔 및 컴퓨터 단층 사진촬영에서 의도된 기능을 수행하도록 구성/결합될 수 있는 기타 장비 항목.

   - 마취에 의도된 기능을 수행하도록 결합된.인공 호흡기, 호흡 회로, 기화기.

   UDI-DI

   UDI-DI는 어떤 모델의 기기에 특정한 고유 숫자 또는 영숫자 부호이며 UDI 데이터베이스에 저장된 정보에 대한 '접근키'로도 사용된다.

   인간이 읽을 수 있는 해석('HRI')

   HRI는 UDI 캐리어에 인코딩된 데이터 문자의 읽을 수 있는 해석이다.

   포장 수준

   포장 수준은 상자 또는 케이스와 같이 규정된 양의 기기를 포함하는

MDR(EU) 2017/745	의료기기 규정(EU) 2017/745
that contain a defined quantity of devices, such as a carton or case.	기기 포장의 다양한 수준을 의미한다.
UDI-PI	UDI-PI
The UDI-PI is a numeric or alphanumeric code that identifies the unit of device production.	UDI-PI는 기기 생산의 단위를 확인하는 숫자 또는 영숫자 부호이다.
The different types of UDI-PIs include serial number, lot number, software identification and manufacturing or expiry date or both types of date.	서로 다른 유형의 UDI-PI는 시리얼 번호, 로트 번호, 소프트웨어 식별 및 제조 또는 만료일 또는 두 가지 유형의 날짜가 포함된다.
Radio Frequency Identification RFID	고주파 식별 RFID
RFID is a technology that uses communication through the use of radio waves to exchange data between a reader and an electronic tag attached to an object, for the purpose of identification.	RFID는 식별을 위해, 판독기와 개체에 부착된 전자 태그 사이에서 자료를 교환하기 위한 고주파의 사용을 통한 통신을 이용하는 기술이다.
Shipping containers	선적 컨테이너
A shipping container is a container in relation to which traceability is controlled by a process specific to logistics systems.	선적 컨테이너는 물류 시스템에 특정한 프로세스에 의해 관리되는 추적성에 관련된 컨테이너이다.
Unique Device Identifier('UDI')	고유 기기 식별자('UDI')
The UDI is a series of numeric or alphanumeric characters that is created through a globally accepted device identification and coding standard. It allows the unambiguous identification of a specific device on the market. The UDI is comprised of the UDI-DI and the UDI-PI.	UDI는 전 세계적으로 허용되는 기기 식별 및 코딩 표준을 통해 생성된 일련의 숫자 또는 영숫자이다. 이는 시장에서 특정 기기의 모호하지 않은 식별을 가능하게 한다. UDI는 UDI-DI와 UDI-PI로 구성된다.
The word 'Unique' does not imply serialisation of individual production units.	단어 '고유'는 개별 생산 단위의 일련화를 의미하지 않는다.
UDI carrier	UDI 캐리어
The UDI carrier is the means of conveying the UDI by using AIDC and, if applicable, its HRI.	UDI 캐리어는 AIDC와 해당되는 경우, HRI를 이용하여 UDI를 전달하는 수단이다.
UDI carriers include, inter alia, ID/linear bar code, 2D/Matrix bar code, RFID.	UDI 캐리어는, 그 중에서도 특히, ID/선형 바코드, 2차원/매트릭스 바코드, RFID를 포함한다.
2. General requirements	2. 일반 요구사항
2.1. The affixing of the UDI is an additional requirement - it does not replace any other marking or labelling requirements laid down in Annex I to this Regulation.	2.1. UDI의 부착은 추가적인 요구 사항이다. -본 규정의 부속서 I에 규정된 다른 표시 또는 라벨링 요구사항을 대체하지는 않는다.
2.2. The manufacturer shall assign and maintain unique UDIs for its devices.	2.2. 제조사는 기기에 고유한 UDI를 배정하고 유지해야 한다.
2.3. Only the manufacturer may place the UDI on the device or its packaging.	2.3. 제조사만이 기기 또는 포장에 UDI를 부착할 수 있다.
2.4. Only coding standards provided by issuing entities designated by the Commission pursuant to Article 27(2) may be used.	2.4. 제27(2)조에 따라 유럽위원회에 의해 지정된 발급 기관에 의해 제공된 코딩 표준만이 사용될 수 있다.
3. The UDI	3. UDI
3.1. A UDI shall be assigned to the device itself or its packaging. Higher levels of packaging shall have their own UDI.	3.1. UDI는 기기 자체 또는 기기의 포장에 배정되어야 한다. 더 높은 수준의 포장은 그 자체의 UDI를 가져야 한다.
3.2. Shipping containers shall be exempted from the requirement in Section 3.1. By way of example, a UDI shall not be required on a logistics unit; where a healthcare provider orders multiple devices using the UDI or model number of individual devices and the manufacturer places those devices in a container for shipping or to protect the individually packaged devices, the container(logistics unit) shall not be subject to UDI requirements.	3.2. 선적 컨테이너는 제3.1절의 요구사항에서 면제 되어야 한다. 예로서, UDI는 물류 단위에 요구되지 않아야 한다; 건강관리 제공자가 개별 기기의 UDI 또는 모델 번호를 이용하여 여러 기기를 주문하고 제조사가 선적 또는 개별적으로 포장된 기기를 보호하기 위해 한 컨테이너에 이 기기들을 넣는 경우, 그 컨테이너(물류 단위)는 UDI 요구사항의 대상이 되지 않아야 한다.
3.3. The UDI shall contain two parts: a UDI-DI and a UDI-PI.	3.3. UDI는 두 부분을 포함해야 한다: UDI-DI 와 UDI-PI.

MDR(EU) 2017/745	의료기기 규정(EU) 2017/745

3.4. The UDI-DI shall be unique at each level of device packaging.

3.5. If a lot number, serial number, software identification or expiry date appears on the label, it shall be part of the UDI-PI. If there is also a manufacturing date on the label, it does not need to be included in the UDI-PI. If there is only a manufacturing date on the label, this shall be used as the UDI-PI.

3.6. Each component that is considered to be a device and is commercially available on its own shall be assigned a separate UDI unless the components are part of a configurable device that is marked with its own UDI.

3.7. Systems and procedure packs as referred to in Article 22 shall be assigned and bear their own UDI.

3.8. The manufacturer shall assign the UDI to a device following the relevant coding standard.

3.9. A new UDI-DI shall be required whenever there is a change that could lead to misidentification of the device and/or ambiguity in its traceability; in particular, any change of one of the following UDI database data elements shall require a new UDI-DI:

(a) name or trade name,

(b) device version or model,

(c) labelled as single use,

(d) packaged sterile,

(e) need for sterilization before use,

(f) quantity of devices provided in a package,

(g) critical warnings or contra-indications: e.g. containing latex or DEHP.

3.10. Manufacturers that repackage and/or relabel devices, with their own label shall retain a record of the original device manufacturer's UDI.

4. UDI carrier

4.1. The UDI carrier(AIDC and HRI representation of the UDI) shall be placed on the label or on the device itself and on all higher levels of device packaging. Higher levels do not include shipping containers.

4.2. In the event of there being significant space constraints on the unit of use packaging, the UDI carrier may be placed on the next higher packaging level.

4.3. For single-use devices of classes I and IIa packaged and labelled individually, the UDI carrier shall not be required to appear on the packaging but it shall appear on a higher level of packaging, e.g. a carton containing several individually packaged devices. However, when the healthcare provider is not expected to have access, in cases such as in home healthcare settings, to the higher level of device packaging, the UDI shall be placed on the packaging of the individual device.

4.4. For devices exclusively intended for retail point of sale the UDI-PIs in AIDC shall not be required to appear on the point of sale packaging.

4.5. When AIDC carriers other than the UDI carrier are part of the product labelling, the UDI carrier shall be readily identifiable.

4.6. If linear bar codes are used, the UDI-DI and UDI-PI may be concatenated or non-concatenated in two or more bar

3.4. UDI-DI는 기기 포장의 각 수준에서 고유해야 한다.

3.5. 로트 번호, 시리얼 번호, 소프트웨어 식별 또는 만료일이 라벨에 나타나는 경우, 그것은 UDI-PI의 일부이어야 한다. 라벨에 제조일자도 있는 경우, 그것은 UDI-PI에 포함될 필요가 없다. 라벨에 제조일자만이 있는 경우, 이는 UDI-PI로서 사용되어야 한다.

3.6. 기기가 되는 것으로 간주되고 그 자체로 상업적 이용이 가능한 각 구성품은, 그 구성품이 자체 UDI가 표시된 구성 가능한 기기의 일부가 아니면 개별 UDI가 배정되어야 한다.

3.7. 제22조에 언급된 시스템 및 시술팩은 자체 UDI가 배정되어 포함되어야 한다.

3.8. 제조사는 관련 부호화 표준에 따라 기기에 UDI를 배정해야 한다.

3.9. 기기의 잘못된 식별 및/또는 추적성에서 모호함을 초래할 수 있는 변경이 있는 경우, 새로운 UDI-DI가 요구되어야 한다; 특히, 어느 것이든 다음의 UDI 데이터베이스 자료 요소들의 하나의 변경은 새로운 UDI를 필요로 한다:

(a) 명칭 또는 상품명,

(b) 기기 버전 또는 모델,

(c) 일회용 라벨 표시,

(d) 멸균 포장,

(e) 사용 전 멸균 필요성,

(f) 한 포장에 제공된 기기의 수량,

(g) 중대한 경고 또는 금지 사항: 예) 라텍스 또는 DEHP 포함 여부.

3.10. 자체 라벨을 가진 기기를 재포장 및/또는 재라벨링하는 제조사는 원래 기기 제조사의 UDI의 기록을 유지해야 한다.

4. UDI 캐리어

4.1. UDI 캐리어(UDI의 AIDC 및 HRI 표시)는 라벨 또는 기기 자체 그리고 더 높은 모든 수준의 기기 포장에 있어야 한다. 더 높은 수준은 선적 컨테이너를 포함하지 않는다.

4.2. 사용 단위 포장에 상당한 공간 제약이 있는 경우, UDI 캐리어는 다음 단계의 높은 포장 수준에 위치해야 한다.

4.3. 개별적으로 포장되고 라벨이 표시된 I 및 Class IIa의 일회용 기기의 경우, UDI 캐리어는 포장에 나타낼 필요가 없으나, 예를 들어, 여러 개의 개별적으로 포장된 기기를 포함하는 상자와 같은 다음 단계의 높은 수준의 포장에 나타나야 한다. 그러나, 가정 건강 관리 설정과 같은 경우에 건강 관리 제공자가 더 높은 수준의 기기 포장에 접근하는 것이 예상되지 않는 경우, UDI는 개별 기기의 포장에 위치해야 한다.

4.4. 소매점만을 대상으로 하는 기기의 경우 AIDC의 UDI-PI는 POS 포장에 표시되도록 요구되지 않아야 된다.

4.5. UDI 캐리어와 다른 AIDC 캐리어가 제품 라벨링의 일부인 경우, UDI 캐리어는 쉽게 식별될 수 있어야 한다.

4.6. 선형 바코드가 사용되는 경우, UDI-DI와 UDI-PI는 두 개 이상의 바코드로 연결되거나 연결되지 않을 수 있다. 선형 바코드

MDR(EU) 2017/745	의료기기 규정(EU) 2017/745

codes. All parts and elements of the linear bar code shall be distinguishable and identifiable.

4.7. If there are significant constraints limiting the use of both AIDC and HRI on the label, only the AIDC format shall be required to appear on the label. For devices intended to be used outside healthcare facilities, such as devices for home care, the HRI shall however appear on the label even if this results in there being no space for the AIDC.

4.8. The HRI format shall follow the rules of the UDI code-issuing entity.

4.9. If the manufacturer is using RFID technology, a linear or 2D bar code in line with the standard provided by the issuing entities shall also be provided on the label.

4.10. Devices that are reusable shall bear a UDI carrier on the device itself. The UDI carrier for reusable devices that require cleaning, disinfection, sterilisation or refurbishing between patient uses shall be permanent and readable after each process performed to make the device ready for the subsequent use throughout the intended lifetime of the device. The requirement of this Section shall not apply to devices in the following circumstances:

(a) any type of direct marking would interfere with the safety or performance of the device;

(b) the device cannot be directly marked because it is not technologically feasible.

4.11. The UDI carrier shall be readable during normal use and throughout the intended lifetime of the device.

4.12. If the UDI carrier is readily readable or, in the case of AIDC, scannable, through the device's packaging, the placing of the UDI carrier on the packaging shall not be required.

4.13. In the case of single finished devices made up of multiple parts that must be assembled before their first use, it shall be sufficient to place the UDI carrier on only one part of each device.

4.14. The UDI carrier shall be placed in a manner such that the AIDC can be accessed during normal operation or storage.

4.15. Bar code carriers that include both a UDI-DI and a UDI-PI may also include essential data for the device to operate or other data.

5. General principles of the UDI database

5.1. The UDI database shall support the use of all core UDI database data elements referred to in Part B of this Annex.

5.2. Manufacturers shall be responsible for the initial submission and updates of the identifying information and other device data elements in the UDI database.

5.3. Appropriate methods/procedures for validation of the data provided shall be implemented.

5.4. Manufacturers shall periodically verify the correctness of all of the data relevant to devices they have placed on the market, except for devices that are no longer available on the market.

5.5. The presence of the device UDI-DI in the UDI database shall not be assumed to mean that the device is in conformity with this Regulation.

5.6. The database shall allow for the linking of all the packaging levels of the device.

의 모든 부분과 요소는 구별되고 식별될 수 있어야 한다.

4.7. 라벨에 AIDC와 HRI 모두의 사용을 제한하는 상당한 제약이 있는 경우, AIDC 형식만이 라벨에 나타나도록 요구되어야 한다. 그러나, 가정용 기기와 같이 건강 관리 시설 외부에 사용되도록 의도된 기기의 경우, AIDC를 위한 공간이 없게 되더라도 HRI가 라벨에 나타나야 한다.

4.8. HRI 형식은 UDI 부호 발급 기관의 규칙을 따라야 한다.

4.9. 제조사가 RFID 기술을 사용하는 경우, 발급 기관에 의해 제공된 표준과 일치하는 선형 또는 2차원 바코드도 라벨에 제공되어야 한다.

4.10. 재사용 가능한 기기는 UDI 캐리어를 기기 자체에 포함해야 한다. 환자의 사용 간에 세척, 소독, 멸균 또는 재손질을 필요로 하는 재사용 가능한 기기를 위한 UDI 캐리어는 기기의 의도된 수명 기간 동안 후속 사용을 위해 기기가 준비 되도록 수행되는 각 프로세스 이후에 영구적이며 판독 가능해야 한다. 이 절의 요구사항은 다음의 상황에 있는 기기에 적용되지 않아야 한다:

(a) 어떤 형식이든 직접적 표시는 기기의 안전 또는 성능을 저해할 경우;

(b) 기술적으로 실행 가능하지 않기 때문에 기기에 직접적으로 표시될 수 없는 경우.

4.11. UDI 캐리어는 정상 사용 중 그리고 기기의 의도된 수명 기간 동안 판독 가능해야 한다.

4.12. UDI 캐리어가 판독 가능하거나, 기기의 포장을 통해 스캔될 수 있는 AIDC의 경우, 포장에 UDI 캐리어를 표시하는 것은 요구되지 않아야 한다.

4.13. 최초 사용 전 조립되어야 하는 여러 부분으로 구성된 단일 완제품의 경우, 각 기기의 한 부분에만 UDI 캐리어를 배치하는 것으로 충분하다.

4.14. UDI 캐리어는 AIDC가 정상 작동 또는 보관 중에 접근될 수 있도록 배치되어야 한다.

4.15. UDI-DI와 UDI-PI 모두를 포함하는 바코드 캐리어는 기기 작동에 필수적인 자료 또는 다른 자료를 포함할 수도 있다.

5. UDI 데이터베이스의 일반 원칙

5.1. UDI 데이터베이스는 본 부속서의 파트B에 언급된 모든 핵심 UDI 자료 요소를 지원해야 한다.

5.2. 제조사는 UDI 데이터베이스의 식별정보와 다른 기기 자료 요소의 최초 제출과 업데이트에 책임이 있다

5.3. 제공된 자료의 유효성 확인을 위한 적절한 방법/절차가 실행되어야 한다.

5.4. 제조사는 시장에서 더 이상 이용 가능하지 않은 기기를 제외하고 시장에 출시된 기기에 관련된 자료 모두의 정확성을 주기적으로 검증해야 한다.

5.5. UDI 데이터베이스에 기기 UDI-DI의 존재는 기기가 본 규정에 적합함을 의미하는 것으로 가정되지 않아야 한다.

5.6. 데이터베이스는 기기의 모든 포장 수준을 연계를 허용해야 한다.

MDR(EU) 2017/745	의료기기 규정(EU) 2017/745

5.7. The data for new UDI-DIs shall be available at the time the device is placed on the market.

5.8. Manufacturers shall update the relevant UDI database record within 30 days of a change being made to an element, which does not require a new UDI-DI.

5.9. Internationally-accepted standards for data submission and updates shall, wherever possible, be used by the UDI database.

5.10. The user interface of the UDI database shall be available in all official languages of the Union. The use of free-text fields shall, however, be minimized in order to reduce translations.

5.11. Data relating to devices that are no longer available on the market shall be retained in the UDI database.

6. Rules for specific device types

6.1. Implantable devices:

6.1.1. Implantable devices shall, at their lowest level of packaging('unit packs'), be identified, or marked using AIDC, with a UDI(UDI-DI+UDI-PI);

6.1.2. The UDI-PI shall have at least the following characteristics:

　(a) the serial number for active implantable devices,

　(b) the serial number or lot number for other implantable devices.

6.1.3. The UDI of the implantable device shall be identifiable prior to implantation.

6.2. Reusable devices requiring cleaning, disinfection, sterilisation or refurbishing between uses

6.2.1. The UDI of such devices shall be placed on the device and be readable after each procedure to make the device ready for the next use.

6.2.2. The UDI-PI characteristics such as the lot or serial number shall be defined by the manufacturer.

6.3. Systems and procedure packs as referred to in Article 22

6.3.1. The natural or legal person referred to in Article 22 shall be responsible for identifying the system or procedure pack with a UDI including both UDI-DI and UDI-PI.

6.3.2. Device contents of system or procedure packs shall bear a UDI carrier on their packaging or on the device itself. Exemptions:

　(a) individual single-use disposable devices, the uses of which are generally known to the persons by whom they are intended to be used, which are contained within a system or procedure pack, and which are not intended for individual use outside the context of the system or procedure pack, shall not be required to bear their own UDI carrier;

　(b) devices that are exempted from bearing a UDI carrier on the relevant level of packaging shall not be required to bear a UDI carrier when included within a system or procedure pack.

6.3.3. Placement of the UDI carrier on systems or procedure packs

　(a) The system or procedure pack UDI carrier shall as a general rule be affixed to the outside of the packaging.

5.7. 새로운 UDI-DI에 대한 자료는 기기가 출시되는 시점에 이용 가능해야 한다.

5.8. 제조사는 새로운 UDI-DI를 필요로 하지 않는 요소에 대한 변경 후 30일 이내에 관련 UDI 데이터베이스를 업데이트해야 한다.

5.9. 자료 제출 및 업데이트를 위해 국제적으로 인정된 표준은, 가능한 대로, UDI 데이터베이스에 의해 사용되어야 한다.

5.10. UDI 데이터베이스의 사용자 인터페이스는 유럽연합의 모든 공용어로 이용 가능해야 한다. 그러나, 자유 원문 영역의 사용은 번역을 줄이도록 최소화해야 한다.

5.11. 시장에 더 이상 이용 가능하지 않은 기기에 관련된 자료는 UDI 데이터베이스에 유지되어야 한다.

6. 특정 기기 유형에 대한 규칙

6.1. 이식형 기기

6.1.1. 이식형 기기는, 가장 낮은 수준의 포장('단위 포장')에서, AIDC를 사용하여 UDI(UDI-DI+UDI-PI)가 식별되거나 표시되어야 한다;

6.1.2. UDI-PI는 적어도 다음의 특성을 가져야 한다:

　(a) 이식형 능동 기기의 시리얼 번호;

　(b) 다른 이식형 기기의 시리얼 번호 또는 로트 번호.

6.1.3. 이식형 기기의 UDI는 이식 전에 식별 가능해야 한다.

6.2. 사용 간에 세척, 소독, 멸균 또는 재손질을 필요로 하는 재사용 가능 기기

6.2.1. 이러한 기기의 UDI는 기기에 배치되어야 하며 다음 사용을 위해 기기를 준비하는 절차 이후에 판독 가능해야 한다.

6.2.2. 로트 또는 시리얼 번호와 같은 UDI-PI 특성은 제조사에 의해 정의되어야 한다.

6.3. 제22조에 언급된 시스템 및 시술팩

6.3.1. 제22조에 언급된 자연인 또는 법인은 UDI-DI와 UDI-PI 모두를 포함하는 UDI와 함께 시스템 또는 시술팩을 식별하는 데 책임이 있다.

6.3.2. 시스템 또는 시술팩의 기기 내용물은 포장 또는 기기 자체에 UDI 캐리어를 포함해야 한다. 예외사항:

　(a) 용도가 사용되도록 의도된 사람들에게 일반적으로 알려지며, 시스템 또는 시술팩 내에 포함되고, 시스템 또는 시술팩의 맥락 외부에서 개별 사용이 의도되지 않은, 개별 일회용 폐기 가능 기기는 자체 UDI 캐리어를 포함하도록 요구되지 않아야 한다;

　(b) 관련 수준의 포장에 UDI 캐리어를 포함하는 것으로부터 면제된 기기는 시스템 또는 시술팩 내에 포함될 경우 UDI 캐리어를 포함하도록 요구되지 않아야 한다.

6.3.3. 시스템 또는 시술팩에 UDI 캐리어 배치

　(a) 시스템 또는 시술팩 UDI 캐리어는 일반적으로 포장 외부에 부착되어야 한다.

MDR(EU) 2017/745	의료기기 규정(EU) 2017/745

(b) The UDI carrier shall be readable, or, in the case of AIDC, scannable, whether placed on the outside of the packaging of the system or procedure pack or inside transparent packaging.

6.4. Configurable devices:

6.4.1. A UDI shall be assigned to the configurable device in its entirety and shall be called the configurable device UDI.

6.4.2. The configurable device UDI-DI shall be assigned to groups of configurations, not per configuration within the group. A group of configurations is defined as the collection of possible configurations for a given device as described in the technical documentation.

6.4.3. A configurable device UDI-PI shall be assigned to each individual configurable device.

6.4.4. The carrier of the configurable device UDI shall be placed on the assembly that is most unlikely to be exchanged during the lifetime of the system and shall be identified as the configurable device UDI.

6.4.5. Each component that is considered a device and is commercially available on its own shall be assigned a separate UDI.

6.5. Device Software

6.5.1. UDI assignment Criteria

The UDI shall be assigned at the system level of the software. Only software which is commercially available on its own and software which constitutes a device in itself shall be subject to that requirement.

The software identification shall be considered to be the manufacturing control mechanism and shall be displayed in the UDI-PI.

6.5.2. A new UDI-DI shall be required whenever there is a modification that changes:

(a) the original performance;

(b) the safety or the intended use of the software;

(c) interpretation of data.

Such modifications include new or modified algorithms, database structures, operating platform, architecture or new user interfaces or new channels for interoperability.

6.5.3. Minor software revisions shall require a new UDI-PI and not a new UDI-DI.

Minor software revisions are generally associated with bug fixes, usability enhancements that are not for safety purposes, security patches or operating efficiency.

Minor software revisions shall be identified by a manufacturer-specific form of identification.

6.5.4. UDI placement criteria for software

(a) where the software is delivered on a physical medium, e.g. CD or DVD, each packaging level shall bear the human readable and AIDC representation of the complete UDI. The UDI that is applied to the physical medium containing the software and its packaging shall be identical to the UDI assigned to the system level software;

(b) the UDI shall be provided on a readily accessible screen for the user in an easily-readable plain-text

(b) UDI 캐리어는 판독 가능하거나 AIDC의 경우, 시스템 또는 시술팩의 포장 외부 또는 투명 포장 내부에 있는지 여부에 관계없이 스캔이 가능해야 한다.

6.4. 구성 가능한 기기

6.4.1. UDI는 구성 가능한 기기에 전체적으로 배정되어야 하며 구성 가능한 기기 UDI로 부른다.

6.4.2. 구성 가능한 기기 UDI-DI는 집단 내의 구성별이 아닌 구성의 집단에 배정되어야 한다. 구성의 집단은 기술 문서에 기술된 해당 기기에 대한 가능한 구성의 모음으로 규정된다.

6.4.3. 구성 가능한 기기 UDI-PI는 각 개별 구성 가능한 기기에 배정되어야 한다.

6.4.4. 구성 가능한 기기 UDI 캐리어는 시스템의 수명 기간 동안 거의 교환되지 않을 것 같은 조립부에 배치되어야 하고 구성 가능한 기기 UDI로 식별되어야 한다.

6.4.5. 기기로 간주되고 자체로 상업적 이용 가능한 각 구성 요소는 개별 UDI가 배정되어야 한다.

6.5. 기기 소프트웨어

6.5.1. UDI 배정 기준

UDI는 시스템 수준의 소프트웨어에 배정되어야 한다. 자체로 상업적 이용 가능한 소프트웨어와 그 체로 기기를 구성하는 소프트웨어만이 이 요구사항에 적용되어야 한다.

소프트웨어 식별은 제조 관리 메커니즘으로 간주되고 UDI-PI에 표시되어야 한다.

6.5.2. 다음을 변경하는 수정이 있을 때마다 새로운 UDI-DI가 요구된다:

(a) 원래 성능;

(b) 소프트웨어의 안전 또는 의도된 용도;

(c) 자료의 해석.

이러한 수정은 새로운 또는 수정 알고리즘, 데이터베이스 구조, 작동 플랫폼, 아키텍쳐 또는 상호 작동성을 위한 사용자 인터페이스 또는 새로운 채널.

6.5.3. 경미한 소프트웨어 개정은 새로운 UDI-PI를 필요로 하며 새로운 UDI-DI를 요구하지 않는다.

경미한 소프트웨어 개정은 일반적으로 버그 수정, 안전 목적이 아닌 사용성 향상, 보안 패치 또는 작동 효율성과 연관된다.

경미한 소프트웨어 개정은 제조사의 특정 식별 형식으로 식별되어야 한다.

6.5.4. 소프트웨어를 위한 UDI 배치 기준

(a) 소프트웨어가 예를 들어 CD 또는 DVD와 같은 물리적 매체로 인도되는 경우, 각 포장 수준은 완전한 UDI의 인간 판독 및 AIDC 표시를 포함해야 한다. 그 소프트웨어를 포함하는 물리적 매체와 포장에 적용되는 UDI는 시스템 수준의 소프트웨어에 배정된 UDI와 동일해야 한다.

(b) UDI는 'about' 파일과 같은 쉽게 판독 가능한 평문 형식으로 사용자를 위해 쉽게 접근 가능한 화면에 제공되거나,

MDR(EU) 2017/745	의료기기 규정(EU) 2017/745
format, such as an 'about' file, or included on the start-up screen;	시작 화면에 포함되어야 한다.
(c) software lacking a user interface such as middleware for image conversion, shall be capable of transmitting the UDI through an application programming interface(API);	(c) 영상 변환을 위한 미들웨어와 같은 사용자 인터페이스가 없는 소프트웨어는 애플리케이션 프로그래밍 인터페이스(API)를 통해 UDI를 전송할 수 있어야 한다.
(d) only the human readable portion of the UDI shall be required in electronic displays of the software. The marking of UDI using AIDC shall not be required in the electronic displays, such as 'about' menu, splash screen etc.;	(d) UDI의 인간 판독가능 부분만이 그 소프트웨어의 전자 표시장치에 요구된다. AIDC를 사용하는 UDI의 표시는 'about' 메뉴, 프로그램 로딩 중에 표시되는 화면 등과 같은 전자 표시장치에 요구되지 않아야 한다.
(e) the human readable format of the UDI for the software shall include the Application Identifiers(AI) for the standard used by the issuing entities, so as to assist the user in identifying the UDI and determining which standard is being used to create the UDI.	(e) 소프트웨어에 대한 인간 판독 가능 형식의 UDI는 사용자가 그 UDI를 식별하고 그 UDI를 생성하기 위해 사용되는 표준을 결정하도록 지원하기 위해 발행 기관에 의해 사용되는 표준을 위한 애플리케이션 식별자(AI)를 포함해야 한다.

Annex VII Requirements to be met by Notified Bodies

1. Organisational and General Requirements

1.1. Legal status and organisational structure

1.1.1. Each notified body shall be established under the national law of a Member State, or under the law of a third country with which the Union has concluded an agreement in this respect. Its legal personality and status shall be fully documented. Such documentation shall include information about ownership and the legal or natural persons exercising control over the notified body.

1.1.2. If the notified body is a legal entity that is part of a larger organisation, the activities of that organisation as well as its organisational structure and governance, and the relationship with the notified body shall be clearly documented. In such cases, the requirements of Section 1.2 are applicable to both the notified body and the organisation to which it belongs.

1.1.3. If a notified body wholly or partly owns legal entities established in a Member State or in a third country or is owned by another legal entity, the activities and responsibilities of those entities, as well as their legal and operational relationships with the notified body, shall be clearly defined and documented. Personnel of those entities performing conformity assessment activities under this Regulation shall be subject to the applicable requirements of this Regulation.

1.1.4. The organisational structure, allocation of responsibilities, reporting lines and operation of the notified body shall be such that they ensure that there is confidence in the performance by the notified body and in the results of the conformity assessment activities it conducts.

1.1.5. The notified body shall clearly document its organisational structure and the functions, responsibilities and authority of its top-level management and of other personnel who may have an influence upon the performance by the notified body and upon the results of its conformity assessment activities.

1.1.6. The notified body shall identify the persons in top-level management that have overall authority and responsibility for each of the following:

- the provision of adequate resources for conformity assessment activities;

부속서 VII 인증기관이 충족해야 할 요구사항

1. 조직 및 일반 요구사항

1.1. 법적 지위 및 조직 구조

1.1.1. 각 인증기관은 회원국의 국가법, 또는 관련하여 유럽연합이 협정을 체결한 제3국의 규정에 따라 설립되어야 한다. 그것의 법적 성격과 지위는 완전히 문서화되어야 한다. 그 문서화는 소유권과 그 인증기관에 대한 통제권을 행사하는 법인 또는 자연인에 관한 정보를 포함해야 한다.

1.1.2. 인증기관이 보다 큰 조직의 일부인 법적 기관인 경우, 그 조직의 구조 및 지배권뿐만 아니라 그 조직의 활동, 그리고 인증기관과의 관계가 명확하게 문서화되어야 한다. 이 경우, 1.2절의 요구사항이 그 인증기관 및 그 인증기관이 속하는 조직 모두에 적용된다.

1.1.3. 어떤 인증기관이 회원국 또는 제3국에 설립된 법적 기관을 전체적 또는 부분적으로 소유하거나 다른 법적 기관에 의해 소유된 경우, 그 인증기관의 법적 및 운영적 관계뿐만 아니라 그 법적 기관의 활동 및 책임이 명확하게 규정되어 문서화되어야 한다. 본 규정에 따라 적합성 평가 활동을 수행하는 그 기관들의 인력은 본 규정의 해당 요구사항의 적용을 받아야 한다.

1.1.4. 인증기관의 조직 구조, 책임의 배정, 보고선 및 운영은 인증기관의 성과와 수행하는 적합성 평가 활동의 결과에 확신이 있음을 보장하도록 이루어져야 한다.

1.1.5. 인증기관은 자신의 조직 구조와 직능, 인증기관의 성과와 적합성 평가 활동의 결과에 영향을 미칠 수 있는 최고위 경영진과 다른 인력의 책임과 권한을 명확하게 문서화해야 한다.

1.1.6. 인증기관은 다음의 각 사항에 대한 전반적인 권한과 책임을 가지는 최고위 경영진을 확인해야 한다.

- 적합성 평가 활동에 대한 적절한 자원의 제공;

MDR(EU) 2017/745	의료기기 규정(EU) 2017/745
- the development of procedures and policies for the operation of the notified body;	- 인증기관의 운영에 대한 절차 및 방침의 개발;
- the supervision of implementation of the procedures, policies and quality management systems of the notified body;	- 인증기관의 절차, 방침 및 품질경영시스템의 실행 감독;
- the supervision of the notified body's finances;	- 인증기관의 재무 감독;
- the activities and decisions taken by the notified body, including contractual agreements;	- 계약적 합의를 포함하는, 인증기관의 활동 및 결정
- the delegation of authority to personnel and/or committees, where necessary, for the performance of defined activities;	- 필요한 경우, 규정된 활동의 성과에 대한 인력 및/또는 위원회에 대한 권한의 위임;
- the interaction with the authority responsible for notified bodies and the obligations regarding communications with other competent authorities, the Commission and other notified bodies.	- 인증기관에 책임이 있는 당국과의 상호활동과 다른 관계 당국, 유럽위원회 및 다른 인증기관과의 소통에 관한 의무.

1.2. Independence and impartiality

1.2.1. The notified body shall be a third-party body that is independent of the manufacturer of the device in relation to which it performs conformity assessment activities. The notified body shall also be independent of any other economic operator having an interest in the device as well as of any competitors of the manufacturer. This does not preclude the notified body from carrying out conformity assessment activities for competing manufacturers.

1.2.2. The notified body shall be organised and operated so as to safeguard the independence, objectivity and impartiality of its activities. The notified body shall document and implement a structure and procedures for safeguarding impartiality and for promoting and applying the principles of impartiality throughout its organisation, personnel and assessment activities. Such procedures shall provide for the identification, investigation and resolution of any case in which a conflict of interest may arise, including involvement in consultancy services in the field of devices prior to taking up employment with the notified body. The investigation, outcome and its resolution shall be documented.

1.2.3. The notified body, its top-level management and the personnel responsible for carrying out the conformity assessment tasks shall not:

(a) be the designer, manufacturer, supplier, installer, purchaser, owner or maintainer of devices which they assess, nor the authorised representative of any of those parties. Such restriction shall not preclude the purchase and use of assessed devices that are necessary for the operations of the notified body and the conduct of the conformity assessment, or the use of such devices for personal purposes;

(b) be involved in the design, manufacture or construction, marketing, installation and use, or maintenance of the devices for which they are designated, nor represent the parties engaged in those activities;

(c) engage in any activity that may conflict with their independence of judgement or integrity in relation to conformity assessment activities for which they are designated;

(d) offer or provide any service which may jeopardise the confidence in their independence, impartiality or objectivity. In particular, they shall not offer or

1.2. 독립성 및 공정성

1.2.1. 인증기관은 적합성 평가 활동을 수행하는 것과 관련하여 기기의 제조사로부터 독립적인 제3기관이어야 한다. 인증기관은 또한 그 제조사의 경쟁자뿐만 아니라 누구든 그 기기에 이해관계를 가지는 다른 경제 운영자로부터도 독립적이어야 한다. 이는 인증기관이 경쟁하는 제조사에 대해 적합성 평가 활동을 수행하는 것을 배제하지 않는다.

1.2.2. 인증기관은 활동의 독립성, 객관성 및 공정성을 보호하도록 조직되고 운영되어야 한다. 인증기관은 공정성을 보호하고 조직, 인력 및 평가 활동의 전반에 걸쳐 공정성의 원칙을 촉진하고 적용하기 위한 구조 및 절차를 문서화하고 실행해야 한다. 이러한 절차는 어떤 경우이든, 인증기관의 고용관계를 시작하기 전에 그 기기 분야에서의 자문 서비스에 관여한 것을 포함하여 이해 관계의 충돌이 발생하는 경우의 파악, 조사 및 해결에 대해 규정되어야 한다. 조사 결과와 해결안은 문서화되어야 한다.

1.2.3. 인증기관, 최고위 경영진과 적합성 평가 활동을 수행하는 책임이 있는 인력은:

(a) 평가하는 기기의 제조사, 공급자, 설치자, 구매자, 소유자 또는 유지 관리자, 또는 누구든 이들의 유럽 대리인이 아니어야 한다. 이러한 제한은 인증기관의 운영과 적합성 평가의 수행 또는 개인적으로 그러한 기기의 사용을 위해 필요한 평가되는 기기의 구매 및 사용을 배제하지 않아야 한다;

(b) 그들이 지정된 기기의 설계, 제조나 구성, 마케팅, 설치 및 사용, 또는 유지 관리에 관련되거나 그 활동에 종사하는 당사자를 대리하지 않아야 한다;

(c) 어떤 것이든, 그들이 지정된 적합성 평가 활동에 관련하여 판단의 독립성 또는 무결 성과 충돌될 수 있는 활동에 종사하지 않아야 한다;

(d) 무엇이든, 독립성, 공정성 또는 객관성에 대한 신뢰도를 저해할 수 있는 서비스를 제안하거나 제공하지 않아야 한다. 특히, 그들은 제조사, 유럽 대리인, 공급자 또는

MDR(EU) 2017/745	의료기기 규정(EU) 2017/745
provide consultancy services to the manufacturer, its authorised representative, a supplier or a commercial competitor as regards the design, construction, marketing or maintenance of devices or processes under assessment, and	상업적 경쟁자에게 기기의 설계, 구조, 마케팅이나 유지관리 또는 평가 중인 프로세스에 관해서 자문 서비스를 제안하거나 제공하지 않아야 한다, 그리고
(e) be linked to any organisation which itself provides consultancy services as referred to in point(d). Such restriction does not preclude general training activities that are not client specific and that relate to regulation of devices or to related standards.	(e) 자체적으로 (d)항목에 언급된 자문 서비스를 제공하는 조직에 연계되지 않아야 한다. 이러한 제한은 고객에 특정되지 않고 기기의 규정 또는 관련 표준에 관련되는 일반 교육 활동을 배제하지 않는다.
1.2.4. Involvement in consultancy services in the field of devices prior to taking up employment with a notified body shall be fully documented at the time of employment and potential conflicts of interest shall be monitored and resolved in accordance with this Annex. Personnel who were formerly employed by a specific client, or provided consultancy services in the field of devices to that specific client prior to taking up employment with a notified body, shall not be assigned for conformity assessment activities for that specific client or companies belonging to the same group for a period of three years.	1.2.4. 인증기관과의 고용관계를 시작하기 전에 그 기기 분야에서의 자문 서비스에서의 관여는 그 고용 시점에 완전히 문서화되어야 하며 잠재적인 이해관계의 충돌은 본 부속서에 따라 모니터링되고 해결되어야 한다. 이전에 특정 고객에 고용되었거나 인증기관과의 고용관계를 시작하기 전에 그 특정 고객에게 그 기기 분야에서의 자문 서비스를 제공한 사람은 3년간 그 특정 고객이나 동일한 집단에 속하는 회사에 대한 적합성 평가 활동에 배정되지 않아야 한다.
1.2.5. The impartiality of notified bodies, of their top-level management and of the assessment personnel shall be guaranteed. The level of the remuneration of the top-level management and assessment personnel of a notified body and subcontractors, involved in assessment activities shall not depend on the results of the assessments. Notified bodies shall make publicly available the declarations of interest of their top-level management.	1.2.5. 인증기관, 최고위 경영진 그리고 평가 인력의 공정성은 보장되어야 한다. 평가 활동에 관련되는 인증기관 및 하청 계약자의 최고위 경영진 및 평가 인력의 보수 수준은 평가 결과에 좌우되지 않아야 한다. 인증기관은 최고위 경영진의 이해관계 선언문을 공개적으로 이용 가능하게 해야 한다.
1.2.6. If a notified body is owned by a public entity or institution, independence and absence of any conflict of interest shall be ensured and documented between, on the one hand, the authority responsible for notified bodies and/or the competent authority and, on the other hand, the notified body.	1.2.6. 어떤 인증기관이 공공 기관이나 단체에 의해 소유된 경우, 어떤 것이든, 독립성과 이해관계의 충돌이 없음은 한 편으로는 인증기관에 책임이 있는 당국 및/또는 관계 당국과, 다른 한편으로는 그 인증기관 간에 보장되고 문서화되어야 한다.
1.2.7. The notified body shall ensure and document that the activities of its subsidiaries or subcontractors, or of any associated body, including the activities of its owners do not affect its independence, impartiality or the objectivity of its conformity assessment activities.	1.2.7. 인증기관은 소유주의 활동을 포함하여 자회사 또는 하청 계약자 또는 관련 기관의 활동이 자신의 독립성, 공정성 또는 적합성 평가 활동의 객관성에 영향을 주지 않음을 확인하고 문서화해야 한다.
1.2.8. The notified body shall operate in accordance with a set of consistent, fair and reasonable terms and conditions, taking into account the interests of small and medium-sized enterprises as defined in Recommendation 2003/361/EC in relation to fees.	1.2.8. 인증기관은 수수료에 관련된 권고안 2003/32/EC에 규정된 중소기업의 권익을 고려하여, 일관되고, 공정하며 합리적인 일련의 조건에 따라 운영되어야 한다.
1.2.9. The requirements laid down in this Section in no way preclude exchanges of technical information and regulatory guidance between a notified body and a manufacturer applying for conformity assessment.	1.2.9. 본 절에 규정된 요구사항은 인증기관과 적합성 활동을 신청하는 제조사 간의 기술 정보 및 규정 지침의 교환을 결코 배제하지 않는다.
1.3. Confidentiality	1.3. 기밀성
1.3.1. The notified body shall have documented procedures in place ensuring that its personnel, committees, subsidiaries, subcontractors, and any associated body or personnel of external bodies respect the confidentiality of the information which comes into its possession during the performance of conformity assessment activities, except when disclosure is required by law.	1.3.1. 인증기관은 법적으로 공개가 요구된 경우를 제외하고, 인력, 위원회, 자회사, 하청 계약자, 그리고 연관된 기관이나 외부 기관의 인력이 적합성 평가 활동의 수행 중에 보유하게 된 정보의 기밀성을 고려함을 보장하는 적절하게 문서화된 절차를 보유해야 한다.
1.3.2. The personnel of a notified body shall observe professional secrecy in carrying out their tasks under this Regulation or any provision of national law giving effect to it, except in relation to the authorities responsible for notified bodies, competent authorities for	1.3.2. 인증기관의 인력은 인증기관에 책임이 있는 당국, 회원국의 의료기기에 대한 관계 당국 또는 유럽위원회에 관련된 것을 제외하고, 본 규정 또는 무엇이든 인증기관에 유효한 국가법의 조항에 따른 직무를 수행하는 데 직업적 비밀 엄수를 준수해야 한다. 소유권은 보호되어야 한다. 인증

MDR(EU) 2017/745	의료기기 규정(EU) 2017/745
medical devices in the Member States or the Commission. Proprietary rights shall be protected. The notified body shall have documented procedures in place in respect of the requirements of this Section.	기관은 본 절의 요구사항에 관한 적절한 문서화된 절차를 보유해야 한다.
1.4. Liability	1.4. 책임
1.4.1. The notified body shall take out appropriate liability insurance for its conformity assessment activities, unless liability is assumed by the Member State in question in accordance with national law or that Member State is directly responsible for the conformity assessment.	1.4.1. 인증기관은 해당 회원국이 국가법에 따라 책임을 지지 않거나 그 회원국이 적합성 평가에 직접 책임이 없다면 해당 적합성 평가 활동을 위해 적절한 책임 보험에 가입해야 한다.
1.4.2. The scope and overall financial value of the liability insurance shall correspond to the level and geographic scope of activities of the notified body and be commensurate with the risk profile of the devices certified by the notified body. The liability insurance shall cover cases where the notified body may be obliged to withdraw, restrict or suspend certificates.	1.4.2. 그 책임 보험의 범위 및 전반적인 재정적 가치는 그 인증기관의 활동 수준 및 지리적 범위와 부합해야 하며 그 인증기관이 인증한 기기의 위험성 측면에 비례해야 한다. 그 책임 보험은 인증기관이 인증서 철회, 제한 또는 중지를 의무화할 수 있는 경우를 포함해야 한다.
1.5. Financial requirements	1.5. 재정적 요구사항
The notified body shall have at its disposal the financial resources required to conduct its conformity assessment activities within its scope of designation and related business operations. It shall document and provide evidence of its financial capacity and its long-term economic viability, taking into account, where relevant, any specific circumstances during an initial start-up phase.	인증기관은 지정 범위 및 관련 업무 운영 범위 내에서 적합성 평가 활동을 수행하는 데 필요한 재정적 자원을 자체 재량으로 보유해야 한다. 인증기관은 관련되는 경우, 최초 창립 단계 과정에서 어떤 것이든 특정 상황을 고려하여 재무 능력과 장기 경제적 실행 가능성의 증거를 문서화하고 제공해야 한다.
1.6. Participation in coordination activities	1.6. 조정 활동 참여
1.6.1. The notified body shall participate in, or ensure that its assessment personnel is informed of, any relevant standardisation activities and in the activities of the notified body coordination group referred to in Article 49 and that its assessment and decision-making personnel are informed of all relevant legislation, guidance and best practice documents adopted in the framework of this Regulation.	1.6.1. 인증기관은 어떤 것이든, 관련 표준화 활동과 49조에 언급된 인증기관조정 집단의 활동에 참여하거나 평가 인력이 관련 표준화 활동에 대해 통보받음을 보장해야 하며 평가 및 의사 결정 인력이 본 규정의 틀에서 채택된 모든 관련 규정, 지침 및 최선 실무 문서에 대해 통보 받음을 보장해야 한다.
1.6.2. The notified body shall take into consideration guidance and best practice documents.	1.6.2. 인증기관은 지침 및 최선 실무 문서를 고려해야 한다.
2. Quality Management Requirements	2. 품질경영 요구사항
2.1. The notified body shall establish, document, implement, maintain and operate a quality management system that is appropriate to the nature, area and scale of its conformity assessment activities and is capable of supporting and demonstrating the consistent fulfilment of the requirements of this Regulation.	2.1. 인증기관은 자신의 적합성 평가 활동의 본질, 분야 그리고 규모에 적절하고 본 규정의 요구사항의 일관된 충족을 지원하고 입증할 수 있는 품질 경영시스템을 수립 문서화 및 실행, 유지관리 및 운영해야 한다.
2.2. The quality management system of the notified body shall address at least the following:	2.2. 인증기관의 품질경영시스템은 적어도 다음을 다루어야 한다:
- management system structure and documentation, including policies and objectives for its activities;	- 자신의 활동을 위한 방침 및 목표를 포함한, 경영 시스템 구조 및 문서화;
- policies for assignment of activities and responsibilities to personnel;	- 활동의 배정 방침과 인력에 대한 책임;
- assessment and decision-making processes in accordance with the tasks, responsibilities and role of the notified body's personnel and top-level management;	- 인증기관의 인력과 상위 수준의 경영진의 직무, 책임 및 역할에 따른 평가 및 의사 결정;
- the planning, conduct, evaluation and, if necessary, adaptation of its conformity assessment procedures;	- 적합성 평가 절차의 계획, 수행, 평가 그리고, 필요한 경우, 적응;
- control of documents;	- 문서의 관리;
- control of records;	- 기록의 관리;
- management reviews;	- 경영 검토;

| MDR(EU) 2017/745 | 의료기기 규정(EU) 2017/745 |

- internal audits;
- corrective and preventive actions;
- complaints and appeals; and
- continuous training.

Where documents are used in various languages, the notified body shall ensure and control that they have the same content.

2.3. The top-level management of the notified body shall ensure that the quality management system is fully understood, implemented and maintained throughout the notified body organisation including subsidiaries and subcontractors involved in conformity assessment activities pursuant to this Regulation.

2.4. The notified body shall require all personnel to formally commit themselves by a signature or equivalent to comply with the procedures defined by the notified body. That commitment shall cover aspects relating to confidentiality and to independence from commercial and other interests, and any existing or prior association with clients. The personnel shall be required to complete written statements indicating their compliance with confidentiality, independence and impartiality principles.

3. Resource Requirements

3.1. General

3.1.1. Notified bodies shall be capable of carrying out all the tasks falling to them under this Regulation with the highest degree of professional integrity and the requisite competence in the specific field, whether those tasks are carried out by notified bodies themselves or on their behalf and under their responsibility.

In particular, notified bodies shall have the necessary personnel and possess or have access to all equipment, facilities and competence needed to perform properly the technical, scientific and administrative tasks entailed in the conformity assessment activities in relation to which they have been designated.

Such requirement presupposes at all times and for each conformity assessment procedure and each type of devices in relation to which they have been designated, that the notified body has permanent availability of sufficient administrative, technical and scientific personnel who possess experience and knowledge relating to the relevant devices and the corresponding technologies. Such personnel shall be in sufficient numbers to ensure that the notified body in question can perform the conformity assessment tasks, including the assessment of the medical functionality, clinical evaluations and the performance and safety of devices, for which it has been designated, having regard to the requirements of this Regulation, in particular, those set out in Annex I.

A notified body's cumulative competences shall be such as to enable it to assess the types of devices for which it is designated. The notified body shall have sufficient internal competence to critically evaluate assessments conducted by external expertise. Tasks which a notified body is precluded from subcontracting are set out in Section 4.1.

Personnel involved in the management of the operation of a notified body's conformity assessment activities for devices shall have appropriate knowledge to set up and operate a system for the selection of assessment and

- 내부 감사;
- 시정 및 예방 조치;
- 불만사항 및 항의; 그리고
- 지속적인 교육.

문서가 여러 언어로 사용된 경우, 인증기관은 그것들이 동일한 내용임을 보증하고 관리해야 한다.

2.3. 인증기관의 최고위 경영진은 품질경영시스템이 본 규정에 따른 적합성 평가 활동에 관련된 자회사 및 하청 계약자를 포함하는 인증기관조직 전체에 걸쳐 완전히 이해되고, 실행되며 유지 관리됨을 보증해야 한다.

2.4. 인증기관은 모든 인력이 인증기관에 의해 규정된 절차를 준수하기 위해 서명 또는 동등한 방법으로 공식적으로 스스로 약속하도록 요구해야 한다. 그 약속은 기밀성과 상업적 그리고 다른 이해관계로부터의 독립성에 관련된 측면과 무엇이든 고객과의 현재 또는 이전의 관련성을 포함해야 한다. 인력들은 기밀성, 독립성 및 공정성 원칙의 준수를 나타내는 서면 진술문을 완성하도록 요구되어야 한다.

3. 자원 요구사항

3.1. 일반사항

3.1.1. 인증기관은 본 규정에 따라 부과된 모든 직무가 인증기관의 책임으로 자체 또는 대신 수행되는지 여부와 관계없이 그 모든 직무를 특정 분야에서의 최고 수준의 전문적 완전 무결성과 필수적인 역량으로 수행할 수 있어야 한다.

특히, 인증기관은 지정된 적합성 평가 활동과 관련하여 수반된 기술적, 과학적 그리고 행정적 직무를 적절하게 수행하기 위해 필요한 인력과 모든 장비, 시설 그리고 역량을 보유하거나 그것들에 접근할 수 있어야 한다.

이러한 요구사항은 언제나 그리고 각각의 적합성 평가 절차와 인증기관들에 지정된 적합성 평가 절차에 관련된 각각의 기기 형식에 대해, 인증기관이 관련된 기기와 상응하는 기술에 관련되는 경험과 지식을 보유한 충분한 행정적, 기술적 그리고 과학적인 인력의 영구적으로 이용 가능성을 가지고 있음을 전제로 한다. 이러한 인력은 해당 인증기관이 본 규정의 요구사항, 특히, 부속서 I에 명시된 요구사항을 고려하여, 지정된 기기의 의학적 기능성, 임상 평가와 성능 및 안전성의 평가를 포함하는 적합성 평가 직무를 수행할 수 있음을 보장하기에 충분한 수여야 한다.

인증기관의 축적된 역량은 지정된 기기의 유형을 평가할 수 있어야 한다. 인증기관은 외부 전문가에 의해 수행되는 평가를 비판적으로 평가할 수 있는 충분한 내부 역량을 갖추어야 한다. 인증기관이 하도급에서 배제되는 직무는 제4.1절에 명시되어 있다.

기기에 대한 인증기관의 적합성 평가 활동 운영의 관리에 관여하는 인력은 평가 및 검증활동을 수행하고 실행하는 인력이 자신에게 필요한 직무를 완수할 능력이 있음을 보장하도록, 평가 및 검증 인력의 선정, 역량 검증, 권한 부여 및

MDR(EU) 2017/745	의료기기 규정(EU) 2017/745
verification staff, for verification of their competence, for authorisation and allocation of their tasks, for organisation of their initial and ongoing training and for the assignment of their duties and the monitoring of those staff, in order to ensure that personnel who carry out and perform assessment and verification operations are competent to fulfil the tasks required of them.	직무 배정, 최초 및 지속 교육의 조직 그리고 임무 배정 및 모니터링을 위한 시스템을 설치하고 운영하는 데 필요한 적절한 지식을 갖추고 있어야 한다.
The notified body shall identify at least one individual within its top-level management as having overall responsibility for all conformity assessment activities in relation to devices.	인증기관은 기기와 관련된 모든 적합성 평가 활동에 대한 전반적인 책임을 지는 최고 경영진 내에서 최소한 한 사람을 확인해야 한다.

3.1.2. The notified body shall ensure that personnel involved in conformity assessment activities maintain their qualification and expertise by implementing a system for exchange of experience and a continuous training and education programme.

3.1.2. 인증기관은 적합성 평가 활동에 관련된 인력이 경험 교환과 지속적 훈련 및 교육 프로그램에 대한 시스템을 실행함으로써 그들의 자격과 전문성을 유지함을 보장해야 한다.

3.1.3. The notified body shall clearly document the extent and limits of duties and responsibilities and the level of authorisation of the personnel, including any subcontractors and external experts, involved in conformity assessment activities and inform those personnel accordingly.

3.1.3. 인증기관은 적합성 평가 활동에 관련된 하청 계약자 및 외부 전문가를 포함하는 인력의 직무 및 책임 범위 및 한계 그리고 권한 부여 수준을 문서화해야 하며, 그들에게 적절하게 통지해야 한다.

3.2. Qualification criteria in relation to personnel

3.2. 인력 관련 자격 부여 기준

3.2.1. The Notified Body shall establish and document qualification criteria and procedures for selection and authorisation of persons involved in conformity assessment activities, including as regards knowledge, experience and other competence required, and the required initial and ongoing training. The qualification criteria shall address the various functions within the conformity assessment process, such as auditing, product evaluation or testing, technical documentation review and decision-making, as well as the devices, technologies and areas, such as biocompatibility, sterilisation, tissues and cells of human and animal origin and clinical evaluation, covered by the scope of designation.

3.2.1. 인증기관은 적합성 평가 활동에 관련되는 인력의 선정과 권한 부여에 관하여 요구되는 지식, 경험 및 다른 자격, 그리고 요구되는 최초 및 지속 교육을 포함하는 자격 부여 기준 및 절차를 수립하여 문서화해야 한다. 자격 부여 기준 은 기기, 기술 그리고 생체 적합성, 멸균, 인체 및 동물 유래의 조직 및 세포와 임상 평가와 같은 분야뿐만 아니라 심사, 제품 평가 또는 시험, 기술 문서 검토 및 결정과 같은 적합성 평가 프로세스 내의 각종 기능을 다루어야 한다.

3.2.2. The qualification criteria referred to in Section 3.2.1 shall refer to the scope of a notified body's designation in accordance with the scope description used by the Member State for the notification referred to in Article 42(3), providing a sufficient level of detail for the required qualification within the subdivisions of the scope description.

3.2.2. 제3.2.1절에 인용된 자격 부여 기준은 범위 기술사항의 부속 분야 내의 요구되는 자격에 대한 충분한 수준의 상세내용을 규정하는, 제42(3)조에 인용된 공인을 위해 회원국에 의해 사용되는 범위 기술사항에 따른 인증기관 지정 범위를 참조해야 한다.

Specific qualification criteria shall be defined at least for the assessment of:

특정 자격 부여 기준은 최소한 다음의 평가에 관하여 규정되어야 한다:

- the pre-clinical evaluation,
- clinical evaluation,
- tissues and cells of human and animal origin,
- functional safety,
- software,
- packaging,
- devices that incorporate as an integral part a medicinal product,
- devices that are composed of substances or of combinations of substances that are absorbed by or locally dispersed in the human body and
- the different types of sterilisation processes.

- 전임상 평가;
- 임상 평가;
- 인세 및 통물 유래의 조직 및 세포;
- 기능 안전;
- 소프트웨어;
- 포장;
- 의약품을 성분으로 포함하는 기기;
- 신체에 흡수되거나 국부적으로 분산되는 물질 또는 물질의 조합을 포함하는 기기, 그리고
- 각 유형의 멸균 공정

MDR(EU) 2017/745	의료기기 규정(EU) 2017/745
3.2.3. The personnel responsible for establishing qualification criteria and for authorising other personnel to perform specific conformity assessment activities shall be employed by the notified body itself and shall not be external experts or subcontracted. They shall have proven knowledge and experience in all of the following: - Union devices legislation and relevant guidance documents; - the conformity assessment procedures provided for in this Regulation; - a broad base of knowledge of device technologies and the design and manufacture of devices; - the notified body's quality management system, related procedures and the required qualification criteria; - training relevant to personnel involved in conformity assessment activities in relation to devices; - adequate experience in conformity assessments under this Regulation or previously applicable law within a notified body. 3.2.4. The notified body shall have permanent availability of personnel with relevant clinical expertise and where possible such personnel shall be employed by the notified body itself. Such personnel shall be integrated throughout the notified body's assessment and decision-making process in order to: - identify when specialist input is required for the assessment of the clinical evaluation conducted by the manufacturer and identify appropriately qualified experts; - appropriately train external clinical experts in the relevant requirements of this Regulation, CS, guidance and harmonised standards and ensure that the external clinical experts are fully aware of the context and implications of their assessment and the advice they provide; - be able to review and scientifically challenge the clinical data contained within the clinical evaluation, and any associated clinical investigations, and appropriately guide external clinical experts in the assessment of the clinical evaluation presented by the manufacturer; - be able to scientifically evaluate and, if necessary, challenge the clinical evaluation presented, and the results of the external clinical experts' assessment of the manufacturer's clinical evaluation; - be able to ascertain the comparability and consistency of the assessments of clinical evaluations conducted by clinical experts; - be able to make an assessment of the manufacturer's clinical evaluation and a clinical judgement of the opinion provided by any external expert and make a recommendation to the notified body's decision maker; and - be able to draw up records and reports demonstrating that the relevant conformity assessment activities have been appropriately carried out. 3.2.5. The personnel responsible for carrying out product-related reviews(product reviewers), such as technical documentation reviews or type examination, including aspects such as clinical evaluation, biological safety,	3.2.3. 자격 부여 기준을 수립하고 특정 적합성 평가 활동을 수행하는 인력의 권한을 부여하는 책임이 있는 인력은 해당 인증기관에 의해 고용되어야 하며 외부 전문가 또는 하청계약이 아니어야 한다. 그들은 다음의 모든 사항에서의 입증된 지식과 경험을 가지고 있어야 한다: - 유럽연합의 기기 규정 및 관련 지침문서; - 본 법규에 규정된 적합성 평가 절차; - 기기의 기술 및 기기의 설계 및 제조에 대한 광범위한 지식 기반; - 인증기관의 품질경영시스템, 관련 절차 및 요구되는 자격 부여 기준; - 기기에 관련된 적합성 평가 활동에 포함된 인력에 대한 교육; - 본 규정 또는 인증기관 내에서 이전에 적용한 규정에 따른 적합성 평가에 대한 적절한 경험. 3.2.4. 인증기관은 관련 임상 전문성을 가진 인력의 영구적 이용 가능성을 보유해야 하며 가능한 경우, 그러한 인력은 인증기관에 의해 고용되어야 한다. 그러한 인력은 다음을 위하여 인증기관의 평가 및 결정 프로세스 전체에 걸쳐 결합되어야 한다: - 제조사에 의해 수행된 임상평가의 사정을 위해 전문가 입력이 필요한 시기를 파악하고 적절하게 자격이 부여된 전문가를 확인; - 본 규정, CS, 지침 및 조화 규격의 관련 요 구사항에서 외부 임상 전문가들을 적절하게 교육하고 그 외부 전문가들이 자신들이 제공하는 평가 및 조언의 맥락 및 영향을 충분히 인지하고 있음을 보장; - 임상평가, 그리고 연관된 임상 시험에 포함된 임상자료를 검토하고 과학적으로 조사할 수 있어야 하고, 제조사에 의해 제시된 임상 평가의 사정에서 외부 임상 전문가들을 적절하게 안내; - 제시된 임상평가, 그리고 제조사의 임상평가에 대한 외부 임상 전문가의 사정결과를 과학적으로 평가할 수 있어야 하고, 필요한 경우, 조사할 수 있어야 함; - 임상 전문가들에 의해 수행된 임상 평가사 정의 비교 가능성과 일관성을 확인할 있어야 함; - 제조사의 임상평가와 누구든 외부 전문가에 의해 제공된 의견의 임상적 판단에 대한 사정을 수행하고 인증기관의 결정권자에게 권고할 수 있어야 함; - 관련 적합성 평가 활동이 적절하게 수행되었음을 입증하는 기록 및 보고서를 작성할 수 있어야 함. 3.2.5. 예를 들면, 임상평가, 생물학적 안전성, 멸균 및 소프트웨어 유효성 확인을 포함하는 기술문서 검토 또는 형식 검사와 같은 제품 관련 검토를 수행할 책임이 있는 인력(제품 검토자)은 다음의 입증된 자격 요건 모두를 충족해야 한다:

MDR(EU) 2017/745	의료기기 규정(EU) 2017/745
sterilisation and software validation, shall have all of the following proven qualifications: - successful completion of a university or a technical college degree or equivalent qualification in relevant studies, e.g. medicine, pharmacy, engineering or other relevant sciences; - four years' professional experience in the field of healthcare products or related activities, such as in manufacturing, auditing or research, of which two years shall be in the design, manufacture, testing or use of the device or technology to be assessed or related to the scientific aspects to be assessed; - knowledge of device legislation, including the general safety and performance requirements set out in Annex I; - appropriate knowledge and experience of relevant harmonised standards, CS and guidance documents; - appropriate knowledge and experience of risk management and related device standards and guidance documents; - appropriate knowledge and experience of clinical evaluation; - appropriate knowledge of the devices which they are assessing; - appropriate knowledge and experience of the conformity assessment procedures laid down in Annexes IX to XI, in particular of the aspects of those procedures for which they are responsible, and adequate authorisation for carrying out those assessments; - the ability to draw up records and reports demonstrating that the relevant conformity assessment activities have been appropriately carried out.	- 의학, 약학, 공학 또는 기타 관련 과학과 같은 관련 연구에서 대학 또는 전문대학 졸업 학위 또는 이와 동등한 자격을 성공적으로 완수한 경우; - 건강관리 제품분야 또는 제조, 심사 또는 연구와 같은 관련 활동에서 4년간의 경력, 그중의 2년은 평가되는 또는 평가되는 과학적 속성에 관련된 기기 또는 기술의 설계, 제조, 시험 또는 사용 분야이어야 한다; - 부속서 I에 명시된 일반 안전 및 성능 요구 사항을 포함하는 기기 규정에 대한 지식; - 관련 조화 규격, CS 및 지침 문서에 대한 적절한 지식 및 경험; - 위험 관리 및 관련 기기 표준과 지침 문서에 대한 적절한 지식과 경험; - 임상평가에 대한 적절한 지식과 경험; - 평가하는 기기에 대한 적절한 지식; - 부속서 IX에서 XI에 규정된 적합성 평가 절차, 특히, 책임이 있는 절차의 속성, 그리고 그러한 평가를 수행하기 위한 적절한 승인에 대한 적절한 지식과 경험; - 관련 적합성 평가 활동이 적절하게 수행되었음을 입증하는 기록 및 보고서 작성 능력.

3.2.6. The personnel responsible for carrying out audits of the manufacturer's quality management system(site auditors) shall have all of the following proven qualifications:

- successful completion of a university or a technical college degree or equivalent qualification in relevant studies, such as medicine, pharmacy, engineering or other relevant sciences;

- four years' professional experience in the field of healthcare products or related activities, such as in manufacturing, auditing or research, of which two years shall be in the area of quality management;

- appropriate knowledge of devices legislation as well as related harmonised standards, CS and guidance documents;

- appropriate knowledge and experience of risk management and related device standards and guidance documents;

- appropriate knowledge of quality management systems and related standards and guidance documents;

- appropriate knowledge and experience of the conformity assessment procedures laid down in Annexes IX to XI, in particular of the aspects of those procedures for which they are responsible, and adequate authorisation for carrying out those audits;

- training in auditing techniques enabling them to challenge quality management systems;

3.2.6. 제조사의 품질경영시스템의 심사를 수행할 책임이 있는 인력(현장 심사원)은 다음의 입증된 자격 모두를 충족해야 한다:

- 의학, 약학, 공학 또는 기타 관련 과학과 같은 관련 연구에서 대학 또는 전문대학 졸업 학위 또는 이와 동등한 자격을 성공적으로 완수한 경우;

- 건강관리 제품분야 또는 제조, 심사 또는 연구와 같은 관련 활동에서 4년간의 경력, 그중의 2년은 품질경영 분야에 있어야 한다;

- 관련 조화 규격, CS 및 지침 문서뿐만 아니라 기기 규정에 대한 적절한 지식 및 경험;

- 위험 관리 및 관련 기기 표준과 지침 문서에 대한 적절한 지식과 경험;

- 품질경영시스템과 관련 표준 및 지침 문서에 대한 적절한 지식과 경험;

- 부속서 IX에서 XI에 규정된 적합성 평가 절차, 특히, 책임이 있는 절차의 속성, 그리고 그러한 심사를 수행하기 위한 적절한 승인에 대한 적절한 지식과 경험;

- 품질경영시스템을 조사할 수 있게 하는 심사기법에 대한 교육;

MDR(EU) 2017/745

- the ability to draw up records and reports demonstrating that the relevant conformity assessment activities have been appropriately carried out.

3.2.7. The personnel with overall responsibility for final reviews and decision-making on certification shall be employed by the notified body itself and shall not be external experts or be subcontracted. Those personnel shall, as a group, have proven knowledge and comprehensive experience of all of the following:

- devices legislation and relevant guidance documents;

- the device conformity assessments relevant to this Regulation;

- the types of qualifications, experience and expertise relevant to device conformity assessment;

- a broad base of knowledge of device technologies, including sufficient experience of conformity assessment of devices being reviewed for certification, the device industry and the design and manufacture of devices;

- the notified body's quality management system, related procedures and the required qualifications for personnel involved;

- the ability to draw up records and reports demonstrating that the conformity assessment activities have been appropriately carried out.

3.3. Documentation of qualification, training and authorisation of personnel

3.3.1. The notified body shall have a procedure in place to fully document the qualification of each member of personnel involved in conformity assessment activities and the satisfaction of the qualification criteria referred to in Section 3.2. Where in exceptional circumstances the fulfilment of the qualification criteria set out in Section 3.2. cannot be fully demonstrated, the notified body shall justify to the authority responsible for notified bodies the authorisation of those members of personnel to carry out specific conformity assessment activities.

3.3.2. For all of its personnel referred to in Sections 3.2.3 to 3.2.7, the notified body shall establish and maintain up to date:

- a matrix detailing the authorisations and responsibilities of the personnel in respect of conformity assessment activities; and

- records attesting to the required knowledge and experience for the conformity assessment activity for which they are authorised. The records shall contain a rationale for defining the scope of the responsibilities for each of the assessment personnel and records of the conformity assessment activities carried out by each of them.

3.4. Subcontractors and external experts

3.4.1. Notified bodies may, without prejudice to Section 3.2, subcontract certain clearly defined component parts of a conformity assessment activity.

The subcontracting of the auditing of quality management systems or of product related reviews as a whole shall not be permitted; nevertheless parts of those activities may be conducted by subcontractors and external auditors and experts working on behalf of the

의료기기 규정(EU) 2017/745

- 관련 적합성 평가 활동이 적절하게 수행되었음을 입증하는 기록 및 보고서 작성 능력.

3.2.7. 최종검토 및 인증에 대한 결정에 전반적 책임을 지는 인력은 인증기관에 고용되어야 하며 외부 전문가 또는 하청계약이 아니어야 한다. 그러한 인력은 집단으로서 다음의 모두에 대한 입증된 지식과 포괄적인 경험이 있어야 한다:

- 기기 규정 및 관련 지침문서;

- 본 규정에 관련된 기기 적합성 평가;

- 기기 적합성 평가에 관련된 자격, 경험 및 전문성의 유형;

- 인증을 위해 검토되는 기기의 적합성 평가, 기기 산업분야 및 기기의 설계 및 제조에 관한 충분한 경험을 포함하는 기기 기술 지식의 광범위한 기반;

- 인증기관의 품질경영시스템, 관련 절차 및 관련된 인력에 대한 필요한 자격;

- 적합성 평가 활동이 적절하게 수행되었음을 입증하는 기록 및 보고서 작성 능력.

3.3. 인력의 자격 부여, 교육 및 권한 부여의 문서화

3.3.1. 인증기관은 적합성 평가 활동에 관련된 각 인력의 자격 부여와 제3.2절에 인용된 자격 기준의 충족여부를 충분히 문서화하기 위한 절차를 수립해야 한다. 예외적 상황에 제3.2절에 명시된 자격 기분의 충족이 충분히 입증될 수 없는 경우, 인증기관은 인증기관을 책임지는 당국에 적합성 평가 활동을 수행하는 그 인력들의 권한 부여에 대한 충분한 근거를 제시해야 한다.

3.3.2. 제3.2.3에서 제3.2.7절에 인용된 인력 모두에 대해, 인증기관은 다음을 최신으로 수립하여 유지해야 한다:

- 적합성 평가 활동에 관한 인력의 권한 및 책임을 상세 기술한 매트릭스; 그리고

- 권한이 부여된 적합성 평가 활동에 요구되는 지식과 경험을 증명하는 기록. 그 기록은 각 평가 인력에 대한 책임 범위를 정의하기 위한 이론적 근거와 그들 각각에 의해 수행된 적합성 평가 활동의 기록을 포함해야 한다.

3.4. 하청 계약자 및 외부 전문가

3.4.1. 인증기관은 제3.2절을 위배하지 않고 적합성 평가 활동의 명확하게 정의된 구성 부분을 하청할 수 있다.

품질경영시스템의 심사 또는 제품 관련 검토를 전체로 하청하는 것은 허용되지 않아야 한다; 그럼에도 불구하고, 그 활동의 일부는 인증기관을 대신하는 하청 계약자와 외부 심사원 및 전문가에 의해 수행될 수 있다. 해당 인증기관은 특정 직무를 수행하기 위한 하청 계약자 및 전문가의 적격성에

MDR(EU) 2017/745	의료기기 규정(EU) 2017/745

notified body. The notified body in question shall retain full responsibility for being able to produce appropriate evidence of the competence of subcontractors and experts to fulfil their specific tasks, for making a decision based on a subcontractor's assessment and for the work conducted by subcontractors and experts on its behalf.

대한 적절한 증거를 생성할 수 있어야 하는, 하청 계약자의 평가에 근거한 결정 그리고 인증기관 대신 하청 계약자 및 전문가에 의해 수행된 작업에는 전적인 책임을 져야 한다.

The following activities may not be subcontracted by notified bodies:

다음의 활동은 인증기관에 의해 하청 계약될 수 없다:

- review of the qualifications and monitoring of the performance of external experts;

- 외부 전문가의 자격 부여 검토 및 성과 모니터링;

- auditing and certification activities where the subcontracting in question is to auditing or certification organisations;

- 해당 하청 계약이 심사 또는 인증기관에 되는 경우 심사 및 인증 활동;

- allocation of work to external experts for specific conformity assessment activities; and

- 특정 적합성 평가 활동에 대한 외부 전문가에 작업의 배정; 그리고

- final review and decision making functions.

- 최종 검토 및 결정 기능.

3.4.2. Where a notified body subcontracts certain conformity assessment activities either to an organisation or an individual, it shall have a policy describing the conditions under which subcontracting may take place, and shall ensure that:

3.4.2. 인증기관이 조직 또는 자연인에 어떤 적합성 평가 활동을 하청 계약하는 경우, 하청 계약이 이루어질 수 있는 조건을 기술하는 방침이 있어야 하며 다음을 보장해야 한다:

- the subcontractor meets the relevant requirements of this Annex;

- 하청 계약자는 본 부속서의 관련 요구사항을 충족한다;

- subcontractors and external experts do not further subcontract work to organisations or personnel; and

- 하청 계약자는 및 외부 전문가는 조직 또는 개인에게 작업을 달리 하청 계약하지 않아야 한다; 그리고

- the natural or legal person that applied for conformity assessment has been informed of the requirements referred to in the first and second indent.

- 적합성 평가를 신청한 자연인 또는 법인은 첫째 및 둘째 들여 쓴 부분에 인용된 요구 사항을 통보받아야 한다.

Any subcontracting or consultation of external personnel shall be properly documented, shall not involve any intermediaries and shall be subject to a written agreement covering, among other things, confidentiality and conflicts of interest. The notified body in question shall take full responsibility for the tasks performed by subcontractors.

무엇이든 외부 인원의 하청 계약 또는 자문은 적절하게 문서화되어야 하고, 누구든 중재인을 포함하지 않아야 하며, 무엇보다도 기밀 유지와 이해 충돌을 다루는 서면 합의를 받아야 한다. 해당 인증기관은 하청 계약자에 의해 수행된 직무에 대한 전적인 책임을 져야 한다.

3.4.3. Where subcontractors or external experts are used in the context of a conformity assessment, in particular regarding novel, invasive and implantable devices or technologies, the notified body in question shall have internal competence in each product area for which it is designated that is adequate for the purpose of leading the overall conformity assessment, verifying the appropriateness and validity of expert opinions and making decisions on certification.

3.4.3. 하청 계약자 또는 외부 전문가가 적합성 평가의 맥락에서, 특히 최신의, 침습성 및 이식형 기기 또는 기술에 관련하여 이용되는 경우, 해당 인증기관은 지정된 각 제품 분야에서 전반적인 적합성 평가를 유도하고, 전문가 의견의 적절성 및 유효성을 검증하며 인증에 대한 결정을 위해 적절한 내부 역량을 갖추어야 한다.

3.5. Monitoring of competences, training and exchange of experience

3.5. 적격성의 모니터링, 교육 및 경험 교환

3.5.1. The notified body shall establish procedures for the initial evaluation and on-going monitoring of the competence, conformity assessment activities and performance of all internal and external personnel, and subcontractors, involved in conformity assessment activities.

3.5.1. 인증기관은 적합성 평가 활동에 관련된 모든 내부 및 외부 인력, 그리고 하청 계약자의 적격성, 적합성 평가 활동 및 성과의 최초 평가 및 지속적 모니터링을 위한 절차를 수립해야 한다.

3.5.2. Notified bodies shall review at regular intervals, the competence of their personnel, identify training needs and draw up a training plan to maintain the required level of qualification and knowledge of individual personnel. That review shall at a minimum, verify that personnel:

3.5.2. 인증기관은 인력들의 적격성을 주기적으로 검토하고, 교육의 필요성을 파악하며 개별 인력의 자격 및 지식의 요구되는 수준을 유지하기 위한 교육 계획을 수립해야 한다. 그 검토는 그 인력들이 최소한:

- we are aware of Union and national law in force on devices, relevant harmonised standards, CS, guidance

- 기기에 관하여 유효한 유럽연합 및 국가 법령, 관련 조화 규격, CS, 지침 문서 및 제1.6 절에 언급된 조정 활동 결과를

| MDR(EU) 2017/ 745 | 의료기기 규정(EU) 2017/ 745 |

documents and the results of the coordination activities referred to in Section 1.6; and

- take part in the internal exchange of experience and the continuous training and education programme referred to in Section 3.1.2.

4. Process Requirements

4.1. General

The notified body shall have in place documented processes and sufficiently detailed procedures for the conduct of each conformity assessment activity for which it is designated, comprising the individual steps from pre-application activities up to decision making and surveillance and taking into account, when necessary, the respective specificities of the devices.

The requirements laid down in Sections 4.3, 4.4, 4.7 and 4.8 shall be fulfilled as part of the internal activities of notified bodies and shall not be subcontracted.

4.2. Notified body quotations and pre-application activities

The notified body shall:

(a) publish a publicly available description of the application procedure by which manufacturers can obtain certification from it. That description shall include which languages are acceptable for submission of documentation and for any related correspondence;

(b) have documented procedures relating to, and documented details about, fees charged for specific conformity assessment activities and any other financial conditions relating to notified bodies' assessment activities for devices;

(c) have documented procedures in relation to advertising of their conformity assessment services. Those procedures shall ensure that advertising or promotional activities in no way imply or are capable of leading to an inference that their conformity assessment will offer manufacturers earlier market access or be quicker, easier or less stringent than that of other notified bodies;

(d) have documented procedures requiring the review of pre-application information, including the preliminary verification that the product is covered by this Regulation and its classification, prior to issuing any quotation to the manufacturer relating to a specific conformity assessment; and

(e) ensure that all contracts relating to the conformity assessment activities covered by this Regulation are concluded directly between the manufacturer and the notified body and not with any other organisation.

4.3. Application review and contract

The notified body shall require a formal application signed by a manufacturer or an authorised representative containing all of the information and the manufacturer's declarations required by the relevant conformity assessment as referred to in Annexes IX to XI.

The contract between a notified body and a manufacturer shall take the form of a written agreement signed by both parties. It shall be kept by the notified body. This contract shall have clear terms and conditions and contain obligations that enable the notified body to act as required under this Regulation, including an obligation on the manufacturer to inform the notified body of Vigilance reports, the right of the notified body to suspend, restrict

알고 있음을 검증해야 한다; 그리고

- 3.1.2절에 언급된 경험 교환 및 지속적 훈련 및 교육 프로그램에 참여함을 검증해야 한다.

4. 프로세스 요구사항

4.1. 일반사항

인증기관은 사전 신청부터 결정까지의 개별 단계와 사후 관리 그리고 필요한 경우, 기기에 대한 관련 한정성을 포함하여 지정된 각 적합성 평가 활동의 수행을 위한 문서화된 프로세스와 충분히 상세한 절차를 갖추어야 한다.

제4.3절, 제4.4절, 제4.7절, 제4.8절에 규정된 요구사항들은 인증기관의 내부활동의 일부로서 충족되어야 하며 하청 계약되지 않아야 한다:

4.2. 인증기관 견적 및 사전 신청 활동

인증기관은:

(a) 제조사가 해당 인증기관으로부터 인증을 받을 수 있는 신청절차에 대한 설명을 공개적으로 이용 가능하도록 발간해야 한다. 그 설명은 문서와 관련 서신 제출에 어떤 언어가 허용되는지를 포함해야 한다.

(b) 특정 적합성 평가 절차에 대한 수수료와 무엇이든 기기에 대한 인증기관의 평가활동에 관련된 다른 금융적 조건에 관련된 절차, 그리고 상세 내용을 문서화해야 한다.

(c) 적합성 평가 절차의 광고에 관한 절차를 문서화해야 한다. 그 절차들은 광고 또는 홍보 활동이 그들의 적합성 평가가 제조사에게 다른 인증기관의 것보다 더 이르거나 빠른 또는 더 용이하거나 덜 어려운 시장 진입을 제안할 것이라는 것을 결코 의미하지 않거나 방해를 유도할 수 없음을 보장해야 한다.

(d) 특정 적합성 평가에 관련된 견적을 제조사에게 발행하기 전에 본 규정에 포함 여부에 대한 사전 검증과 등급분류를 포함하는 사전 신청 정보의 검토를 필요로 하는 절차를 문서화해야 한다.

(e) 본 규정에 포함되는 적합성 평가 활동에 관련되는 모든 계약은 제조사와 해당 인증기관 간에 직접적으로 이루어져야 하며 어떤 다른 기관과도 맺어서는 안 됨을 보장해야 한다.

4.3. 신청서 검토 및 계약

인증기관은 부속서 IX에서 XI에 언급된 관련적합성 평가에 요구되는 모든 정보와 제조사의 선언을 포함하는 제조사 또는 유럽 대리인에 의해 서명된 공식 신청서를 요구해야 한다.

인증기관과 제조사 간의 계약은 양자에 의해 서명된 서면 합의문의 형식을 갖추어야 한다. 이 계약은 인증기관에 의해 보관되어야 한다. 이 계약은 명확한 약정내용을 담고 제조사가 인증기관에 Vigilance 보고서를 통보해야 하는 의무, 인증기관이 발행된 인증서의 중지, 제한 또는 철회하는 권리와 정보의무를 충족해야 하는 인증기관의 임무를 포함하여 인증기관이 본 규정에 요구되는 대로 역할을 할 수 있게 하는 의무사항을 포함해야 한다.

or withdraw certificates issued and the duty of the notified body to fulfil its information obligations.

The notified body shall have documented procedures to review applications, addressing:

(a) the completeness of those applications with respect to the requirements of the relevant conformity assessment procedure, as referred to in the corresponding Annex, under which approval has been sought,

(b) the verification of the qualification of products covered by those applications as devices and their respective classifications,

(c) whether the conformity assessment procedures chosen by the applicant are applicable to the device in question under this Regulation,

(d) the ability of the notified body to assess the application based on its designation, and

(e) the availability of sufficient and appropriate resources.

The outcome of each review of an application shall be documented. Refusals or withdrawals of applications shall be notified to the electronic system referred to in Article 57 and shall be accessible to other notified bodies.

4.4. Allocation of resources

The notified body shall have documented procedures to ensure that all conformity assessment activities are conducted by appropriately authorised and qualified personnel who are sufficiently experienced in the evaluation of the devices, systems and processes and related documentation that are subject to conformity assessment.

For each application, the notified body shall determine the resources needed and identify one individual responsible for ensuring that the assessment of that application is conducted in accordance with the relevant procedures and for ensuring that the appropriate resources including personnel are utilised for each of the tasks of the assessment. The allocation of tasks required to be carried out as part of the conformity assessment and any changes subsequently made to this allocation shall be documented.

4.5. Conformity assessment activities

4.5.1. General

The notified body and its personnel shall carry out the conformity assessment activities with the highest degree of professional integrity and the requisite technical and scientific competence in the specific fields.

The notified body shall have expertise, facilities and documented procedures that are sufficient to effectively conduct the conformity assessment activities for which the notified body in question is designated, taking account of the relevant requirements set out in Annexes IX to XI, and in particular all of the following requirements:

- appropriately plan the conduct of each individual project,

- ensure that the composition of the assessment teams is such that there is sufficient experience in relation to the technology concerned, and that there is continuous objectivity and independence, and to provide for rotation of the members of the assessment team at appropriate intervals,

인증기관은 다음을 다루는 신청서를 검토하기 위한 절차를 문서화해야 한다:

(a) 해당 부속서에 언급된 대로 승인 요청 시 따르는 관련 적합성 평가 절차의 요건과 관련된 신청서의 완성도,

(b) 신청서에 기기로 포함된 제품의 자격 검증 및 각 제품의 분류,

(c) 신청자에 의해 선택된 적합성 평가 절차가 본 규정에 따라 해당 기기에 적용되는지 여부,

(d) 인증기관의 지정에 근거한 신청서를 평가하는 인증기관의 능력, 그리고

(e) 충분하고 적절한 자원의 이용 가능성.

신청서의 각 검토 결과는 문서화되어야 한다. 신청서의 거절 또는 철회는 제57조에 언급된 전자 시스템에 통보되어야 하며 다른 인증기관에 접근 가능해야 한다.

4.4. 자원의 배정

인증기관은 모든 적합성 평가 절차가 적절하게 권한이 부여되고 자격이 인정된 적합성 평가를 받는 기기, 시스템 및 프로세스와 관련 문서의 평가에 충분히 경험이 있는 인원에 의해 수행됨을 보장하는 절차를 문서화해야 한다.

각 신청에 대해, 인증기관은 필요한 자원을 결정하고 그 신청서의 평가가 관련 절차에 따라 수행됨을 보장하고, 인원을 포함한 적절한 자원이 그 평가의 각 직무에 이용됨을 보장하는 책임이 있는 한 개인을 확인해야 한다. 적합성 평가의 일부로 수행되어야 할 필요가 있는 직무의 배정과 이 배정에 수반된 변경은 문서화되어야 한다.

4.5. 적합성 평가 활동

4.5.1. 일반사항

인증기관과 그 인력은 특정 분야에서 최고 수준의 전문적 완전 무결성과 필수적인 기술 및 과학 역량을 가지고 적합성 평가 활동을 수행해야 한다.

인증기관은 부속서 IX에서 XI에 명시된 관련 요구사항, 특히 다음 요구사항 모두를 고려하여 해당 인증기관이 지정된 적합성 평가 활동을 유효하게 수행하기에 충분한 전문성, 시설 및 문서화된 절차를 갖추어야 한다:

- 개별 프로젝트의 수행을 적절하게 계획,

- 심사팀의 구성이 해당 기술에 관계하여 충분한 경험이 있고 지속적 객관성 및 독립성이 있도록 보장하고, 적절한 주기로 심사팀 구성원의 교체를 규정,

MDR(EU) 2017/ 745	의료기기 규정(EU) 2017/ 745

- specify the rationale for fixing time limits for completion of conformity assessment activities,

- assess the manufacturer's technical documentation and the solutions adopted to meet the requirements laid down in Annex I,

- review the manufacturer's procedures and documentation relating to the evaluation of pre-clinical aspects,

- review the manufacturer's procedures and documentation relating to clinical evaluation,

- address the interface between the manufacturer's risk management process and its appraisal and analysis of the pre-clinical and clinical evaluation and to evaluate their relevance for the demonstration of conformity with the relevant requirements in Annex I,

- carry out the specific procedures referred to in Sections 5.2 to 5.4 of Annex IX,

- in the case of class IIa or class IIb devices, assess the technical documentation of devices selected on a representative basis,

- plan and periodically carry out appropriate surveillance audits and assessments, carry out or request certain tests to verify the proper functioning of the quality management system and to perform unannounced on site audits,

- relating to the sampling of devices, verify that the manufactured device is in conformity with the technical documentation; such requirements shall define the relevant sampling criteria and testing procedure prior to sampling,

- evaluate and verify a manufacturer's compliance with relevant Annexes.

The notified body shall, where relevant, take into consideration available CS, guidance and best practice documents and harmonised standards, even if the manufacturer does not claim to be in compliance.

4.5.2. Quality management system auditing

(a) As part of the assessment of the quality management system, a notified body shall prior to an audit and in accordance with its documented procedures:

- assess the documentation submitted in accordance with the relevant conformity assessment Annex, and draw up an audit programme which clearly identifies the number and sequence of activities required to demonstrate complete coverage of a manufacturer's quality management system and to determine whether it meets the requirements of this Regulation,

- identify links between, and allocation of responsibilities among, the various manufacturing sites, and identify relevant suppliers and/or subcontractors of the manufacturer, and consider the need to specifically audit any of those suppliers or subcontractors or both,

- clearly define, for each audit identified in the audit programme, the objectives, criteria and scope of the audit, and draw up an audit plan that adequately addresses and takes account of the specific requirements for the devices, technologies and processes involved,

- 적합성 평가 활동의 완결에 대한 시간 제한을 확정하는 이론적 근거 명시,

- 부속서 I에 규정된 요구사항을 충족하기 위해 채택된 제조사의 기술 문서와 해결책을 평가,

- 전임상 측면의 평가에 관련된 제조사의 절차 및 문서 검토,

- 임상평가에 관련된 제조사의 절차 및 문서 검토,

- 제조사의 위험 관리 프로세스와 전임상 및 임상평가의 사정 및 분석 간의 연계성을 다루고 부속서 I의 관련 요구사항에 대한 적합성의 입증을 위해 그 관련성을 평가,

- 부속서 IX의 제5.2에서 제5.4절에 언급된 특정 절차를 수행,

- Class IIa 또는 IIb 기기의 경우, 대표적으로 선택된 기기의 기술 문서 평가,

- 사후 관리 심사 및 평가를 계획하여 주기적으로 수행하고, 품질경영시스템의 적절한 기능작동을 검증하기 위해 특정 시험을 수행 또는 요청하며 불시 현장심사를 수행,

- 기기 샘플링에 관련하여, 제조사의 기기가 기술 문서와 부합되며, 그 요구사항들이 관련된 샘플링 기준과 샘플링 전의 시험절차를 정의함을 검증,

- 관련 부속서에 대한 제조사의 적합성 평가 및 검증,

인증기관은, 관련되는 경우, 제조사가 준수하고 있음을 주장하지 않더라도, 해당되는 CS, 지침 및 최선의 실무문서와 조화 규격을 고려해야 한다.

4.5.2. 품질경영시스템 심사

(a) 품질경영시스템 평가의 일부로서, 인증기관은 심사 전에 지닌의 문서화된 절차에 따라:

- 관련 적합성 평가 부속서에 따라 제출된 문서를 평가하고, 제조사의 품질경영시스템의 완전한 범위를 입증하고 본 규정의 요구사항을 충족하는지 여부를 결정하기 위해 요구되는 활동의 수와 순서를 명확하게 확인한 심사 프로그램을 작성해야 한다,

- 다수의 제조현장 간의 연계와 책임의 배정을 확인하고, 제조사의 관련 공급자 및/또는 하도급자를 파악하며, 그 공급자 또는 하도급자 또는 모두를 특정하여 심사해야 할 필요성을 고려,

- 심사 프로그램에 파악된 각 심사에 대해, 심사의 목표, 기준 및 범위를 명확하게 정의하고, 관련된 기기, 기술 및 프로세스의 특정 요구사항을 적절하게 다루고 고려하는 심사 계획서를 작성,

MDR(EU) 2017/745	의료기기 규정(EU) 2017/745
- draw up and keep up to date, for class IIa and class IIb devices, a sampling plan for the assessment of technical documentation as referred to in Annexes II and III covering the range of such devices covered by the manufacturer's application. That plan shall ensure that the entire range of devices covered by the certificate is sampled over the period of validity of the certificate, and	- Class IIa 또는 IIb 기기의 경우, 제조사의 신청서에 포함된 기기 범위를 포함하는 부속서 II 및 III에 언급된 기술 문서의 평가를 위한 샘플링 계획서를 작성하여 최신으로 유지. 그 계획서는 인증서에 포함되는 전 범위의 기기가 인증서의 유효 기간 동안 샘플링됨을 보장해야 한다, 그리고
- select and assign appropriately qualified and authorised personnel for conducting the individual audits. The respective roles, responsibilities and authorities of the team members shall be clearly defined and documented.	- 개별 심사를 수행하기 위해 적절하게 자격이 부여되고 권한이 부여된 인원을 선정하고 배정. 팀 구성원 각각의 역할, 책임 및 권한은 명확하게 규정되어 문서화되어야 한다.
(b) Based on the audit programme it has drawn up, the notified body shall, in accordance with its documented procedures:	(b) 작성한 심사 프로그램에 근거하여, 인증기관은 문서화된 절차에 따라:
- audit the manufacturer's quality management system, in order to verify that the quality management system ensures that the devices covered conform to the relevant provisions of this Regulation which apply to devices at every stage, from design through final quality control to ongoing surveillance, and shall determine whether the requirements of this Regulation are met,	- 품질경영시스템이 포함된 기기가 설계에서 제조를 거쳐 계속된 사후 관리까지의 모든 단계에서 기기에 적용되는 본 규정의 관련 조항에 적합함을 보장함을 검증하기 위해 제조사의 품질경영시스템을 심사하고, 본 규정의 요구사항이 충족되는지를 결정해야 한다,
- based on relevant technical documentation and in order to determine whether the manufacturer meets the requirements referred to in the relevant conformity assessment Annex, review and audit the manufacturer's processes and subsystems, in particular for:	- 관련 기술 문서에 근거하여 제조사가 관련 적합성 평가 부속성에 언급된 요구사항을 충족하는지를 결정하기 위해 특히 다음에 대한 제조사의 공정과 하부 시스템을 검토하고 심사해야 한다:
- design and development,	- 설계 및 개발,
- production and process controls,	- 생산 및 공정 관리,
- product documentation,	- 제품 문서화,
- purchasing controls including verification of purchased devices,	- 구매된 기기의 검증을 포함하는 구매 관리,
- corrective and preventive actions, including for post-market surveillance, and	- 시판 후 감시를 포함하는 시정 및 예방 조치, 그리고
- PMCF,	- 시판 후 임상적 후속 조치,
and review and audit requirements and provisions adopted by the manufacturer, including those in relation to fulfilling the general safety and performance requirements set out in Annex I.	그리고, 부속서 I에 명시된 일반 안전 및 성능 요구사항을 충족하는 것과 관련된 것들을 포함하여 제조사에 의해 채택된 요구사항 및 조항을 검토하고 심사해야 한다.
The documentation shall be sampled in such a manner as to reflect the risks associated with the intended use of the device, the complexity of the manufacturing technologies, the range and classes of devices produced and any available post-market surveillance information,	문서는 기기의 의도된 사용과 관련된 위험, 제조 기술의 복잡성, 생산된 기기의 범위와 등급 및 이용 가능한 사후 시장 감시 정보를 반영하는 방식으로 샘플링되어야 한다,
- if not already covered by the audit programme, audit the control of processes on the premises of the manufacturer's suppliers, when the conformity of finished devices is significantly influenced by the activity of suppliers and, in particular when the manufacturer cannot demonstrate sufficient control over its suppliers,	- 심사 프로그램에 이미 포함되지 않은 경우, 최종기기의 적합성이 공급자의 활동에 의해 상당하게 영향을 받는 경우, 특히 제조사가 공급자에 대한 충분한 통제를 입증할 수 없는 경우, 제조사의 공급자 구역에서 공정 관리를 심사해야 한다.
- conduct assessments of the technical documentation based on its sampling plan and taking account of Sections 4.5.4. and 4.5.5. for pre-clinical and clinical evaluations, and	- 전임상 및 임상평가를 위해 샘플링 계획에 근거하며 제4.5.4절 및 제4.5.5절을 고려하여 기술 문서의 평가를 수행하고,

MDR(EU) 2017/745	의료기기 규정(EU) 2017/745

- the notified body shall ensure that audit findings are appropriately and consistently classified in accordance with the requirements of this Regulation and with relevant standards, or with best practice documents developed or adopted by the MDCG.

- 인증기관은 심사결과가 본 규정의 요구 사항과 관련 표준 또는 MDCG에 의해 개발 또는 채택된 최선 실무 문서에 따라 적절하고 일관되게 분류됨을 보장해야 한다.

4.5.3. Product verification

Assessment of the technical documentation

For assessment of the technical documentation conducted in accordance with Chapter II of Annex IX, notified bodies shall have sufficient expertise, facilities and documented procedures for:

- the allocation of appropriately qualified and authorised personnel for the examination of individual aspects such as use of the device, biocompatibility, clinical evaluation, risk management, and sterilisation, and

- the assessment of conformity of the design with this Regulation, and for taking account of Sections 4.5.4. to 4.5.6. That assessment shall include examination of the implementation by manufacturers of incoming, in-process and final checks and the results thereof. If further tests or other evidence is required for the assessment of conformity with the requirements of this Regulation, the notified body in question shall carry out adequate physical or laboratory tests in relation to the device or request the manufacturer to carry out such tests.

Type-examinations

The notified body shall have documented procedures, sufficient expertise and facilities for the type-examination of devices in accordance with Annex X including the capacity to:

- examine and assess the technical documentation taking account of Sections 4.5.4. to 4.5.6., and verify that the type has been manufactured in conformity with that documentation;

- establish a test plan identifying all relevant and critical parameters which need to be tested by the notified body or under its responsibility;

- document its rationale for the selection of those parameters;

- carry out the appropriate examinations and tests in order to verify that the solutions adopted by the manufacturer meet the general safety and performance requirements set out in Annex I. Such examinations and tests shall include all tests necessary to verify that the manufacturer has in fact applied the relevant standards it has opted to use;

- agree with the applicant as to where the necessary tests will be performed if they are not to be carried out directly by the notified body; and

- assume full responsibility for test results. Test reports submitted by the manufacturer shall only be taken into account if they have been issued by conformity assessment bodies which are competent and independent of the manufacturer.

Verification by examination and testing of every product

The notified body shall:

(a) have documented procedures, sufficient expertise and facilities for the verification by examination and

4.5.3. 제품 검증

기술 문서의 평가

부속서 IX의 제II장에 따라 수행된 기술 문서의 평가의 경우, 인증기관은 다음을 위해 충분한 전문성, 시설 및 문서화된 절차를 갖추어야 한다:

- 기기의 사용, 생체 적합성, 임상평가, 위험 관리, 그리고 멸균과 같은 개별 측면의 조사를 위한 적절하게 자격 및 권한이 부여된 인원의 배정, 그리고

- 본 규정에 대한 설계의 적합성 평가와 그리고 제4.5.4절에서 제4.5.6 절을 고려한 평가. 이 평가는 제조사에 의한 수입, 공정 및 최종검사의 실행'과 그 결과들의 조사를 포함해야 한다. 만약 추가 시험 또는 다른 증거가 본 규정의 요구사항에 대한 적합성의 평가를 위해 요구된다면, 해당 인증기관은 기기에 관련된 적절한 물리적 또는 시험소 시험을 수행하거나 제조사가 그 시험들을 수행하도록 요구해야 한다.

형식 검사

인증기관은 다음을 위해 역량을 포함하여 부속서 X에 따른 형식검사를 위한 문서화된 절차, 충분한 전문성 및 시설을 보유해야 한다:

- 제4.5.4 절에서 제4.5.6 절을 고려하여 기술 문서를 검사하고 평가해야 하며, 형식이 그 문서에 부합되게 제조되었는지를 검증해야 한다;

- 인증기관에 의해 또는 인증기관의 책임하에 시험할 필요가 있는 모든 관련된 주요 파라 메터를 식별하는 시험 계획을 수립해야 한다;

- 그 파라메터의 선정에 대한 이론적 근거를 문서화해야 한다;

- 제조사에 의해 채택된 해결방안이 부속서 I에 명시된 일반 안전 및 성능 요구사항을 충족하는지를 검증하기 위해 적절한 검사 및 시험을 수행해야 한다. 그 검사 및 시험은 제조사가 사용하기 위해 선택한 관련 표준을 실제로 적용하였는지를 검증하기 위해 필요한 모든 시험을 포함해야 한다;

- 만약 그 시험들이 인증기관에 의해 직접 수행되지 않는 경우, 그 필요한 시험들이 수행될 곳에 관하여 신청자와 합의해야 한다; 그리고

- 시험결과에 대한 전적인 책임을 져야 한다. 자격이 있고 제조사에 독립적인 적합성 평가 기관에 의해 발급된 제조사에 의해 제출된 시험 보고서는 단지 고려되어야 할 뿐이다.

검사 및 시험에 의한 모든 제품의 검증

공인 기관은:

(a) 부속서 XI의 파트B에 따라 모든 제품의 검사 및 시험에 의한 검증을 위해 문서화된 절차, 충분한 전문성 및

| MDR(EU) 2017/745 | 의료기기 규정(EU) 2017/745 |

testing of every product in accordance with Part B of Annex XI;

(b) establish a test plan identifying all relevant and critical parameters which need to be tested by the notified body or under its responsibility in order to:

- verify, for class IIb devices, the conformity of the device with the type described in the EU type-examination certificate and with the requirements of this Regulation which apply to those devices,

- confirm, for class IIa devices, the conformity with the technical documentation referred to in Annexes II and III and with the requirements of this Regulation which apply to those devices;

(c) document its rationale for the selection of the parameters referred to in point(b);

(d) have documented procedures to carry out the appropriate assessments and tests in order to verify the conformity of the device with the requirements of this Regulation by examining and testing every product as specified in Section 15 of Annex XI;

(e) have documented procedures providing for the reaching of an agreement with the applicant concerning when and where necessary tests that are not to be carried out by the notified body itself are to be performed; and

(f) assume full responsibility for test results in accordance with documented procedures; test reports submitted by the manufacturer shall only be taken into account if they have been issued by conformity assessment bodies which are competent and independent of the manufacturer.

4.5.4. Pre-clinical evaluation assessment

The notified body shall have documented procedures in place for the review of the manufacturer's procedures and documentation relating to the evaluation of pre-clinical aspects. The notified body shall examine, validate and verify that the manufacturer's procedures and documentation adequately address:

(a) the planning, conduct, assessment, reporting and, where appropriate, updating of the pre- clinical evaluation, in particular of

- the scientific pre-clinical literature search, and

- the pre-clinical testing, for example laboratory testing, simulated use testing, computer modelling, the use of animal models,

(b) the nature and duration of body contact and the specific associated biological risks,

(c) the interface with the risk management process, and

(d) the appraisal and analysis of the available pre- clinical data and its relevance with regard to demonstrating conformity with the relevant requirements in Annex I.

The notified body's assessment of pre-clinical evaluation procedures and documentation shall address the results of literature searches and all validation, verification and testing performed and conclusions drawn, and shall typically include considering the use of alternative

시설을 보유해야 한다.

(b) 다음을 위해 인증기관에 의해 또는 인증기관의 책임하에 시험될 필요가 있는 모든 관련된 주요 파라메터를 식별하는 시험 계획을 수립해야 한다:

- Class IIb 기기의 경우, EU 형식검사 인증서에 기술된 형식과 그 기기들에 적용되는 본 규정의 요구사항에 대한 기기의 적합성을 검증해야 한다,

- Class IIa기기의 경우, 부속서 II 및 III에 언급된 기술문서와 그 기기들에 적용되는 본 규정의 요구사항에 대한 적합성의 확인해야 한다;

(c), (b)항목에 언급된 파라메터의 선택에 대한 이론적 근거를 문서화해야 한다;

(d) 부속서 XI의 제15절에 명시된바 모든 제품의 검사 및 시험에 의한 본 규정의 요구 사항에 대한 기기의 적합성을 검증하기 위해 적절한 평가 및 시험을 수행하기 위한 문서화된 절차를 갖추어야 한다;

(e) 인증기관에 의해 수행되지 않는 필요한 시험들이 수행될 시기와 장소에 관하여 신청자와 합의 도달을 규정하는 문서화된 절차를 보유해야 한다; 그리고

(f) 문서화된 절차에 따라 시험결과에 대한 전적인 책임을 져야 한다; 자격이 있고 제조사에 독립적인 적합성 평가기관에 의해 발급된 제조사에 의해 제출된 시험 보고서는 단지 고려되어야 할 뿐이다.

4.5.4. 전임상 평가 사정

인증기관은 전임상 측면의 평가에 관련된 제조사의 절차 및 문서의 검토를 위한 적절한 문서화된 절차를 보유해야 한다. 인증기관은 제조사의 절차 및 문서가 다음을 적절하게 다루는지를 검사, 유효화 및 검증해야 한다:

(a) 특히 다음에 대한 계획, 수행, 평가, 보고서 작성 그리고 적절한 경우, 전임상 평가의 업데이트

- 과학적 전임상 문헌 검색, 그리고

- 예를 들어, 시험소 시험, 모의 사용시험, 컴퓨터 모델링, 동물모델의 사용과 같은 전임상 시험,

(h) 신체 접촉이 본질과 기간과 특정의 연관된 생물학적 위험성,

(c) 위험 관리 프로세스와 연계성;

(d) 이용 가능한 전임상 자료와 부속서 I의 관련 요구사항에 대한 적합성 입증에 관한 관련성의 사정 및 분석.

인증기관의 전임상 평가 절차와 문서는 문헌검색과 수행된 모든 유효성 확인, 검증 및 시험의 결과와 도출된 결론을 다루어야 하며, 일반적으로 대체 재료와 물질 이용의 고려사항을 포함하고 최종 기기의 포장, 보관수명을 포함하는 안전성을 고려해야 한다. 새로운 시험이 제조사에 의해 수행

MDR(EU) 2017/745	의료기기 규정(EU) 2017/745
materials and substances and take account of the packaging, stability, including shelf life, of the finished device. Where no new testing has been undertaken by a manufacturer or where there are deviations from procedures, the notified body in question shall critically examine the justification presented by the manufacturer.	되지 않았거나 절차로부터 차이가 있는 경우, 해당 인증기관은 제조사에 의해 제시된 정당성을 비판적으로 검토해야 한다.
4.5.5. Clinical evaluation assessment	4.5.5. 임상 평가 사정
The notified body shall have documented procedures in place relating to the assessment of a manufacturer's procedures and documentation relating to clinical evaluation both for initial conformity assessment and on an ongoing basis. The notified body shall examine, validate and verify that manufacturers' procedures and documentation adequately address:	인증기관은 최초 적합성 평가를 위한 그리고 지속적인 임상평가 모두에 관련된 제조사의 절차 및 문서의 평가에 관련하여 적절한 문서화된 절차를 갖추어야 한다. 인증기관은 제조사의 절차 및 문서가 다음을 적절하게 다루는지를 조사, 유효성 확인 및 검증해야 한다:
- the planning, conduct, assessment, reporting and updating of the clinical evaluation as referred to in Annex XIV,	- 부속서 XIV에 따른 임상평가의 계획, 수행, 보고서 작성 및 업데이트
- post-market surveillance and PMCF,	- 시판 후 감시(PMS) 및 시판 후 임상관찰(PMCF)
- the interface with the risk management process,	- 위험관리 프로세스와의 인터페이스
- the appraisal and analysis of the available data and its relevance with regard to demonstrating conformity with the relevant requirements in Annex I, and	- 부속서 I의 GSPR 요구사항을 입증하는 자료 및 분석
- the conclusions drawn with regard to the clinical evidence and drawing up of the clinical evaluation report.	- 임상 증거와 관련하여 도출된 결론 및 임상 평가 보고서 작성
These procedures referred to in the first paragraph shall take into consideration available CS, guidance and best practice documents.	첫 번째 호에 언급된 절차들은 이용 가능한 CS, 지침 그리고 최우수실무 문서를 고려해야 한다.
The notified body's assessment of clinical evaluations as referred to in Annex XIV shall cover:	인증기관의 부속서 XIV에 언급된 임상평가의 사정은 다음을 포함해야 한다:
- the intended use specified by the manufacturer and claims for the device defined by it,	- 제조사가 주장하는 사용 목적,
- the planning of the clinical evaluation,	- 임상평가 계획서,
- the methodology for the literature search,	- 임상 문헌 검색에 대한 방법론,
- relevant documentation from the literature search,	- 임상 문헌 조사와 관련 자료,
- the clinical investigation,	- 임상 시험,
- validity of equivalence claimed in relation to other devices, the demonstration of equivalence, the suitability and conclusions data from equivalent and similar devices,	- 다른 기기에 관련하여 주장된 동등성의 유 효성, 동등성의 입증, 동등하거나 동등 기기의 적절성 및 결론 자료,
- post-market surveillance and PMCF,	- PMS 및 PMCF,
- the clinical evaluation report, and	- 임상 평가보고서, 그리고
- justifications in relation to non-performance of clinical investigations or PMCF.	- 임상 시험 또는 PMCF의 미이행의 정당성.
In relation to clinical data from clinical investigations included within the clinical evaluation, the notified body in question shall ensure that the conclusions drawn by the manufacturer are valid in the light of the approved clinical investigation plan.	임상평가에 포함된 임상 시험의 임상자료에 관련하여, 해당 인증기관은 제조사가 내린 결론이 승인된 임상 시험 계획에 비추어 유효함을 보장해야 한다.
The notified body shall ensure that the clinical evaluation adequately addresses the relevant safety and performance requirements provided for in Annex I, that it is appropriately aligned with the risk management requirements, that it is conducted in accordance with Annex XIV and that it is appropriately reflected in the information provided relating to the device.	인증기관은 임상평가가 부속서 I에 규정된 관련 안전 및 성능 요구사항을 적절하게 다루고 있으며, 위험 관리 요구사항에 적절하게 부합되고, 부속서 XIV에 따라 수행되며 기기에 관련하여 제공된 정보에 적절하게 반영됨을 보장해야 한다.

MDR(EU) 2017/745	의료기기 규정(EU) 2017/745

4.5.6. Specific Procedures

The notified body shall have documented procedures, sufficient expertise and facilities for the procedures referred to in Sections 5 and 6 of Annex IX, Section 6 of Annex X and Section 16 of Annex XI, for which they are designated.

In the case of devices manufactured utilising tissues or cells of animal origin or their derivatives, such as from TSE susceptible species, as referred to in Regulation(EU) No 722/2012, the notified body shall have documented procedures in place that fulfil the requirements laid down in that Regulation, including for the preparation of a summary evaluation report for the relevant competent authority.

4.6. Reporting

The notified body shall:

- ensure that all steps of the conformity assessment are documented so that the conclusions of the assessment are clear and demonstrate compliance with the requirements of this Regulation and can represent objective evidence of such compliance to persons that are not themselves involved in the assessment, for example personnel in designating authorities,

- ensure that records that are sufficient to provide a discernible audit trail are available for quality management system audits,

- clearly document the conclusions of its assessment of clinical evaluation in a clinical evaluation assessment report, and

- for each specific project, provide a detailed report which shall be based on a standard format containing a minimum set of elements determined by the MDCG.

The report of the notified body shall:

- clearly document the outcome of its assessment and draw clear conclusions from the verification of the manufacturer's conformity with the requirements of this Regulation,

- make a recommendation for a final review and for a final decision to be taken by the notified body; this recommendation shall be signed off by the member of personnel responsible in the notified body, and

- be provided to the manufacturer in question.

4.7. Final review

The notified body shall prior to making a final decision:

- ensure that the personnel assigned for the final review and decision-making on specific projects are appropriately authorised and are different from the personnel who have conducted the assessments,

- verify that the report or reports and supporting documentation needed for decision making, including concerning resolution of non-conformities noted during assessment, are complete and sufficient with respect to the scope of the application, and

- verify whether there are any unresolved non-conformities preventing issuance of a certificate.

4.5.6. 특정 절차

인증기관은 지정된 부속서 IX의 제5 및 제6절, 부속서 X의 제6절 그리고 부속서 XI의 제16절에 언급된 절차를 위한 문서화된 절차, 충분한 전문성 및 시설을 보유해야 한다.

규정(EU) 번호 722/2015에 언급된, TSE 감염성 종과 같은 동물 유래의 조직 또는 세포 또는 그 파생물을 이용하여 제조되는 기기의 경우, 인증기관은 관련 관계 당국에 요약평가 보고서의 작성을 위한 요구사항을 포함하여 그 규정에 규정된 요구사항을 충족하는 문서화된 절차를 적절하게 갖추어야 한다.

4.6. 보고서 작성

인증기관은:

- 적합성 평가의 모든 단계가 평가의 결론이 명확하고 본 규정의 요구사항에 대한 적합성을 입증하도록 문서화되어 있으며, 예를 들어 지정당국의 인력과 같이 사정에 포함되지 않은 사람들에게 그 적합성의 객관적 증거를 나타낼 수 있음을 보장해야 한다,

- 식별할 수 있는 심사흔적을 제공하기에 충분한 기록이 품질경영시스템 심사를 위해 이용 가능함을 보장해야 한다,

- 임상평가 사정 보고서의 임상평가의 사정 결론을 명확하게 문서화해야 한다, 그리고

- 각 특정 프로젝트에 대하여, MDCG에 의해 결정된 최소 요소 집합을 포함하는 표준형식에 기반해야 하는 상세 보고서를 제공해야 한다.

인증기관의 보고서는:

- 사정의 결과를 명확하게 문서화하고 본 규정의 요구사항에 대한 제조사의 적합성 검증으로부터 명확한 결론을 내려야 한다,

- 인증기관에 의한 최종 검토와 최종 결정을 위해 권고안을 포함해야 하며; 이 권고안은 인증기관에 책임이 있는 인력에 의해 서명되어야 하고,

- 해당 제조사에게 제공되어야 한다.

4.7. 최종 검토

인증기관은 최종 결정 전에:

- 특정 프로젝트에 관한 최종 검토 및 결정을 위해 배정된 인력이 적절하게 권한이 부여되고 사정을 수행한 인력과 다름을 보장해야 한다,

- 보고서 또는 평가 중 기록된 부적합 사항의 해결방안에 관한 것을 포함하여 결정에 필요한 보고서 및 입증문서가 신청서의 적용범위에 관하여 완전하고 충분함을 검증해야 하며,

- 인증서의 발행을 방해하는 해결되지 않은 부적합 사항이 있는지 여부를 검증해야 한다.

| MDR(EU) 2017/745 | 의료기기 규정(EU) 2017/745 |

4.8. Decisions and Certifications

The notified body shall have documented procedures for decision-making including as regards the allocation of responsibilities for the issuance, suspension, restriction and withdrawal of certificates. Those procedures shall include the notification requirements laid down in Chapter V of this Regulation. The procedures shall allow the notified body in question to:

- decide, based on the assessment documentation and additional information available, whether the requirements of this Regulation are fulfilled,

- decide, based on the results of its assessment of the clinical evaluation and risk management, whether the post-market surveillance plan, including the PMCF plan, is adequate,

- decide on specific milestones for further review by the notified body of the up to date clinical evaluation,

- decide whether specific conditions or provisions need to be defined for the certification,

- decide, based on the novelty, risk classification, clinical evaluation and conclusions from the risk analysis of the device, on a period of certification not exceeding five years,

- clearly document decision making and approval steps including approval by signature of the members of personnel responsible,

- clearly document responsibilities and mechanisms for communication of decisions, in particular, where the final signatory of a certificate differs from the decision maker or decision makers or does not fulfil the requirements laid down in Section 3.2.7,

- issue a certificate or certificates in accordance with the minimum requirements laid down in Annex XII for a period of validity not exceeding five years and shall indicate whether there are specific conditions or limitations associated with the certification,

- issue a certificate or certificates for the applicant alone and shall not issue certificates covering multiple entities, and

- ensure that the manufacturer is notified of the outcome of the assessment and the resultant decision and that they are entered into the electronic system referred to in Article 57.

4.9. Changes and modifications

The notified body shall have documented procedures and contractual arrangements with manufacturers in place relating to the manufacturers' information obligations and the assessment of changes to:

- the approved quality management system or systems or to the product-range covered,

- the approved design of a device,

- the intended use of or claims made for the device,

- the approved type of a device, and

- any substance incorporated in or utilised for the manufacturing of a device and being subject to the specific procedures in accordance with Section 4.5.6.

4.8. 결정 및 인증

인증기관은 인증서의 발행, 중지, 제한 및 철회에 대한 책임의 배정에 관한 것을 포함하여 결정에 대한 문서화된 절차를 갖추어야 한다. 이 절차는 본 규정의 제V장에 규정된 통지 요구사항을 포함해야 한다. 이 절차는 해당 인증기관이:

- 평가문서 및 이용 가능한 추가 정보에 근거하여, 본 규정의 요구사항이 충족되는지 여부를 결정할 수 있게 해야 한다,

- 임상평가 및 위험 관리의 평가결과에 근거하여, 시판 후 임상적 후속 조치를 포함하는 시판 후 감시 계획이 적절한 지 여부를 결정할 수 있게 해야 한다,

- 최신의 임상평가에 대한 인증기관의 추가 검토를 위한 특정 일정에 관하여 결정할 수 있게 해야 한다,

- 특정 조건 또는 조항이 인증을 위해 규정될 필요가 있는지 여부를 결정할 수 있게 해야 한다,

- 기기의 신형, 위험 등급, 임상평가 및 위험성 분석결과에 근거하여, 5년 이하의 인증기관에 관하여 결정할 수 있게 해야 한다,

- 책임 있는 인력의 서명에 의한 승인을 포함하여 결정 및 승인을 명확하게 문서화할 수 있게 해야 한다,

- 특히, 인증서의 최종 서명인이 결정인과 다르거나 제3.2.7절에 규정된 요구사항을 충족하지 않는 경우, 결정의 의사소통을 위한 책임 및 메커니즘을 명확하게 문서화할 수 있게 해야 한다,

- 부속서 XII에 규정된 최소 요구사항에 따라 5년 이하의 유효기간을 가지는 인증서를 발행할 수 있게 해야 하고 인증과 연관된 특정 조건 또는 제한사항 여부를 표시해야 한다,

- 신청자만을 위한 인증서 또는 인증서들을 발행할 수 있게 해야 하고 다수의 존재를 포함하는 인증서를 발행하지 않아야 한다, 그리고

- 제조사가 평가결과 및 결과로서 이루어진 결정을 통보받으며 그것들이 제57조에 언급된 전자 시스템에 입력됨을 보장할 수 있게 해야 한다.

4.9. 변경 및 수정

인증기관은 다음에 관한 변경에 관한 제조사의 통지의무와 그 평가에 관련되는 문서된 절차 및 제조사와의 계약적 약정을 갖추어야 한다:

- 승인된 품질경영시스템 또는 포함된 제품범위,

- 기기의 승인된 설계,

- 기기의 의도된 용도 또는 기기에 대한 주장내용,

- 기기의 승인된 형식, 그리고

- 기기에 포함되거나 기기의 제조에 이용된 물질과 제4.5.6절에 따른 특정 절차를 받는 물질.

| MDR(EU) 2017/745 | 의료기기 규정(EU) 2017/745 |

The procedures and contractual arrangements referred to in the first paragraph shall include measures for checking the significance of the changes referred to in the first paragraph.

첫 번째 항에 언급된 절차와 계약적 약정은 첫 번째 항에 언급된 변경의 중대성을 점검하기 위한 방책을 포함해야 한다.

In accordance with its documented procedures, the notified body in question shall:

문서화된 절차에 따라, 인증기관은:

- ensure that manufacturers submit for prior approval plans for changes as referred to in the first paragraph and relevant information relating to such changes,

- 제조사가 첫 번째 항에 언급된 변경에 대한 사전 승인 계획서와 그러한 변경에 관한 관련 정보를 제출함을 보장해야 하며,

- assess the changes proposed and verify whether, after these changes, the quality management system, or the design of a device or type of a device, still meets the requirements of this Regulation, and

- 제안된 변경을 평가하고, 이 변경 후에 품질 경영시스템 또는 기기의 설계나 기기의 형식이 본 규정의 요구사항을 여전히 충족하는지를 검증해야 하며,

- notify the manufacturer of its decision and provide a report or as applicable a supplementary report, which shall contain the justified conclusions of its assessment.

- 제조사에게 결정사항을 통보하고 평가의 정당화된 결론을 포함하는 보고서 또는 해당되는 경우, 보완 보고서를 제공해야 한다.

4.10. Surveillance activities and post-certification monitoring

4.10. 사후 관리 활동 및 인증 후 모니터링

The notified body shall have documented procedures:

인증기관은:

- defining how and when surveillance activities of manufacturers are to be conducted. Those procedures shall include arrangements for unannounced on-site audits of manufacturers and, where applicable, subcontractors and suppliers carrying out product tests and the monitoring of compliance with any conditions binding manufacturers and associated with certification decisions, such as updates to clinical data at defined intervals,

- 제조사의 사후 관리가 수행되는 방법과 시기를 규정하는 문서된 절차를 갖추어야 한다. 이 절차는 제조사와 해당되는 경우, 제품 시험을 수행하는 하도급자 및 공급자의 불시 현장심사와 어떤 것이든, 임상자료에 대한 규정된 주기의 업데이트와 같은 제조사를 구속하고 인증결정과 연관된 조건에 대한 준수의 모니터링을 위한 약정을 포함해야 한다,

- for screening relevant sources of scientific and clinical data and post-market information relating to the scope of their designation. Such information shall be taken into account in the planning and conduct of surveillance activities, and

- 과학적 및 임상적 자료와 인증기관의 지정범위에 관련된 시판 후 정보의 관련 출처를 가려내기 위한 문서화된 절차를 갖추어야 한다. 이 정보는 사후 관리 활동의 계획 및 수행에 고려되어야 한다, 그리고

- to review Vigilance data to which they have access under Article 92(2) in order to estimate its impact, if any, on the validity of existing certificates. The results of the evaluation and any decisions taken shall be thoroughly documented.

- 무엇이든, 존재하는 인증서의 유효성에 대한 영향을 예측하기 위해 제92(2)조에 따른 접근권한을 가진 Vigilance 자료를 검토하기 위한 문서화된 절차를 갖추어야 한다. 평가결과 및 내려진 결정은 철저히 문서화되어야 한다.

The notified body in question shall, upon receipt of information about Vigilance cases from a manufacturer or competent authorities, decide which of the following options to apply:

해당 인증기관은, 제조사 또는 관계 당국으로부터 Vigilance 사례에 관한 정보를 받는 대로 다음 중에서 어떤 선택사항이 적용되어야 할지를 결정해야 한다:

- not to take action on the basis that the Vigilance case is clearly not related to the certification granted,

- Vigilance 사례가 허가된 인증에 명확하게 관련되지 않은 근거에 따라 아무런 조치도 취하지 않음,

- observe the manufacturer's and competent authority's activities and the results of the manufacturer's investigation so as to determine whether the certification granted is at risk or whether adequate corrective action has been taken,

- 제조사 및 관계 당국의 활동과 허가된 인증이 위험에 처해 있는지 또는 적절한 시정조치가 취해졌는지 여부를 결정하기 위한 제조사의 조사결과를 관찰,

- perform extraordinary surveillance measures, such as document reviews, short-notice or unannounced audits and product testing, where it is likely that the certification granted is at risk,

- 허가된 인증이 위험에 처해 있는 것 같은 경우, 문서 검토, 단기통보 또는 불시심사 및 제품시험과 같은 특별 사후 관리 대책 수행,

- increase the frequency of surveillance audits,

- 사후 관리 심사주기의 증가;

- review specific products or processes on the occasion of the next audit of the manufacturer, or

- 제조사의 차기 심사 시 특정 제품 또는 공정 검토, 또는

- take any other relevant measure.

- 어떤 다른 관련 대책의 조치.

In relation to surveillance audits of manufacturers, the notified body shall have documented procedures to:

제조사의 사후 관리 심사에 관련하여, 인증기관은 다음에 관한 문서화된 절차를 갖추어야 한다:

MDR(EU) 2017/ 745	의료기기 규정(EU) 2017/ 745
- conduct surveillance audits of the manufacturer on at least an annual basis which shall be planned and conducted in line with the relevant requirements in Section 4.5,	- 제4.5절의 관련 요구사항에 따라 계획되고 수행되어야 하는 최소 매년 주기의 제조사에 대한 사후 관리 심사의 수행,
- ensure adequate assessment of the manufacturer's documentation on, and application of the provisions on, Vigilance, the post-market surveillance, and PMCF,	- Vigilance, 시판 후 감시, 그리고 시판 후 임상적 후속 조치에 관한 제조사의 문서의 적절한 평가와 규정의 적용을 보장,
- sample and test devices and technical documentation, during audits, according to pre-defined sampling criteria and testing procedures to ensure that the manufacturer continuously applies the approved quality management system,	- 제조사가 승인된 품질경영시스템을 지속적으로 적용함을 보장하기 위한 사전 규정된 샘플링 기준과 시험절차에 따라, 심사 중, 기기 및 기술 문서를 샘플링하여 시험,
- ensure that the manufacturer complies with the documentation and information obligations laid down in the relevant Annexes and that its procedures take into account best practices in the implementation of quality management systems,	- 제조사가 관련 부속서에 규정된 문서화 및 통지의무를 준수하고 절차가 품질경영시스템의 실행에서 최선의 실무를 고려함을 보장,
- ensure that the manufacturer does not use quality management system or device approvals in a misleading manner,	- 제조사가 품질경영시스템 또는 기기 승인을 잘못된 방법으로 이용하지 않음을 보장,
- gather sufficient information to determine if the quality management system continues to comply with the requirements of this Regulation,	- 품질경영시스템이 본 규정의 요구사항을 계속 준수하는지를 결정하기 위한 충분한 정보의 수집,
- ask the manufacturer, if non-conformities are detected, for corrections, corrective actions	- 부적합 사항이 발견되면, 제조사에게 시정,
and, where applicable, preventive actions, and	시정조치 그리고 해당되는 경우, 예방조치를 요청, 그리고
- where necessary, impose specific restrictions on the relevant certificate, or suspend or withdraw it.	- 필요한 경우, 관련 인증서의; 특정 제한사항의 부과, 또는 그 인증서의 중지 또는 철회.
The notified body shall, if listed as part of the conditions for certification:	인증조건의 일부로 명시된 경우, 인증기관은,
- conduct an in-depth review of the clinical evaluation as most recently updated by the manufacturer based on the manufacturer's post-market surveillance, on its PMCF and on clinical literature relevant to the condition being treated with the device or on clinical literature relevant to similar devices,	- 제조사의 시판 후 감시, 시판 후 임상적 후속 조치 및 기기로 치료된 질환에 관련된 임상문헌 또는 유사기기에 관한 임상문헌에 근거하여 제조사에 의해 가장 최근에 업데이트된 임상평가의 심층검토를 수행해야 한다,
- clearly document the outcome of the in-depth review and address any specific concerns to the manufacturer or impose any specific conditions on it, and	- 그 심층검토의 결과를 명확하게 문서화하고 제조사에게 특정 사안을 언급하거나 특정 조건을 부과해야 하다, 그리고
- ensure that the clinical evaluation as most recently updated, is appropriately reflected in the instructions for use and, where applicable, the summary of safety and performance.	- 가장 최근에 업데이트된 임상평가가 사용, 해당되는 경우, 안전 및 성능 요약서에 적절하게 반영됨을 보장해야 한다.
4.11. Re-certification	4.11. 재-인증
The notified body shall have documented procedures in place relating to the re-certification reviews and the renewal of certificates. Re-certification of approved quality management systems or EU technical documentation assessment certificates or EU type-examination certificates shall occur at least every five years.	인증기관은 재인증 검토 및 인증서 갱신과 관련된 적절한 문서화된 절차를 갖추어야 한다. 승인된 품질경영시스템 또는 EU 기술 문서 평가 인증서 또는 EU 형식시험 인증서의 재인증은 최소한 5년마다 이루어져야 합니다.
The notified body shall have documented procedures relating to renewals of EU technical documentation assessment certificates and EU type-examination certificates and those procedures shall require the manufacturer in question to submit a summary of changes and scientific findings for the device, including:	인증기관은 EU 기술 문서 평가 인증서와 EU 형식시험 인증서의 갱신에 관련된 문서화된 절차를 갖추어야 하며 이 절차는 해당 제조사가 다음을 포함하는, 기기에 대한 변경 및 과학적 연구결과 요약서를 제출할 것을 필요로 해야 한다:
(a) all changes to the originally approved device, including changes not yet notified,	(a) 아직 통지되지 않은 변경을 포함하여 본래 승인된 기기에 대한 모든 변경,
(b) experience gained from post-market surveillance,	(b) 시판 후 감시에서 획득한 경험,

| MDR(EU) 2017/ 745 | 의료기기 규정(EU) 2017/ 745 |

(c) experience from risk management,

(d) experience from updating the proof of compliance with the general safety and performance requirements set out in Annex I,

(e) experience from reviews of the clinical evaluation, including the results of any clinical investigations and PMCF,

(f) changes to the requirements, to components of the device or to the scientific or regulatory environment,

(g) changes to applied or new harmonised standards, CS or equivalent documents, and

(h) changes in medical, scientific and technical knowledge, such as:

- new treatments,

- changes in test methods,

- new scientific findings on materials and components, including findings on their biocompatibility,

- experience from studies on comparable devices,

- data from registers and registries,

- experience from clinical investigations with comparable devices.

The notified body shall have documented procedures to assess the information referred to in the second paragraph and shall pay particular attention to clinical data from post-market surveillance and PMCF activities undertaken since the previous certification or re-certification, including appropriate updates to manufacturers' clinical evaluation reports.

For the decision on re-certification, the notified body in question shall use the same methods and principles as for the initial certification decision. If necessary, separate forms shall be established for re-certification taking into account the steps taken for certification such as application and application review.

(c) 위험 관리에서의 경험,

(d) 부속서 I에 명시된 일반 안전 및 성능 요구 사항에 대한 적합성의 증거 업데이트로부터의 경험,

(e) 무엇이든 임상 시험 및 시판 후 임상적 후속 조치의 결과를 포함하여 임상평가 검토로 부터의 경험,

(f) 기기의 부품 또는 과학적 또는 규제 환경에 대한 요구사항의 변경,

(g) 적용된 또는 신규 조화 규격, CS 또는 유사 문서의 변경, 그리고

(h) 다음과 같은 의학적, 과학적 및 기술적 지식의 변경:

- 새로운 치료법;

- 시험방법에서의 변경,

- 생체 적합성에 대한 연구결과를 포함하여 재료 및 부품에 대한 새로운 과학적 연구 결과,

- 동등한 기기에 대한 연구 경험,

- 등록기관(들)의 자료,

- 동등한 기기의 임상 시험 경험.

인증기관은 두 번째 항에 언급된 정보를 평가하기 위한 문서화된 절차를 갖추어야 하며 이전의 인증 또는 재 인증 이후 제조사의 임상평가 보고서에 대한 적절한 업데이트를 포함하여 시판 후 감시에서의 임상자료에 특별한 주의를 기울여야 한다.

재인증에 대한 결정을 위해, 해당 인증기관은 최초 인증결정과 동일한 방법 및 원칙을 사용해야 한다. 필요하다면, 신청서 및 신청서 검토와 같은 인증을 위해 취했던 모든 단계를 고려하여 재인증을 위해 별도의 양식이 작성되어야 한다.

Annex VIII Classification Criteria

Chapter I. Definitions specific to Classification Rules

1. DURATION OF USE

1.1. 'Transient' means normally intended for continuous use for less than 60 minutes.

1.2. 'Short term' means normally intended for continuous use for between 60 minutes and 30 days.

1.3. 'Long term' means normally intended for continuous use for more than 30 days.

2. INVASIVE AND ACTIVE DEVICES

2.1. 'Body orifice' means any natural opening in the body, as well as the external surface of the eyeball, or any permanent artificial opening, such as a stoma.

2.2. 'Surgically invasive device' means:

(a) an invasive device which penetrates inside the body through the surface of the body, including through mucous membranes of body orifices with the aid or in the context of a surgical operation; and

부속서 VIII 등급분류 기준

제I장. 등급분류 규칙 관련 정의

1. 사용 기간

1.1. "일시적인"은 일반적으로 60분 미만 동안 연속적으로 사용하도록 의도된 것을 의미한다.

1.2. "단기간"은 일반적으로 60분에서 30일 동안 연속적으로 사용하도록 의도된 것을 의미한다.

1.3. "장기간"은 일반적으로 30일을 초과한 기간 동안 연속적으로 사용하도록 의도된 것을 의미한다.

2. 침습 및 능동 기기

2.1. "체구"는 인체의 모든 자연적인 개구부뿐만 아니라, 안구의 외부표면 또는 스토마와 같은 영구적인 모든 인공 개구부이다

2.2. "외과적 침습 기기"는 다음을 의미한다:

(a) "외과적 침습 기기"는 수술의 지원 또는 과정 중에 체구의 점막 통과를 포함하여 인체의 표면을 통해 인체 내에 침투하는 침습 기기이다.

MDR(EU) 2017/745	의료기기 규정(EU) 2017/745

(b) a device which produces penetration other than through a body orifice.

2.3. 'Reusable surgical instrument' means an instrument intended for surgical use in cutting, drilling, sawing, scratching, scraping, clamping, retracting, clipping or similar procedures, without a connection to an active device and which is intended by the manufacturer to be reused after appropriate procedures such as cleaning, disinfection and sterilisation have been carried out.

2.4. 'Active therapeutic device' means any active device used, whether alone or in combination with other devices, to support, modify, replace or restore biological functions or structures with a view to treatment or alleviation of an illness, injury or disability.

2.5. 'Active device intended for diagnosis and monitoring' means any active device used, whether alone or in combination with other devices, to supply information for detecting, diagnosing, monitoring or treating physiological conditions, states of health, illnesses or congenital deformities.

2.6. 'Central circulatory system' means the following blood vessels: arteriae pulmonales, aorta ascendens, arcus aortae, aorta descendens to the bifurcatio aortae, arteriae coronariae, arteria carotis communis, arteria carotis externa, arteria carotis interna, arteriae cerebrales, truncus brachiocephalicus, venae cordis, venae pulmonales, vena cava superior and vena cava inferior.

2.7. 'Central nervous system' means the brain, meninges and spinal cord.

2.8. 'Injured skin or mucous membrane' means an area of skin or a mucous membrane presenting a pathological change or change following disease or a wound.

Chapter II. Implementing Rules

3.1. Application of the classification rules shall be governed by the intended purpose of the devices.

3.2. If the device in question is intended to be used in combination with another device, the classification rules shall apply separately to each of the devices. Accessories for a medical device shall be classified in their own right separately from the device with which they are used.

3.3. Software, which drives a device or influences the use of a device, shall fall within the same class as the device. If the software is independent of any other device, it shall be classified in its own right.

3.4. If the device is not intended to be used solely or principally in a specific part of the body, it shall be considered and classified on the basis of the most critical specified use.

3.5. If several rules, or if, within the same rule, several sub-rules, apply to the same device based on the device's intended purpose, the strictest rule and sub-rule resulting in the higher classification shall apply.

3.6. In calculating the duration referred to in Section 1, continuous use shall mean:

(a) the entire duration of use of the same device without regard to temporary interruption of use during a procedure or temporary removal for purposes such as cleaning or disinfection of the device. Whether the interruption of use or the removal is temporary shall be established in relation to the duration of the use

---

(b) 체구를 통하지 않고 침투하는 기기

2.3. "재사용 수술기구"는 능동 기기에 연결하지 않고 절단, 구멍 뚫기, 톱질, 긁기, 문지르기, 조이기, 수축시키기, 베어내기, 또는 유사한 절차에서 수술적 사용이 의도되고 제조사에 의해 세척, 소독 및 멸균과 같은 적절한 절차를 거친 후에 재사용 되도록 의도된 기구를 의미한다.

2.4. "능동 치료기기"는 질병, 부상 또는 장애의 치료 또는 완화를 목적으로 생물학적 기능 또는 구조를 지지, 변경, 교체 또는 복구하기 위하여 단독으로 또는 다른 기기와 결합하여 사용하는 능동 기기다.

2.5. "진단 및 모니터링을 위한 능동 기기"는 생리적 조건, 건강, 질병 또는 선천적 결함의 상태를 검출, 진단, 모니터링 또는 치료하기 위한 정보를 제공하기 위하여 단독으로 또는 다른 기기와 결합하여 사용하는 능동 기기를 의미한다.

2.6. "중추 순환계"는 폐동맥, 상행 대동맥, 대동맥궁, 하행 대동맥에서 대동맥 분기, 관상동맥, 총경동맥, 외경동맥, 내경동맥, 대뇌동맥, 완두동맥, 심장정맥, 폐정맥, 상대정맥, 하대정맥 혈관을 의미한다.

2.7. "중추신경계"는 뇌, 뇌척수막, 척수를 의미한다.

2.8. "손상된 피부 또는 점막"은 질병이나 상처에 따른 병리학적 변화, 또는 변화를 나타내는 피부 또는 점막을 의미한다.

제II장. 실행 규칙

3.1. 분류 규칙의 적용은 기기의 의도된 목적에 따라 결정되어야 한다.

3.2. 대상 기기가 다른 장비와 결합하여 사용되도록 의도되어 있다면 분류 규칙은 각 기기에 분리하여 적용되어야 한다. 의료기기를 위한 부속물은 함께 사용되는 기기와 별도로 그 자체로 분류되어야 한다.

3.3. 기기를 구동하거나 기기의 사용에 영향을 미치는 소프트웨어는 그 기기와 동일한 등급에 포함된다. 만약 그 소프트웨어가 다른 기기에 독립적이라면, 그 자체로 분류되어야 한다.

3.4. 기기가 단독으로 또는 신체의 특정 부위에 주로 사용되도록 의도되지 않으면, 가장 중대한 특정 용도에 근거하여 고려되고 분류되어야 한다.

3.5. 기기의 의도된 목적에 근거하여 다수의 규칙, 또는 동일한 규칙 내에서 다수의 부속 규칙이 동일 기기에 적용된다면, 상위 등급으로 귀착되는 가장 엄격한 규칙과 부속 규칙이 적용되어야 한다.

3.6. 제1절에 언급된 기간을 계산할 때, 지속적 사용은:

(a) 기기의 세척 또는 소독과 같은 목적을 위해 절차 중에 일시적 사용중지 또는 일시적 제거에 상관없이 동일한 기기의 전체 사용 기간을 의미해야 한다. 사용중지 또는 제거가 일시적 인지 여부는 그 사용이 중지 또는 기기가 제거된 기간 전후의 사용 기간과 비교하여 결정해야 한다; 그리고

| MDR(EU) 2017/ 745 | 의료기기 규정(EU) 2017/ 745 |

prior to and after the period when the use is interrupted or the device removed; and

(b) the accumulated use of a device that is intended by the manufacturer to be replaced immediately with another of the same type.

3.7. A device is considered to allow direct diagnosis when it provides the diagnosis of the disease or condition in question by itself or when it provides decisive information for the diagnosis.

Chapter III. Classification Rules

4. NON-INVASIVE DEVICES

4.1. Rule 1

All non-invasive devices are classified as class I, unless one of the rules set out hereinafter applies.

4.2. Rule 2

All non-invasive devices intended for channelling or storing blood, body liquids, cells or tissues, liquids or gases for the purpose of eventual infusion, administration or introduction into the body are classified as class IIa:

- if they may be connected to a class IIa, class IIb or class III active device; or

- if they are intended for use for channelling or storing blood or other body liquids or for storing organs, parts of organs or body cells and tissues, except for blood bags; blood bags are classified as class IIb.

In all other cases, such devices are classified as class I.

4.3. Rule 3

All non-invasive devices intended for modifying the biological or chemical composition of human tissues or cells, blood, other body liquids or other liquids intended for implantation or administration into the body are classified as class IIb, unless the treatment for which the device is used consists of filtration, centrifugation or exchanges of gas, heat, in which case they are classified as class IIa.

All non-invasive devices consisting of a substance or a mixture of substances intended to be used in vitro in direct contact with human cells, tissues or organs taken from the human body or used in vitro with human embryos before their implantation or administration into the body are classified as class III.

4.4. Rule 4

All non-invasive devices which come into contact with injured skin or mucous membrane are classified as:

- class I if they are intended to be used as a mechanical barrier, for compression or for absorption of exudates;

- class IIb if they are intended to be used principally for injuries to skin which have breached the dermis or mucous membrane and can only heal by secondary intent;

- class IIa if they are principally intended to manage the micro-environment of injured skin or mucous membrane; and

- class IIa in all other cases.

This rule applies also to the invasive devices that come into contact with injured mucous membrane.

(b) 제조사에 의해 동일한 종류의 다른 기기로 즉시 교체되도록 의도된 기기의 누적된 사용을 의미해야 한다.

3.7. 어떤 기기는 대상 질병 또는 증상을 자체적으로 진단하거나 진단을 위한 결정적 정보를 제공하는 경우 직접 진단을 허용하는 것으로 간주한다.

제III장. 등급분류 규칙

4. 비침습 기기

4.1. 규칙 1

모든 비침습 기기는 아래 규정된 규칙 중 하나가 적용되지 않는 한, Class I 기기로 분류된다.

4.2. 규칙 2

혈액, 체액, 세포나 조직, 액체 또는 가스를 궁극적으로 체내 주입, 투여 또는 유입을 목적으로 전달 또는 저장하도록 의도된 모든 비침습 기기는 Class IIa로 분류된다:

- Class IIa, IIb, III 기기에 연결될 수 있거나; 또는

- 혈액이나 다른 체액을 전달 또는 저장용도, 또는 장기, 장기의 일부 또는 혈액백(Blood bags)을 제외한 인체 세포와 조직의 저장 용도로 사용된다면, Class IIb로 분류된.

그 이외의 모든 다른 경우는 Class I로 분류된다.

4.3. 규칙 3

인체 조직이나 세포, 혈액, 기타 체액 또는 그 외의 체내 이식용/투여용 액체의 생물학적 또는 화학적 조성을 변경할 용도로 사용되는 모든 비침습 기기는 Class IIb로 분류된다. 단, 기기를 이용한 치료가 여과, 원심 분리 또는 가스, 열 교환 방식을 사용하면, 그러한 경우에는 IIa로 분류된다.

인체에서 채취한 인체 세포, 조직, 장기와 직접 접촉하거나, 또는 체내로 이식되거나 투여되기 전에 인간 배아와 함께 체외에서 사용하도록 의도된 물질 또는 혼합물로 구성되는 모든 비침습 기기는 Class III로 분류된다.

4.4. 규칙 4

손상된 피부나 점막에 접촉하는 모든 비침습 기기는 다음과 같이 분류된다.

- 물리적 장벽으로 압박용 또는 삼출액의 흡수용으로 사용하도록 의도된 경우 Class I이다;

- 진피 또는 점막이 파열되어 이차적인 의도로만 치료할 수 있는 피부 손상에 사용하도록 의도된 경우 Class IIb이다;

- 주로 창상 또는 점막의 미세 환경을 관리하는 데 사용하도록 의도된 경우 Class IIa 이다; 그리고

- 기타의 경우에는 Class IIa이다.

해당 규칙은 손상된 점막과 접촉하는 침습 기기에도 적용된다.

| MDR(EU) 2017/745 | 의료기기 규정(EU) 2017/745 |

5. INVASIVE DEVICES

5.1. Rule 5

All invasive devices with respect to body orifices, other than surgically invasive devices, which are not intended for connection to an active device or which are intended for connection to a class I active device are classified as:

- class I if they are intended for transient use;

- class IIa if they are intended for short-term use, except if they are used in the oral cavity as far as the pharynx, in an ear canal up to the ear drum or in the nasal cavity, in which case they are classified as class I; and

- class IIb if they are intended for long-term use, except if they are used in the oral cavity as far as the pharynx, in an ear canal up to the ear drum or in the nasal cavity and are not liable to be absorbed by the mucous membrane, in which case they are classified as class IIa.

All invasive devices with respect to body orifices, other than surgically invasive devices, intended for connection to a class IIa, class IIb or class III active device, are classified as class IIa.

5.2. Rule 6

All surgically invasive devices intended for transient use are classified as class IIa unless they:

- are intended specifically to control, diagnose, monitor or correct a defect of the heart or of the central circulatory system through direct contact with those parts of the body, in which case they are classified as class III;

- are reusable surgical instruments, in which case they are classified as class I;

- are intended specifically for use in direct contact with the heart or central circulatory system or the central nervous system, in which case they are classified as class III;

- are intended to supply energy in the form of ionising radiation in which case they are classified as class IIb;

- have a biological effect or are wholly or mainly absorbed in which case they are classified as class IIb; or

- are intended to administer medicinal products by means of a delivery system, if such administration of a medicinal product is done in a manner that is potentially hazardous taking account of the mode of application, in which case they are classified as class IIb.

5.3. Rule 7

All surgically invasive devices intended for short- term use are classified as class IIa unless they:

- are intended specifically to control, diagnose, monitor or correct a defect of the heart or of the central circulatory system through direct contact with those parts of the body, in which case they are classified as class III;

- are intended specifically for use in direct contact with the heart or central circulatory system or the central nervous system, in which case they are classified as class III;

- are intended to supply energy in the form of ionising radiation in which case they are classified as class IIb;

5. 침습 기기

5.1. 규칙 5

외과적 침습 기기를 제외한, 능동 기기에 연결하지 않고 또는 Class I 능동기기와 연결하도록 의도된 체구와 관련된 모든 침습 기기는 다음과 같이 분류된다:

- 일시적 사용을 목적으로 하는 경우 Class I이다;

- 단기간 사용을 목적으로 하는 경우, Class IIa. 단, 구강 내에서 인두까지, 외이도에서 고막까지 또는 비강 내에서 사용되는 경우를 제외하며, 이 경우 Class I이다; 그리고

- 장기간 사용을 목적으로 하는 경우 Class IIb, 단, 구강에서 인두까지 또는 귀에서 고막 또는 비강에서 사용하며 점막에 흡수될 우려가 없는 경우 Class IIa이다.

Class IIa, IIb 또는 III 능동 기기에 연결하고, 외과적 침습 기기가 아닌, 체구와 관련된 모든 침습 기기는 Class IIa이다.

5.2. 규칙 6

일시적으로 사용되는 모든 외과적 침습 기기는 다음에 해당하지 않는 경우 Class IIa로 분류된다:

- 신체의 해당 부분과의 직접 접촉을 통해 심장 또는 중추 순환계의 결함을 제어, 진단, 모니터링 또는 교정하도록 특별히 의도된 경우 Class III로 분류된다;

- 재사용이 가능한 수술 도구의 경우 Class I으로 분류된다;

- 심장 또는 중추 순환계 또는 중추 신경계와 직접 접촉하여 사용하도록 의도된 경우 Class III로 분류된다;

- 이온화 방사선 형태로 에너지를 공급하도록 의도된 경우 Class IIb로 분류된다;

- 생물학적 효과가 있거나, 또는 전체 또는 대부분 흡수되는 경우 Class IIb로 분류된다; 또는

- 전달 시스템의 방식으로 의약품을 투여할 경우, 적용 방식을 고려하여 이러한 의약품의 투여가 잠재적으로 위험한 방식으로 투여되는 경우 Class IIb로 분류된다.

5.3. 규칙 7

단기적 사용을 목적으로 하는 모든 외과적 침습 기기는 다음에 해당하지 않는 한 Class IIa로 분류된다:

- 신체의 해당 부분과의 직접 접촉을 통해 심장 또는 중추 순환계의 결함을 제어, 진단, 모니터링 또는 교정하도록 특별히 의도된 경우 Class III로 분류된다;

- 심장 또는 중추 순환계 또는 중추 신경계와 직접 접촉하여 사용하도록 의도된 경우 Class III로 분류된다;

- 이온화 방사선 형태로 에너지를 공급하도록 의도된 경우 Class IIb로 분류된다;

| MDR(EU) 2017/745 | 의료기기 규정(EU) 2017/745 |

- have a biological effect or are wholly or mainly absorbed in which case they are classified as class III;

- are intended to undergo chemical change in the body in which case they are classified as class IIb, except if the devices are placed in the teeth; or

- are intended to administer medicines, in which case they are classified as class IIb.

5.4. Rule 8

All implantable devices and long-term surgically invasive devices are classified as class IIb unless they:

- are intended to be placed in the teeth, in which case they are classified as class IIa;

- are intended to be used in direct contact with the heart, the central circulatory system or the central nervous system, in which case they are classified as class III;

- have a biological effect or are wholly or mainly absorbed, in which case they are classified as class III;

- are intended to undergo chemical change in the body in which case they are classified as class III, except if the devices are placed in the teeth;

- are intended to administer medicinal products, in which case they are classified as class III;

- are active implantable devices or their accessories, in which cases they are classified as class III;

- are breast implants or surgical meshes, in which cases they are classified as class III;

- are total or partial joint replacements, in which case they are classified as class III, with the exception of ancillary components such as screws, wedges, plates and instruments; or

- are spinal disc replacement implants or are implantable devices that come into contact with the spinal column, in which case they are classified as class III with the exception of components such as screws, wedges, plates and instruments.

6. ACTIVE DEVICES

6.1. Rule 9

All active therapeutic devices intended to administer or exchange energy are classified as class IIa unless their characteristics are such that they may administer energy to or exchange energy with the human body in a potentially hazardous way, taking account of the nature, the density and site of application of the energy, in which case they are classified as class IIb.

All active devices intended to control or monitor the performance of active therapeutic class IIb devices, or intended directly to influence the performance of such devices are classified as class IIb.

All active devices intended to emit ionizing radiation for therapeutic purposes, including devices which control or monitor such devices, or which directly influence their performance, are classified as class IIb.

All active devices that are intended for controlling, monitoring or directly influencing the performance of active implantable devices are classified as class III.

- 생물학적 효과가 있거나, 또는 전체 또는 대부분 흡수되는 경우 Class III로 분류된다;

- 체내에서 화학적 변화가 진행되도록 의도된 경우 Class IIb로 분류된다. 단, 기기가 치아에 위치하는 경우는 제외한다; 또는

- 의약품을 투여할 경우, Class IIb로 분류된다.

5.4. 규칙 8

모든 이식형 기기와 장기간 사용되는 외과적 침습 기기는 다음에 해당하지 않는 한 Class IIb 로 분류된다.

- 치아에 위치하도록 의도된 경우, Class IIa로 분류된다;

- 심장 또는 중추 순환계 또는 중추 신경계와 직접 접촉하여 사용하도록 의도된 경우 Class III로 분류된다;

- 생물학적 효과가 있거나, 또는 전체 또는 대부분 흡수되는 경우 Class III로 분류된다;

- 체내에서 화학적 변화가 진행되도록 의도된 경우 Class III로 분류된다. 단, 기기가 치아에 위치하는 경우는 제외한다;

- 의약품을 투여할 경우, Class III로 분류된다.

- 이식형 능동 기기 또는 그 부속품의 경우에는 Class III로 분류된다.

- 유방보형물 또는 수술용 메시의 경우는 Class III로 분류된다.

- 관절 전체 또는 부분적 대체 술에 사용되는 경우에는 나사, 웨지, 플레이트, 기구 같은 구성 부품을 제외하고 Class III로 분류된다.

- 척추 디스크 치환 임플란트 또는 척추와 직접 접촉하는 이식형 기기의 경우에는 나사, 웨지, 플레이트 및 기구 등의 구성 부품을 제외하고 Class III로 분류된다.

6. 능동 기기

6.1. 규칙 9

에너지의 공급/교환을 목적으로 하는 모든 능동 치료 기기는 에너지 적용 특징, 밀도, 부위 등을 고려하여 잠재적으로 위험한 방식으로 인체에와 에너지를 공급/교환할 수 있는 특성이 있는 경우를 제외하고, Class IIa로 분류된다. 만약 그런 특성이 있는 기기라면 Class IIb로 분류된다.

Class IIb 능동 치료 기기의 성능을 제어 또는 모니터링하도록 의도되었거나 해당 기기의 성능에 직접적인 영향을 주도록 의도된 모든 능동 기기는 Class IIb로 분류된다.

치료 목적의 이온화 방사선을 방출하도록 의도된 모든 능동기기는, 그러한 기기를 제어 또는 모니터링하거나 성능에 직접적으로 영향을 미치는 기기를 포함하여, class IIb로 분류된다.

능동 기기를 제어, 모니터링, 능동 기기의 성능에 직접 영향을 주는 모든 능동기기 Class III로 분류된다.

MDR(EU) 2017/745	의료기기 규정(EU) 2017/745
6.2. Rule 10 Active devices intended for diagnosis and monitoring are classified as class IIa: - if they are intended to supply energy which will be absorbed by the human body, except for devices intended to illuminate the patient's body, in the visible spectrum, in which case they are classified as class I; - if they are intended to image in vivo distribution of radiopharmaceuticals; or - if they are intended to allow direct diagnosis or monitoring of vital physiological processes, unless they are specifically intended for monitoring of vital physiological parameters and the nature of variations of those parameters is such that it could result in immediate danger to the patient, for instance variations in cardiac performance, respiration, activity of the central nervous system, or they are intended for diagnosis in clinical situations where the patient is in immediate danger, in which cases they are classified as class IIb. Active devices intended to emit ionizing radiation and intended for diagnostic or therapeutic radiology, including interventional radiology devices and devices which control or monitor such devices, or which directly influence their performance, are classified as class IIb. 6.3. Rule 11 Software intended to provide information which is used to take decisions with diagnosis or therapeutic purposes is classified as class IIa, except if such decisions have an impact that may cause: - death or an irreversible deterioration of a person's state of health, in which case it is in class III; or - a serious deterioration of a person's state of health or a surgical intervention, in which case it is classified as class IIb. Software intended to monitor physiological processes is classified as class IIa, except if it is intended for monitoring of vital physiological parameters, where the nature of variations of those parameters is such that it could result in immediate danger to the patient, in which case it is classified as class IIb. All other software is classified as class I. 6.4. Rule 12 All active devices intended to administer and/or remove medicinal products, body liquids or other substances to or from the body are classified as class IIa, unless this is done in a manner that is potentially hazardous, taking account of the nature of the substances involved, of the part of the body concerned and of the mode of application in which case they are classified as class IIb. 6.5. Rule 13 Other active devices are classified as class I. 7. SPECIAL RULES 7.1. Rule 14 All devices incorporating, as an integral part, a substance which, if used separately, can be considered to be a medicinal product, as defined in point 2 of Article 1 of Directive 2001/83/EC, including a medicinal product derived from human blood or human plasma, as defined	6.2. 규칙 10 진단 및 모니터링을 목적으로 하는 능동 기기는 Class IIa으로 분류된다. - 인체에 흡수되는 에너지를 공급하기 위한 경우, 가시 스펙트럼에서 환자의 신체를 비추기 위한 기기의 경우 Class I 으로 분류된다; - 방사성 의약품의 체내 분포를 영상화하려는 경우, 또는 - 생리적 과정을 직접적으로 진단 또는 모니터링하도록 의도된 경우, 환자에게 즉각적인 위험이 될 수 있는 심장 기능, 호흡, 중추 신경계의 활동 변화 등과 같은 파라미터를 모니터링하도록 특별히 의도되었거나, 또는 환자가 즉각적인 위험에 처하는 임상 상황에서 진단을 목적으로 하는 경우 Class IIb로 분류된다. 이온화 방사선의 방출과 중재적 방사선 기기를 포함한 진단 또는 치료 방사선을 이용하여 해당 기기를 제어하거나 모니터링하는 또는 그 성능에 직접 영향을 미치는 능동기기의 경우는 Class IIb로 분류된다. 6.3. 규칙 11 진단 또는 치료 목적으로 결정을 내리는데 사용되는 정보를 제공하기 위한 소프트웨어는 Class IIa로 분류된다. 단, 그러한 결정이 다음과 같은 부작용을 초래할 수 있는 영향을 미친다면 제외한다: - 사망 또는 사람의 건강 상태를 돌이킬 수 없이 악화시키는 경우에는 Class III로 분류된다; 또는 - 사람의 건강 상태의 심각한 악화 또는 수술 개입이 필요한 경우는 Class IIb로 분류된다. 생리적 과정을 모니터링하기 위한 소프트웨어의 경우 Class IIa로 분류된다. 주요 생리적 파라미터가 환자에게 즉각적인 위험을 초래할 수 있는 경우 Class IIb로 분류된다. 다른 모든 소프트웨어는 Class I으로 분류된다. 6.4. 규칙 12 의약품, 체액, 또는 기타 물질을 체내/외로 투여/제거하는 것을 목적으로 하는 모든 능동기기의 경우 Class IIa, 이것이 포함되는 물질의 특징을 고려하여 해당 신체의 부분과 적용 방식에 잠재적으로 위험한 방식으로 이루어지지 않는 한 Class IIa, 그런 방식으로 적용된다면 Class IIb로 분류된다. 6.5. 규칙 13 다른 모든 능동 기기는 Class I로 분류된다. 7. 특별 규칙 7.1. 규칙 14 지침 2001/83/EC의 제1(10)조에 규정된 사람 혈액이나 혈장에서 유래한 의약품을 비롯한 지침 2001/83/EC의 제1(2)조에 정의된 의약품으로 간주할 수 있는 물질을 필수 부분으로 포함하고, 기기의 작용에 대한 보조적인 작용을 하는 모든 기기는 Class III로 분류된다.

| MDR(EU) 2017/745 | 의료기기 규정(EU) 2017/745 |

in point 10 of Article 1 of that Directive, and that has an action ancillary to that of the devices, are classified as class III.

7.2. Rule 15

All devices used for contraception or prevention of the transmission of sexually transmitted diseases are classified as class IIb, unless they are implantable or long term invasive devices, in which case they are classified as class III.

7.3. Rule 16

All devices intended specifically to be used for disinfecting, cleaning, rinsing or, where appropriate, hydrating contact lenses are classified as class IIb.

All devices intended specifically to be used for disinfecting or sterilising medical devices are classified as class IIa, unless they are disinfecting solutions or washer-disinfectors intended specifically to be used for disinfecting invasive devices, as the end point of processing, in which case they are classified as class IIb.

This rule does not apply to devices that are intended to clean devices other than contact lenses by means of physical action only.

7.4. Rule 17

Devices specifically intended for recording of diagnostic images generated by X-ray radiation are classified as class IIa.

7.5. Rule 18

All devices manufactured utilising tissues or cells of human or animal origin, or their derivatives, which are non-viable or rendered non-viable, are classified as class III, unless such devices are manufactured utilising tissues or cells of animal origin, or their derivatives, which are non-viable or rendered non-viable and are devices intended to come into contact with intact skin only.

7.6. Rule 19

All devices incorporating or consisting of nanomaterial are classified as:

- class III if they present a high or medium potential for internal exposure;

- class IIb if they present a low potential for internal exposure; and

- class IIa if they present a negligible potential for internal exposure.

7.7. Rule 20

All invasive devices with respect to body orifices, other than surgically invasive devices, which are intended to administer medicinal products by inhalation are classified as class IIa, unless their mode of action has an essential impact on the efficacy and safety of the administered medicinal product or they are intended to treat life-threatening conditions, in which case they are classified as class IIb.

7.8. Rule 21

Devices that are composed of substances or of combinations of substances that are intended to be introduced into the human body via a body orifice or applied to the skin and that are absorbed by or locally dispersed in the human body are classified as:

7.2. 규칙 15

피임 또는 성병의 예방을 위해 사용되는 모든 기기는 Class IIb로 분류된다. 피임 또는 성병의 예방을 위한 이식형 기기 또는 장기 침습 기기일 경우에는 Class III로 분류된다.

7.3. 규칙 16

콘택트렌즈의 소독, 세척, 헹굼, 또는 적절한 경우 수화에 특별히 사용되는 모든 기기는 Class IIb로 분류된다.

의료기기의 소독 또는 멸균에 특별히 사용되도록 의도된 모든 기기는 Class IIa로 분류된다. 그러나 처리 프로세스 마지막에 침습 기기를 소독하는 데 특별히 사용되도록 의도된 소독용액이나 세척-소독기는 Class IIb로 분류된다.

이 규칙은 콘택트렌즈 이외의 기기를 물리적 작용에 의해서만 세척하도록 의도된 기기에는 적용되지 않는다.

7.4. 규칙 17

X선 방사로 생성되는 진단 이미지의 기록을 위해 특별히 고안된 기기는 Class IIa로 분류된다.

7.5. 규칙 18

생육 불가능하거나 생육 불가능하게 된 인체 또는 동물 유래 조직이나 세포, 또는 그 파생물을 이용하여 제조된 모든 기기는 Class III로 분류된다. 그러나 해당 기기가 생육 불가능하거나 생육 불가능하게 된 동물 유래 조직이나 세포, 또는 그 파생물을 이용하여 제조되고 비손상 피부와 접촉하는 기기는 제외한다.

7.6. 규칙 19

나노물질을 포함하거나 나노물질로 구성되는 모든 기기는 다음과 같이 분류된다:

- 내부 노출 가능성이 높거나 중간이면 Class III;

- 내부 노출 가능성이 낮은 경우 Class IIb;

- 내부 노출 가능성이 무시할 정도이면 Class IIa.

7.7. 규칙 20

외과적 침습 기기 이외의 체구와 관련된 흡입에 의한 의약품의 투여를 목적으로 하는 모든 침습 기기는 Class IIa로 분류된다. 그러나 그 작용기 전이 투여된 의약품의 효능 및 안전성에 큰 영향을 미치거나, 생명을 위협하는 질병을 치료하기 위한 것이라면 Class IIb로 분류된다.

7.8. 규칙 21

체구를 통해 체내로 유입 또는 피부에 적용되거나 인체에 흡수되거나 국부적으로 분산되는 물질 또는 물질의 조합들로 구성되는 기기는 다음과 같이 분류된다:

MDR(EU) 2017/745	의료기기 규정(EU) 2017/745

- class III if they, or their products of metabolism, are systemically absorbed by the human body in order to achieve the intended purpose;

- 해당 물질 또는 해당 물질의 대사 산물이 사용 목적으로 이용되기 위해 인체에 전신 흡수되는 경우 Class III이다;

- class III if they achieve their intended purpose in the stomach or lower gastrointestinal tract and they, or their products of metabolism, are systemically absorbed by the human body;

- 위 또는 하부 위장관에서 사용 목적으로 이용되고, 대사 산물이 인체에 전신 흡수되는 경우 Class III이다;

- class IIa if they are applied to the skin or if they are applied in the nasal or oral cavity as far as the pharynx, and achieve their intended purpose on those cavities; and

- 피부에 적용되거나 비강 또는 구강부터 인두까지 적용되고 해당 공간에서 사용 목적이 달성되는 경우 Class IIa이다; 그리고

- class IIb in all other cases.

- 그 이외의 모든 다른 경우 Class IIb이다.

7.9. Rule 22

Active therapeutic devices with an integrated or incorporated diagnostic function which significantly determines the patient management by the device, such as closed loop systems or automated external defibrillators, are classified as class III.

7.9. 규칙 22

폐 루프 시스템 또는 자동제세동기(AED)과 같이 기기에 의한 환자 관리를 유의하게 결정하는 통합 또는 통합 진단기능을 갖춘 능동 치료 기기는 Class III로 분류된다.

Annex IX Conformity Assessment based on a Quality Management System and on Assessment of the Technical Documentation

부속서 IX 품질경영시스템과 기술 문서의 평가에 근거한 적합성 평가

Chapter I Quality Management System

제 I장 품질경영시스템

1. The manufacturer shall establish, document and implement a quality management system as described in Article 10(9) and maintain its effectiveness throughout the life cycle of the devices concerned. The manufacturer shall ensure the application of the quality management system as specified in Section 2 and shall be subject to audit, as laid down in Sections 2.3 and 2.4, and to surveillance as specified in Section 3.

1. 제조사는 제10(9)조에 기술된 품질경영시스템을 수립, 문서화 및 실행해야 하고 관련 기기의 수명 주기에 걸쳐 그 유효성을 유지해야 한다. 제조사는 제2절에 명시된 품질경영시스템의 적용을 보장해야 하고 제2.3 및 2.4 절에 규정된 심사를 받아야 하며 제3절에 규정된 사후 관리를 받아야 한다.

2. Quality management system assessment

2. 품질경영시스템 평가

2.1. The manufacturer shall lodge an application for assessment of its quality management system with a notified body. The application shall include:

2.1. 제조사는 품질경영시스템의 평가 신청서를 인증기관에 제출해야 한다. 그 신청서는 다음 사항을 포함해야 한다:

- the name of the manufacturer and address of its registered place of business and any additional manufacturing site covered by the quality management system, and, if the manufacturer's application is lodged by its authorised representative, the name of the authorised representative and the address of the authorised representative's registered place of business,

- 제조사의 이름과 품질경영시스템에 포함된 등록된 영업소 및 추가 제조 현장의 주소, 그리고, 제조사의 신청서가 유럽 대리인에 의해 제출된다면, 그 유럽 대리인의 이름과 등록된 영업소 주소;

- all relevant information on the device or group of devices covered by the quality management system,

- 품질경영시스템에 포함된 기기 또는 기기 그룹에 관한 모든 관련 정보,

- a written declaration that no application has been lodged with any other notified body for the same device-related quality management system, or information about any previous application for the same device-related quality management system,

- 동일 기기 관련 품질경영시스템을 위해 다른 인증기관에 신청서가 제출되지 않았다는 서면 선언, 또는 동일 기기 관련 품질경영시스템에 대한 이전의 신청서에 관한 정보,

- a draft of an EU declaration of conformity in accordance with Article 19 and Annex IV for the device model covered by the conformity assessment procedure,

- 적합성 평가절차에 포함된 기기 모델에 대한 제19조 및 부속서 IV에 따른 EU 자가 적합 선언서 초안,

- the documentation on the manufacturer's quality management system,

- 제조사의 품질경영시스템에 관한 문서,

- a documented description of the procedures in place to fulfil the obligations arising from the quality management system and required under this Regulation and the undertaking by the manufacturer in question to apply those procedures,

- 품질경영시스템으로부터 발생하고 본 규정에 따라 요구되는 의무를 이행하기 위한 절차와 해당 절차를 적용하기 위해 제조사가 실시하는 사항에 대한 설명,

MDR(EU) 2017/745	의료기기 규정(EU) 2017/745

- a description of the procedures in place to ensure that the quality management system remains adequate and effective, and the undertaking by the manufacturer to apply those procedures,

- the documentation on the manufacturer's post- market surveillance system and, where applicable, on the PMCF plan, and the procedures put in place to ensure compliance with the obligations resulting from the provisions on Vigilance set out in Articles 87 to 92,

- a description of the procedures in place to keep up to date the post-market surveillance system, and, where applicable, the PMCF plan, and the procedures ensuring compliance with the obligations resulting from the provisions on Vigilance set out in Articles 87 to 92, as well as the undertaking by the manufacturer to apply those procedures,

- documentation on the clinical evaluation plan, and

- a description of the procedures in place to keep up to date the clinical evaluation plan, taking into account the state of the art.

2.2. Implementation of the quality management system shall ensure compliance with this Regulation. All the elements, requirements and provisions adopted by the manufacturer for its quality management system shall be documented in a systematic and orderly manner in the form of a quality manual and written policies and procedures such as quality programmes, quality plans and quality records.

Moreover, the documentation to be submitted for the assessment of the quality management system shall include an adequate description of, in particular:

(a) the manufacturer's quality objectives;

(b) the organisation of the business and in particular:

- the organisational structures with the assignment of staff responsibilities in relation to critical procedures, the responsibilities of the managerial staff and their organisational authority,

- the methods of monitoring whether the operation of the quality management system is efficient and in particular the ability of that system to achieve the desired design and device quality, including control of devices which fail to conform,

- where the design, manufacture and/or final verification and testing of the devices, or parts of any of those processes, is carried out by another party, the methods of monitoring the efficient operation of the quality management system and in particular the type and extent of control applied to the other party, and

- where the manufacturer does not have a registered place of business in a Member State, the draft mandate for the designation of an authorised representative and a letter of intention from the authorised representative to accept the mandate;

(c) the procedures and techniques for monitoring, verifying, validating and controlling the design of the devices and the corresponding documentation as well as the data and records arising from those procedures and techniques. Those procedures and techniques shall specifically cover:

- the strategy for regulatory compliance, including processes for identification of relevant legal

- 품질경영시스템이 적절하고 효과적임을 보장하기 위한 절차와 해당 절차를 적용하기 위해 제조사가 실시하는 사항에 대한 설명;

- 제조사의 시판 후 감시 시스템과 해당하는 경우, 시판 후 임상적 후속 조치 계획서에 관한 문서, 그리고 제87조에서 제92조까지 명시된 Vigilance에 관한 규정에서 생기는 의무사항에 대한 준수를 보장하기에 적절한 절차,

- 시판 후 감시 시스템과 해당하는 경우, 시판 후 임상적 후속 조치 계획서를 최신으로 유지하기에 적절한 절차의 설명, 그리고 그 절차를 적용하기 위해 해당 제조사에 의한 약속뿐만 아니라, 제87조에서 제92조까지 명시된 Vigilance에 관한 규정에서 생기는 의무사항에 대한 준수를 보장하는 절차,

- 임상 평가 계획에 관한 문서, 그리고

- 최신 기술을 고려하여 임상평가 계획을 최신으로 유지하기에 적절한 절차의 설명

2.2. 품질경영시스템의 실행은 본 규정에 대한 준수를 보장해야 한다. 품질경영시스템을 위해 제조사에 의해 채택된 요소, 요구사항 및 규정은 체계적이고 정연하게 품질 매뉴얼과 품질 프로그램, 품질 계획 및 품질 기록과 같은 서면의 방침 및 절차의 형태로 문서화해야 한다.

더 나아가서, 품질경영시스템의 평가를 위해 제출되어야 하는 문서는, 특히 다음에 대한 적절한 설명을 포함해야 한다:

(a) 제조사의 품질 목표;

(b) 사업 조직과 특히;

- 주요 절차에 관한 인력의 책임 배정, 경영 인력의 책임과 그들의 조직적 권한을 포함하는 조직의 구조,

- 품질경영시스템의 운영이 효율적인지 여부와 특히 적합하지 않은 기기의 관리를 포함하여 필요한 설계 및 기기 품질을 달성하는 능력을 모니터링하는 방법,

- 기기의 설계, 제조 및/또는 최종 검증 및 시험, 또는 이 프로세스들의 일부가 다른 조직에 의해 수행되는 경우, 그 품질경영시스템의 효율적 운영을 감시하는 방법과 그 다른 조직에 적용되는 관리의 범위, 그리고

- 제조사가 유럽연합 내에 소재한 등록 영업소가 없는 경우, 유럽 대리인의 지정을 위한 위임서 초안과 그 위임서를 수락하는 그 유럽 대리인의 동의서,

(c) 기기의 설계를 모니터링, 검증, 유효성 확인 및 관리하기 위한 절차 및 기법과 그 절차 및 기법에 발생하는 자료 및 기록뿐만 아니라 해당하는 문서. 이 절차 및 기법은 다음을 포함해야 한다:

- 관련 법적 요구사항의 확인, 자격부여, 등급 분류, 동등성의 취급, 적합성 평가절차의 선택 및 준수를 위한

MDR(EU) 2017/745	의료기기 규정(EU) 2017/745

requirements, qualification, classification, handling of equivalence, choice of and compliance with conformity assessment procedures,

- identification of applicable general safety and performance requirements and solutions to fulfil those requirements, taking applicable CS and, where opted for, harmonised standards or other adequate solutions into account,

- risk management as referred to in Section 3 of Annex I,

- the clinical evaluation, pursuant to Article 61 and Annex XIV, including post-market clinical follow-up,

- solutions for fulfilling the applicable specific requirements regarding design and construction, including appropriate pre-clinical evaluation, in particular the requirements of Chapter II of Annex I,

- solutions for fulfilling the applicable specific requirements regarding the information to be supplied with the device, in particular the requirements of Chapter III of Annex I,

- the device identification procedures drawn up and kept up to date from drawings, specifications or other relevant documents at every stage of manufacture, and

- management of design or quality management system changes; and

(d) the verification and quality assurance techniques at the manufacturing stage and in particular the processes and procedures which are to be used, particularly as regards sterilisation and the relevant documents; and

(e) the appropriate tests and trials which are to be carried out before, during and after manufacture, the frequency with which they are to take place, and the test equipment to be used; it shall be possible to trace back adequately the calibration of that test equipment.

In addition, the manufacturer shall grant the notified body access to the technical documentation referred to in Annexes II and III.

2.3. Audit

The notified body shall audit the quality management system to determine whether it meets the requirements referred to in Section 2.2. Where the manufacturer uses a harmonised standard or CS related to a quality management system, the notified body shall assess conformity with those standards or CS. The notified body shall assume that a quality management system which satisfies the relevant harmonised standards or CS conforms to the requirements covered by those standards or CS, unless it duly substantiates not doing so.

The audit team of the notified body shall include at least one member with past experience of assessments of the technology concerned in accordance with Sections 4.3 to 4.5 of Annex VII. In circumstances where such experience is not immediately obvious or applicable, the notified body shall provide a documented rationale for the composition of that team. The assessment procedure shall include an audit on the manufacturer's premises and, if appropriate, on the premises of the manufacturer's suppliers and/or subcontractors to verify the manufacturing and other relevant processes.

프로세스를 포함하여 규제준수를 위한 전략,

- 해당하는 공통 사양이 선택된 경우, 조화 규격 또는 다른 적절한 해결방안을 고려하여, 해당하는 일반 안전 및 성능 요구사항의 확인과 그 요구사항을 충족하려는 해결 방안,

- 부속서 I의 제3절에 언급된 위험 관리,

- 시판 후 임상 관찰을 포함하여, 제61조 및 부속서 XIV에 따른 임상 평가,

- 적절한 전 임상 평가, 특히 부속서 I의 제II장의 요구사항을 포함하여 설계 및 구조에 관한 해당하는 특정 요구사항의 충족을 위한 해결방안,

- 기기와 함께 제공되는 정보에 관해 해당하는 특정 요구사항, 특히 부속서 I의 제III 장 요구사항의 충족을 위한 해결방안,

- 제조의 모든 단계에서 도면, 설명서 또는 다른 관련 문서에서 작성되어 최신으로 유지되는 기기 식별 절차, 그리고

- 설계 또는 품질경영시스템 변경의 관리; 그리고

(d) 제조단계의 검증 및 품질보장 기법과 특히 멸균 및 관련 문서에 관하여 특별히 사용되어야 하는 공정 및 절차

(e) 제조 전, 제조 중 및 제조 후에 수행되어야 하는 적절한 시험 및 트라이얼, 그것들이 이루어지는 주기, 그리고 사용되어야 하는 시험 장비, 그 시험장비의 교정을 적절히 추적하는 것이 가능해야 한다.

추가하여, 제조사는 부속서 II 및 제III장에 언급된 기술 문서에 대한 인증기관의 접근을 허가해야 한다.

2.3. 심사

인증기관은 품질경영시스템이 제2.2절에 언급된 요구사항을 충족할지 결정하기 위해 품질경영시스템을 심사해야 한다. 제조사가 품질경영시스템에 관련된 조화 규격 또는 공통 사양을 사용하는 경우, 인증기관은 그 규격 또는 공통 사양에 대한 적합성을 평가해야 한다. 인증기관은, 그렇지 않다고 충분히 입증하지 않는 한, 해당 조화 규격 또는 공통 사양을 충족하는 품질경영시스템이 그 규격 또는 공통 사양에 포함된 요구사항에 적합한 것으로 추정해야 한다.

인증기관의 심사팀은 부속서 VII의 제4.3에서 제4.5절에 따라 관련된 기술평가의 과거 경험을 가진 최소 한 명의 팀원을 포함해야 한다. 그러한 경험이 즉시 명백하거나 해당하지 않는 상황에서, 인증기관은 팀의 구성에 대한 문서로 만들어진 이론적 근거를 고려해야 한다. 평가절차는 제조 및 다른 관련 프로세스를 검증하기 위해 제조사의 시설과, 적절하다면, 제조사의 공급자 및/또는 하도급 업자의 시설에서의 심사를 포함해야 한다.

MDR(EU) 2017/745	의료기기 규정(EU) 2017/745
Moreover, in the case of class IIa and class IIb devices, the quality management system assessment shall be accompanied by the assessment of technical documentation for devices selected on a representative basis as specified in Section 4. In choosing representative samples, the notified body shall take into account the published guidance developed by the MDCG pursuant to Article 105 and in particular the novelty of the technology, similarities in design, technology, manufacturing and sterilisation methods, the intended purpose and the results of any previous relevant assessments such as with regard to physical, chemical, biological or clinical properties, that have been carried out in accordance with this Regulation. The notified body in question shall document its rationale for the samples taken.	더 나아가서, Class IIa 및 IIb 기기인 경우, 품질 경영 시스템 평가는 제4절에 명시된바 대표적으로 선택된 기기에 대한 기술 문서의 평가가 수반되어야 한다. 대표 샘플의 선택에서 인증기관은 제105조에 따라 MDCG가 개발하여 발간된 지침서를 고려해야 하고 특히 신기술, 설계, 기술, 제조 및 멸균방법의 유사성, 본 규정에 따라 수행되었던 물리적, 화학적, 생물학적 또는 임상적 속성에 관한 것과 같은 이전의 관련 평가의 의도된 목적과 결과를 고려해야 한다. 해당 인증기관은 선택된 샘플에 대한 이론적 근거를 문서화해야 한다.
If the quality management system conforms to the relevant provisions of this Regulation, the notified body shall issue an EU quality management system certificate. The notified body shall notify the manufacturer of its decision to issue the certificate. The decision shall contain the conclusions of the audit and a reasoned report.	품질경영시스템이 본 규정의 관련 규정에 부합한다면, 인증기관은 EU 품질경영시스템 인증서를 발행해야 한다. 인증기관은 인증서를 발행하는 결정사항을 제조사에게 통지해야 한다. 그 결정 사항은 심사 결론과 합리적인 보고서를 포함해야 한다.

2.4. The manufacturer in question shall inform the notified body which approved the quality management system of any plan for substantial changes to the quality management system, or the device-range covered. The notified body shall assess the changes proposed, determine the need for additional audits and verify whether after those changes the quality management system still meets the requirements referred to in Section 2.2. It shall notify the manufacturer of its decision which shall contain the conclusions of the assessment, and where applicable, conclusions of additional audits. The approval of any substantial change to the quality management system or the device-range covered shall take the form of a supplement to the EU quality management system certificate.

2.4. 해당 제조사는 품질경영시스템을 승인한 인증기관에 어떤 것이든 품질경영시스템에 대한 중대한 변경계획을 통보해야 한다. 인증기관은 제안된 변경을 평가하여 추가 심사에 대한 필요성을 결정하고 그 변경 후에 품질경영시스템이 여전히 제2.2절에 언급된 요구사항을 충족하는지를 검증해야 한다. 인증기관은 제조사에게 평가 결론과 해당하면 추가 심사의 결론을 포함하는 결정사항을 통지해야 한다. 품질경영시스템 또는 해당하는 기기 범위에 대한 중대한 변경의 승인은 EU 품질경영시스템 인증서에 대한 보충의 형식을 취해야 한다.

3. Surveillance assessment

3. 사후 관리 평가

3.1. The aim of surveillance is to ensure that the manufacturer duly fulfils the obligations arising from the approved quality management system.

3.1. 사후 관리의 목적은 제조사가 승인된 품질경영 시스템에서 발생하는 의무를 충분히 이행하는 것을 보장하는 것이다.

3.2. The manufacturer shall give authorisation to the notified body to carry out all the necessary audits, including on-site audits, and supply it with all relevant information, in particular:

- the documentation on its quality management system,

- documentation on any findings and conclusions resulting from the application of the post-market surveillance plan, including the PMCF plan, for a representative sample of devices, and of the provisions on Vigilance set out in Articles 87 to 92,

- the data stipulated in the part of the quality management system relating to design, such as the results of analyses, calculations, tests and the solutions adopted regarding the risk- management as referred to in Section 4 of Annex I, and

- the data stipulated in the part of the quality management system relating to manufacture, such as quality control reports and test data, calibration data, and records on the qualifications of the personnel concerned.

3.2. 제조사는 인증기관이 현장심사를 포함하는 모든 필요한 심사를 수행할 수 있는 권한을 부여하고 특히 다음의 관련 정보를 제공해야 한다:

- 품질 경영시스템에 관한 문서;

- 기기의 대표 샘플에 대한 시판 후 임상 추적 계획서를 포함하여, 시판 후 감시 계획의 적용에서 유래하는 모든 결과 및 결론에 관한 문서와 제87조에서 제92조까지 명시된 Vigilance에 관한 규정의 문서,

- 분석, 계산, 시험 및 부속서 I의 제4절에 언급된 위험 관리에 관하여 채택된 해결방안의 결과와 같이 설계에 관련된 품질경영시스템 일부에 명기된 자료, 그리고

- 품질관리 보고서와 시험자료, 교정자료, 그리고 관련 인력의 자격부여에 관한 기록과 같이, 제조에 관련된 품질경영시스템 일부에 명기된 자료.

3.3. Notified bodies shall periodically, at least once every 12 months, carry out appropriate audits and assessments to make sure that the manufacturer in question applies the

3.3. 인증기관은, 최소한 12개월마다, 주기적으로 해당 제조사가 승인된 품질경영시스템과 시판 후 감시 계획을 적용하는 것을 확인하기 위해 적절한 심사 및 평가를 수행해야 한다.

MDR(EU) 2017/745	의료기기 규정(EU) 2017/745
approved quality management system and the post-market surveillance plan. Those audits and assessments shall include audits on the premises of the manufacturer and, if appropriate, of the manufacturer's suppliers and/or subcontractors. At the time of such on-site audits, the notified body shall, where necessary, carry out or ask for tests in order to check that the quality management system is working properly. It shall provide the manufacturer with a surveillance audit report and, if a test has been carried out, with a test report.	그 심사 및 평가는 제조사와 적절하다면, 제조사의 공급자 및/또는 하도급 계약자의 시설에서의 심사를 포함해야 한다. 그러한 현장심사 시에, 인증기관은, 필요한 경우, 품질경영시스템이 적절하게 운영되는지를 점검하기 위해 시험을 수행하거나 요청해야 한다. 인증기관은 제조사에게 사후관리 보고서와 시험이 수행되었다면, 시험보고서를 제공해야 한다.
3.4. The notified body shall randomly perform at least once every five years unannounced audits on the site of the manufacturer and, where appropriate, of the manufacturer's suppliers and/or subcontractors, which may be combined with the periodic surveillance assessment referred to in Section 3.3. or be performed in addition to that surveillance assessment. The notified body shall establish a plan for such unannounced on-site audits but shall not disclose it to the manufacturer.	3.4. 인증기관은 최소한 5년마다 무작위로 제조사와 적절하다면, 제조사의 공급자 및 또는 하도급 계약자의 시설에서의 불시심사를 수행해야 하며, 이는 제3.3절에 언급된 주기적인 사후 관리 평가와 결합하거나, 사후 관리 평가에 추가하여 수행될 수도 있다. 인증기관은 그러한 불시 현장심사에 관한 계획을 수립해야 하나 제조사에게 공개하지 않아야 한다.
Within the context of such unannounced on-site audits, the notified body shall test an adequate sample of the devices produced or an adequate sample from the manufacturing process to verify that the manufactured device is in conformity with the technical documentation, with the exception of the devices referred to in the second subparagraph of Article 52(8). Prior to unannounced on-site audits, the notified body shall specify the relevant sampling criteria and testing procedure.	그러한 불시 현장심사의 맥락 내에서, 인증기관은 제52(8)조의 두 번째 호에 언급된 기기를 예외로 하고, 제조된 기기가 기술 문서에 부합되는지를 검증하기 위해 생산된 기기의 적절한 샘플이나 제조 공정 중에서의 적절한 샘플을 시험해야 한다. 불시 현장심사 전에, 인증기관은 관련 샘플링 기준과 시험절차를 규정해야 한다.
Instead of, or in addition to, sampling referred to in the second paragraph, the notified body shall take samples of devices from the market to verify that the manufactured device is in conformity with the technical documentation, with the exception of the devices referred to in the second subparagraph of Article 52(8). Prior to the sampling, the notified body in question shall specify the relevant sampling criteria and testing procedure.	두 번째 항에 언급된 샘플링 대신, 또는 추가하여, 인증기관은 제52(8)조의 두 번째 호에 언급된 기기를 예외로 하고, 제조된 기기가 기술 문서에 부합되는지를 검증하기 위해 판매 중인 기기의 샘플을 취해야 한다. 샘플링을 수행하기 전에, 인증기관은 관련 샘플링 기준과 시험절차를 규정해야 한다.
The notified body shall provide the manufacturer in question with an on-site audit report which shall include, if applicable, the result of the sample test.	인증기관은 해당 제조사에게 해당한다면 샘플 시험 결과를 포함해야 하는 현장심사 보고서를 제공해야 한다.
3.5. In the case of class IIa and class IIb devices, the surveillance assessment shall also include an assessment of the technical documentation as specified in Section 4 for the device or devices concerned on the basis of further representative samples chosen in accordance with the rationale documented by the notified body in accordance with the third paragraph of Section 2.3.	3.5. Class IIa 및 IIb 기기인 경우, 제2.3절의 세 번째 항에 따라 인증기관에 의해 문서로 만들어진 이론적 근거에 따라 선택된 추가 대표 샘플을 기초로 하여 관련된 기기 또는 기기들에 대해 제4절에 명시된 기술 문서의 평가도 포함해야 한다.
In the case of class III devices, the surveillance assessment shall also include a test of the approved parts and/or materials that are essential for the integrity of the device, including, where appropriate, a check that the quantities of produced or purchased parts and/or materials correspond to the quantities of finished devices.	Class III 기기의 경우, 사후 관리 평가는 적절한 경우, 생산되거나 구매된 부품 및/또는 자재의 수량이 완성품의 수량에 상응하는지의 점검을 포함하여, 기기의 완전 무결성에 필수적인 승인된 부품 및/또는 자재의 시험도 포함해야 한다.
3.6. The notified body shall ensure that the composition of the assessment team is such that there is sufficient experience with the evaluation of the devices, systems and processes concerned, continuous objectivity and neutrality; this shall include a rotation of the members of the assessment team at appropriate intervals. As a general rule, a lead auditor shall neither lead nor attend audits for more than three consecutive years in respect of the same manufacturer.	3.6. 인증기관은 심사팀의 구성이 관련된 기기, 시스템과 프로세스의 평가에 충분한 경험, 지속적인 객관성 및 중립성이 있도록 해야 한다. 이는 적절한 주기로 심사팀 구성원의 교대를 포함해야 한다. 일반적으로, 선임 심사원은 동일 제조사에 관해서 연속적인 3년 이상 심사를 선도하거나 참석하지 않아야 한다.
3.7. If the notified body finds a divergence between the sample taken from the devices produced or from the market and the specifications laid down in the technical documentation or the approved design, it shall suspend or withdraw the	3.7. 인증기관이 생산된 기기에서 또는 시장에서 취한 샘플과 기술 문서 또는 승인된 설계에 명시된 사양 간에 상이점을 발견하면, 관련 인증서를 중지 또는 철회하거나 제한사항을 부과해야 한다.

relevant certificate or impose restrictions on it.

Chapter II Assessment of the technical documentation

4. Assessment of the technical documentation applicable to class III devices and to the class IIb devices referred to in the second subparagraph of Article 52(4)

4.1. In addition to the obligations laid down in Section 2, the manufacturer shall lodge with the notified body an application for assessment of the technical documentation relating to the device which it plans to place on the market or put into service and which is covered by the quality management system referred to in Section 2.

4.2. The application shall describe the design, manufacture and performance of the device in question. It shall include the technical documentation as referred to in Annexes II and III.

4.3. The notified body shall asses the technical documentation using staff with proven knowledge and experience regarding the technology concerned and its clinical application. The notified body may require the application to be completed by having further tests carried out or requesting further evidence to be provided to allow assessment of conformity with the relevant requirements of the Regulation. The notified body shall carry out adequate physical or laboratory tests in relation to the device or request the manufacturer to carry out such tests.

4.4. The notified body shall review the clinical evidence presented by the manufacturer in the clinical evaluation report and the related clinical evaluation that was conducted. The notified body shall employ device reviewers with sufficient clinical expertise and, if necessary, use external clinical experts with direct and current experience relating to the device in question or the clinical condition in which it is utilised, for the purposes of that review.

4.5. The notified body shall, in circumstances in which the clinical evidence is based partly or totally on data from devices which are claimed to be equivalent to the device under assessment, assess the suitability of using such data, taking into account factors such as new indications and innovation. The notified body shall clearly document its conclusions on the claimed equivalence, and on the relevance and adequacy of the data for demonstrating conformity. For any characteristic of the device claimed as innovative by the manufacturer or for new indications, the notified body shall assess to what extent specific claims are supported by specific pre-clinical and clinical data and risk analysis.

4.6. The notified body shall verify that the clinical evidence and the clinical evaluation are adequate and shall verify the conclusions drawn by the manufacturer on the conformity with the relevant general safety and performance requirements. That verification shall include consideration of the adequacy of the benefit-risk determination, the risk management, the instructions for use, the user training and the manufacturer's post-market surveillance plan, and include a review of the need for, and the adequacy of, the PMCF plan proposed, where applicable.

4.7. Based on its assessment of the clinical evidence, the notified body shall consider the clinical evaluation and the benefit-risk determination, and whether specific milestones need to be defined to allow the notified body to review updates to the clinical evidence that result from post-market surveillance and PMCF data.

MDR(EU) 2017/745	의료기기 규정(EU) 2017/745

4.8. The notified body shall clearly document the outcome of its assessment in the clinical evaluation assessment report.

4.9. The notified body shall provide the manufacturer with a report on the technical documentation assessment, including a clinical evaluation assessment report. If the device conforms to the relevant provisions of this Regulation, the notified body shall issue an EU technical documentation assessment certificate. The certificate shall contain the conclusions of the technical documentation assessment, the conditions of the certificate's validity, the data needed for identification of the approved design, and, where appropriate, a description of the intended purpose of the device.

4.10. Changes to the approved device shall require approval from the notified body which issued the EU technical documentation assessment certificate where such changes could affect the safety and performance of the device or the conditions prescribed for use of the device. Where the manufacturer plans to introduce any of the above-mentioned changes it shall inform the notified body which issued the EU technical documentation assessment certificate thereof. The notified body shall assess the planned changes and decide whether the planned changes require a new conformity assessment in accordance with Article 52 or whether they could be addressed by means of a supplement to the EU technical documentation assessment certificate. In the latter case, the notified body shall assess the changes, notify the manufacturer of its decision and, where the changes are approved, provide it with a supplement to the EU technical documentation assessment certificate.

5. Specific additional procedures

5.1. Assessment procedure for certain class III and class IIb devices

(a) For class III implantable devices, and for class IIb active devices intended to administer and/or remove a medicinal product as referred to in Section 6.4. of Annex VIII(Rule 12), the notified body shall, having verified the quality of clinical data supporting the clinical evaluation report of the manufacturer referred to in Article 61(12), prepare a clinical evaluation assessment report which sets out its conclusions concerning the clinical evidence provided by the manufacturer, in particular concerning the benefit-risk determination, the consistency of that evidence with the intended purpose, including the medical indication or indications and the PMCF plan referred to in Article 10(3) and Part B of Annex XIV.

The notified body shall transmit its clinical evaluation assessment report, along with the manufacturer's clinical evaluation documentation, referred to in points(c) and(d) of Section 6.1 of Annex II, to the Commission.

The Commission shall immediately transmit those documents to the relevant expert panel referred to in Article 106.

(b) The notified body may be requested to present its conclusions as referred to in point(a) to the expert panel concerned.

(c) The expert panel shall decide, under the supervision of the Commission, on the basis of all of the following criteria:

4.8. 인증기관은 임상 평가 사정 보고서에 평가의 결과를 명확하게 문서화해야 한다.

4.9. 인증기관은 제조사에게 임상 평가 사정 보고서를 포함하는 기술 문서 평가에 관한 보고서를 제공해야 한다. 기기가 본 규정의 관련 규정에 적합하다면, 인증기관은 유럽 기술 문서 평가 인증서를 발행해야 한다. 그 인증서는 기술 문서 평가의 결론, 인증서 유효조건, 승인된 설계의 확인에 필요한 자료, 그리고 적절한 경우, 기기의 의도된 목적의 기술을 포함해야 한다.

4.10. 승인된 기기에 대한 변경은 기기의 안전 및 성능이나 기기의 사용에 대해 규정된 조건에 영향을 줄 수 있는 경우, 그 유럽 기술 문서 평가 인증서를 발행한 인증기관으로부터 인증을 받아야 한다. 어떤 것이든 제조사가 위에 언급된 변경의 도입을 계획하는 경우, 그 유럽 기술 문서 평가인증서를 발행한 인증기관에 이를 통보해야 한다. 인증기관은 그 계획된 변경을 평가하여 그 계획된 변경이 제52조에 따른 새로운 적합성 평가해야 하는지 아닌지 또는 유럽 기술 문서 평가인증서 보충서로 다루어질 수 있는 여부를 결정해야 한다. 후자의 경우, 인증기관은 그 변경을 평가하여 제조사에 그 결정사항을 통지하고, 그 변경이 승인되는 경우, 제조사에게 유럽 기술 문서 평가인증서에 대한 보충을 제공해야 한다.

5. 특정 추가 절차

5.1. 일부 III 및 IIb 등급 기기에 대한 평가 절차

(a) Class III 이식형 기기와 부속서 VIII(규칙12)에 언급된 의약품을 투여 및/또는 제거하도록 의도된 Class IIb 기기의 경우, 인증기관은 제61(12)조에 언급된 제조사의 임상 평가 보고서를 입증하는 임상자료의 질을 검증하여 의학적 조치 또는 조치들과 제10(3)조 및 부속서 XIV의 파트B에 언급된 시판 후 임상적 후속 조치 계획서를 포함하여 특히 이익-위험성 결정, 그 증거의 의도된 목적과의 일관성에 관하여, 제조사가 제공한 임상증거에 관한 결론을 명시하는 임상 평가 사정 보고서를 작성해야 한다.

인증기관은 임상 평가 사정 보고서를 부속서 II의 제6.1절(c) 및 (d)항목에 언급된 제조사의 임상 평가 문서와 함께 유럽 위원회에 전달해야 한다.

유럽 위원회는 그 문서를 즉시 제106조에 언급된 관련 전문가 패널에 전달해야 한다.

(b) 인증기관은 관련 전문가 패널에 (a)항목에 언급된 결론을 진술하도록 요청받을 수 있다.

(c) 전문가 패널은 유럽 위원회의 감독하에 다음의 기준 모두에 근거하여:

MDR(EU) 2017/745	의료기기 규정(EU) 2017/745

(i) the novelty of the device or of the related clinical procedure involved, and the possible major clinical or health impact thereof;

(ii) a significantly adverse change in the benefit-risk profile of a specific category or group of devices due to scientifically valid health concerns in respect of components or source material or in respect of the impact on health in the case of failure of the device;

(iii) a significantly increased rate of serious incidents reported in accordance with Article 87 in respect of a specific category or group of devices,

whether to provide a scientific opinion on the clinical evaluation assessment report of the notified body based on the clinical evidence provided by the manufacturer, in particular concerning the benefit-risk determination, the consistency of that evidence with the medical indication or indications and the PMCF plan. That scientific opinion shall be provided within a period of 60 days, starting on the day of receipt of the documents from the Commission as referred to in point(a). The reasons for the decision to provide a scientific opinion on the basis of the criteria in points(i), (ii) and(iii) shall be included in the scientific opinion. Where the information submitted is not sufficient for the expert panel to reach a conclusion, this shall be stated in the scientific opinion.

(d) The expert panel may decide, under the supervision of the Commission, on the basis of the criteria laid down in point(c) not to provide a scientific opinion, in which case it shall inform the notified body as soon as possible and in any event within 21 days of receipt of the documents as referred to in point(a) from the Commission. The expert panel shall within that time limit provide the notified body and the Commission with the reasons for its decision, whereupon the notified body may proceed with the certification procedure of that device.

(e) The expert panel shall within 21 days of receipt of the documents from the Commission notify the Commission, through Eudamed whether it intends to provide a scientific opinion, pursuant to point(c), or whether it intends not to provide a scientific opinion, pursuant to point(d).

(f) Where no opinion has been delivered within a period of 60 days, the notified body may proceed with the certification procedure of the device in question.

(g) The notified body shall give due consideration to the views expressed in the scientific opinion of the expert panel. Where the expert panel finds that the level of clinical evidence is not sufficient or otherwise gives rise to serious concerns about the benefit-risk determination, the consistency of that evidence with the intended purpose, including the medical indication(s), and with the PMCF plan, the notified body shall, if necessary, advise the manufacturer to restrict the intended purpose of the device to certain groups of patients or certain medical indications and/or to impose a limit on the duration of validity of the certificate, to undertake specific PMCF studies, to adapt the instructions for use or the summary of safety and performance, or to impose other restrictions in its conformity assessment report, as appropriate. The notified body shall provide a full justification where it has not followed the advice of

(i) 관련 기기 또는 포함된 관련 임상 절차의 새로운 것, 그리고 그것의 가능한 주요 임상적 또는 건강상 영향;

(ii) 부품 또는 원재료에 관해서 또는 기기가 고장 나는 경우 건강에 미치는 영향에 관해서 과학적으로 유효한 건강 문제로 인한 기기의 특정 카테고리 또는 그룹의 이익-위험성 프로파일의 상당히 해로운 변경

(iii) 기기의 특정 범주 또는 그룹에 관하여 제87조에 따라 보고된 중대한 사고의 상당히 증가한 비율,

특히 이익-위험성 결정, 그 증거의 의학적 조치 또는 조치들과의 일관성과 시판 후 임상적 후속 조치 계획에 관하여, 제조사가 제공한 임상증거에 근거한 인증기관의 임상 평가 시정보고서에 과학적 의견을 제공할지를 결정해야 한다. 그 과학적 의견은 (a)항목에 언급된바, 유럽 위원회로부터 그 문서를 접수한 날에 시작하여 60일의 기간 내에 제공되어야 한다. (i), (ii) 및 (iii)항목의 기준에 기초한 과학적 의견을 제공해야 하는 결정에 대한 이유는 그 과학적 의견에 포함되어야 한다. 제출된 정보가 전문가 패널이 결론에 도달하는 데 충분하지 않은 경우, 이는 그 과학적 의견에 명기되어야 한다.

(d) 전문가 패널은 유럽 위원회의 감독하에(c)항목에 규정된 기준에 근거하여 과학적 의견을 제공하지 않는 것을 결정할 수도 있으며, 이 경우, 인증기관이 가능한 한 빨리 그리고 어느 경우에도 (a)항목에 언급된바, 그 문서를 접수일의 21일 이내에 통보해야 한다. 전문가 패널은 그 시간 제한 내에 인증기관과 유럽 위원회에 그 결정사항을 제공해야 하며, 인증기관은 그것에 따라 기기의 인증절차를 진행할 수 있다.

(e) 전문가 패널은 유럽 위원회로부터 문서를 접수한 지 21일 이내 EUDAMED를 통해(c)항목에 따라 과학적 의견을 제공할 것인지, 또는 (d)항목에 따라 과학적 의견을 제공하지 않을 것인지 유럽 위원회에 통지해야 한다.

(f) 과학적 의견이 60일 이내 전달되지 않은 경우, 인증기관은 대상 기기의 인증절차를 진행할 수 있다.

(g) 인증기관은 전문가 패널의 과학적 의견에 나타낸 의견을 고려해야 한다. 전문가 패널이 임상증거의 수준이 충분하지 않거나, 이익-위험성 결정, 의학적 조치를 포함하는 의도된 목적과 시판 후 임상적 후속 조치 계획서와 그 증거의 일관성에 관하여 달리 심각한 문제를 일으킨다는 판단을 내리는 경우, 인증기관은, 필요하다면, 제조사에게 기기의 의도된 목적을 일정한 집단의 환자 또는 일정한 의학적 조치로 제한할 조건 및/또는 인증서의 유효기간에 대한 제한을 부과, 특정 시판 후 임상적 후속 조치 연구에 착수, 사용 설명서 또는 안전 및 성능 요약서를 개정, 또는 적절한 경우, 적합성 평가 보고서에 다른 제한을 부과해야 한다. 인증기관은 적합성 평가 보고서에 전문가 패널의 권고를 따르지 않을 때 대한 충분한 정당성 증명을 제공해야 하며 유럽 위원회는 제109조를 위배하지 않고 전문가 패널의 과학적 의견과 인증기관에 의해 제공된 서면의 정당성 증명 모두를 EUDAMED를 통해 공개적으로 이용할 수 있게 해야 한다.

the expert panel in its conformity assessment report and the Commission shall without prejudice to Article 109 make both the scientific opinion of the expert panel and the written justification provided by the notified body publicly available via Eudamed.

(h) The Commission, after consultation with the Member States and relevant scientific experts shall provide guidance for expert panels for consistent interpretation of the criteria in point (c) before ▸M1 26 May 2021 ◂.

5.2. Procedure in the case of devices incorporating a medicinal substance

(a) Where a device incorporates, as an integral part, a substance which, if used separately, may be considered to be a medicinal product within the meaning of point 2 of Article 1 of Directive 2001/83/EC, including a medicinal product derived from human blood or human plasma and that has an action ancillary to that of the device, the quality, safety and usefulness of the substance shall be verified by analogy with the methods specified in Annex I to Directive 2001/83/EC.

(b) Before issuing an EU technical documentation assessment certificate, the notified body shall, having verified the usefulness of the substance as part of the device and taking account of the intended purpose of the device, seek a scientific opinion from one of the competent authorities designated by the Member States in accordance with Directive 2001/83/EC or from the EMA, either of which to be referred to in this Section as 'the medicinal products authority consulted' depending on which has been consulted under this point, on the quality and safety of the substance including the benefit or risk of the incorporation of the substance into the device. Where the device incorporates a human blood or plasma derivative or a substance that, if used separately, may be considered to be a medicinal product falling exclusively within the scope of the Annex to Regulation(EC) No 726/2004, the notified body shall seek the opinion of the EMA.

(c) When issuing its opinion, the medicinal products authority consulted shall take into account the manufacturing process and the data relating to the usefulness of incorporation of the substance into the device as determined by the notified body.

(d) The medicinal products authority consulted shall provide its opinion to the notified body within 210 days of receipt of all the necessary documentation.

(e) The scientific opinion of the medicinal products authority consulted, and any possible update of that opinion, shall be included in the documentation of the notified body concerning the device. The notified body shall give due consideration to the views expressed in the scientific opinion when making its decision. The notified body shall not deliver the certificate if the scientific opinion is unfavourable and shall convey its final decision to the medicinal products authority consulted.

(f) Before any change is made with respect to an ancillary substance incorporated in a device, in particular related to its manufacturing process, the manufacturer shall inform the notified body of the changes. That notified body shall seek the opinion of the medicinal products authority consulted, in order to confirm that the quality and safety of the ancillary substance remain unchanged. The medicinal products authority consulted shall take into

(h) 유럽 위원회는 회원국과 관련 과학 전문가의 조언을 들어 2021년 5월 26일 전에(c)항목의 기준을 일관되게 해석할 수 있도록 전문가 패널을 위한 지침서를 제공해야 한다.

5.2. 의약 물질을 포함하는 기기의 절차

(a) 어떤 기기가 필수적인 부분으로서, 별도로 사용될 경우, 제1(8)조의 첫 번째 호에 언급된 인간 혈액 또는 인간 혈장으로부터 파생된 의약품을 포함하여, 지침 2001/83/EC의 1조(2)항의 의미의 의약품으로 간주될 수 있는 물질을 포함하는 경우, 그 물질의 품질, 안전성 및 유용성은 지침 2001/83/EC의 부속서 I에 명시된 방법에서 유추하여 검증되어야 한다.

(b) EU 기술 문서 평가인증서를 발행하기 전에 인증기관은 기기의 일부로서 그물질의 유용성을 검증하고 기기의 의도된 용도를 고려하여 권고받은 항목이 어떤 것인지, 그 물질의 기기 혼입의 이익 또는 위험성을 포함하여 그 물질의 품질 및 안전성 여부에 따라 어느 것이라도 '의약품 당국 권고'로 이 절에서 인용되는 지침 2001/83/EC에 따라 회원국에 의해 지정된 관계 당국의 하나 또는 유럽의 약품안전청(EMA)의 과학적 의견을 요구해야 한다. 기기가 인간 혈액 또는 혈장 파생물 또는 별도로 사용되면 규정(EC) 번호 726/2004의 부속서의 적용 범위에 한정적으로 속하는 의약품으로 간주할 수 있는 물질을 포함하는 경우, 인증기관은 유럽의약품안전청(EMA)의 의견을 요구해야 한다.

(c) 그 의견을 발행될 때, 의약품 당국 권고는 인증기관에 의해 결정된 바대로 제조공정과 그 물질의 기기 혼입의 유용성에 관련된 자료를 고려해야 한다.

(d) 의약품 당국 권고는 인증기관에 모든 필요한 문서 접수 후 210일 이내에 의견을 제공해야 한다.

(e) 의약품 당국 권고의 과학적 의견과 무엇이든 그 의견의 업데이트는 해당 기기에 관한 인증기관의 문서에 포함되어야 한다. 인증기관은 자신의 결정에 그 과학적 의견에 표현된 관점을 고려해야 한다. 그 과학적 의견이 부정적이면 인증기관은 인증서를 발행하지 않아야 하며 최종 결정을 의약품 당국 권고에 전달해야 한다.

(f) 무엇이든 기기에 혼입된 보조 물질에 관하여, 특히 제조공정에 관련된 변경을 하기 전에, 제조사는 인증기관에 그 변경사항을 통보해야 한다. 인증기관은 그 보조 물질의 품질 및 안전성이 변경되지 않은 채 남아있음을 확인 하기 위해 의약품 당국 권고의 의견을 요구해야 한다. 의약품 당국 권고는 그 변경이 그 물질의 기기 혼입에 관하여 이전에 입증된 위험성 또는 이익에 부정적 영향을 미치지 않음을 보장하기 위해, 인증기관에 의해 결정된 그 물질의

MDR(EU) 2017/745	의료기기 규정(EU) 2017/745
account the data relating to the usefulness of incorporation of the substance into the device as determined by the notified body, in order to ensure that the changes have no negative impact on the risk or benefit previously established concerning the incorporation of the substance into the device. The medicinal products authority consulted shall provide its opinion within 60 days after receipt of all the necessary documentation regarding the changes. The notified body shall not deliver the supplement to the EU technical documentation assessment certificate if the scientific opinion provided by the medicinal products authority consulted is unfavourable. The notified body shall convey its final decision to the medicinal products authority consulted.	기기 혼입의 유용성에 관련된 자료를 고려해야 한다. 의약품 당국 권고는 그 변경에 관하여 필요한 모든 문서의 접수 후 60일 이내에 의견을 제공해야 한다. 의약품 당국 권고 때문에 제공된 그 과학적 의견이 부정적이면 인증기관은 EU 기술 문서 평가 인증서에 대한 보충서를 내주지 않아야 한다. 인증기관은 최종 결정을 의약품 당국 권고에 전달해야 한다.
(g) Where the medicinal products authority consulted obtains information on the ancillary substance, which could have an impact on the risk or benefit previously established concerning the incorporation of the substance into the device, it shall advise the notified body as to whether this information has an impact on the risk or benefit previously established concerning the incorporation of the substance into the device. The notified body shall take that advice into account in reconsidering its assessment of the conformity assessment procedure.	(g) 의약품 당국 권고가 그 물질의 기기 혼입에 관하여 이전에 입증된 위험성 또는 이익에 영향을 미칠 수 있는, 보조 물질에 관한 정보를 입수하는 경우, 이 정보가 그 물질의 기기 혼입에 관하여 이전에 입증된 위험성 또는 이익에 영향을 포함하는지를 인증기관에 권고해야 한다. 인증기관은 적합성 평가절차의 평가를 재고하는 데 그 권고를 고려해야 한다.
5.3. Procedure in the case of devices manufactured utilising, or incorporating, tissues or cells of human or animal origin, or their derivatives, that are non-viable or rendered non-viable	5.3. 생육 불가능하거나 생육 불가능하게 된 인체 또는 동물 유래의 조직이나 세포, 또는 그것들의 파생물을 이용하여 제조되거나 포함하는 기기의 절차
5.3.1. Tissues or cells of human origin or their derivatives	5.3.1. 인체유래의 조직이나 세포, 또는 그 파생물
(a) For devices manufactured utilising derivatives of tissues or cells of human origin that are covered by this Regulation in accordance with point(g) of Article 1(6) and for devices that incorporate, as an integral part, tissues or cells of human origin, or their derivatives, covered by Directive 2004/23/EC, that have an action ancillary to that of the device, the notified body shall, prior to issuing an EU technical documentation assessment certificate, seek a scientific opinion from one of the competent authorities designated by the Member States in accordance with Directive 2004/23/EC('human tissues and cells competent authority') on the aspects relating to the donation, procurement and testing of tissues or cells of human origin or their derivatives. The notified body shall submit a summary of the preliminary conformity assessment which provides, among other things, information about the non-viability of the human tissues or cells in question, their donation, procurement and testing and the risk or benefit of the incorporation of the tissues or cells of human origin or their derivatives into the device.	(a) 제1(6)조의 (g)항목에 따라 본 규정에 포함되는 인체유래의 조직 또는 세포의 파생물을 이용하여 제조되는 기기와 필수적인 부분으로서, 기기에 보조적인 작용을 하는 지침 2004/23/EC에 포함되는 인체유래의 조직 또는 세포, 또는 그 파생물을 포함하는 기기의 경우, 인증기관은 EU 기술 문서 평가인증서를 발행하기 전에 인체유래의 조직 또는 세포, 또는 그 파생물의 기증, 조달 및 시험에 관련되는 측면에 관하여 지침 2004/23/EC에 따라 회원국에 의해 지정된 관계 당국의 하나('인간 조직 및 세포 담당 관계 당국')에 과학적 의견을 요구해야 한다. 인증기관은 그 중에서도 특히 해당 인간 조직 또는 세포의 생육 불가능성, 기증, 조달 및 시험 그리고 인체유래의 조직 또는 세포 또는 그 파생물의 기기 혼입의 위험성 또는 이익에 관한 정보를 제공하는 예비 적합성 평가 요약서를 제출해야 한다.
(b) Within 120 days of receipt of all the necessary documentation, the human tissues and cells competent authority shall provide to the notified body its opinion.	(b) 모든 필요한 문서 접수 후 120일 이내에 인간 조직 및 세포 담당 관계 당국은 인증기관에 의견을 제공해야 한다.
(c) The scientific opinion of the human tissues and cells competent authority, and any possible update, shall be included in the documentation of the notified body concerning the device. The notified body shall give due consideration to the views expressed in the scientific opinion of the human tissues and cells competent authority when making its decision. The notified body shall not deliver the certificate if that scientific opinion is unfavourable. It shall convey its	(c) 인간 조직 및 세포 담당 관계 당국의 과학적 의견과 가능한 모든 업데이트 사항은 그 기기에 관한 인증기관의 문서에 포함되어야 한다. 인증기관은 자신의 결정에 인간 조직 및 세포 담당 관계 당국의 과학적 의견에 표현된 관점을 고려해야 한다. 그 과학적 의견이 부정적이면 인증기관은 인증서를 내주지 않아야 한다. 인증기관은 최종 결정을 인간 조직 및 세포 담당 관계 당국에 전달해야 한다.

MDR(EU) 2017/745	의료기기 규정(EU) 2017/745
final decision to the human tissues and cells competent authority concerned. (d) Before any change is made with respect to non-viable tissues or cells of human origin or their derivatives incorporated in a device, in particular relating to their donation, testing or procurement, the manufacturer shall inform the notified body of the intended changes. The notified body shall consult the authority that was involved in the initial consultation, in order to confirm that the quality and safety of the tissues or cells of human origin or their derivatives incorporated in the device are maintained. The human tissues and cells competent authority concerned shall take into account the data relating to the usefulness of incorporation of the tissues or cells of human origin or their derivatives into the device as determined by the notified body, in order to ensure that the changes have no negative impact on the established benefit-risk ratio of the addition of the tissues or cells of human origin or their derivatives in the device. It shall provide its opinion within 60 days of receipt of all the necessary documentation regarding the intended changes. The notified body shall not deliver a supplement to the EU technical documentation assessment certificate if the scientific opinion is unfavourable and shall convey its final decision to the human tissues and cells competent authority concerned. 5.3.2. Tissues or cells of animal origin or their derivatives In the case of devices manufactured utilising animal tissue which is rendered non-viable or utilising non-viable products derived from animal tissue, as referred to in Regulation(EU) No 722/2012, the notified body shall apply the relevant requirements laid down in that Regulation. 5.4. Procedure in the case of devices that are composed of substances or of combinations of substances that are absorbed by or locally dispersed in the human body (a) The quality and safety of devices that are composed of substances or of combinations of substances that are intended to be introduced into the human body via a body orifice or applied to the skin and that are absorbed by, or locally dispersed in, the human body, shall be verified where applicable and only in respect of the requirements not covered by this Regulation, in accordance with the relevant requirements laid down in Annex I to Directive 2001/83/EC for the evaluation of absorption, distribution, metabolism, excretion, local tolerance, toxicity, interaction with other devices, medicinal products or other substances and potential for adverse reactions. (b) In addition, for devices, or their products of metabolism, that are systemically absorbed by the human body in order to achieve their intended purpose, the notified body shall seek a scientific opinion from one of the competent authorities designated by the Member States in accordance with Directive 2001/83/EC or from the EMA, either of which to be referred to in this Section as 'the medicinal products authority consulted' depending on which has been consulted under this point, on the compliance of the device with the relevant requirements laid down in Annex I to Directive 2001/83/EC. (c) The opinion of the medicinal products authority consulted shall be drawn up within 150 days of receipt of all the necessary documentation.	(d) 무엇이든 기기에 혼입된 인체유래의 생육 불가능 조직 또는 세포, 또는 그 파생물에 관하여, 특히 기증에 관련된 변경을 하기 전에, 제조사는 인증기관에 그 변경사항을 통보해야 한다. 인증기관은 기기에 혼입된 인체유래의 조직 또는 세포, 또는 그 파생물의 품질 및 안전성이 유지됨을 확인하기 위해 최초 권고가 포함되었던 당국에 의견을 구해야 한다. 관련된 인간 조직 및 세포 담당 관계 당국은 그 변경이 인체유래의 조직 또는 세포, 또는 그 파생물의 기기 추가에 관하여 입증된 이익-위험성 비율에 부정적 영향을 미치지 않음을 보장하기 위해, 인증기관에 의해 결정된 인체유래의 조직 또는 세포, 또는 그 파생물의 기기 혼입의 유용성에 관련된 자료를 고려해야 한다. 인간 조직 및 세포 담당 관계 당국은 그 의도된 변경에 관하여 필요한 모든 문서의 접수 후 60일 이내에 의견을 제공해야 한다. 그 과학적 의견이 부정적이면 인증기관은 EU 기술 문서 평가인증서에 대한 보충서를 내주지 않아야 하며 최종 결정을 관련된 인간 조직 및 세포 담당 관계 당국에 전달해야 한다. 5.3.2. 동물 유래의 조직이나 세포, 또는 그 파생물 규정(EU) 번호 722/2012에 인용된, 생육 불가능하게 된 동물 조직을 이용하거나 동물 조직으로부터 파생된 생육 불가능한 제품을 이용하여 제조되는 기기의 경우, 인증기관은 그 규정에 규정된 관련 요구사항을 적용해야 한다. 5.4. 인체에 흡수되거나 국부적으로 분산되는 물질 또는 물질의 조합을 함유하는 기기의 절차 (a) 체구를 통해 인체에 유입되거나 피부에 적용되도록 의도되고 인체에 흡수되거나 국부적으로 분산되는 물질 또는 물질의 조합을 함유하는 기기의 품질 및 안전성은 해당하면, 그리고 본 규정에 포함되지 않은 요구사항에 관해서만 다른 기기, 의약품 또는 다른 물질과의 흡수, 분포, 대사, 배출, 국부 내성, 녹성, 상호 수용을 위해 만응에 내산 가능성에 대하여 지침 2001/83/EC의 부속서 I에 규정된 관련 요구사항에 따라 검증되어야 한다. (b) 추가하여, 의도된 목적을 달성하기 위해 신체에 전신적으로 흡수되는 기기 또는 그것의 대사 산물의 경우, 인증기관은 권고받은 항목이 어떤 것인지, 지침 2001/83/EC의 부속서 I에 규정된 관련 요구사항에 대한 기기의 적합성 여부에 따라 어느 것이라도 '의약품 당국 권고'로 이 절에서 인용되는 지침 2001/83/EC에 따라 회원국에 의해 지정된 관계 당국의 하나 또는 유럽의약품안전청(EMA)에 과학적 의견을 요구해야 한다. (c) 의약품 당국 권고의 의견은 모든 필요한 문서의 접수 후 150일 이내에 작성되어야 한다.

MDR(EU) 2017/745	의료기기 규정(EU) 2017/745

(d) The scientific opinion of the medicinal products authority consulted, and any possible update, shall be included in the documentation of the notified body concerning the device. The notified body shall give due consideration to the views expressed in the scientific opinion when making its decision and shall convey its final decision to the medicinal products authority consulted.

6. Batch verification in the case of devices incorporating, as an integral part, a medicinal substance which, if used separately, would be considered to be a medicinal product derived from human blood or human plasma as referred to in Article 1(8) Upon completing the manufacture of each batch of devices that incorporate, as an integral part, a medicinal substance which, if used separately, would be considered to be a medicinal product derived from human blood or human plasma as referred to in the first subparagraph of Article 1(8), the manufacturer shall inform the notified body of the release of the batch of devices and send it the official certificate concerning the release of the batch of human blood or plasma derivative used in the device, issued by a Member State laboratory or a laboratory designated for that purpose by a Member State in accordance with Article 114(2) of Directive 2001/83/EC.

Chapter III Administrative provisions

7. The manufacturer or, where the manufacturer does not have a registered place of business in a Member State, its authorised representative shall, for a period ending no sooner than 10 years, and in the case of implantable devices no sooner than 15 years, after the last device has been placed on the market, keep at the disposal of the competent authorities:

   - the EU declaration of conformity,

   - the documentation referred to in the fifth indent of Section 2.1 and in particular the data and records arising from the procedures referred to in point(c) of the second paragraph of Section 2.2,

   - information on the changes referred to in Section 2.4,

   - the documentation referred to in Section 4.2, and

   - the decisions and reports from the notified body as referred to in this Annex.

8. Each Member State shall require that the documentation referred to in Section 7 is kept at the disposal of competent authorities for the period indicated in that Section in case a manufacturer, or its authorised representative, established within its territory goes bankrupt or ceases its business activity prior to the end of that period.

Annex X Conformity Assessment based on Type Examination

1. EU type-examination is the procedure whereby a notified body ascertains and certifies that a device, including its technical documentation and relevant life cycle processes and a corresponding representative sample of the device production envisaged, fulfils the relevant provisions of this Regulation.

2. Application

   The manufacturer shall lodge an application for assessment with a notified body. The application shall include:

(d) 의약품 당국 권고의 과학적 의견과 가능한 모든 업데이트 사항은 그 기기에 관한 인증기관의 문서에 포함되어야 한다. 인증기관은 자신의 결정에 그 과학적 의견에 표현된 관점을 고려해야 하며 최종 결정을 의약품 당국 권고에 전달해야 한다.

6. 개별적으로 사용되는 경우, 제1(8)조에 언급된 인간 혈액 또는 인간 혈장으로부터 파생된 의약품으로 간주할 의약 물질을 필수적 부분으로 포함하는 기기의 경우의 제조단위 검증 개별적으로 사용되는 경우, 제1(8)조의 첫 번째 호에 언급된 인간 혈액 또는 인간 혈장으로부터 파생된 의약품으로 간주할 의약 물질을 필수적 부분으로 포함하는 기기의 각 제조단위의 제조가 완료될 때, 제조사는 인증기관에 그 제조단위의 기기 출하를 통보하고 그 기기에 사용된 인간 혈액 또는 혈장 파생물의 제조단위 출하에 관련하여, 회원국 시험소 또는 지침 2001/83/EC의 제114(2)조에 따라 회원국에 의해 그 목적을 위해 지정된 시험소에 의해 발행된 공식 인증서를 보내야 한다.

제III장. 관리 조항

7. 제조사 또는 제조사가 유럽연합 내에 소재한 등록 영업소가 없는 경우, 유럽 대리인은 마지막 기기가 출시된 이후, 10년 이상 종료하는 기간 동안, 그리고 이식형 기기의 경우에는 15년 이상 종료하는 기간 동안 관계 당국의 처분에 따라 다음을 보관해야 한다.

   - EU 자가 적합 선언서,

   - 제2.1절의 다섯 번째 줄 표에 언급된 문서와 특히 제2.2절의 두 번째 항의 (c)항목에 언급된 절차로부터 발생하는 자료 및 기록,

   - 제2.4절에 언급된 변경에 관한 정보,

   - 제4.2절에 언급된 문서, 그리고

   - 본 부속서에 언급된 인증기관의 결정사항 및 보고서.

8. 각 회원국은 영토 내에 설립된 제조사 또는 제조사의 유럽 대리인이 7절에 나타낸 기간의 종료 이전에 파산하거나 사업활동을 중지하는 경우, 7절에 언급된 문서가 관계 당국의 처분으로 7절에 나타낸 기간 동안 보존되도록 요구해야 한다.

부속서 X 형식검사에 근거한 적합성 평가

1. EU 형식 검사는 인증기관이 기술 문서와 관련 수명주기 프로세스를 포함한 기기와 예견되는 기기 생산의 대표 시료가 본 규정의 규정을 충족함을 확인하고 인증하는 절차이다.

2. 신청서

   제조사는 인증기관에 평가를 위한 신청서를 제출해야 한다. 신청서는:

MDR(EU) 2017/745	의료기기 규정(EU) 2017/745
- the name of the manufacturer and address of the registered place of business of the manufacturer and, if the application is lodged by the authorised representative, the name of the authorised representative and the address of its registered place of business,	- 제조사의 이름과 제조사의 등록된 영업소 주소 그리고, 신청서가 유럽 대리인에 의해 제출되는 경우, 유럽 대리인의 이름과 유럽 대리인의 등록된 영업소 주소를 포함해야 한다,
- the technical documentation referred to in Annexes II and III. The applicant shall make a representative sample of the device production envisaged('type') available to the notified body. The notified body may request other samples as necessary, and	- 부속서 II 및 III에 언급된 기술 문서를 포함해야 한다. 신청서는 예상되는 기기 생산의 시료('형식')를 인증기관에 이용할 수 있게 해야 한다. 인증기관은 필요한 다른 시료를 요구할 수 있다, 그리고
- a written declaration that no application has been lodged with any other notified body for the same type, or information about any previous application for the same type that was refused by another notified body or was withdrawn by the manufacturer or its authorised representative before that other notified body made its final assessment.	- 같은 형식에 대해 다른 인증기관에 신청서가 제출되지 않았다는 선언문, 또는 다른 인증기관에 의해 거절되었거나 그 다른 인증기관이 최종 결정을 내리기 전에 제조사 또는 유럽 대리인이 철회했던 같은 형식에 대한 이전의 신청서에 관한 정보를 포함해야 한다.
3. Assessment	3. 평가
The notified body shall:	인증기관은:
(a) examine the application by using staff with proven knowledge and experience regarding the technology concerned and its clinical application. The notified body may require the application to be completed by having further tests carried out or requesting further evidence to be provided to allow assessment of conformity with the relevant requirements of this Regulation. The notified body shall carry out adequate physical or laboratory tests in relation to the device or request the manufacturer to carry out such tests;	(a) 관련된 기술과 임상 적용에 관하여 입증된 지식과 경험을 가진 인력을 이용하여 그 신청서를 조사해야 한다. 인증기관은 본 규정의 관련 요구사항에 대한 적합성의 평가를 인정하기 위해 추가 시험이 수행되도록 하거나 추가 증거가 제공되도록 요청하여 그 신청서가 완성되도록 요구할 수 있다. 인증기관은 그 기기에 관련된 적절한 물리적 또는 시험소 시험을 수행하거나 제조사가 그러한 시험을 수행하도록 요청할 수 있다.
(b) examine and assess the technical documentation for conformity with the requirements of this Regulation that are applicable to the device and verify that the type has been manufactured in conformity with that documentation; it shall also record the items designed in conformity with the applicable standards referred to in Article 8 or with applicable CS, and record the items not designed on the basis of the relevant standards referred to in Article 8 or of the relevant CS;	(b) 그 기기에 적용되는 본 규정의 요구사항에 대한 적합성을 위해 기술 문서를 조사 및 평가하고 그 형식이 그 기술 문서에 적합하게 제조되었음을 검증해야 한다. 인증기관은 또한 제8조에 언급된 해당 규격 또는 해당하는 공통 사양에 적합하게 설계된 항목들을 기록해야 하고, 제8조에 언급된 관련 규격 또는 관련 공통 사양에 기초하여 설계되지 않은 항목들을 기록해야 한다.
(c) review the clinical evidence presented by the manufacturer in the clinical evaluation report in accordance with Section 4 of Annex XIV. The notified body shall employ device reviewers with sufficient clinical expertise and, if necessary, use external clinical experts with direct and current experience relating to the device in question or to the clinical condition in which it is utilised, for the purposes of that review;	(c) 부속서 XIV의 제4절에 따라 제조사에 의해 임상평가보고서에 제시된 임상증거를 검토해야 한다. 인증기관은 그 검토의 목적을 위해, 충분한 임상경험을 가진 기기 검토자를 고용해야 하며, 필요하다면, 해당 기기에 또는 기기가 이용되는 임상 조건에 관련되는 직접적이고 최신의 경험을 가진 외부 임상 전문가를 이용해야 한다.
(d) in circumstances in which the clinical evidence is based partly or totally on data from devices which are claimed to be similar or equivalent to the device under assessment, assess the suitability of using such data, taking into account factors such as new indications and innovation. The notified body shall clearly document its conclusions on the claimed equivalence, and on the relevance and adequacy of the data for demonstrating conformity;	(d) 임상증거가 평가대상 기기와 유사 또는 동등하다고 주장되는 기기의 자료에 일부 또는 전부 기초하는 상황에서, 새로운 치료 및 혁신과 같은 요소를 고려하여 그 자료 이용의 적절성을 평가해야 한다. 인증기관은 주장된 동등성, 그리고 적합성을 입증에 대한 그 자료의 관련성 및 적절성에 관한 결론을 명확하게 문서화해야 한다.
(e) clearly document the outcome of its assessment in a pre-clinical and clinical evaluation assessment report as part of the EU type examination report referred to in point(i);	(e), (i)항목에 언급된 EU 형식 검사 보고서의 일부로서 전 임상 및 임상 평가 사정 보고서의 평가결과를 명확하게 문서화해야 한다.
(f) carry out or arrange for the appropriate assessments and the physical or laboratory tests necessary to verify whether the solutions adopted by the manufacturer meet the general safety and performance requirements laid down in this Regulation, in the event that the	(f) 제8조에 언급된 규격 또는 공통 사양이 적용되지 않은 경우, 제조사에 의해 채택된 해결방안이 본 규정에 규정된 일반 안전 및 성능 요구사항을 충족하는지를 검증하는 데 필요한 적절한 평가 및 물리적 또는 시험소 시험을 수행하거나 계획해야 한다. 기기가 의도된 대로 작동하기 위해 다른

| MDR(EU) 2017/745 | 의료기기 규정(EU) 2017/745 |

standards referred to in Article 8 or the CS have not been applied. Where the device has to be connected to another device or devices in order to operate as intended, proof shall be provided that it conforms to the general safety and performance requirements when connected to any such device or devices having the characteristics specified by the manufacturer;

(g) carry out or arrange for the appropriate assessments and the physical or laboratory tests necessary to verify whether, in the event that the manufacturer has chosen to apply the relevant harmonised standards, those standards have actually been applied;

(h) agree with the applicant on the place where the necessary assessments and tests are to be carried out; and

(i) draw up an EU type-examination report on the results of the assessments and tests carried out under points(a) to(g).

4. Certificate

If the type conforms to this Regulation, the notified body shall issue an EU type-examination certificate. The certificate shall contain the name and address of the manufacturer, the conclusions of the type examination assessment, the conditions of the certificate's validity and the data needed for identification of the type approved. The certificate shall be drawn up in accordance with Annex XII. The relevant parts of the documentation shall be annexed to the certificate and a copy kept by the notified body.

5. Changes to the type

5.1. The applicant shall inform the notified body which issued the EU type-examination certificate of any planned change to the approved type or of its intended purpose and conditions of use.

5.2. Changes to the approved device including limitations of its intended purpose and conditions of use shall require approval from the notified body which issued the EU type-examination certificate where such changes may affect conformity with the general safety and performance requirements or with the conditions prescribed for use of the product. The notified body shall examine the planned changes, notify the manufacturer of its decision and provide him with a supplement to the EU type-examination report. The approval of any change to the approved type shall take the form of a supplement to the EU type-examination certificate.

5.3. Changes to the intended purpose and conditions of use of the approved device, with the exception of limitations of the intended purpose and conditions of use, shall necessitate a new application for a conformity assessment.

6. Specific additional procedures

Section 5 of Annex IX shall apply with the proviso that any reference to an EU technical documentation assessment certificate shall be understood as a reference to an EU type-examination certificate.

7. Administrative provisions

The manufacturer or, where the manufacturer does not have a registered place of business in a Member State, its authorised representative shall, for a period ending no sooner than 10 years, and in the case of implantable devices no sooner than 15 years, after the last device has been placed on the market, keep at the disposal of the competent authorities:

기기 또는 기기들에 연결되어야 하는 경우, 제조사에 의해 명시된 특성을 가진 그러한 기기 또는 기기들에 연결될 때 일반 안전 및 성능 요구사항에 적합하다는 증거가 제공되어야 한다.

(g) 제조사가 관련 조화 규격을 적용하기 위해 선택한 경우, 그 규격이 실제로 적용되었는지를 검증하는 데 필요한 적절한 평가와 물리적 또는 시험소 시험을 수행하거나 계획해야 한다.

(h) 필요한 평가 및 시험이 수행되어야 하는 장소에 대해 신청자와 합의해야 한다. 그리고

(i), (a)에서 (g)항목에 따라 수행된 평가 및 시험의 결과에 관한 EU 형식시험 보고서를 작성해야 한다.

4. 인증서

만약 형식이 본 규정에 적합하다면, 인증기관은 EU 형식 검사 인증서를 발행해야 한다. 그 인증서는 제조사의 이름 및 주소, 형식 검사 평가의 결론, 인증서의 유효조건 그리고 승인된 형식의 확인에 필요한 모든 자료를 포함해야 한다. 인증서는 부속서 XII에 따라 작성되어야 한다. 문서의 관련 부분은 그 인증서에 부속되어야 하고 사본은 인증기관에 의해 보관되어야 한다.

5. 형식에 대한 변경

5.1. 신청자는 EU 형식 검사 인증서를 발행한 인증기관에 무엇이든 승인된 형식 또는 그것의 의도된 목적 및 사용조건에 대한 변경 계획을 통보해야 한다.

5.2. 의도된 목적과 사용조건의 제한을 포함하는 승인된 기기에 대한 변경은 그 변경이 일반 안전 및 성능 요구사항에 대한 적합성과 그 제품의 이 용이 규정된 조건의 적합성에 영향을 미칠 수 있는 경우, EU 형식 검사 인증서를 발행한 인증기관으로부터 승인을 받아야 한다. 인증기관은 그 계획된 변경 사항을 검사하여 제조사에게 그 결정사항을 통지하고 EU 형식 검사 보고서의 보충서를 제공해야 한다. 무엇이든 승인된 형식에 대 한 변경의 승인은 EU 형식 검사 인증서의 보충서의 형식을 취해야 한다.

5.3. 승인된 기기의 의도된 목적과 사용조건에 대한 변경은 의도된 목적과 사용조건의 제한을 예외로 하고 적합성 평가를 위한 새로운 신청서가 필요해야 한다.

6. 특별 추가 절차

부속서 IX의 제5절은 어떤 것이든 EU 기술 문서 평가인증서에 대한 인용이 EU 형식 검사 인증서에 대한 인용으로 이해되어야 한다는 조건과 함께 적용되어야 한다.

7. 관리 조항

제조사 또는 제조사의 유럽 대리인(제조사가 유럽연합 내에 소재한 등록 영업소가 없는 경우)은 기기를 마지막으로 시판한 이후 10년 이상(이식형 기기의 경우 15년 이상)의 기간 동안 다음을 관계 당국이 이용할 수 있도록 보관해야 한다.

MDR(EU) 2017/745	의료기기 규정(EU) 2017/745
- the documentation referred to in the second indent of Section 2,	- 제2절의 두 번째 줄표에 언급된 문서,
- information on the changes referred to in Section 5, and	- 제5절에 언급된 변경에 관한 정보, 그리고
- copies of EU type-examination certificates, scientific opinions and reports and their additions/supplements.	- EU 형식검사 인증서의 사본, 과학적 의견 및 보고서 그리고 그것들의 추가/보충사항.
Section 8 of Annex IX shall apply.	부속서 IX의 제8절이 적용되어야 한다.
Annex XI Conformity Assessment based on Product Conformity Verification	**부속서 XI 제품 적합성 검증에 근거한 적합성 평가**
1. The objective of the conformity assessment based on product conformity verification is to ensure that devices conform to the type for which an EU type-examination certificate has been issued, and that they meet the provisions of this Regulation which apply to them.	1. 제품 적합성 검증에 근거한 적합성 평가의 목표는 기기가 EU 형식검사 인증서가 발행된 형식에 적합하고 기기에 적용되는 본 법규의 규정에 충족됨을 보장하는 것이다.
2. Where an EU type-examination certificate has been issued in accordance with Annex X, the manufacturer may either apply the procedure set out in Part A(production quality assurance) or the procedure set out in Part B(product verification) of this Annex.	2. EU 형식검사 인증서가 부속서 X에 따라 발행된 경우, 제조사는 본 부속서의 파트A(제조 품질보증) 또는 파트B(제품 검증)에 설명된 절차를 적용할 수 있다.
3. By way of derogation from Sections 1 and 2 above, the procedures in this Annex coupled with the drawing up of technical documentation as set out in Annexes II and III may also be applied by manufacturers of class IIa devices.	3. 위 제1절 및 제2절에서 유예하는 방식으로, 부속서 II 및 III에 명시된 기술 문서의 작성과 결합되는 본 부속서의 절차 또한 Class IIa 기기의 제조사들에 의해 적용될 수 있다.
Part A: Production Quality Assurance	**파트A. 제조 품질 보장**
4. The manufacturer shall ensure that the quality management system approved for the manufacture of the devices concerned is implemented, shall carry out a final verification, as specified in Section 6, and shall be subject to the surveillance referred to in Section 7.	4. 제조사는 관련 기기의 제조에 대해 승인된 품질경영시스템이 실행됨을 보장하고 제6절에 명시된 최종 검증을 수행하며, 제7절에 언급된 사후관리의 대상이 되어야 한다.
5. When the manufacturer fulfils the obligations laid down in Section 4, it shall draw up and keep an EU declaration of conformity in accordance with Article 19 and Annex IV for the device covered by the conformity assessment procedure. By issuing an EU declaration of conformity, the manufacturer shall be deemed to ensure and to declare that the device concerned conforms to the type described in the EU type-examination certificate and meets the requirements of this Regulation which apply to the device.	5. 제조사가 제4절에 규정된 의무사항을 충족할 때, 제조사는 적합성 평가절차에 포함된 기기에 대해 제19조와 부속서 IV에 따른 EU 자가 적합 선언서를 작성하여 유지해야 한다. EU 자가 적합 선언서의 발행으로 제조사는 관련 기기가 EU 형식검사 인증서에 기술된 형식에 부합되고 그 기기에 적용 되는 본 규정의 요구사항을 충족함을 보장하고 선언하는 것으로 간주해야 한다.
6. Quality management system	6. 품질경영시스템
6.1. The manufacturer shall lodge an application for assessment of its quality management system with a notified body. The application shall include:	6.1. 제조사는 품질경영시스템의 평가 신청서를 인증기관에 제출해야 한다. 그 신청서는 다음을 포함해야 한다.
- all elements listed in Section 2.1 of Annex IX,	- 부속서 IX의 제2.1절에 나열된 모든 항목,
- the technical documentation referred to in Annexes II and III for the types approved, and	- 승인된 형식에 대한 부속서 II 및 III에 언급된 기술 문서, 그리고
- a copy of the EU type-examination certificates referred to in Section 4 of Annex X; if the EU type- examination certificates have been issued by the same notified body with which the application is lodged, a reference to the technical documentation and its updates and the certificates issued shall also be included in the application.	- 부속서 X의 제4절에 언급된 EU 형식 검사 인증서 사본, EU 형식 검사 인증서가 신청서가 제출된 같은 인증기관에 의해 발행되었다면, 기술 문서에 대한 참조와 업데이트 내용 그리고 발행된 인증서가 또한 신청서에 포함되어야 한다.
6.2. Implementation of the quality management system shall be such as to ensure that there is compliance with the type described in the EU type-examination certificate and with the provisions of this Regulation which apply to the devices at each stage. All the elements, requirements	6.2. 품질경영시스템의 실행은 EU 형식 검사 인증서에 기술된 형식 및 각 단계에서 그 기기에 적용되는 본 규정의 규정에 대한 적합성이 있음을 보장하게 되어야 한다. 품질경영시스템을 위해 제조사에 의해 채택된 모든 요소, 요구사항 및 규정은 품질 매뉴얼, 서면 정책 그리고 품질 프로그램,

MDR(EU) 2017/745	의료기기 규정(EU) 2017/745
and provisions adopted by the manufacturer for its quality management system shall be documented in a systematic and orderly manner in the form of a quality manual and written policies and procedures, such as quality programmes, quality plans and quality records.	품질 계획 및 품질 기록과 같은 절차의 형태로 체계적이고 순서가 바르게 문서화해야 한다.
That documentation shall, in particular, include an adequate description of all elements listed in points(a), (b), (d) and(e) of Section 2.2 of Annex IX.	그 문서는, 특히 부속서 IX의 제2.2절의 (a), (b), (d) 및 (e)항목에 나열된 모든 요소의 적절한 설명을 포함해야 한다.
6.3. The first and second paragraph of Section 2.3 of Annex IX shall apply.	6.3. 부속서 IX의 제2.3절의 첫 번째 및 두 번째 항이 적용되어야 한다.
If the quality management system is such that it ensures that the devices conform to the type described in the EU type-examination certificate and that it conforms to the relevant provisions of this Regulation, the notified body shall issue an EU quality assurance certificate. The notified body shall notify the manufacturer of its decision to issue the certificate. That decision shall contain the conclusions of the notified body's audit and a reasoned assessment.	품질경영시스템이 기기가 EU 형식 검사 인증서에 기술된 형식에 부합되고 본 규정의 관련 규정에 적합함이 보장되는 것이라면, 인증기관은 EU 품질보증 인증서를 발행해야 한다. 인증기관은 제조사에게 그 인증서를 발행하기 위한 결정을 통지해야 한다. 그 결정은 인증기관의 심사 및 타당한 평가 결론을 포함해야 한다.
6.4. Section 2.4 of Annex IX shall apply.	6.4. 부속서 IX의 제2.4절이 적용되어야 한다.
7. Surveillance	7. 사후 관리
Section 3.1, the first, second and fourth indents of Section 3.2(see MDD Annex V, Section 4.2 for technical documentation), Sections 3.3, 3.4, 3.6 and 3.7 of Annex IX shall apply.	부속서 IX의 제3.1절, 제3.2절의 첫 번째, 두 번째 및 네 번째 줄표, 제3.3, 제3.4, 제3.6 및 제3.7이 적용되어야 한다.
In the case of class III devices, surveillance shall also include a check that the quantities of produced or purchased raw material or crucial components approved for the type correspond to the quantities of finished devices.	Class III 기기의 경우, 사후관리는 또한 생산되거나 구매된 원료 또는 주요부품의 양이 최종 기기의 양에 일치하는지 점검하는 것을 포함해야 한다.
8. Batch verification in the case of devices incorporating, as an integral part, a medicinal substance which, if used separately, would be considered to be a medicinal product derived from human blood or human plasma referred to in Article 1(8).	8. 필수적인 부분으로서, 별도로 사용될 경우, 제1(8)조에 언급된 인간 혈액 또는 인간 혈장으로부터 파생된 의약품으로 간주할 수 있는 약물을 포함하는 기기의 경우의 제조단위 검증
Upon completing the manufacture of each batch of devices that incorporate, as an integral part, a medicinal substance which, if used separately, would be considered to be a medicinal product derived from human blood or human plasma referred to in the first subparagraph of Article 1(8), the manufacturer shall inform the notified body of the release of the batch of devices and send it the official certificate concerning the release of the batch of human blood or plasma derivative used in the device, issued by a Member State laboratory or a laboratory designated for that purpose by a Member State in accordance with Article 114(2) of Directive 2001/83/EC.	개별적으로 사용되는 경우, 제1(8)조의 첫 번째 호에 언급된 인간 혈액 또는 인간 혈장으로부터 파생된 의약품으로 간주할 의약 물질을 필수적 부분으로 포함하는 기기의 각 제조단위의 제조가 완료될 때, 제조사는 인증기관에 그 제조단위의 기기 출하를 통보하고 그 기기에 사용된 인간 혈액 또는 혈장 파생물의 제조단위 출하에 관련하여, 회원국 시험소 또는 지침 2001/83/EC의 제114(2)조에 따라 회원국에 의해 그 목적을 위해 지정된 시험소에 의해 발행된 공식 인증서를 보내야 한다.
9. Administrative provisions	9. 관리 조항
The manufacturer or, where the manufacturer does not have a registered place of business in a Member State, its authorised representative shall, for a period ending no sooner than 10 years, and in the case of implantable devices no sooner than 15 years, after the last device has been placed on the market, keep at the disposal of the competent authorities:	제조사 또는 제조사의 유럽 대리인(제조사가 유럽연합 내에 소재한 등록 영업소가 없는 경우)은 기기를 마지막으로 시판한 이후 10년 이상(이식형 기기의 경우 15년 이상)의 기간 동안 다음을 관계 당국이 이용할 수 있도록 보관해야 한다:
- the EU declaration of conformity,	- EU 자가 적합 선언서,
- the documentation referred to in the fifth indent of Section 2.1 of Annex IX,	- 제2.1절의 다섯 번째 줄표에 언급된 문서,
- the documentation referred to in the eighth indent of Section 2.1 of Annex IX, including the EU type-examination certificate referred to in Annex X,	- 부속서 X에 언급된 EU 형식검사 인증서를 포함하여 부속서 IX의 제2.1절의 여덟 번째 줄표에 언급된 문서;

MDR(EU) 2017/745	의료기기 규정(EU) 2017/745
- information on the changes referred to in Section 2.4 of Annex IX, and - the decisions and reports from the notified body as referred to in Sections 2.3, 3.3 and 3.4 of Annex IX. Section 8 of Annex IX shall apply.	- 부속서 IX의 제2.4절에 언급된 변경에 관한 정보; 그리고 - 부속서 IX의 제2.3, 제3.3 및 제3.4절에 언급된 인증기관의 결정사항 및 보고서. 부속서 IX의 제8절이 적용되어야 한다.
10. Application to class IIa devices	10. Class IIa 기기에 대한 적용
10.1. By way of derogation from Section 5, by virtue of the EU declaration of conformity the manufacturer shall be deemed to ensure and to declare that the class IIa devices in question are manufactured in conformity with the technical documentation referred to in Annexes II and III and meet the requirements of this Regulation which apply to them.	10.1. 제5절에서 유예하는 방식으로 EU 자가 적합 선언에 따라 제조사는 대상 Class IIa 기기가 부속서 II 및 III에 언급된 기술 문서에 부합되게 제조되며 기기에 적용되는 본 규정의 요구사항을 충족함을 보장하고 선언하는 것으로 간주해야 한다.
10.2. For class IIa devices the notified body shall assess, as part of the assessment referred to in Section 6.3, whether the technical documentation as referred to in Annexes II and III for the devices selected on a representative basis is compliant with this Regulation. In choosing a representative sample or samples of devices, the notified body shall take into account the novelty of the technology, similarities in design, technology, manufacturing and sterilisation methods, the intended use and the results of any previous relevant assessments(e.g. with regard to physical, chemical, biological or clinical properties) that have been carried out in accordance with this Regulation. The notified body shall document its rationale for the sample or samples of devices taken.	10.2. Class IIa 기기의 경우, 인증기관은 제6.3절에 언급된 평가 일부로서 대표적으로 선택된 기기에 대한 부속서 II 및 III에 언급된 기술 문서가 본 규정에 부합되는지를 평가해야 한다. 기기의 대표 샘플 또는 샘플들을 선택할 때, 인증기관은 기술의 혁신성, 설계, 기술, 제조 및 멸균방법의 유사성, 의도된 용도 그리고(예를 들어 물리적, 화학적, 생물학적 또는 임상적 특성에 관하여) 본 규정에 따라 수행된 이전의 관련 평가결과를 고려해야 한다. 인증기관은 취한 기기의 샘플 또는 샘플들에 대한 이론적 근거를 문서화해야 한다.
10.3. Where the assessment under Section 10.2. confirms that the class IIa devices in question conform to the technical documentation referred to in Annexes II and III and meet the requirements of this Regulation which apply to them, the notified body shall issue a certificate pursuant to this Part of this Annex.	10.3. 제10.2절에 따른 평가가 대상 Class IIa 기기가 부속서 II 및 III에 언급된 기술 문서에 부합하고 기기에 적용되는 본 규정의 요구사항을 충족함을 확인하는 경우, 인증기관은 본 부속서의 파트A에 따른 인증서를 발행해야 한다.
10.4. Samples additional to those taken for the initial conformity assessment of devices shall be assessed by the notified body as part of the surveillance assessment referred to in Section 7.	10.4. 기기의 최초 적합성 평가를 위해 취한 샘플들에 추가적인 샘플들이 제7절에 언급된 사후관리 평가의 일부로서 인증기관에 의해서 평가되어야 한다.
10.5. By way of derogation from Section 6, the manufacturer or its authorised representative shall, for a period ending no sooner than 10 years after the last device has been placed on the market, keep at the disposal of the competent authorities: - the EU declaration of conformity, - the technical documentation referred to in Annexes II and III, and - the certificate referred to in Section 10.3. Section 8 of Annex IX shall apply.	10.5. 제6절에서 유예하는 방식으로 제조사 또는 유럽 대리인은 마지막 기기가 출시된 이후, 10년 이상 종료하는 기간, 관계 당국의 처분에 따라 다음을 보관해야 한다. - EU 자가 적합 선언서, - 부속서 II 및 III에 언급된 기술 문서, 그리고 - 제10.3절에 언급된 인증서. 부속서 IX의 제8절이 적용되어야 한다.
Part B: Product Verification	**파트B. 제품 검증**
11. Product verification shall be understood to be the procedure whereby after examination of every manufactured device, the manufacturer, by issuing an EU declaration of conformity in accordance with Article 19 and Annex IV, shall be deemed to ensure and to declare that the devices which have been subject to the procedure set out in Sections 14 and 15 conform to the type described in the EU type-examination certificate and meet the requirements of this Regulation which apply to them.	11. 제품 검증은 모든 제조된 기기의 검사 후 제19조 및 부속서 IV에 따라 EU 자가 적합 선언서를 발행함으로써 제조사가 제14 및 제15절에 명시된 절차의 대상이 되었던 기기가 EU 형식 검사 인증서에 기술된 형식에 부합되고 기기에 적용되는 본 규정의 요구사항을 충족함을 보장하고 선언하는 것으로 간주 되어야 하는 절차가 되는 것으로 이해되어야 한다.

MDR(EU) 2017/ 745	의료기기 규정(EU) 2017/ 745

12. The manufacturer shall take all the measures necessary to ensure that the manufacturing process produces devices which conform to the type described in the EU type-examination certificate and to the requirements of the Regulation which apply to them. Prior to the start of manufacture, the manufacturer shall prepare documents defining the manufacturing process, in particular as regards sterilisation where necessary, together with all routine, pre-established procedures to be implemented to ensure homogeneous production and, where appropriate, conformity of the devices with the type described in the EU type-examination certificate and with the requirements of this Regulation which apply to them.

    In addition, for devices placed on the market in a sterile condition, and only for those aspects of the manufacturing process designed to secure and maintain sterility, the manufacturer shall apply the provisions of Sections 6 and 7.

13. The manufacturer shall undertake to institute and keep up to date a post-market surveillance plan, including a PMCF plan, and the procedures ensuring compliance with the obligations of the manufacturer resulting from the provisions on Vigilance and post-market surveillance system set out in Chapter VII.

14. The notified body shall carry out the appropriate examinations and tests in order to verify the conformity of the device with the requirements of the Regulation by examining and testing every product as specified in Section 15.

    The examinations and tests referred to in the first paragraph of this Section shall not apply to aspects of the manufacturing process designed to secure sterility.

15. Verification by examination and testing of every product

15.1. Every device shall be examined individually and the appropriate physical or laboratory tests as defined in the relevant standard or standards referred to in Article 8, or equivalent tests and assessments, shall be carried out in order to verify, where appropriate, the conformity of the devices with the type described in the EU type-examination certificate and with the requirements of this Regulation which apply to them.

15.2. The notified body shall affix, or have affixed, its identification number to each approved device and shall draw up an EU product verification certificate relating to the tests and assessments carried out.

16. Batch verification in the case of devices incorporating, as an integral part, a medicinal substance which, if used separately, would be considered to be a medicinal product derived from human blood or human plasma referred to in Article 1(8).

    Upon completing the manufacture of each batch of devices that incorporate, as an integral part, a medicinal substance which, if used separately, would be considered to be a medicinal product derived from human blood or human plasma referred to in the first subparagraph of Article 1(8), the manufacturer shall inform the notified body of the release of the batch of devices and send it the official certificate concerning the release of the batch of human blood or plasma derivative used in the device, issued by a Member State laboratory or a laboratory designated for that purpose by a Member State in accordance with Article 114(2) of Directive 2001/83/EC.

17. Administrative provisions

    The manufacturer or its authorised representative shall, for a period ending no sooner than 10 years, and in the

12. 제조사는 제조공정이 EU 형식 검사 인증서와 기기에 적용되는 본 규정의 요구사항에 부합되는 기기를 생산함을 보증하는 데 필요한 모든 조치를 해야 한다. 제조를 시작하기 전, 제조사는 균질의 생산과 적절한 경우, EU 형식 검사 인증서에 기술된 형식과 기기에 적용되는 본 규정의 요구사항에 대한 기기의 적합성을 보장하기 위해 실행되어야 하는 모든 정기, 사전에 확정된 절차와 함께, 특히, 필요한 경우, 멸균에 관한 제조공정을 규정하는 문서를 준비해야 한다.

    또한, 제조사는 멸균 상태로 출시되는 기기와 멸균성을 보증하고 유지하도록 설계된 제조공정의 측면의 경우에 대해서만 제6 및 제7절의 규정을 적용해야 한다.

13. 제조사는 시판 후 임상적 후속 조치 계획서를 포함하는 시판 후 감시 계획서와 제VII장에 명시된 Vigilance 및 시판 후 감시 시스템에 관한 규정에서 기인하는 제조사의 의무 준수를 보증하는 절차를 제정하고 최신으로 유지해야 한다.

14. 인증기관은 제15절에 명시된 대로 모든 제품의 검사 및 시험으로 규정의 요구사항에 대한 기기의 적합성을 검증하기 위해 적절한 검사 및 시험을 수행해야 한다.

    첫 번째 항에 언급된 검사 및 시험은 멸균성을 보증하도록 설계된 제조공정의 측면에 적용되지 않아야 한다.

15. 모든 제품의 검사 및 시험에 의한 검증

15.1. 모든 기기는 개별적으로 검사되어야 하며, 적절한 경우, EU 형식 검사 인증서에 기술된 형식과 기기에 적용되는 본 규정의 요구사항에 대한 기기의 적합성을 검증하기 위해 제8조에 언급된 관련 규격 또는 규격들에 규정된 적절한 물리적 또는 시험소 시험이 수행되어야 한다.

15.2. 인증기관은 승인된 기기 각각에 식별번호를 부착하거나 부착했어야 하며 수행된 시험 및 검사에 관련된 EU 제품 검증 인증서를 작성해야 한다.

16. 개별적으로 사용되는 경우, 제1(8)조에 언급된 인간 혈액 또는 인간 혈장으로부터 파생된 의약품으로 간주할 의약 물질을 필수적 부분으로 포함하는 기기의 제조단위 검증

    개별적으로 사용되는 경우, 제1(8)조의 첫 번째 단락에 언급된 인간 혈액 또는 인간 혈장으로부터 파생된 의약품으로 간주할 의약 물질을 필수적 부분으로 포함하는 기기의 각 제조단위의 제조가 완료될 때, 제조사는 인증기관에 그 제조단위의 기기 출하를 통보하고 그 기기에 사용된 인간 혈액 또는 혈장 파생물의 제조단위 출하에 관련하여, 회원국 시험소 또는 지침 2001/83/EC의 제114(2)조에 따라 회원국에 의해 그 목적을 위해 지정된 시험소에 의해 발행된 공식 인증서를 보내야 한다.

17. 관리 조항

    제조사 또는 제조사의 유럽 대리인(제조사가 유럽연합 내에 소재한 등록 영업소가 없는 경우)은 기기를 마지막으로 시판한

| MDR(EU) 2017/745 | 의료기기 규정(EU) 2017/745 |

case of implantable devices no sooner than 15 years, after the last device has been placed on the market, keep at the disposal of the competent authorities:

- the EU declaration of conformity,

- the documentation referred to in Section 12,

- the certificate referred to in Section 15.2, and

- the EU type-examination certificate referred to in Annex X.

Section 8 of Annex IX shall apply.

18. Application to class IIa devices

18.1. By way of derogation from Section 11, by virtue of the EU declaration of conformity the manufacturer shall be deemed to ensure and to declare that the class IIa devices in question are manufactured in conformity with the technical documentation referred to in Annexes II and III and meet the requirements of this Regulation which apply to them.

18.2. The verification conducted by the notified body in accordance with Section 14 is intended to confirm the conformity of the class IIa devices in question with the technical documentation referred to in Annexes II and III and with the requirements of this Regulation which apply to them.

18.3. If the verification referred to in Section 18.2 confirms that the class IIa devices in question conform to the technical documentation referred to in Annexes II and III and meet the requirements of this Regulation which apply to them, the notified body shall issue a certificate pursuant to this Part of this Annex.

18.4. By way of derogation from Section 17, the manufacturer or its authorised representative shall, for a period ending no sooner than 10 years after the last device has been placed on the market, keep at the disposal of the competent authorities:

- the EU declaration of conformity,

- the technical documentation referred to in Annexes II and III, and

- the certificate referred to in Section 18.3.

Section 8 of Annex IX shall apply.

Annex XII   Certificates issued by a Notified Body

I. General requirements

1. Certificates shall be drawn up in one of the official languages of the Union.

2. Each certificate shall refer to only one conformity assessment procedure.

3. Certificates shall only be issued to one manufacturer. The name and address of the manufacturer included in the certificate shall be the same as that registered in the electronic system referred to in Article 30.

4. The scope of the certificates shall unambiguously identify the device or devices covered:

(a) EU technical documentation assessment certificates, EU type-examination certificates and EU product verification certificates shall include a clear

---

이후 10년 이상(이식형 기기의 경우 15년 이상)의 기간 동안 다음을 관계 당국이 이용할 수 있도록 보관해야 한다.

- EU 자가 적합 선언서,

- 제12절에 언급된 문서,

- 제15.2절에 언급된 인증서. 그리고

- 부속서 X에 언급된 EU 형식검사 인증서.

부속서 IX의 제8절이 적용되어야 한다.

18. Class IIa 기기에 대한 적용

18.1. 제11절에서 유예하는 방식으로 EU 적합 적합 선언에 따라 제조사는 대상 Class IIa 기기가 부속서 II 및 III에 언급된 기술 문서에 부합되게 제조되며 기기에 적용되는 본 규정의 요구사항을 충족함을 보장하고 선언하는 것으로 간주해야 한다.

18.2. 제14절에 따라 인증기관에 의해 수행된 검증은 부속서 II 및 III에 언급된 기술 문서 및 기기에 적용되는 본 규정의 요구사항에 대한 대상 Class IIa 기기의 적합성을 확인하도록 의도되었다.

18.3. 제18.2절에 따른 검증이 대상 Class IIa 기기가 부속서 II 및 III에 언급된 기술 문서에 부합하고 기기에 적용되는 본 규정의 요구사항을 충족함을 확인하는 경우, 인증기관은 본 부속서의 파트B에 따른 인증서를 발행해야 한다.

18.4. 제17절에서 유예하는 방식으로 제조사 또는 유럽 대리인은 마지막 기기가 출시된 이후, 10년 이상 종료하는 기간에, 관계 당국의 처분에 따라 다음을 보관해야 한다.

- EU 자가 적합 선언서,

- 부속서 II 및 III에 언급된 기술 문서, 그리고

- 제18.3절에 언급된 인증서.

부속서 IX의 제8절이 적용되어야 한다.

부속서 XII 인증기관이 발행하는 인증서

1. 일반 요구사항

1. 인증서는 유럽연합의 공식 언어 중 하나로 작성되어야 한다.

2. 각 인증서는 하나의 적합성 평가 절차에만 적용되어야 한다.

3. 인증서는 한 제조사에게만 발행되어야 한다. 인증서에 포함된 제조사의 이름과 주소는 30조에 언급된 전자 시스템에 등록된 것과 동일해야 한다.

4. 인증서의 적용범위는 포함되는 기기 또는 기기들을 명확하게 식별해야 한다:

(a) EU 기술 문서 평가 인증서, EU 형식검사 인증서와 EU 제품 검증 인증서는 기기 또는 기기들의 명칭, 모델 및 형식, 사용 설명서에 제조사에 의해 포함되고 적합성 평가 절차에서

| MDR(EU) 2017/745 | 의료기기 규정(EU) 2017/745 |

identification, including the name, model and type, of the device or devices, the intended purpose, as included by the manufacturer in the instructions for use and in relation to which the device has been assessed in the conformity assessment procedure, risk classification and the Basic UDI-DI as referred to in Article 27(6);

(b) EU quality management system certificates and EU quality assurance certificates shall include the identification of the devices or groups of devices, the risk classification, and, for class IIb devices, the intended purpose.

5. The notified body shall be able to demonstrate on request, which(individual) devices are covered by the certificate. The notified body shall set up a system that enables the determination of the devices, including their classification, covered by the certificate.

6. Certificates shall contain, if applicable, a note that, for the placing on the market of the device or devices it covers, another certificate issued in accordance with this Regulation is required.

7. EU quality management system certificates and EU quality assurance certificates for class I devices for which the involvement of a notified body is required pursuant to Article 52(7) shall include a statement that the audit by the notified body of the quality management system was limited to the aspects required under that paragraph.

8. Where a certificate is supplemented, modified or re-issued, the new certificate shall contain a reference to the preceding certificate and its date of issue with identification of the changes.

II. Minimum content of the certificates

1. name, address and identification number of the notified body;

2. name and address of the manufacturer and, if applicable, of the authorised representative;

3. unique number identifying the certificate;

4. if already issued, the SRN of the manufacturer referred to in to Article 31(2);

5. date of issue;

6. date of expiry;

7. data needed for the unambiguous identification of the device or devices where applicable as specified in Section 4 of Part I;

8. if applicable, reference to any previous certificate as specified in Section 8 of Chapter I;

9. reference to this Regulation and the relevant Annex in accordance with which the conformity assessment has been carried out;

10. examinations and tests performed, e.g. reference to relevant CS, harmonised standards, test reports and audit report(s);

11. if applicable, reference to the relevant parts of the technical documentation or other certificates required for the placing on the market of the device or devices covered;

12. if applicable, information about the surveillance by the notified body;

13. conclusions of the notified body's conformity assessment with regard to the relevant Annex;

평가되었던 의도된 목적, 위험 등급과 제27(6)조에 언급된 기본 UDI-DI를 포함해야 한다;

(b) EU 품질경영시스템 인증서와 EU 품질보증 인증서는 기기 또는 기기 그룹들의 명칭, 위험성 그리고 Class IIb의 경우, 의도된 목적을 포함해야 한다;

5. 인증기관은 요청 시(개별) 기기가 인증서에 포함됨을 입증할 수 있어야 한다. 인증기관은 등급을 포함하여 인증서에 포함되는 기기들의 결정을 가능하게 하는 시스템을 구축해야 한다.

6. 인증서는, 해당되는 경우, 인증서가 포함하는 기기 또는 기기들의 출시를 위해, 본 규정에 따라 발행된 다른 인증서가 요구된다는 주석을 포함해야 한다.

7. 제52(7)조에 따라 인증기관의 개입이 요구되는 Class I 기기에 대한 EU 품질경영시스템 인증서와 EU 품질보증 인증서는 인증기관의 품질경영시스템 심사가 해당 항에서 요구되는 측면으로 제한되었다는 문장을 포함해야 한다.

8. 인증서가 보충, 수정 또는 재발행될 때, 그 새로운 인증서는 그 선행 인증서에 대한 참조와 변경의 확인과 함께 발행일을 포함해야 한다.

II. 인증서의 최소 내용

1. 인증기관의 이름, 주소 및 식별번호;

2. 제조사와 해당되는 경우, 유럽 대리인의 이름과 주소;

3. 인증서를 식별하는 고유 번호;

4. 이미 발급된 경우, 제31(2)조에 언급된 제조사의 SRN;

5. 발행일;

6. 유효일;

7. 제I부의 제4절에 명시된 대로 해당되는 기기 또는 기기들의 명확한 식별을 위해 필요한 자료;

8. 해당된다면, 제I장의 제8절에 명시된 이전의 인증서에 대한 참조;

9. 적합성 평가 절차가 수행된 본 규정과 관련 부속서에 대한 참소;

10. 예를 들어 관련 CS, 조화 규격, 시험 성적서 및 심사 보고서에 대한 참조와 같이 수행된 검사 및 시험;

11. 해당된다면, 포함된 기기 또는 기기들의 출시에 요구되는 기술 문서의 관련 부분 또는 다른 인증서에 대한 참조;

12. 해당된다면, 인증기관의 사후 관리에 대한 정보;

13. 관련 부속서에 관한 인증기관의 적합성 평가 결론;

MDR(EU) 2017/745	의료기기 규정(EU) 2017/745
14. conditions for or limitations to the validity of the certificate;	14. 인증서의 유효 조건 또는 제한사항;
15. legally binding signature of the notified body in accordance with the applicable national law.	15. 해당 국가 규정에 따른 인증기관의 법적 구속력있는 서명.

Annex XIII Procedure for Custom-Made Devices

1. For custom-made devices, the manufacturer or its authorised representative shall draw up a statement containing all of the following information:

   - the name and address of the manufacturer, and of all manufacturing sites,
   - if applicable, the name and address of the authorised representative,
   - data allowing identification of the device in question,
   - a statement that the device is intended for exclusive use by a particular patient or user, identified by name, an acronym or a numerical code,
   - the name of the person who made out the prescription and who is authorised by national law by virtue of their professional qualifications to do so, and, where applicable, the name of the health institution concerned,
   - the specific characteristics of the product as indicated by the prescription,
   - a statement that the device in question conforms to the general safety and performance requirements set out in Annex I and, where applicable, indicating which general safety and performance requirements have not been fully met, together with the grounds,
   - where applicable, an indication that the device contains or incorporates a medicinal substance, including a human blood or plasma derivative, or tissues or cells of human origin, or of animal origin as referred to in Regulation(EU) No 722/2012.

2. The manufacturer shall undertake to keep available for the competent national authorities documentation that indicates its manufacturing site or sites and allows an understanding to be formed of the design, manufacture and performance of the device, including the expected performance, so as to allow assessment of conformity with the requirements of this Regulation.

3. The manufacturer shall take all the measures necessary to ensure that the manufacturing process produces devices which are manufactured in accordance with the documentation referred to in Section 2.

4. The statement referred to in the introductory part of Section 1 shall be kept for a period of at least 10 years after the device has been placed on the market. In the case of implantable devices, the period shall be at least 15 years.

   Section 8 of Annex IX shall apply.

5. The manufacturer shall review and document experience gained in the post-production phase, including from PMCF as referred to in Part B of Annex XIV, and implement appropriate means to apply any necessary corrective action. In that context, it shall report in accordance with Article 87(1) to the competent authorities any serious incidents or field safety corrective actions or both as soon as it learns of them.

부속서 XIII 주문제작 기기에 대한 절차

1. 주문제작 기기의 경우, 제조사 또는 유럽 대리인은 다음의 정보 모두를 포함하는 진술문을 작성해야 한다:

   - 제조사, 그리고 모든 제조 현장의 명칭 및 주소,
   - 해당된다면, 유럽 대리인의 명칭 및 주소,
   - 대상 기기의 식별을 가능하게 하는 자료,
   - 기기가 이름, 약어 또는 숫자부호로 식별되는 특정 환자 또는 사용자에 의한 독점 사용이 의도되었다는 문장,
   - 처방전을 작성하고 그렇게 하도록 전문적 자격에 따라 국가 규정에 의해 권한을 받은 사람의 이름 그리고 해당되는 경우, 관련된 보건기관의 명칭,
   - 처방전에 명기된 제품의 특정 특성,
   - 대상 기기가 부속서 I의 일반 안전 및 성능 요구사항에 부합되고 해당되는 경우, 이유와 함께 일반 안전 및 성능 요구사항이 완전히 충족되지 않았음을 나타내는 문장,
   - 해당되는 경우, 인간 혈액 또는 혈장, 또는 인체유래의 조직 또는 세포, 또는 규정(EU) 번호 722/2012에 언급된 동물 유래의 조직 또는 세포를 포함하거나 혼입하였다는 표시.

2. 제조사는 본 규정에 대한 적합성의 평가가 가능하도록 제조 현장 또는 현장들을 나타내고 예상 성능을 포함하여 기기의 설계, 제조 그리고 성능에 대해 형성되어야 할 이해를 가능하게 하는 문서를 국가 관계당국을 위해 이용가능하게 유지해야 하는 책임을 져야 한다.

3. 제조사는 제조공정이 제2절에 언급된 문서에 따라 제조되는 기기를 생산함을 보장하기 위해 필요한 모든 조치를 취해야 한다.

4. 제1절의 소개 파트에 언급된 진술문은 기기가 출시된 후 최소 10년의 기간 동안 유지되어야 한다. 이식될 수 있는 기기의 경우, 그 기간은 최소 15년이어야 한다.

   부속서 IX의 제8절이 적용되어야 한다.

5. 제조사는 부속서 XIV의 파트B에 언급된 시판 후 임상적 후속 조치를 포함하여 시판 후 단계에서 입수된 경험을 검토하고 문서화해야 하며, 무엇이든 필요한 시정조치를 적용하기 위해 적절한 수단을 실행해야 한다. 그 맥락에서, 제조사는 모든 심각한 사고 또는 현장 안전 시정조치 또는 모두를 알게 되는 대로 제87(1)조에 따라 관계 당국에 보고해야 한다.

| MDR(EU) 2017/745 | 의료기기 규정(EU) 2017/745 |

Annex XIV Clinical Evaluation and Post-Market Clinical Follow-Up

Part A: Clinical Evaluation

1. To plan, continuously conduct and document a clinical evaluation, manufacturers shall:

   (a) establish and update a clinical evaluation plan, which shall include at least:

   - an identification of the general safety and performance requirements that require support from relevant clinical data;

   - a specification of the intended purpose of the device;

   - a clear specification of intended target groups with clear indications and contra-indications;

   - a detailed description of intended clinical benefits to patients with relevant and specified clinical outcome parameters;

   - a specification of methods to be used for examination of qualitative and quantitative aspects of clinical safety with clear reference to the determination of residual risks and side-effects;

   - an indicative list and specification of parameters to be used to determine, based on the state of the art in medicine, the acceptability of the benefit-risk ratio for the various indications and for the intended purpose or purposes of the device;

   - an indication how benefit-risk issues relating to specific components such as use of pharmaceutical, non-viable animal or human tissues, are to be addressed; and

   - a clinical development plan indicating progression from exploratory investigations, such as first-in-man studies, feasibility and pilot studies, to confirmatory investigations, such as pivotal clinical investigations, and a PMCF as referred to in Part B of this Annex with an indication of milestones and a description of potential acceptance criteria;

   (b) identify available clinical data relevant to the device and its intended purpose and any gaps in clinical evidence through a systematic scientific literature review;

   (c) appraise all relevant clinical data by evaluating their suitability for establishing the safety and performance of the device;

   (d) generate, through properly designed clinical investigations in accordance with the clinical development plan, any new or additional clinical data necessary to address outstanding issues; and

   (e) analyse all relevant clinical data in order to reach conclusions about the safety and clinical performance of the device including its clinical benefits.

2. The clinical evaluation shall be thorough and objective, and take into account both favourable and unfavourable data. Its depth and extent shall be proportionate and appropriate to the nature, classification, intended purpose and risks of the device in question, as well as to the manufacturer's claims in respect of the device.

3. A clinical evaluation may be based on clinical data relating to a device for which equivalence to the device in question can be demonstrated. The following technical, biological and clinical characteristics shall be taken into consideration for the demonstration of equivalence:

부속서 XIV 임상 평가 및 시판 후 임상관찰

파트A. 임상 평가

1. 임상평가를 계획, 지속적 수행 및 문서화하기 위해서 제조사는:

   (a) 최소한 다음을 포함하는 임상평가 계획서를 수립하고 업데이트해야 한다:

   - 관련 임상자료로부터 지원을 필요로 하는 일반 안전 및 성능 요구사항의 식별;

   - 기기의 의도된 목적의 내역;

   - 명확한 치료 및 금기사항을 포함한 의도된 목표집단의 명확한 사양;

   - 관련되고 특정적인 임상결과 파라미터를 포함하는 환자의 의도된 임상적 이익의 상세 설명;

   - 잔류 위험성 및 부작용의 결정에 대한 명확한 참조를 포함하는 임상적 안전의 정성적 및 정량적 특면의 검사를 위해 이용되는 방법의 내역;

   - 의학의 최신 기술에 기초하여 다양한 치료와 기기의 의도된 목적 또는 목적들을 위한 이익-위험성 비율의 허용 가능성을 결정하기 위해 이용되어야 하는 파라미터의 직설적 목록과 내역;

   - 약물, 생육 불가능한 동물 또는 인간 조직의 사용과 같은 특정 구성요소에 관련되는 이익-위험성 문제가 다루어져야 하는 방법의 표시; 그리고

   - 최초 임상적 연구, 타당성 및 시험적 연구와 같은 예비 연구에서 중추적 임상 시험과 같은 확증적 조사까지의 진행을 나타내는 임상개발 계획서, 그리고 일정표의 표시와 잠재적 허용 가능성 기준의 설명을 포함하는 본 부속서의 파트B에 언급된 시판 후 임상적 후속 조치;

   (b) 기기 및 기기의 의도된 목적에 관련된 이용가능한 임상 자료와 무엇이든 체계적인 과학문헌 검토를 통한 차이점을 확인해야 한다;

   (c) 기기의 안전 및 성능을 입증하기 위해 적절성의 평가로 모든 관련 임상자료를 사정해야 한다;

   (d) 임상개발 계획서에 따라 적절하게 계획된 임상 시험을 통해, 무엇이든 미해결 문제를 다루기 위해 필요한 새로운 또는 추가 임상자료를 생성해야 한다; 그리고

   (e) 임상적 이익을 포함하여 기기의 안전 및 임상적 성능에 대한 결론에 도달하기 위해 모든 관련 임상자료를 분석해야 한다.

2. 임상평가는 철저하고 객관적이어야 하며, 유리한 그리고 불리한 자료 모두를 고려해야 한다. 그것의 깊이 및 범위는 기기에 관한 제조사의 수상뿐만 아니라 대상 기기의 본질, 등급, 의도된 목적 그리고 위험성에 비례하며 적절해야 한다.

3. 임상평가는 대상 기기에 대한 동등성이 입증될 수 있는 기기에 관련된 임상자료에 근거할 수 있다. 동등성의 입증을 위해 다음의 기술적, 생물학적 그리고 임상적 특성이 고려되어야 한다:

MDR(EU) 2017/745	의료기기 규정(EU) 2017/745

- Technical: the device is of similar design; is used under similar conditions of use; has similar specifications and properties including physicochemical properties such as intensity of energy, tensile strength, viscosity, surface characteristics, wavelength and software algorithms; uses similar deployment methods, where relevant; has similar principles of operation and critical performance requirements;

- Biological: the device uses the same materials or substances in contact with the same human tissues or body fluids for a similar kind and duration of contact and similar release characteristics of substances, including degradation products and leachables;

- Clinical: the device is used for the same clinical condition or purpose, including similar severity and stage of disease, at the same site in the body, in a similar population, including as regards age, anatomy and physiology; has the same kind of user; has similar relevant critical performance in view of the expected clinical effect for a specific intended purpose.

The characteristics listed in the first paragraph shall be similar to the extent that there would be no clinically significant difference in the safety and clinical performance of the device. Considerations of equivalence shall be based on proper scientific justification. It shall be clearly demonstrated that manufacturers have sufficient levels of access to the data relating to devices with which they are claiming equivalence in order to justify their claims of equivalence.

4. The results of the clinical evaluation and the clinical evidence on which it is based shall be documented in a clinical evaluation report which shall support the assessment of the conformity of the device.

The clinical evidence together with non-clinical data generated from non-clinical testing methods and other relevant documentation shall allow the manufacturer to demonstrate conformity with the general safety and performance requirements and shall be part of the technical documentation for the device in question.

Both favourable and unfavourable data considered in the clinical evaluation shall be included in the technical documentation.

Part B: Post-Market Clinical Follow-Up

5. PMCF shall be understood to be a continuous process that updates the clinical evaluation referred to in Article 61 and Part A of this Annex and shall be addressed in the manufacturer's post-market surveillance plan. When conducting PMCF, the manufacturer shall proactively collect and evaluate clinical data from the use in or on humans of a device which bears the CE marking and is placed on the market or put into service within its intended purpose as referred to in the relevant conformity assessment procedure, with the aim of confirming the safety and performance throughout the expected lifetime of the device, of ensuring the continued acceptability of identified risks and of detecting emerging risks on the basis of factual evidence.

6. PMCF shall be performed pursuant to a documented method laid down in a PMCF plan.

6.1. The PMCF plan shall specify the methods and procedures for proactively collecting and evaluating clinical data with the aim of:

   (a) confirming the safety and performance of the device throughout its expected lifetime,

- 기술적: 기기의 설계가 유사하고; 유사한 사용 조건에서 사용되며; 에너지 강도, 인장력, 휘발성, 표면특성, 파장 그리고 소프트웨어 알고리즘과 같은 물리 화학적 특성을 포함하는 유사한 사양 및 특성을 가지고; 관련되는 경우, 유사한 배치방법을 사용하며; 유사한 작동원리와 주요 성능 요구사항을 가지고 있다;

- 생물학적: 기기가 유사한 접촉 종류 및 지속 기간, 분해산물 및 침출물을 포함하여 물질의 유사한 방출특성을 가진 동일한 인간 조직 또는 체액과 접촉되는 동일한 재료 또는 물질을 사용한다;

- 임상적: 기기가 연령, 해부학 그리고 생리학에 관해서, 신체의 동일한 부위에서, 유사한 집단에서, 질병의 유사한 심각성 및 단계를 포함하여 동일한 임상적 조건 또는 목적을 위해 사용된다; 동일한 종류의 사용자가 있다; 특정 의도된 목적을 위해 예상되는 임상적 효과에 비추어 유사한 관련 임상적 성능을 가지고 있다.

첫 번째 항에 나열된 특성은 기기의 안전 및 임상적 성능에서 임상적으로 상당한 차이가 없는 범위에 유사해야 한다. 동등성의 고려는 적절한 과학적 정당화에 근거해야 한다. 제조사가 동등성의 주장을 정당화하기 위해 동등성을 주장하는 기기에 관련된 자료에 대한 충분한 수준의 접근을 가지고 있음이 명확하게 입증되어야 한다.

4. 임상평가의 결론과 임상평가의 근거가 되는 임상 증거는 기기의 적합성 평가를 지원해야 하는 임상 평가 보고서에 문서화해야 한다.

임상증거는 비 임상적 시험방법에서 생성된 비 임상적 자료와 다른 관련 문서와 함께 제조사가 일반 안전 및 성능 요구사항에 대한 적합성을 입증할 수 있도록 해야 하며 대상 기기에 대한 기술문서의 일부가 되어야 한다.

임상평가에서 고려된 유리한 그리고 불리한 자료 모두 기술 문서에 포함되어야 한다.

파트B. 시판 후 임상관찰

5. PMCF는 제61조 및 본 부속서의 파트A에 언급된 임상평가를 업데이트하는 지속적인 프로세스로 이해되어야 하며 제조사의 시판 후 감시 계획에서 다루어져야 한다. PMCF를 수행할 때, 제조사는 기기의 예상 수명 전체에 걸친 성능, 확인된 위험의 지속적인 수용성을 보장하며, 사실적 증거에 기반으로 새로운 위험을 감지하기 위해, CE 마크가 부착되고 시판되고 관련 적합성 평가절차에 언급된 의도된 목적 내에서 사용 개시된 기기를 인체에 사용함으로써 발생하는 임상적 자료를 적극적으로 수집하고 평가해야 한다.

6. PMCF는 PMCF 계획서에 규정된 문서화된 방법에 따라 수행되어야 한다.

6.1. PMCF 계획서는 다음을 목적으로 하여 주도적으로 임상자료를 수집하고 평가하기 위한 방법 및 절차를 명시해야 한다:

   (a) 예상 수명시간에 걸친 기기의 안전 및 성능의 확증,

MDR(EU) 2017/745	의료기기 규정(EU) 2017/745

(b) identifying previously unknown side-effects and monitoring the identified side-effects and contraindications,

(c) identifying and analysing emergent risks on the basis of factual evidence,

(d) ensuring the continued acceptability of the benefit-risk ratio referred to in Sections 1 and 9 of Annex I, and

(e) identifying possible systematic misuse or off- label use of the device, with a view to verifying that the intended purpose is correct.

6.2. The PMCF plan shall include at least:

(a) the general methods and procedures of the PMCF to be applied, such as gathering of clinical experience gained, feedback from users, screening of scientific literature and of other sources of clinical data;

(b) the specific methods and procedures of PMCF to be applied, such as evaluation of suitable registers or PMCF studies;

(c) a rationale for the appropriateness of the methods and procedures referred to in points(a) and(b);

(d) a reference to the relevant parts of the clinical evaluation report referred to in Section 4 and to the risk management referred to in Section 3 of Annex I;

(e) the specific objectives to be addressed by the PMCF;

(f) an evaluation of the clinical data relating to equivalent or similar devices;

(g) reference to any relevant CS, harmonised standards when used by the manufacturer, and relevant guidance on PMCF; and

(h) a detailed and adequately justified time schedule for PMCF activities(e.g. analysis of PMCF data and reporting) to be undertaken by the manufacturer.

7. The manufacturer shall analyse the findings of the PMCF and document the results in a PMCF evaluation report that shall be part of the clinical evaluation report and the technical documentation.

8. The conclusions of the PMCF evaluation report shall be taken into account for the clinical evaluation referred to in Article 61 and Part A of this Annex and in the risk management referred to in Section 3 of Annex I. If, through the PMCF, the need for preventive and/or corrective measures has been identified, the manufacturer shall implement them.

Annex XV Clinical Investigations

I. General requirements

1. Ethical principles

Each step in the clinical investigation, from the initial consideration of the need for and justification of the study to the publication of the results, shall be carried out in accordance with recognised ethical principles.

2. Methods

2.1. Clinical investigations shall be performed on the basis of an appropriate plan of investigation reflecting the latest scientific and technical knowledge and defined in such a

---

(b) 이전에 알려지지 않은 부작용의 식별과 식별된 부작용 및 금기사항의 모니터링,

(c) 사실적 증거에 기초한 대두되는 위험성의 식별 및 분석

(d) 부속서 I의 제1 및 제9절에 언급된 이익-위험성 비율의 지속적인 허용 가능성 보장, 그리고

(e) 의도된 목적이 적절한지 검증하기 위해 기기의 가능한 체계적 오용 또는 남용의 식별.

6.2. PMCF 계획서는 최소한 다음을 포함해야 한다:

(a) 얻어진 임상적 경험의 수집 사용자의 피드백, 과학 문헌 및 다른 출처의 임상자료 조사와 같이 적용되어야 하는 PMCF의 총괄적 방법 및 절차;

(b) 적절한 등록내용 또는 PMCF 연구의 평가와 같이 적용되어야 하는 PMCF의 특정 방법 및 절차;

(c), (a) 및 (b)항목에 언급된 방법 및 절차의 적절성에 대한 이론적 근거;

(d) 부속서 I의 제4절에 언급된 임상 평가 보고서의 관련 부분 및 제3절에 언급된 위험 관리에 대한 참조 정보;

(e) PMCF에 의해 다루어야 하는 특정 목표;

(f) 동등 또는 유사 기기와 관련된 임상자료의 평가;

(g) 관련된 모든, 제조사에 의해 사용된 관련 공통 사양, 조화 규격에 대한 참조, 그리고 PMCF에 관한 관련 지침서

(h) 제조사가 수행할 PMCF 활동(예 PMCF 자료의 분석 및 보고)에 대한 상세하고 적절히 정당화한 일정표.

7. 제조사는 PMCF의 결과를 분석하여 임상평가 보고서 및 기술 문서의 일부가 되어야 하는 PMCF 평가 보고서에 그 결과를 문서화해야 한다.

8. PMCF 평가 보고서의 결론은 제61조 및 본 부속서 파트A에 언급된 임상평가와 부속서 I의 제3절에 언급된 위험 관리에 대해 고려되어야 한다. 만약, PMCF를 통해, 예방 및/또는 시정대책에 대한 필요성이 확인되었다면, 제조사는 이를 실행해야 한다.

부속서 XV 임상 시험

1. 일반 요구사항

1. 윤리원칙

연구의 필요성 및 타당성에 대한 초기 고려부터 결과의 발간까지 임상 시험의 각 단계는 인정된 윤리원칙에 따라 수행되어야 한다.

2. 방법

2.1. 임상 시험은 최신의 과학적 및 기술적 지식을 반영하는 시험의 적절한 계획에 근거하여 수행되어야 하며 제62(1)조에 언급된 기기의 안전, 성능 및 이익-위험성에 관련된 측면에

way as to confirm or refute the manufacturer's claims regarding the safety, performance and aspects relating to benefit-risk of devices as referred to in Article 62(1); the clinical investigations shall include an adequate number of observations to guarantee the scientific validity of the conclusions. The rationale for the design and chosen statistical methodology shall be presented as further described in Section 3.6 of Chapter II of this Annex.

2.2. The procedures used to perform the clinical investigation shall be appropriate to the device under investigation.

2.3. The research methodologies used to perform the clinical investigation shall be appropriate to the device under investigation.

2.4. Clinical investigations shall be performed in accordance with the clinical investigation plan by a sufficient number of intended users and in a clinical environment that is representative of the intended normal conditions of use of the device in the target patient population. Clinical investigations shall be in line with the clinical evaluation plan as referred to in Part A of Annex XIV.

2.5. All the appropriate technical and functional features of the device, in particular those involving safety and performance, and their expected clinical outcomes shall be appropriately addressed in the investigational design. A list of the technical and functional features of the device and the related expected clinical outcomes shall be provided.

2.6. The endpoints of the clinical investigation shall address the intended purpose, clinical benefits, performance and safety of the device. The endpoints shall be determined and assessed using scientifically valid methodologies. The primary endpoint shall be appropriate to the device and clinically relevant.

2.7. Investigators shall have access to the technical and clinical data regarding the device. Personnel involved in the conduct of an investigation shall be adequately instructed and trained in the proper use of the investigational device, and as regards the clinical investigation plan and good clinical practice. This training shall be verified and where necessary arranged by the sponsor and documented appropriately.

2.8. The clinical investigation report, signed by the investigator, shall contain a critical evaluation of all the data collected during the clinical investigation, and shall include any negative findings.

II. Documentation regarding the application for clinical investigation

For investigational devices covered by Article 62, the sponsor shall draw up and submit the application in accordance with Article 70 accompanied by the following documents:

1. Application form

   The application form shall be duly filled in, containing information regarding:

   1.1. name, address and contact details of the sponsor and, if applicable, name, address and contact details of its contact person or legal representative in accordance with Article 62(2) established in the Union;

MDR(EU) 2017/745	의료기기 규정(EU) 2017/745

1.2. if different from those in Section 1.1, name, address and contact details of the manufacturer of the device intended for clinical investigation and, if applicable, of its authorised representative;

1.3. title of the clinical investigation;

1.4. status of the clinical investigation application(i.e. first submission, resubmission, significant amendment);

1.5. details and/or reference to the clinical evaluation plan;

1.6. If the application is a resubmission with regard to a device for which an application has been already submitted, the date or dates and reference number or numbers of the earlier application or in the case of significant amendment, reference to the original application. The sponsor shall identify all of the changes from the previous application together with a rationale for those changes, in particular, whether any changes have been made to address conclusions of previous competent authority or ethics committee reviews;

1.7. if the application is submitted in parallel with an application for a clinical trial in accordance with Regulation(EU) No 536/2014, reference to the official registration number of the clinical trial;

1.8. identification of the Member States and third countries in which the clinical investigation is to be conducted as part of a multicentre or multinational study at the time of application;

1.9. a brief description of the investigational device, its classification and other information necessary for the identification of the device and device type;

1.10. information as to whether the device incorporates a medicinal substance, including a human blood or plasma derivative or whether it is manufactured utilising non-viable tissues or cells of human or animal origin, or their derivatives;

1.11. summary of the clinical investigation plan including the objective or objectives of the clinical investigation, the number and gender of subjects, criteria for subject selection, whether there are subjects under 18 years of age, design of the investigation such as controlled and/or randomised studies, planned dates of commencement and of completion of the clinical investigation;

1.12. if applicable, information regarding a comparator device, its classification and other information necessary for the identification of the comparator device;

1.13. evidence from the sponsor that the clinical investigator and the investigational site are capable of conducting the clinical investigation in accordance with the clinical investigation plan;

1.14. details of the anticipated start date and duration of the investigation;

1.15. details to identify the notified body, if already involved at the stage of application for a clinical investigation;

1.16. confirmation that the sponsor is aware that the competent authority may contact the ethics committee that is assessing or has assessed the application; and

1.17. the statement referred to in Section 4.1.

2. Investigator's Brochure

 The investigator's brochure(IB) shall contain the clinical and non-clinical information on the investigational device

---

1.2. 제1.1절의 사람과 다르다면, 임상 시험이 의도된 기기 제조사와 해당된다면, 유럽 대리인의 이름, 주소 및 연락처 세부정보;

1.3. 임상 시험의 제목;

1.4. 임상 시험 신청의 상태(예를 들어, 최초 제출, 재제출, 주요 수정과 같은);

1.5. 임상평가 계획서의 상세내용 및/또는 참조;

1.6. 신청서가 이미 제출된 기기에 관한 재제출이라면, 이전 신청서의 날짜 또는 날짜들과 참조 번호 또는 번호들, 또는 주요 수정의 경우, 원래 신청서의 참조번호. 의뢰자는 그 변경에 대한 이론적 근거와 함께 이전 신청서로부터의 모든 변경, 특히 무엇이든 변경이 이전의 관계 당국 또는 윤리 위원회 검토의 결론을 다루기 위해 이루어진 것인지 여부를 확인해야 한다.

1.7. 만약 신청서가 규정(EU) 번호 536/2014에 따른 임상 시험 신청서와 병행하여 제출된다면, 그 임상 시험의 공식 등록 번호의 참조;

1.8. 임상 시험이 신청 시 다기관 또는 다국적 연구의 일부로서 수행되어야 하는 회원국 및 제3국의 확인;

1.9. 임상용 기기의 간단한 설명, 그 기기 및 기기 형식의 확인을 위해 필요한 등급 및 기타 정보;

1.10. 기기가 인간 혈액 또는 혈장 파생물을 포함하여 의약 물질을 포함하는지 여부 또는 생육 불가능한 인간 또는 동물 유래의 조직 또는 세포, 또는 그 파생물을 이용하여 제조되는지 여부에 관한 정보;

1.11. 임상 시험의 목표 또는 목표들을 포함한 임상 시험 계획의 요약서, 피험자의 수와 성별, 피험자 선택 기준, 18세 이하의 피험자 여부, 통제 및/또는 무작위 연구와 같은 시험의 설계, 임상 시험의 계획된 시작일과 완료일;

1.12. 해당된다면, 비교기기에 관한 정보, 비교기기의 확인을 위해 필요한 등급 및 기타 정보;

1.13. 임상 시험자 및 시험 현장이 임상 시험 계획에 따른 임상 시험을 수행할 수 있다는 의뢰자로부터의 증거;

1.14. 시험의 예상 시작일과 기간의 상세내용;

1.15. 임상 시험 신청 단계에 이미 관여했다면, 인증기관을 확인하기 위한 상세내용;

1.16. 관계 당국이 그 신청서를 평가 중인 또는 평가 했던 윤리 위원회를 접촉할 수 있는지를 의뢰자가 알고 있다는 확인; 그리고

1.17. 제4.1절에 언급된 문장.

2. 시험자의 소책자

 시험자의 소책자(IB)는 시험에 관련되고 신청 시에 이용 가능한 그 임상용 기기에 관한 임상적 및 비 임상적 정보를 포함해야

PART 07

MDR(EU) 2017/745	의료기기 규정(EU) 2017/745

that is relevant for the investigation and available at the time of application.
 	
Any updates to the IB or other relevant information that is newly available shall be brought to the attention of the investigators in a timely manner. The IB shall be clearly identified and contain in particular the following information:
 	
2.1. Identification and description of the device, including information on the intended purpose, the risk classification and applicable classification rule pursuant to Annex VIII, design and manufacturing of the device and reference to previous and similar generations of the device.
 	
2.2. Manufacturer's instructions for installation, maintenance, maintaining hygiene standards and for use, including storage and handling requirements, as well as, to the extent that such information is available, information to be placed on the label, and instructions for use to be provided with the device when placed on the market. In addition, information relating to any relevant training required.
 	
2.3. Pre-clinical evaluation based on relevant pre-clinical testing and experimental data, in particular regarding in-design calculations, in vitro tests, ex vivo tests, animal tests, mechanical or electrical tests, reliability tests, sterilisation validation, software verification and validation, performance tests, evaluation of biocompatibility and biological safety, as applicable.
 	
2.4. Existing clinical data, in particular:
 	
   - from relevant scientific literature available relating to the safety, performance, clinical benefits to patients, design characteristics and intended purpose of the device and/or of equivalent or similar devices;
 	
   - other relevant clinical data available relating to the safety, performance, clinical benefits to patients, design characteristics and intended purpose of equivalent or similar devices of the same manufacturer, including length of time on the market and a review of performance, clinical benefit and safety-related issues and any corrective actions taken.
 	
2.5. Summary of the benefit-risk analysis and the risk management, including information regarding known or foreseeable risks, any undesirable side-effects, contraindications and warnings.
 	
2.6. In the case of devices that incorporate a medicinal substance, including a human blood or plasma derivative or devices manufactured utilising non-viable tissues or cells of human or animal origin, or their derivatives, detailed information on the medicinal substance or on the tissues, cells or their derivatives, and on the compliance with the relevant general safety and performance requirements and the specific risk management in relation to the substance or tissues, cells or their derivatives, as well as evidence for the added value of incorporation of such constituents in relation to the clinical benefit and/or safety of the device.
 	
2.7. A list detailing the fulfilment of the relevant general safety and performance requirements set out in Annex I, including the standards and CS applied, in full or in part, as well as a description of the solutions for fulfilling the relevant general safety and performance requirements, in so far as those standards and CS have not or have only been partly fulfilled or are lacking.
 	
2.8. A detailed description of the clinical procedures and diagnostic tests used in the course of the clinical investigation and in particular information on any deviation from normal clinical practice.
	한다. 무엇이든, 새롭게 이용 가능한 IB 또는 기타 관련 정보에 대한 업
	
	데이트는 적시에 시험자에게 주목되어야 한다. 그 IB는 명확하게 확인되고 특히 다음 정보를 포함해야 한다:
	
	2.1. 의도된 목적, 부속서 VIII에 따른 위험 등급과 해당되는 등급 규칙, 기기의 설계 및 제조 그리고 그 기기의 이전 및 유사 세대에 대한 참조를 포함하는 기기의 식별 및 설명.
	
	2.2. 제조사는 보관 및 취급 요구사항을 포함하여 설치, 유지보수, 위생표준 유지와 사용에 대한 제조사의 지침뿐만 아니라 그러한 정보가 이용 가능한 범위, 라벨에 있는 정보, 그리고 출시될 때 기 기와 함께 제공되는 사용 설명서에 대한 제조사의 지침. 추가하여 무엇이든 요구되는 관련 교육에 관련되는 정보.
	
	2.3. 관련 전 임상 시험과 실험자료에 근거한 전 임상 평가, 특히, 해당되는 대로, 설계 중 계산, 시험 관내 시험, 생체 외 시험, 동물시험, 기계적 또는 전기적 시험, 신뢰성 시험, 멸균 유효성 확인, 소프트웨어 검증 및 유효성 확인, 성능시험, 생체 적합성 및 생물학적 안전 평가.
	
	2.4. 특히, 다음과 같은 임상자료:
	
	   - 해당 기기 및/또는 동등 또는 유사 기기의 안 전, 성능, 환자에 대한 임상적 이익, 설계 특성 및 의도된 목적에 관하여 이용 가능한 관련 과학 문헌;
	
	   - 시판 기간과 성능, 임상적 이익 및 안전성 관련 문제 및 수행된 모든 시정조치를 포함하여 동일한 제조사의 동등하거나 유사한 기기의 안전, 성능, 환자에 대한 임상적 이익, 설계 특성 및 의도된 목적에 관하여 이용 가능한 기타 관련 임상 자료.
	
	2.5. 알려진 또는 예상할 수 있는 위험성, 무엇이든 바람직하지 않은 부작용, 금기사항 및 경고를 포함하는, 이익-위험성 분석 및 위험 관리의 요약서.
	
	2.6. 인간혈액 또는 혈장 파생물, 또는 인체 또는 동물 유래의 생육 불가능 조직 또는 세포를 이용하여 제조되는 기기를 포함하여 의약 물질을 포함하는 기기의 경우, 그 의약 물질 또는 그 조직, 세포 또는 그 파생물에 관한, 그리고 그 물질 또는 그 조직, 세포 또는 그 파생물에 관한 관련 일반 안전 및 성능 요구사항과 특정 위험 관리에 대한 적합성에 관한 상세 정보뿐만 아니라 기기의 임상적 이익 및/또는 안전에 관련된 그 성분 혼입의 부가 가치에 대한 증거.
	
	2.7. 적용된 표준 및 CS를 포함하여 부속서 I에 명시된 관련 일반 안전 및 성능 요구사항의 전부 또는 일부 충족 여부를 상세히 기술한 목록뿐만 아니라 그 표준 또는 CS가 충족되지 않았거나 부분적으로만 충족되었거나, 또는 누락되는 한, 관련 일반 안전 및 성능 요구사항을 충족하기 위한 해결방안의 설명.
	
	2.8. 임상 시험 과정에 사용된 임상절차 및 진단시험의 상세 설명과 특히 정상적 임상실무로부터의 편차에 관한 정보.

| MDR(EU) 2017/745 | 의료기기 규정(EU) 2017/745 |

3. Clinical Investigation Plan

The clinical investigation plan(CIP) shall set out the rationale, objectives, design methodology, monitoring, conduct, record-keeping and the method of analysis for the clinical investigation. It shall contain in particular the information as laid down in this Annex. If part of this information is submitted in a separate document, it shall be referenced in the CIP.

3.1. General

3.1.1. Single identification number of the clinical investigation, as referred to in Article 70(1).

3.1.2. Identification of the sponsor-name, address and contact details of the sponsor and, where applicable, the name, address and contact details of the sponsor's contact person or legal representative in accordance with Article 62(2) established in the Union.

3.1.3. Information on the principal investigator at each investigational site, the coordinating investigator for the investigation, the address details for each investigational site and the emergency contact details for the principal investigator at each site. The roles, responsibilities and qualifications of the various kinds of investigators shall be specified in the CIP.

3.1.4. A brief description of how the clinical investigation is financed and a brief description of the agreement between the sponsor and the site.

3.1.5. Overall synopsis of the clinical investigation, in an official Union language determined by the Member State concerned.

3.2. Identification and description of the device, including its intended purpose, its manufacturer, its traceability, the target population, materials coming into contact with the human body, the medical or surgical procedures involved in its use and the necessary training and experience for its use, background literature review, the current state of the art in clinical care in the relevant field of application and the proposed benefits of the new device.

3.3. Risks and clinical benefits of the device to be examined, with justification of the corresponding expected clinical outcomes in the clinical investigation plan.

3.4. Description of the relevance of the clinical investigation in the context of the state of the art of clinical practice.

3.5. Objectives and hypotheses of the clinical investigation.

3.6. Design of the clinical investigation with evidence of its scientific robustness and validity.

3.6.1. General information such as type of investigation with rationale for choosing it, for its endpoints and for its variables as set out in the clinical evaluation plan.

3.6.2. Information on the investigational device, on any comparator and on any other device or medication to be used in the clinical investigation.

3.6.3. Information on subjects, selection criteria, size of investigation population, representativeness of investigation population in relation to target population and, if applicable, information on vulnerable subjects involved such as children, pregnant women, immuno-compromised or, elderly subjects.

3.6.4. Details of measures to be taken to minimise bias, such as randomisation, and management of potential confounding factors.

3. 임상 시험 계획

임상 시험 계획(CIP)은 임상 시험에 대한 이론적 근거, 목표, 설계 방법론, 모니터링, 수행, 기록 유지 및 분석 방법을 기술해야 한다. CIP는 특히 본 부속서에 규정된 정보를 포함해야 한다. 만약 이 정보가 별도의 문서에 제출된다면 그것은 CIP에 인용되어야 한다.

3.1. 일반사항

3.1.1. 제70(1)조에 언급된 임상 시험의 단일 식별 번호.

3.1.2. 의뢰자의 식별-의뢰자의 이름, 주소 및 연락처 상세내용과 해당되는 경우, 연합 내에 거주하는 제62(2)조에 따른 의뢰자의 연락처 또는 법적 대리인의 이름, 주소 및 연락처 세부정보.

3.1.3. 각 시험현장의 주 시험자, 시험을 위한 조정 담당자, 각 시험 현장의 상세 주소 그리고 각 현장의 주 시험자에 대한 비상 연락처 상세내용에 관한 정보. 다양한 종류의 시험자의 역할, 책임 및 자격 요구사항은 CIP에 명시되어야 한다.

3.1.4. 임상 시험의 자금이 조달되는 방법의 간략한 설명과 의뢰자와 현장 간의 합의에 관한 간략한 설명.

3.1.5. 관련 회원국에 의해 결정된 연합의 공용어로 된 임상 시험의 전체 개요.

3.2. 기기의 의도된 목적, 제조사, 추적성, 목표 집단, 인체에 접촉되는 재료, 사용 중 관련되는 의료 또는 수술 절차와 기기의 사용을 위해 필요한 교육 및 경험, 배경 문헌 검토, 관련 적용 분야의 임상적 간호에 대한 현재의 최신기술과 새로운 기기의 제안된 이익을 포함하여, 기기의 식별 및 설명.

3.3. 임상 시험 계획에서 상응하는 임상적 예상 결과의 정당화와 함께 검사되어야 하는 기기의 위험성 및 임상적 이익.

3.4. 최신 기술의 임상적 실무 맥락에서 임상 시험의 관련성 설명.

3.5. 임상 시험의 목표와 가설.

3.6. 과학적 확실성 및 유효성의 증거를 가진 임상 시험의 설계

3.6.1. 임상형식의 선택, 임상평가 계획에 기술된 종점과 변수들에 이론적 근거와 함께, 임상형식과 같은 일반 정보.

3.6.2. 임상용 기기, 대조기기 및 임상 시험에 사용되는 기타 기기 또는 의약품에 관한 정보.

3.6.3. 피험자, 선택 기준, 시험 집단의 크기, 목표 집단에 관련한 시험 집단의 대표성, 그리고 해당된다면, 어린이, 임산부, 면역 저하 또는 노인 피험자와 같이 관련된 약점이 있는 피험자에 관한 정보.

3.6.4. 무작위 배정, 그리고 잠재적 교란 인자 관리와 같은 편향을 최소화하기 위해 취해져야 하는 대책의 상세 내용.

MDR(EU) 2017/745	의료기기 규정(EU) 2017/745
3.6.5. Description of the clinical procedures and diagnostic methods relating to the clinical investigation and in particular highlighting any deviation from normal clinical practice.	3.6.5. 임상 시험에 관련되고 특히 정상적인 임상적 실무로부터의 편차를 강조하는 임상 절차 및 진단 방법의 설명.
3.6.6. Monitoring plan.	3.6.6. 모니터링 계획
3.7. Statistical considerations, with justification, including a power calculation for the sample size, if applicable.	3.7. 해당되는 경우, 시료 크기에 대한 검정력 계산을 포함하여, 정당성 증명을 포함한 통계적 고려사항
3.8. Data management.	3.8. 자료 관리
3.9. Information about any amendments to the CIP.	3.9. CIP에 대한 보정에 관한 정보
3.10. Policy regarding follow-up and management of any deviations from the CIP at the investigational site and clear prohibition of use of waivers from the CIP.	3.10. 시험 현장에서 CIP로부터의 편차 사후 관리 및 관리와 CIP로부터의 포기 사용의 명확한 금지에 관한 방침.
3.11. Accountability regarding the device, in particular control of access to the device, follow-up in relation to the device used in the clinical investigation and the return of unused, expired or malfunctioning devices.	3.11. 기기에 관한 책임성, 특히 기기에 대한 접근 관리, 임상 시험에 사용된 기기에 관련된 추적과 사용되지 않거나, 만기가 된 또는 기능 불량인 기기의 회수.
3.12. Statement of compliance with the recognised ethical principles for medical research involving humans, and the principles of good clinical practice in the field of clinical investigations of devices, as well as with the applicable regulatory requirements.	3.12. 인간을 포함하는 의학 연구에 대한 인정된 윤리 원칙, 그리고 해당되는 규제 요구사항뿐만 아니라 기기의 임상 시험 분야에서의 임상 시험 관리기준의 원칙의 준수 성명서.
3.13. Description of the Informed consent process.	3.13. 정보에 근거한 동의 프로세스의 설명
3.14. Safety reporting, including definitions of adverse events and serious adverse events, device deficiencies, procedures and timelines for reporting.	3.14. 이상 반응 및 중대한 이상 반응의 용어 정의, 기기 결함, 보고 절차 및 시한을 포함하는 안전 보고.
3.15. Criteria and procedures for follow-up of subjects following the end, temporary halt or early termination of an investigation, for follow-up of subjects who have withdrawn their consent and procedures for subjects lost to follow-up. Such procedures shall for implantable devices, cover as a minimum traceability.	3.15. 시험의 종료, 일시 중단 또는 조기 종료 이후, 피험자와 동의를 철회한 피험자의 사후 관리 기준 및 절차 그리고 후속 조치에 잃어버린 피험자를 위한 절차. 이식형 기기의 경우, 이러한 절차는 최소한 추적성을 포함해야 한다.
3.16. A description of the arrangements for taking care of the subjects after their participation in the clinical investigation has ended, where such additional care is necessary because of the subjects' participation in the clinical investigation and where it differs from that normally expected for the medical condition in question.	3.16. 피험자의 임상 시험 참여 때문에 추가 보호가 필요한 경우 그리고 그 추가 보호가 해당 의학적 조건에 정상적으로 예상되는 것과 다른 경우, 임상 시험의 참여가 종료된 후 피험자의 보호를 위한 계획의 설명
3.17. Policy as regards the establishment of the clinical investigation report and publication of results in accordance with the legal requirements and the ethical principles referred to in Section 1 of Chapter I.	3.17. 법적 요구사항과 I장의 제1절에 언급된 윤리 원칙에 따른 임상 시험 보고서의 확정과 결과의 발간에 관한 방침.
3.18. List of the technical and functional features of the device, with specific mention of those covered by the investigation.	3.18. 시험에 포함되었다는 특정 언급과 함께 기기의 기술적 그리고 기능적 특징의 목록.
3.19. Bibliography.	3.19. 인용 문헌
4. Other information	4. 기타 정보
4.1. A signed statement by the natural or legal person responsible for the manufacture of the investigational device that the device in question conforms to the general safety and performance requirements apart from the aspects covered by the clinical investigation and that, with regard to those aspects, every precaution has been taken to protect the health and safety of the subject.	4.1. 대상 기기가 임상 시험에 포함된 측면에서 일반 안전 및 성능 요구사항에 부합된다는, 그리고 그 측면들에 관하여 피험자의 건강 및 안전을 보호 하기 위해 모든 주의가 기울여졌다는 그 임상용 기기의 제조에 책임이 있는 자연인 또는 법인의 서명된 성명서.
4.2. Where applicable according to national law, copy of the opinion or opinions of the ethics committee or committees concerned. Where according to national law the opinion or opinions of the ethics committee or committees is not required at the time of the submission of the application, a copy of the opinion or opinions shall be submitted as soon as available.	4.2. 국가 규정에 따라 해당되는 경우, 관련 윤리 위원회(들)의 의견(들)의 사본. 국가 규정에 따른 윤리 위원회(들)의 의견(들)이 신청서 제출 시 요구되지 않는 경우, 그 의견(들)의 사본은 가능한 빨리 이용 가능하게 해야 한다.

| MDR(EU) 2017/745 | 의료기기 규정(EU) 2017/745 |

4.3. Proof of insurance cover or indemnification of subjects in case of injury, pursuant to Article 69 and the corresponding national law.

4.4. Documents to be used to obtain informed consent, including the patient information sheet and the informed consent document.

4.5. Description of the arrangements to comply with the applicable rules on the protection and confidentiality of personal data, in particular:

- organisational and technical arrangements that will be implemented to avoid unauthorised access, disclosure, dissemination, alteration or loss of information and personal data processed;

- a description of measures that will be implemented to ensure confidentiality of records and personal data of subjects; and

- a description of measures that will be implemented in case of a data security breach in order to mitigate the possible adverse effects.

4.6. Full details of the available technical documentation, for example detailed risk analysis/management documentation or specific test reports, shall, upon request, be submitted to the competent authority reviewing an application.

III. Other obligations of the sponsor

1. The sponsor shall undertake to keep available for the competent national authorities any documentation necessary to provide evidence for the documentation referred to in Chapter II of this Annex. If the sponsor is not the natural or legal person responsible for the manufacture of the investigational device, that obligation may be fulfilled by that person on behalf of the sponsor.

2. The Sponsor shall have an agreement in place to ensure that any serious adverse events or any other event as referred to in Article 80(2) are reported by the investigator or investigators to the sponsor in a timely manner.

3. The documentation mentioned in this Annex shall be kept for a period of at least 10 years after the clinical investigation with the device in question has ended, or, in the event that the device is subsequently placed on the market, at least 10 years after the last device has been placed on the market. In the case of implantable devices, the period shall be at least 15 years.

Each Member State shall require that this documentation is kept at the disposal of the competent authorities for the period referred to in the first subparagraph in case the sponsor, or its contact person or legal representative as referred to in Article 62(2) established within its territory, goes bankrupt or ceases its activity prior to the end of this period.

4. The Sponsor shall appoint a monitor that is independent from the investigational site to ensure that the investigation is conducted in accordance with the CIP, the principles of good clinical practice and this Regulation.

5. The Sponsor shall complete the follow-up of investigation subjects.

6. The Sponsor shall provide evidence that the investigation is being conducted in line with good clinical practice, for instance through internal or external inspection.

7. The Sponsor shall prepare a clinical investigation report which includes at least the following:

4.3. 제69조 및 상응하는 국가 규정에 따른 상해의 경우의 피험자의 보험 표지 또는 보상의 증거

4.4. 환자 정보 시트와 피험자 동의 문서를 포함하여 피험자 동의를 얻는 데 사용되어야 하는 문서.

4.5. 특히 개인 정보의 보호와 기밀 유지에 관해 적용되는 규칙을 준수하기 위한 계획의 설명:

- 보유된 정보 및 개인 정보의 허가되지 않은 접근, 공개, 유포, 변경 또는 분실을 피하기 위해 실행될 조직적 그리고 기술적 계획;

- 피험자의 기록 및 개인 정보의 기밀 유지를 보장하기 위해 실행될 대책의 설명;

- 가능한 악영향을 완화하기 위해 자료 보호 위반의 경우 실행될 대책의 설명.

4.6. 예를 들어 상세한 위험성 분석/관리 문서 또는 특정 시험 보고서와 같은 이용 가능한 기술 문서의 완전한 상세 내용은 요청 시 신청서를 검토하는 관계 당국에 제출되어야 한다.

III. 의뢰자의 기타 의무사항

1. 의뢰자는 국가 관계 당국을 위해 무엇이든 본 부속서의 II장에 언급된 문서에 대한 증거를 제공하기 위해 필요한 문서를 이용 가능하게 유지할 책임을 져야 한다. 만약 의뢰자가 그 임상용 기기의 제조에 책임을 지는 자연인 또는 법인이 아니라면, 그 의무는 의뢰자 대신에 그 사람에 의해 충족되어야 한다.

2. 의뢰자는 어떤 것이든 중대한 이상 반응 또는 제80(2)조에 언급된 다른 사건이 적시에 시험자(들)에 의해 의뢰자에게 보고됨을 보장하기 위한 적절한 합의문을 가지고 있어야 한다.

3. 본 부속서에 언급된 문서는 대상 기기의 임상 시험이 종료된 후 최소 10년의 기간 동안, 또는 그 기기가 그 후에 출시된 경우, 마지막 기기가 출시 된 후 최소 10년의 기간 동안 유지되어야 한다. 이 식형 기기의 경우, 그 기간은 최소 15년이어야 한다.

의뢰자, 또는 유럽연합 내에 거주하는 제62(2)조에 언급된 의뢰자의 연락처 또는 법적 대리인이 이 기간의 종료 전에 파산하거나 활동을 중지하는 경우, 각 회원국은 이 문서가 관계 당국의 처분으로 첫 번째 단락에 언급된 기간 동안 보관되도록 요구해야 한다.

4. 의뢰자는 시험이 CIP, 임상 시험관리기준의 원칙 그리고 본 규정에 따라 수행됨을 보장하기 위해 시험 현장에 독립적인 모니터링 담당자를 지명해야 한다.

5. 의뢰자는 피험자자의 사후 관리를 완료해야 한다.

6. 의뢰자는 시험이 예를 들어 내부 또는 외부 검사를 통해 임상 시험관리기준에 일치하게 수행되고 있다는 증거를 제공해야 한다.

7. 의뢰자는 최소한 다음을 포함하는 임상 시험 보고서를 준비해야 한다:

MDR(EU) 2017/ 745	의료기기 규정(EU) 2017/ 745
- Cover/introductory page or pages indicating the title of the investigation, the investigational device, the single identification number, the CIP number and the details with signatures of the coordinating investigators and the principal investigators from each investigational site.	- 각 시험 현장의 조정 담당자와 대표 시험자의 서명과 함께 시험 제목, 임상용 기기, 단일 식별 번호, CIP 번호 그리고 그 상세 내용을 나타내는 표지/도입 페이지(들).
- Details of the author and date of the report.	- 보고서 작성자의 세부 사항과 작성일.
- A summary of the investigation covering the title, purpose of the investigation, description of the investigation, investigational design and methods used, the results of the investigation and conclusion of the investigation. The completion date of the investigation, and in particular details of early termination, temporary halts or suspensions of investigations.	- 제목, 시험 목적, 시험의 서술, 사용된 시험 계획 및 방법, 시험 결과 및 시험 결론을 포함하는 시험 요약서. 시험의 완료일, 그리고 특히 조기 종료, 시험의 일시 중단 또는 중지의 세부 사항.
- Investigational device description, in particular clearly defined intended purpose.	- 임상용 기기의 설명, 특히 명확하게 규정된 의도된 목적.
- A summary of the clinical investigation plan covering objectives, design, ethical aspects, monitoring and quality measures, selection criteria, target patient populations, sample size, treatment schedules, follow-up duration, concomitant treatments, statistical plan, including hypothesis, sample size calculation and analysis methods, as well as a justification.	- 목표, 계획, 윤리적 측면, 모니터링 및 품질 대책, 선택 기준, 목표 환자 집단, 표본 크기, 치료 일정, 후속 조치 기간, 오염물 처리, 정당화뿐만 아니라 가설, 표본 크기 계산 및 분석 방법을 포함하는 통계적 계획을 포함하는 임상 시험 계획의 요약서.
- Results of the clinical investigation covering, with rationale and justification, subject demographics, analysis of results related to chosen endpoints, details of subgroup analysis, as well as compliance with the CIP, and covering follow-up of missing data and of patients withdrawing from the clinical investigation, or lost to follow-up.	- CIP의 준수뿐만 아니라 이론적 근거 및 정당화와 함께, 피험자의 실태적 인구 통계, 선택된 종료점에 관련된 결과의 분석, 부속 집단 분석의 세부사항을 포함하고, 누락된 자료와 임상시험에서 취소된 환자의 후속 조치를 포함하거나 또는 후속 조치가 누락된 임상 시험의 결과.
- Summary of serious adverse events, adverse device effects, device deficiencies and any relevant corrective actions.	- 중대한 이상 반응, 위해 기기 효과, 기기 결함 그리고 무엇이든 관련된 시정 조치의 요약서.
- Discussion and overall conclusions covering safety and performance results, assessment of risks and clinical benefits, discussion of clinical relevance in accordance with clinical state of the art, any specific precautions for specific patient populations, implications for the investigational device, limitations of the investigation.	- 안전 및 성능 결과, 위험성 및 임상적 이익의 평가, 임상적 최신 기술에 따른 임상적 관련성의 토론, 특정 환자 집단에 대한 특정 주의사항, 임상용 기기에 대한 의미, 시험의 제한 사항을 포함하는 토론 및 전반적 결론.

Annex XVI List of Groups of Products without an Intended Medical Purpose referred to In Article 1(2)

1. Contact lenses or other items intended to be introduced into or onto the eye.
2. Products intended to be totally or partially introduced into the human body through surgically invasive means for the purpose of modifying the anatomy or fixation of body parts with the exception of tattooing products and piercings.
3. Substances, combinations of substances, or items intended to be used for facial or other dermal or mucous membrane filling by subcutaneous, submucous or intradermal injection or other introduction, excluding those for tattooing.
4. Equipment intended to be used to reduce, remove or destroy adipose tissue, such as equipment for liposuction, lipolysis or lipoplasty.
5. High intensity electromagnetic radiation(e.g. infra-red, visible light and ultra-violet) emitting equipment intended for use on the human body, including coherent and non-coherent sources, monochromatic and broad spectrum, such as lasers and intense pulsed light equipment, for skin resurfacing, tattoo or hair removal or other skin treatment.

부속서 XVI 제1(2)조에 언급된 의도된 의료 목적이 없는 제품 그룹 목록

1. 콘택트렌즈 또는 눈 안 또는 눈 위에 삽입하도록 의도된 기타 품목.
2. 문신 제품 및 피어싱을 제외한 신체 부위의 해부학적 구조 또는 고정부를 변경하기 위해 외과적 침습 방법을 통해 인체에 완전히 또는 부분적으로 삽입되도록 의도된 제품.
3. 문신을 위한 것을 제외하고 피하, 점막하 또는 피부 내 주사 또는 다른 삽입에 의해 얼굴 또는 기타 피부 또는 점막을 채우는 데 사용하도록 의도된 물질, 물질의 혼합물 또는 품목.
4. 지방 흡입, 지방 분해 또는 지방 성형술과 같은 지방 조직을 감소, 제거 또는 파괴하기 위해 사용되는 장비.
5. 피부 표면 변경, 문신 또는 제모 또는 다른 피부 처리를 위하여, 응집성 및 비 응집성 광원, 단색 및 광폭 스펙트럼을 포함하여, 레이저 및 강렬한 펄스 조명 장비와 같이, 인체에 사용하기 위한 고강도 전자기 복사(예 적외선, 가시광선 및 자외선) 방출 장비.

MDR(EU) 2017/ 745	의료기기 규정(EU) 2017/ 745
6. Equipment intended for brain stimulation that apply electrical currents or magnetic or electromagnetic fields that penetrate the cranium to modify neuronal activity in the brain.	6. 뇌의 뉴런 활동을 변경하기 위해 두개골을 관통하는 전류 또는 자기장 또는 전자기장을 적용하는 뇌 자극용 장비.

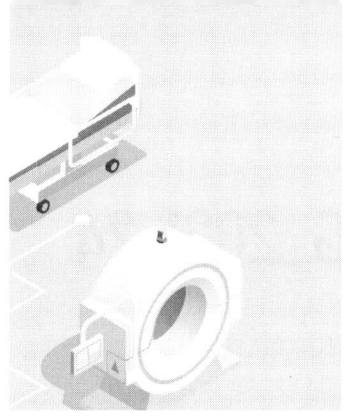
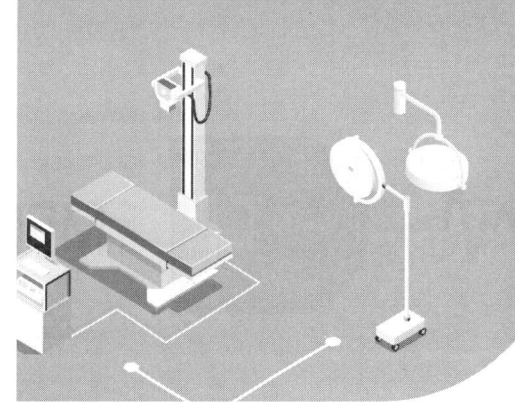
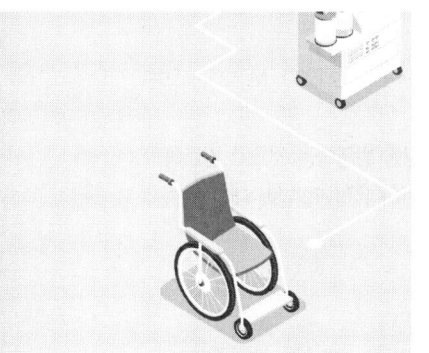
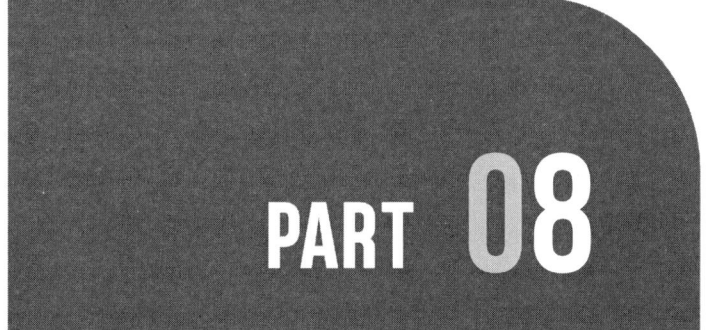

PART 08

부록

CHAP. 1　MDCG_2021-24
CHAP. 2　MDCG_2022-5

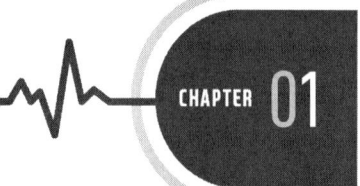

CHAPTER 01 MDCG_2021-24

이 문서는 규정 (EU) 2017/745 제103조에 의해 설립된 유럽 의료기기 조정그룹(MDCG)이 승인하였다. MDCG는 모든 회원국의 대표자로 구성되며, 의장은 유럽연합 집행위원회 대표가 맡는다.

이 문서는 유럽연합 집행위원회 문서가 아니며, 또한 유럽연합 집행위원회의 공식 입장을 반영하는 것으로 간주하지 않는다. 이 문서에 나타나는 모든 견해는 법적 구속력이 없으며 유럽연합 사법 재판소만이 유럽연합법에 대한 구속력 있는 해석을 할 수 있다.

1. 의료기기 분류의 목적

EU 의료기기 법률에 따라 사용 중인 의료기기 분류는 인체의 취약성과 기기와 관련된 잠재적 위험을 고려한 위험 기반 시스템이다. 이 접근 방식은 예를 들어 신체와의 접촉 기간, 침습 정도, 국소영향 대 전신영향, 잠재적 독성, 기기 사용으로 영향을 받는 신체 부위, 기기가 에너지원에 의존하는지 여부 등 다양한 방식으로 조합할 수 있는 일련의 기준을 사용하여 분류를 결정한다. 이 기준은 광범위한 다양한 의료기기 및 기술에 적용될 수 있다. 이를 '분류 규칙'이라고 하며, 의료기기 규정(MDR)에 대한 규정(EU) 2017/745(MDR)의 부속서 Ⅷ에 명시되어 있다. 이는 국제의료기기규제당국자포럼(IMDRF)이 지침 문서 GHTF/SG1/N77:2012[1)]에서 정한 분류 규칙과 일치한다.

2. 분류의 실질적 관련성

이 장의 목적은 의료기기 분류가 법적 요구사항을 준수하는 기기의 다양한 측면에 미치는 영향에 대한 일반적인 개요를 제공하는 것이다. 여기서 제공하는 설명은 단순화된 개념들로, 모든 내용을 포괄하지는 않는다. 자세한 내용은 MDR 및 관련 추가 지침[2)]을 참조한다.

(1) 일반 요구사항

기기 등급에 관계없이 모든 기기는 MDR의 모든 관련 의무를 준수해야 한다. 그러나 일부 요구사항은 기기 분류에 따라 달라진다.

예를 들어, 기기는 다음의 요구사항을 충족해야 한다.

---

1) http://www.imdrf.org/docs/ghtf/final/sg1/technical-docs/ghtf-sg1-n77-2012-principles-medical-devices-등급ification-121102.pdf
2) https://ec.europa.eu/health/md_sector/new_regulations/guidance_en

① 제조자가 제공해야 하는 정보(MDR의 부속서 I)에 관한 요구사항을 포함한 일반 안전성 및 성능 요구사항을 충족해야 한다.
② 의료기기 시판 후 감시제도에 따른 보고 요구사항을 준수해야 한다.
③ CE 마크를 받아야 한다(주문제작기기 및 임상시험용 기기는 제외이며, 이 경우 각각 제52.8조 및 부속서 XIII 또는 제62~80조, 제82조 및 부속서 XV의 조항을 준수해야 한다).
④ MDR 제29조에 따라 의료기기 표준코드(UDI) 번호가 할당되고 전자 시스템에 등록된다.
⑤ 이식형 기기의 경우, 제18조에 따라 환자에게 이식카드와 정보를 제공해야 한다.

MDR 제51조에 따라 기기는 의도된 목적과 내재된 위험을 고려하여 다음과 같이 I, IIa, IIb 및 III등급으로 구분된다. 분류는 MDR 부속서 VIII에 따라 수행해야 한다. 또한 제52조제(7)항(a), (b), (c)에서 I등급 기기는 Is-멸균 상태, Im-측정 기능, Ir-재사용 가능 수술로 세분화할 수 있다. 제조자가 작성해야 하는 기술 문서[3]는 기기의 위험 등급과 MDR 부속서 VIII에 따라 적용되는 분류 규칙의 근거가 포함되어야 한다. 제2.2~2.6절에서는 기기 등급별로 적용되는 주요 요구사항에 대한 개요를 제공한다. 각 주제에 대한 자세하고 완전한 조항은 MDR 및 관련 지침에서 참고할 수 있다.[4]

부속서 XVI 제품은 MDR 부속서 VIII의 분류 규칙에 따라 분류해야 하며, 부속서 XVI 기기를 다루는 관련 이행법률 내 가능한 조항을 고려해야 한다.

(2) 적합성 평가

적합성 평가는 기기와 관련된 MDR의 요구사항이 충족되었는지 여부를 입증하는 프로세스이다. 적합성 입증은 우선적으로 제조자가 책임지며, 기기 등급 대부분의 경우 적합성 평가는 인증기관에서 수행한다. 기기 등급이 높을수록 인증기관이 적합성 평가에 더 많이 관여한다. 부속서 I(일반 안전성 및 성능 요구사항)과 부속서 II(기술 문서) 및 III(시판 후 감시에 관한 기술 문서)은 등급에 관계없이 모든 기기에 적용된다. 추가 관련 적합성 평가 절차(부속서 IX~XI에 명시)는 기기 등급에 따라 달라진다. 일부 등급의 경우, 제조자는 둘 이상의 절차를 선택할 수 있다. 적합성 평가는 MDR 제52조에 설명되어 있다.

모든 등급에 속하는 주문제작기기 또는 임상시험용 의료기기에는 자체 조항이 있다 : 주문제작기기의 경우 부속서 XIII, 임상시험용 기기의 경우는 제82조이다. III등급 이식형 주문제작기기의 경우, 제조자는 부속서 IX의 제1장 또는 부속서 XI의 A부를 적용해야 한다.

(3) 임상평가 및 임상시험

모든 기기 제조자는 등급에 관계없이 일반 안전성 및 성능 요구사항을 충족하는지 확인해야 한다(MDR 제5조, MDR 부속서 I). 여기에는 임상평가가 포함된다(MDR 제5조(3)항, MDR 제61조, MDR 부속서 XIV). 이식형 기기 및 III등급 기기의 경우 시판 전 임상시험은 의무적으로 실시해야 하지만, 기존 기기의

---

3) 부속서 II 1.1 (f) MDR
4) https://ec.europa.eu/growth/sectors/medical-devices/new-regulations/guidance_en

변경, CE 마크가 있는 기기와의 임상적 동등성 입증, 지침 90/385/EEC 또는 지침 93/42/EEC에 따라 이미 충분한 임상 데이터가 있는 경우, 제61조(6)항(b)에 명시된 특정 면제와 같은 몇 가지 예외가 있다. 임상시험 시작 조건은 기기 등급에 따라 다르다(MDR 제70조(7)항 및 제78조 참조). 제61조(10)항에 따르면, 임상 데이터를 기반으로 부속서 Ⅰ 요구사항에 대한 적합성 입증이 적절하지 않다고 간주되는 경우, 제조자는 기술 문서에서 이를 정당화해야 한다.

의약품을 투여하거나 제거하기 위한 Ⅲ등급 이식형 기기 및 Ⅱb등급 능동형 기기의 경우, 인증기관은 임상평가보고서를 포함한 특정 문서가 전문가 패널의 검토를 위해 제출하는 임상평가 자문절차를 따라야 한다(MDR 제54조 및 부속서 Ⅸ 제5.1절). 이러한 유형의 기기에 대해 부여한 인증서를 회원국 관할당국에 통보해야 한다(MDR 제55조). 제조자는 임상평가 및/또는 임상시험을 수행하기 전에 임상개발전략에 대해 전문가 패널과 협의할 수 있다(MDR 제61조(2)항). 제54조에 대한 해석은 MDCG 지침 2019-3[5]을 참조한다. 주문제작기기나 임상시험용 의료기기를 제외한 이식형 기기 및 Ⅲ등급 기기의 경우, 제조사는 시판 후 임상 추적 평가 보고서를 갱신해야 하며, 이 보고서는 정기적인 최신 안전성 정보 보고(PSUR, Periodic Safety Update Report)에 사용되며 필요한 경우 안전성 및 임상적 성능요약[6](MDR 제32조)을 제공해야 한다.

(4) 시판 후 감시

제조자는 시판 후 감시, 특히 시판 후 임상 추적을 통해 얻은 임상 관련 정보로 임상평가를 갱신해야 한다.

멸균 상태인 기기, 측정 기능이 있는 기기, 재사용 가능한 수술 기구를 포함한 Ⅰ등급 기기의 경우, 제조자는 시판 후 감시 보고서를 작성 및 보관해야 하며(MDR 제85조), 요청 시 관할당국에 제공해야 한다.

Ⅱa, Ⅱb 및 Ⅲ등급 기기의 경우, 제조자는 각 기기에 대해 정기적인 최신 안전성정보 보고를 작성해야 하며(MDR 제86조), 해당되는 경우 각 기기 범주 또는 기기 그룹에 대해서도 작성해야 한다. 이 보고서는 Ⅱb 및 Ⅲ등급 기기의 경우 최소 1년마다 Ⅱa 등급 기기의 경우 최소 2년마다 갱신해야 한다.

(5) 추적성

Ⅲ등급 이식형 기기의 경우, 경제운영자 및 의료기관은 자신이 공급했거나 공급받은 기기의 UDI 기록을 보관할 의무가 있다(MDR 제27조).

Ⅱ등급 및 Ⅲ등급 기기의 경우, 경제운영자는 기기 등록 시 해당 기기를 제공하거나 제공할 회원국에 대한 정보를 제공해야 한다(부속서 Ⅵ 제A부 2.4). 이식형 및 Ⅲ등급 기기의 경우, 경제운영자는 안전성 및 임상적 성능요약을 제공해야 한다(부속서 Ⅵ 제A부 2.14). 개별 포장되어 라벨이 부착된 일회용 Ⅰ등급 및 Ⅱa등급 기기의 경우, UDI 캐리어(UDI carrier)는 개별 포장에는 표시할 필요가 없지만 상위 수준의 포장에는 표시해야 한다(부속서 Ⅵ 제C부 4.3).

---

5) MDCG 2019-3 https://ec.europa.eu/health/sites/default/files/md_sector/docs/md_mdcg_2019_3_rev1_cecp_en.pdf
6) MDCG 2019-9 https://ec.europa.eu/health/sites/health/files/md_sector/docs/md_mdcg_2019_9_sscp_en.pdf

의료 서비스 제공자가 상위 수준의 포장에 접근할 수 없는 경우 UDI 캐리어는 개별 기기 포장에 표시되어야 한다.

(6) 사용지침서

일반적으로 사용지침서는 기기와 함께 제공되어야 한다. 예외적으로, Ⅰ등급 및 Ⅱa등급 기기는 부속서 Ⅰ 제23절의 다른 조항에서 이를 명시하지 않는다면, 지침 없이 안전하게 사용될 수 있는 경우 사용지침서 없이 제공될 수 있다.

3. 분류 수행 방법

이 절은 분류 원칙과 규칙을 적용하는 데 유용한 정의와 용어를 제시하는 데 목적이 있다.

(1) 기본 용어 및 정의

기기 분류와 관련된 용어 정의는 MDR 부속서 Ⅷ 제2조 및 제1장에 명시되어 있지만, 규정은 추가적인 용어 설명을 제공한다. 이 지침의 관련 용어 및 정의는 아래에서 확인할 수 있다.

(가) 특정 의료 목적

특정 의료 목적은 MDR 제2조제(1)항 각 호에 열거된 것 중에서 제조자가 지정한다.

(나) 사용 기간

① 일시적 : 일반적으로 60분 미만의 연속 사용을 목적으로 한다.
② 단기간 : 일반적으로 60분에서 30일 동안 연속 사용을 목적으로 한다.
③ 장기간 : 일반적으로 30일 이상 연속 사용을 목적으로 한다.

경우에 따라 제품의 사용 기간을 효과 지속 기간으로 간주해야 한다. 예를 들어, 국소 크림을 피부에 바르는 데 몇 초 밖에 걸리지 않지만 크림은 몇 시간 동안 제자리에 남아 있을 수 있다. 따라서 사용 기간은 제품을 바르는 데 걸리는 시간이 아니라 제품이 신체 내부 또는 신체에 남아 있는 시간으로 간주해야 한다.

(다) 연속 사용

MDR 부속서 Ⅷ의 제1장제1절에 언급된 기간을 계산할 때, 연속 사용은 다음을 의미한다.
① 시술 중 일시적인 사용 중단이나 세척 또는 소독 등의 목적으로 일시적으로 제거하는 경우에도 상관없이 동일한 기기의 전체 사용 기간. 사용 중단 또는 제거가 일시적인지 여부는 사용 중단 또는 기기 제거 기간 전후의 사용 기간과 관련하여 설정해야 한다.
② 제조자가 동일한 유형의 다른 기기로 즉시 교체할 것을 의도한 기기의 누적된 사용

예를 들어, 메스는 몇 시간 동안 계속되는 수술 동안 동일한 환자에게 사용할 수 있다. 조직 절단과 같은 의도된 목적을 위한 중단 없는 사용은 일반적으로 한 번에 몇 초를 넘지 않는다. 따라서 메스는 일시적 사용 기기이다. 그러나 같은 종류의 기기로 즉시 교체하기 위해 기기 사용을 중단하는 경우(예 요관카테터 교체), 이는 기기의 연속 사용의 연장으로 간주한다.

또 다른 예로, 콘택트렌즈를 세척하고 소독하는 밤 시간은 기기 사용이 중단된 것으로 간주한다. 사용 기간을 결정하려면 렌즈의 중단 없는 착용 기간(예 16시간)만 고려하면 된다.[7]

사용 간격 동안 기기의 구성품이 완전히 중단되었음을 입증할 수 없는 경우, 이는 즉각적인 교체 및 기기 연속 사용의 연장으로 간주한다.

(라) 침습성

1) 침습형 의료기기

체구(body orifice) 또는 신체 표면을 통해 신체 내부로 전부 또는 일부가 침투하는 모든 기기. 신체에 에너지를 전달하는 기기 자체가 아닌 방출되는 에너지만 신체에 침투하고 기기 자체는 침투하지 않는 경우, 침습형 의료기기로 간주하지 않는다.

2) 체구

안구의 외부 표면뿐만 아니라 신체의 모든 자연적인 개구부 또는 장루(stoma)와 같은 영구적인 인공 개구부

3) 손상된 피부 또는 점막[8]

질병, 상처 또는 흉터에 따른 병리학적 변화 또는 변화를 나타내는 피부 또는 점막 부위

4) 외과적 침습기기[9]

외과적 수술의 도움 또는 외과적 수술 과정에서 체구의 점막을 포함한 신체 표면을 통해 신체 내부로 침투하는 침습기기와 체구가 아닌 다른 곳을 통해 침투하는 기기

이 정의에서 사용되는 외과적 수술이라는 용어는 신체 표면을 통해 신체에 기기를 삽입하는 모든 임상 중재시술을 포함한다. 외과적 침습기기는 항상 인공적으로 만든 개구부를 통해 들어가는 것을 의미한다. 이는 외과적 절개와 같은 큰 구멍일 수도 있고 바늘로 찌른 작은 구멍일 수도 있다. 따라서 주사기와 함께 사용되는 수술용 장갑과 주사바늘은 외과적으로 침습적이다.

이와 관련한 유의사항은 다음과 같다.

① 요루(urostomy), 결장창냄술(colostomy), 회장루(ileostomy) 또는 영구 기관절개술(permanent tracheostomy)에 사용되는 외과적 장루는 체구로 간주된다. 따라서 이러한 장루에 삽입된 기기는 외과적 침습기기가 아니다.

---

7) MDR 부속서 VIII 3.6
8) MDR 부속서 VIII 2.8
9) MDR 부속서 VIII 2.2

② 반대로 순환계에 접근하기 위해 외과적으로 만든 개구부는 체구로 간주해서는 안 된다. 이러한 개구부에 삽입된 기기는 외과적으로 침습적이다.

외과적 침습성의 개념은 이러한 액체의 접근이 외과적으로 만들어진 개구부를 통해 이루어지는 경우 장기, 조직 또는 기타 신체 부위와 침습적으로 접촉하는 액체도 포함하는 것으로 이해해야 한다.

물질을 투여하는 기기의 경우 해당 물질은 그 자체로 평가되어야 한다(예 제트 인젝터(jet injector)로 투여되는 물질).

5) 재사용 가능한 수술 기구[10]

절단, 드릴링(drilling), 톱질, 긁기, 찰과(scraping), 클램핑(clamping), 리트랙팅(retracting), 클리핑(clipping) 또는 이와 유사한 절차에서 수술용으로 사용되며, 능동형 기기에 연결되지 않고 세척, 소독, 멸균 등 적절한 절차를 거친 후 재사용하도록 제조자가 의도한 기구를 말한다.

6) 이식형 기기[11]

부분적 또는 완전히 흡수되는 것을 포함하는 모든 기기를 말하며 다음을 포함한다.
① 인체에 완전히 도입되거나
② 임상적 개입을 통해 상피 표면 또는 눈 표면을 대체하고 시술 후에도 제자리에 유지되도록 의도된 기기

임상적 개입에 의해 인체에 부분적으로 삽입되도록 의도된 기기로, 시술 후 최소 30일 동안 유지되도록 의도된 기기도 이식형 기기로 간주한다. 여기서, '시술'은 임플란트를 신체에 삽입하는 수술 과정과 시술과 관련된 즉각적인 수술 후 관리를 포함하는 것으로 이해해야 한다. '시술'은 치료적 요법(therapeutic treatment)의 종료까지 확장되지 않으며, 예를 들어 임플란트 제거는 또 다른 '시술'로 간주해야 한다. 따라서 골절된 뼈를 고정하기 위해 사용되고 시술 후 최소 30일 이상 그 자리에 남아 있는 판(plate)은 골절이 치유된 후 제거하더라도 임플란트이다. 이 경우 판을 삽입하고 제거하는 것은 서로 다른 두 가지 수술 절차이다.

때로 부분적으로 이식된 기기가 임플란트로 간주되는 경우도 있다. 예를 들어, 시술 후 최소 30일 동안 유지되는 주입 포트(infusion port)를 신체에 삽입하기 위해 특수하게 수술이 수행되는 경우 이러한 주입 포트는 임플란트로 간주한다. 그러나 일시적인 혈관 접근을 위해 사용되며 7~10일 후에 제거하도록 의도된 비터널 중심정맥카테터(central venous catheter)는 이식형 기기가 아니다. 또한 30일 이전에 제거할 목적으로 피부 상처 봉합에 사용되는 봉합사도 임플란트로 간주하지 않는다.

7) 중요한 해부학적 위치

MDR의 목적상 '중앙순환기계통'[12]은 다음과 같은 혈관을 의미한다.

---

10) MDR 부속서 Ⅷ 2.3
11) MDR 제2조제(5)항
12) MDR 부속서 Ⅷ 2.6

폐동맥(arteriae pulmonales), 상행 대동맥(aorta ascendens), 대동맥 궁(arcus aortae), 하행대동맥에서 대동맥 분기(aorta descendens to the bifurcatio aortae), 관상동맥(arteriae coronariae), 총경동맥(arteria carotis communis), 외경동맥(arteria carotis externa), 내경동맥(arteria carotis interna), 대뇌동맥(arteriae cerebrales), 완두동맥(truncus brachiocephalicus), 심장정맥(venae cordis), 폐정맥(venae pulmonales), 상대정맥(vena cava superior) 및 하대정맥(vena cava inferior).

MDR의 목적상 '중추신경계'[13]는 뇌, 수막, 척수를 의미한다.

(마) 능동의료기기

능동형 기기는 해당 목적을 위해 인체에서 생성되는 에너지원 또는 중력 이외의 다른 에너지원에 따라 작동하고, 그 에너지의 밀도를 변경하거나 변환하여 작동하는 모든 기기를 의미한다. 능동형 기기와 환자 사이에 에너지, 물질 또는 기타 요소를 전달하도록 의도된 기기는 중대한 변화 없이 능동형 기기로 간주하지 않는다.[14]

에너지를 변환하여 작용한다는 개념에는 기기 내 에너지 변환 및/또는 기기와 조직 간 또는 조직 내 인터페이스에서의 변환이 포함된다. E.C.G. 또는 E.E.G.용 전극은 일반적으로 에너지 변환에 의해 작용하지 않기 때문에 능동형 기기로 간주하지 않는다.

기기를 작동할 목적으로 인체에서 에너지를 적용하는 것은 이후 에너지 방출을 위해 기기 내에 저장되지 않는 한 기기를 '능동형'으로 만들지 않는다. 예를 들어, 인체 근육에서 생성된 에너지가 주사기의 플런저(plunger)에 적용되어 환자에게 물질이 전달된다고 해서 이 주사기가 능동형 기기가 되는 것은 아니다. 그러나 약물 전달 체계가 물질을 전달하기 위해 방출되는 스프링을 미리 압축하기 위해 수동 와이딩(winding)에 의존하는 경우, 스프링을 포함한 기기는 능동형 기기이다. 능동형 기기의 또 다른 예로는 인체 에너지가 신장된 엘라스토머 층에 저장되는 탄성 펌프(elastomeric pump)가 있다.

미리 저장된 가스 및/또는 진공을 전력원으로 사용하는 의료기기는 마취기가 포함된 가스 혼합기, 미리 저장된 추진 가스가 공급되는 에어로졸 통증 완화 스프레이 및 가스 구동식 흡인 펌프(suction pump) 등 정의에 따른 두 가지 기준을 모두 충족하는 한 능동형 기기로 간주한다.

저장된 열에너지 방출만을 목적으로 하는 가열/냉각 패드는 에너지 변환을 통해 작동하지 않기 때문에 능동형 기기가 아니다. 그러나 화학적 작용(예 발열 또는 흡열 반응)에 의해 작동하는 가열/냉각 패드는 화학 에너지를 열로 변환하거나 또는 그 반대로 변환하기 때문에 능동형 기기이다.

에너지에 대한 중대한 변화의 개념에는 에너지의 성질, 수준 및 밀도의 변화가 포함된다(규칙 9 참조). 즉, 예를 들어 전극은 에너지 입력이 에너지 출력과 동일하도록 의도된 경우 이 분류 체계에서는 능동형 기기로 간주하지 않는다. 입력과 출력 사이에 경미한 변화를 일으키는 전선의 저항은 '중대한 변화'로 간주할 수 없다. 그러나 조직 절단 또는 소작술에 사용되는 전극은 발전기가 제공하는 에너지에 의존하고 기기와 조직 간 또는 조직 내 인터페이스에서 에너지 변환을 통해 작동이 이루어지기 때문에 능동형 기기이다.

---

13) MDR 부속서 VIII 2.7
14) MDR 제2조제(4)항

소프트웨어 또한 능동형 기기이다.[13] 소프트웨어는 규칙 11[15]의 맥락에서만 검토되는 것이 아니다.

능동형 치료기기는 질병, 부상 또는 장애의 치료 또는 완화를 목적으로 생물학적 기능 또는 구조를 지원, 수정, 교체 또는 복원하기 위해 단독 또는 다른 기기와 조합하여 사용되는 모든 능동형 기기를 의미한다.[16]

진단 및 모니터링을 위한 능동형 기기는 생리 상태, 건강 상태, 질병 또는 선천적 기형을 감지, 진단, 모니터링 또는 치료하기 위한 정보를 제공하기 위해 단독 또는 다른 기기와 함께 사용되는 모든 능동형 기기를 의미한다.[17] 기기는 해당 질병 또는 상태 자체의 진단을 제공하거나 진단을 위한 결정적인 정보를 제공할 때 직접 진단을 허용하는 것으로 간주한다.[18]

(바) 측정 기능이 있는 기기

다음 기준을 모두 충족하는 경우 해당 기기에 측정 기능이 있음을 나타낸다 :

1) 이 기기는 제조자가 다음을 측정하기 위한 것이다.
   ① 생리학적 또는 해부학적 매개변수를 정량적으로 측정하거나
   ② 인체에 전달되거나 인체에서 제거되는 에너지 또는 물질(의약품 포함)의 양 또는 정량화가 가능한 특성. 의약품과 함께 포장되어 환자에게 투여하는 의약품의 양을 측정하는 데 사용되는 숟가락 또는 플라스틱 주사기가 이 범주에 속한다. 눈금이나 척도가 없이 인체에 액체를 전달하기 위한 기기(예 눈금이나 척도 또는 측정 단위 표시가 없는 약용 숟가락, 드롭퍼(dropper)는 이 범주에 속하지 않는다.[19]

2) 측정 결과는 다음과 같다.
   ① 지침 80/181/ECC[20]의 의미 내에서 법적 단위 또는 기타 허용 가능한 단위로 표시되거나
   ② 언급된 지침에 따라 법적 단위 또는 기타 허용 가능한 단위로 표시된 하나 이상의 기준점과 비교된다.

3) 의도된 목적은 명시적 또는 묵시적으로 주장된 정확성을 의미하며, 묵시적 정확성을 준수하지 않을 경우 환자의 건강과 안전에 중대한 악영향을 미칠 수 있다.

'묵시적으로 주장한다'는 표현은 사용자가 기기 또는 부속 문서의 명칭 또는 일반적인 사용에 근거하여 측정의 정확성이 환자의 진단 또는 치료에 영향을 미치는 경우 정확성을 기대할 권리가 있는 경우를 포함한다.

교정 목적을 포함한 제조 공정 중 측정 활동은 포함되지 않으며, 제조된 기기의 측정 기능을 의미하지 않는다.

---

15) MDCG 2019-11 https://ec.europa.eu/health/sites/health/files/md_sector/docs/md_mdcg_2019_11_guidance_qualification_classification_software_en.pdf 16 MDR Annex VIII 2.4
16) MDR 부속서 VIII 2.4
17) MDR 부속서 VIII 2.5
18) MDR 부속서 VIII 3.7
19) 주의 : 기기로 분류된다.
20) 1979년 12월 20일 측정 단위와 관련된 회원국 법률의 조화 및 지침 71/354/EEC의 폐지에 관한 이사회 지침 80/181/EEC(OJ L 39, 15.2.1980, 40페이지).

(사) 시스템 및 시술 팩

시스템 및 시술 팩(procedure pack)은 MDR 제22조에 설명되어 있다. 의료 시술 내에서 사용되거나 시스템 또는 시술 팩에 포함되는 것이 다른 방식으로 정당화되는 경우에만 해당 제품에 적용되는 법률을 준수하는 의료기기, 체외진단 의료기기, 기타 제품을 결합할 수 있다. 각 구성요소의 법적 적합성이 입증된 경우, 시스템 또는 시술 팩에 추가 CE 마크를 부착할 의무가 없지만 제품을 결합한 사람의 이름, 등록 상호명 또는 등록 상표와 해당 사람에게 연락할 수 있는 주소가 함께 표시되어야 한다.

시술 팩은 특정 의료 목적에 사용할 목적으로 함께 포장되어 시장 출시된 복합 제품을 의미한다.[21] 시스템은 특정 의료 목적을 달성하기 위해 상호 연결되거나 결합되도록 함께 포장하거나 포장하지 않은 제품의 조합을 의미한다.[22]

시스템 또는 시술 팩에 CE 마크가 없는 기기가 포함되어 있거나 선택한 기기 조합이 원래 의도된 목적과 호환성이 없는 경우 또는 제조자의 사용 설명서에 따라 멸균이 수행되지 않은 경우, 시스템 또는 시술 팩은 그 자체로 하나의 기기로 취급되어야 하며 MDR 제52조에 따라 관련 적합성 평가 절차의 적용을 받는다. 분류는 시스템 또는 시술 팩의 사용 의도에 따라 결정된다. 기기를 결합하는 자연인 또는 법인은 제조자에게 부여된 의무를 부담해야 한다.

서로 다른 기기를 포함한 이러한 조합의 경우, 분류는 일반적으로 사용 의도에 따라 결정된다. 최종 기기의 사용 의도가 분류를 결정할 만큼 구체적이지 않은 경우, 기기의 분류는 기기의 신규 사용 의도를 고려하여 포함된 가장 높은 분류 기기 수준으로 결정된다.

(아) 기타 용어

이 절에서는 MDR의 부속서 Ⅷ에서 사용되는 기타 용어에 대한 참고 사항을 제공한다.

① 전신 흡수 : 물질 또는 그 대사물질이 신체로 들어가(예 점막을 통과) 혈액 및/또는 림프계를 통해 체내로 분포되는 과정이다.

② 완전히 또는 수로 흡수 : 이식형 기기의 맥락에서 '흡수'라는 용어는 체내 물질 분해와 그 결과로 생성된 분해 물질의 대사 제거를 의미한다. 복강 내 흡입 가스 또는 복강경 및 내시경 시술과 같이 체내에서 변형 없이 배설되는 물질에는 적용되지 않는다.

③ 국소 분산 : 물질이 혈액 및/또는 림프계를 통해 신체로 분포되지 않고 특정 부위에 남아있는 상태

④ 의학/의약품 : 지침 2001/83/EC에 명시된 정의에 따른다.
　ㄱ 인간의 질병을 치료하거나 예방하는 특성이 있는 것으로 제시된 모든 물질 또는 물질의 조합
　ㄴ 약리작용, 면역작용 또는 대사작용을 발휘하여 생리적 기능을 회복, 교정 또는 수정하거나 의학적 진단을 내리기 위해 인간에게 사용하거나 투여할 수 있는 모든 물질 또는 물질의 조합

⑤ 나노물질 : 입자가 결합되지 않은 상태 또는 집합체 또는 응집체로서 입자를 포함하는 자연적, 우연적 또는 제조된 물질을 의미하며, 입자 크기 분포의 50% 이상에서 하나 이상의 외부 치수가

---

21) MDR 제2조제(10)항
22) MDR 제2조제(11)항

1~100nm 크기 범위에 있는 경우를 말한다. 하나 이상의 외부 치수가 1nm 미만인 풀러렌(Fullerene), 그래핀 플레이크(graphene flake) 및 단일벽 탄소 나노튜브도 MDR 제2조제(18)항에 따라 나노물질로 간주한다. '입자', '집합체', '응집체'에 대한 관련 정의도 MDR 제2조제(19-21)항에 포함되어 있다. 나노물질 및 관련 용어에 대한 정의는 나노물질의 정의에 관한 위원회 권고 2011/696/EU23에서 가져온 것이다.[23] 정의에 사용된 용어 및 개념에 대한 지침은 유럽연합 집행위원회 공동연구센터의 보고서에서 확인할 수 있다.[24]

⑥ 유도체 : 제조 공정을 통해 인간 또는 동물 조직 또는 세포에서 추출한 비세포성 물질을 의미한다. 이 경우 기기 제조에 사용되는 최종 물질에는 세포나 조직이 포함되지 않는다.

(2) 분류 규칙 적용

제조자는 분류 규칙을 적용하기 전 해당 제품이 구체적인 의료 목적을 기준으로 의료기기, 의료기기용 부속품(MDR 제2조), 교체용 의료기기 부품이나 구성품(MDR 제23조제(2)항) 또는 부속서 XVI에 나열된 의도된 의료 목적이 없는 기기로서 MDR 적용범위에 해당하는지 먼저 판단해야 한다.

기기의 등급을 결정하는 것은 기기의 우발적 사용이 아닌 의도된 사용이다. 예를 들어, 개심술에 사용되는 봉합사를 올바른 순서대로 보관하기 위한 봉합사 오거나이저(suture organiser)를 환자 외부에 보관하려는 의도가 있는 경우, 침습기기로 간주해서는 안 된다. 마찬가지로 의료 전문가 또는 다른 사람이 제조자가 의도하지 않은 방식으로 기기를 사용하는 경우에도 적합성 평가의 목적에 따라 기기의 등급이 변경되지 않는다. 그러나 임상진료 발전에 따라 기기의 정상적인 임상 사용이 변화하여 기기의 의도된 목적과 분류가 변경되는 경우, 제조자가 이를 해결해야 하며 새로운 의도된 목적에 대해 기기의 적합성을 평가해야 한다. 기기의 등급을 결정하는 것은 제조자가 기기에 부여한 의도된 목적이며, 다른 유사 제품의 등급을 기준으로 하지 않는다. 예를 들어, 동일한 구성을 가진 두 개의 봉합사는 의도된 목적이 다를 수 있다.

기기의 의도된 목적에 따라 여러 규칙 또는 동일한 분류 규칙 내에서 여러 하위 규칙이 동일한 기기에 적용되는 경우, 가장 엄격한 규칙 및 하위 규칙을 적용하여 상위 분류가 적용된다.

분류 규칙을 더욱 명확히 하기 위해 아래 나열된 요소도 고려해야 한다.

(가) 사용 방법

제조자는 기기에 적합한 분류를 설정하기 위해 모든 규칙을 고려해야 한다. 가장 엄격한 규칙과 상위 분류를 초래하는 하위 규칙이 등급을 결정한다.[25] 예를 들어 능동형 기기에 국한되지 않은 일반 규칙 중 하나가 해당 기기에 적용될 수 있다는 것은 충분히 예상할 수 있다. 의도된 목적과 모든 기기 특성을 고려해야 한다. 가장 높은 등급에 해당하는 기기의 의도된 목적에 따른 특성 또는 특성 조합이 기기 전체의 등급을 결정한다.

---

[23] https://ec.europa.eu/environment/chemicals/nanotech/faq/definition_en.htm
[24] Rauscher 등, 유럽연합 집행위원회의 나노물질 정의에 사용된 개념 및 용어 개요, EUR 29647 EN, 유럽연합 집행위원회, JRC, Ispra, 2018, ISBN 978-92-79-99660-3, doi : 10.2760/459136, JRC 113469
[25] MDR 부속서 VIII 3.5

제조자는 MDR 부속서 Ⅷ에 명시된 분류 규칙 외에도 적용 가능한 법률행위를 고려하고 기기 분류를 뒷받침할 수 있는 지침 문서를 참고해야 한다.

(나) 구체적인 예시

간단한 상처 배액 시스템(wound drainage system)은 일반적으로 삽입관(cannula), 튜브 및 수집기의 세 가지 구성 요소를 고려해야 한다. 삽입관 없이 시스템을 판매하는 경우 삽입관의 분류는 고려할 필요가 없다. 여기에서는 시스템이 단기간 동안 사용된다고 가정한다. 즉, 중단 없는 의도된 사용은 60분 이상 30일 미만이다. 또한 수집된 액체가 체내로 재주입되거나 최종 재주입을 위해 재처리되도록 의도하지 않았으며, 기기가 전원 흡인 시스템(powered suction system)에 연결되도록 의도하지 않았다고 가정한다.

의도된 사용	규칙	등급
흉막강(pleural cavity) 상처 부위에 도달하여 흉막강을 배출하는 외과적 침습성 삽입관	7	IIa
체액을 수집기 쪽으로 배출하는 비침습적 튜브	1	I
체액을 수집하는 비침습적 수집기	1	I

여기서 분명한 결론은 제조자가 전체 기기에 IIa등급을 적용하거나 한편으로는 삽입관, 다른 한편으로는 튜브 및 수집기에 대해 각각 별도의 적합성 평가 절차를 수행할지 선택할 수 있다는 것이다.

(3) 해석상의 문제 처리

기존 규칙이 대다수의 기존 기기를 적절히 분류할 수 있지만, 소수의 기기는 분류가 더 어려울 수 있다는 점이 인식되고 있다.

인증기관의 관여가 필요한 경우, 부속서 Ⅷ의 적용으로 인해 발생하는 제조자와 관련 인증기관 간의 분쟁은 제조자(또는 그 유럽대리인(authorized representative))가 등록된 사업장이 있는 회원국의 관할당국에 결정을 의뢰할 수 있다. 제조자가 유럽연합에 등록된 사업장이 없고 아직 유럽대리인을 지정하지 않은 경우, 이 사안은 부속서 Ⅸ 제2.2절 두 번째 단락 (b)의 마지막 지점에 언급된 유럽대리인이 등록된 사업장이 있는 회원국의 관할당국에 문의해야 한다. 해당 인증기관이 제조자가 아닌 다른 회원국에 설립된 경우, 관할당국은 인증기관을 지정한 회원국의 관할당국과 협의하여 결정을 내려야 한다. 제조자가 등록된 사업장이 있는 회원국의 관할당국은 그 결정 내용을 MDCG와 위원회에 통지해야 한다. 결정은 요청[26]에 따라 제공될 수 있다.

이 규제 절차 외에도 관할당국은 필요에 따라 자발적으로 복잡한 분류 사례를 MDCG의 경계선 및 분류 작업그룹(BCWG ; Borderline and Classification Working Group)에서 논의할 수 있다. 이 작업 그룹이 도달한 분류에 대한 합의 입장은 경계선 및 분류 매뉴얼에 참조용으로 게시된다.

---

26) MDR 제51조

4. 개별 규칙에 대한 설명

(1) 그래픽 요약

(가) 비침습기기

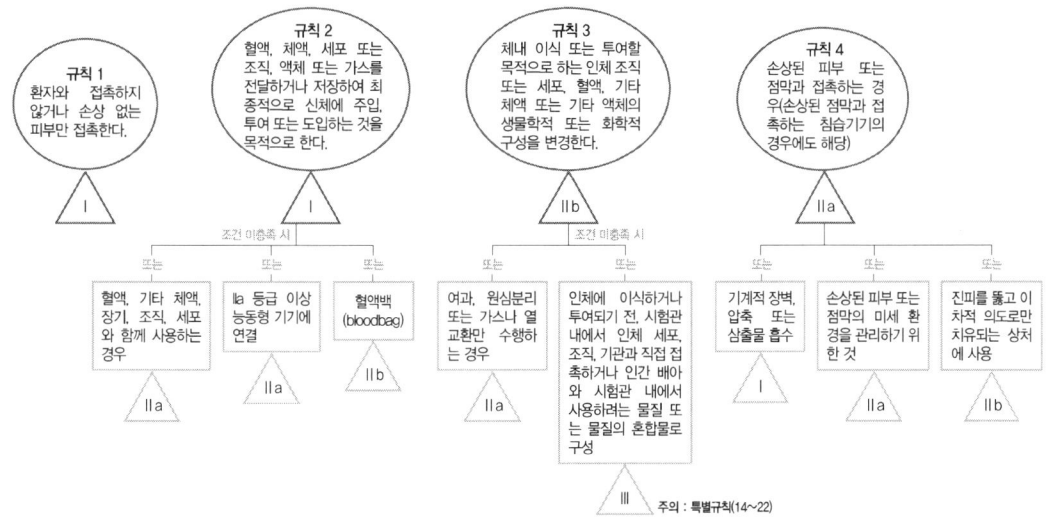

(나) 침습기기

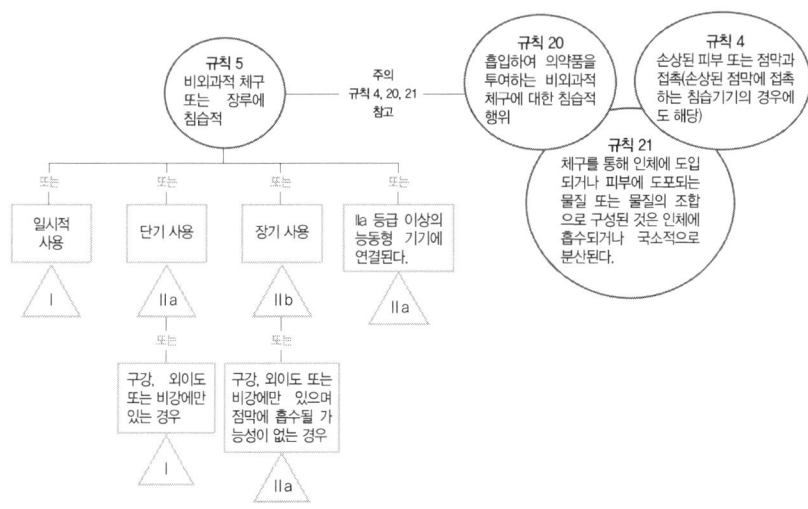

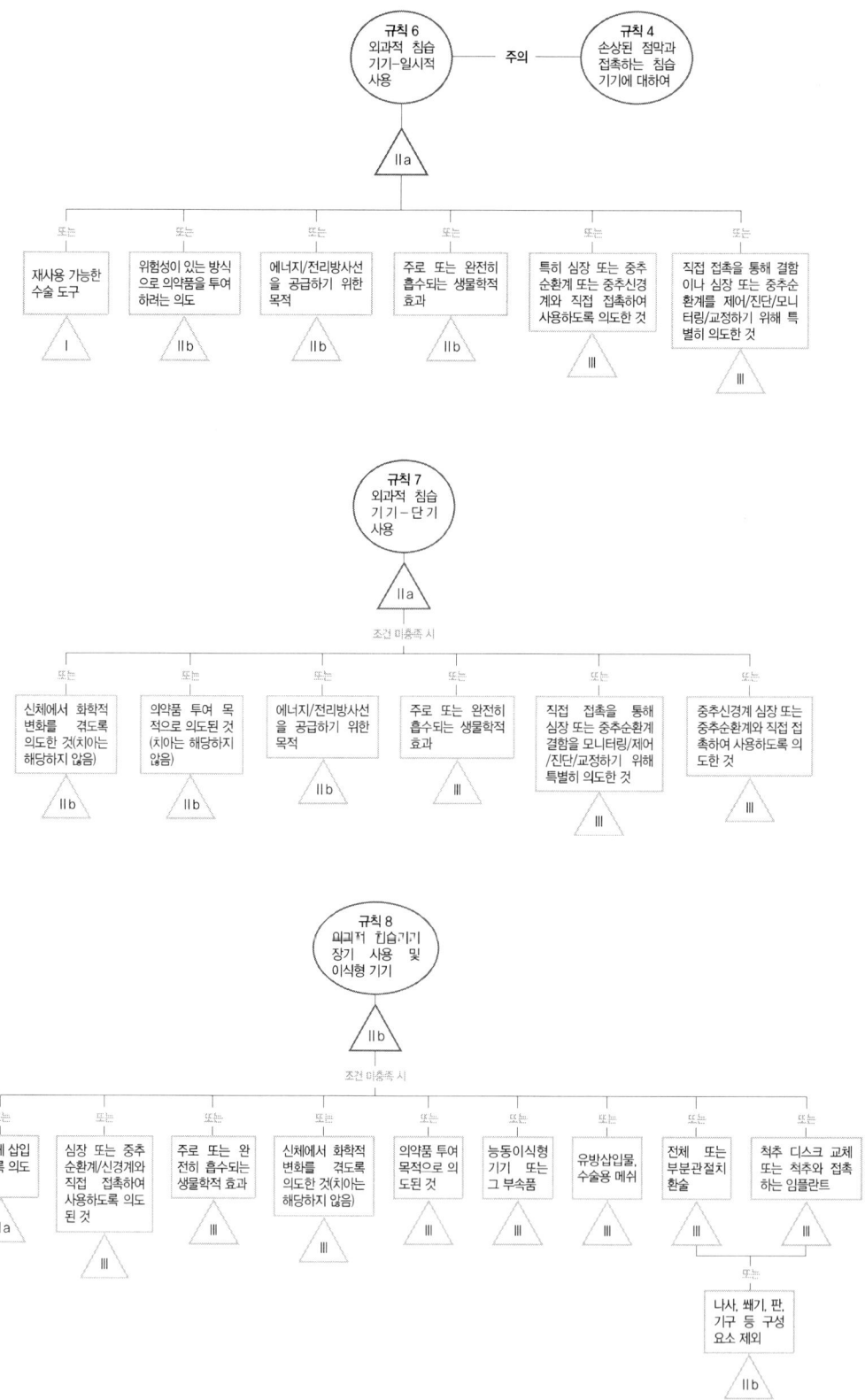

(다) 능동형 기기

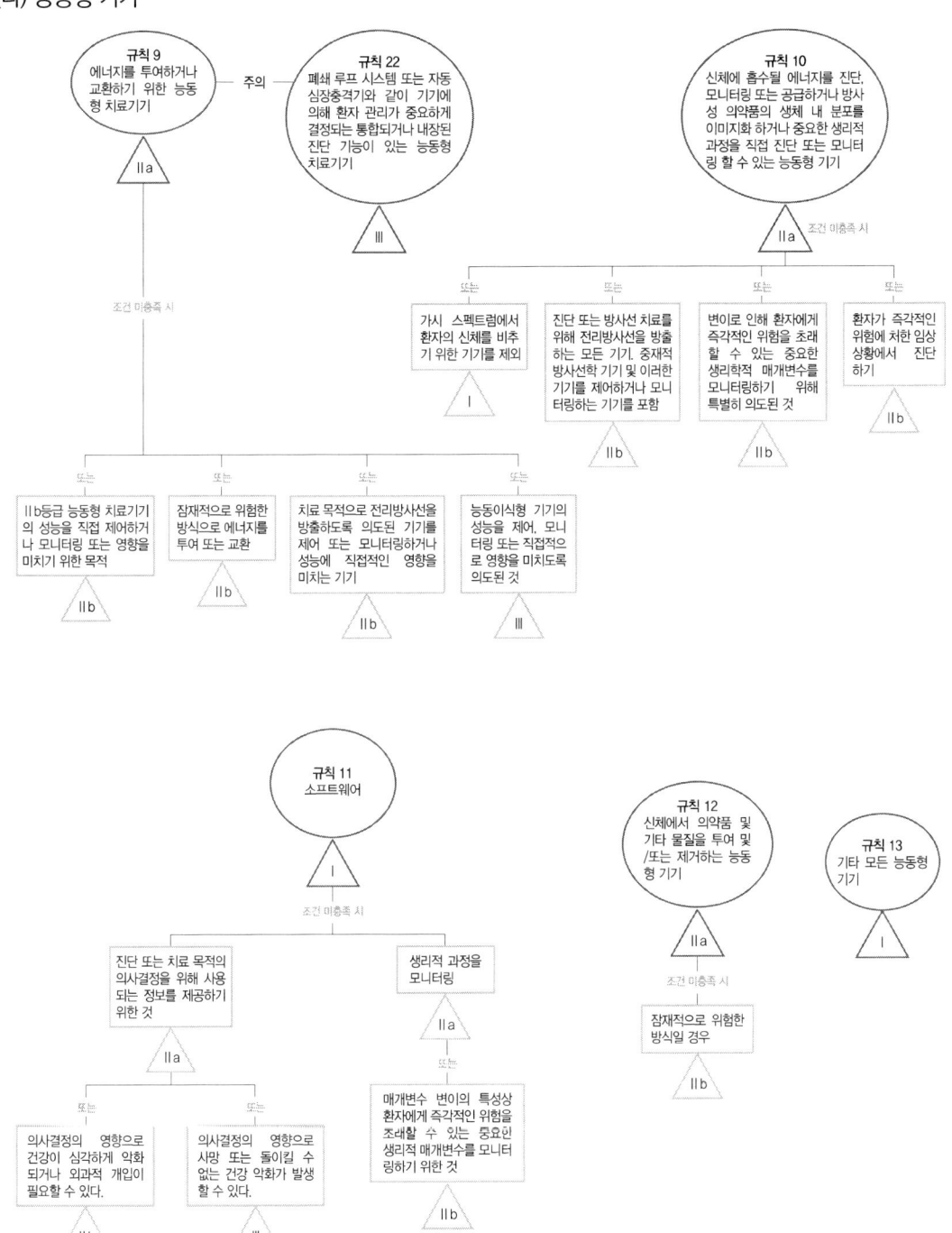

(라) 특별규칙

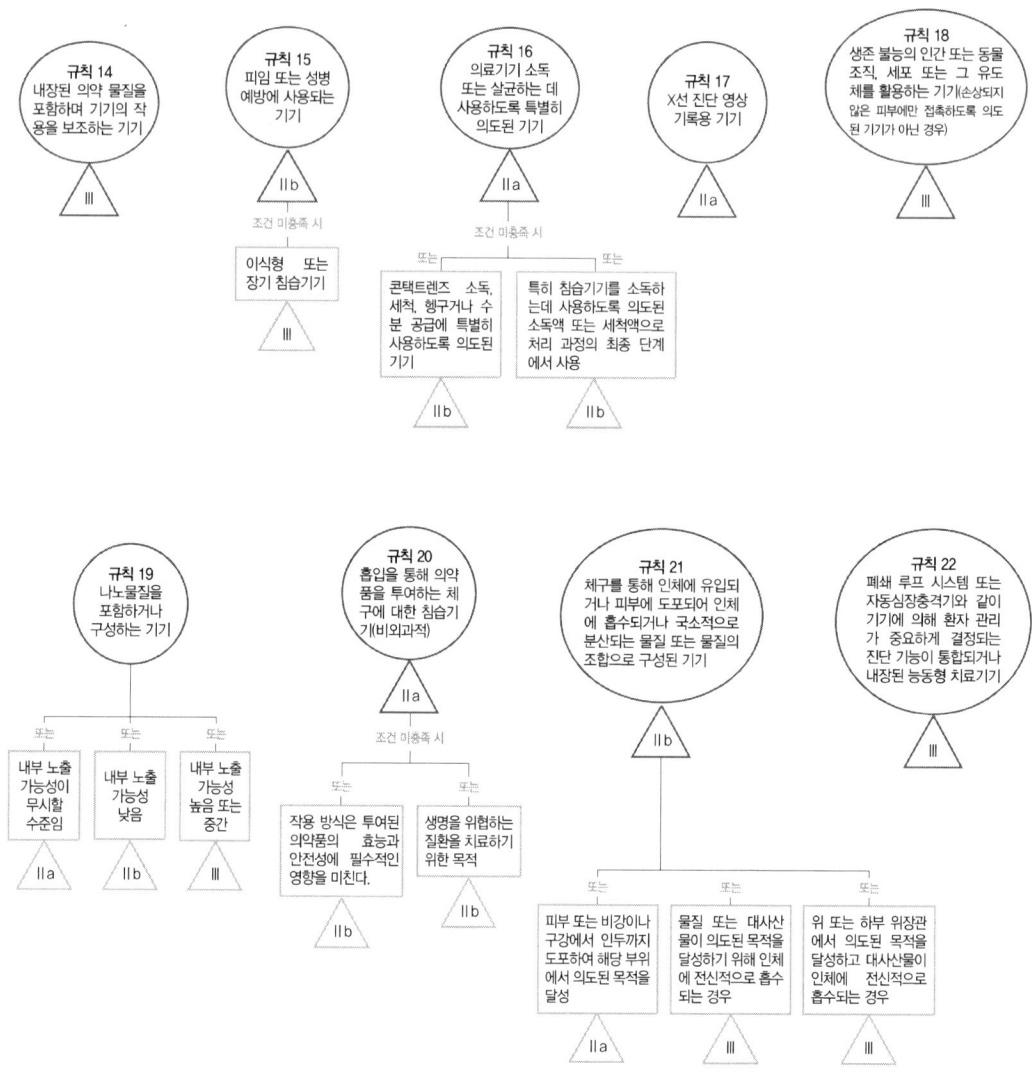

(2) 규칙/실무적 문제/예시에 대한 일반 설명

제공된 예시는 해당 제품이 기기로서 우선 자격을 갖춘 제품이라는 것을 의미하지 않는다. 분류 규칙은 기기의 자격이 확립된 후에 적용된다.

(가) 비침습기기

▎규칙 1. 환자와 직접 접촉하지 않거나 손상되지 않은 피부[1]에만 접촉하는 기기

① 규칙에 대한 일반 설명

㉠ 이 규칙은 보다 구체적인 규칙이 적용되지 않는 모든 기기에 적용되는 대체 규칙이다.

㉡ 이 규칙은 일반적으로 손상되지 않은 피부에만 접촉하거나 환자와 직접 접촉하지 않는 기기에 적용된다.

등급	규칙 1	예시
I	모든 비침습기기는 아래에 명시된 규칙 중 하나가 적용되지 않는 한 I 등급으로 분류된다.	• 일반적으로 외부 환자 지원을 위한 기기(예 병원 침대, 환자용 호이스트(patient hoist), 보행기(walking aid), 휠체어, 들것, 치과 환자용 의자) • 역류할 가능성이 없는 방식으로 사용하도록 의도된 체액 수집기(예 소변 수집병, 실금 패드 또는 상처 배액 기기와 함께 사용되는 수집기 등 신체 배설물 수집). 카테터와 튜브를 통해 환자에게 연결될 수 있다. • 신체 부위를 고정하거나 힘을 가하거나 압박하는 데 사용되는 기기(예 염좌 치료에 사용되는 비멸균 드레싱, 석고 붕대, 목 고정 장치, 중력 견인 기기, 압박 양말) • 교정용 안경테(예 안경) 및 안경테의 렌즈 • 청진기 • 안구 폐쇄 석고 • 절개 드레이프(Incision drape) • 비침습적 전도성 겔, 즉 초음파 겔[2] • 비침습적 전극(EEG 또는 ECG) • 안구 파편 제거용 영구 자석 • 손으로 움직이는 휠체어

② 분류의 실무적 문제 : 일부 비침습기기는 신체와 간접적으로 접촉하며 혈액, 기타 체액 또는 신체로 반환되거나 주입되는 액체를 저장, 전달 또는 처리하여 신체에 전달되는 에너지를 생성함으로써 내부 생리적 과정에 영향을 미칠 수 있다. 이러한 비침습기기는 신체에 대한 간접적인 영향에 내재된 위험 때문에 다른 규칙에 따라 처리된다.

> **참고 1** 손상되지 않은 피부에는 피부가 파손되지 않은 장루 주변 피부를 포함한다. 피부 파손 징후에는 찢어짐, 홍반, 부종, 삼출, 감염 등이 포함되지만, 이에 국한되지 않는다. 기기의 연속 사용을 위해서는 손상되지 않은 피부의 정의가 적용되어야 한다.
> **참고 2** 초음파 겔은 의도된 목적을 달성하기 위해 작용점에서 신체로 흡수되거나 국소적으로 분산되어서는 안 된다.

규칙 2. 최종적인 투여를 위한 전달 또는 보관

① 규칙에 대한 일반 설명

　㉠ 이 규칙은 특정 목적을 위해 혈액, 체액, 세포 또는 조직, 액체 또는 가스를 전달하거나 저장하기 위한 비침습기기에 적용된다. 흡입을 통해 의약품을 투여하기 위한 외과적 침습기기를 제외한 침습기기는 규칙 20의 적용을 받는다.

　㉡ 이러한 유형의 기기는 간접적으로 침습적일 수 있으므로 규칙 1의 비접촉기기와는 별도로 고려해야 한다. 이러한 기기는 결국 신체에 투여될 물질을 전달하거나 저장한다. 일반적으로 이러한 기기는 수혈, 주입, 체외 순환, 마취 가스, 산소 전달에 사용된다.

　㉢ 중력에 의존하는 단순한 전달 기기도 이 규칙의 적용을 받는다.

등급	규칙 2	예시
IIa	최종 주입, 투여 또는 도입할 목적으로 혈액, 체액, 세포 또는 조직, 액체 또는 기체를 체내로 전달하거나 저장하기 위한 모든 비침습기기는 IIa 등급으로 분류된다. IIa 등급, IIb 등급 또는 III 등급의 능동형 기기에 연결할 수 있는 경우[1] 또는 혈액이나 기타 체액을 전달 또는 저장하거나 장기, 장기의 일부 또는 신체 세포 및 조직을 저장하는 데 사용하도록 의도된 경우	• 능동 약물전달 체계에서 채널로 사용하기 위한 기기(예 주입 펌프와 함께 사용하도록 의도된 튜브) • 가스 전달에 사용되는 기기(예 마취용 정전기 방지 튜브, 마취 호흡 회로) • 주입 펌프용 주사기 • 혈액을 전달하도록 의도된 기기(예 수혈, 체외 순환) • 이식용 장기의 임시 보관 및 운반을 의도한 기기(예 용기, 가방) • 각막, 정자, 인간 배아 등과 같은 생물학적 물질 및 조직을 장기 보관하기 위한 기기(예 용기, 가방) • 혈액, 조직 등을 보관하도록 의도된 냉장고/냉동고 • 체외 치료용 튜브/혈액 라인(예 투석 및 성분채집술)
IIb	혈액백은 제외되며, 혈액백은 IIb 등급으로 분류된다.	별도로 사용하면 의약품으로 간주될 수 있는 물질이 없는 혈액백
I	다른 모든 경우, 이러한 기기는 I 등급으로 분류된다.	• 중력이 액체를 운반하는 힘을 제공하는 간단한 전달 기능을 제공하는 비침습기기(예 주입용 투여 세트) • 일시적인 격리 또는 보관 기능에 사용하도록 의도된 기기(예 의약품 투여용 컵 및 숟가락, 바늘이 없는 빈 주사기[2])

② 분류의 실무적 문제 : 예를 들어 튜브와 같이 능동형 기기에 연결해야 하는 목적으로 사용하도록 의도된 기기의 경우, 제조자가 IIa 등급 이상의 능동형 기기에 연결해서는 안 된다고 명확하게 명시하지 않는 한 해당 기기는 자동으로 IIa 등급으로 분류된다.

> **참고 1** '능동형 기기에 연결할 수 있다' – 이러한 연결은 비능동형 기기가 환자와 능동형 기기 사이의 물질 전달에 있어 연결고리를 형성하고 기기 중 하나의 안전 및 성능이 다른 기기에 의해 영향을 받는 경우, 비능동형 기기와 능동형 기기 사이에 존재하는 것으로 간주한다. 예를 들어, 이는 혈액 펌프의 하류에 있고 동일한 혈류 회로에 있지만 펌프에 직접 연결되지는 않은 체외 순환 시스템의 튜브에 적용된다.
> **참고 2** 가능한 측정 기능에 대해서는 3.1.6장을 참조한다.

규칙 3. 인체 조직, 세포, 혈액, 기타 체액 또는 신체 이식이나 투여를 위해 생물학적 또는 화학적 구성을 변경하는 기기

① 규칙에 대한 일반 설명

　㉠ 이러한 유형의 기기는 간접적인 침습성이 있기 때문에 규칙 1의 비접촉 기기와는 별도로 고려해야 한다. 이러한 기기는 결국 신체에 투여될 물질을 변형시킨다. 이 규칙은 체외 순환 세트, 투석 시스템 및 자가 수혈 시스템의 보다 정교한 요소와 환자가 기기와 폐쇄 루프에 있지 않은 경우를 포함하여 신체로 즉시 재투입될 수도 있고 그렇지 않을 수도 있는 체액의 체외치료용 기기에 주로 적용된다.

　㉡ 이 규칙은 인간 혈청 알부민과 같이 인간 또는 동물유래 물질을 제외하고 이식 또는 투여 전에 체외에서 인체 세포, 조직 또는 장기와 직접 접촉하는 물질에도 적용된다.

등급	규칙 3	예시
IIb	인체 조직이나 세포, 혈액, 기타 체액 또는 신체 이식이나 투여를 목적으로 하는 기타 액체의 생물학적 또는 화학적 구성을 변경하기 위한 모든 비침습기기는 IIb 등급으로 분류된다.	• 혈액 투석기와 같은 용질을 교환하여 혈액에서 바람직하지 않은 물질을 제거하기 위한 기기 • 물리적 수단, 예를 들어 정자분리용 구배배지로 세포를 분리하기 위한 기기 • 혈액 투석 농축액 • 매트릭스에 특정 결합을 통해 특정 혈액 세포(예 활성화된 세포)를 제거하는 기기
IIa	기기가 사용되는 처리가 여과, 원심 분리 또는 가스, 열 교환으로 구성되는 경우를 제외하고, 이 경우에는 IIa 등급으로 분류된다.	• 체외 순환 시스템에서 혈액의 미립자 여과. 혈액에서 입자를 제거하는 데 사용된다. • 의약품 제조용 원심분리기를 제외한 수혈 또는 자가 수혈용 혈액을 준비하기 위한 원심 분리 • 혈액에서 이산화탄소 제거 및/또는 산소 추가 • 체외 순환 시스템에서 혈액을 따뜻하게 하거나 차갑게 한다.
III	인체에서 채취한 세포, 조직 또는 장기와 직접 접촉하여 체외에서 사용하도록 의도된 물질 또는 물질의 혼합물로 구성된 모든 비침습기기 또는 인체에 이식 또는 투여하기 전에 인간 배아와 함께 체외에서 사용되는 기기는 등급 III으로 분류된다.	• 이식을 목적으로 하는 장기의 운반, 관류, 보관을 위한 물질 또는 물질의 혼합물로 약리학적, 면역학적 또는 대사적 수단으로 의도된 주요 작용을 달성하지 못하는 물질 • 주요 약리/대사 작용이 없는 IVF 또는 ART 제품(물질 또는 물질의 혼합물) • 인간 혈청 알부민이 없는 IVF 세포 배지

② 분류의 실무직 문제

　㉠ 이러한 기기는 일반적으로 규칙 9 또는 규칙 11에 따라 적용되는 능동형 기기와 함께 사용된다.

　㉡ 이 규칙의 맥락에서 여과 및 원심분리는 기계적 방법을 통해서만 수행되는 것으로 이해해야 한다.

규칙 4. 손상된 피부 또는 점막과 접촉하는 기기

① 규칙에 대한 일반 설명

㉠ 이 규칙은 비침습기기 뿐만 아니라 손상된 피부나 점막에 접촉하는 침습기기에도 적용된다.

㉡ 이 규칙은 피부 상처나 점막 상처의 깊이에 관계없이 창상 처치를 주로 대상으로 한다. 기계적 장벽으로 사용되는 기존 제품 유형은 잘 알려져 있으며 큰 위험을 초래하지 않는다. 또한 이 분야에서도 급속한 기술 발전이 이루어지면서 새로운 유형의 창상 처치가 등장하여 새로운 유형의 주장이 제기되고 있다.

㉢ 예를 들어 상처의 미세 환경을 관리하여 자연 치유 메커니즘을 향상시키는 사례가 있다.

㉣ 보다 새로운 주장은 과립화 또는 상피 형성의 기본 메커니즘에 영향을 미치거나 상처 수축을 방지하는 이차적 의도에 의한 치유 메커니즘과 관련이 있다. 손상된 진피나 점막에 사용되는 일부 기기는 생명 유지 또는 생명을 구하는 목적으로 사용될 수 있다. 예를 들어, 넓은 부위에 걸쳐 피부 또는 점막이 전층 파괴되거나 전신적 충격이 있는 경우가 이에 해당한다.

㉤ 별도로 사용할 경우 의약품으로 간주될 수 있는 물질을 포함하고 드레싱에 부수적인 작용을 하는 드레싱은 규칙 14에 따라 Ⅲ등급으로 분류된다. 인체에 흡수되거나 국소적으로 분산되는 기타 물질로 구성된 기기는 규칙 21에 해당한다.

등급	규칙 4	예시
Ⅰ	손상된 피부나 점막에 접촉하는 모든 비침습기기는 다음과 같이 분류된다. 기계적 장벽, 압박 또는 삼출물 흡수를 위한 용도로 사용하려는 경우 Ⅰ등급	• 흡수성 패드, 아일랜드 드레싱, 탈지면, 상처 스트립(wound strip), 접착 붕대(석고, 밴드 에이드(band-aid)) 및 장벽 역할을 하거나 상처 위치를 유지하거나 상처에서 삼출물을 흡수하는 창상 처치 • 장루 주머니(Ostomy bag, 누공낭)
Ⅱb	진피 또는 점막을 관통하여 이차적 치유로만 회복할 수 있는 피부 손상에 주로 사용하려는 경우 Ⅱb등급	• 주로 심각한 상처에 사용하도록 의도된 드레싱 • 진피가 뚫린 궤양성 상처에 사용하기 위한 드레싱 • 진피가 뚫린 화상용 드레싱 • 심각한 욕창 상처용 드레싱 • 조직을 보강하고 일시적인 피부 대용품을 제공하는 방식을 통합한 드레싱
Ⅱa	손상된 피부 또는 점막의 미세 환경을 관리하기 위해 주로 사용되는 경우 Ⅱa등급	• 진피가 뚫리지 않았거나 이차적 치유로만 치유할 수 있는 상처 또는 부상을 위한 하이드로겔 드레싱 • 비의약품 함침 거즈 드레싱 • 중합체 필름 드레싱
Ⅱa	다른 모든 경우 Ⅱa 등급	
!	이 규칙은 손상된 점막과 접촉하는 침습기기에도 적용된다.	• 코피에 대한 드레싱(드레싱의 목적은 미세 환경 관리가 아니다)은 이 규칙에 따라 Ⅰ등급에 속한다. • 동물 유래 물질이 포함되지 않은 치과용 창상 처치

② 분류의 실무적 문제

㉠ 이 규칙이 적용되는 기기의 분류는 제조자가 의도한 용도에 따라 달라진다. 예를 들어 중합체 필름 드레싱의 경우 의도된 용도가 상처의 미세 환경을 관리하는 것이라면 Ⅱa 등급에 속하고, 상처 부위에 침습성 삽입관을 유지하는 것으로 제한된다면 Ⅰ등급에 속한다. 따라서 제조자가 정의한

의도된 용도를 알지 못하면 특정 유형의 드레싱이 주어진 등급에 속한다고 우선적으로 말할 수 없다. 그러나 해당 기기가 상처 치유 과정과 관련하여 상호작용하거나 능동형이라는 주장은 일반적으로 해당 기기가 적어도 IIa등급에 속한다는 것을 의미한다.

ⓒ IIa 또는 IIb 등급에 속하는 용도로 의도된 대부분의 드레싱은 예를 들어 기계적 장벽 기능과 같은 I등급에 해당하는 기능도 수행할 수 있다. 그럼에도 불구하고 이러한 기기는 의도된 용도에 따라 상위 등급으로 분류된다.

ⓒ 기기에 포함된 물질이 별도로 사용될 경우 의약품, 인간 혈액유도체, 생존 불가능한 동물 조직 또는 유도체로 간주될 수 있는 경우 각각 규칙 14 또는 규칙 18을 참조한다.

③ 특수 개념에 대한 설명

ⓐ 진피 또는 점막 손상 : 상처로 인해 부분적으로 피하 조직이 노출된 경우

ⓑ 이차적 치유 : 상처가 먼저 육아조직으로 채워진 후, 상피가 육아조직 위로 다시 자라나면서 상처가 수축하는 과정이다. 반면 일차적 치유는 상처의 가장자리가 충분히 가깝거나 봉합을 통해 서로 끌어당겨져 육아조직이 형성되기 전에 상처가 치유될 수 있도록 하는 것을 의미한다.

(나) 침습기기

규칙 5. 체구에 침습하는 기기

① 규칙에 대한 일반 설명

ⓐ 체구에 대한 침습성은 신체 표면의 절개를 관통하는 침습성(외과적 침습성)과는 별도로 고려해야 한다. 단기 사용의 경우, 귀, 입, 코의 덜 취약한 앞쪽 부위와 자연적인 체구를 통해 접근할 수 있는 다른 해부학적 부위에 대한 침습성을 더욱 구분해야 한다. 예를 들어, 소변이나 대변을 배출할 수 있도록 외과적으로 만들어진 장루도 체구로 간주해야 한다.

ⓑ 이 규칙이 적용되는 기기는 특정 전문 분야(이비인후과, 안과, 치과, 항문과, 비뇨기과, 산부인과)에서 사용되는 진단 및 치료 기기이다.

등급	규칙 5	예시
I	외과적 침습기기를 제외한 체구와 관련된 모든 침습기기는 능동형 기기에 연결되지 않거나 I등급 능동형 기기에 연결하기 위한 경우 다음과 같이 분류된다. 일시적인 사용을 목적으로 하는 경우, I 등급	• 치과에서 치과 진단 및 수술을 돕기 위해 사용되는 휴대용 거울 • 치과 인상재 • 위관 • 인상용 트레이 • 검사 장갑 • 일시적 사용을 위한 요도 카테터 • 배아이식 카테터 및 수정 카테터
IIa	단기 사용을 목적으로 하는 경우 IIa등급	• 단기 교정용 콘택트렌즈 • 기관 내 튜브 • 단기 사용을 목적으로 하는 유치 요도 카테터 • 체내 주입에 사용되는 가스 • 비담도관

등급	규칙 5	예시
I	인두까지 구강 내, 고막까지 외이도 또는 비강 내에 사용되는 경우는 제외하며, 이 경우 I 등급으로 분류된다.	• 치과 인상재 • 환자에게 경구 투여하기 전에 의약품의 양을 측정하는 데 사용되는 플라스틱 주사기 • 탈착식 또는 고정식 치과 보철물
IIb	장기 사용을 목적으로 하는 경우 IIb등급	• 요도부목 • 장기 교정용 콘택트렌즈 • 장기 사용을 위한 기관절개용 기관삽입관 • 장기 사용을 위한 요도 카테터
IIa	단, 인두까지 구강 내, 고막까지 외이도 또는 비강 내에 사용하며 점막에 흡수될 우려가 없는 경우는 제외하며, 이 경우 IIa등급으로 분류된다.	• 교정용 와이어 • 고정식 치과 보철물 • 틈새 실란트
IIa	외과적 침습기기를 제외한 체구와 관련된 모든 침습기기 중 IIa등급, IIb등급 또는 III등급 능동형 기기에 연결하기 위한 기기는 IIa등급으로 분류된다.	• 기관절개술 또는 인공호흡기에 연결된 기관 내 튜브 • 눈꺼풀 아래에 배치된 혈액 산소 분석기 • 전동 비강 세척기 • 수술용 레이저에 연결된 내시경의 광섬유 • 위 배액용 흡입 카테터 또는 튜브 • 치과용 흡인기 팁 • 가시 스펙트럼의 광원을 사용하는 내시경

② 분류의 실무적 문제

㉠ 능동형 기기에 연결하기 위한 기기 관련 : 가장 엄격한 규칙과 더 높은 분류를 초래하는 하위 규칙이 적용된다. 예를 들어 장기 사용을 위한 기관삽입관은 IIb등급으로 분류되어야 한다.

㉡ 인체에 흡수되거나 국소적으로 분산되는 물질로 구성된 기기도 규칙 21에 해당할 수 있다.

규칙 6. 일시적 사용(60분 미만)을 목적으로 하는 외과적 침습기기

① 규칙에 대한 일반 설명 : 이 규칙은 주로 피부를 통해 통로를 만드는 데 사용되는 기기(예 바늘, 삽입관), 수술 도구(예 메스, 톱), 다양한 유형의 기대디, 흡빈 등 세 가지 주요 기기 그룹을 대상으로 한다.

등급	규칙 6	예시
IIa	일시적인 사용을 목적으로 하는 모든 외과적 침습기기[1]는 IIa등급으로 분류된다. 그렇지 않은 경우는 다음과 같다.	• 봉합에 사용되는 바늘 • 바늘 또는 주사기 • 란셋(Lancet) • 일회용 메스 및 일회용 메스날 • 수술용 면봉 • 수술용 장갑 • 삼출물 샘플 채취용 면봉 • 중추순환계 외부에서 사용되는 가이드와이어(Guidewires) 또는 카테터
III	해당 신체 부위와 직접 접촉하여 심장 또는 중추순환계의 결함[2]을 제어, 진단, 모니터링 또는 교정하기 위해 특별히 고안된 경우, III[3]등급으로 분류된다.	• 관련 가이드와이어, 관련 삽입기 및 전용3 일회용 심혈관 수술 기구(예 전기생리학적 카테터, 전기생리학적 진단 및 절제용 전극)를 포함한 심혈관 카테터(예 풍선혈관성형술 카테터, 스텐트 전달 카테터/시스템) • 중추순환계에서 사용되는 경우 방사성 동위원소가 체내로 방출되지 않도록 밀봉된 방사성 동위원소를 포함하거나 통합한 카테터 • 원위부 색전방지 기구

등급	규칙 6	예시
I	재사용 가능한 수술 기구이며, 이 경우 I 등급으로 분류된다.	• 메스 및 메스 손잡이 • 리머(Reamer) • 드릴 비트(Drill bits) • 능동형 기기에 연결되지 않는 톱 • 리트랙터 포셉(Retractors forceps), 굴삭기 및 끌 • 일시적 사용용 흉골 리트랙터(Sternum retractor) • 스테이플러(심장, 중추순환계 또는 중추신경계 외부) • 치과용 골절단기
III	심장이나 중추순환계 또는 중추신경계와 직접 접촉하여 사용하도록 특정 용도로 설계된 경우, 이 경우 III등급으로 분류된다.	• 신경 내시경 • 뇌 주걱 • 직접 자극 삽입관 • 척수 리트랙터 • 척추 바늘 • 개두술에 사용되는 두개골 지침 • 경질막 보호, 두개골에 사용하는 뼈 펀치(사용 용도 : 경질막 보호는 수술 절차 중 경질막을 보호하기 위함이다. CNS에 직접 접촉한다. 뼈 펀치는 두개골에 사용할 수 있다. 적용하는 동안 CNS에 직접 접촉이 가능하다) • 말초삽입 중심정맥 카테터(PICC, Peripherally inserted central catheter) 선 • 심장 판막 교합기, 사이저(sizer) 및 홀더 • 심장 또는 중추 혈관계에 위치하면서 혈액을 순환시키기 위해 특별히 고안된 심혈관 배액 삽입관 • 심장 또는 척추의 냉동 절제술 • 동맥류 클립용 어플라이어(Appliers)/포셉(Forceps)
IIb	전리방사선 형태로 에너지를 공급하도록 의도된 경우 IIb등급으로 분류된다.	방사성 동위원소가 중추순환계를 제외한 체내로 방출되지 않도록 밀봉된 방사성 동위원소를 포함하거나 통합한 카테터
IIb	생물학적 유효성이 있거나 전적으로 또는 주로 흡수되는 경우 IIb등급으로 분류된다.	안과 수술용 점탄성 용액(Viscoelastic solution)
IIb	의약품 투여가 적용 방식을 고려하여 잠재적으로 위험할 수 있는 방식⁴으로 이루어지는 경우, 전달 체계를 통해 의약품을 투여하도록 되어 있으며, 이 경우 IIb 등급으로 분류된다.	• 리필용 인슐린 펜 • 진통 펌프

② 분류의 실무적 문제/특수 개념에 대한 설명

참고 1   '외과적 침습기기', '중추순환계', '중추신경계' 및 '재사용 가능한 수술 기구'와 같은 용어는 MDR 부속서 VIII 의 제2절에 정의되어 있다. 특히 능동형 기기에 연결된 수술 기구는 '재사용 가능한 수술 기구'로 간주되지 않는다.

참고 2   '결함 교정'이라는 표현은 클램프, 대동맥 펀치 기구와 같이 심장 수술 절차에 사용되는 보조 기구를 포함하지 않는다. 이 규칙의 첫 번째 들여쓰기는 메스와 유사한 기능을 수행하는 대동맥 펀치 및 유사 절단 도구에는 적용되지 않는다.

참고 3   '전용'은 기기 또는 부속품의 의도된 목적이 심장 또는 중추순환계의 결함을 특별히 제어, 진단, 모니터링 또는 교정하기 위한 것임을 의미한다.

참고 4   '잠재적으로 위험한 방식'의 개념은 기기의 특성과 관련이 있으며 사용자의 자격요건과는 무관하다.

■ 규칙 7. 단기 사용(60분 초과, 30일 미만)을 목적으로 하는 외과적 침습기기)
① 규칙에 대한 일반 설명 : 이들은 대부분 수술 또는 수술 후 진료에 사용되는 기기(예 클램프, 드레인 (drain)), 주입 기기(예 삽입관, 바늘) 및 다양한 유형의 카테터이다.

등급	규칙 7	예시
IIa	단기 사용을 목적으로 하는 모든 외과적 침습 기기는 다음과 같은 경우를 제외하고 IIa등급으로 분류된다.	• 클램프 • 주입 삽입관 • 피부 폐쇄 기기 • 임시 충전재 • 관절경검사 투관침 • 외과적 침습성 내시경 시술을 위한 주입 가스
III	신체 부위와 직접적인 접촉을 통해 심장 또는 중추순환계의 결함을 제어, 진단, 모니터링 또는 교정하기 위한 특수한 목적으로 사용되는 기기의 경우, III등급으로 분류된다.	• 심혈관 카테터 • 심장박출량 프로브 • 임시 인공심장박동기 리드 • 심낭을 포함한 심장을 배액하기 위한 흉부 카테터 • 경동맥 션트(shunt) • 절제 카테터 • 심장 우회 삽입관(대동맥 관류 삽입관 및 정맥 배액 삽입관) • 말초삽입 중심정맥 카테터(PICC) 선 및 중심선
III	심장이나 중추순환계 또는 중추신경계와 직접 접촉하여 사용하기 위해 특정 용도로 설계된 것으로, 이 경우 III등급으로 분류된다.	• 신경 카테터 • 피질 전극 • 중심정맥/혈관 카테터
IIb	전리방사선 형태로 에너지를 공급하도록 의도된 경우, IIb등급으로 분류된다.	근접치료 기기
III	생물학적 유효성이 있거나 전적으로 또는 주로 흡수되는 경우 III등급으로 분류된다.	흡수봉합사
IIb	치아에 기기를 배치하는 경우를 제외하고 신체에서 화학적 변화를 일으키도록 의도된 경우, IIb등급으로 분류된다.	혈관 폐쇄 기기 지혈 폼
IIb	의약품[1]을 투여하기 위한 것으로, 이 경우 IIb등급으로 분류된다.	임시 투석 카테터, CVVH 키데디

② 분류의 실무적 문제

참고 1   의약품 투여는 단순한 전달을 넘어 저장 및/또는 전달량과 전달 속도 제어를 의미한다. 단일통합제품으로 시장에 출시된 의약품 서방출을 위한 이식형 캡슐은 지침 2001/83/EC 또는 규정 (EC) No 726/2004의 적용을 받는다.

규칙 8. 이식형 기기 및 장기 외과적 침습기기(30일 이상)

① 규칙에 대한 일반 설명 : 이는 주로 정형외과, 치과, 안과, 심혈관 분야의 임플란트와 성형외과에서 사용되는 임플란트와 같은 연조직 임플란트이다.

등급	규칙 8	예시
IIb	모든 이식형 기기와 장기 침습기기는 IIb 등급으로 분류된다. 그렇지 않은 경우는 다음과 같다.	• 보강용 인공 인대[2]. 치과 임플란트 및 어버트먼트(abutment) • 션트 • 말초혈관용 스텐트 및 말초혈관용 판막 • 판 • 안구 내 렌즈 • 내부 폐쇄 기기(혈관 폐쇄 기기 포함1) • 조직 확대 임플란트(유방 제외) • 장기 사용을 위한 말초혈관 카테터 • 말초 혈관 이식 및 스텐트 • 음경 임플란트 • 비흡수봉합사, 비생분해성 골시멘트 및 악안면골절 임플란트, 안과 앞부분 수술을 위한 점탄성 수술 기기[2] • 척추경 나사
IIa	치아[3]에 배치하기 위한 목적으로 제작된 경우, IIa등급으로 분류된다.	• 가공의치(Bridge) 및 크라운(crown) • 치과용 충전재 및 핀 • 치과용 합금, 세라믹 및 중합체
III	심장, 중추순환계 또는 중추신경계와 직접 접촉하여 사용하도록 의도된 경우, III등급으로 분류된다.	• 인공 심장 판막 • 동맥류 클립 • 혈관 보철물 및 스텐트 • 장기 사용을 위한 중심혈관 카테터 • 척추 스텐트 • CNS 전극 • 심혈관 봉합사 • 영구적이고 회수 가능한 대정맥 필터 • 중격 폐색 기기 • 대동맥 내 풍선 펌프 • 외부 좌심실 보조 기기
III	생물학적 유효성이 있거나 전적으로 또는 주로 흡수되는 경우, III등급으로 분류된다.	• 장기 흡수봉합사 • 포스포릴콜린과 같은 표면 코팅을 부착하여 생채 활성이 있다고 주장되는 접착제 및 이식형 기기 • 생분해성 골시멘트 • 관절 운동을 위한 점탄성 유체(Elastoviscus fluid)(예 비동물성 히알루론산)
III	신체 내에서 화학적 변화[4]를 일으키도록 의도된 경우, 기기가 치아에 배치되는 경우를 제외하고 III등급으로 분류된다.	
III	의약품을 투여하기 위한 경우 III등급으로 분류된다.	• 충전식 비능동 약물전달 체계 • 복막 투석

등급	규칙 8	예시
III	능동이식형 기기 또는 그 부속품인 경우, III등급으로 분류된다.	• 인공 와우(달팽이관) 및 부속품 • 이식형 심장박동조율기 • 삽입형제세동기(ICD) • 심장박동조율기 및 삽입세동제거기용 리드, 전극, 어댑터 • 이식형 신경 자극기 • 이식형 방광 자극기 • 이식형 괄약근 자극기 • 심장과의 접촉 여부에 관계없이, 능동이식형 기기의 부속품(이식형 또는 비이식형, 능동형 또는 비능동형[5]) • 이식형 맥발생기/삽입형제세동기용 토크 렌치 • 프로그래머/심박 조율 시스템분석기용 케이블 • 이식형 맥발생기/이식형 심율동전환기용 자석 • 기기의 이식형 부위를 활성화하거나 제어하기 위한 프로그래머 또는 외부 송신기 • 이식형 심장박동조율기 리드
III	유방삽입물 또는 수술용 메쉬(meshes)인 경우, III등급으로 분류된다.	• 유방삽입물 • 유방조직 확장기 • 탈장 치료를 위한 수술용 메쉬 • 긴장완화질강 테이프 수술(TVT ; Tension free vaginal tape)
III	전체 또는 부분 관절치환술의 경우, 나사, 쐐기, 판 및 기구와 같은 보조 구성요소를 제외하고 III등급으로 분류된다.	• 고관절, 무릎 • 어깨 • 발목
III	척추 디스크 교체용 임플란트이거나 척추에 접촉하는 이식형 기기인 경우 나사, 쐐기, 판 및 기구와 같은 구성요소를 제외하고 III등급으로 분류된다.	• 척추 디스크 교체 임플란트 • 척추 임플란트 : 척추에 막대를 고정하는 후크(hooks) • 척추에 접촉하여 이식할 수 있는 줄기 • 디스크 공간에 기기 배치 • 추간체 유합 보형재

② 분류의 실무적 문제

참고 1 말초혈관계의 동맥 절개 폐쇄의 경우(중추순환계의 정의 참조)

참고 2 정상 상태에서는 시술 후 상당량의 물질이 수술 부위에 남아 있기 때문에 이러한 기기는 임플란트이다. 규칙 18도 관련될 수 있다.

참고 3 상악 또는 하악에 치아 또는 보철물을 고정하기 위한 생체 활성 코팅이 없는 임플란트는 일반 규칙에 따라 IIb등급으로 분류된다.

참고 4 이 규칙에 따른 화학적 변화에 관한 조항은 배치 중에 화학적 변화가 일어나고 장기적으로 지속되지 않는 골시멘트와 같은 제품에는 적용되지 않는다.

참고 5 또한 AIMD의 비이식형 및 비활성 부속품은 규칙 8에 따라 III등급으로 분류해야 한다.

(다) 능동형 기기

규칙 9. 에너지를 투여하거나 교환하기 위한 능동형 치료기기[1] 및 특정 기기를 제어/모니터링/직접적으로 영향을 주기 위한 능동형 기기

① 규칙에 대한 일반 설명
  ㉠ 이 규칙은 다음과 같은 다양한 기기 그룹에 적용된다.
   • 레이저, 수술 발전기 등 수술에 사용되는 의료용 전기 장비
   • 자극 기기
   • 치료 목적으로 전리방사선을 방출하는 기기[2], 이러한 기기를 제어하거나 모니터링하는 기기
  ㉡ 또는 그 성능에 직접적인 영향을 미치는 기기를 포함한다.
   • 능동이식형 기기의 성능을 제어, 모니터링하거나 직접적으로 영향을 미치도록 의도된 기기. 능동이식형 기기는 규칙 8의 적용을 받는다.
  ㉢ 규칙 22는 능동형 치료기기에도 적용될 수 있다.[27]

등급	규칙 9	예시

IIa	에너지를 투여하거나 교환하기 위한 모든 능동형 치료기기는 IIa등급으로 분류된다.	• 전기 및/또는 자기 및 전자기 에너지
		  − 근육 자극기
		  − 외부 뼈 성장 자극기
		  − TENS 기기
		  − 눈 전자석
		  − 전기 침술
		• 열 에너지 : 아래에 설명된 형식을 제외한 열 교환기
		• 기계적 에너지
		  − 전동 더마톰(dermatome)
		  − 전동 드릴
		  − 치과용 핸드 피스
		• 빛 : 피부 치료 및 신생아 치료를 위한 광선 요법
		• 소리 : 외부 보청기
		• 초음파 : 물리 치료용 장비
		• 모니터링 기능 없는 수면무호흡 인공호흡기

IIb	에너지의 특성, 밀도, 적용 부위 등을 고려하여 잠재적으로 위험할 수 있는 방식으로 인체에 에너지를 투여하거나 인체와 에너지를 교환할 수 있는 경우, IIb등급으로 분류된다.	• 운동 에너지 : 폐 인공호흡기
		• 열 에너지
		  − 아기용 인큐베이터
		  − 혈액 가온기
		  − 전기로 구동되는 열교환기(반응, 의사소통이 불가능하거나 감각이 없는 환자)
		• 전기 에너지
		  − 고주파 전기 수술용 발생기 및 전극을 포함한 전기 소작 장비
		  − 진단 기능이 통합되거나 내장되지 않은 체외박동조율기 및 체외세동제거기
		  − 전기경련요법 장비
		• 집속평행광 : 수술용 레이저

---

[27] 폐쇄 루프 시스템, 자동심장충격기(AED, automated external defibrillator)와 같이 기기에 의해 환자 관리를 중요하게 결정하는 통합되거나 내장된 진단 기능이 있는 능동형 치료기기는 III등급으로 분류된다.

등급	규칙 9	예시
		• 초음파 　－쇄석기, 수술용 초음파 기기 　－고강도 집속 초음파(HIFU)
IIb	능동형 치료기기 IIb등급의 성능을 제어하거나 모니터링하거나 해당 기기의 성능에 직접 영향을 미치도록 설계된 모든 능동형 기기는 IIb등급으로 분류된다.	능동형 치료기기를 위한 외부 피드백 시스템
IIb	치료 목적으로 전리방사선을 방출하도록 의도된 모든 능동형 기기는 이러한 기기를 제어 또는 모니터링하거나 그 성능에 직접적으로 영향을 미치는 기기를 포함하여 IIb등급으로 분류된다.	• 근접치료 기기가 방사선을 발생시키는 경우 • 치료용 시클로트론 및 선형가속기 • 치료용 X선 소스
III	능동이식형 기기의 성능을 제어 또는 모니터링하거나 그 성능에 직접적으로 영향을 미치도록 의도된 모든 능동형 기기는 III등급으로 분류된다.	• 프로그래밍 장치 및 심박 조율 시스템분석기 • 능동이식형 기기를 모니터링하도록 특정 용도로 설계된 맥박 조율 표시기가 있는 심장경 • 용도 　－이식형 맥발생기(IPG) 　－삽입형제세동기(ICD) 　－이식형 사건 기록기 • 능동이식형 기기를 위한 원격 모니터링 기기

② 분류의 실무적 문제

참고 1 의료기기가 잠재적으로 위험한 방식으로 인체에 에너지를 전달하거나 교환하는지 여부에 대한 결정은 다음 요소를 고려해야 한다. '잠재적으로 위험할 수 있다'는 개념은 관련 기술 유형과 환자에게 기기를 적용하려는 의도에 따라 달라지며, 제조자가 우수한 설계 관리(예 기술 표준의 사용, 위험 분석)를 고려하여 채택한 조치에 따라 달라지지 않는다. 예를 들어 전리방사선을 방출하는 모든 기기, 모든 폐 인공호흡기 및 쇄석기는 IIb등급이어야 한다. 그러나 설계 요구사항과 채택된 솔루션을 준수해야 하는 제조자의 의무는 분류 체계와는 별개로 존재한다. 진단 과정에서 사용되는 조명, 즉 가시광선 스펙트럼의 광선을 투여하는 기기는 시각 전기생리학 또는 안구검사용 검안경과 같이 IIa등급 이상으로 분류되며, 치료 목적(광선치료)과 같이 진단 과정 외 목적을 위한 조명 기기는 I 등급으로 분류된다.

참고 2 '전리방사선'이란 직접 또는 간접적으로 이온을 생성할 수 있는 파장 100 나노미터 이하(3×10^{15} 헤르츠 이상의 주파수)의 입자 또는 전자기파 형태로 전달되는 에너지를 의미한다(지침 2013/59/EURATOM, 제4조, 제46조).

규칙 10. 진단 및 모니터링 또는 진단 및 치료방사선과 관련된 능동형 기기

① 규칙에 대한 일반 설명 : 이 규칙은 생리학적 신호를 포착하기 위한 다양한 분야의 모든 장비뿐만 아니라, 특히 치료 및 진단 방사선 장비를 다룬다. 진단용 X선 이미지를 기록하는 기기는 규칙 17의 적용을 받는다. 능동이식형 기기를 모니터링하기 위한 기기는 규칙 8 또는 규칙 9에 해당한다.

등급	규칙 10	예시
IIa	진단 및 모니터링을 목적으로 하는 능동형 기기는 IIa등급으로 분류된다. 인체가 흡수할 에너지를 공급하도록 의도된 경우	• 자기공명장비 • 치수진단기(Pulp tester) • 유발반응자극기 • 진단용 초음파
I	단, 가시 스펙트럼에서 환자의 신체를 비추기[1] 위한 기기는 제외하며, 이 경우 I 등급으로 분류된다.	• 검사용 램프 • 가시스펙트럼에서 환자의 신체를 비추기 위한 수술용 현미경 • 광원이 통합된 피부 확대경
IIa	방사성 의약품의 체내 분포를 영상화하기 위한 경우	• 감마카메라 • 양전자방출 단층촬영 및 단일광자방출 컴퓨터 단층촬영장치
IIa	직접 진단[2] 또는 중요한 생리학적 과정[3]을 모니터링하도록 하는 경우	• 심전도기 • 뇌파기 • 전자 온도계 • 전자 청진기 • 전자 혈압 측정 장비
IIb	중요한 생리학적 매개변수[3]의 모니터링을 위해 특별히 의도되지 않았거나, 해당 매개변수의 변이가 심장작업수행능력, 호흡, 중추신경계 활동의 변화와 같이 환자에게 즉각적인 위험을 초래할 수 있거나 환자가 즉각적인 위험에 처한 임상 상황에서 진단을 목적으로 하는 경우, IIb등급으로 분류된다.	• 개심술에 사용되는 혈액가스 분석기 • 가정치료의 무호흡 모니터를 포함한 무호흡 모니터 • 환자 모니터(사용 용도 : 다중 매개변수 환자 모니터링용 기기. 모니터링되는 생리학적 매개변수 중 하나라도 사전 설정된 한계를 벗어나면 시각적 및 청각적 경보음이 발생하고, 경보 발생 시 점이 기록된다), 예를 들어 혈압, 체온, 산소 포화도 등 집중치료 모니터링용
IIb	전리방사선[4]을 방출하도록 의도된 능동형 기기, 진단 또는 치료 방사선을 위한 기기, 중재적 방사선[5] 기기 및 이러한 기기를 제어하거나 모니터링[6]하거나 그 성능에 직접적인 영향을 미치는 기기는 IIb등급으로 분류된다.	• 진단용 X선 기계 • 전산화단층촬영기기

② 분류의 실무적 문제/특수 개념에 대한 설명

참고 1 '조명'은 가시광선 스펙트럼의 광선을 투여하여 시각 전기생리학 및 안과 질환 등의 진단 과정에 사용하는 것을 의미하며, 단순히 가시성을 개선하기 위해 빛을 비추는 것이 아니다. 예를 들어 안과 질환을 찾기 위해 시각 전기생리학을 수행하는 경우, 기기의 의도된 목적은 '조명'에 국한되지 않고 진단을 포함할 수 있다.

참고 2 기기는 그 자체로 해당 질병 또는 상태를 진단하거나 진단에 결정적인 정보를 제공할 때 직접 진단을 허용하는 것으로 간주된다(MDR 2017/745, 부속서 Ⅷ, 3.7). 진단의 정의는 의료기기와 의약품의 경계에 관한 MDCG 지침 문서를 참조한다.

참고 3 중요한 생리학적 과정 및 매개변수에는 호흡, 심박수, 대뇌 기능, 혈액가스, 혈압 및 체온 등이 포함된다. 마취, 집중치료 또는 응급처치에서 중요한 생리학적 매개변수를 지속적으로 감시하는 데 사용되는 의료기기는 IIb 등급에 속하며, 건강검진 또는 지가 모니터링의 일환으로 중요한 생리학적 신호의 판독 값을 얻기 위해 사용되는 의료기기는 IIa등급에 속한다. 혈류를 모니터링하기 위한 열화상 기기는 체온 측정 기기로 간주되지 않는다.

참고 4 '전리방사선'이란 직접 또는 간접적으로 이온을 생성할 수 있는 파장 100 나노미터 이하(3×10^{15} 헤르츠 이상의 주파수)의 입자 또는 전자기파 형태로 전달되는 에너지를 의미한다(지침 2013/59/EURATOM, 제4조, 제46조).

참고 5 치료적 중재적 방사선학은 외과적 시술 중에 시행되는 진단을 말한다.

참고 6 이는 전리방사선의 방출을 제어, 모니터링 또는 영향을 미치는 능동형 기기를 의미하며, 결과 이미지의 후속 처리, 기록 또는 열람을 위한 기기는 포함하지 않는다. 진단용 X선 이미지를 기록하는 기기는 규칙 17의 적용을 받는다.

규칙 11. 진단 또는 치료 목적의 결정을 내리는 데 참고할 정보를 제공하는 소프트웨어 또는 생리학적 과정을 모니터링하기 위한 소프트웨어

① 규칙에 대한 일반 설명

㉠ 규칙 11은 소프트웨어가 제공하는 정보가 의료 결정에 얼마나 중요한지와 의료 상황 또는 환자의 상태를 조합하여 소프트웨어의 위험성을 설명하고 분류한다.

㉡ 이 규칙은 또한 중요한 생리학적 과정과 중요하지 않은 생리학적 과정을 모니터링하기 위한 MDSW(의료기기 소프트웨어)를 구분한다(하위 규칙은 모니터링 목적으로만 사용되는 소프트웨어에만 적용된다).

㉢ 기기가 의도된 목적에 따라 사용되도록 구체적으로 지원하거나 기기의 의도된 목적에 따라 의료적 기능을 구체적 또는 직접적으로 보조하지 않는 기기에 부착된 소프트웨어 또는 장비는 부속품의 정의에 부합하지 않는다.

㉣ 정보의 기록, 저장 또는 표시만을 목적으로 의료기기와 함께 사용되는 소프트웨어는 일반적으로 기기로 간주되지 않는다(자세한 내용은 지침 MDCG 2019-11, 제3.3절 참조). 예를 들어, 인슐린 투여량을 기록하는 일지 형태의 소프트웨어는 데이터 또는 기기에 대한 분석이 수행되어 환자의 치료, 처방, 투여량 등을 어떤 방식으로든 변경하지 않는 한 기기로 간주되지 않는다.

등급	규칙 11	예시
IIa	진단 또는 치료 목적으로 결정을 내리는 데 사용되는 정보를 제공하기 위한 소프트웨어는 IIa등급으로 분류된다. 단, 이러한 결정이 영향을 미쳐 다음과 같은 결과를 초래할 수 있는 경우는 제외한다.	• MDSW는 환자 병력, 영상 검사 결과 및 환자 특성을 기반으로 의료 전문가를 위한 치료 제안의 순위를 매기는 것을 목적으로 하며, 예를 들어 BRCA 양성 환자에게 사용 가능한 모든 화학요법 옵션을 나열하고 순위를 매기는 MDSW가 있다. • 인지 치료 MDSW는 MDSW가 제공한 결과에 따라 전문의가 적절한 인지 치료를 결정한다.
III	사망 또는 개인의 건강 상태가 돌이킬 수 없는 악화[1]될 경우, 해당 소프트웨어나 기기는 III등급으로 분류된다.	급성 뇌졸중 환자의 치료 결정을 내리기 위해 영상 분석을 사용하여 진단을 수행하도록 의도된 MDSW
IIb	개인의 건강 상태가 심각한 악화되거나[1] 외과적 개입이 필요한 경우, IIb등급으로 분류된다.	• 사용자의 심박동을 분석하고 이상 징후를 감지하여 의사에게 알림을 제공하는 모바일 앱이다. • 환자의 증상(예 불안, 수면 패턴, 스트레스 등)에 대해 입력된 데이터로부터 산출된 점수를 기반으로 우울증을 진단하는 MDSW
IIa	생리학적 과정을 모니터링하기 위한 소프트웨어는 IIa등급으로 분류된다.	• 필수적이지 않은 것으로 간주되는 생리학적 과정을 모니터링하기 위한 MDSW • 가정에서의 모니터링을 포함한 정기 검진에서 중요한 생리적 신호의 판독 값을 얻기 위해 사용하는 기기
IIb	단, 중요한 생리학적 매개변수의 모니터링을 위한 경우를 제외하고[3], 해당 매개변수의 변이 특성이 환자에게 즉각적인 위험을 초래할 수 있는 경우에는 IIb등급으로 분류된다.	마취, 집중치료 또는 응급처치에서 중요한 생리학적 과정을 지속적으로 감시하는 데 사용하도록 의도된 MDSW를 포함한 의료기기

등급	규칙 11	예시
I	다른 모든 소프트웨어는 I 등급으로 분류된다.	MDSW 앱은 확인된 통계 알고리즘을 기반으로 사용자의 생식능력 상태를 계산하여 임신을 지원한다. 사용자가 기초 체온(BBT)과 월경일을 포함한 건강 데이터를 입력하면 배란을 추적하고 예측한다. 현재 날짜의 생식능력 상태는 적색(가임), 녹색(불임) 또는 황색(학습 단계/주기 변동)의 세 가지 표시등 중 하나로 표시된다.

② 분류의 실무적 문제

참고 1 MDR에는 '개인 건강 상태의 심각한 악화'와 '외과적 개입'에 대한 여러 참조가 포함되어 있으며, 특히 감시 또는 임상시험 상황에서 그렇다. 향후 추가적인 수평적 지침이 제공될 수 있으며 https://ec.europa.eu/health/md_sector/new_regulations/guidance_en에서 확인할 수 있다.

참고 2 소프트웨어의 분류의 경우 소프트웨어의 의도된 목적, 의도된 모집단(예 치료 및/또는 진단할 질병 포함), 사용 상황(예 집중치료, 응급처치, 가정 사용) 및 소프트웨어가 제공하는 정보, 가능한 결정에 대해 고려해야 한다.

참고 3 의료기기 소프트웨어는 소프트웨어의 위치 또는 소프트웨어와 (하드웨어) 기기 간의 상호 연결 형식에 관계없이 동일한 방식으로 분류되어야 한다. 그러나 MDR 시행 규칙 3.3 부속서 Ⅷ에 따라 기기를 구동하거나 기기 사용에 영향을 미치는 소프트웨어는 기기와 동일한 등급에 속해야 한다.

소프트웨어의 자격 및 분류에 대한 자세한 내용은 MDCG 2019-11 소프트웨어의 자격 및 분류-규정 (EU) 2017/745 및 규정 (EU) 2017/746[28]을 참조한다.

규칙 12. 의약품, 체액 또는 기타 물질을 신체에 투여 및/또는 신체에서 제거하기 위한 능동형 기기

① 규칙에 대한 일반 설명 : 이 규칙은 주로 약물 전달 체계 및 마취 장비에 적용된다. 기기가 의도한 약물 전달 경로가 폐인 경우, 규칙 20이 적용된다.

등급	규칙 12	예시
IIa	의약품, 체액 또는 기타 물질을 신체에 투여 및/또는 제거하기 위한 모든 능동형 기기는 IIa등급으로 분류된다.	• 흡인 펌프 • 경장영양액 주입펌프(Feeding pump) • 예방접종용 제트 인젝터 • 주입용 탄성 펌프 또는 풍선 펌프
IIb	관련 물질의 특성, 해당 신체 부위 및 적용 방식을 고려할 때 잠재적으로 위험할 수 있는 방식으로 수행되지 않는 한, IIb등급으로 분류된다.	• 주입 펌프(Infusion pump) • 인공호흡기 • 마취 기계 • 마취용 기화기 • 투석 장비 • 심폐기용 혈액 펌프 • 고압 챔버(Hyperbaric chambers) • 의료가스용 압력조절기(Pressure regulator) • 의료용 가스혼합기 • 의식이 없거나 자발적으로 호흡하지 않는 환자에게 사용하는 호흡 회로 내 수분 교환기 • 산소가 풍부한 공기를 환자에게 직접 전달하는 데 사용되는 산소발생기

---

[28] https://ec.europa.eu/health/sites/health/files/md_sector/docs/md_mdcg_2019_11_guidance_qualification_classification_software_en.pdf

▎규칙 13. 기타 모든 능동형 기기
① 규칙에 대한 일반 설명 : 이는 다른 규칙에 포함되지 않는 모든 능동형 기기를 다루기 위한 대체 규칙이다.

등급	규칙 13	예시
I	다른 모든 능동형 기기는 I 등급으로 분류된다.	• 전동 휠체어 • 치과용 광중합기 • 전기 병원 침대 • 환자용 호이스트 • 치과용 환자 의자

(라) 특별규칙

▎규칙 14. 보조 의약품 및 인체 혈액 또는 혈장에서 유래한 의약품을 필수적 부분으로 포함하는 기기
① 규칙에 대한 일반 설명 : 이 규칙은 별도로 사용할 경우 의약품으로 간주될 수 있는 물질을 필수적 부분(integral part)으로 포함하고, 해당 기기에 보조 작용을 하는 물질을 통합하는 기기를 다룬다. 기기의 주된 의도된 작용은 통합된 의약품 물질의 약리학적, 면역학적 또는 대사 작용을 통해 달성되지 않아야 한다.[1] 기기의 주요 의도된 작용이 주로 의약품 물질의 작용에 의해 달성되는 경우, 해당 통합 제품은 유럽 의회 및 이사회의 지침 2001/83/EC 또는 규정 (EC) No 726/2004의 적용을 받는다. 자세한 내용은 의료기기와 의약품의 경계에 관한 MDCG 지침 문서를 참조한다. 제2(17)조에 정의된 동물 유래 물질이 기기의 일부로 포함되고 기기에 보조 작용을 하는 경우에도 동일한 원칙이 적용된다.

등급	규칙 14	예시
III	지침 2001/83/EC의 제1조 제2호에 정의된 의약품으로 간주될 수 있는 물질을 필수적 부분으로 통합하고, 해당 지침 제1조 제10호에 정의된 인간 혈액 또는 인간 혈장에서 유래한 의약품을 포함하는 모든 기기는, 기기의 작용에 보조 작용을 하는 경우 III등급으로 분류된다.	• 항생제가 포함된 골시멘트 • 살정자제가 포함된 콘돔 • 항응고제(예: 헤파린)로 코팅된 카테터 • 항생제가 포함된 근관치료제 • 각막 내피 세포의 신진 대사를 지원하는 성분을 함유한, 주로 관개 용도로 사용되는 안과용 관개 용액 • 항균제가 상처에 보조 작용을 하는 항균제가 포함된 드레싱 • 약물 용리제 스텐트(예: 관상동맥, 폐) • 인간 혈청 알부민 또는 트롬빈을 함유한 수술용 실란트 • 인간 피브리노겐으로 코팅된 임플란트 • 헤파린 또는 기타 물질을 항응고제로 함유한 혈액백으로, 별도로 사용하는 경우 의약품으로 간주할 수 있는 경우 • 인간 혈청 알부민[2]이 포함된 IVF 세포 배지 • 구리 또는 은을 포함한 의약품[3]성분을 함유한 자궁 내 장치(IUD) • 진통제가 포함된 카테터 윤활 겔(예: 리도카인)

② 분류의 실무적 문제

참고 1   지침 2001/83/EC 제1조제(3)항의 '물질'의 정의는 MDR에 의해 제외되지 않는 한 적용된다(예: 제1조제(6)항제(h)호 제외기준).

| 참고 2 | 인간 혈청 알부민이 포함된 IVF 세포 배지는 규칙 14 및 규칙 3에 따라 III등급에 해당한다(규칙 14는 MDR 부속서 VIII, 제II장 제3.5항에 따라 가장 엄격한 규칙으로 적용된다).
| 참고 3 | 이는 의약품 보조물질의 효과가 부수적인 경우에만 적용되며, 주된 효과인 경우 IUD는 의약품으로 분류된다.
| 주 의 | 이 규칙의 적용과 관련하여 '별도로 사용할 경우 의약품으로 간주될 수 있는 물질' 및 '기기 작용의 보조 역할을 하는 물질'의 의미와 적용에 대한 설명은 의료기기와 의약품의 경계에 관한 MDCG 지침 문서의 각 절에 제공된 설명을 참조한다.

규칙 15. 피임 또는 성병 예방에 사용되는 기기

① 규칙에 대한 일반 설명

㉠ 이 규칙은 피임 또는 성병 예방을 위한 침습적, 이식적 및 비침습적 의료기기를 다룬다. 즉, 이 규칙은 물리적 장벽에 기반한 기기에 국한되지 않는다. 이 규칙은 피임 기기 및 성병 전염 예방에 사용되는 기기에 적용되며, 비침습적, 일시적 또는 단기 사용 기기는 IIb등급, 장기 사용 또는 이식형 기기는 III등급으로 분류된다.

㉡ 임신을 촉진하기 위한 생식능력 모니터링 또는 검사 기기(피임에 사용되지 않는다)는 이 규칙의 적용을 받지 않는다.

㉢ 일부 기기는 피임과 성병 전염 예방(예 콘돔)을 위한 이중 기능을 가지고 있을 수 있다.

등급	규칙 15	예시
IIb	피임 또는 성병 전염 예방을 위해 사용되는 모든 기기는 IIb등급으로 분류된다.	• 콘돔 및 페미돔(내부 콘돔) • 피임용 격막 • 피임에 사용하도록 의도된 생식능력 모니터 및 의료기기 소프트웨어(예 기초 체온 사용)
III	이식형 또는 장기침습기기인 경우, III등급으로 분류된다.	• 난관결찰술 기기(예 클립 또는 링) • 비호르몬 자궁 내 피임 기기(IUCD 또는 ICD)

규칙 16. 특히 기기 소독, 세척, 헹굼, 수분 공급 또는 멸균

① 규칙에 대한 일반 설명

㉠ 이 규칙은 콘택트렌즈를 보관하기 위한 용액, 안구 표면에 착용하는 콘택트렌즈를 지지하기 위해 사용되는 용액 등 콘택트렌즈와 함께 사용하도록 특정 용도로 설계된 다양한 제품을 포함한다.

㉡ 이 규칙은 또한 MDR 제2조제(1)항에서 언급한 바와 같이, 제조자가 사용 전에 멸균 또는 소독하도록 의도한 기기의 소독 또는 멸균을 위해 특정 용도로 설계된 물질 및 장비를 포함한다.

㉢ 이 규칙은 일반 용도의 초음파 및 브러시 등 의료기기의 세척을 위한 물리적 수단에는 적용되지 않는다. 이러한 제품은 의료기기의 세척, 소독 또는 멸균을 위해 특정 용도로 설계된 경우에만 의료기기로 간주된다. 콘택트렌즈의 물리적 세척을 위해 특정 용도로 설계된 기기는 이 규칙의 적용을 받는다.

등급	규칙 16	예시
IIb	콘택트렌즈의 소독, 세척, 헹굼 또는 필요 시 수분을 공급하는 데 특별히 사용하도록 의도된 모든 기기는 IIb등급으로 분류된다.	• 콘택트렌즈 보관 용액 • 콘택트렌즈 세척제 • 콘택트렌즈 세척 및 소독을 위한 자외선, 진동 또는 초음파 기기
IIa	의료기기의 소독 또는 멸균에 특별히 사용하도록 의도된 모든 기기는 IIa등급으로 분류된다.	• 비침습형 의료기기 전용 소독 용액 • 비침습형 의료기기 소독 전용 세척 소독기 • 의료 환경에서 의료기기를 멸균하기 위한 멸균기
IIb	단, 침습기기의 소독을 위해 특별히 사용하도록 의도된 소독 용액 또는 세척 소독기가 처리의 종료[1] 시점에서 사용될 경우, IIb등급으로 분류된다.	• 식도 초음파 프로브용 소독 용액/소독기 • 최종 처리 단계에서 내시경 또는 기타 침습기기를 소독하기 위한 세척-소독 장비(예) 치과 장비) • 혈액 투석 장비의 유체 경로 소독제 • 틀니 소독 제품
!	이 규칙은 콘택트렌즈 이외의 기기를 물리적 작용으로만 세척하기 위한 기기에는 적용되지 않는다.	• 기계적 작용으로 의료기기를 세척하도록 특정 용도로 설계된 브러시 • 초음파 기기(콘택트렌즈 이외의 다른 기기용)

② 분류의 실무적 문제

> **참고 1** 소독된 기기를 즉시 사용할 수 있도록 추가 처리가 필요 없는 소독 용액 또는 세척 소독기를 포함한다. 이 규칙은 프리온 오염을 소독하는 용도로 의도된 기기를 포함한다.

규칙 17. X선 진단 영상을 기록하는 기기

① 규칙에 대한 일반 설명 : 이 규칙은 각각 다른 기술과 기법을 사용하는 여러 유형 또는 의료 영상 절차에 사용되는 기록 기기인 독립형 X선 검출기 및 센서를 다룬다. 이 규칙은 인체의 X선 진단 영상을 기록하는 데 사용되는 비능동형 의료기기와 능동형 기기를 포함한다. 이 규칙의 의도는 주로 디지털 기기 및 이와 유사한 기록 매체를 다루지만 후속 영상 처리 및 저장에 사용되는 미디어(디지털 미디어 포함)는 포함하지 않는다.

등급	규칙 17	예시
IIa	X선 방사선에 의해 생성된 진단 영상을 기록하기 위해 특정 용도로 설계된 기기는 IIa등급으로 분류된다.	• 영상 기록을 위한 디지털 X선 검출기 • 광자극형 인광판 • X선 필름

② 분류의 실무적 문제

> **참고 1** 진단 및/또는 치료 목적으로 전리방사선을 방출하도록 의도된 기기는 이 규칙의 적용을 받지 않는다. 규칙 10을 참조한다.

규칙 18. 인간 또는 동물 유래 조직이나 세포 또는 그 유도체로 제조된 기기

① 규칙에 대한 일반 설명 : 이 규칙은 더 이상 세포 대사 활동을 할 수 없는 경우, 즉 생육불능이거나 생육불능으로 처리된 인간 또는 동물 유래 조직이나 세포 또는 그 유도체를 이용하여 제조된 기기를 포함한다. 여기에는 기기의 보조적인 역할을 하는 인간 유래 유도체가 포함된 기기와 생육불능이거나 생육불능으로 처리된 동물 조직(비유도체) 또는 그 유도체로 만들어진 기기를 포함한다.

등급	규칙 18	예시
III	인간 또는 동물 유래 조직이나 세포 또는 그 유도체[1]를 사용하여 제조된 모든 기기 중 생육불능이거나 생육불능으로 처리된 경우, III등급으로 분류된다.	• 동물 유래 생물학적 심장 판막 • 돼지 이종이식 드레싱 • 동물 유래 콜라겐/젤라틴으로 만든 기기 • 동물 유래 히알루론산을 사용하는 기기 • 체구에 사용하는 콜라겐을 함유한 물질 기반 기기 • 콜라겐 피부 필러 • 뼈 이식 대체물
I3	단, 이러한 기기가 동물 유래 조직이나 세포 또는 그 유도체로 제조되어 생육불능이거나 생육불능으로 처리된 기기로서 손상되지 않은 피부에만 접촉하도록 의도된 경우 예외로 한다.	정형외과 기구의 가죽 구성요소

② 분류의 실무적 문제

참고 1 유도체는 동물 조직을 가공한 제품으로 우유, 실크, 밀랍, 꿀, 프로폴리스, 로열젤리, 모발, 라놀린 등 동물이 만든 제품은 포함하지 않는다.

참고 2 일부 기기의 산업 제조 공정에서는 예를 들어 틀에 기름칠을 하기 위해 소량의 수지 또는 수지 파생물(예 중합체의 스테아르산염)을 함유한 원료를 사용할 수 있다. 최종 기기에 미량으로만 존재할 수 있는 이러한 물질은 이 규칙의 목적상 동물 조직 유도체로 간주되지 않으므로 이 규칙이 적용되지 않는다. 그러나 이러한 물질이 기기의 구성요소인 경우, 예를 들어 수지가 스며든 창상 처치에는 이 규칙이 적용된다. 이러한 면제는 분류에만 적용되며, 부속서 I 13.2에 언급된 생육불능의 동물 유래 물질을 사용하여 제조된 기기와 관련된 다른 의무에는 적용되지 않는다.

참고 3 이 규칙은 손상되지 않은 피부와 접촉하는 동물 유래 조직이나 세포 또는 그 유도체만을 사용하여 제조된 기기에는 적용되지 않는다. 이러한 경우 규칙 1에 따라 I등급으로 분류된다. 손상되지 않은 피부에는 피부가 손상되지 않는 한 기존 장루 주변의 피부도 포함된다.

규칙 19. 나노물질을 포함하거나 나노물질로 구성된 기기[29]

① 규칙에 대한 일반 설명 : 내부 노출의 개념은 나노물질을 포함하거나 나노물질로 구성된 분류에 있어 핵심 요소이다. '의료기기에 사용되는 나노물질의 잠재적 건강 영향 결정에 관한 지침에 대한 의견'[30]에서 신종 보건 위협요소에 관한 과학위원회(SCENIHR ; Scientific Committee on Emerging and Newly Identified Health Risks)는 의료기기에서 나노물질 사용으로 인한 잠재적 위험이 주로 기기에서 자유 나노입자가 방출될 가능성과 노출 기간과 관련이 있다고 결론 내렸다. SCENIHR 의견의 표 3은 기기의 종류, 적용 유형, 접촉 형식(위치), 접촉 기간을 기반으로 외부 및 내부 노출을 추정한다. SCENIHR 의견 표 3의 설명에 명시된 바와 같이, '모든 기관계의 잠재적 내부 전신 노출'은 침습기기와 손상된 신체 표면과 접촉하는 비침습기기로부터 자유 나노입자가 방출된 후 발생할 수 있는 것으로 예상한다. 이 표 3에서는 분류 규칙에도 사용되는 높음/중간/낮음/영향 없음이라는 용어를 사용한다. 이 표 3은 적절한 분류를 위한 시작점으로 사용할 수 있다. 이 표 3은 나노물질에 대한 잠재적 접촉 및/또는 외부 노출과 모든 기관계의 내부 전신 노출에 대한 값을 나타낸다. 그러나

---

29) 2017/745/EC 서문, 15항
30) https://ec.europa.eu/health/sites/health/files/scientific_committees/emerging/docs/scenihr_o_045.pdf

모든 개별 기기는 자유 나노입자의 잠재적 방출과 관련된 고유한 특성을 고려하여 분류해야 하며, 동일한 나노물질이 일상적인 노출 경로를 통해 유발할 수 있는 노출도 고려해야 한다. 표 3은 나노물질에 대한 잠재적 접촉 및/또는 외부 노출과 모든 기관계의 내부 전신 노출에 대한 값을 제시한다.

등급	규칙 19	예시
III	나노물질을 포함하거나 나노물질로 구성된 모든 기기는 다음과 같이 분류된다. 내부 노출 가능성이 높거나[1] 중간 정도인 경우 III등급[2]	• 제형에 나노물질이 포함된 골 충진재(Bone filler)(혈액/조직 접촉 전에 중합되지 않고 분해 가능) • 초상자성 산화철 나노입자(사용 용도 : 교번자기장(alternating magnetic field)에 의한 종양의 열적 절제 또는 종양 미세 환경의 열 변조) • 나노코팅이 된 비분해성 중합체로 제작된 혈관 내 카테터[31]
IIb	내부 노출 가능성이 낮은[1] 경우 IIb등급	• 강력하게 결합된 나노코팅을 통해 고전위를 갖는 뼈 고정 나사/판 • 강력하게 결합된 나노코팅이 적용된 비분해성 중합체로 만들어진 용액 투여 세트
IIa	내부 노출에 대한 가능성이 영향 없음[1]인 경우 IIa등급	• 중합체 매트릭스에 나노물질이 내장된 비분해성 중합체로 제작된 단기 사용용 혈관 내 카테터 • 중합체 매트릭스에 나노물질이 내장된 비분해성 중합체로 만들어진 용액 투여 세트 • 치과용 충전재

② 분류의 실무적 문제

참고 1 내부 노출의 높음, 중간, 낮음, 영향 없음은 의료기기의 적용 부위, 접촉 형식(예 조직, 세포 또는 체액), 접촉 시간 및 나노물질의 통합 유형(자유, 고정, 내장) 등 다양한 요소의 조합에 따라 결정된다. 나노물질을 기기 표면에 코팅으로 적용하는 경우, 재료와의 상호작용 형식(화학적 흡착 대 물리적 흡착)을 고려하는 것이 중요하다. 나노물질을 매트릭스에 내장하는 경우, 재료의 분해성을 고려하는 것이 중요하다.

참고 2 내부 노출 : 손상된 피부나 점막, (수술용)침습기기 및 이식형 기기를 통해 노출될 수 있다.

참고 3 환자의 치아에 페이스트 형태로 배치되어 고체 형태로 경화되는 치과용 재료는 매우 짧은 노출 시간 동안 나노물질을 방출할 수 있다. 대부분의 노출 시간 동안 이러한 기기에는 단단히 결합된 나노물질이 포함되어 있다. 많은 경우 기기를 적용하는 동안 연삭 및/또는 연마가 이루어지며, 이 과정에서 나노물질에 노출될 수 있다. 이러한 나노물질은 페이스트 제형에 존재하는 원래의 나노물질을 반드시 포함하지는 않는다. 이러한 기기의 위험 평가에 이러한 측면을 포함하는 것이 매우 중요하다. 분류 목적으로 이러한 기기에서 나노물질에 대한 잠재적 내부 노출은 대체로 영향 없음으로 간주될 수 있다. 이러한 종류의 물질의 분류는 첫 번째 상태, 즉 경화된 물질보다 방출 가능성이 높은 페이스트 형태에 대한 짧은 노출을 기준으로 해야 한다.

참고 4 카본블랙 나노물질로 강화된 고무로 만든 휠체어 타이어나 보행 보조기와 같이 사용자 또는 환자와 직접 또는 간접적으로 접촉할 의도가 없는 나노물질을 통합한 구성요소가 포함된 기기는 규칙 19에 따른 분류에서 면제되어야 한다.

참고 5 나노물질을 포함하거나 나노물질로 구성되지 않은 의료기기는 분해 또는 마모 과정으로 인해 나노물질에 대한 내부 노출 가능성이 여전히 존재할 수 있다. 이러한 의료기기의 위험평가에 이러한 측면을 포함하는 것은 매우 중요하지만, 이 규칙은 나노물질을 포함하거나 나노물질로 구성된 의료기기에만 적용되므로 규칙 19에 따른 분류를 결정할 때 고려해야 할 요소는 아니다.

---
31) 나노물질을 함유한 코팅

규칙 20. 흡입을 통한 의약품 투여를 목적으로 하는 침습기기

① 규칙에 대한 일반 설명

    ㉠ 이 규칙은 호흡기를 통한 약물 전달을 위한 능동형 및 비능동형 의료기기에 적용된다.

    ㉡ 의약품을 투여하는 기기를 다루는 다른 규칙과 달리, 규칙 20은 투여되는 의약품의 효능과 안전성에 의료기기가 미치는 영향이 중요한 경우를 다루도록 특별히 의도되었다. 또한, 이 규칙은 생명을 위협하는 상태를 치료하기 위한 약물 전달 제품도 포함한다.

등급	규칙 20	예시
IIa	흡입을 통해 의약품을 투여하기 위한 외과적 침습기기를 제외한 체구에 사용하는 모든 침습기기는 IIa등급으로 분류된다.	• 생명을 위협하는 상태를 치료하지 않는 경우 정량 흡입제용 스페이서(흡입기에 부착) • 니코틴 대체 요법용 흡입기(니코틴은 포함되지 않음) • 생명을 위협하는 상태를 치료하지 않는 경우, 비강 삽입관을 사용한 산소 공급 시스템 • 투여된 의약품의 효능 및 안전에 작용 방식이 본질적인 영향을 미치지 않거나, 생명을 위협하는 상태를 치료하도록 의도되지 않은 경우의 흡입기 및 분무기(nebuliser)
IIb	작용 방식이 투여된 의약품의 효능 및 안전에 본질적인 영향을 미치거나[1] 또는 생명을 위협하는 상태를 치료하기 위한 것이 아닌 경우, IIb등급으로 분류된다.	• 적절한 용량 특성을 전달하지 못하면 위험할 수 있는 분무기(특정 의약품이 미리 충전되어 있지 않은 경우) • 흡입기에 부착하는 정량 흡입제용 스페이서

② 분류의 실무적 문제

> **참고 1** '필수적 영향'에는 흡입 흐름, 에어로졸 속도, 흡입된 의약품의 입자 크기 및 환자에게 도달하는 약물의 양을 포함하여 기도 내 흡입된 의약품 침착에 영향을 미치는 요인에 기기가 중대한 영향을 미치는 약물 전달 체계가 포함된다.

규칙 21. 체구를 통해 유입되거나 피부에 적용되는 물질로 구성된 기기

① 규칙에 대한 일반 설명

    ㉠ 이 규칙은 독점적 물질을 기반으로 하는 광범위한 의료기기를 포함한다. 여기서 '물질'은 지침 2001/83/EC 제1조제(3)항의 '물질' 정의에 따른 물질을 포함하여 의료기기의 일부로 구성된 모든 물질을 의미한다. 이는 MDR에 의해 제외되지 않는 경우(예 제1조제(6)항제(h)호의 제외 기준)에 해당한다. 구체적인 의학적 목적은 제조자가 MDR 제2조제(1)항의 들여쓰기에 나열된 것 중에서 명시한다.

    ㉡ 중요한 것은 이러한 물질 기반 의료기기의 주요 의도된 작용이 약리학, 면역학 또는 대사적 수단에 의해 달성되거나 지원되는 경우, 지침 2001/83/EC 또는 규정 (EC) No 726/2004 또는 규칙 14를 각각의 제품에 적용해야 한다는 것이다.

    ㉢ 분류는 의료기기의 적용 부위와 의료기기가 인체에서 작용을 수행하는 부위를 고려한다. 이 규칙의 목적상 손톱도 '피부'에 해당하는 것으로 간주된다.

㉣ 물질 기반 의료기기 제조자는 이 규칙의 적용 근거로 해당 물질이 의도된 특정 의료 목적을 달성하는 작용 방식을 뒷받침하는 명확한 정보를 제공해야 하며, 여기에는 적용 부위뿐만 아니라 신체에서 작용이 이루어지는 부위도 포함해야 한다.

등급	규칙 21	예시
III	• 체구를 통해 인체에 유입되거나 피부에 도포되어 인체에 흡수되거나 국소적으로 분산되는 물질 또는 물질의 조합으로 구성된 기기는 다음과 같이 분류된다. • 이들 또는 이들의 대사물질이 의도된 목적을 달성하기 위해 인체에 전신적으로 흡수되는 경우 등급 III으로 분류된다.	
III	위 또는 하부 위장관에서 의도된 목적을 달성하고 그 자체 또는 대사물질이 인체에 전신적으로 흡수되는 경우 III등급으로 분류된다.	• Ma/Mg 알지네이트, 자이로글루칸 • 전신적으로 흡수되는 지방 흡수제, 그 자체 또는 대사물질
IIa	피부에 바르거나 비강 또는 구강 내 인두[1]까지 적용되어 해당 부위에서 의도된 목적을 달성하는 경우 IIa등급으로 분류된다.	• 피부 치료를 위한 물질 기반 제형 • 코 또는 목 스프레이로 사용되는 식염수 • 구강에서 인두까지 의도된 목적을 달성하는 경우 기침 치료제
IIb	다른 모든 경우에는 IIb등급으로 분류된다.	• 경구 투여용 시메티콘 제제 • 경구 투여용 활성탄 • 질 보습/질 윤활제용 겔 • 수분 공급을 위한 점안약 • 귀물약[1,2] • 설사 치료를 위한 경구 투여용 의료기기(예 카올린, 디오스멕타이트) • 비만 치료를 위한 경구 투여용 의료기기(예 프럭토올리고사카라이드, 글루코맨난)

② 분류의 실무적 문제 : 비강 또는 구강에서 작용하는 제품은 어느 정도 섭취하거나 흡입될 수 있다. 이러한 제품이 호흡기, 위 또는 하부 위장관이 아닌 비강 또는 구강 내에서만 의도된 목적을 달성하는 경우 IIa등급 기기에 해당한다.

주의 제공된 예시는 해당 제품이 기기로서 우선 자격을 갖춘 제품이라는 것을 의미하지 않는다. 분류 규칙은 기기의 자격이 확립된 후에 적용된다.

참고 1 중이에서 비인두까지 유스타키오관이라는 정상적인 해부학적 연결이 있다. 비인두 방향에서 유스타키오관에 접근하는 경우, 이는 인두를 넘어선 것으로 간주되므로 '인두까지'의 기준을 충족하지 못한다.

참고 2 대부분의 경우 점적약제는 고막까지만 귀에 들어간다. 이것은 피부에 도포된 것으로 간주된다. 고막의 바깥층은 상피이므로, 고막이 손상되지 않은 경우 점적약제는 피부에만 도포되고 국소적으로 작용하므로 결과적으로 IIa등급이 된다. 고막(tympanic membrane)에 천공이 없거나 제품이 천공된 고막에 사용되도록 의도되지 않은 경우에 해당한다.

규칙 22. 진단 기능이 통합된 능동형 치료기기

① 규칙에 대한 일반 설명

　㉠ 이 규칙은 의도된 기능이 통합되거나 내장된 진단 기능에 상당 부분 의존하는 치료기기를 대상으로 한다.

　㉡ 자동화 또는 '폐쇄 루프' 치료 시스템은 관련 생물학적 상태를 자동으로 모니터링(생리학적 센서의 피드백 사용)하고 특정 생리학적 상태를 유지하거나 달성하기 위해 치료를 조정하는 데 사용된다. 이러한 기기는 일반적으로 최적의 치료 효과를 얻기 위한 정밀 의학 및/또는 개인화된 치료에 사용된다. 이 규칙은 자율 약리학적(약물 전달) 및 신경조절 시스템과 같은 시스템을 포함한다.

등급	규칙 22	예시
III	폐쇄 루프 시스템, 자동심장충격기 등 기기에 의해 환자 관리가 크게 결정되는 통합되거나 내장된 진단 기능[1]이 있는 능동형 치료기기는 III등급으로 분류된다.	• 패드/전극을 포함한 자동심장충격기(AED) • 반자동 외부 제세동기 • 자동 폐쇄 루프 인슐린 전달 시스템 • 주입 요법을 조정하기 위한 통합 센서가 있는 자동 외부 주입 펌프 • 뇌-컴퓨터 인터페이스(BCIs) 기기(예 중증 마비 환자의 운동 제어에 사용되는 기기) • 다양한 신경 질환의 뇌심부 자극수술(DBS) 치료를 위한 폐쇄 루프 시스템 • 치료 개입을 위한 폐쇄 루프 동적 신경화학 제어(예 표적 제어 마취/주입 시스템)

② 분류의 실무적 문제

> **참고 1** '통합되거나 내장된 진단 기능'이란 피드백 제어를 사용하여 환자의 생리적 상태 변화를 처리하고 기록하여 지속적으로 치료를 조정하는 생리적 센서(예 AED 전극/패드)를 포함한 시스템의 기능을 의미한다. 진단 기능은 물리적으로 통합되거나 외부 하위 시스템의 구성요소일 수 있다.

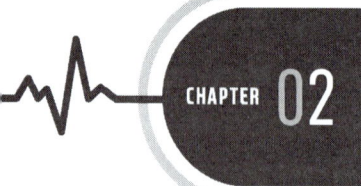

CHAPTER 02 MDCG_2022-5

의료기기에 대한 규정(EU) 2017/745에 따른 의료기기와 의약품 간의 경계선에 관한 지침서(2022년 4월)

본 문서는 규정(EU) 2017/745 제103조에 의해 설립된 유럽 의료기기 조정그룹(MDCG)이 승인하였다. MDCG는 모든 회원국의 대표자로 구성되며, 의장은 유럽연합 집행위원회 대표가 맡는다.

본 문서는 유럽연합 집행위원회 문서가 아니며, 또한 유럽연합 집행위원회의 공식 입장을 반영하는 것으로 간주하지 않는다. 본 문서에 나타나는 모든 견해는 법적 구속력이 없으며 유럽연합 사법 재판소만이 유럽연합법에 대한 구속력 있는 해석을 할 수 있다.

MDCG는 문서 승인 시 합의에 이르기 위한 최선의 노력을 다한다. 합의에 이르지 못할 경우, MDCG 구성원 과반수에 따라 결정한다. 입장이 서로 다른 구성원들이 자신의 입장과 근거를 기록할 것을 요구할 경우, 해당 입장은 위원회 웹페이지에 있는 MDCG 회의록에서 찾아볼 수 있다. 관련 회의록은 다음 주소에서 확인할 수 있다.

https://ec.europa.eu/transparency/expert-groups-register/core/api/front/document/95312/download

1. 경계 제품 : 의료기기/의료기기

(1) 서문

의료기기에 관한 규정(EU) 2017/745(MDR)와 인체용 의약품 관련 공동체강령에 관한 지침 2001/83/EC(MPD) 간의 경계를 구분하는 것은 이러한 법률들을 적절히 시행하고 올바르게 해석하며 집행하는 데 매우 중요한 부분이나. MDR과 MPD에는 이 두 법체계 간의 경계를 구분하기 위한 일부 조항이 명시되어 있다. EU 전역에서 MDR을 일관되게 적용할 수 있도록 본 문서에서는 이러한 조항들에 대한 이해를 돕는 추가적인 설명과 예시를 들고 있다. 본 문서는 광범위한 이해 관계자 및 회원국의 관계기관, 집행위원회 부국, 유럽 의약품청[32]의 전문가들로 구성된 실무 그룹에 의해 세밀히 작성되었으며, EU 차원의 의료기기 관계기관 거버넌스 그룹인 의료기기 조정그룹(MDCG)의 승인을 받았다.

본 문서는 관련 정의 및 예시를 포함하여 의료기기와 의약품 간의 경계선에 대한 전반적인 논의로 시작한다. 각 장은 약초의약품, 물질 기반 기기 및 의료기기, 의약품 조합에 대한 각 내용을 담고 있다.

본 지침서는 경계 및 분류에 관한 MDCG 실무 그룹 내부 규제 논의 결과와 더불어 최신 과학적 지식 및 기술적 지식을 반영하도록 수정될 수 있다.

---

[32] 의약품청 과학 위원회 참여함

(2) 일반 원칙 및 정의

경계 제품은 해당되는 게 MDR인지 아니면 MPD인지가 처음부터 모호한 제품을 말한다.[33]

어떤 제품이 MDR에 해당되려면 의료기기에 대한 정의(MDR 제2조제(1)항)를 충족해야 하며, 동시에 그 범위(MDR 제1조제(6)항)에서 제외되어선 안 된다. 따라서 이 두 전제조건을 모두 검토해야 한다.

일반적으로 제품은 MDR와 MPD 중 하나에 의해서 규제되며 둘 다 규제되는 경우는 없다. 따라서 해당 제품을 시장에 출시하기 전에 준수해야 하는 적합성 평가 절차 및 시판 허가 절차는 MDR 또는 MPD 중 하나에 의해 관리된다. 두 규제 제도의 절차는 가중 적용되지 않는다. 단, 의약품과 의료기기의 특성을 모두 가지고 있는 제품의 경우(예 별도로 사용될 경우 의약품으로 간주되는 물질을 일체형 구조로 포함하는 의료기기), 한 제도 안에서 다른 한 체제의 특정 조항에 대한 교차 참조가 이루어진다. 더 자세한 내용은 제2.1절을 참조한다.

다음은 의료기기와 의약품의 정의를 참조용으로 복사해 놓은 것이다.

(가) 의료기기와 의약품의 정의
1) 의료기기의 정의(MDR 제2조제(1)항)

'의료기기'란 제조자가 다음의 특정한 의료적 목적 중 하나 또는 둘 이상의 특정한 의료적 목적으로 인체에서 사용을 의도한 기구, 장치, 용구, 소프트웨어, 임플란트, 시약, 물질, 또는 기타 제품으로서, 단독으로 사용되거나 또는 결합하여 사용된 것을 말한다.

① 질병의 진단, 예방, 감시, 예측, 예견, 예후, 치료 또는 완화
② 손상 또는 장애에 대한 진단, 감시(monitoring), 치료, 완화 또는 보정
③ 해부 또는 생리학적 또는 병리학적 프로세스 또는 상태의 조사, 대체 또는 수정
④ 장기, 혈액 및 조직기증에서 유래하는 표본의 검사를 통하여 정보를 제공하는 것

그리고 체외 또는 체내에서 약리적 수단, 면역학적 수단, 신진대사적 수단을 통해 주요 의도된 작용을 달성하지 않지만, 이러한 수단을 통해 그 기능을 보조할 수 있는 기기를 의미한다.

다음 제품 또한 의료기기로 간주한다.

① 수태 조절 및 보조용 기기
② 제1조제(4)항과 이 항목의 첫 번째 항에 언급된 기기의 세정, 소독 및 멸균용으로 특별히 고안된 제품

더 자세한 고려사항의 경우 작용에 대한 약리적 수단, 면역학적 수단 및 신진대사적 수단에 관해서는 제1.2.2절을, 진단에 관해서는 제1.2.3절을 참조한다.

---

[33] 지침 98/79/EC에 따라 체외 진단 의료기기의 경계선 측면을 다루는 별도의 지침 문서는 https://ec.europa.eu/docsroom/documents/10322/attachments/1/translations에서 열람할 수 있다. 2022년 5월 26일자로 지침 98/79/EC을 대체하는 체외 진단 의료기기에 관한 규정 (EU) 2017/746에 대해 갱신될 수 있음. 의료기기 위원회 페이지에서 최신 정보 및 지침을 확인할 수 있다.
https://ec.europa.eu/health/md_sector/new_regulations/guidance_en

2) 의료기기 부속품의 정의(MDR 제2조제(2)항)

'의료기기용 부속품'이란 그 자체로 의료기기는 아니지만, 특히 해당 의료기기를 의도된 목적에 맞게 사용할 수 있도록 하거나 또는 그 당초 목적과 관련하여 의료기기의 의료적 기능성을 구체적으로 보조하기 위해 제조자가 하나 또는 여러 개의 특정 의료기기와 함께 쓰이도록 고안한 제품을 의미한다.

3) 의약품의 정의(MPD 제1조제(2)항)

① 의약품 : (a) 인간의 질병 치료 및 예방을 위한 특성을 갖는 모든 물질 또는 물질의 조합 혹은 (b) 약리적, 면역학적 및 대사 작용을 가하여 생리적 기능을 회복, 교정 및 조절하거나 의료 진단을 목적으로 인간에게 사용 또는 투여될 수 있는 모든 물질 및 물질의 조합

이 정의는 두 부분으로 구성되는데, 하나는 형태에 관한 것이고 다른 하나는 기능에 관한 것이다. 제품이 이 두 부분 중 하나 또는 모두에 해당되는 경우, 그 제품은 의약품이 된다.[34]

이 정의의 첫 번째 부분은 인간의 질병 치료 및 예방하는 특성을 가진 모든 물질은 의약품일 수 있음을 나타낸다. MDR 제2조제(1)항의 들여 쓴 첫 줄에 따르면 의료기기는 다른 특정한 의료적 목적과 함께 질병을 치료 및 예방하기 위한 용도일 수도 있다. 따라서 두 범주 간 경계를 구분하는 결정적인 기준은 제품의 '주작용 방식'에 관한 의약품 정의의 두 번째 부분이다(제1.2.2절 참조).

의약품 정의에 따르면, 제1.2.2절에 기술된 바와 같이 의료 진단을 위해 인체에 사용되거나 투여되는 물질은 그 기능을 약리적, 면역학적 및 신진대사적 수단으로 사용하지 않더라도 의약품으로 간주한다. 의약품의 정의는 사례별로 적용되어야 하며, 유럽사법재판소[35] 판례법에 따라 해석해야 한다.

MPD 제2조제(2)항은 '제품의 모든 특성을 고려할 때 제품이 '의약품'의 정의에 해당하는지 또는 기타 공동체 법률의 적용을 받는 제품의 정의에 해당하는지가 모호한 경우, 본 지침의 조항을 적용한다'고 규정한다. MPD 제2조제(2)항의 문구는 해당 제품의 모든 특성을 고려하여 사례별로 평가한 후에 만약 제품이 의료기기와 의약품의 정의 모두에 해당될 수 있는 경우에만 적용됨을 보여준다. 이러한 경우에는 MPD의 조항이 적용된다.[36] MDR과 MPD는 가중 적용할 수 없다.

(나) 약리적 수단, 면역학적 수단, 신진대사적 수단의 정의 일반적 측면

MDR 제1조제(6)항제(b)호에 따르면, 어떠한 제품에 적용이 MDR 또는 MPD인지 결정할 때 제품의 주작용 방식을 고려해야 한다. 주작용 방식의 성격, 즉 약리적인지 면역학적인지 신진대사적인지 또는 다른 성격을 가지는지는 일반적으로 양과 관계없이 동일하다. 제1.2.5절과 제4.1절을 참조한다.

MDR 제2조제(1)항에 따르면 의료기기는 체외 또는 체내에서 약리적 수단, 면역학적 수단, 신진대사적 수단으로 해당 기기의 주된 작용을 내진 않으나, 해당 수단으로 기능을 보조받을 수 있다. 의료기기의 주된 작용을 내는데 약리적, 면역학적 수단 및 신진대사적 수단으로 보조할 수 있다는 개념은 별도로 사용될 경우 의약품으로 간주되며 의료기기의 작용에 부수적 작용을 하는 물질을 의료기기의 일체형 구조로 포함

---

34) 구 지침 65/65/EEC : ECJ, C-290/90 of 20.5.1992 '아이 로션', ECR 1992 I-3317, 제9항 참조
35) 법정 웹페이지 : http://curia.europa.eu/juris/recherche.jsf?language=en
36) C-109/12 CJEU

하는 사례들을 포함하는 것으로 이해해야 한다. 더 자세한 고려사항은 제1.2.5절과 제1.2.1.3절을 참조한다.

일반적으로 의료기기의 주된 작용은 물리적 수단(기계 작용, 필름과 같은 물리적 장벽, 윤활, 열전달, 방사선, 초음파, 장기 및 신체 기능의 대체 및 보조 포함)으로 이루어진다. 또한, 수분공급 및 탈수와 pH 조절 또한 의료기기가 그 주된 작용을 하게 하는 수단일 수 있다. 본 문서의 제1.2.6.1절과 제1.2.6.2절에 있는 예시들을 참조한다.

본 지침서의 목적상 다음 세 가지 개념을 구분해야 한다.

1) '특정한 의료적 목적' (MDR 제2조제(1)항 첫 번째 문단 참조)

특정한 의료적 목적은 MDR 제2조제(1)항의 들여 쓴 첫 줄에 기재된 것 중에서 제조자가 지정한다.

2) '주된 작용' (MDR 제2조제(1)항 두 번째 문단 참조)

의료기기의 주된 작용은 제조자의 라벨링과 효능 및 효과 문구(claim)에 기술되어 있으며, 그 작용은 사례별로 주작용 방식에 관한 최신 과학 데이터를 기반으로 해야 한다.

3) '주작용 방식' (MDR 제1조제(6)항제(b)목 참조)

주작용 방식은 제품이 그 주된 작용 즉, 약리적, 면역학적, 신진대사적, 신체적 및 기타 작용을 하게 하는 수단이다. 주작용 방식은 실증적이며, 최신 과학 데이터를 기반으로 해야 한다.

제조자의 효능 및 효과 문구가 중요하긴 하지만, 현 과학 데이터와 모순되는 규제 범주에 제품을 넣는 것은 할 수 없다. 제조자는 기술 파일에 자사 제품의 적격성에 대한 근거가 과학적으로 타당함을 밝혀야 한다. 어떤 제품의 주된 작용이 약리적, 면역학적 수단 및 신진대사적 수단 이외의 다른 수단으로 이루어지는 것으로 판단할 수 없는 경우, MDR 제2조제(1)항의 규정에서 해당 제품은 의료기기로 적격하지 않다. 제조자가 제품의 안전성 및 성능에 대한 참고자료나 제조자의 관련 정보 및 데이터 공개는 제품의 규제 현황 결정과 무관하다.

MDR 부속서 Ⅱ, 항목 1.1 기기 설명 및 사양은 제(e)항에 따라 제조자가 기술문서에 제품의 기기로서의 적격성에 대한 근거를 제시하도록 하고 있다.

MDR 부속서 Ⅶ, 항목 4.2 인증기관 견적서 및 신청 사전 활동은 제(d)항에 따라 특정 적합성 평가와 관련하여 인증기관은 제조자에게 견적서를 발급하기 전에 해당 제품이 MDR의 적용을 받으며 그 분류에 해당한다는 사전 검증을 포함한 신청 사전 정보의 검토를 요구하는 절차를 문서화해 두도록 하고 있다.

MDR 부속서 Ⅶ, 항목 4.3 MDR 신청서 심사 및 계약은 제(b)항에 따라 인증기관은 제조자의 정식 신청서와 관련하여 특히 해당 신청서에 있는 제품의 기기로서의 적격성과 각 제품 등급의 적격성 검증을 다루는 신청서 심사 절차를 문서화해 두도록 하고 있다.

(다) 약리적, 면역학적 수단 및 신진대사적 수단의 정의[37]

약리적, 면역학적 수단 및 신진대사적 수단에 대한 다음의 정의는 제품의 주작용 방식을 결정하는 맥락에서 이러한 용어들의 의미에 대한 지침을 제공하기 위한 것이다.

---

[37] 이러한 정의는 MEDDEV 2.1/3 개정본 3에 있는 각각의 정의를 더욱 정확하게 하는 것을 목표로 함

1) 약리적 수단

생리적 기능 및 병리적 과정의 개시, 촉진, 감쇠, 차단으로 이어지는 물질 및 그 대사산물과 인체 구성 요소 간의 분자 수준에서의 상호작용으로 해석하는 것이 일반적이다. 인체 구성 요소의 예를 들자면, 세포 및 세포 구성 요소(세포막, 세포 내 구조, RNA, DNA, 단백질(막 단백질, 효소 등)), 세포 외 기질 성분, 혈액 구성 요소 및 체액 구성 요소 등이 있다.

약리적 수단을 통한 작용의 예는 다음과 같다.

① 리간드(예 작용제, 길항제)와 수용체 간의 상호작용

② 물질과 막 지질 간의 상호작용

③ 물질과 세포골격 성분 간의 상호작용

2) **면역학적 수단**

인체에서 물질 및 그 대사산물에 의해 개시되는 작용 또는 면역 체계의 기능에 관여하는 세포나 분자(림프구, 톨-유사 수용체, 보체인자, 사이토카인(cytokines), 항체 등)에 의해 매개되거나 가해지는 작용으로 해석된다.

면역학적 수단을 통한 작용의 예는 다음과 같다.

① 면역 반응 조절(예 억제, 차단, 활성화, 촉진)

② 자연 또는 변형 면역 세포 및 분자의 대체, 재구성 및 삽입

③ 면역 특이 인식에 의한 표적 조직, 세포 및 항원에 대한 면역 반응 유발

면역학적 수단을 통해 작용하는 물질의 예를 들면 백신, 파상풍 항혈청, 단클론항체, CAR-T 세포, 항사독소, C1 에스테라제 억제제가 있다.

연계 및 연결된 물질의 효과를 표적으로 삼기 위해 면역학적 인식이 사용되는 경우, 이러한 인식은 보조작용으로 간주할 수 없다. 따라서 그러한 제품은 면역학적 수단을 통해 작용하는 것으로 볼 수 있으며 이에 의료기기로 간주할 수 없다.

3) 신진대사적 수단

생리적 또는 병리적과 상관없이 인체 기능에 관여하며 유용한 생화학적 과정의 속도, 정도, 성질을 중단하거나 시작하거나 변경하는 등의 변화를 수반하는 물질 및 그 대사산물의 작용으로 해석된다.

생화학적 과정이란 용어는 동화작용 및 이화작용 그리고 구획 간 물질 전달을 포함하는 인체에 유용한 작용들로 해석된다. 알려진 수용체와의 상호작용은 작용의 신진대사적 수단을 위한 전제조건은 아니다.

신진대사적 수단을 통한 작용은 다음과 같다.

① Na/K 에이티피아제 펌프 등에 의해 매개되는 전해질의 능동 수송으로 인한 수분의 이동

② 소화효소를 포함한 내생 효소의 억제

③ 혈청의 전해질 균형 변경

상기한 정의들은 다음의 참고 사항과 함께 해석해야 한다.

> **참고 1** 이러한 작용기전에 대한 맥락에서의 '물질'이란 용어의 정의는 지침 2001/83/EC에 다음처럼 나와 있다.
> - 물질 : 다음과 같은 기원과 무관한 모든 물질
> - 인간(예 인간 혈액 및 인간 혈액 제품)
> - 동물(예 미생물, 모든 동물, 장기의 일부, 동물 분비물, 독소, 추출물, 혈액 제품)
> - 식물(예 미생물, 식물, 식물의 일부, 식물 분비물, 추출물)
> - 화학(예 원소, 자연적으로 발생하는 화학 물질 및 화학적 변화나 합성으로 얻어지는 화학제품)
> 이러한 물질의 정의에는 면역 체계의 기능에 관여하는 세포나 분자가 포함된다.
> 어떤 물질이 지침 2001/83/EC 제1조제(3)항에 따른 '물질'이란 용어의 정의에 부합한다고 하여 반드시 해당 제품이 의료기기로서 적격하지 못하다는 것은 아니다. 일부 유형의 물질은 제1조제(6)항에 따라 MDR의 범위에서 명시적으로 제외되는데, 예를 들어 제품의 특정한 의료적 목적을 달성 및 보조하기 위해 사용되는 생존 가능한 생체 시료 또는 생존 가능한 유기체가 있다.
>
> **참고 2** '상호작용'의 예시로는 공유 결합, 수소 결합, 정전기, 반데르발스 힘이 있다.
>
> **참고 3** 제품의 주작용 방식을 정하기 위해서는 제품의 주된 작용(제조자의 라벨링 및 효능 및 효과 문구에 기술되어 있으며 최신 과학 데이터를 기반으로 함)에 해당하는 효과만 고려해야 한다. 상기한 '주작용 방식'의 정의를 참조한다.
>
> **참고 4** '인체에 대한 작용'은 인체 구성 요소 중 어떤 것에 미치는 작용을 포함하는 것으로 해석해야 한다. 이러한 인체 구성 요소에는 신체 내 또는 신체상의 외인성 물질, 유기체 및 병원체가 또한 포함된다. MDR을 적용하기 위한 목적상, 작용의 약리적, 면역학적, 신진대사적 수단에 대한 정의는 신체에 (재)삽입되도록 고안된 체외이식 구성부품 또는 보조생식술에도 적용된다.
>
> **참고 5** 용량-반응 관계의 유무는 완전한 기준은 아니지만 작용의 약리적, 신진대사적, 면역학적 기전을 나타낸다.

(라) 의료 진단의 정의

본 지침서의 목적상, 이 절에서는 진단 목적으로 쓰이는 의료기기와 의약품 간의 경계선을 명확하게 밝히고자 한다.

'진단'은 생리적인 것이든 병리적인 것이든 인체의 해부학적 구조, 형태, 상태 및 기능을 조사한 후, 발생할 수 있는 이상을 판단하기 위해 이러한 정보를 해석하는 과정이다. 이러한 맥락에서의 조사에는 가시화, 검출, 측정이 포함될 수 있다.

> **참고 1** MDR 제2조제(1)항의 의료기기에 대한 정의에서 쓰인 '진단'이란 용어와 MPD 제1조에 따른 의약품에 대한 정의에서 쓰인 '의료 진단'이란 용어에 관련된 내용이다. '진단'과 '의료 진단'은 의미가 동일한 것으로 해석해야 한다.
>
> **참고 2** MPD 제1조제(2)항제(b)호의 의약품에 대한 정의에 따르면 인간을 대상으로 사용 및 투여하는 진단용 물질의 작용기전은 규제 수단을 결정하는 기준이 아니므로, X선 대조 매질, NMR 향상제, SPECT 방사선약물 및 PET 방사선약물, 진단용 플루오레세인 띠, 방사성 추적자 등의 물질과 중양 확인용 물질은 의약품에 해당한다.
>
> **참고 3** 제품의 당초 목적이 체내 또는 체외의 건강한 조직과 병리적 조직을 구별하는 것인 경우, 이 목적을 진단으로 간주할 수 있다. 단, 발생할 수 있는 이상을 판단하려는 목적 없이 단순히 해부학적 구조를 가시화하려는 의도인 경우에는 진단으로 간주하지 않는다. 예를 들어, 제조자가 시술을 돕거나 의료기기의 위치를 잡거나 조정하기 위해 염색 및 표시하는 데 사용되도록 제품을 고안한 경우, 해당 제품은 의료기기 또는 의료기기의 부속품으로 적격성을 부여받을 수 있다. 따라서 다음과 같은 경우의 제품은 의료기기로 간수해야 한다.

① 물질이 외과 시술 부위를 표시하는 데 사용되는 착색제며, 외과의는 대상 부위를 정확하게 표시하여 후속 수술 행위를 유도한다(예 내시경 문신, 장루 표지자).

② 방사선 치료를 위해 배치 및 이식한 표지자

③ 물질이 착색제를 강조 표시하는 데 사용되며 진단을 내릴 의도 없이 후속 수술 행위를 유도할 때 조직을 구별하는 데 도움을 준다(예 형광 유도 수술, 백내장 수술에 사용되는 염료).

④ 치과용 인상재

⑤ 콘택트렌즈 조정 전용으로만 사용되는 플루오레세인 띠, 각막의 완전성을 평가하기 위한 플루오레세인 갖는 의료기기로서 적격성이 부여되어선 안 된다.

> 참고 4 체외 진단용 제품은 규정 (EU) 2017/746의 범위에 속하는 체외 진단 의료기기에 해당한다.

(마) 제품이 의료기기의 정의를 충족하는지에 대한 판단

다음 제시된 판단 계통도는 의료기기와 의약품 간의 경계선에 관한 결정에 대하여 일관된 접근법을 보장하기 위해 제품이 MDR에 따른 의료기기의 정의를 충족하는지 여부를 판단하는 데 도움을 주는 것을 목적으로 한다.

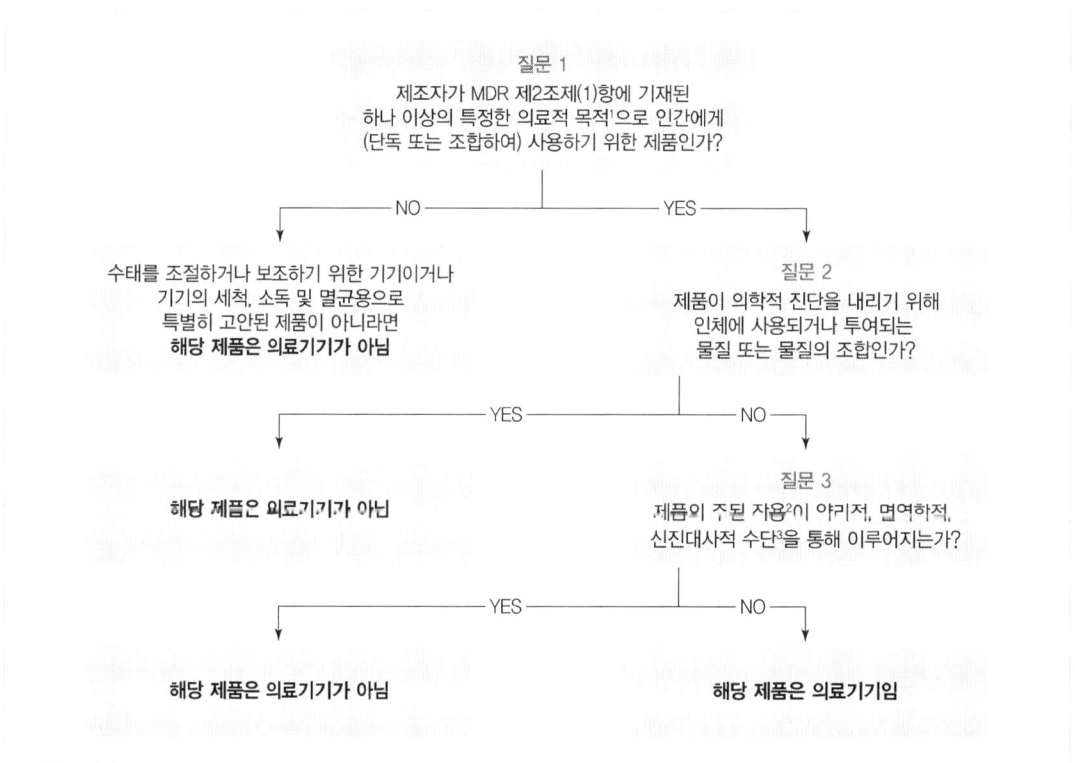

그림1 제품이 의료기기의 정의를 충족하는지를 판단하기 위한 흐름도

① 특정한 의료적 목적은 MDR 제2조제(1)항의 들여 쓴 부분에 기재된 것 중에서 제조자가 지정한다.

② 의료기기의 주된 작용은 제조자의 라벨링과 효능 및 효과 문구에 기술되어 있으며 사례별로 주작용 방식에 관한 최신 과학 데이터를 기반으로 해야 한다.

③ 제1.2.2절의 정의를 참조한다.

(바) '별도로 사용할 경우 의약품으로 간주될 수 있는 물질' 및 '의료기기의 부수적인 작용을 하는 특성' 개념

의료기기에 관한 지침 93/42/EEC(MDD)에는 다음과 같은 조항이 포함되어 있다.

제1조제(4)항 '기기가 <u>별도로 사용될 경우</u> 지침 2001/83/EC 제1조의 <u>의약품으로 간주될 수 있으며 의료기기의 작용에 부수적 작용</u>을 하여 <u>인체에 작용하기 쉬운</u> 물질을 일체형 구조로 포함하는 경우, 해당 기기는 본 지침에 따라 평가 및 허가받아야 한다.'

제1조제(4a)항 '기기가 <u>별도로 사용될 경우</u> 지침 2001/83/EC 제1조의 <u>인간 혈액 및 혈장 유래 의약품 성분 및 의약품으로 간주될 수 있으며 의료기기의 작용에 부수적 작용</u>을 하여 <u>인체에 작용하기 쉬운</u> 물질(이하 '인간 혈액 유도체'라 함)을 일체형 구조로 포함하는 경우, 해당 기기는 본 지침에 따라 평가 및 허가받아야 한다.' [강조 표시]

부속서 Ⅸ, 5.1 규칙 13, '<u>별도로 사용될 경우</u> 지침 2001/83/EC 제1조에서 정한 바와 같이 <u>의약품으로 간주될 수 있으며 의료기기의 작용에 부수적 작용</u>을 하여 <u>인체에 작용하기 쉬운</u> 물질을 일체형 구조로 포함하는 모든 기기는 Ⅲ등급에 해당한다.'

이에 상당하는 MDR의 조항은 유사한 방식으로 작성되었지만 '인체에 작용하기 쉬운'이란 요소는 입법자에 의해 유지되지 않았다. 단, '별도로 사용될 경우 의약품으로 간주될 수 있는 물질'이란 개념과 '기기의 작용에 부수적인 작용을 하는 물질'이란 개념은 계속 사용된다. 본 문서에서 가능성을 나타내는 단어인 'would/may/can'은 MDR의 여러 부분에서 표현 방식이 달라 다르게 사용되고 있으나, 뜻은 같은 것으로 간주한다.

MDR에서는 '별도로 사용될 경우 의약품으로 간주될 수 있는 물질'에 대한 정의를 본 지침 제1조의 항목 10에 정의된 인간 혈액 및 혈장 유래 의약품에 대한 참조를 포함하여 MPD 제1조의 항목 2를 참조하여 규정하고 있다.

본 절에서는 '별도로 사용될 경우 의약품으로 간주될 수 있는 물질'에 대한 개념과 다음 항목 간의 관계를 명확하게 밝히고자 한다.

① 기기 내 해당 물질의 존재 여부에 대한 제조자의 의도
② 기기 내 해당 물질의 양

MDR 제1조제(8)항은 '<u>별도로 사용될 경우 의약품으로 간주될 수 있으며 …, 기기의 작용에 부수적 작용을 하는 물질</u>을 일체형 구조로 포함하는 모든 기기는 본 규정에 따라 평가 및 허가받아야 한다.'고 명시하고 있다.

부속서 Ⅷ, 규칙 14는 '규칙 14, <u>별도로 사용될 경우 의약품으로 간주될 수 있으며 …, 의료기기의 작용에 부수적 작용을 하는 물질</u>을 일체형 구조로 포함하는 모든 기기는 Ⅲ등급으로 분류한다.'라는 동일한 개념을 사용하고 있다.

또한, 부속서 Ⅹ 제6절에도 해당하는 부속서 Ⅸ 제5.2(a)절은 '어떠한 기기가 <u>별도로 사용될 경우 의약품으로 간주될 수 있으며 …, 기기의 작용에 부수적 작용을 하는 물질</u>을 일체형 구조로 포함하는 경우,

해당 물질의 품질, 안전성 및 유용성을 지침 2001/83/EC의 부속서 I에 명시된 방법에서 유추하여 검증해야 한다.'고 요구하고 있다.

다음 관에서는 '별도로 사용할 경우 의약품으로 간주될 수 있는 물질'과 '기기의 작용에 부수적 작용을 하는 물질'의 두 개념을 차례로 다루고 있다.

1) '별도로 사용될 경우 의약품으로 간주될 수 있는 물질'의 개념

MDR에는 '별도로 사용될 경우 의약품으로 간주될 수 있으며 기기에 일체인 물질'을 의약품으로 간주하기 위해선 물질이 기기 내에서나 기기에서 방출될 때 신체 내 또는 신체상에서 작용하도록 제조자가 의도한 것이어야 한다는 내용이 명시되어 있지 않다.

'별도로 사용될 경우'라는 내용에 의해 해당 물질은 신체를 대상으로 사용 가능한지에 대한 여부나 기기 내의 양, 투여 방법 및 경로와 관계없이 의약품으로 간주할 수 있다. 또한, 기기나 인체에 대한 물질의 작용에 관한 제조자의 의도는 논의 중인 MDR 법 조항에 의도성에 대한 언급이 없기 때문에 해당 물질을 의약품으로 간주할지에 대한 결정과는 무관하다.

MDR 부속서 II의 항목 6.2(a)에 따라, 별도로 사용될 경우 의약품으로 간주될 수 있고 기기에 포함되어 있는 물질의 안전성, 품질 및 유용성을 평가하기 위해 실시한 시험의 데이터가 기술 문서에 포함된다는 점에 유의해야 한다. 또한, MDR 부속서 IX의 항목 5.2(b)에 따라 적합성 평가를 수행하는 인증기관은 MDR 부속서 X 제6항의 규정에 따라 EU 기술 문서 평가 증명서 또는 EU 형식 검사 인증서를 발급하기 전에 기기에 있는 이러한 물질의 유용성을 검증한다.

2) '기기의 작용에 부수적인 작용을 하는 물질'의 개념

이 개념을 사용하면 다음과 같은 두 가지의 영향을 끼치게 된다.

① 첫째, 제1조제(8)항에 따른 제품에 대한 규제 현황 결정에 영향을 끼친다. '별도로 사용될 경우 의약품으로 간주될 수 있는 물질'로 제품을 관리하는 규제 제도(즉, MDR 또는 MPD)가 결정되기 때문이다.

② 둘째, 규칙 14에 따른 높은 분류 등급과 부속서 IX 제5.2절에 의거한 협의 절차 등이 MDR에 대한 특정 요구사항의 적용에 영향을 끼친다.

MDR에는 '보조적'이라는 용어의 정의가 나와 있지 않지만 일반적으로는 '어떤 조직이나 체계 등의 주요 활동이나 운용에 필요한 지원을 제공하는 것'을 의미한다.[38]

입법자들은 '기기의 작용에 부수적 작용을 하여 인체에 작용하기 쉬운 물질'이라는 개념을 유지하지 않고 '기기의 작용에 부수적 작용을 하는 물질'로 대체하여 물질의 보조 작용에 관한 가능성(liable to, 하기 쉬운 물질)을 의무(has, 하는 물질)로 바꾸었다.

물질의 작용은 과학적으로 객관적이어야 하므로 제조자의 의도는 물질이 기기의 작용에 부수적 작용을 하는지에 대한 판단과는 무관하다. 이에 따라 논의 중인 MDR 법 조항에는 의도성에 대한 내용이 언급되어 있지 않다.

---

38) https://www.lexico.com/definition/ancillary

기기의 작용을 보조하는 물질의 작용은 인체 또는 그 구성 요소(혈액, 장기, 체내 및 체외, 생식세포, 상처부위 삼출물 등)에서 일어나며 기기가 그 특정한 의료적 목적을 달성하도록 지원하는 것으로 해석해야 한다. 예를 들어, 기기의 기질에 고정되어 신체 및 그 구성요소와의 표면 상호작용이나 침출이 없는 등 어떠한 물질이 인체 및 그 구성요소에 유용하지 않은 것으로 나타나는 경우, 해당 물질은 기기의 작용에 부수적 작용을 하지 않는 것으로 간주한다. 물질이 기기의 작용에 부수적 작용을 하는지 고려할 경우에는 신체 및 그 구성요소에 사용할 수 있는 양을 고려해야 한다. 예를 들어, 제조자가 물질이 신체 및 그 구성요소에 작용을 하지 않을 정도의 양으로 신체 및 그 구성요소에 사용할 수 있다고 밝힌 경우, 그 물질은 해당 기기에 부수적 작용을 하지 않는 것으로 간주한다.

별도로 사용될 경우 의약품으로 간주될 수 있으며 신체 및 그 구성요소에 사용할 수 있으나 제조자가 입증한 바와 같이 신체 및 그 구성요소에 사용할 수 있는 양으로 인해 기기의 작용에 부수적 작용을 하지 않을 수도 있는 물질의 예시로는 향미료, 착색제, 산화방지제, 킬레이트제가 있을 수 있는데, 단 이들 물질이 투여된 후 기기의 작용을 보조하는 인체 및 그 구성요소에 미치는 다른 유형의 작용이 없는 것을 전제로 한다.

만약 제조자가 물질이 기기의 작용에 어떠한 부수적 작용도 하지 않는 것을 증명한 경우 사용 설명서, 라벨링, 포장, 광고 및 웹사이트 및 기타 통신 수단을 통하여 해당 물질과 관련된 유익성을 주장할 수 없다 (MDR 제7조).

최신 과학 데이터에 근거하여 해당 물질이 기기의 작용에 대해 부수적 작용을 하는지에 대한 여부를 입증하는 것은 제조자의 의무에 해당한다. 단순 주장으로는 불충분하다. 기기가 작용하는 걸 보조하거나, 또는 제조자가 제공한 그렇지 않다는 증거로 뒷받침되지 않은 경우에는 그 작용을 보조할 가능성이 있는 물질을 포함한다는 것은 부수적 작용을 하는 물질을 포함하는 것에 해당한다.

3) 결론

물질의 성질, 즉, '의약품으로 간주되는지' 그 여부에 대한 판단에서 제조자의 의도, 기기에 있는 물질의 양, 투여 방법 및 경로는 무관하다. 또한, 물질이 '기기의 작용에 부수적 작용을 하는지' 여부에 대한 판단은 과학적 사실에 의거하며 따라서 기기에 있는 해당 물질의 작용에 대한 제조자의 의도에 의존적이지 않다. 물질이 '기기의 작용에 부수적 작용을 하는지' 여부를 결정할 때는 인체 및 그 구성요소에 해당 물질을 사용할 수 있는지와 인체 및 그 구성요소에 사용할 수 있는 양을 고려해야 한다. 해당 물질이 최신 과학 데이터에 근거하여 기기의 작용에 대해 부수적 작용을 하는지에 대한 여부를 입증하는 것은 제조자의 의무에 해당한다. 단순 주장으로는 불충분하다.

MDR 부속서 XVIII의 규칙 14를 적용할 경우에도 동일한 접근 방식을 사용해야 한다.

(사) 예시
1) 의료기기의 예시

　기기의 주작용 방식을 고려할 때 다음의 예시들은 일반적으로 관련 기준을 충족하는 의료기기로 간주해야 한다. 이 예시에 있는 기기들 중 일부의 기능은 물질이 그 기기의 작용에 대해 부수적 작용을 하는 의약품을 써서 보조할 수 있다.

① 골 시멘트
② 치과용 근관충전재
③ 조직 봉합, 밀착 및 유착재(예 시아노아크릴레이트, 피브린계 접착제)
④ 골접합술에 쓰이는 재흡수성 소재(예 폴리젖산을 사용하여 제조한 핀 또는 골나사)
⑤ 봉합사, 흡수성 봉합사
⑥ 연성 및 경성 조직 지지체 및 필러(예 인산칼슘, 바이오글라스)
⑦ 기기의 주작용 방식이 물리적인 골 결손을 복구하기 위한 골충전재(예 골전도를 위한 용적 및 스캐폴드를 제공하는 기질)
⑧ 프로게스토겐 방출을 위한 자궁 내 피임제 등의 제품을 제외한 자궁 내 기기
⑨ 혈액 주머니
⑩ 혈장분리교환 시스템
⑪ 안구 내 탐포네이드용 기체 및 액체
⑫ 세포 결합용 결합 항체가 있는 것을 포함한 세포 필름(film)
⑬ 액체, 젤 및 연고 등의 형태를 띨 수 있는 상처용 드레싱재(예 하이드로콜로이드, 하이드로젤)
⑭ 지혈 효과가 제품의 물리적 특성에 기인하거나 소재의 표면적 특성에 의한 것인 지혈용 제품(예 헝겊, 마개 및 파우더). 여기에는 혈소판을 표면에 유착시켜 혈소판 유착 및 응집을 유발하는 칼슘알지네이트 및 산화셀룰로스 등의 제품이 포함된다.
⑮ 혈액투석용 농축액
⑯ 감압 밸브 및 조절기
⑰ 기계식 세척용 관주액(예 방광용 관주액, 안구용 관주액)

> [참고] 용액에 주된 작용이 국소 항균 효과를 제공하는 것인 클로르헥시딘과 같이 작용이 주요한 의약품이 들어있는 경우, 해당 용액은 의약품에 해당한다. 방부제 등의 부수적 작용을 하는 물질이 있는 용액은 의료기기로 유지된다.

⑱ 방사성 동위원소와 결합하거나 또는 내포하며 그러한 방사성 동위원소가 체내로 방출되지 않는 재협착 방지용으로 심장병 등에 쓰이는 카테터, 가이드와이어 및 스텐트와 같은 기기
⑲ 의료기기 및 의료기기 제조 중 세정, 소독, 멸균을 위해 특별히 고안된 제품(예 내시경 멸균용 산화에틸렌)

> [참고] 제조자가 의료기기 소독 및 멸균을 위해 특별히 고안하지 않은 다목적 소독제 및 멸균제는 MDR의 적용을 받지 아니하며, 살균 제품에 관한 규정(EU) 528/2012의 적용을 받는다.

2) 의료기기 부속품의 예시

다음의 제품들은 '부속품'의 정의에 해당한다.

① 콘택트렌즈 관리용 제품(예측 치료효과 없이 콘택트렌즈의 삽입 또는 착용을 돕는 제품을 포함한 세척 용액 및 수화 용액)

② 의료기기와 함께 사용하도록 특별히 고안된 윤활제(예 장갑용, 내시경용, 콘돔용 윤활제)

③ 장루 주머니와 함께 사용하도록 특별히 고안된 피부 보호 파우더 및 연고 또는 기타 피부 관리 제품

④ 냉동프로브 및 수술용 도구를 구동하는 데 쓰이는 기체

⑤ 초음파 젤

3) 의약품의 예시

다음의 예시는 일반적으로 관련 기준을 충족하는 의약품으로 간주해야 한다.

① 살정자 제제

② 1차 용기를 포함한 마취 및 흡입 치료에 쓰기 위한 기체(예 산소, 용기에 공급되는 의료용 공기)

> 참고 이러한 기체들은 최소 침습 수술에도 쓰인다. 단, 작용기전이 물리적인(예 팽창) 최소 침습 수술 전용 제품은 의료기기에 해당할 것이다.

③ 무손상 피부 또는 외과 수술 전 환자에게 사용하는 소독제

④ 약리적 수단을 통해 혈액 응고과정과 상호작용하는 지혈 및 봉합 제품(예 혈소판 수용체와의 뚜렷한 표면 분리 상호작용을 할 수 있는 분자 구조를 가진 콜라겐)

⑤ 주사용 물, 정맥 수액 및 근육 주사용 기타 수액, 인공혈장증량제

⑥ 체내진단시약(예 X선 대조 매질, NMR 향상제, 진단용 형광 검사지, 진단용 방사성의약품

⑦ 폐 기능, 검사를 포함하여 체내진단 목적용 기체(예 혈관 진단 목적용 이산화탄소)

⑧ 불화물의 작용이 보조적이지 않은 불화물 치과 치료제[39]

⑨ 주작용 방식이 피부 내 저온 감수성 수용체와의 상호작용을 포함한 약리적 기전이어서 페퍼민트 오일 및 멘톨이 함유된 근육 및 관절의 불편감 및 통증 완화, 요통 완화 등과 같은 의도한 의료적 목적을 갖는 제품

⑩ 치료 및 진단용으로 쓰이는 방사성의약품

---

[39] 화장품 제품에 관한 규정 (EC) 1223/2009 참조. https://ec.europa.eu/growth/sectors/cosmetics/%20legislation_en

2. 약초 제품

(1) 약초의약품 및 전통약초의약품의 정의

(가) 약초의약품(MPD 제1조제(30)항)

하나 이상의 약초 물질(MPD 제1조제(31)항) 또는 하나 이상의 약초 제제(MPD 제1조제(32)항) 또는 그러한 약초 제제와 배합된 하나 이상의 약초 물질만을 유효성분으로 함유하는 의약품이다.

약초의약품은 MPD의 서로 다른 세 가지 조항에 따라 허가받을 수 있으며, 특히 전통적 사용에 관한 제16조제(a)항은 이 목적을 위한 일반적 방법이며 약초의약품이 전통적 사용에 대한 충분한 데이터, 즉 오랜 기간 지속되어 온 사용 및 경험에 근거하여 약리적 효과 및 효능이 타당해 보인다는 것을 포함한 몇 가지 조건을 충족할 것을 요구하고 있다.

(나) 전통약초의약품(MPD 제1조제(29)항)

제16조제a항제(1)호에 규정된 조건을 충족하는 약초의약품으로 약초의약품은 보통 다성분 혼합물이기 때문에 약력학을 알 수 없는 경우에는 주작용 방식을 정의하기가 어려울 수 있다. 따라서 불확실한 경우, 어떤 물질이 제품의 주된 작용을 초래하는지 확실하지 않거나 또는 주된 작용이 약리적, 면역학적, 신진대사적 수단으로 얻어지는 경우 지침 2001/83/EC를 개정하는 지침 2004/27/EC의 제2조제(2)항이 적용되며, 해당 제품을 의약품으로 간주한다.

> 참고 전통약초의약품에 관한 지침 2004/24/EC는 EU에서 오랜 전통을 지닌 약초의약품이지만, 안전성이 허용 가능한 수준이고 효능이 알려진 정착된 약용에 대한 요건을 충족하지 못해 완전 시판 허가 신청의 대상이 아닌 그러한 약초의약품에 대해 적합한 법체계로써 도입되었다는 점에 유의해야 한다. '전통약초의약품'이란 용어의 정의는 지침 2001/83/EC의 제1조제(29)항에 개정되어 있다. 전통약초의약품의 경우, 그 제품의 약리적 효과 및 효능은 오랜 기간 지속되어 온 사용 및 경험에 근거하여 타당해 보이는 것으로 간주한다. 전통약초의약품에 대한 법적 정의를 완전히 준수하는 제품은 의약품에 해당한다.

유럽연합 내 (전통)약초의약품에 대한 허가 및 등록 절차 통일화를 촉진하기 위한 특정 약초 물질 및 제제에 대한 EU 모노그래프들이 있다(약초의약품에 관한 EMA 위원회(HMPC)에서 확립함). 일부 제품의 적격성평가에 도움이 되도록 이러한 모노그래프들을 고려해야 한다. 또한 독일 위원회 E 모노그래프, ESCOP(유럽 내 식물요법유럽협력기구) 및 WHO(세계보건기구) 모노그래프 등의 다른 공인 모노그래프들도 고려할 수 있다. 허가 절차에서 법무 가치를 갖는 것은 오직 HMPC 약초 모노그래프만이지만, 어떤 물질이 그 조성/조제, 용량 및 적응증에 관한 이러한 모노그래프를 준수하는 경우, 이는 해당 물질이 약초의약품의 정의에 속한다는 좋은 지표이다. 그러나 상기한 약전 중 하나에 약초 물질에 관한 모노그래프가 없다고 해서 반드시 그 물질을 약초의약품으로 간주해서는 안 된다는 것은 아니다. 이러한 경우 해당 물질의 작용기전을 신중히 검토해야 한다. 따라서 어떤 물질이 상기한 문서에 포함되지 않았다는 이유만으로 약초의약품에서 제외할 수는 없다.

식물에서 유래한 어떤 물질이 약리적, 면역학적, 신진대사적 수단 이외의 수단으로 주된 작용을 이룬다는 것을 제조자가 입증하고, 또 MDR 제2조제(1)항에 따른 정의에 부합하는 경우 해당 물질은 의료기기로서의 적격성을 부여받아야 한다. 추가 고려사항은 아래 내용과 제1.2.2절을 참조한다.

단, 약리적 작용이 입증된 약초 물질 또는 약초 제제를 함유하는 제품이 약초 성분의 작용은 보조적이며 제품의 주된 작용은 물리적 및 기계적 수단으로 얻어지는 경우에는 의료기기로서의 적격성을 부여받을 수도 있다. 이 경우, 모든 관련 규제 조항을 적용한다. 제조자는 주작용 방식을 입증하기 위한 확실한 최신 과학 데이터를 제공해야 한다. 약초 물질을 함유하는 제품은 자동적으로 의약품 또는 전통약초의약품이 되지 않는다. 또한, 별도로 사용될 경우 의약품으로 간주되는 물질을 일체형 구조로 포함하는 의료기기에 관련한 등급 분류 원칙은 관련 신청 서류 일체, 특정 허가 서류 및 전통적 사용을 근거로 허가받은 해당 의약품이 '전통적인'의약품인지 '약초'의약품인지 여부에 관계없이 동일하게 유지된다.

(2) 약초의약품의 예시 [40]

아래 나열한 예시들은 일반적으로 관련 기준을 충족하는 의약품으로 간주해야 한다. 이 예시들은 일부 EU 회원국의 시장에서 구할 수 있는 의약품을 기반으로 한다.

(가) 코푸시럽

① 조성 : Cetraria islandica L.(아이슬란드 지의류), Malva sylvestris L.(당아욱)

  ㉠ Cetraria islandica L.(아이슬란드 이끼/지의류)는 전통적으로 항균 및 항염증성 성질 때문에 사용되어 왔다.

  ㉡ Malva sylvestris L.(당아욱)은 전통적으로 거담제나 항염증제로도 사용되어 왔다.

② 효능 및 효과 : 마른 기침, 과민성 기침을 동반하는 구강 점막 및 인두 점막의 자극 치료

(나) 피부염용 애프터선 연고, 상처 및 일광화상 치료제

① 조성 : Calendula officinalis L., flos(금잔화 꽃)

  ㉠ Calendula는 전통적으로 상처, 화상 및 일광화상을 치료하기 위해 피부 및 점막 염증에 사용된다. 항균, 항염증 상처 치료 효과는 다양한 추출물에서 입증되었다.

② 효능 및 효과 : 피부의 경미한 염증(일광 화상 등)의 치료

(다) 상처 회복 연고

① 조성 : Echinacea purpurea(L.) Moench(자주천인국), 생초(herba recens, 드린 국화)

  ㉠ Echinaceae는 전통적으로 외상, 화상, 곤충에 물린 상처 등 다양한 곳에 사용된다. 면역 조질 및 항균 효과가 입증되었다.

(라) 직장 내 연고

① 조성 : Hamamelis virginiana L. cortex(풍년화 껍질)

---

[40] 다음 예시들은 관련 약초 활성 물질에 기인하는 일부 작용을 식별한다는 점에 유의한다. 그렇지만, 이러한 예시들은 관련 약초 물질의 모든 작용을 종합적으로 식별하는 것은 아니며, 따라서 이러한 물질들은 추가적인 작용을 하며 본 지침에서 식별되지 않은 다른 의료 목적으로 사용될 수 있다.

㉠ Hamamelis 제제는 전통적으로 가벼운 피부 손상, 치질, 정맥류, 피부 및 점막의 국소 염증용 수렴제 및 항염증제로 사용되어 왔다.

② 효능 및 효과 : 가려움, 작열감 등의 치질과 관련된 증상의 완화

(마) 질정 A

① 조성 : Calendula officinalis 추출물, Malva sylvestris 추출물, Tilia tormentosa 추출물

㉠ Calendula는 전통적으로 상처, 화상 및 일광화상을 치료하기 위해 피부 및 점막 염증에 사용된다. 항균, 항염증 상처 치료 효과는 다양한 추출물에서 입증되었다.

㉡ Malva sylvestris L.(당아욱)은 전통적으로 거담제나 항염증제로도 사용되어 왔다.

㉢ Tilia tomentosa는 일반적으로 사용되는 Tilia종은 아니다(유럽 약전에 모노그래프 있음). 하지만 전통적으로 라임꽃은 진정제, 진경제, 발한제, 이뇨제, 경수렴제로 사용되어 왔다.

② 효능 및 효과 : 약간의 알칼리성인산분해효소로 진정, 보호 작용 및 상쾌한 작용을 하는 질 가려움을 완화하기 위해 특별히 제제한 질정. 효과적인 증상적 항가려움 작용을 한다.

(바) 질정 B

① 조성 : Chamomilla recutita 추출물, Lavandula angustifolia 추출물

㉠ Chamomilla recutita는 전통적으로 항염증제(주로 국소용), 진경제, 구풍제, 건위제로 쓰인다. 여러 작용이 입증되었다(예 소염 작용, 진경 작용, 궤양 예방 작용, 살균 및 살진균 작용).

㉡ Lavandula angustifolia는 1~3%의 정유를 함유하고 있다(Ph. Eur.에 따르면 1.3% 이상). 타닌, 플라보노이드, 미량의 피토스테롤 및 트리테르펜도 함유하고 있다. 라벤더 정유는 전통적으로 항균 및 진정 작용에 쓰여 왔다.

② 효능 및 효과 : 보호, 치료, 윤활 및 연화 작용을 하는 질정이다. 가려움, 발적 및 자극을 유발하더라도 질 건조증용으로 사용하기 위한 것. 특히 갱년기(폐경 전, 폐경기, 폐경 후)에 질 윤활제로 추천된다.

(사) 직장 내 연고

① 조성 : Helichrysum italicum 추출물, Ruscus aculeatus 추출물(루스쿠스 뿌리)

㉠ Helichrysum italicum은 전통적으로 거담제, 진해제, 이담이뇨 항염증제 및 항알레르기제로 쓰인다.

㉡ Ruscus aculeatus(루스쿠스)는 전통적으로 치질, 다리가 무거운 느낌, 소양증 및 종창에 쓰인다. 가려움 및 작열감 등의 치질 관련 호소용 지지 요법이다.

② 효능 및 효과 : 치병 완화. 정맥류 치질 증후군(외치핵 및 내치핵), 치열 치료. 항문주위 자극 및 울혈을 예방하여 국소 통증, 소양증 및 작열감을 완화함.

(아) 진통젤

① 조성 : Helichrysum italicum 꽃수, Eugenia caryophyllus 오일, Arnica montana 추출물, Harpagophytum procumbens 추출물, Zingiber officinale 추출물(생강), Boswellia serrata 추출물, Cinnamon cassia 오일, Helichrysum italicum 오일, Urtica dioica 추출물, Boswellia carterii 오일 – 올리바넘(프랑킨센

스로 더 잘 알려져 있음).

㉠ Helichrysum italicum은 전통적으로 거담제, 진해제, 이담 이뇨 항염증제 및 항알레르기제로 쓰인다.
㉡ Eugenia caryophyllus는 휘발성 오일이 전통적으로 국소 마취성 성질 때문에 쓰여 왔다.
㉢ Arnica montana는 전통적으로 국소 반대자극 및 항염증 성질 때문에 쓰인다.
㉣ Harpagophytum procumbens는 항염증성 및 진통성 성질 때문에 전통적으로 관절염, 통풍, 근육통, 섬유염, 요통, 흉막통 및 류머티즘성 질환에 쓰여 왔다.
㉤ Zingiber officinale 생강은 전통적으로 구풍, 발한, 진경 성질 때문에 사용된다.
㉥ Cinnamon cassia는 오일의 구풍 및 살균 성질이 기록되어 있다.
㉦ Urtica dioica는 전통적으로 자궁 출혈, 피부 발진, 유아 습진 및 심인성 습진, 코피, 혈변에 사용되었으며, 특히 신경성 습진에 사용되었다.
㉧ Boswellia serrata, Boswellia carterii는 전통적으로 흥분제, 호흡기 항균제, 이뇨제 및 통경제로 쓰여 왔으며, 류머티즘에는 항염증제로 쓰여 왔다.

② 효능 및 효과 : 국소 마취

3. 물질 기반 의료기기

(1) 일반 원칙

물질 기반 의료기기는 다음과 같은 의료기기를 말한다.
① 의료기기에서의 사용을 허가받은 물질로 구성된 기기
② 약리적, 신진대사적 및 면역학적 수단으로 기기의 주된 작용을 하지 않는 기기

> [참고] 기기를 구성하는 하나 이상의 물질이 보조적인 약리적, 신진대사적 및 면역학적 작용을 할 수 있다. 약리적, 면역학적 및 신진대사적 작용에 대한 정의는 제1.2.2절을 참조한다. 이러한 물질의 약리적, 면역학적 및 신진대사적 작용의 보조적 특성에 대한 평가는 제품의 의료기기 적격성평가에서 중요한 요소이다.

이러한 기기는 의약품과 제형이 유사할 수 있으며, 섭취하거나 피부에 도포하는 등 의약품과 유사한 방식으로 사용될 수도 있다.

'물질'에 대한 정의가 MDR에는 없다. MPD에는 정의가 나와 있지만(제1.2.2절 참조), 이 정의에는 의료기기에 사용이 허가되지 않은 물질들도 포함된다. 따라서 물질이 MPD의 정의에 해당하는 물질 기반 의료기기는 반드시 MDR 제1조 및 제2조에 명시된 의료기기의 정의의 다른 모든 측면도 충족해야 한다.

의료기기에 사용이 허가되지 않은 물질은 다음을 포함하며 이에 국한하지 않는다.[41]
① 살아있는 미생물, 박테리아, 진균, 바이러스를 포함한 생존 가능한 생체 시료 및 생존 가능한 유기체
② 생존 가능한 동물 조직, 세포 또는 그 유도체

---
[41] 전체 목록은 MDR 제1조제(6)항을 참조한다.

③ 생존 가능한 인체 조직 및 세포 또는 그 유도체

MDR 부속서 Ⅷ에는 물질 기반 기기에 특별히 적용되는 관련 위험을 고려한 두 가지의 분류 규칙이 있는데, 바로 규칙 3과 규칙 21이다. 모든 물질 기반 기기가 이 두 가지 규칙의 적용을 받는 것은 아니며, 두 규칙의 적용을 받지 않는 경우에는 일반 규칙에 따라 분류한다.

① 삽입 또는 투여 전에 인간 세포, 조직, 장기 및 인간 배아와 직접 접촉하는 체외에서 사용되는 물질 또는 물질들의 혼합물로 구성된 의료기기(MDR 부속서 Ⅷ 규칙 3에 의해 분류됨)
② 인체의 구멍을 통해 체내로 들어가거나 피부에 도포해 인체로 흡수되거나 국부적으로 분산되도록 한 물질 또는 물질들의 조합으로 구성된 의료기기(MDR 부속서 VIII 규칙 21에 의해 분류됨)
③ 기타 물질 기반 기기(해당 기기에 대한 특정 규칙 없음)

기타 규칙과 요구사항도 모두 고려해야 한다. 예를 들어 물질 기반 기기에 별도로 사용될 경우 의약품으로 간주될 수 있는 물질이 들어 있으며, 의약품의 작용이 기기의 작용에 보조적인 경우 MDR 부속서 Ⅸ 제5.2절에 따라 관계기관 또는 EMA와 협의를 해야 한다. 이 협의 절차에 관한 자세한 내용은 관련 MDCG 지침을 참조한다.

(2) 삽입 또는 투여 전에 인간 세포, 조직, 장기 및 인간 배아와 직접 접촉하는 체외에서 사용되는 물질 또는 물질들의 혼합물로 구성된 의료기기

MDR 부속서 Ⅷ의 규칙 3에서는 체외에서 사용하도록 의도한 물질로 구성된 기기에 대해 언급하고 있다. 이 규칙은 다시 신체로 들어가게 되는 체액/조직의 체외 치료를 위한 의료기기를 다루고 있으며, 인간 배아와 함께 사용되는 물질 기반 기기도 다룬다.

(가) 체외에서 사용되는 물질 기반 기기의 예시

① 이식 장기 운반용 용액(주된 작용을 약리적, 면역학적 및 신진대사적 수단을 통해 이루지 않음)
② IVF 배지

(3) 인체에 들어가거나 피부에 도포하도록 한 물질 또는 물질의 조합으로 구성된 의료기기

인체의 구멍을 통해 체내로 들어가거나 피부에 도포해 인체로 흡수되거나 국부적으로 분산되도록 한 물질 또는 물질들의 조합으로 구성되었으며, MDR 제2조제(1)항의 의료기기에 대한 정의를 충족하는 제품은 의료기기에 해당한다.

당초 목적을 이루기 위해 전신에서 흡수되는 기기의 경우(규칙 21 들여 쓴 첫 줄), MDR 부속서 Ⅸ 제5.4절에 따라 의약품 관계기관 또는 EMA와 협의 절차를 거쳐야 한다. 이 협의 절차에 관한 자세한 내용은 관련 MDCG 지침을 참조한다.

(가) 인체의 구멍을 통해 체내로 들어가거나 피부에 도포해 인체로 흡수되도록 한 물질 기반 기기의 예시

① Na/Mg 알지네이트, 자일로글루칸

② 전신에서 흡수되는 지방 흡수제 및 그 대사산물
③ 피부 치료용 물질 기반 제형
④ 비인후 분무 등으로 쓰이는 염수
⑤ 인두까지의 구강에서 당초 목적을 달성하는 구강 기침 치료제
⑥ 경구 투여용 시메티콘 제제
⑦ 경구 투여용 활성탄
⑧ 질 보습 및 질 윤활제용 젤
⑨ 수분 공급용 안약
⑩ 점이제
⑪ 카올린, 디오스멕타이트 등의 설사 치료용 경구 투여 의료기기
⑫ 프락토올리고당, 글루코만난 등의 비만 치료용 경구 투여

의료기기 제1.2.6.1절도 참조한다.

4. 의료기기 및 의약품 조합

(1) 서문

일부 의료기기는 의약품과 다양한 구성으로 함께 사용하도록 되어 있다.

MDR에서는 제1조제(8)항과 제1조제(9)항의 의약품과 함께 사용하기 위한 의료기기에 대한 네 가지의 규제 시나리오를 규정하고 있다. 아래의 흐름도를 참조한다.

어떤 물질이 지침 2001/83/EC 제1조의 항목 2에 규정된 정의를 충족하는 경우, 그 물질은 의약품으로 간주될 수 있으며, 여기에는 제1조의 항목 10에 정의된 인간 혈액 및 인간 혈장에서 유래한 의약품이 포함된다. 추가 고려사항은 제1.2.1.3절을 참조한다.

'일체(integral)'라는 개념은 MDR 내에서 여러 번 언급된다. 본 문서의 범위에서 제1조제(8)항 및 제(9)항에 대한 참조는 다음에 해당한다.

① 일체형 구조 : 제1조제(8)항 첫 번째 문단, 별도로 사용될 경우 의약품으로 간주될 수 있는 물질을 함유하는 기기를 지칭하다
② 일체형 제품 : 제1조제(항) 두 번째 문단, 별도로 사용될 경우 의약품으로 간주될 수 있는 물질을 함유하는 기기를 지칭한다.
③ 단일체 제품 : 제1조제(9)항 두 번째 문단, 의약품을 투여하기 위한 기기를 지칭한다. 다음 내용에서는 '일체'의 의미를 명확히 밝히고자 한다.

제1조제(항) 첫 번째 및 두 번째 문단의 맥락에서의 '일체'는 다음과 같이 쓰인다.

의료기기는 시장에서 판매되거나 사용을 시작할 때 해당 기기와 인간 혈액 및 혈장, 인간 유래의 생육불

능 조직 및 세포 또는 그 유도체를 포함하여 별도로 사용될 경우 의약품으로 간주될 수 있는 물질이 일체형 제품을 형성하는 경우에만 MDR 제1조제(8)항의 규정 내에서 그러한 물질을 하나 이상 일체형 구조로 함유한다.

일체형 제품은 최소 두 가지 부분으로 구성되고 그중 하나는 기기이며, 시장에 출시될 때는 두 부분이 단일체를 형성하는 방식으로 융복합된다(예 물리적 결합, 화학적 결합).

> **참고 1** 관련 조합이 투여 시에 이루어지는 경우 해당 제품은 일체형으로 간주하지 않는다.
> **참고 2** 의약품과 함께 포장된 의료기기, 의약품 정보에 언급된 기기 또는 기기와 함께 제공된 정보에 언급된 의약품은 일체형 제품으로 간주하지 않는다.
> **참고 3** '서비스 출시'라는 용어는 시장에서 판매되진 않지만 제조자가 병원에서 조립하는 복합 의료기기(중앙 가스 공급기, 선형 가속기 등)에 쓰이는 제품 및 성분과 관련이 있다.

제1조제(9)항 두 번째 문단의 맥락에서의 '일체'는 다음과 같이 쓰인다.

의약품을 투여하기 위한 기기와 각 의약품이 시장에 판매될 때 단일체를 형성하고, 또한 해당 제품이 재사용할 수 없는 주어진 조합에만 사용하도록 된 경우에만, MDR 제1조제(9)항의 규정 내에서 및 단일체 제품을 형성한다.

단일체 제품은 최소 두 가지 부분으로 구성되고, 그중 하나는 기기이고 나머지 하나는 의약품으로, 투여 전에 분리되는 것을 의도하지 않는 방식으로 융복합된다.

> **참고** 의약품 정보 전단지에 언급되거나 의약품과 함께 포장되거나 '일체' 제품이나 '단일체' 제품이 아닌 의료기기는(MDR 전문 제(10)조의 규정에서) 융복합제품 또는 약물-기기 조합으로 간주하지 않으며 독립적으로 규제된다.

제품 조합의 규제 현황을 결정할 경우의 첫 번째 단계는 상기한 설명에 따라 해당 제품이 일체형 제품인지를 정하는 것이다. 두 번째 단계는 기기에 포함된 기기에 포함된 의약품의 작용이 일체형 제품의 기기 부분의 작용에 주요한지 보조적인지를 정해야 한다.

일체형 제품의 주된 작용이 해당 물질에 의해 이루어지는 경우, 전체 제품은 지침 2001/83/EC 또는 규정 No 726/2004에 따라 의약품으로 규제된다. 단, 주된 작용이 의료기기에 의해 이루어지는 경우에는 해당 기기의 작용에 부수적 작용을 하는 의약품을 포함하는 의료기기로 MDR에 따라 규제된다. 의약품이 별도로 공급되는 의약품 투여를 위한 기기(제1조제(9)항 첫 번째 문단)는 인체 제품이 아니다.

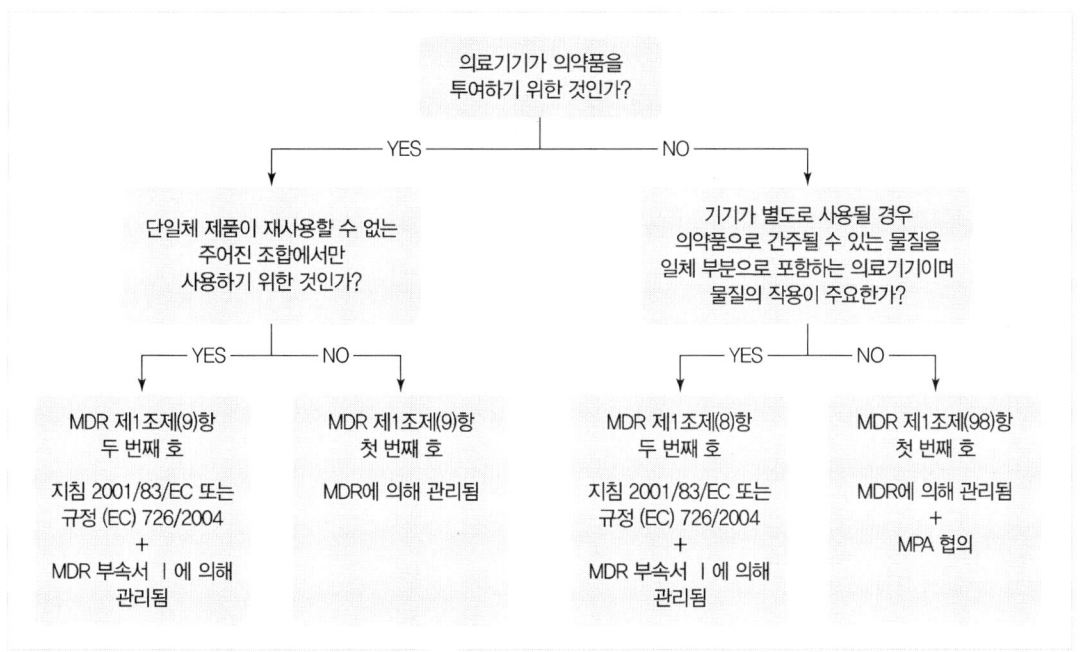

그림 2 융복합제품의 규제 현황 결정에 대한 흐름도

(2) 의약품으로 규제되는 의료기기 및 의약품 일체형 조합

이 범주에는 기기와 의약품이 단일체 제품을 형성하며 재사용할 수 없는 주어진 조합에서만 사용하도록 된 의약품 투여용 기기가 포함된다(MDR 제1조제(9)항 두 번째 호). 또한 기기의 작용과 관련하여 주요한 작용을 하는 의약품을 일체형 구조로 포함하는 기기도 포함된다(MDR 제1조제(8)항 두 번째 호).

MDR에 따르면 일체형 제품은 지침 2001/83/EC 또는 규정 (EC) No 726/2004에 의해 관리되나, 안전 및 성능과 관련된 기기의 기능에 관한 한 MDR 부속서 I의 관련 일반 안전성 및 성능 요구사항을 적용한다.[42] 기기가 CE 인증을 받은 경우, 적합성 평가 결과는 변경신청 서류를 포함하여 시판 허가 서류에 포함되어야 한다(인증기관이 발행한 유효 CE 인증서 또는 제조자 EU 적합성 선언서의 내용에 있는 MDR 부속서 I에 명시된 관련 안전 및 성능 요구사항을 다루는 적합성 평가 결과). 단, 그 서류에 이러한 정보가 포함되어 있지 않으며 기기를 별로도 사용할 시 적합성 평가에 인증기관이 관여해야 하는 경우, MDR에 따라 기기 유형에 대한 부속서 I에 명시된 관련 일반 안전 및 성능 요구사항에 대해 지정 인증기관에서 발행한 기기의 적합성에 관한 의견서를 제출해야 한다. 추가 지침은 EMA에서 볼 수 있다.[43]

(가) 의약품으로 규제되는 의료기기 및 의약품 일체형 조합

① 의약품이 사전 충전된 주사기

② 의약품 함유 에어로졸

---

42) MDR 제1조제(8)항 두 번째 호 및 MDR 제1조제(9)항 두 번째 호
43) https://www.ema.europa.eu/en/quality-documentation-medicinal-products-when-used-medical-device

③ 특정 의약품이 사전 충전된 분무기
④ 경피약물전달용 패치
⑤ 의약품 방출이 목적인 고분자 기질 내 의약품을 함유하는 임플란트(예 골 감염 치료용 항생제를 포함하는 플라스틱 비드, 주변 뼈로 골전도 단백질을 방출하는 기질)
⑥ 프로게스토겐 방출이 목적인 자궁 내 피임제
⑦ 질병 치료를 위한 의약품 전달이 목적인 일회용 이온도입기
⑧ 의약품 투여가 목적인 기질을 포함하는 상처 치료 제품(예 감염 억제 목적을 위해 상처에 항균제를 투여하는 것이 주요 작용인 항균제를 포함하는 상처용 드레싱제)
⑨ 의약품을 전달하는 것이 목적인 의약품을 포함하는 임시 근관충전재
⑩ 치료 순응도 감시를 위해 센서가 내장된 의약품을 포함하는 알약

(3) 의약품 투여용 의료기기

이 범주에서는 기기와 의약품이 일체가 아닌 MDR에 규정되어 있는 의약품을 투여하기 위한 기기를 다루고 있다. 이 경우, 해당 기기는 의약품과 관련된 지침 2001/83/EC를 침해하지 않고 MDR에 의해 관리된다.[44]

(가) 의약품 투여용 의료기기의 예시

① 약물 전달 펌프
② 이식형 주입 펌프
③ 재사용 이온도입기
④ 분무기
⑤ 주사기, 공기 주입기(jet injector)
⑥ 정량식 흡입제와 같이 쓰이는 스페이서 기기
⑦ 포트 시스템

(4) 보조 의약품을 일체형 구조로 포함하는 의료기기

MDR은 기기의 작용에 부수적 작용을 하는 인간 혈액 및 혈장에서 유래한 의약품을 포함하여 MPD 제1조에 따라 별도로 사용될 경우 의약품으로 간주될 수 있는 물질을 일체형 구조로 포함하는 의료기기의 사례를 명시하고 있다.[45] 간략하게 표현하자면, 본 문서에서는 이러한 기기들이 보조 의약품을 일체형 구조로 포함하는 기기로 언급된다. 이러한 기기들은 MDR에 따라 평가 및 인증을 받아야 한다.

---

44) MDR 제1조제(9)항 첫 번째 호, https://www.ema.europa.eu/en/documents/regulatory-procedural-guideline/questions-answers-implementation-medical-devices-vitro- diagnostic-medical-devices-regulations-eu/745-eu-2017/746_en.pdf
45) MDR 제1조제(8)항

(가) 보조 의약품을 일체형 구조로 포함하는 의료기기의 예시

다음 목록에는 보조 의약품을 포함하는 기기의 예시가 나와 있다.

① 헤파린 또는 항생제가 코팅된 카테터

② 항생제가 함유된 골 시멘트

③ 기기의 작용에 부수적 작용을 하는 의약품을 포함하는 임시 근관충전재

④ 국부 마취체를 포함하는 연조직 충전재

⑤ 성장 인자를 함유한 골충전재

⑥ 살정제가 코팅된 콘돔

⑦ 팁이 스테로이드로 코팅된 전극

⑧ 항균제가 포함된 상처용 드레싱제, 수술용 및 차폐용 드레이프(툴 드레싱제 포함)

⑨ 구리 또는 은을 포함하는 자궁 내 피임제

⑩ 주로 각막 내피세포의 대사를 돕는 성분을 포함하는 안구용 관주액

⑪ 약물 용리 관상동맥 스텐트

⑫ 별도로 사용될 경우 의약품으로 간주되는 물질을 포함하는 혈액 주머니

⑬ 항생제가 있는 액체형 상처 드레싱제

> 참고 | 제품에 화학물질이 코팅되어 있다고 해서 해당 물질이 의약품이라는 뜻은 아니다. 예를 들어, 정형외과와 치과용 임플란트 코팅제로 자주 쓰이는 수산화인회석은 의약품으로 간주하지 않는다. 의약품이 아닌 사용 중인 기타 코팅제는 하이드로머와 포스포릴콜린이다.

다음은 의약품으로 간주되는 약초 물질의 예시이며, 따라서 의료기기에 포함/함유된 경우 규정 (EU) 2017/745 부속서 Ⅷ의 규칙 14에 따라 Ⅲ등급 의료기기로 분류될 수 있다. 이러한 경우, 제조자는 해당 약초 물질의 작용이 기기의 주된 작용에 보조적이라는 것을 입증해야 한다.[46]

① 예르바 산타(Eriodictyon californicum) : 경구를 통해 천식, 기관지염, 후두염, 부비강염 및 건초열에 쓰임

② 클로브 오일(Caryophylli aetheroleum) : 살균 진통 및 진정 특성

③ 당아욱(Malva silvestris) : 항염증 특성

④ 아이슬란드 이끼/지의류(Cetraria islandica) : 항박테리아 및 항염증 특성

⑤ Calendula officinalis(금잔화) : 항염증 및 살균 특성

⑥ Lavandula angustifolia(라벤더) : 살균 특성

⑦ 카모마일(Chamomilla recutita) : 항염증, 살균 및 진경 작용, 통증 완화

⑧ 루스쿠스(Ruscus aculeatus 뿌리) : 치질 치료에 쓰이며, 염증 감소를 돕고 완화제로 사용됨

⑨ 세인트 존스 워트(Hypericum perforatum) : 항염증, 살균 및 진통 특성

---

[46] 약초 물질이 사용될 때의 기본 전제는 이러한 물질들이 최소한 기기에 부수적 작용을 한다는 것이다. 만약 약초 물질이 향수나 향미료 등 다른 목적으로 사용되는 경우, 제조자는 그 물질이 해당 기기에 부수적 작용을 하지 않는다는 과학적 증거를 제시해야 한다.

⑩ Alchemilla vulgaris(알케밀라/레이디스맨틀) : 항염증 및 수렴성 특성

⑪ 에리오딕티온(Eriodictyon crassifolium) : 타액 생성, 폐질환 및 지혈에 쓰임

⑫ Thymus vulgaris(타임) : 소독, 멸균 및 거담 특성

⑬ Foeniculum vulgaris(펜넬) : 다양한 약용

⑭ Salvia officinalis(세이지) : 항생 및 항진균 특성

(나) 인간 혈액 및 인간 혈장 유도체를 일체형 구조로 포함하는 의료기기의 예시

① 인간 트롬빈을 함유한 지혈제/기질

② 인간 알부민 용액을 함유한 IVF에 쓰이는 배양 배지

참고문헌

1) Official Journal of the European Union, REGULATION(EU) 2017/745 OF THE EUROPEAN PARLIAMENT AND OF THE COUNCIL of 5 April 2017 on medical devices, amending Directive 2001/83/EC, Regulation(EC) No 178/2002 and Regulation(EC) No 1223/2009 and repealing Council Directives 90/385/EEC and 93/42/EEC (20217.05.05)
2) Medical Device Coordination Group(MDCG), MDCG 2021-24 Guidance on classification of medical devices(2021.10)
3) Medical Device Coordination Group(MDCG), MDCG 2019-14 Explanatory note on MDR codes(2019.12)
4) Medical Device Coordination Group(MDCG), MDCG 2021-12 FAQ on the European Medical Device Nomenclature (EMDN)(2021.05)
5) DG Health and Food Safety Directorate Health systems, medical products and innovation Unit Medical Devices, The CND Nomenclature 'Classificazione Nazionale Dispositivi medici'(2020.01)
6) European Commission 웹사이트, https://ec.europa.eu/health/md_eudamed/overview_de
7) European Commission 웹사이트, https://webgate.ec.europa.eu/eudamed
8) European Commission, Guide to Using EUDAMED Actor registration module for economic operators(2021.09.23)
9) European Commission, Draft Functional specifications for the European Database on Medical Devices(Eudamed) -First release(High(1)) to be audited(2019.02.28)
10) European Commission, ACTOR MODULE FAQs
11) Medical Device Coordination Group(MDCG), MDCG 2018-1 Rev.4 Guidance on BASIC UDI-DI and changes to UDI-DI(2021.04)
12) Medical Device Coordination Group(MDCG), MDCG 2019-1 MDCG guiding principles for issuing entities rules on Basic UDI-DI(2019.01)
13) Medical Device Directive 93/42
14) Medical Device Regualation 2017/742
15) MEDDEV2.7/1Rev.3 CLINICAL EVALUATION : A GUIDE FOR MANUFACTURERS AND NOTIFIED BODIES
16) MEDDEV2.7/1Rev.4 CLINICAL EVALUATION : A GUIDE FOR MANUFACTURERS AND NOTIFIED BODIES UNDER DIRECTIVES 93/42/EEC and 90/385/EEC
17) MDCG 2019-9- Rev.1 Summary of safety and clinical performance(March 2022)
18) MDCG 2020-5 Guidance on clinical evaluation- Equivalence(April 2020)
19) MDCG 2020-6 Guidance on sufficient clinical evidence for legacy devices(April 2020)
20) MDCG 2023-7 Guidance on PMCF plan template(April 2020)
21) MDCG 2020-8 Guidance on PMCF evaluation report template(April 2020)
22) MDCG 2020-10/1 Rev.1 Guidance Safety reporting in clinical investigations of medical device under the Regulation(EU)2017/745
23) MDCG 2020-10/2 Rev.1 Guidance Safety reporting in clinical investigations of medical device under the Regulation(EU)2017/745
24) MDCG 2021-6 Rev.1 Questions&Answers regarding clinical investigation
25) MDCG 2021-8 Clinical investigation application/notification documents
26) MDCG 2020-3 Appendix A clinical investigation Plan synopsis Template
27) MDCG 2024-5 Guidance on the Investigator's Brochure content
28) MDCG 2024-5 AppendixA Cross-references between requirements in Annex XV chapter II of the MDR and the Clinical Investigation submission package
29) GSPR과 ER의 상관관계 : https://clin-r.com/clinical-evaluation-for-medical-devices/

30) 「신의료기술평가의 절차와 방법등에 관한 규정」 별표2. 체계적인 문헌고찰 방법
31) Factors to consider Regarding Benefit-Risk in Medical Device product availability, compliance, and Enforcement Decisions(US FDA, December 27, 2016) https://www.fda.gov/media/98657/download
32) 유럽 의료기기 규정(CE MDR) 영한 번역본(2021)
33) Medical Devices and In Vitro Diagnostics Requirements in Europe(2024)

유럽 의료기기 규정 MDR의 이해

초 판 발 행	2025년 01월 15일
저　　　자	동국대학교 의료기기산업학과
발 행 인	정용수
발 행 처	(주)예무아카이브
주　　　소	서울시 마포구 동교로 18길 10 2층
T E L	02) 2038 – 7597
F A X	031) 955 – 0660
등 록 번 호	제2016 – 000240호
정　　　가	30,000원

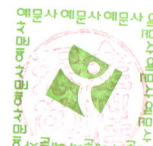

- 이 책의 어느 부분도 저작권자나 발행인의 승인 없이 무단 복제하여 이용할 수 없습니다.
- 파본 및 낙장은 구입하신 서점에서 교환하여 드립니다.

홈페이지 http://www.yeamoonedu.com

ISBN　979-11-6386-370-0　[13510]